科学出版社普通高等教育案例版医学规划教材

案例版

药 理 学

第3版

主　　编　鲁澄宇　臧林泉

副 主 编　刘叔文　杨宝学　张海港　洪　铁

编　　委（按编写章节排序）

鲁澄宇（广东医科大学）
马松涛（成都医学院）
伍小波（西南大学）
包金风（珠海科技学院）
何　欢（南昌大学）
侯　宁（广州医科大学）
王玉春（齐齐哈尔医学院）
孙慧君（大连医科大学）
朱新波（温州医科大学）
胡长平（中南大学）
洪　铁（吉林大学）
李　飞（湖北医药学院）
吕雄文（安徽医科大学）
徐道华（广东医科大学）
崔　燎（广东医科大学）
董淑英（蚌埠医科大学）
周平正（南方医科大学）
张丹参（河北科技大学）
王桂香（广东药科大学）
赵宇红（广东药科大学）
李卫萍（山西医科大学汾阳学院）
臧林泉（广东药科大学）
赵　琳（中国医科大学）
余建强（宁夏医科大学）
何　蔚（赣南医科大学）
张海港（陆军军医大学）
陈晓红（陆军军医大学）
姜文国（滨州医学院）
刘英华（广州医科大学）
李　炜（河北北方学院）
杨宝学（北京大学）
张京玲（南开大学）
张晓京（长治医学院）
刘钰瑜（广东医科大学）
左长清（广东医科大学）
杨俊卿（重庆医科大学）
吴　红（天津医科大学）
许云禄（福建医科大学）
段小群（桂林医科大学）
周　茹（宁夏医科大学）
刘叔文（南方医科大学）
铁　璐（北京大学）

秘　　书　左长清（广东医科大学）

科 学 出 版 社

北　京

郑重声明

为顺应教育部教学改革潮流和改进现有的教学模式，适应目前高等医学院校的教育现状，提高医学教育质量，培养具有创新精神和创新能力的医学人才，科学出版社在充分调研的基础上，引进国外先进的教学模式，独创案例与教学内容相结合的编写形式，组织编写了国内首套引领医学教育发展趋势的案例版教材。案例教学在医学教育中，是培养高素质、创新型和实用型医学人才的有效途径。

图书在版编目（CIP）数据

药理学 / 鲁澄宇，臧林泉主编. -- 3 版. -- 北京 : 科学出版社，2025. 2. -- (科学出版社普通高等教育案例版医学规划教材). -- ISBN 978-7-03-079964-7

Ⅰ. R96

中国国家版本馆 CIP 数据核字第 2024UD1338 号

责任编辑：李 植 / 责任校对：周思梦

责任印制：张 伟 / 封面设计：陈 敬

科学出版社 出版

北京东黄城根北街 16 号

邮政编码: 100717

http://www.sciencep.com

三河市宏图印务有限公司印刷

科学出版社发行 各地新华书店经销

*

2010 年 7 月第 一 版 开本：787×1092 1/16

2025 年 2 月第 三 版 印张：38 1/2

2025 年 2 月第二十一次印刷 字数：1 066 000

定价：139.00 元

(如有印装质量问题，我社负责调换)

目　　录

第一章 绪　论

一、药物发现与药理学的发展

1. 药物与毒物　什么是药物（drug）？药物是指能够影响机体器官功能及代谢活动并用于治疗、诊断和预防疾病的化学物质。

该定义前面是讲药物的作用，后面是讲药物的用途。药物必须对机体器官功能及代谢活动产生影响，才能发挥作用，药物是怎样对机体器官及代谢活动产生影响的，这就是我们药理学这门学科将要介绍的内容。

什么是毒物（poison）？毒物是指能够损害人体健康的化学物质，毒物也能影响机体器官功能及代谢活动，但毒物可以损害机体健康甚至危及生命。

药物与毒物可以是同一物质的两面。多数化学物质在超过一定剂量使用时都会产生毒性反应，而低于这一剂量使用时常常表现出一定的成药性。所以从有毒物质中筛选新药一直是新药研究的有效方式之一。

2. 药物的发现与药理学的发展　人类最初是从求生存，解温饱开始关注天然产物的，在寻找食物的过程中，人类遇到了许多有毒的植物，这些植物被许多人服用中毒后，引起了人类的关注，中毒与解毒是人类求生存的关键问题，也是寻找药物的原始动力。五六千年以前，人类就已经积累了不少经验，发现环境中的一些动物、植物和矿物质可以解毒、可以治疗某些疾病，先贤们把这些知识用文字记载下来，流传给后代，逐步形成了早期原始医药学知识。《神农本草经》是我国第一本专门记载药物的书籍，成书于公元1世纪前后，该书分类收载药物365种，书中留下了许多感人的故事，其中“神农尝百草，一日遇七十毒”，一直广为流传，为后辈们所推崇，成为学习的榜样，这本经典中所描述的一些药物目前仍在使用。

公元7世纪，我国唐代第一部政府颁布的药典《新修本草》撰成，收载药物844种。16世纪末，我国明代医药学家李时珍汇集800余种先贤典籍，并用27年时间亲身考察印证，终于写成《本草纲目》这一辉煌的药学巨著。《本草纲目》全书约190万字，共52卷，系统分类收载药物1892种，方剂11 000余条，插图1160幅。这部传统医药学的经典著作被译成英、日、朝、德、法、俄及拉丁七种文字，影响遍及欧亚大陆，在古代药物发展史上作出了巨大贡献，至今仍是某些领域医药工作者的重要参考书。

但是，在这几千年的药物作用探索的原始阶段中，我国和世界大多数国家对药物的观察都是基于各自传统医学的理论，停留在对药物性状及其临床治疗经验的记录、积累及系统整理阶段。

药理学的建立和发展与近、现代科学技术的发展轨迹是一致的。18世纪末19世纪初，在化学和实验生理学发展的基础上，建立了实验药理学整体动物水平的研究方法。18世纪晚期，意大利生理学家丰塔纳（Fontana）通过动物实验对一千多种药物进行了毒性检测，提出了“天然药物都有其活性成分，可选择性作用于机体的某个部位而引起典型反应”的重要学说，启发了研究者开始从天然药物中分离有效成分，德国药剂师泽尔蒂纳（Serturner）（1804年）首先从阿片中提出吗啡，同时，用犬做实验证明了吗啡有镇痛作用，法国生理学家马让迪（Magendi）（1819年）用青蛙实验证明了士的宁作用于脊髓，法国生理学家伯纳德（Bernald）（1856年）也用青蛙证明了筒箭毒碱作用于神经肌肉接头等。

19世纪20年代开始了器官药理学研究，如英国生理学家兰列（Langley）于1878年根据阿托品与毛果芸香碱对猫唾液分泌的拮抗作用研究，提出了受体概念，为受体学说的建立奠定了基础。有机化学和实验医学的发展又使药物研究和开发进入了一个崭新的阶段。从具有治疗作用的植物中分离得到有效成分是这一阶段的突出成就。

20 世纪是一个新药的爆发性发现的年代，如磺胺类药物、抗生素、抗疟药、抗组胺药、镇痛药、抗高血压药、抗精神失常药、抗癌药、糖皮质激素类药物以及维生素类药物等都是在这一时期研制开发的。这些新发现的药物的构效关系被陆续阐明，极大地促进了化学制药技术的发展及药物化学的发展，同时由于化学与有机化学的发展，特别是这些学科与生理学和药理学研究的结合，对许多药物的“构效关系”的了解及认识，对药物的“作用机制”的理解与阐明，使药物研究迈上了一个新台阶。推动了现代药理学的研究与发展，解决了人类医学治疗学上的许多难题，推动了现代药理学的发展。

1953 年沃森（Waston）和克里克（Crick）发现了 DNA 双螺旋结构，1986 年努玛（Numa）应用分子克隆技术首先成功克隆了乙酰胆碱受体（acetylcholine receptor，AChR），为药物的作用机制找到了“物质基础”，使“受体”成为一个严格的科学概念，奠定了生命科学研究的基石，也给药理学研究提供了全新的视野和方法。此后，各种与药物相互作用的受体、离子通道、蛋白质、酶、载体等逐渐被发现、被克隆，这些生物大分子的结构与功能也逐渐得到系统、精确的阐明。

药理学的分支学科临床药理学（clinical pharmacology）的诞生，促进了药物的临床研究，把药物的临床治疗学推向一个严格的、客观的、有统计学意义的科学水平。神经药理学（neuropharmacology）、心血管药理学（cardiovascular pharmacology）、免疫药理学（immunopharmacology）、分子药理学（molecular pharmacology）和基因药理学（pharmacogenetics）等药理学的分支学科也陆续建立并迅速地发展，许多分支学科已独具一格，各领风骚。

二、药理学的研究内容与学科任务

药理学（pharmacology）是一门探讨药物与机体（包括病原体）相互作用及其规律的学科。本学科的研究内容涉及药物的作用、药物的作用机制等与药物生物活性（bioactivity）相关的问题，还包括药物在机体内的变化过程等，它既研究药物对机体的作用及作用机制，即药物效应动力学（pharmacodynamics），简称药效学，也研究药物在机体的影响下所发生的变化及其规律，即药物代谢动力学（pharmacokinetics），又称药动学。药理学的研究与其他相关学科，如生物学、生物化学、生理学、病理学，以及中药学、生药学、植物化学、药物化学、药物分析、药剂学、药物治疗学及毒理学等学科密切相关。药理学既是一门联系基础医学与临床医学的桥梁学科，药理学的研究成果直接为临床医学提供防治疾病的有力武器，为临床合理用药提供实验数据，选择用法用量等基本知识及理论；药理学也是一门联系医学与药学的桥梁学科，药理学是新药研发及药物评价的重要支撑学科之一，药理学的研究方法和科学思维已成为临床药学研究的基本指导原则；药理学还是传统医学与现代医学结合的纽带，中医和西医都可以在药理学科里面找到他们的共同语言，找到两门医学学科的结合位点。

三、药理学的发展与展望

1. 抗肿瘤药物的研究是当代药物研究的重点与难点 药理学研究已经为人类提供了几千种疗效显著的药物，本书介绍的几百种药物均是已在临床应用并已得到科学验证的药品。这些药物的出现，为人类战胜疾病提供了出色的武器。抗肿瘤药物的研究是当代药物研究的重点与难点，这些难题在不断推动着激励着药理学家们去探索，去寻找，去解决。他们的创新、发现和发明的成果，都将为解决这些难题作出贡献，造福于人类。

2.“靶向药物”将把药理学引向一个更科学更完美的境界 “药物必须以其最佳浓度到达其作用部位，才能发挥疗效”，为了使药物能够精确地到达作用部位，近 30 年来，靶向药物大量涌现，这种靶向药物是通过各种各样的药物载体，把这些特定的药物成功地运载到靶组织中，并在靶组织中发挥特定的治疗作用，而对其他正常组织没有影响。这种靶向药物正是科学家梦寐以求的“只有治疗作用没有不良反应”的药物。靶向药物的出现将形成第二代更有效更完美的新药，譬如以“癌症靶向”为标志的第二代新药雨后春笋般不断涌现，蓬勃发展，而携带药物到达“炎症部位”却不进入正常组织的“炎症靶向药物”也初露曙光，即将问世。未来以定向运载为特征的第二代“靶向药物”将把药理学和药物治疗学引向一个更科学更完美的境界。

3. 基因及基因工程药物使人类“知天命”和“改天命”成为可能 1953 年 Waston 和 Crick 发现了 DNA 双螺旋结构，给药理学研究提供了全新的视野和方法，许多关于基因与疾病的关系逐步被发现，基因变异与药物个体效应之间的相互关系逐步得到证明，许多与药物作用有关的基因已被克隆和鉴定，其临床意义也逐渐被阐明。人类通过基因检测而“知天命”已经成为可能，随着国际合作的人类基因组计划（Human Genome Project）的完成，后基因组（Post Genome）的研究启动，基因药物与基因治疗的研究成果为人类“知天命”描绘了一张美丽的蓝图：“将来有一天，人们只要通过对自己的基因进行测定，就可以预知自己在未来将会得什么病。”这种梦想也许很快就会实现，但是“知天命”易而“改天命”难，“不让这些疾病发生”就成为我们药理学家们未来的任务，基因组药理学（genomic pharmacology）研究将吸引许许多多优秀的科学家去“解梦”，而这“梦的破解”将是 21 世纪最激动人心的事件。

4. 中西医结合将开创人类防病治病历史的新篇章 中医与西医是世界上两大医学体系，前者是以继承与发扬为主的传统医学，尊重古人、古方及经验，后者是以不断推陈出新，变化发展为主的现代医学，尊重科学，发现及创新。传统医学与现代医学各有其理论体系，各有其研究方法，“水火不能相容”。但是，在“药理学”研究领域，中医与西医双方都可以找到共同语言，双方都可以通过“药理学的研究方法”阐明药物的“作用原理”，双方都可以通过“临床药理学”观察方法证明药物的“治疗作用”，也就是说，药理学是中医与西医结合的重要学科，是药物作用的“受体”或“靶位”（结合位点），药理学的研究与发展，提出了现代中西医学结合的理论——用传统医学的“药”和“方”，去防治现代医学的“病”和“症”。近几十年来，药理学的发展，特别是临床药理学的发展，证明了中西医结合确实可以解决许多医学难题，“中药”及“中药复方”的治疗作用已经得到现代医学的公认，而中医的整体观（包括辨证及平衡理论）及防病观（未病先防，“治未病”）也逐步得到现代医学的认同和发展，未来医学研究从“统计学”向“个性化”的转向，从以特定分子靶点为导向的药物研究并对不同人群进行“统计学”的观察，到根据每一个不同的患者的特点，以现代药理学研究的最新进展，为每个人设计不同的维持健康和预防疾病的“个性化”方案，与我们祖先提出的“辨证施治”殊途同归，也就是说，以人为本，以中药辨证治疗及保健食品防病治病为基础的中西医结合的理论及实践，将开创人类防病治病历史的新篇章。

（鲁澄宇）

第二章 药物代谢动力学

药物代谢动力学（pharmacokinetics），简称药物动力学、药动学，是研究体内药物（也包括药物的代谢产物）的浓度（量）随时间变化的规律（时量关系）及其影响因素。由于药物在体内不断地被机体转运和转化，因此体内药物浓度是随时间变化而变化的，而药动学研究的就是药物在体内转运和转化的速度变化规律。

药动学研究的药物体内过程是指药物从用药部位进入机体后，经过机体的处理及变化后从机体离开的过程，这个过程包括四个重要环节，即吸收（absorption）、分布（distribution）、代谢（metabolism）和排泄（excretion），这四个环节简称为药物的ADME过程。其中，药物自血浆分布到组织、代谢和排泄导致药物从血浆中的消除，这是机体对药物的作用或处置（disposition）过程，该过程包括药物的转运（transport）和转化（transformation）两种方式。药物的吸收、分布和排泄属于转运过程，药物代谢则属于生物转化过程。

药物在其发挥作用部位或在血浆中所形成的浓度与药理效应密切相关。为此，就必须按照药物的体内处置规律和药动学特点，制定合理的给药方案，包括给药途径、给药剂量、给药间隔时间及疗程等，来保证药物在体内发挥最佳的药理效应。

第一节 药物的体内过程

一、药物的跨膜转运

药物在体内通过各种生物膜（biomembrane）的运动过程称为药物的跨膜转运（transmembrane transport）或药物的转运（transport），虽然，药物的吸收、分布和排泄属于不同的体内处置过程，但都是药物在体内通过各种生物膜的跨膜转运过程（图2-1）。

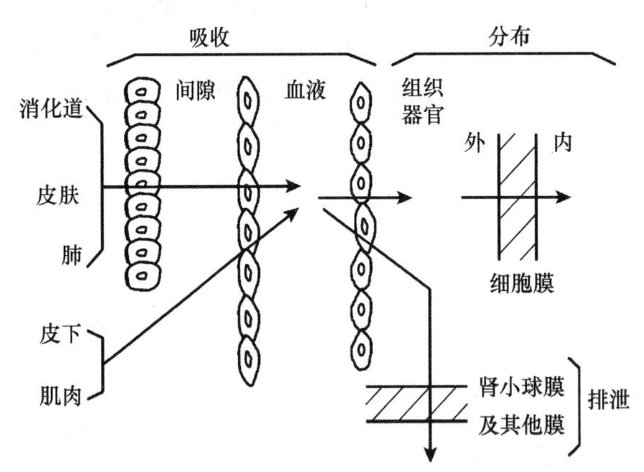

图2-1 药物通过各种生物膜的转运而产生的吸收、分布和排泄过程

生物膜是细胞外质膜（plasma membrane）和细胞内各种细胞器膜如核膜、线粒体膜、内质网膜和溶酶体膜等的总称。生物膜结构是以流动的脂质双分子层为骨架，其中镶嵌有表在蛋白（extrinsic protein）和内在蛋白（intrinsic protein），前者可伸缩活动，具有胞吐或胞饮作用；后者可以组成生物膜的受体、酶、转运体（载体）和离子通道等。膜的随机运动使膜的疏水区出现暂时性间隙，形成散在的微孔。机体组织膜如毛细血管壁、胃肠道黏膜、肾小球和肾小管壁、血-脑屏障

及胎盘屏障等可由单层或多层细胞组成，其转运物质的特性与细胞生物膜相似，这是药物转运的物质形态基础。

药物的吸收、分布和排泄过程均存在药物分子的跨生物膜转运。跨膜转运的方式主要分为被动转运、载体（转运体）转运和膜动转运。它们各具特点，且与药动学的体内特点有密切关系。对于体内大多数药物的转运过程，被动转运显得更为重要。

（一）被动转运

被动转运（passive transport）又称为被动扩散（passive diffusion）或非载体转运（non-carrier transport），是指药物依赖于膜两侧的浓度差，通过膜的脂质或孔道从浓度高的一侧向浓度低的一侧进行的扩散性转运，此又称下山转运或顺浓度梯度转运（图 2-2），这类转运一般不消耗能量，也无饱和性。一般以被动转运方式转运的各药物之间无竞争性抑制现象。当膜的两侧药物浓度达到平衡状态时，则药物在膜两侧的净转运基本为零。大多数药物的转运方式属于被动转运。被动转运包括简单扩散和滤过。

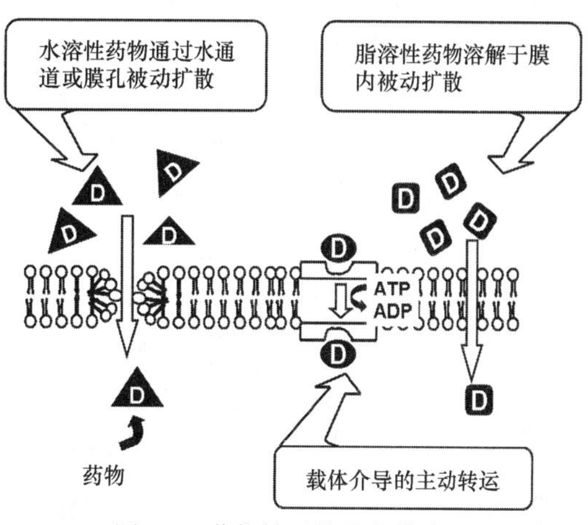

图 2-2 药物转运的基本模式图

1. 简单扩散（simple diffusion） 又称脂溶性扩散（lipid diffusion），脂溶性药物可溶于细胞膜上的脂质而通过细胞膜。药物的脂/水分配系数（lipid/aqueous partition coefficient）越大，在脂质层的浓度越高，跨膜转运速度越快。大多数药物的被动转运方式属于简单扩散。

2. 滤过（filtration） 又称水溶性扩散（aqueous diffusion），是指直径小于膜孔的水溶性药物，借助膜两侧的流体静压和渗透压差被水携带到低压一侧的过程。滤过是由外力促进的扩散，如肾小球滤过等。其相对扩散率与该物质在膜两侧的浓度差成正比。一般极性大或水溶性药物分子可通过水溶扩散进行跨膜转运。

药物的理化性质，如分子量、脂溶性、极性和解离度等，对被动转运均有一定程度的影响，其中“解离”因素对药物转运的影响比较大，在用药时值得注意。一般地，非解离型、极性小和（或）脂溶性大的药物易于通过生物膜而进行转运。

常用的药物多属弱酸性或弱碱性化合物，它们在水溶液中不像强酸或强碱那样能百分之百地解离成解离型药物，而仅呈现部分解离，且其解离型的多少取决于药物所在溶液的 pH，其解离特性以 pK_a 表示。如上所述，解离型药物不易通过生物膜，而溶液 pH 的改变能改变解离型和非解离型药物的比例，进而影响药物的转运。这种特点及其影响可用 Handerson-Hasselbalch 公式来说明。

弱酸性药物

$HA \rightleftharpoons H^+ + A^-$

$K_a=[H^+][A^-]/[HA]$

$\log K_a=\log[H^+]+\log[A^-]/[HA]$

因为 $pK_a=-\log K_a$，$pH=-\log[H^+]$

所以 $pK_a=pH-\log[A^-]/[HA]$

$pH-pK_a=\log[A^-]/[HA]$

$10^{pH-pK_a}=[A^-]/[HA]$

弱碱性药物

$BH^+ \rightleftharpoons H^+ + B$

$K_a=[H^+][B]/[BH^+]$

$\log K_a=\log[H^+]+\log[B]/[BH^+]$

因为 $pK_a=-\log K_a$，$pH=-\log[H^+]$

所以 $pK_a=pH-\log[B]/[BH^+]$

$pK_a-pH=\log[BH^+]/[B]$

$10^{pK_a-pH}=[BH^+]/[B]$

由此可见，pK_a 是指弱酸性或弱碱性药物在 50%解离时溶液的 pH。各药均有其特有的、固定的 pK_a值。药物的 pK_a值与药物是否属于弱酸性药物还是弱碱性药物无关，即弱酸性药物的 pK_a值可以大于 7，而弱碱性药物的 pK_a值可以小于 7。当 pH 与 pK_a的差异以数学值增减时，解离型药物与非解离型药物的浓度差异比值却相应地以指数值变化。所以，药物所处体液的 pH 的微小差异就可显著地改变药物的解离度，从而影响药物在体内的转运。

一般地，弱酸性药物在酸性（低 pH）环境中解离度小，容易跨膜转运，即此类药物在胃液中容易被吸收，在酸化的尿液中也易被肾小管再吸收。而弱碱性药物则相反，在碱性肠液中易被吸收，在碱化的尿液中也易被再吸收（图 2-3）。

弱酸性药物	pH	弱碱性药物
色甘酸钠(pK_a=2.0)		地西泮(pK_a=3.3)
呋塞米(pK_a=3.9)	2	氯氮草(pK_a=4.8)
磺胺甲噁唑(pK_a=6.0)	4	三氨蝶啶(pK_a=6.1)
苯巴比妥(pK_a=7.4)	6	西咪替丁(pK_a=6.8)
生理性pH	7.4	生理性pH
苯妥英(pK_a=8.3)	8	吗啡(pK_a=8.0)
氯噻酮(pK_a=9.4)	10	金刚烷胺(pK_a=10.1)

图 2-3 常用的弱酸性药物和弱碱性药物及其 pK_a值

弱酸性药物的解离可随 pH 的升高而增加，弱碱性药物的解离可随 pH 的降低而增加

例如，一个 pK_a=3.4 的弱酸性药物丙磺舒（probenecid），在 pH 为 1.4 的胃液中解离比例为 1∶10^{-2}（1%），而在 pH 为 7.4 的血浆中的解离比例为 1∶10^{4}（99.99%）。如服用抗酸药后，胃内的 pH 由 1.4 升高至 3.4 时，则该药的解离度增高，即解离型药物增多，因而在胃中的吸收量减少。同理，在肾小管内重吸收的药物，同样也可受尿液 pH 的影响。

弱碱性药物则与上述情况相反，在胃中解离多，吸收少，而在碱性肠液中不易解离，则吸收较多。

（二）载体转运

载体转运（carrier transport）是指药物通过细胞膜上的转运体（transporter）经膜的一侧转运到膜的另一侧的跨膜转运方式。转运体介导的药物跨膜转运影响药物的吸收、分布和排泄等体内过程。

参与药物转运的转运体主要有有机阴离子转运多肽（organic anion transporting polypeptide，OATP）、有机阳离子转运体（organic cation transporter，OCT）、寡肽转运体（oligopeptide transporter，PEPT）、P-糖蛋白（P-glycoprotein，P-gp）、多药耐药相关蛋白（multidrug resistance protein，MRP）和乳腺癌耐药蛋白（breast cancer resistance protein，BCRP）等。这些转运体都是相关基因表达的蛋白产物。药物转运体还根据其功能分为许多亚型。药物转运体可以分布在许多组织器官的细胞膜上，如小肠黏膜上皮细胞上促进药物吸收摄入的转运体有 PEPT1、OCT1、OATP-B 和 OATP-A 等，促进药物经胆汁排泄的转运体有 P-gp、MDR1、MRP2 和 BCRP 等。机体的体内屏障组织也分布一些外排转运体，如血-脑屏障分布有 MDR1、BCRP、MRP2、OATP3 等，从而保护屏障系统的内稳定状态。在肿瘤组织和微生物中也分布有外排转运体，这是产生药物耐受的主要原因之一。

联合用药时，药物对转运体的抑制、诱导和竞争是药物相互作用的机制之一。抑制、诱导和竞争药物转运体，可改变药物的吸收、组织分布和排泄，进而影响药物疗效和毒性。按是否需要能量，载体转运可分为需要能量的主动转运和不需能量的易化扩散。

1. 主动转运（active transport） 是指药物以需要载体和能量的方式进行的跨膜转运的过程（图 2-2），主动转运可以不依赖膜两侧的药物浓度差，药物可以从浓度低的一侧向浓度高的一侧转

运（又称上山转运或逆流转运），因此可使药物在体内富集于某一器官或组织中（如碘在甲状腺中的浓度高于血浆数倍）。属于主动转运方式的药物并不多见，主动转运多表现于药物自肾小管的分泌性排泄过程（如青霉素的排泄）。

载体对药物有特异的选择性，且转运能力有饱和性。因此，如果两个药物均由相同的载体转运，则它们之间存在着竞争性抑制作用。如丙磺舒与青霉素（penicillin）或头孢菌素在排泄上的竞争性抑制具有应用上的意义（可以延长青霉素或头孢菌素的作用时间），而利尿药与尿酸在排泄上的竞争性抑制则成为产生利尿药不良反应（使尿酸在体内积聚，可诱发痛风）的原因之一。

2. 易化扩散（facilitated diffusion） 是通过细胞膜上的某些特异性蛋白通透酶（permease）帮助其扩散，不需 ATP 提供能量。如葡萄糖进入红细胞需要葡萄糖通透酶，铁剂转运时需要转铁蛋白等。易化扩散的速率比简单扩散快得多。每一种通透酶只能转运一种分子或离子，或转运与这种分子或离子结构非常相似的物质。当药物浓度过高时，载体可被饱和，转运率达到最大值。载体可被类似物竞争占领，表现出药物转运的竞争性抑制作用。

（三）膜动转运

膜动转运（cytosis）是指大分子物质的转运并伴有生物膜运动的过程。一般包括胞饮和胞吐方式。

1. 胞饮（pinocytosis） 又称吞饮或入胞。某些液态蛋白质或大分子物质可通过生物膜的内陷形成小胞，使之被吞噬而进入细胞内。如脑垂体后叶粉剂，可从鼻黏膜给药经胞饮吸收。

2. 胞吐（exocytosis） 又称胞裂外排或出胞。某些液态大分子物质可从细胞内经胞裂外排方式释放到细胞外，如腺体的分泌或递质的释放等。

二、药物的吸收

药物的吸收（absorption）是指药物从用药部位向血液循环中转运的过程。多数药物的吸收过程属被动转运，极少数药物的吸收为主动转运过程。药物吸收速度主要影响药物产生作用的快慢，药物吸收量的多少影响药物的作用强弱。药物分子的化学结构及其理化性质决定着药物的吸收速度和吸收量，但还有一些其他因素也可以影响药物的吸收速度和吸收量，其中较为重要的影响因素是给药途径。

给药途径与药物吸收的关系：常用的给药途径有静脉注射（intravenously，IV or iv）、口服（oral，per os，po）、舌下（sublingual）、直肠（rectal）、吸入（inhalation）、皮肤（transdermal）、肌内注射（intramuscularly，im）和皮下注射（subcutaneous injection，SC）等。除静脉注射等血管内给药外，其他血管外给药途径均需通过吸收过程才能进入血液循环。一般说来，药物的吸收速度由快到慢的顺序依次为吸入、舌下、直肠、肌内注射、皮下注射、口服、皮肤。药物的吸收程度以吸入、舌下、直肠、肌内注射和皮下注射较为完全，口服次之。完整的皮肤除对少数脂溶性大的药物或新剂型能吸收外，多数药物均不易直接透过完整的皮肤而进入体内。

各种给药途径在药物的吸收方面均具有不同的特点：皮下或肌内注射给药主要是通过毛细血管壁吸收，毛细血管壁的细胞间隙较宽大，一般药物都可顺利通过，吸收快速而完全。口服则先要通过胃肠黏膜，虽然弱酸性药物可在胃中吸收，但大部分仍在肠中吸收，这是由于肠道吸收面积大、血流量大、肠蠕动比胃快且药物在肠中的溶解较好等。肺泡上皮表面积很大，挥发性药物或气体可非常迅速地被吸收，如乙醚（ether）可被肺泡上皮迅速吸收，分别产生麻醉和扩张血管作用。

此外，药物的剂型、用药部位的血流情况等也可影响药物的吸收。如片剂崩解、胶囊剂溶解也是影响药物吸收的限速步骤。油注射液或混悬液可以在注射部位形成小型贮库，使药物吸收比较缓慢。如果注射部位的血液循环不佳，则吸收缓慢且量也较少，改善血液循环后，药物吸收速度加快。

药物在胃肠道吸收的途径主要是通过黏膜毛细血管，然后进入肝门静脉。多数药物在通过肠黏膜及肝脏时，因经过肝脏的药物代谢酶系统的灭活代谢，进入体循环的药量减少，这个过程称为首

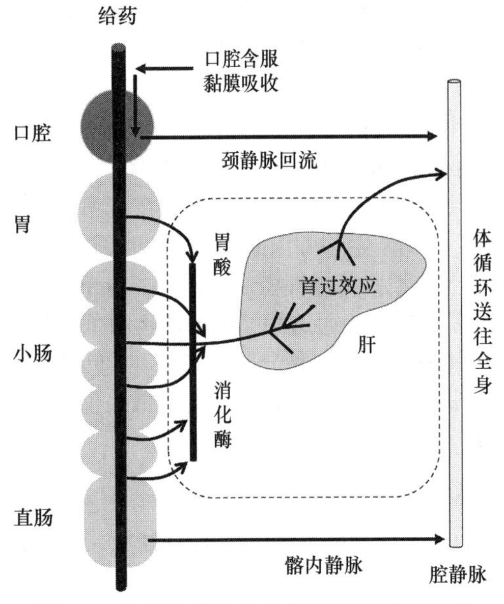

图 2-4 给药途径与首过效应的关系示意图

过效应（first pass effect）或首过消除（first pass elimination）。舌下含服（如硝酸甘油不易被破坏而快速吸收）、经肛门灌肠（如水合氯醛经直肠吸收）或给予栓剂，其吸收药物大部分可避过肝门静脉，使肝肠代谢药物减少，可避免或部分避免首过消除（图 2-4）。

三、药物的分布

药物的分布（distribution）是指药物从血液向组织、细胞间液和细胞内液转运的过程。大部分药物的分布过程属于被动转运，少数药物的分布为主动转运过程。

分布过程使血浆药物浓度降低，因此分布也是体内药物自血浆消除的主要方式之一（另外两种主要消除方式是药物代谢和排泄）。药物的作用取决于其在靶器官的浓度，故药物能否分布到靶组织中就成为药物能否产生药理作用的关键。

由于机体各种体液的 pH 不同（血浆为 7.4，细胞外液为 7.4，细胞内液为 7），以致被动转运的药物在体内的分布是不均匀的，且处于动态平衡。如弱酸性药物在细胞外液解离型多，不易进入细胞内。弱碱性药物则相反，易进入细胞，且在细胞内解离型药物多，不易透出细胞，故细胞内浓度略高。如改变血液的 pH，也可相应地改变原有药物的分布特点。经主动转运药物的分布可集中于某些特定器官，且在其中形成较高的药物浓度，如碘主要分布在甲状腺组织中。

药物在血浆中或组织中可与蛋白质结合形成结合型药物（bound drug）影响药物分布，未被结合的药物称为游离型药物（free drug），药物在血浆内与血浆蛋白结合的比率称为血浆蛋白结合率。各种药物以一定的比率与血浆蛋白结合，在血浆中常同时存在结合型与游离型。只有游离型药物才可跨膜转运并发挥药理作用。药物在血浆中主要与血浆白蛋白结合，酸性药物与碱性药物均可与之相结合。在血浆中还含有少量 β-球蛋白和酸性糖蛋白，也可与某些碱性药物，如筒箭毒碱（tubocurarine）和奎尼丁（quinidine）结合。当两种药物联合应用时蛋白结合能力较强的药物分子占领结合部位，使其他药物不能得到充分的结合，以致后者的游离部分增多，药效增强。这种相互作用对一些蛋白结合率较高的药物具有意义，因此要注意那些药效较强烈或毒性较大的药物，以防止药物自结合部位置换下来，使药效增强而产生不良反应。

药物在血浆中与蛋白质的结合程度不一，有的药物在常用量时与蛋白质的结合率可高达 95%以上，如双香豆素（dicoumarol）的结合率为 99%。结合型药物不能进行被动转运，暂时失去药理活性，但由于药物结合是疏松、可逆的，且血浆中的结合型药物与游离型药物之间常处于动态平衡，故对药物的转运和活性的影响是暂时的。因而药物与蛋白质的结合就成为药物的一种暂贮形式，使药物不易穿透毛细血管壁、血-脑屏障及肾小球膜而致分布或排泄缓慢，因而使药物作用的持续时间延长。血浆白蛋白含量有限，且与药物结合的部位也有限，因而被结合的药物就有限量。因此，结合率高的药物在结合部位达到饱和后，如继续稍增药量，将导致血浆中的游离型药物浓度大增，进入效应组织和细胞的速度和药量增加，过量就可引起毒性反应。另外，与同一类蛋白结合且结合率高的不同药物，先后服用或同时服用，它们之间可发生竞争性排挤现象，导致血浆中游离型药物的浓度剧增，而使作用增强或产生毒性反应，如口服结合率高达 99%的抗凝血药双香豆素以后，再服结合率为 98%的保泰松（phenylbutazone），保泰松可排挤已与血浆蛋白结合的双香豆素，而使血浆中游离型的双香豆素浓度成倍增高，因而抗凝作用加强，可能引起出血反应且不易止血。此外，血浆白蛋白含量过低（如慢性肾炎、肝硬化等患者）或变质（如尿毒症患者），都会影响药物的结合率而改变血浆中游离型药物的浓度。有些药物如华法林（warfarin）在老年人呈现较强的药理作用，部分原因是与老年人的血浆白蛋白含量减少有关。

机体存在着一些生物防御屏障系统，如血-脑屏障（blood brain barrier）、胎盘屏障（placental barrier）与血眼屏障（blood eye barrier）等，它们可影响药物的分布，进而影响药物的作用和毒性。血-脑屏障是血液与脑细胞、血液与脑脊液、脑脊液与脑细胞之间的三种隔膜的总称。这些膜的细胞间联结比较紧密，且比一般的毛细血管多一层胶质细胞，因此使药物不易穿透而形成保护大脑的生理屏障。许多分子量较大、极性较高的药物，不能穿透血-脑屏障而不易进入脑内组织。但药物自脑脊液或脑组织向静脉血扩散并无特殊阻力。当药物与血浆蛋白结合后，分子变大，就不能穿透血-脑屏障进入脑脊液，例如磺胺类药物中，磺胺噻唑（sulfathiazole）比磺胺嘧啶（sulfadiazine）与蛋白质结合的多，故治疗流行性脑脊髓膜炎时宜选用后者。新生儿的血-脑屏障发育不全，中枢神经易受到某些药物的影响。脑膜炎症可以增加血-脑屏障的通透性。胎盘屏障是由胎盘将母体血液与胎儿血液隔开的一种屏障。实际上，它的结构和穿透性与一般生物膜并无明显区别。应注意某些药物进入胎儿循环可能引起胎儿中毒或致畸的危险。血眼屏障是血液与视网膜、血液与房水、血液与玻璃体屏障的总称。此屏障可影响药物在眼组织中的浓度。全身给药时有些药物在眼内很难达到有效浓度，因此在治疗眼部感染或其他疾病时，可采用局部滴眼或眼周边给药，包括结膜下注射、球后注射或结膜囊给药等方法，保证药物在作用部位要有足够的浓度，从而发挥药理效应。

四、药物的生物转化

药物的生物转化（biotransformation）是指药物在机体内经过各种特异性和非特异性酶的作用，产生的原形药物化学结构变化的过程，此过程又称为药物代谢（drug metabolism）。肝脏是药物代谢的主要场所，肾脏、肠系统、肺以及其他组织器官也可以代谢药物。

（一）药物的生物转化

药物在体内的代谢反应步骤主要分为两相：

一相反应（phase Ⅰ reaction）为引入或脱去功能基团（—OH、—NH_2、—SH）的过程，该过程主要是使原形药物变成极性增高的代谢产物，这些代谢产物多数失去药理活性，这种引起功能基团化的反应主要有氧化（oxidation）、还原（reduction）及水解反应（hydrolyse）等。有关代表性药物的一相生物转化反应参见表 2-1。

表 2-1　药物的一相生物转化

反应类型	结构改变	药物举例
氧化		
依赖于 P450 的氧化		
芳香族羟化	R, R, OH, R, O	普萘洛尔、苯巴比妥、苯妥英钠、保泰松、华法林
烷基羟化	$RCH_2CH_3 \longrightarrow RCH_2CH_2OH \longrightarrow RCH(OH)CH_3$	异戊巴比妥、保泰松、氯磺丙脲、格鲁米特、甲丙氨酯
S-氧化	$R_2R_1S \longrightarrow R_2R_1S{=}O$	西咪替丁、硫利达嗪、氯丙嗪
N-氧化	$RNH_2 \longrightarrow RNHOH$	双氯苯丙胺

续表

反应类型	结构改变	药物举例
脱氨氧化	$\underset{NH_2}{NCHCH_3} \longrightarrow \overset{OH}{\underset{NH_2}{RCCH_3}} \longrightarrow \underset{O}{RCOCH_3} + NH_3$	地西泮
非依赖于 P450 的氧化		
单胺氧化酶	$RCH_2NH_2 \longrightarrow RCOOH+NH_3$	肾上腺素
还原		
硝基还原	$RNO_2 \longrightarrow RNO \longrightarrow RNHOH \longrightarrow RNH_2$	氯霉素、硝西泮
羰基还原	$\underset{O}{RCR'} \longrightarrow \underset{OH}{RCHR'}$	美替拉酮、美沙酮、纳洛酮
水解		
酯键水解	$R_1COOR_2 \longrightarrow R_1COOH+R_2OH$	普鲁卡因、琥珀胆碱、阿司匹林
酰胺键水解	$RCONHR_1 \longrightarrow RCOOH+R_1NH_2$	普鲁卡因、利多卡因

药物代谢途径是多样性的，多数药物可经数种途径进行代谢反应（如醋氨苯砜、氯丙嗪等）。不同种属、种族与个体之间可有不同途径与程度的代谢反应。许多药物的代谢结果取决于给药剂量、药物相互作用以及机体的肝和肾等组织器官的功能状态。药物经转化后，其药理活性减弱或消失（如去甲肾上腺素的代谢失活变化）称失活（inactivation），但也有一些药物产生活化作用（activation），即无活性（前药，prodrug，如依那普利）或活性较低的药物转变为有活性的或活性强的药物，如非那西丁（phenacetin）的代谢产物对乙酰氨基酚（paracetamol）的解热镇痛作用明显增强。由于药物代谢转化后大多数产生失活作用，过去曾将药物的生物转化称为“解毒作用”或“灭活作用”，这也是药物自机体消除的主要方式之一。

二相反应（phase Ⅱ reaction）主要为结合（conjugation）反应或合成（synthesis）反应。如果药物的一相代谢产物的极性足够强，则可直接通过肾脏排泄。而许多药物（如普萘洛尔等）经一相代谢反应后，在其原形药的结构上增加或暴露了羟基（醇或酚）、巯基、羧基或氨基等极性基团，另外，有些药物（如吗啡分子中的酚羟基与葡萄糖醛酸结合）原来就具有这些极性基团，与体内的内源性物质如葡萄糖醛酸、硫酸、甘氨酸和谷胱甘肽等在相应基团转移酶的催化下产生结合反应，结果使其代谢产物的极性或水溶性大大增强而利于排泄。新生儿缺乏这种结合系统，因而对某些药物特别敏感（如氯霉素在新生儿易导致灰婴综合征的毒性反应）。有些药物，如异烟肼（isoniazid）和多巴胺等，可直接产生乙酰化或甲基化等合成反应。异烟肼在体内可先进行乙酰化反应（二相反应），然后水解形成异烟肼酸（一相反应），此过程称为相反应的颠倒（reversal of order of the phase）。多数结合物一般先产生活泼体后再进行结合反应，也可能是被代谢的外源性化合物先活化。活泼体的形成过程是吸能反应，故需与放能反应相偶联，结果常常消耗能量。药物经过结合后一般极性增高，水溶性增加，有利于排出体外。

（二）肝微粒体混合功能氧化酶系

药物的生物转化有赖于机体酶的催化反应（catalysis）。体内有两类转化药物的催化酶（kinase）：专一性酶（specific enzyme）和非专一性酶（nonspecific enzyme）。专一性酶有乙酰胆碱酯酶（acetylcholine esterase）、单胺氧化酶（monoamine oxidase）等，它们能分别转化乙酰胆碱和单胺类药物。非专一性酶为肝脏微粒体混合功能氧化酶系统（mixed function oxidases），该酶系统可以转化多种药物，该酶系统与药物的作用和应用有密切关系。

肝脏微粒体混合功能酶系统主要存在于肝细胞内质网中，故又简称为肝药酶（liver drug enzyme）。近来发现，肝药酶并不局限于肝脏，在其他组织中也多有分布。该系统中的主要代谢酶为细胞色素

P450（cytochrome P450，P450 或 CYP），CYP（P450）酶系是一个超家族，其成员依次分为家族、亚家族和酶个体 3 级。其家族以阿拉伯数字表示，如 CYP2。亚家族以大写英文字母表示，如 CYP2C。不同的酶个体用阿拉伯数字编序，如 CYP2C19。在人类肝脏中主要与药物代谢有关的 P450 为 CYP3 和 CYP2C。酶活性的差异较大的是 CYP2D6，大约有近 1/3 的药物由 CYP3A4 代谢（表 2-2）。

表 2-2 由 P450 代谢的常用药物

P450	药物
CYP1A1	茶碱
CYP1A2	咖啡因、昂丹司琼、对乙酰氨基酚、茶碱
CYP2A6	甲氧氟烷
CYP2C8	紫杉醇
CYP2C9	布洛芬、甲芬那酸、苯妥英钠、甲苯磺丁脲、华法林
CYP2C19	奥美拉唑
CYP2D6	可待因、三环类抗抑郁药
CYP2E1	乙醇、恩氟烷、氟烷
CYP3A4/5	环孢素、红霉素、炔雌醇、氯沙坦、咪达唑仑、硝苯地平、特非那定

P450 结构与血红蛋白相似，有以 Fe^{2+}为中心的血红素。该酶系统中还有辅酶Ⅱ（NADPH）及黄蛋白（xanthoprotein）等，它们分别为 P450 恢复活性（再生）提供所需的电子。P450 酶系氧化药物的过程包括复合，还原，接受一分子氧，再接受电子还原和氧化，参见图 2-5。①复合：药物首先与氧化型细胞色素 P450-Fe^{3+}结合成复合物。②还原：P450-Fe^{3+}-药物接受还原辅酶Ⅱ（NADPH）提供的电子，由辅酶Ⅱ细胞色素 c 还原酶（$F_{Pa}{}^{r}$）传递，还原成 P450-Fe^{2+}-药物。③接受一分子氧：P450-Fe^{2+}药物中的低铁血红素能与分子氧结合。④再接受电子还原：O_2-P450-Fe^{2+}-药物再接受两个电子，由 NADPH 提供或由还原辅酶Ⅰ（NADH）供给，NADH 细胞色素 b_5 还原酶（$b_5{}^{r}$）传递，激活分子氧生成二价离子氧（O_2^{2-}）。⑤氧化：一离子氧使药物氧化，另一离子氧与氢结合后形成一分子水。同时，P450-Fe^{2+}失去一个电子氧化再生成 P450-Fe^{3+}。此过程可被反复利用而形成循环催化作用。

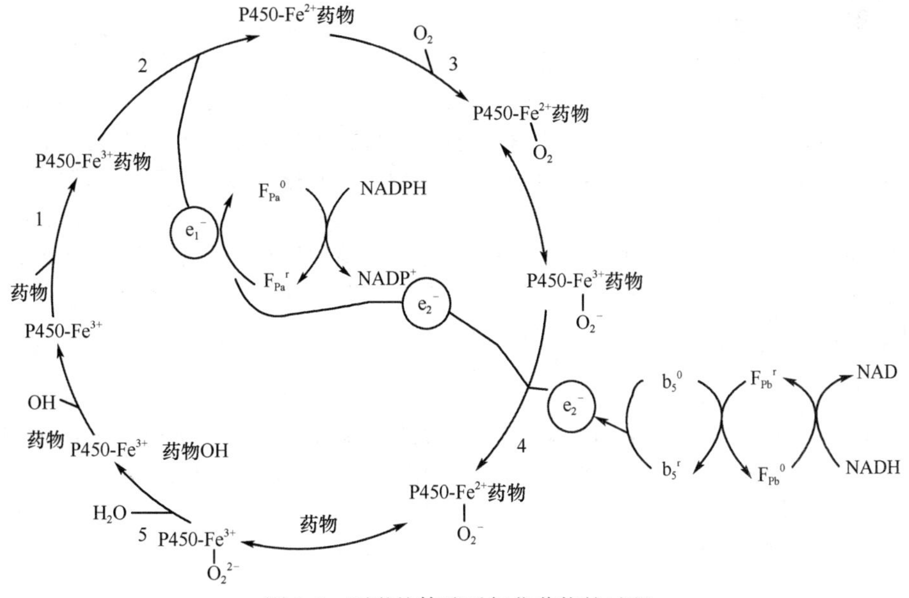

图 2-5 肝微粒体酶系氧化药物的过程

细胞色素 P450 存在于肝细胞内质网的脂质中，一般催化脂溶性高的药物。细胞色素 P450 酶系是一组酶，包含多种异构酶，其特异性不高，能催化许多结构不同的药物，是药物代谢的主要酶系。催化作用需要分子氧、辅酶Ⅰ及辅酶Ⅱ，P450 除作用于外源性化合物外，还涉及内源性物质的代谢，如甾体的羟化或芳香化、胆固醇与维生素 D_3 的羟化等。

细胞色素 P450 酶系的活性个体差异较大，除先天性的差异外，年龄、性别、营养状态、机体状态和疾病等均为产生个体差异的因素。一些药物可使酶的活性增强，有些药物则可使酶的活性减弱，能使酶活性增强的药物称为酶诱导剂（enzyme inducer）或酶促剂。能使酶活性减弱的药物则称为酶抑制剂（enzyme inhibitor）或酶抑剂。如果将酶诱导剂或酶抑制剂与可被酶转化的药物合用，则通过对药物的转化而影响该药物的效应，酶诱导剂增加代谢转化而使该药物的药理效应比单用时弱，而酶抑制剂则相反，使药理效应增强。上述一些相互影响见表 2-3，联合用药时需注意。更有趣的是有一些能被肝药酶转化的药物本身又是一种酶促剂，如长期使用苯巴比妥后出现的耐药性可能与此有关。

表 2-3 酶诱导剂及酶抑制剂与药物的相互影响

药物种类	受影响的药物	对药物效应的影响
酶诱导剂		效应减弱或失效
巴比妥类	双香豆素类抗凝药、苯巴比妥、苯妥英钠、氯丙嗪、多西环素、可的松、洋地黄毒苷、保泰松、氯霉素	
格鲁米特、苯妥英钠	格鲁米特、洋地黄毒苷、可的松	
灰黄霉素	华法林	
利福平	口服避孕药	
酶抑制剂		效应增强或中毒
氯霉素、异烟肼	口服降糖药、丙磺舒、双香豆素	
西咪替丁	华法林、氯氮䓬、地西泮	

五、药物的排泄

药物的排泄（excretion）是指药物原形或其代谢产物通过排泄器官或分泌器官排出体外的转运过程。大多数药物的排泄属于被动转运过程，少数药物的排泄以主动转运方式进行。排泄或分泌器官有肾、肺、胆、肠道及腺体（如乳腺、唾液腺等），其中以肾脏最为重要。大多数药物通过排泄自机体消除，各药的排泄程度及速度不尽相同，因此，为了维持药物的有效浓度，需根据其排泄程度和速度，按一定的间隔时间应用一定剂量的药物。也可利用转运的特点（被动转运或主动转运）加速或延缓药物的排泄速度。药物在排泄器官的浓度较高，这也可被用于治疗排泄器官的疾病，如注射链霉素后，其尿液浓度为血浆浓度的 100 倍，可用于治疗尿路感染。又如红霉素等在胆道内的浓度较高，可用于治疗肝胆系统感染。当然，如果药物对排泄器官有损害，则这种高浓度对该器官的影响也更大（如磺胺嘧啶在尿中可形成结晶物，损伤肾脏），尤其在该器官功能不全时，更应避免应用。

（一）药物经肾脏排泄

药物及其代谢产物经肾脏排泄时主要有三种方式：肾小球滤过（glomerular filtration）、肾小管主动分泌（active tubule secretion）和肾小管被动重吸收（passive tubule reabsorption）。药物在肾脏的滤过是指绝大多数游离型药物和代谢产物容易通过肾小球毛细血管的基膜而转运到肾小管腔内。而经肾小球滤过的脂溶性大、极性小和（或）非解离型的药物和代谢产物经肾小管重吸收后，将剩下的未被重吸收的药物排出，这大多属于被动转运过程。药物经近曲小管或远曲小管分泌到肾小管而排出，这属于主动转运过程（图 2-6）。

药物的重吸收是指药物由肾小管腔向血浆中转运的过程，肾小球毛细血管膜的通透性较大，除了与血浆蛋白结合的药物外，游离型药物及其代谢产物均可由肾小球滤过进入肾小管腔，由于滤液

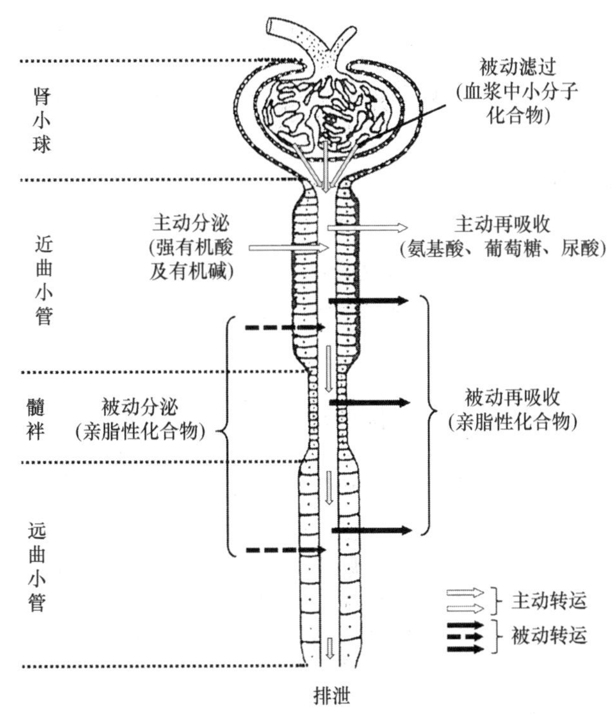

图 2-6　药物自肾脏排泄过程的示意图

的浓缩作用，药物在原尿中的浓度高于血浆，因此药物可由肾小管腔向血浆转运（即药物的重吸收），它符合被动转运的简单扩散特点，脂溶性高，极性小及非解离型的药物易于重吸收，反之则不易重吸收转运。重吸收多的药物，自尿液中排泄少且缓慢，反之则排泄多且迅速。如前所述，可以利用改变肾小管内液体的 pH 以改变其中解离型药物与非解离型药物的比率，进而来加速或延缓药物排泄。如酸性药物苯巴比妥中毒时，可碱化尿液以加速其排泄。又如，应用抗菌药物治疗尿路感染时，可以改变尿液的 pH，使药物在肾小管中的浓度增加，以增强其疗效。再如，服用水杨酸盐治疗风湿性关节炎时，可酸化尿液以增加它在肾小管的重吸收，而延长其作用时间，但不得同时服用使尿液碱化的药物，以避免加速其排泄而影响其疗效。

肾小管分泌是指需要能量和转运体的主动转运方式排泄药物和代谢产物的过程。自肾小管分泌的药物可分弱酸性及弱碱性两大类，各有其转运载体。同类药物间存在有竞争性抑制现象，如酸性药物青霉素与丙磺舒、利尿药与尿酸等，这对于临床用药有重要的实践意义。

肾功能低下时也影响到药物自肾脏的排泄，故此时宜相应减少药物的剂量或延长给药的间隔时间，特别是那些排泄较慢的药物如强心苷等，否则可引起药物的蓄积中毒。

（二）药物经胆汁排泄

某些药物经肝脏生物转化形成极性高的水溶性代谢产物后向胆管分泌。这些药物自胆汁排泄不仅百分比很大，且胆道内浓度也很高。从胆汁排泄多的抗菌药物如利福平、四环素和红霉素等有利于肝胆系统感染的治疗。自胆汁排入十二指肠的结合型药物在肠中经水解酶水解后，被肠黏膜再吸收，形成药物的肝肠循环（hepato-enteral circulation）或肠肝循环（图 2-7），肝肠循环使药物作用明显延长。

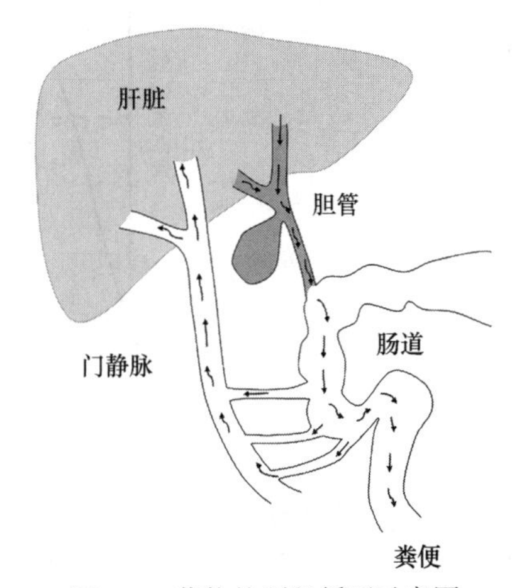

图 2-7　药物的肝肠循环示意图

（三）药物经肠道排泄

经肠道排泄的药物主要来源于口服给药后肠道中没有被吸收的部分，随胆汁排泄到肠道的部分以及从肠黏膜中分泌到肠道的部分。

（四）药物经其他途径排泄

一些药物可以通过唾液、汗液、泪液以及乳汁等排泄。药物自乳汁分泌，则能影响乳儿，如授乳妇女服用丙硫氧嘧啶（propacil），将会抑制受乳儿的甲状腺功能。某些药物（如甲硝唑）可自唾液排出，其浓度与血浆浓度相平行。由于唾液标本易于采取，故可用于临床血药浓度监测。挥发性药物可经肺呼气排出（如麻醉药乙醚）。

第二节　药物体内过程基础理论与概念

药物在体内的转运和转化形成了药物在体内的浓度随时间变化而不断变化情况，药物代谢动力学（pharmacokinetics）就是研究药物在体内随时间变化而变化的转运和转化的动力学（或速率）规律，特别是从用药后的血药浓度变化（药-时曲线）过程来研究药物自血浆中消除的速度规律（消除速率），并将此规律拟合为数学模型，由模型得到数学表达式，进而计算药物的体内药动学参数（parameter）。这些药动学参数对于制定和调整临床给药方案、新药和新制剂的研发以及探索生命规律都具有十分重要的意义。

一、药物浓度-时间曲线与血药浓度的实用意义

机体服药后，由于药物在体内的转运和转化过程，药物在血浆中的浓度（量）是随着时间（时）的推移而发生变化的。以血浆药物浓度（简称血药浓度）为纵坐标，以时间为横坐标，绘出的曲线为血药浓度-时间曲线，简称药-时曲线（drug concentration-time curve），如图 2-8 所示，图中坐标轴和血药浓度-时间曲线之间所围成的面积称为血药浓度-时间曲线下面积，简称药-时曲线下面积（area under the curve，AUC）。对于同一种药物，AUC 表示一段时间内药物在血浆中的相对累积量或暴露量，这一指标在连续给药时显得更为重要。AUC 是药物生物利用度和生物等效性的主要决定因素。

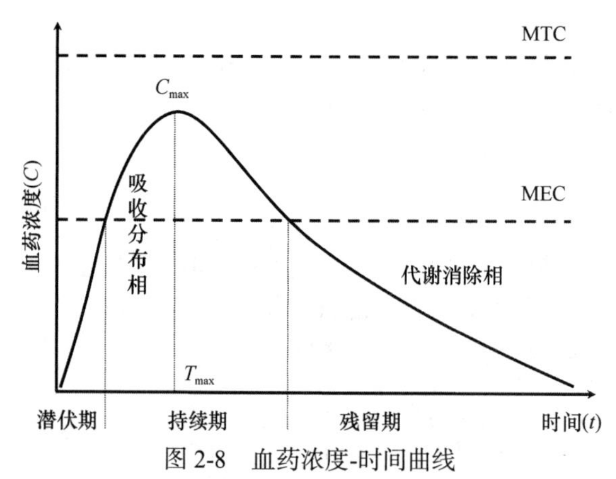

图 2-8　血药浓度-时间曲线

MTC：最小中毒浓度；MEC：最小有效浓度

从一次口服给药后的药-时曲线，可看出药物在体内的吸收、分布、代谢和排泄与血药浓度变化的关系，即反映出药物的 ADME 之间的相互消长关系。

峰浓度（peak concentration，C_{max}）是指用药后所能达到的最高血浆或组织药物浓度，C_{max} 通常与药物剂量成正比。药物的 C_{max} 能够在一定程度上反映药物吸收的程度，可间接地反映药效产

生的强弱。达峰时间（peak time，T_{max}）是指用药后达到最高药物浓度的时间。药物的 T_{max} 能够在一定程度上反映药物吸收的速度，可间接地反映药效产生的快慢。不同给药途径的 C_{max} 与 T_{max} 可有明显的差别，从而影响到药物作用的强度和药物起效的时间，进而会影响到药物的临床治疗效果和毒性反应。

衡量药物吸收快慢与多少的主要药动学参数有 T_{max}、C_{max}、药-时曲线下面积与生物利用度等。这些参数可以间接反映药效产生的快慢与强弱以及维持作用的长短。

最小有效浓度（minimal effective concentration，MEC）是指药物产生反应的最小浓度，其是药物有效性的评价指标之一。最小中毒浓度（minimal toxic concentration，MTC）是指药物引起毒性反应的最小浓度，其是药物安全性的评价指标之一。一般给药后需要药物浓度维持在 MEC 与 MTC 之间，且没有产生太大的波动。

除给药途径外，剂量的大小和分布情况，亦可影响药-时曲线的形态。药-时曲线的降段可反映药物从体内的消除速率，消除快的药物，下降坡度大。消除慢的药物，则后部分较为平坦。应注意，药物在体内的 ADME 过程是同时进行的，只是存在药物处置的相对时间顺序。

二、药物的转运速率过程

药物经各种给药途径进入体内，并进行吸收、分布和消除，在不同时间和空间位置上发生数量变化，这就涉及多种速率过程。若体内某一部位的药物量减少（转运至其他部位或在原地代谢转化）的速度 dC/dt 与该部位药量（C）的关系符合下列公式：

$$dC/dt = -kC_n \quad n \geqslant 0 \tag{2-1}$$

则称该速率过程为 n 级速率过程，上式中 k 为速率常数，式中的负号表示朝药物量减少的方向进行。

（一）一级速率过程

药物代谢动力学原理建立在药物分子通过体内各种生物膜以及屏障的不同模式之上。药物通过生物膜的转运方式主要分为简单扩散与特殊转运。简单扩散过程主要取决于生物膜的通透性和膜两侧的药物浓度差，浓度差越大，转运速率越快，其转运速率可用下列公式表示：

$$dC/dt = -kC \tag{2-2}$$

将上式积分得到

$$C = C_0 e^{-kt} \tag{2-3}$$

写成对数方程式，如下：

$$\ln C = \ln C_0 - kt \text{ 或 } \log C = \log C_0 - k/2.303t \tag{2-4}$$

其中，C 为给药后任一时间的血药浓度，C_0 为起始血药浓度，k 为一级速率常数（单位为时间的倒数），表示体内药量 C 衰减的特性，这种速率常数并不随体内药物浓度的增大而变化。这种在单位时间内药物的消除是按比例进行的药物转运速率，称为一级速率过程（first-order process）。因为其消除速率与浓度间呈线性关系，故此一级速率过程又称线性动力学（linear kinetics）。

一级速率过程具有以下药动学性质：

（1）药物的转运或消除速度与当时药量或浓度的一次方成正比（等比消除）。

（2）C-t 图为指数衰减曲线，$\log C$-t 图为直线（图 2-9）。

（3）药物半衰期（$t_{1/2}$）恒定，与剂量无关。

（4）一次给药的药-时曲线下面积（AUC）与剂量（X_0）成正比。

（5）停药后，经 4～6 个 $t_{1/2}$，药物基本消除。

（6）定时定量多次给药时，稳态血药浓度与剂量成正比，到达稳态浓度的时间为 4～6 个 $t_{1/2}$。

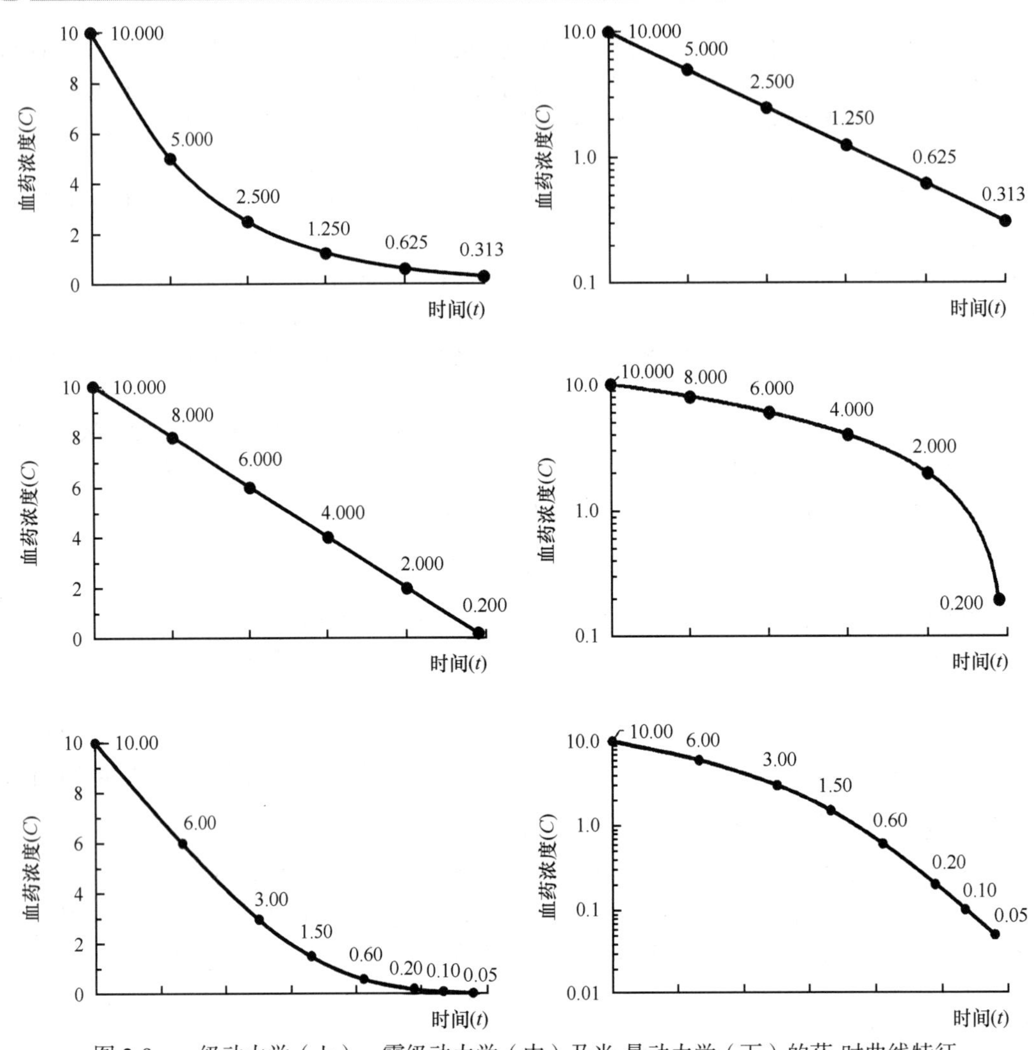

图 2-9 一级动力学（上）、零级动力学（中）及米-曼动力学（下）的药-时曲线特征

（二）零级速率过程

药物的主动转运和易化扩散都需要载体或酶参与，故具有饱和现象。因此，其转运速率与药物浓度的关系比较复杂，当药物浓度远小于转运载体或酶浓度时，其转运过程属一级速率过程。但当药物浓度远大于转运载体或酶浓度时，由于转运体和酶系统已经饱和，此时药物浓度的变化速率，将受到这种容量消除的限制，成为一定值，其转运速率只取决于转运载体或酶的浓度，而与药物浓度无关，称为零级速率过程（zero-order process），其转运速率可用下式表示

$$dC/dt = -k_0 \tag{2-5}$$

将上式积分得

$$C = C_0 - k_0 t \tag{2-6}$$

上式表明 C 对 t 作图为直线（图 2-9），随着时间的推移，药物浓度的变化顺序为等差级数。在零级速率过程中，$t_{1/2}$ 与当时药量或浓度有关，并与之成正比（$t_{1/2}=0.5C_0/k_0$），开始时的血药浓度较高，其 $t_{1/2}$ 较长，随着时间延长，后来的药物浓度下降，$t_{1/2}$ 随之缩短，故零级速率过程药物的半衰期为剂量依赖性的半衰期。

恒速静脉滴注药物是零级动力学过程给药的典型例子。长效制剂中，缓释部分的释放速率也为零级吸收过程。其他情况药物在体内的过程则很少属于单纯的零级过程。

（三）米氏动力学

某些药物在体内的降解速率受酶活力的限制，通常在高浓度时是零级速率过程，而在低浓度时则是一级速率过程，称 Michaelis-Menten 速率过程，速率过程在数学上呈非线性关系，故又称为非线性动力学过程。某些药物是以主动转运方式进行的，当药物达到一定浓度后，其载体被饱和，此时转运速率达到恒定值，再增加药量，转运速率不变，这类药物的动力学通常也以 Michaelis-Menten 动力学过程来描述。即当某一转运或转化系统中，药物浓度超过该系统的容量后，其浓度变化速率可用米氏（Michaelis-Menten）方程来描述：

$$dC/dt=-V_mC/(K_m+C) \tag{2-7}$$

将上式积分得

$$\ln C-\ln C_0=(C_0-C)/K_m-V_m/K_mt \tag{2-8}$$

式中，V_m 是表示该过程的最大速率，K_m 是 Michaelis 常数，是指变化速率为最大速率一半时的药物浓度。

1. Michaelis-Menten 速率过程有以下两种情况

（1）当药物浓度很大时，即 $C\gg K_m$：$dC/dt=-V_m$

此时服从零级动力学，其积分式为：$C=C_0-V_mt$

以 C 对 t 作图得直线，斜率为 $-V_m$，截距为 C_0。

此段药物的半衰期为：$t_{1/2}=0.5C_0V_m$

（2）当药物浓度很小时，即 $C\ll K_m$，令 $V_m/K_m=k$，则服从一级速率过程。

$$dC/dt=-V_m/K_mC=-kC$$

2. Michaelis-Menten 速率过程的特点

（1）药物的消除速度随当时的药量不同而不同。

（2）体内药物浓度的下降不呈指数关系。

（3）半衰期随药量增加而增加，AUC 与给药量不成比例。

（4）血药浓度与剂量不成比例，剂量增加，可超比例增加多次给药的稳态浓度，并延长到达稳态浓度的时间，药物作用时间比一级消除的药物更依赖于剂量。

（5）易发生药物相互作用，如药酶的诱导与抑制。个体差异大。

在临床应用的药物中，如苯妥英钠（phenytoin sodium）、高剂量的巴比妥类、硫喷妥钠（thiopental sodium）、地高辛（digoxin）、水杨酸盐（salicylate）、双香豆素（dicoumarol）等都可作为 Michaelis-Menten 速率过程的例子。

三、药动学房室概念和房室模型

药物代谢动力学的房室概念与生理解剖学上的体液房室概念不同，它并不是实质上分隔体液的房室，而是按药物的转运速度以数学方法划分的药动学房室概念，或描述为便于进行药动学分析的一种抽象的空间概念。其划分则取决于药物在体内的转运及（或）转化速率。为了分析药物在体内的动态规律，可用多种模型加以模拟描述，目前常用的是经典房室模型。即将机体视为一个系统，系统内部按动力学特点分为若干室，组成模型的基本单位。房室模型是从实际数据中归纳出来的，表征从动力学上把机体分为几个药物“储存库”（reservoir pool）。只要体内某些部位接受药物及消除药物的速率常数（rate constant）相似，而不管这些部位的解剖位置与生理功能如何，都可归纳为一个单位或一个室。房室的划分与器官、组织的血流量、生物膜的通透性、药物与组织的亲和力等因素密切相关。最简单的药动学模型为“一室模型”，稍复杂的是“二室模型”，另外还有其他多室模型（multiple compartment model）。在这些模型中，一室和二室模型最为常见，因为这两种模型在数学处理上比较简单，而且实用性强，可以比较准确地描述药物在体内的处置规律。多室模型由于数学处理相当烦琐，因而实际应用受到一定的限制。

1. 一室模型（one-compartment model） 该模型假设静脉给药后，药物能迅速分布到全身体液和组织中，并能立即完成生物膜转运间的动态平衡，然后药物通过代谢和排泄而消除，即机体组织内药量与血浆内药物分子瞬时取得平衡。一室模型药物的血药浓度基本能够反映出各组织、器官的药物浓度的变化，而且药物在体内处置基本上反映消除过程。例如在静脉注射某种药物形成一定血药浓度后，由于分布、代谢和排泄（即消除）而使血药浓度衰减。虽然其消除是经过分布、代谢和排泄三种方式，但血药浓度的衰减速率始终一致，在药-时曲线上表现为一直线，因此可以将机体看作单一的房室，此即所谓一室模型（图 2-10 左），该药即为符合一室模型药物。

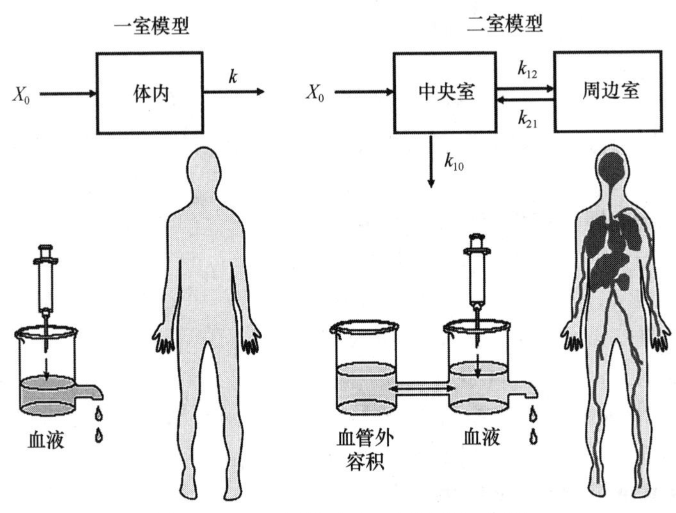

图 2-10 一室模型和二室模型示意图

2. 二室模型（two-compartment model） 若要使药物与所有组织达到瞬间平衡，事实上难以实现，因为各组织器官的血流状况、与药物的亲和性和膜的通透性不同，药物与组织之间的分布平衡各自有不同的转运速率常数，因此可以把机体视为一个多房室的模型。在药动学研究中，最常用的是把机体划分为一个中央室和一个周边室的二房室模型（图 2-10 右）。

中央室（central compartment）：指血液分布充沛和血流快、易于达到瞬时平衡的组织，如心、肝、肺、肾和内分泌系统等。

周边室（peripheral compartment）：指一般不易达到瞬间平衡或血流较为缓慢或供血稀疏的组织，如静止的肌肉、脂肪和骨骼等。

按二室模型，药物静脉注射后，出现特征性的双时相动力学过程（在药-时曲线上可分解成两条直线），药物进入体内后迅速自中央室分布，称为分布相（distribution phase，α-phase）。经过一段时间后，中央室和周边室达到动态平衡，血药浓度的下降主要反映该药自体内消除，称为消除相（elimination phase，β-phase）。

现将符合线性动力学的一室和二室模型药物，经不同途径给药后的药-时曲线及其表征血药浓度动态变化的表达式归纳于表 2-4。

表 2-4 一室与二室模型药物经不同途径给药后的药-时曲线及其血药浓度表达式

房室数	房室模型图	C-t 作图	log$C$-t 作图	血药浓度表达式
一室模型	静脉注射 X_0 → X，V → k			$C=C_0e^{-kt}$

续表

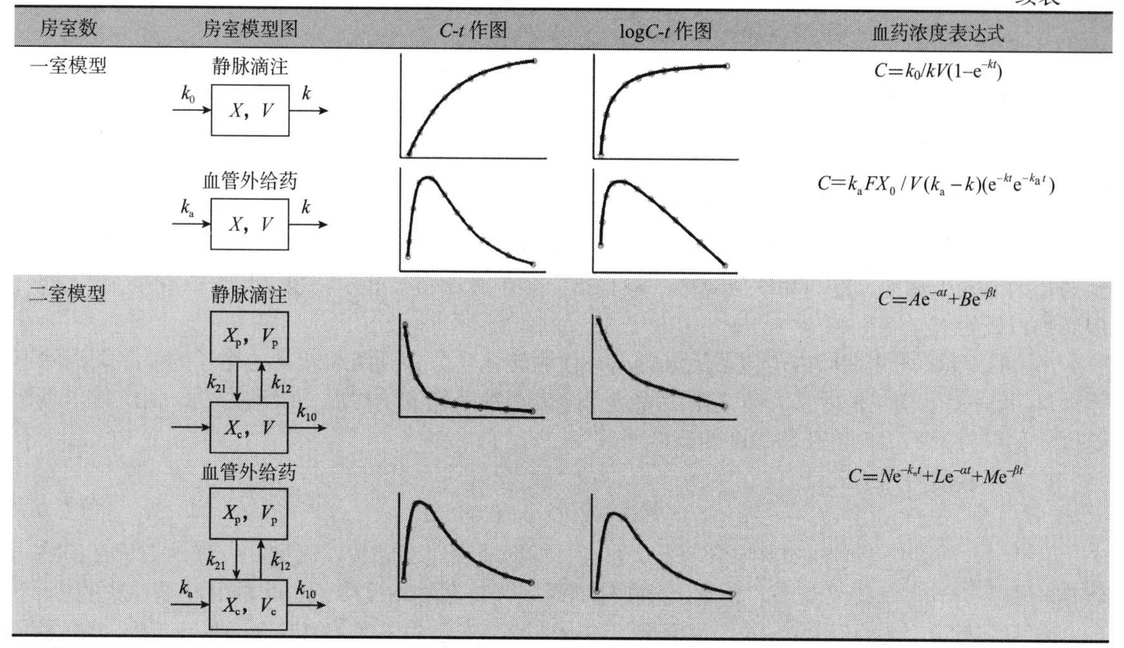

房室数	房室模型图	C-t 作图	$\log C$-t 作图	血药浓度表达式
一室模型	静脉滴注 k_0 → X，V → k			$C=k_0/kV(1-e^{-kt})$
	血管外给药 k_a → X，V → k			$C=k_aFX_0/V(k_a-k)(e^{-kt}e^{-k_at})$
二室模型	静脉滴注 X_p，V_p；k_{21}，k_{12}；→ X_c，V → k_{10}			$C=Ae^{-\alpha t}+Be^{-\beta t}$
	血管外给药 X_p，V_p；k_{21}，k_{12}；k_a → X_c，V_c → k_{10}			$C=Ne^{-k_at}+Le^{-\alpha t}+Me^{-\beta t}$

其中：$k, k_a, k_{10}, k_{12}, k_{21}, \alpha, \beta$ 为模型速率常数；k_0 为滴注速度；V, V_c, V_p 为模型容积；A, B, N, L, M 为模型混杂参数。

在临床多次用药或口服给药时，许多药物的吸收相与分布相相似，吸收后的分布相觉察不出，这类药物的药-时曲线显示出一室模型的特征。因一室模型计算简便，便于分析，所以按一室模型计算一般也可满足实用要求。

有些药物静脉注射时符合二室模型特点，而口服则呈一室模型特点。这是由于在分布相时，实际药物已开始消除，到达消除相时，已有相当分量的药物被消除。而血管外给药（口服或肌内注射等）分布相常会被消除相掩盖。血药浓度时相的划分靠实际血药浓度的测定和实验数据的数学拟合。如在给药早期采样间隔过疏，就难以据此准确划分时相。而对同一机体，同一药物对不同房室模型的划分，就有可能导致药动学参数值相差较大，从而影响对药物处置规律的分析。此外，也存在一些用现有房室模型不易分析的特殊体内过程（例如双峰吸收、肝肠循环等）。此时，可采用非房室模型的统计矩方法（noncompartmental method）进行药物动力学分析。

四、药物代谢动力学基本参数及其意义

药物代谢动力学参数是指可以用于表征药物的体内动力学特征的数学参数，其中一级速率过程的参数（如 $k_{el}, \beta, t_{1/2}$, CL, V_d 等）最为常用。

（一）速率常数

速率常数（rate constant，k）是描述速率过程的一组重要的动力学参数，它使转运速率过程用一个简单的数字表示，一级速率常数的单位为时间的倒数（如 h^{-1}、min^{-1} 等）。速率常数可定量地比较药物转运和转化的速度快慢。速率常数越大，表示药物转运过程越快。常用各种速率常数的含义如下：

k_{el}：一级消除速率常数。

k_a：一级吸收速率常数。

k_{12}：二室模型药物从中央室向周边室转运的速率常数。

k_{21}：二室模型药物从周边室向中央室转运的速率常数。

k_{10}：二室模型药物从中央室向体外消除的速率常数。

α：二室模型中的一级分布速率常数。

β：二室模型中的一级消除速率常数。

k_0：零级速率常数。

V_m：非线性动力学过程药物的最大消除速率。

K_m：Michaelis 常数，其值是变化速率为最大速率一半时的浓度。

（二）生物半衰期与血浆半衰期

药物的血浆半衰期（plasma half-life，$t_{1/2}$）是指血浆中的药物浓度下降一半所需的时间，也称为药物的消除半衰期。在药动学研究中一般是指血浆半衰期，某些药物也采用血清或全血半衰期，但应加以说明。

$t_{1/2}$ 可以反映药物在体内（包括经尿排出、代谢转化、分布到组织或其他途径的消除）消除速度。$t_{1/2}$ 长时表示药物消除慢，反之则消除快。绝大多数药物的消除属一级动力学，因此其半衰期是固定的数值，不因血浆药物浓度的高低而改变。

血浆半衰期可用下式计算：

$$t_{1/2}=0.693/k \text{ 或 } t_{1/2\beta}=0.693/\beta \quad (2\text{-}9)$$

上二式中，k 为一室模型消除速率常数；β 为二室模型消除速率常数。可见在一级动力学过程的药物消除半衰期与其血药浓度水平无关，即在任何时间内，药物浓度降低一半的时间是一致的。

单次给药后，大约经过 4～6 个半衰期，体内药物基本消除干净（消除 96.9%），定时定量多次给药，经 4～6 个半衰期到达稳态血药浓度。

按零级动力学消除的药物，其 $t_{1/2}$ 可随药物血浆浓度而有所改变，其 $t_{1/2}$ 与 k_0（V_{max}）的关系为

$$t_{1/2}=0.5C_0/V_{max} \text{ 或 } t_{1/2}=0.5C_0/k_0 \quad (2\text{-}10)$$

血浆半衰期可因用药剂量、年龄、蛋白结合、合并用药、疾病（特别是肝肾疾病）、影响尿排泄的 pH 因素等而改变。需要注意的是，多次给药和单次给药后的药物半衰期也可能不同，这可能是因为多次给药诱导肝药酶或激发肾转运机制、某些组织可储存药物或有活性代谢物存在等。

（三）表观分布容积

表观分布容积（apparent volume of distribution，V_d or V）是以血药浓度为基准理论上或计算所得的表示药物应占有体液的容积。其单位以 L 或 L/kg 表示。药物进入机体后，实际上是以不同浓度分布于各组织中，但在进行药动学计算时，设想药物均匀分布于各种组织与体液中，且其浓度与血液浓度相同，在这种假设条件下，药物分布所需的容积称为表观分布容积。因此，分布容积是一个数学概念，并不代表具体的生理空间，可用 V_d 来估算在给一定剂量的药物后，机体接触药物的程度与强度。V_d 代表给药剂量或体内药物总量与血浆药物浓度相互关系的一个比例常数。一室模型药物，体内任意时刻药量 X 与药物浓度 C 的比值为 V_d，在药动学参数测定时，用静脉注射药量 X_0 与药物初始浓度 C_0 的比值计算：

$$V_d=X/C=X_0/C_0 \quad (2\text{-}11)$$

V_d 的生理意义及应用：

1. 用来估算血容量及体液量 某些药物仅被限制在体液的某一部分，分布容积就等于体液的容积。例如，依文氏蓝（AZO-blue）染料静脉注射后不向机体其他脏器组织分布，全部集中在血浆内，故测定其 V_d 即可直接算得机体总的血容量，一般为 2.5L 左右。而安替比林（antipyrine）则容易分布到全身体液中，因此，其 V_d 值可代表机体的全部体液（血浆、细胞间液与细胞内液）的总和。一般一个体重 60kg 的正常人的体液总容量为 36L 左右，当 V_d 值近似等于 36L 时，提示药物可分布在全身体液中。当药物向组织中的分布能力很强时，血药浓度很低，其 V_d 值可大于 36L。

2. 反映药物分布的广泛性或与组织结合的程度 许多酸性有机物，如青霉素等，或因其脂溶

性小，或因与血浆蛋白结合力高，不易进入组织，其 V_d 值常较小，约为 0.15～0.3L/kg，即这类药物的分布能力小，药物比较集中在血液中，血药浓度相对较大。与此相反，碱性药物如苯丙胺（phenamine）、山莨菪碱（anisodamine）等易被组织摄取，血中浓度较低，V_d 值常超过体液总量。地高辛（digoxin）的 V_d 达 600L（10L/kg），说明该药在深部组织大量储存。因此，当药物具有较大的分布容积时，一般此药从机体排出比较慢。

3. 根据药物分布容积调整剂量　不同患者应用同一制剂后，由于分布容积的不同而呈现不同的血药浓度水平，而一般认为药物分布容积与体表面积成正比，故用体表面积计算剂量较为合理，对小儿用药和某些药物（如抗癌药）尤为必要。一般小儿的体表面积可用下式计算：体表面积（m^2）＝0.0061×身高（cm）+0.0128×体重（kg）–0.1529，或体表面积（m^2）＝体重（kg）×0.035+0.1。

（四）清除率

清除率（clearance，CL）是指单位时间内机体或某消除器官能消除相当多少容量血中所含的药物，换言之，可以指单位时间消除的药物表观分布容积数。清除率可以指总清除率（total body clearance）或器官清除率（organic clearance），如无特殊说明，一般所指的清除率为总清除率。总清除率等于各个器官清除率的总和，如肝、肾和其他器官的清除率之和。可以通过下述两种方法计算求得：

1. 静注给药剂量（X_0）与药-时曲线下面积（AUC）的比值

$$CL = X_0/AUC \quad (2\text{-}12)$$

2. 药物的分布容积与药物消除速率常数的乘积

一室模型的消除率：

$$CL = kV_d \quad (2\text{-}13)$$

二室模型的消除率：

$$CL = k_{10}V_1 \quad (2\text{-}14)$$

清除率应根据药物的消除机制来计算。当药物部分或全部以原形从肾排泄时，药物肾清除率（CL_R），即表示每分钟有多少容量血浆中的药物被肾脏清除，可以下式计算：

$$CL_R = C_u \cdot V_u/C_p \quad (2\text{-}15)$$

式中，C_u 为尿内药物浓度；V_u 为每分钟尿量；C_p 为血浆中的药物浓度。

【案例 2-1】

患者，女，56 岁，体重为 50kg，因心律失常接受利多卡因注射液治疗。治疗团队希望其血药浓度在 1h 内维持在 2～5mg/L 范围内。

问题： 需注射多少药量才能使血药浓度水平在 1h 内保持 2～5mg/L 范围？

案例 2-1 分析讨论：

相关内容请扫描本书二维码进行阅读。

（五）达峰时间和峰浓度

达峰时间（peak time，T_{max}）指药物在吸收过程中出现最大血药浓度的时间，峰浓度（peak concentration，C_{max}）指药物在吸收过程中的最大浓度。血管外给药的 T_{max} 和 C_{max}，可按以下公式计算：

$$T_{max} = 1/(k_a - k)\ln(k_a/k) \quad (2\text{-}16)$$

$$C_{max} = FX_0/Ve^{-kT_{max}} \quad (2\text{-}17)$$

式中，k_a 为吸收速率常数；k 为消除速率常数；FX_0 为总吸收药物量；V 为分布容积。

为简化起见，也可根据药-时曲线估测 T_{max}，并读取 C_{max} 值，或直接应用实测数据中的 T_{max} 和

C_{max}值，但要求取样点相对多些，密一些，以便提高测定的准确性。

（六）生物利用度

生物利用度（bioavailability，F）是指血管外给药后其中能被吸收进入血液循环的药物相对分量或百分数，一般用吸收百分率或分数表示。生物利用度是药动学和生物药剂学（biopharmaceutics）的一项重要参数，是评价药物制剂质量和药物生物等效（bioequivalence）的重要指标，也是选择给药途径的重要依据。生物利用度有两种形式，它们的计算方法如下：

$$\text{绝对生物利用度 } F=AUC_{\text{血管外}}/AUC_{\text{静注}} \quad (2\text{-}18)$$

绝对生物利用度常用来衡量药物血管外给药后吸收进入体循环的比例。如比较两种剂型或同一剂型但含不同原料来源、同辅料或不同批号制剂时的生物利用度，则需要计算其相对生物利用度。

$$\text{相对生物利用度 } F=AUC_{\text{待测}}/AUC_{\text{参比}} \quad (2\text{-}19)$$

同一药物的制剂由于各生产企业的制造工艺不同，甚至同一药厂的生产批号不同，其生物利用度也可能有较大差异。药物的制剂因素和人体的生物因素都可影响生物利用度，从而影响药物的临床疗效。

五、多次给药的药-时曲线和稳态血药浓度

对于大多数疾病，往往需要临床多次给药进行治疗。在恒定给药间隔时间重复给药（多剂量给药）时，可产生一个“锯齿”形的血浆药-时曲线。当一个给药间隔内的摄入药量等于排出药量时，血药浓度达到稳态水平。根据药动学规律，主要是一级消除动力学的特点，在以恒速恒量之多剂量给药后，经过4～6个半衰期，由于给药速度与消除速度趋于平衡，故血药浓度稳定在一定水平的状态，此时的血药浓度即稳态血药浓度（steady state concentration，C_{ss}），又称坪浓度（platau concentration）。多剂量给药时，在一个给药期间内，C_{ss}有周期性波动，其峰值称为稳态峰浓度（steady state maximum concentration，$C_{ss,max}$），谷值称为稳态谷浓度（steady state minimum concentration，$C_{ss,min}$），其均值称为平均稳态血浆药物浓度（average steady state plasma drug concentration，$C_{ss,av}$）。

平均稳态血药浓度为

$$C_{ss,av}=FD_m/kV_d\tau \text{ 或 } FD_m\tau=C_{ss,av}\cdot V_d\cdot k=C_{ss,av}\cdot V_d\cdot 0.693/t_{1/2} \quad (2\text{-}20)$$

临床上大多数的给药方案都可根据上述公式来设计，此为一非常有用的公式。这个公式表达了平均稳态血浆药物浓度（$C_{ss,av}$）、给药间隔（τ）、剂量（D_m）之间的关系。

如给药间隔时间不变而增加药物剂量，其血药浓度到达稳态的时间不变，即仍需经4～6个半衰期，但其血药浓度及波动幅度均增加（图 2-11A）。如果单位时间内用药总量不变，改变给药间隔时间对达到稳态的时间及平均稳态浓度均无影响。如缩短给药间隔时间，可减少血药浓度的波动（图 2-11B），而延长给药间隔时间，则血药浓度的波动幅度加大，容易产生毒性作用。对半衰期短、安全范围窄又需要多次给药的药物，可以采用静脉滴注或缓释制剂的方法来减少血药浓度波动，进而降低药物毒性。

六、维持剂量和负荷剂量

临床上为了将稳态血药浓度维持在某一合适的安全治疗浓度范围内，则要反复用药或连续输注给药。因此，必须计算适当的维持剂量（maintenance dose，D_m）。如果已确定了所期望的稳态血药浓度（$C_{ss\text{期望}}$），并且已知所用药物在患者的清除率和生物利用度，就可计算出药物的维持剂量。

$$D_m=C_{ss\text{期望}}CL\tau/F \quad (2\text{-}21)$$

为使血药浓度尽快达到C_{ss}，进而使药物尽早发挥疗效，可在常规（恒量恒速）给药前给予一个负荷剂量（loading dose，D_L，又称突击剂量）。使首次剂量达到稳态水平的剂量称为负荷剂量D_L（图 2-11C）。

$$D_L=D_m/(1-e^{-k\tau}) \quad (2\text{-}22)$$

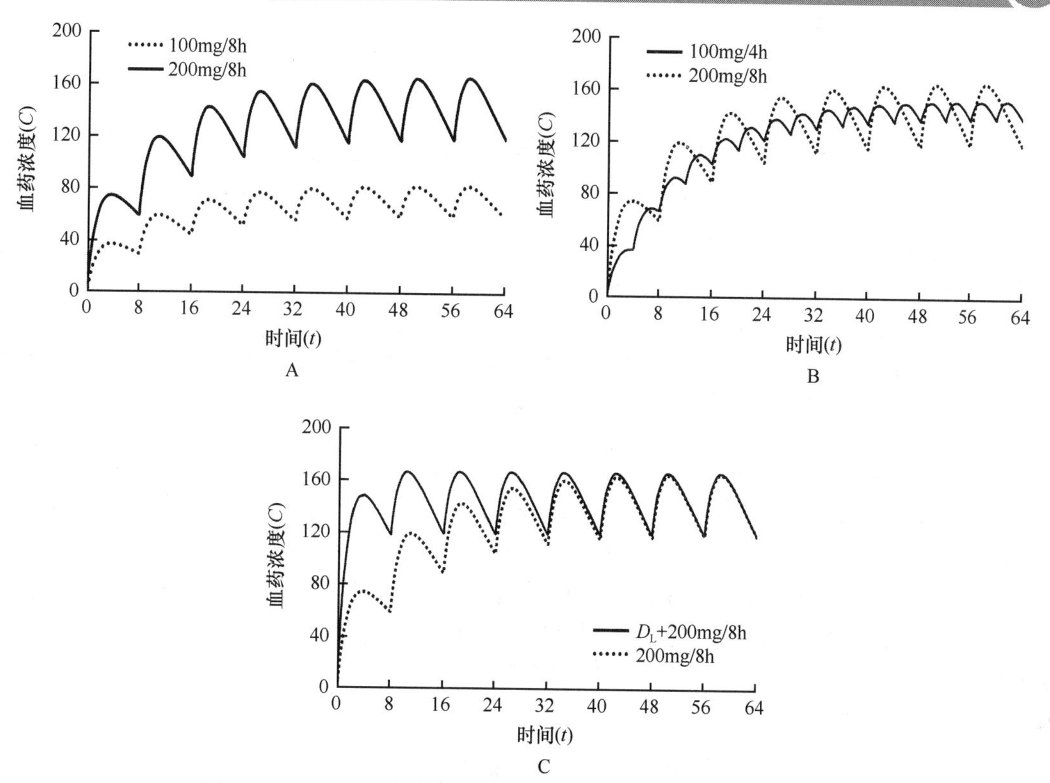

图 2-11　多剂量给药时给药剂量和给药间隔对药-时曲线的影响

A. 给药间隔不变；B. 给药速度（日剂量）不变；C. 给予负荷剂量（D_L）

例如某药的维持量为 500mg，$\tau=t_{1/2}=6\text{h}$，则

$$D_L=500/(1-e^{-0.69316\times 6})=500/(1-1/2)=1000(\text{mg})$$

通常所谓“给药间隔时间等于药物半衰期，首剂量加倍”的原则系根据此公式提出，较常见于口服给药方案。

（鲁澄宇）

第三章 药物效应动力学

【案例 3-1】

患者，男，55 岁，腹部绞痛，腹泻急诊。诊断：急性胃肠炎。治疗：洛美沙星片 0.3g，每天 2 次，阿托品注射剂 1mg，立即肌内注射。给药后腹痛减轻继而消失，但患者皮肤干燥，面部潮红，口干，视物模糊，排尿困难。

问题：

1. 两种治疗药物，哪一个是对因治疗？哪一个是对症治疗？他们的作用机制是什么？
2. 用药后，哪些症状改善属于治疗作用？哪些症状属于不良反应？这些不良反应能避免吗？

药物效应动力学（pharmacodynamics，PD）简称药效学，是研究药物对机体的作用和作用机制的一门科学。药物效应动力学重点在阐明药物在整体、系统、组织器官、细胞水平，以及受体、酶和细胞内信号转导通路等分子水平上的作用和作用机制，为指导临床合理用药，发挥药物的最佳疗效和减少药物的不良反应提供理论依据。

第一节 药物的作用与量效关系

一、药物的基本作用

药物作用（drug action）是指药物与机体大分子之间的初始作用，是动因，是分子反应机制。如肾上腺素与心脏 β_1 受体结合并激动心脏 β_1 受体，称为药物作用。

药理效应（pharmacological effect）是药物作用的结果，是机体器官原有的生化、生理功能水平发生改变的过程及表现。如肾上腺素激动心脏的 β_1 受体后，产生心率加快，心肌收缩力加强等称为药理效应。药物作用和药理效应意义接近，在一般的情况下二者常通用。

药物作用后为什么会产生药理效应？这就是我们药物效应动力学研究的重点问题——药物作用机制（mechanism of action）。药物作用机制是指药物的初始作用与效应二者的因果关系存在的中间环节或步骤，涉及对药物的细胞功能等领域方面的认识。药物的作用机制是我们理解、掌握药物药理作用的重要基础。

1. 药物作用的基本类型 药物作用的基本类型是兴奋和抑制。机体原有功能的增强称为兴奋（stimulation），如去甲肾上腺素升高血压，呋塞米可使尿量增多。机体原有功能的减弱称为抑制（inhibition），如普萘洛尔减慢心率，地西泮产生的催眠作用等。同一种药物对机体的各种功能，甚至对同类组织的影响不尽相同。如肾上腺素可使心脏兴奋、血压升高，而使支气管平滑肌松弛。

2. 药物作用的选择性 药物的药理效应具有选择性（selectivity）。药物在适当的剂量时仅对某一个或少数几个器官或组织作用强，而对其他的器官或组织作用弱或没有作用，称为药物作用的选择性。如强心苷主要作用于心脏，产生增强心肌收缩力的作用，而吗啡主要作用中枢神经系统，产生中枢性镇痛等作用。药物作用的选择性主要与药物分布，组织结构和生理功能有关。选择性高的药物针对性强、副作用少，选择性低的药物针对性差、副作用多。

选择性也与用药剂量密切相关。在较小的治疗量时，药物表现较高的选择性；但随用药量加大，作用范围也扩大。例如，咖啡因在小剂量时主要兴奋大脑皮质，使精神振奋，消除困倦，但大剂量可以广泛兴奋中枢神经系统引起惊厥。

3. 药物作用的水平　药理效按照从宏观到微观可分为几个不同的水平。整体水平是各种原发作用和继发作用（包括机体的反馈、调节和整合作用）的综合表现；器官和组织水平是对器官（心脏、肝、肾等）或组织（如平滑肌、上皮、神经等）产生的效应；细胞或亚细胞水平是对细胞或亚细胞成分的影响；分子水平是药物与核酸、蛋白质、酶、离子等生物分子的相互作用。药理效应各水平之间是相互关联的，药物任何水平的作用最终必然表现为器官或整体水平的药理效应。

二、药物的治疗作用

凡符合用药目的，能产生诊断、预防和治疗疾病的药理效应称为治疗作用（therapeutic effect）。根据用药目的不同，可将治疗作用分为：

对因治疗（etiological treatment）：是指用药目的在于消除原发致病因子的治疗，如用抗菌药杀灭体内致病菌，特效解毒药等。

对症治疗（symptomatic treatment）：是指用药目的在于改善疾病的临床症状而不能去除病因的治疗。如阿托品治疗胃肠绞痛，应用地西泮抗惊厥等。对症治疗在某些危重急症情况（如休克、惊厥、心力衰竭、心跳或呼吸暂停等）时可能比对因治疗更为迫切。

补充治疗（supplement therapy）或替代治疗（substitution therapy）：是指用药目的在于补充机体缺乏的物质，如激素、维生素和微量元素的缺乏，可以补充生理剂量满足机体正常生理、生化功能的需求等。如慢性肾上腺皮质功能减退症每天给予小剂量的氢化可的松。

三、药物作用的量效关系

药物作用的量效关系（dose-effect relationship）是指在一定的剂量范围内，药物的药理效应强弱与其剂量大小或浓度高低之间成正比的关系。以药理效应为纵坐标，药物的剂量或浓度为横坐标作图表示，即为量-效曲线（dose-effect curve）。

药物的药理效按性质可分为两类：一类是量反应（graded response），即效应强度呈连续增减的变化，可用数或量分级表示，如血压升降的 kPa（mmHg）数，尿量增减的毫升数，心率增减的次数等，其量-效曲线称“量反应”的量-效曲线；另一类是质反应（quantal response），即药理效应表现为反应性质的变化，如死亡、生存、惊厥、睡眠等，其研究对象为一个群体，以阳性反应的出现频率或百分率为纵坐标，以药物浓度或剂量为横坐标表示，其量-效曲线称“质反应”的量-效曲线。

1. 药物的量反应的量-效曲线　以药物的药理效应强度为纵坐标、以药物的剂量或浓度为横坐标作图，可获得长尾 S 型的量反应的量-效曲线；如将剂量或浓度改以对数剂量或对数浓度表示，则曲线呈对称的 S 型（图 3-1）。

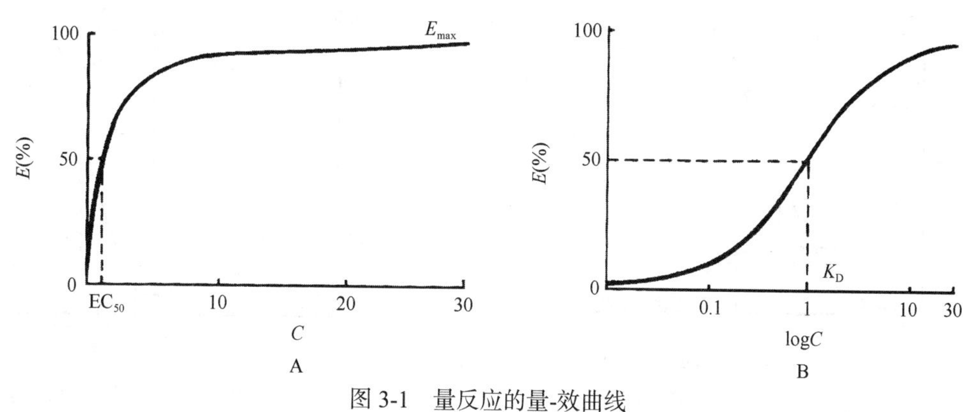

图 3-1　量反应的量-效曲线

A. 药量用真数剂量表示；B. 药量用对数剂量表示

E：效应强度；*C*：药物浓度

从量-效曲线上可看出效应与剂量或浓度的关系：

最小有效量或浓度（minimal effective dose or concentration），即药物产生药理效应时所用的最小剂量或浓度，亦称为阈剂量或阈浓度（threshold dose or concentration）。

最大效应（maximal effect，E_{max}），指药物效应达到最大值，曲线形成平台，此后继续增大剂量时效应不再增大，该药物产生的最大效应又称效能（efficacy）。

半数最大效应浓度（concentration for 50% of maximal effect，EC_{50}），能引起 50%最大效应的药物浓度。

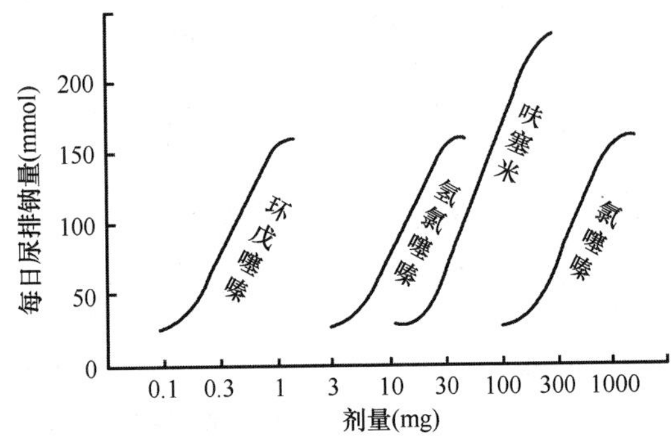

图 3-2 各种利尿药的最大效应和效价强度比较

横坐标采用对数坐标作图

效价强度（potency），即指不同药物引起相等药物效应（一般采用 50%效应量）时所用的药物相对浓度或剂量，其值越小则强度越大。化学结构相似、作用原理相似的一类化合物中的各个药物的量-效曲线形态也相似。可以从它们的量-效曲线比较不同药物药效的强弱。应当指出，单从效能比较两药强弱是片面的，还应考虑效价强度。例如利尿药以每日排钠量为效应指标进行比较，氢氯噻嗪的最大效应弱于呋塞米，而其效价强度则强于后者（图 3-2）。

2. 质反应的量-效曲线 以药物某一反应在某一样本群体中出现的频数为纵坐标，以药物浓度或剂量为横坐标，可呈常态分布曲线，如改为以累加频数或其百分率为纵坐标，则质反应的量-效曲线呈长尾 S 型（图 3-3）。

半数有效量（50% effective dose，ED_{50}）：能使 50%个体产生某一治疗作用阳性效果的药物剂量。

半数致死量（50% lethal dose，LD_{50}）：能使 50%动物产生死亡的剂量。

治疗指数（therapeutic index，TI）：通常用药物的 LD_{50}/ED_{50} 的值表示，是衡量药物安全性的重要指标，一般来说，TI 值越大，药物的安全性越大。但有时 TI 值不能完全反映药物安全性大小，如某种药物的有效剂量和致死剂量之间存在重叠的情况。因此有人也用 LD_5/ED_{95} 值，或 1%致死量（LD_1）与 99%有效量（ED_{99}）之间的距离来衡量药物的安全性（图 3-4）。

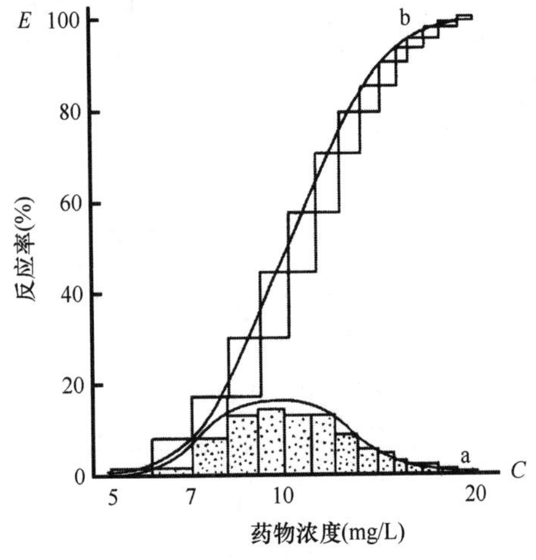

图 3-3 质反应的量-效曲线

曲线 a 为区段反应率；曲线 b 为累计反应率

E：阳性反应率；C：浓度或剂量

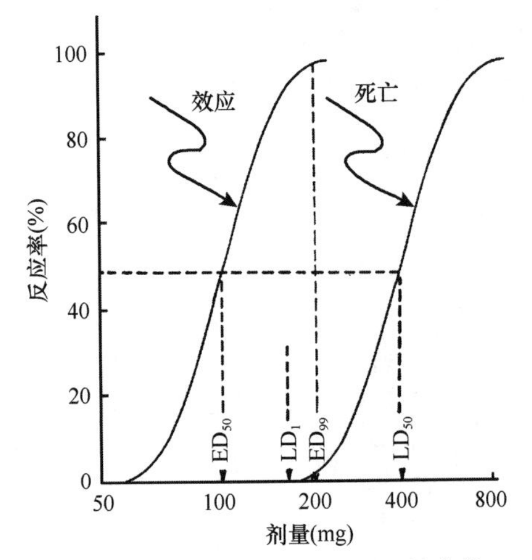

图 3-4 药物效应和毒性的量-效曲线

第二节　药物的作用机制与受体

药物的作用机制可分为两大类，一类是与受体结合的作用机制，另一类是与受体结合无关的作用机制。

一、药物作用的非受体机制

1. 药物的非特异性机制　有些药物并无特异性作用的靶点，如消毒防腐药对蛋白质的变性作用，因此只能用于体外的杀菌和防腐，不能内服。

2. 改变细胞周围的理化环境　改变细胞周围环境的理化性质而影响细胞功能，如抗酸药中和胃酸，阻断了过多的胃酸对胃黏膜的损伤，是治疗溃疡病的重要药物；甘露醇是一种大分子的胶体物质，静脉输注进血管后，可提高血浆的渗透压，产生组织脱水，同时，甘露醇经过肾脏时还可提高肾小管液的渗透压，发挥利尿作用，在临床上常应用于脑水肿等重要器官的脱水治疗。

3. 参与或干扰细胞的代谢及影响体内的活性物质　有些药物的作用是参与细胞的代谢及影响体内的活性物质，如补充机体缺乏的各种维生素、激素及多种微量元素等，而恢复正常的生理功能、生化代谢过程，使缺乏症状得到纠正；有些药物的作用是干扰细胞的代谢及影响体内的活性物质，如磺胺类的抗菌作用，就是由于其化学结构与氨苯甲酸（致病菌生长和繁殖的必需物）相似，争夺二氢蝶酸合酶，抑制二氢叶酸合成，干扰核酸和蛋白质的合成，从而抑制了细菌的生长和繁殖。如阿司匹林可抑制体内前列腺素的合成而发挥解热、镇痛及抗炎作用。药物也可以通过增减激素分泌的量而发挥作用，如甲苯磺丁脲可促进胰岛素的分泌而使血糖降低。

4. 对酶活性的影响　机体的许多代谢过程都是在酶的催化下进行的，药物对酶的影响会干扰正常代谢过程，影响机体的功能。如新斯的明抑制胆碱酯酶，能加强和延长乙酰胆碱的作用。硫脲类抗甲状腺药物抑制过氧化酶，而抑制甲状腺激素的生物合成。

5. 作用于细胞膜的离子通道　细胞膜上有 Na^+、Ca^{2+}、K^+、Cl^-等离子通道，对维持细胞内外环境的稳定起十分重要的作用。局麻药阻滞钠通道而阻断神经冲动的产生与传导。抗心律失常药主要通过影响 Na^+、Ca^{2+}、K^+离子通道，影响心肌细胞的电生理特性发挥作用。

6. 影响核酸代谢　核酸是细胞内十分重要的物质，控制遗传信息传递和表达，对细胞的生命活动有决定性意义。许多抗癌药是通过影响细胞的 DNA 或 RNA 的结构与功能而发挥抗肿瘤作用。

7. 影响免疫功能　正常的免疫功能是机体生存的基本保证之一，免疫功能异常导致疾病，如免疫缺陷病、超敏反应病及自身免疫病。药物可通过增强、抑制或调节免疫功能发挥作用。

二、药物作用的受体机制

1. 受体的研究简史　受体的假设最早是 1878 年由 Langley 提出的，他的研究发现毛果芸香碱可以引起猫唾液分泌，而先用阿托品后再用毛果芸香碱即可拮抗猫的唾液分泌作用，据此提出这两个药物的药理作用是通过与猫的唾液腺细胞的某一部分结合后引起的，他把体内能与药物结合的部分称为“接受物质”（receptive substance）。1908 年 Ehrlich 提出受体（receptor）一词。1913 年，Ehrlich 根据实验结果提出了“锁和钥匙”的药物与受体的互补关系，但当时认为受体和配体都是静止不动的。1933 年 Clark 在研究药物对蛙心的量效关系中，定量阐明了药物与受体的相互作用。这些说法为受体学说奠定了基础。此后，很多学者做了大量的受体方面的研究，并提出了药物与受体相互作用的几种受体假说：如占领学说（occupation theory）、速率学说（rate theory）及二态模型学说（two-state model theory）用以解释药物作用的特异性质及其机制。1948 年 Ahlquist 提出肾上腺素受体可分为 α 和 β 两种亚型的假设，1955 年 β 受体拮抗药的发现证实了此假设。20 世纪 50～60 年代，Ariens 和 Stephenson 实验发现药物产生最大效应不一定占领全部受体，由此提出的备用受体学说和速率学说，从动力学的角度解释了受体拮抗剂和激动剂的作用。1972 年 Sutherland 发现环磷酸腺苷（cAMP），通过阐明 β 受体与 cAMP 间的关系，从而创立了第二信使学说。20 世纪 70 年代以后，随着蛋白质晶体学的发展，许多配体和受体的结构被人们所认识，从而阐明了受体亚型、离子通道等的分布和功能。变构学说彻底打破了蛋白质静止不动的认识，认为受体在有活性与无活性的构象状态间转化。1977 年，Greaves 提出的能动受体学说，把受体的微观变化同生理、生化或药理反应相联系，说明了受体在细胞膜内传递信息的作用机制。随着现代分子生物学和基因技术的发展和应用，受体已能分离提纯，进一步阐明了新受体、受体亚型的基因和蛋白分子组成及结构，对受体的功能、信号的转导机制也有了相当深入的了解。同时促进了药理作用机制的研究和新药的研发，大量具有高度选择性作用的药物不断推出，提高了药物疗效并减少了不良反应。

2. 受体与配体的概念和性质 受体（receptor）是存在于细胞膜、细胞质或细胞核内的大分子蛋白质，能识别并结合特异性配体，介导信号转导而产生相应的生物效应。

配体（ligand）是能与受体特异性结合的细胞外的信息物质（也称第一信使），包括药物、神经递质、激素及自身活性物质等。

受点（receptor site）或结合位点是指在受体分子上与配体特异性结合的部位。

受体与配体结合具有高亲和力（affinity）和高敏感性（sensitivity），还有高特异性（specificity）。受体分子在细胞中含量极微，1mg 组织一般只含约 10fmol 受体，多数配体在 10^{-12}～10^{-9} mol/L 的浓度即可被有效地识别，与受体结合产生效应；受体与配体之间多以氢键、离子键、范德瓦耳斯引力等相互作用，其结合是可逆的，称为可逆性（reversibility），多数药物的作用也是可逆的，只有少数药物以共价键与其受体牢固结合，这类药物的作用是难逆的。

受体与配体的结合还具有饱和性（saturability）和竞争性（competitive）。受体的数目是一定的，饱和性是指配体与受体的结合达最大值后，再增加配体浓度，结合也不再增加；竞争性是指化学结构相似的配体与受体的结合存在着竞争和置换现象，实际上，药物可以通过与内源性配体竞争结合受体而发挥相同或相反的药理效应。

3. 受体的类型 受体是细胞表面或亚细胞组分中的一种分子，可以识别并特异地与有生物活性的化学信号物质（配体）结合，从而激活或启动一系列生物化学反应，最后导致该信号物质特定的生物效应。受体按其分子结构、位置及功能等特点，可分为四类：

（1）G 蛋白偶联受体：三聚体 GTP 结合调节蛋白（trimeric GTP-binding regulatory protein）简称 G 蛋白（G-protein），位于质膜胞质侧，由 α、β、γ 三个亚基组成，α 和 γ 亚基通过共价结合的脂肪酸链尾结合在膜上。G 蛋白在信号转导过程中起着分子开关的作用，当 α 亚基与 GDP 结合时处于关闭状态，与 GTP 结合时处于开启状态，α 亚基具有 GTP 酶活性，能催化所结合的 ATP 水解，恢复无活性的三聚体状态，其 GTP 酶的活性能被 G 蛋白信号传递调节蛋白（regulator of G protein signaling，RGS）增强。RGS 也属于 GTP 酶激活蛋白质（GTPase activating protein，GAP）。

G 蛋白偶联型受体（G-protein-coupled receptor，GPCR）胞外结构域识别胞外信号分子并与之结合，胞内结构域与 G 蛋白偶联。通过与 G 蛋白偶联，调节相关酶活性，在细胞内产生第二信使，从而将胞外信号跨膜传递到胞内。G 蛋白偶联型受体包括多种神经递质、肽类激素和趋化因子的受体，在味觉、视觉和嗅觉中接受外源理化因素的受体亦属 G 蛋白偶联型受体。这类受体最多，目前已发现 200 多种受体，如肾上腺素、多巴胺、5-羟色胺、阿片类、M 型乙酰胆碱、前列腺素及多肽类激素受体均属此类，这些受体结构相似，均为单一肽链形成 7 个跨膜区段结构，N 端在细胞外，C 端在细胞内。胞内部分有 G 蛋白结合区（图 3-5）。G 蛋白是鸟苷酸结合调节蛋白的简称，存在于细胞膜内侧，是由 α、β、γ 三个亚单位组成的三聚体，分为兴奋性 G

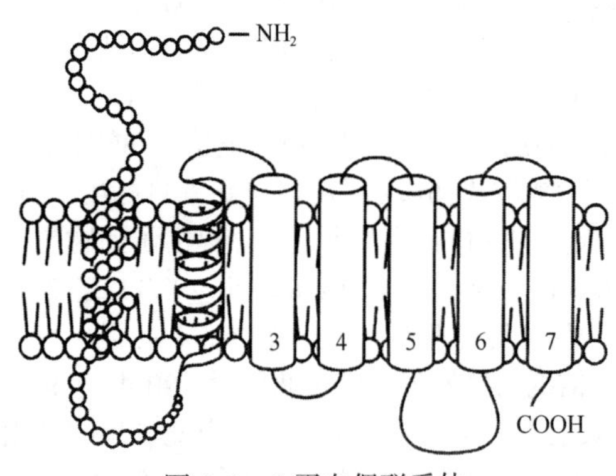

图 3-5 G 蛋白偶联受体

蛋白（G_s）和抑制性 G 蛋白（G_i）两类，分别激活和抑制腺苷酸环化酶，还可影响其他酶活性，调节离子通道，通过产生第二信使物质，进而调节细胞内信号转导。

（2）离子通道型受体：离子通道型受体是一类自身为离子通道的受体，即配体门控通道（ligand-gated channel）。这种离子通道与受电位控制的离子通道及受化学修饰调控的离子通道不同，它们的开放或关闭直接受配体的控制。其配体主要为神经递质，主要存在于神经、肌肉等可兴奋细胞，其信号分子为神经递质。神经递质通过与受体的结合而改变通道蛋白的构象，导致离子通道的开启或关闭，改变质膜的离子通透性，在瞬间将胞外化学信号转换为电信号，继而改变突触后细胞的兴奋性。如：N 型乙酰胆碱（ACh）受体以三种构象存在，两分子乙酰胆碱的结合可以使之处于通道开放构象，但该受体处于通道开放构象状态的时限仍十分短暂，在几十毫微秒内又回到关闭状态。然后乙酰胆碱与之解离，受体则恢复到初始状态，做好重新接受配体的准备。离子通道型受体分为阳离子通道，如乙酰胆碱、谷氨酸和 5-羟色胺的受体，和阴离子通道，如甘氨酸和 γ-氨基丁酸的受体（图 3-6）。

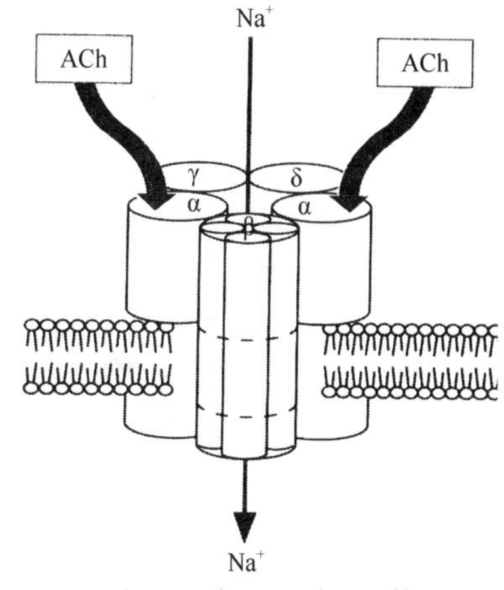

图 3-6　离子通道型受体

（3）酪氨酸激酶受体（receptor tyrosine kinase，RTK）：是最大的一类酶联受体，它既是受体，又是酶，能够同配体结合，并将靶蛋白的酪氨酸残基磷酸化。所有的 RTK 都是由 3 个部分组成的：含有配体结合位点的细胞外结构域、单次跨膜的疏水 α 螺旋区、含有 RTK 活性的细胞内结构域。已发现 50 多种不同的 RTKs，主要的几种类型包括：①表皮生长因子（epidermal growth factor，EGF）受体；②血小板生长因子（platelet-derived growth factor，PDGF）受体和巨噬细胞集落刺激生长因子（macrophage colony stimulating factor，M-CSF）受体；③胰岛素和胰岛素样生长因子-1（insulin and insulin-like growth factor-1，IGF-1）受体；④神经生长因子（nerve growth factor，NGF）受体；⑤成纤维细胞生长因子（fibroblast growth factor，FGF）受体；⑥血管内皮生长因子（vascular endothelial growth factor，VEGF）受体和肝细胞生长因子（hepatocyte growth factor，HGF）受体等。

RTK 在没有同信号分子结合时是以单体存在的，并且没有活性；一旦有信号分子与受体的细胞外结构域结合，两个单体受体分子在膜上形成二聚体，两个受体的细胞内结构域的尾部相互接触，激活它们的蛋白激酶的功能，结果使尾部的酪氨酸残基磷酸化。磷酸化导致受体细胞内结构域的尾部装配成一个信号复合物（signaling complex）。被磷酸化的酪氨酸部位立即成为细胞内信号蛋白（signaling protein）的结合位点，可能有 10～20 种不同的细胞内信号蛋白同受体尾部磷酸化部位结合后被激活。信号复合物通过几种不同的信号转导途径，扩大信息，激活细胞内一系列的生化反应；或者将不同的信息综合起来引起细胞的综合性应答（如细胞增殖）。这类受体主要作用是增加 DNA 和 RNA 合成，加速蛋白质合成，从而产生细胞生长分化等效应（图 3-7）。

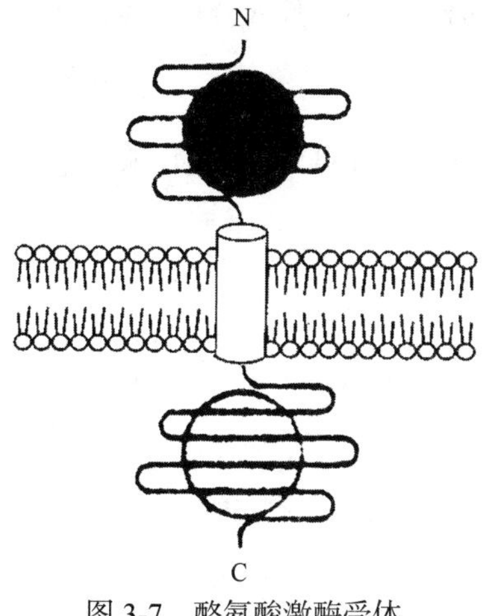

图 3-7　酪氨酸激酶受体

（4）细胞内受体：位于胞质溶胶、核基质中的受体称为细胞内受体（intracellular receptor）。细胞内受体主要是同脂溶性的小信号分子相作用。细胞内受体的本质是激素激活的基因调控蛋白。在细胞内，受体与抑制性蛋白（如 HSP_{90}）结合形成复合物，处于非活化状态。配体（如甾体激素）与受体结合，将导致抑制性蛋白从复合物上解离下来，从而使受体暴露出 DNA 结合位点而被激活。这类受体一般都有三个结构域：位于 C 端的激素结合位点，位于中部富含半胱氨酸（Cys）、具有锌指结构的 DNA 或 HSP_{90} 结合位点，以及位于 N 端的转录激活结构域。甾类激素分子是化学结构相似的亲脂性小分子，可以通过简单扩散跨越质膜进入细胞内。每种类型的甾类激素与细胞质内各自的受体蛋白结合，形成激素-受体复合物，并能穿过核孔进入细胞核内，激素和受体的结合导致受体蛋白构象的改变，提高了受体与 DNA 的结合能力，激活的受体通过结合于特异的 DNA 序列调节基因表达。甲状腺素和雌激素也是亲脂性小分子，其受体位于细胞核内，作用机制与甾类激素相同。激素与受体的结合均可通过影响 DNA 及 RNA 合成，改变某种活性蛋白而产生效应。这类受体触发的效应慢，需若干小时才能起作用（图 3-8）。

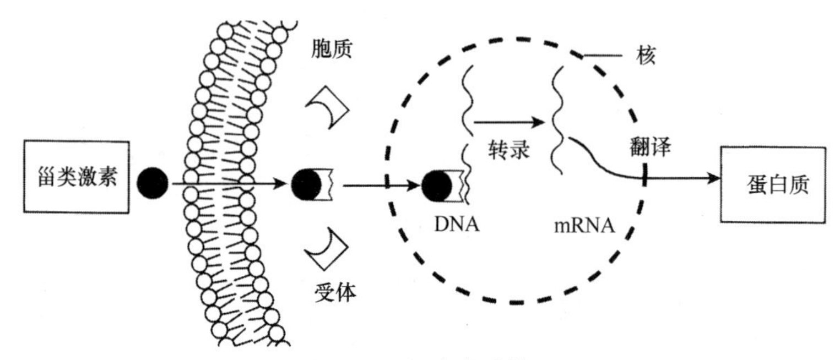

图 3-8　细胞内受体

4. 药物与受体的相互作用学说　根据药物（配体）-受体-效应相互关系的动力学特点，提出了受体学说，这些学说能解决部分理论和参数计算问题，但尚需要更理想的动力学模型。

（1）占领学说（occupation theory）：1933 年 Clark 首先从定量角度提出占领学说，后经不断发展和改进形成了经典的受体占领学说，此学说认为药物产生效应至少应具备两个性质：亲和力（affinity）和内在活性（intrinsic activity）。亲和力指配体（药物）与受体结合形成复合物能力的大小，反映了配体的特异性和选择性。内在活性是指配体（药物）产生最大效应的能力。受体只有与配体结合才能被激活并产生效应，而效应的强度与被占领的受体数量成正比，全部受体被占领时出现最大效应。

药物 D 与受体 R 的结合与解离是可逆的，并很快达到平衡。

$$\mathrm{D}+\mathrm{R}\underset{K_2}{\overset{K_1}{\rightleftharpoons}}\mathrm{DR}\rightarrow E \tag{3-1}$$

式中，D 代表药物；R 代表受体；DR 代表药物-受体复合物；E 代表效应。

当反应达到平衡时，解离常数 K_D 的公式表达为

$$K_D=\frac{K_2}{K_1}=\frac{[\mathrm{D}][\mathrm{R}]}{[\mathrm{DR}]} \tag{3-2}$$

设受体总数为 R_T，$[R_T]=[R]+[\mathrm{DR}]$，R 为游离受体，DR 为结合型受体，代入公式（3-2）则

$$K_D=\frac{[\mathrm{D}]([R_T]-[\mathrm{DR}])}{[\mathrm{DR}]} \tag{3-3}$$

结合受体[DR]的数量与药物效应（E）成正比。设最大效应是 E_m，受体总数是$[R_T]$，则 $E/[\mathrm{DR}]=E_m/[R_T]$，由上述公式（3-3）推导得

$$\frac{E}{E_m}=\frac{[\mathrm{DR}]}{[R_T]}=\frac{[\mathrm{D}]}{K_D+[\mathrm{D}]}$$

受体动力学的量效关系：$E=\dfrac{[\mathrm{D}]}{[\mathrm{D}]+K_D}\times E_m$

当$[\mathrm{D}]\gg K_D$时，$[\mathrm{DR}]/[R_T]=100\%$，达最大效应，即$[\mathrm{DR}]_{max}=[R_T]$

当$[\mathrm{DR}]/[R_T]=50\%$时，即 50%受体与药物结合时，$K_D=[\mathrm{D}]$。此时效应为最大效应的一半，故 K_D 又称为“半最大效应浓度 EC_{50}”。

K_D 表示药物与受体的亲和力（affinity），单位为摩尔，它的意义是引起最大效应一半时（即 50%

受体被占领）所需的药物剂量。K_D越大时，药物与受体的亲和力越小，即两者成反比。

Ariens 建议仿照 pH 的形式用解离常数 K_D 的负对数，即亲和力指数（pD2）表示药物与受体的亲和力，则 $pD2 = -\lg K_D$，与亲和力成正比。亲和力反映药物与受体的结合能力，这是药物作用于受体的首要条件。

1954 年 Ariens 提出内在活性（intrinsic activity）的概念，即药物与受体结合后产生效应的能力，以 α 表示，通常 $0 \leqslant \alpha \leqslant 1$。

$$\frac{E}{E_m} = \alpha \frac{[D]}{[D]+K_D} \qquad \frac{E}{E_m} = \alpha \frac{[DR]}{[R_T]}$$

当两药亲和力相等时，其效应强度取决于内在活性强弱，当内在活性相等时，则取决于亲和力大小（图 3-9）。

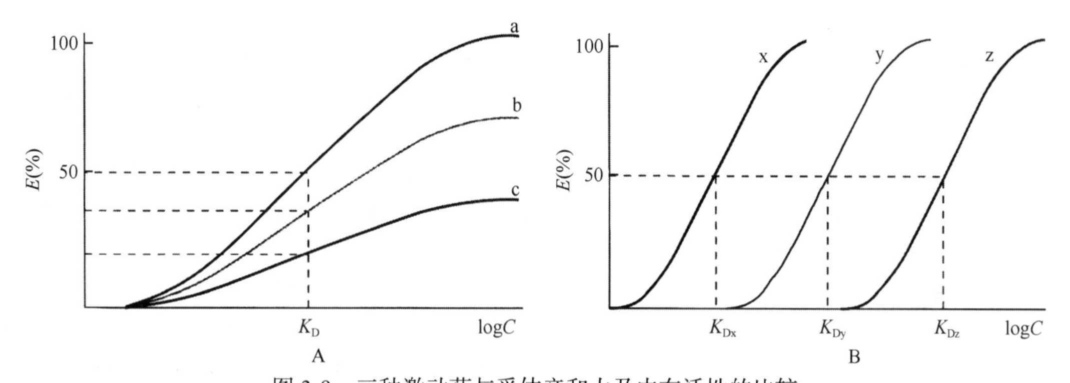

图 3-9　三种激动药与受体亲和力及内在活性的比较

A. 亲和力：a=b=c；内在活性：a>b>c。B. 亲和力：x>y>z；内在活性：x=y=z

1956 年 Stephenson 根据实验提出：药物不需要占领全部受体，只需占领小部分受体即可产生最大效应，而未占领的受体称为储备受体（spare receptor）。进一步研究发现，激动药占领的受体必须达到一定阈值后才开始出现效应，阈值以下被占领的受体称为沉默受体（silent receptor）。当达到阈值后被占领的受体数目增多时，激动药的效应随之增加。内在活性不同的同类药物产生同等强度效应时，所占领受体的数目并不相等。

（2）速率学说（rate theory）：速率学说提出药物效应并不与被占领的受体数量成正比，而与单位时间内药物与其受体接触的总次数成正比。每次结合为生物反应构成一个刺激量子，因而生物活性与形成药物-受体复合物的结合速率 K_1 和解离速率 K_2 有关。激动剂 $K_2 > K_1$，拮抗剂或部分激动剂 $K_1 > K_2$。该学说对占领学说予以补充，认为药物效应的强度不只取决于被占领受体的多少，尚与药物与受体结合和解离的速度有关。与解离常数 K_2 密切相关，如 K_2 值大则结合后迅速解离，利于再次与结合产生效应。

（3）变构学说（allosteric theory）和二态学说（two state theory）：变构学说认为受体蛋白大分子本身就存在两种类型的构象状态，即有活性的活化态（松弛型构象）R*和无活性的静息态（紧密型构象）R，二者处于动态平衡，L 为变构常数。药物小分子可诱导生物大分子蛋白质的构象变化，使其空间结构更适宜与药物分子结合，即诱导契合的概念。该学说认为药物与受体结合通过空间结构和各种近距离作用力的吸引，使受体产生塑性形变，因药物的诱导而逐渐与药物相契合。二态学说认为受体有活化态（R*）及失活态（R）两种互变的构态，激动剂可与 R*结合，以一定的函数关系引起效应（E），并促进 R 向 R*转化；反向激动剂与 R 结合，并促进 R*向 R 转化；拮抗剂与 R*及 R 具有相同的亲和力，均可与之结合并拮抗激动剂的效应。

5. 作用于受体的药物分类

（1）激动药（agonist）：指既有亲和力又有内在活性的药物，它们能与受体结合并激动受体而产生效应。依其内在活性的大小又分为完全激动剂（full agonist）（$\alpha=1$）和部分激动剂（partial agonist)(α<1)。前者与受体结合具有较强的激动效应；后者仅产生部分激动效应，与完全激动剂同时存在时产生拮抗完全激动剂的作用，如吗啡为阿片受体的完全激动剂，是很强的镇痛药，也有明显的成瘾性，而喷他佐辛（pentazocine）则为部分激动剂，其镇痛效力仅为吗啡的 1/3，即皮下注射 30mg 约相当于吗啡 10mg 的镇痛效应，但其不易成瘾，可作为非成瘾性镇痛药。当吗啡与喷他佐辛合用时，吗啡的镇痛效果减弱。

1）反向激动药（inverse agonist）：是指那些能够稳定受体处于非活性构象的药物。与阻断激动药效应的拮抗剂不同，反向激动药产生的效应与激动药相反，反向激动药对受体失活态（R）的亲和力很高，与 R 结合后促使动态平衡 R*向 R 转化，使 R 数目增多，R*数目减少，产生与激动药相反的效应。在现有的 β 受体阻断药中，有些实际是完全的反向激动药。有人认为，苯二氮䓬类的耐受性、依赖性与停药反应可能与苯二氮䓬受体向 R 方向移动有关。反向激动药的发现，既有理论意义，也有临床实践方面的重要性。

2）协同激动药（synergy agonist）：如受体分子上有两个以上配体结合位点，与受体结合的配体之间会产生相互作用。其中一种情况是配体间相互作用使得激活受体的作用增强，此时两个配体称为协同激动药。了解得较清楚的是 γ-氨基丁酸和苯二氮䓬类是 $GABA_A$ 受体的协同激动药。

（2）拮抗药（antagonist）：与受体有亲和力，但没有内在活性（$\alpha=0$），不产生作用，但与受体作用后因占据受体而阻断内源性或外源性激动药的效应，从而发挥药理作用。受体拮抗药可根据其作用方式不同而分为两类：

1）竞争性拮抗药（competitive antagonist）：能与激动药竞争结合同一受体并产生拮抗激动药的效应。它能使激动药与受体亲和力降低，但不影响激动药的内在活性。由于它和受体的结合是可逆的，只要增加激动药的剂量，就能与拮抗药竞争结合部位，最终仍能使量-效曲线的最大效应达到原来的高度。在应用一定剂量的拮抗药后，激动药的量-效曲线平行右移（图 3-10A）。竞争性拮抗药的作用强度可用拮抗参数（pA_2）表示，其含义为：当激动药和拮抗药并用时，激动药加倍浓度引起效应等于无拮抗药存在时的反应水平，此时该拮抗药的摩尔浓度负对数值为 pA_2。pA_2 值越大，拮抗药的拮抗作用越强。pA_2 还可判断激动药的性质，如两种激动药被同一拮抗药所拮抗，且二者 pA_2 相近，则说明此两种激动药作用于同一受体。

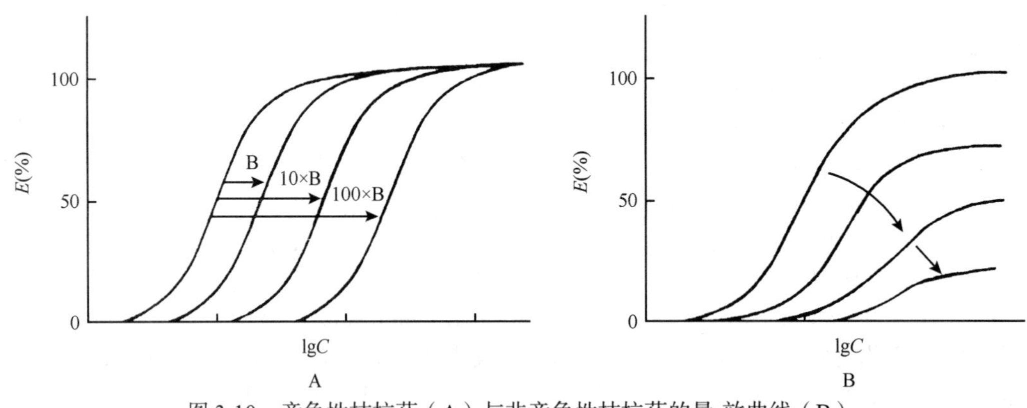

图 3-10 竞争性拮抗药（A）与非竞争性拮抗药的量-效曲线（B）

2）非竞争性拮抗药（non-competitive antagonist）：这种拮抗药与受体的结合是不可逆的，或者能引起受体的构型改变，从而干扰激动药与受体正常结合，既降低激动药与受体的亲和力，又降低激动药的内在活性。可使激动药的量-效曲线右移并使其最大效应下降（图 3-10B）。

6. 受体的调节 受体虽是遗传获得的固有蛋白，但并不是固定不变的，受体数目和反应性经常受到各种生理、病理因素或药物的影响。其调节方式有脱敏和增敏两种类型。

（1）受体脱敏（receptor desensitization）：是指长期大量应用受体激动剂后，受体对激动剂的敏感性和反应性降低。产生脱敏现象的机制可能如下：①受体发生可逆性的修饰或构象变化，最常见的是受体被磷酸化，由此产生 G 蛋白脱偶联等现象；②膜受体内移，膜上受体数目减少；③受体数目下调，往往长期应用受体激动药使受体数目减少，可能由于受体降解加速，或受体生成减少；④在 G 蛋白偶联型受体还可能由于 G 蛋白表达减少，降解增多而致；⑤受体亲和力的变化，如大量应用胰岛素后，可使胰岛素受体在结合后处于僵化状态，胰岛素疗效降低，产生胰岛素抵抗；⑥受体内在反应性的变化，反复使用 β 激动剂可使 β 受体反应钝化，以致腺苷酸环化酶的反应性降低。

（2）受体增敏（receptor hypersensitization）：又称超敏，是与受体脱敏相反的一种现象，可因受体激动药的水平降低，或长期大量使用受体拮抗药而造成。如长期使用 β 受体拮抗药普萘洛尔可使 β 受体数目增多，突然停药可致"反跳"现象，临床上会有诱发心动过速或心肌梗死的危险，使用时应特别注意。如长期应用多巴胺受体拮抗药治疗精神分裂症所诱发的迟发性运动障碍，也与此有关。

受体数目增加（或）对配体的结合力增强称为受体上调（up regulation）；受体的数目减少和（或）对配体的结合力降低与失效，称为受体下调（down regulation）。

7. 受体作用的信号转导　跨膜信号转导是指药物作用于细胞膜表面受体，通过引起膜结构中一种或数种蛋白质膜结构的变构作用，将外界环境变化的信息以新的信号形式传递到膜内，再引发被作用细胞即靶细胞相应功能的改变，包括细胞出现电反应或其他功能改变的过程。水溶性信息分子及前列腺素类（脂溶性）必须首先与胞膜受体结合，启动细胞内信号转导的级联反应，将细胞外的信号跨膜转导至胞内；脂溶性信息分子可进入胞内，与胞质或核内受体结合，通过改变靶基因的转录活性，诱发细胞特定的应答反应。药物与受体结合后，细胞内的第二信使（second messenger）将获得的信息增强、分化、整合并传递，产生特定的药理效应。

第二信使学说是 E.W.萨瑟兰于 1965 年首先提出的。他认为人体内各种含氮激素（蛋白质、多肽和氨基酸衍生物）都是通过细胞内的环磷酸腺苷（cAMP）而发挥作用的。现已把细胞表面受体接收细胞外信号后转换而来的细胞内信号称为第二信使，而将细胞外的信息物质称为第一信使（first messenger）。第二信使至少有两个基本特性：①是第一信使同其膜受体结合后最早在细胞膜内侧或胞质中出现、仅在细胞内部起作用的信号分子；②能启动或调节细胞内稍晚出现的反应信号应答。

第二信使都是小的分子或离子。细胞内有五种最重要的第二信使：cAMP、cGMP、1, 2-二酰甘油（diacylglycerol，DAG）、1, 4, 5-三磷酸肌醇（inositol 1, 4, 5-trisphosphate，IP_3）、Ca^{2+}等。

第二信使在细胞信号转导中起重要作用，它们能够激活级联系统中酶的活性，以及非酶蛋白的活性。第二信使在细胞内的浓度受第一信使的调节，它可以瞬间升高且能快速降低，并由此调节细胞内代谢系统的酶活性，控制细胞的生命活动，包括：葡萄糖的摄取和利用、脂肪的储存和移动以及细胞产物的分泌。第二信使也控制着细胞的增殖、分化和生存，并参与基因转录的调节。

现在也把负责细胞核内信息传递的物质称为第三信使（third messenger），第三信使是一类可与靶基因特异序列结合的核蛋白，又称为 DNA 结合蛋白，包括生长因子、转化因子等，参与基因的调控、细胞增殖和分化、肿瘤的形成。药物的跨膜信息转导整个过程非常复杂，尚有许多问题需进一步阐明。

第三节　影响药物作用的因素

一、药物方面的因素

1. 药物化学结构　构-效关系（structure-activity relationship）是药物的结构与药理效应之间的关系。药物的化学结构（包括基本化学结构、侧链、活性基团、立体构型等）决定药物理化性质，进而决定药物体内过程的特点，药物与机体生物大分子间的化学反应的特异性，产生特定的药理效应。通常化学结构相似的药物可通过同一机制产生相似或相反的作用，如苯二氮䓬类药物具有 1, 4-

苯并二氮䓬的基本结构，因此都能激动中枢神经系统的苯二氮䓬受体结合，增强 γ-氨基丁酸作用，产生中枢抑制；异丙肾上腺素和普萘洛尔均具有 β-苯乙胺结构，都能够特异性地与 β 受体结合，但因侧链不同导致活性不同，前者为 β 受体激动药，后者为 β 受体阻断药。化学结构完全相同的光学异构体，作用可能有很大的差异，甚至作用完全不同，如东莨菪碱左旋体作用较右旋体强许多倍；如奎宁为左旋体，具有抗疟疾作用，而右旋体奎尼丁具有抗心律失常作用。

2. 药物的剂型和给药途径 药物可制成多种剂型，采用不同的途径给药，如供口服给药的有片剂、胶囊、丸剂和溶液剂等；注射剂有水剂、乳剂和油剂等；还有缓释剂和控释剂。同一种药物由于剂型不同或给药途径不同，引起的药理效应也不同。通常同一药物、同一剂量注射比口服吸收快、起效快，作用显著。注射剂中的水溶液制剂比油溶液和混悬剂起效快。口服制剂中的溶液剂比固体制剂容易吸收。给药途径不同不仅影响药理效应的快慢、强弱，甚至可以产生不同的作用，如硫酸镁口服产生导泻和利胆作用，注射产生中枢抑制、降压和骨骼肌松弛作用。

3. 药品制剂的质量 药物的制备工艺和原辅料的不同，能显著影响药物的吸收，不同药厂生产的同一药物生物利用度不同，给予相同的剂量，血浆药物浓度可相差几倍。生物利用度是评价药品质量的标准之一，应用质量好的合格药品，可以取得预期的治疗效果，而用假劣药品后，则不能获得理想的治疗效应，甚而会引起严重不良反应，危及患者生命安全。《中华人民共和国药品管理法》对假劣药品有明确规定，所谓假劣药品是指药品所含成分与其含量不符合国家药品标准的药品、超过有效期的药品以及其他不符合标准规定的药品。我国实行“国家基本药”制度，国家基本药是指疗效确切、不良反应清楚、价格合理、适合国情、临床必不可少的药品。我国已经对处方药与非处方药分类管理，将一些质量稳定、应用安全、疗效确切的药品作为非处方药。

4. 药物剂量 给药剂量不同可改变药物血浆浓度，影响药理效应。药物应用达到某一剂量时，才能产生治疗效应，而超过某一剂量就可能产生毒性反应。如吗啡在一定剂量可产生明显的镇痛作用，而超量使用则可产生与镇痛作用性质完全不同的作用，即呼吸中枢抑制，甚至可引起死亡。

常用量（commonly used quantity）：其用量比最小有效量大，但比最小中毒量小。常用量一般能保证药物发挥较好的疗效和用药安全。

极量（maximal dose）：是药典明确规定的最大的安全用药量。比最小中毒量要小，超过极量，就有引起中毒的危险。分一次用药极量、单位时间内用药极量，总疗程极量。

药物用量的计算：随患者年龄不同而异，成年人（指 18～60 岁）一般用常用量；但不同患者（尤其肝肾功能不全者）可有一定变动范围。60 岁以上患者一般用成人用量的 3/4；小儿用药量的计算较为复杂，应根据体重或体表面积计算，有些药物还应考虑小儿的生理特点。

5. 用药后的时-效关系 时-效关系（time-effect relationship）是指用药之后随时间的推移，由于体内药量（或血药浓度）的变化，药物效应随时间呈现动态变化的过程。以时间为横坐标、血药浓度或药理效应为纵坐标作图，可分别得到用药后的时-量曲线（图 3-11）和时-效曲线（图 3-12）。在时-效曲线的坐标图上，在治疗有效的效应强度处及在出现毒性反应的效应强度处分别各作一条与横轴平行的横线，分别称为有效效应线和中毒效应线。

（1）起效时间：指给药至时-效曲线与有效效应线首次相交点的时间，代表药物发生疗效以前的潜伏期。

（2）最大效应时间：即给药后作用达到最大值的时间。

（3）疗效维持时间：指从起效时间开始到时-效曲线下降到与有效效应线再次相交点之间的时间。这一参数对选择连续用药的相隔时间有参考意义。

（4）作用残留时间：指曲线从降到有效效应线以下到作用完全消失之间的时间。如在此段时间内第二次给药，则须考虑前次用药的残留作用。

在多数情况下时-量曲线也能反映药理效应的变化，但有些药物必须在体内转化后呈现活性，或者药物作用是通过其他中间步骤产生的间接作用及继发作用，这些过程都需要时间，故时-量曲

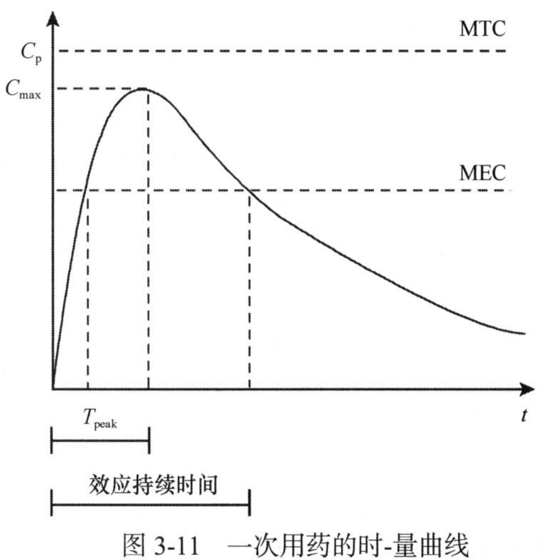

图 3-11　一次用药的时-量曲线

C_p：血药浓度；MTC：最小中毒浓度；MEC：最小有效浓度

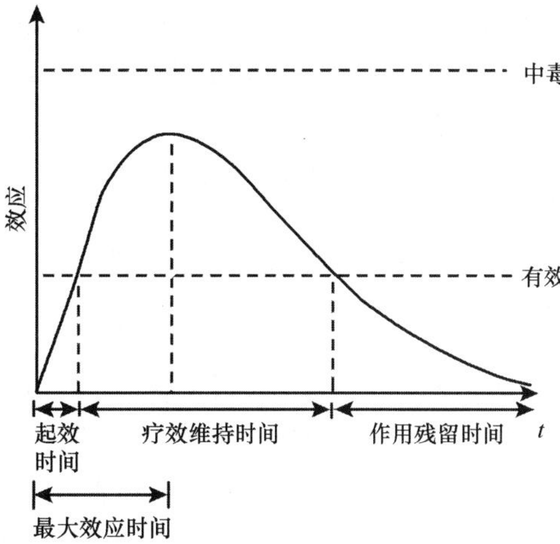

中毒效应
效应
有效效应
起效时间
疗效维持时间
作用残留时间
t
最大效应时间

图 3-12　一次用药的时-效曲线

线和时-效曲线的变化在时间上就可能不一致。另外，由于药物作用的性质和机制不同，有的药物作用强度有饱和性，不能随着血药浓度升高作用强度一直增大，有的药物在体内生成的活性物质半衰期长，作用时间也长，如地西泮在体内生成的去甲地西泮具有活性，而且半衰期比母体药物更长，往往在原药血药浓度已经降低之后仍能保持有效作用。总之，这两种曲线可以互相参考而不能互相取代。

6. 药物蓄积（drug accumulation）　是指在前次给药的药物尚未完全消除时即进行第二次给药，所产生的体内药物累积增加的作用。同样，在前次给药的“作用残留时间”内即进行第二次给药则可产生药物作用蓄积。蓄积过多可产生蓄积中毒。因此，在制定连续用药方案时必须同时考虑连续用药时的药代动力学资料和量-效、时-效关系，以防止蓄积中毒。临床上最容易发生蓄积中毒的药物是口服抗凝药和洋地黄类，需特别注意。

二、机体方面的因素

1. 年龄因素　年龄不同不仅体重上存在差异，对药物作用的反应性也有较大差异。因为在机体生长发育以及衰老等过程的不同阶段，各项生理功能、对药物敏感性及对药物处置能力都有所不同，从而影响药物的作用。年龄对药物作用的影响主要表现在：①新生儿和老年人体内药物代谢和肾脏排泄功能不全，大部分药物都会产生更强烈、更持久的作用。②药物效应靶点的敏感性发生改变。③老年人的特殊生理因素（如心血管反射减弱）和病理因素（如体温过低）。④机体组成发生变化。老年人脂肪在机体中所占比例增大，导致药物分布容积发生相应的改变。⑤老年人常同时服用多种药物，药物之间产生相互作用。如新生儿肝脏的代谢结合能力低下，使用氯霉素时易致“灰婴”综合征；老年人 β 肾上腺素受体的密度降低，对配体的亲和力有所降低，故对 β 受体激动药的作用反应较年轻人为弱。

2. 性别因素　男性与女性患者对多数药物的反应一般无差异，但对某些药物的反应却有明显的不同，如泻药在女性可致月经过多、使孕妇流产；激素对不同性别患者的效应也有明显差异，如雄激素类药物可使女性患者出现男性化特征，女性患者在月经期、妊娠期、分娩过程及哺乳期用药应特别注意。

3. 营养因素　营养不良时体重轻、机体脂肪组织减少、脂肪组织贮存药物减少，血浆蛋白结合量下降，游离的血浓度提高；严重营养不良者肝药酶含量较少，肝代谢药物的功能欠佳，药物灭活慢，因而药物可能显示更强的作用。另外，严重营养不良者全身状况不佳，应激功能、免疫功能、代偿调节功能均可降低。因此，临床用药时要注意患者的营养状况，对营养不良的患者，要适当补充营养和调整药物剂量，以利充分发挥药物的疗效，避免不良反应。

4. 心理因素与临床研究的安慰剂 人的心理因素与药物疗效密切相关，临床上已有很多实例。人的心理或精神活动与大脑内神经介质的制造、转换和释放等功能有密切关系，凡能影响脑细胞代谢作用的药物，均能直接影响到人的精神或心理状态，使人的神志、情绪、性格等发生种种变化。如中枢神经系统药物就具有这种效能，比如抗焦虑药、镇静催眠药、镇痛药等。同样，人的心理因素也可以影响药物的疗效，临床观察中为了排除心理因素对药物的影响，常常采用安慰剂（placebo）作为对照研究。

安慰剂是不具有药理活性的剂型（如含乳糖或淀粉的片剂及含盐水的注射剂）。安慰剂产生的效应称为安慰剂效应（placebo effect），广义上讲，安慰剂效应还包括那些本身没有特殊作用的医疗措施如假手术等。药物对疾病治疗的总效应并非完全由药物本身单一因素引起，一个患者服药后的总效应包括药理效应、非特异性药物效应、非特异性医疗效应和疾病的自然恢复 4 个因素。

安慰剂效应主要由患者的心理因素引起，它来自患者对药物和医生的信赖。因此，医护人员重视与患者沟通的艺术，赢得患者的信任，帮助患者保持乐观情绪，树立战胜疾病的信心，可对药物疗效产生良好的正面影响。

5. 病理因素 疾病本身导致药物代谢动力学和药物效应动力学的改变。胃肠道疾病使胃肠功能改变，而改变口服药物的吸收速率和吸收量；肾病综合征、肝硬化等疾病造成低白蛋白血症，血中游离药物增多；血浆或体液 pH 的改变可能影响药物的解离程度，从而影响药物的分布；休克和心力衰竭时肝血流量减少，也能减弱肝对药物的灭活。对于这类患者应用主要经肝灭活或损害肝脏的药物时需酌减用量；肾功能不全可使主要经肾脏排泄的药物消除减慢，易造成药物蓄积，在应用时必须减量，也应避免使用对肾脏有损害的药物，如氨基糖苷类抗生素、第一代头孢菌素类等；哮喘患者支气管平滑肌上的 β 受体数目减少，而且与腺苷酸环化酶的偶联有缺陷，因而导致支气管收缩，应用 β 受体激动药平喘效果往往不佳。糖皮质激素则能恢复 β 受体-腺苷酸环化酶（cAMP）依赖性蛋白激酶系统功能。近年发现，大剂量 β 受体激动药能拮抗内源性糖皮质激素的上述调节功能，对哮喘患者严重不利，因而主张糖皮质激素列为治疗哮喘的一线药物，而尽量不用大剂量 β 受体激动药。

6. 遗传因素 影响药物代谢动力学和药物效应动力学。如异烟肼在肝脏中乙酰化率受基因控制，存在明显的人种和个体差异，分为快代谢型和慢代谢型，疗效和易发生的不良反应都有差异；遗传因素使某些体内生化反应异常，受体数目减少、受体功能缺陷及受体和效应器偶联反应异常等，从而使机体对某些药物特别敏感或耐受，从质或量改变对药物的反应。如谷胱甘肽还原酶缺陷时，还原型谷胱甘肽缺乏，具有氧化作用药物可引起溶血，此缺陷属常染色体显性遗传。高铁血红蛋白还原酶缺陷时，体内的高铁血红蛋白不能被有效地还原成血红蛋白而在组织中堆积，属常染色体隐性遗传。

三、其他方面的因素

1. 时间节律因素 从单细胞生物到人类，其生理功能、生化代谢及生长繁殖等均有昼夜节律、月节律、年节律等。受此类生物节律的影响，药物作用也存在节律问题，时间（时辰）药理学（chronopharmacology）就是一门研究药物作用时间节律的药理学分支学科。目前研究得最多的是昼夜节律。

（1）时辰药动学（chronopharmacokinetics）：研究机体处置药物的能力随时间而周期性变动的规律。例如，药物的吸收有时间节律性，维生素 B_{12} 在下午 1 时左右吸收率最高。早上服用吲哚美辛（indometacin）则血药浓度峰值较高，达峰时间快，药物作用时间短，而黄昏服用患者耐受性好，药效持久。二价铁制剂如硫酸亚铁（ferrous sulfate）则正相反，19 时服药吸收率较上午 7 时服药之吸收率高一倍。时间节律尚可影响肝药酶活性和药物消除。

（2）时辰药效学（chronopharmacodynamics）：研究机体对药物敏感性随时间而周期性变动的

规律。例如，皮肤对过敏原（如灰尘）的敏感性在19时至23时之间为高峰。降血压药的用量早晨应较中午为多。如心力衰竭患者对洋地黄类药的敏感性及糖尿病患者对胰岛素的敏感性以凌晨4时为高。内源性促肾上腺皮质激素（ACTH）和糖皮质激素的分泌有昼夜节律，血药浓度在午夜最低，以后逐渐升高，到上午8时达到最高，以后又渐降。在长时间使用糖皮质激素治疗时，则采用早晨一次给药，或隔日早晨给药一次的治疗（隔日疗法），可以减少对下丘脑-腺垂体-肾上腺皮质激素系统的负反馈抑制所引起的不良反应。用实验动物做药物毒性实验时，动物的生物节律也可影响实验结果。例如，用大鼠做苯巴比妥的毒性实验，同样剂量在14时给药比24时给药动物死亡率高；烟碱在14时给药时对大鼠毒性最小。

2. 生活习惯与环境因素　目前认为吸烟、饮酒和环境接触多种化学物质，对药物作用的影响主要通过肝药酶的诱导和抑制作用。长期吸烟能诱导肝药酶系统，加速某些药物如咖啡因、氨茶碱的代谢，因而吸烟者对这些药物有较高的耐受能力。饮酒者用药时也须考虑乙醇本身的药理作用和乙醇对药物代谢动力学的影响。例如，乙醇有中枢抑制、血管舒张等作用，乙醇还可影响肝药酶（急性大量饮酒时抑制，慢性嗜酒时诱导）而干扰药物作用。此外，环境污染中的含铅微粒、有机溶剂等也能影响药物作用。当然，这一类物质的影响因接触的时间、剂量以及方式等而有不同，不可一概而论。但在一定场合也应适当予以考虑。

第四节　药物的不良反应与相互作用

【案例 3-2】

患者，女，患有2型糖尿病，通过饮食调整，格列齐特150mg每日1次口服，血糖控制，病情稳定。近来由于风湿疼痛服用吲哚美辛50mg/次，每日2次，患者经常空腹时感到头晕、心悸、出汗等。诊断：低血糖反应。处理：调整格列齐特剂量。

问题：

1. 患者为什么会发生低血糖反应？
2. 如何调整格列齐特的剂量？

药品不良反应是指在正常用法用量下出现的与用药目的无关的有害反应，包括药物的副作用、毒性反应等，这部分内容将在第四章介绍，本节介绍药物的相互作用。

1. 联合用药　是指同时或相隔一定时间内使用两种或两种以上的药物。临床上经常联合用药，联合用药的意义是为了增强药物的疗效，减少或降低药物不良反应，延缓机体耐药性或者病原体产生耐药性，提高治疗效果。例如临床上常把多巴脱羧酶抑制剂（卡比多巴或苄丝肼）与多巴胺合用治疗帕金森病，两者合用可提高疗效，并减少不良反应。但是无目的的联合用药不仅不能提高疗效，还可能由于药物相互作用的结果，增加了药物不良反应的发生率，这种不良反应是单用一种药物所没有的，其发生率会随着用药的种数增加而增多。因此，尽量避免不合理的联合用药。

2. 药物相互作用（drug interaction，DI）　是指同时或在一定时间内先后应用两种或两种以上药物后，药物在机体内因彼此之间的交互作用而发生的药动学和（或）药效学的变化，临床表现为药效增强和（或）毒副作用加重，也可表现为药效减弱和（或）毒副作用减轻，甚至出现一些新的不良表现。广义的药物相互作用是指联合用药时，所发生的药效变化，其结果有两种可能性：作用加强或者作用减弱。从临床用药角度考虑，作用加强可表现为疗效提高，也可表现为毒性加大；作用减弱可表现为疗效降低，也可表现为毒性减轻。狭义上的药物相互作用是指不良药物相互作用。本节着重于狭义上的药物相互作用。药物相互作用一般主要发生在体内，少数情况下，可发生在体外，从而影响药物进入体内。因此，药物相互作用可能有三种方式：①体外药物相互作用；②药动学方面药物相互作用；③药效学方面药物相互作用。

3. 药物的配伍禁忌 是指在患者用药之前（即药物尚未进入机体以前），两种或两种以上药物在体外相互混合时所发生的物理或者化学性的相互作用，使药性发生变化，而影响药物的治疗效应和安全性，故又称为物理化学性相互作用。特别是静脉给药时数种药品混合在一起，发生物理相容性如颜色变化、沉淀、相分离、pH 变化、渗透压变化等，或化学稳定性如药物浓度变化、新化合物产生等的变化，因此，静脉注射时判断几种药物能否混合极为重要。

一、药动学方面的药物相互作用

药动学过程包括药物的吸收、分布、代谢和排泄四个环节，在这四个环节上均有可能发生药物相互作用，其后果均能影响药物在其作用靶位的浓度，从而改变其作用强度（加强或减弱）。

（一）影响药物的吸收

药物通过不同的给药途径被吸收进入血液循环，因此，药物在给药部位的相互作用将影响其吸收。口服是最常用的给药途径。影响药物在胃肠道吸收的因素有 pH、阳性离子（含二价或三价金属）、胃肠运动快慢、肠吸收功能等，如 pH 可影响药物的解离程度，酸性药物在酸性环境以及碱性药物在碱性环境的解离程度低，较易扩散通过细胞膜被吸收；反之酸性药物在碱性环境或碱性药物在酸性环境的解离程度高，较难通过细胞膜而吸收减少。含二价或三价金属离子（钙、镁、铁、铋、铝）的化合物能与四环素类抗生素形成难溶络合物，使抗生素在胃肠道的吸收受阻而影响抗菌效果。

（二）影响药物的分布

影响药物分布的方式可表现为相互竞争血浆蛋白结合部位，改变游离型药物的比例；或者改变药物在某些组织的分布量，从而影响它的消除。

1. 竞争血浆蛋白结合部位 药物被吸收入血后，有一部分与血浆白蛋白发生可逆性结合，称结合型，另一部分为游离型。结合型药物没有药理活性，只有游离型药物才能起药物作用。当同时应用一种或多种药物时，它们有可能在血浆蛋白结合部位发生竞争，结果将使某一药物从蛋白结合部位被置换出来变成游离型，这样在剂量不变的情况下，游离药物浓度增加，可能加大了该药的毒性。特别在与血浆蛋白结合率高的药物中更应予注意。例如阿司匹林增加甲氨蝶呤的肝脏毒性；保泰松对华法林的蛋白置换作用使后者延长凝血酶原时间的作用明显加强，可引起出血；另外，血浆蛋白含量低的患者结合药物的量减少，在应用常用剂量药物时，其游离型数量增多，有可能发生不良反应。例如血浆蛋白水平低于 2.5g 的患者应用泼尼松的不良反应发生率比正常者高出一倍。

2. 改变组织分布量 一些作用于心血管系统的药物能改变组织的血流量。例如，去甲肾上腺素减少肝脏血流量，减少了利多卡因在其主要代谢部位肝脏中的分布量，从而减少该药的代谢，结果使血中利多卡因浓度增高，反之异丙肾上腺素增加肝脏的血流量，因而增加利多卡因在肝脏中的分布及代谢，使其血药浓度降低。

（三）影响药物的代谢

大部分药物主要通过肝脏肝微粒体酶（又称肝药酶）催化而代谢，肝微粒体酶的活性高低直接影响到许多药物的代谢，其作用形式有两种。

1. 肝药酶的诱导 一些药物能增加肝微粒体酶的活性，即肝药酶的诱导，它们通过这种方式加速另一种药的代谢而干扰该药的作用。例如，患者在口服抗凝血药双香豆素期间加服苯巴比妥，后者使血中双香豆素的浓度下降，抗凝作用减弱，表现为凝血酶原时间缩短。因此，如果这类药物同时合用，必须应用较大剂量才能维持其治疗效应。

2. 肝药酶的抑制 肝微粒体酶的活性能被某些药物抑制，即肝药酶的抑制。该酶被抑制的结果，将使另一药物的代谢减慢，因而加强或延长其作用。例如口服甲苯磺丁脲的糖尿病患者在同服氯霉素后发生低血糖休克；氯霉素与双香豆素合用，明显加强双香豆素的抗凝血作用，延长出血时间或发生出血。

（四）影响药物的排泄

除吸入麻醉药外，大多数药物由肾脏排出体外。肾脏排泄过程中药物相互作用对于那些在体内代谢很少，以原形排出的药物影响较大。药物从肾脏排泄可通过下列三种途径。

1. 肾小球滤过　当血流通过肾小球时，与血浆蛋白结合的药物不能通过肾小球滤过膜，而游离型药物，只要分子大小适当，均可经肾小球滤过膜进入原尿。从理论上讲，能影响药物与血浆蛋白结合的药物，可使肾小球滤过发生改变，能影响药物自肾脏排出，但实际临床意义不大。

2. 肾小管分泌　肾小管分泌是一个主动转运过程，要通过肾小管的特殊转运载体。目前认为，参与肾小管分泌药物的载体至少有两类，即酸性药物载体与碱性药物载体，当两种酸性药物或两种碱性药物并用时，可相互竞争载体，出现竞争性抑制，使其中一种药物由肾小管分泌明显减少，有可能增强其疗效或毒性。如丙磺舒与青霉素二者均为酸性药，同用时可产生相互作用，丙磺舒会阻碍青霉素经肾小管的分泌，因而延缓青霉素的排泄使其发挥较持久的效果。

3. 肾小管重吸收　肾小管重吸收主要是被动重吸收。非解离型药物的脂溶性较高，故易被肾小管重吸收，解离型药物的脂溶性低，不易透过肾小管上皮而难被重吸收。这两型的比例取决于药物的酸碱性以及肾小管滤液的 pH。当滤液为酸性时，酸性药物大部分不解离而呈脂溶性状态，易被肾小管重吸收；碱性药物则与上述情况相反。例如碳酸氢钠通过碱化尿液促进水杨酸类的排泄，在水杨酸类药物和巴比妥类药物中毒时有实际应用价值。

二、药效学方面的药物相互作用

药效学方面的药物相互作用是指一种药物增强或减弱另一种药物的药理学效应，而对药物血药浓度无明显影响。有两种情况：一是联合用药后出现药效增强，或毒副作用减轻，这是联合用药的目的；二是联合用药后出现药效减弱或毒副作用增强，对治疗不利，应该尽量避免之。药效学相互作用有协同作用和拮抗作用。

（一）药物效应的协同作用

药物的协同作用（synergism）指两药同时或先后使用，可使原有的药效增强，称为协同作用，其包括相加作用（addition）、增强作用（potentiation）和增敏作用（sensitization）。

若两药合用的效应是两药分别作用的代数和，称其为相加作用。例如，阿司匹林与对乙酰氨基酚合用可使解热、镇痛作用相加；在高血压的治疗中，β受体阻断药阿替洛尔与利尿药氢氯噻嗪合用后，降压作用相加。应注意的是氨基糖苷类抗生素（庆大霉素、链霉素、卡那霉素或新霉素）间相互合用或先后应用对听神经和肾脏的毒性增加，应避免联合使用。

增强作用是指两药合用时的作用大于单用时的作用之和，例如磺胺甲噁唑与甲氧苄啶合用（SMZ+TMP），其抗菌作用增加 10 倍，由抑菌变成杀菌；普鲁卡因注射液中加入少量肾上腺素，肾上腺素使用药局部的血管收缩，减少普鲁卡因的吸收，使其局麻作用延长，毒性降低。

增敏作用（sensitisation）指某药可使组织或受体对另一药的敏感性增强。例如近年研究的钙增敏药，作用于心肌收缩蛋白，增加肌钙蛋白 C（troponin C，TnC）对 Ca^{2+}的亲和力，在不增加细胞内 Ca^{2+}浓度的条件下，增强心肌收缩力。

（二）药物效应的拮抗作用

药物效应的拮抗作用（antagonism）是指两种或两种以上药物作用相反或发生竞争性或生理性拮抗作用，表现为联合用药时的效果小于单用效果之和，或一种药物部分或全部拮抗另一种药物的作用，合用时引起药效降低，或两种药物的生理或药理作用相反。

1. 生理性拮抗（physiological antagonism）　是指两个激动药分别作用于生理作用相反的两个特异性受体。如自体活性物质组胺可作用于 H_1 组胺受体，引起支气管平滑肌收缩，使小动脉、小静脉和毛细血管扩张，毛细血管通透性增加，引起血压下降，甚至休克；肾上腺素作用于β肾上腺素受体使支气管平滑肌松弛，小动脉、小静脉和毛细血管前括约肌收缩，可迅速缓解休克，用于治疗过敏性休克。组胺和肾上腺素合用则发挥生理性拮抗作用。

2. 药理性拮抗（pharmacological antagonism） 是指当一种药物与特异性受体结合后，阻止激动剂与其结合，如 H_1 组胺受体拮抗药苯海拉明可拮抗 H_1 组胺受体激动药的作用；β受体拮抗药可拮抗异丙肾上腺素的β受体激动作用，上述两药合用时的作用完全消失又称抵消作用，而两药合用时其作用小于单用时的作用则称为相减作用。

3. 生化性拮抗（biochemical antagonism） 如苯巴比妥能诱导肝微粒体 P450 酶系，使苯妥英钠的代谢加速，效应降低，这种类型拮抗称为生化性拮抗。

4. 化学性拮抗（chemical antagonism） 如重金属中毒用二巯丙醇解救，两者可形成络合物而排泄，这种类型拮抗为化学性拮抗。

第五节 药物效应动力学重要概念的汇总及应用

在新药研发、成药性评价或者在临床科学合理选药、用药的过程中，需要针对前文所述药效学的重要概念、参数和指标进行综合分析，得出以下原则，即“五大三小”原则：

1. 药物的效能大 根据药物的作用靶点和机制，同一药效的药物的药理效应会达到本类药物效应的最大值，在临床控制紧急或严重的症状和体征时可作为药物选择的科学依据之一。比如作用于阿片受体的镇痛药吗啡的镇痛效果会远远高于作用于环氧酶的阿司匹林的镇痛效果，在控制剧烈的外伤疼痛和内脏绞痛时必须使用吗啡等阿片类药物；相反，对于普通的感冒发热所致的中、轻程度的头痛和躯体疼痛等症状使用阿司匹林等非甾体抗炎药即可。

2. 药物的效价强度高（大） 在作用于同一个（类）药物靶标时，达到同一药理效应使用的药物剂量越小，效价强度越大。无论是在开发新药还是在指导临床科学选药等方面，该原则都非常重要。不断提高效价强度，降低给药量是新药研发、成药性评价和新药审批上市的重要参考指标之一，也是临床选用药物的重要参考指标之一。比如同为钙通道阻滞药的硝苯地平和氨氯地平的维持降压量，前者的用药量会高于后者，则氨氯地平的效价强度相对较高。

3. 药物的治疗指数大（高） 治疗指数为药物的安全性能指标，它反映产生半数致死的剂量（LD_{50}）与产生半数有效的剂量（ED_{50}）间“距离”的参数，LD_{50}/ED_{50} 的比值越大，表明药物的有效量和致死量之间的距离越大，也就是用药有效但不致死的范围越大，即药物安全范围越大。通常治疗指数大的药物相对于治疗指数小的药物安全。治疗指数对于指导临床安全用药非常重要。开发新药的过程就是不断提高药物治疗指数的过程。如肿瘤化疗止吐药昂丹司琼（选择性 5-HT_3 受体拮抗剂）比甲氧氯普胺（多巴胺 D_2 受体阻断药）的治疗指数高，不良反应少而轻，安全范围大。

4. 药物作用靶标的选择性高（选择性高，表明靶标的组织表达谱较少，即药物作用于组织器官的范围少，副作用也较少） 机体各组织器官由于受体种类、信号通路和代谢类型等不同，对药物的反应性不同，因此药物的作用具有一定的选择性。选择性高的药物针对性强、副作用少，选择性低的药物针对性差、副作用多。例如，影响细菌细胞壁合成的青霉素和头孢菌素具有较高的选择性，主要作用于细胞壁的合成，而人体是高等生物没有细胞壁，所以其对人体各个组织器官的影响几乎没有，只要不过敏，是儿童和孕妇都可以使用的安全性较高的药物之一。相反，阿托品作用的 M 受体（同时作用于 M_1、M_2、M_3、M_4、M_5 等受体亚型）同时在心脏、血管、胃肠道平滑肌、腺体及中枢神经系统都有分布，其发挥作用时，将会影响上述所有组织和器官，副作用较多，如在全身麻醉前应用阿托品利用了其抑制腺体分泌，减少呼吸道分泌物的作用，但是，麻醉后其由于松弛了肠道和膀胱平滑肌引起肠麻痹和尿潴留则是严重的副作用。临床用药应尽可能选用选择性高的药物。

5. 药物作用持续时间长（长效原则）或起效迅速 长效原则即药物的半衰期长，血药浓度能在机体内较长时间保持血浆稳态浓度（C_{SS}），药物能持久地发挥药效。长效作用的药物可极大减少临床给药次数，减少血浆药物浓度谷峰和谷底的变化，持续地发挥药效作用，同时也能提高患者用药的依从性。速效药物的特点是起效快，作用消失也快，药物的半衰期较短。临床出现危急情况，速效药物的应用可迅速发挥药效控制病情。例如目前应用的降压药有长效和速效两大类，长效降压药如氨氯地平，每天只需服药 1 次，服药后效果持续时间长，可使血压在一天 24h 内稳定控制在理想范围内，减少血压波动；而硝酸甘油为速效同时扩张动、静脉的药物，在舌下含服后 7～15s，即可迅速降低动脉血压，减小外周阻力，同时，又可以通过扩张大的静脉（容量）血管，减少回心血量，可以快速减轻心脏负荷、降低心肌耗氧量达到快速缓解高血压心绞痛，预防心肌梗死，避免心源性猝死的作用。

6. 选择给药剂量小的药物 大多数效价强度高的药物，其给药剂量也较小，一般来说，给药剂量小的药物，其毒性也相对较小。如袢利尿药布美他尼给药剂量（0.5～2mg）比呋塞米的给药剂量（20～40mg）小，而布美他尼的耳毒性仅为呋塞米的 1/6。

7. 选择副作用小的药物 在应用治疗量的药物后机体产生的与治疗无关的反应都称为副作用。而副作用的大小则与药物的选择性有关，如在临床选择抗生素时，只要患者不过敏，临床医生大都尽量选择第一、二、三和四代头孢菌素，因为其作用机制是抑制细菌的细胞壁合成，而人体则没有细胞壁，故该类抗生素的选择性高，只有当其过敏时，才不得不选用其他作用机制的抗生素。再比如血管紧张素转化酶抑制剂（ACEI）类的降压药（卡托普利），一些患者服用后可能会出现干咳，如果患者不能耐受的话，可换为血管紧张素Ⅱ受体阻滞剂（ARB）类降压药缬沙坦。

8. 选择毒性小的药物 药物毒性大小除了与选择性和效价强度有关之外，还与药物的治疗指数有关，治疗指数越大，表明药物的有效量和致死量之间的距离越大，也就是用药有效但不致死的范围越大，即药物安全范围越大。如止吐药甲氧氯普胺通过阻断中枢多巴胺 D_2 受体发挥止吐作用，但其治疗指数较低，治疗量部分患者即出现嗜睡症状，大剂量可明显引起锥体外系症状；而选择性 $5\text{-}HT_3$ 受体阻断药昂丹司琼治疗指数高，通过阻断呕吐中枢 $5\text{-}HT_3$ 受体，阻断呕吐反射而发挥止吐作用，且不良反应少而轻，毒性小，无锥体外系反应。在临床治疗化疗引起的呕吐时，应用昂丹司琼更安全。

（臧林泉）

第四章　药品不良反应与药物滥用监控

【案例 4-1】

患者，女，30 岁，咳嗽、咯黏液脓性痰、发热（38.3℃）2 天，可闻及散在干啰音。诊断为急性支气管炎。予以左氧氟沙星 0.2g，每天 2 次，口服。用药后咳嗽、咳痰减轻，体温正常。另出现皮疹伴皮肤瘙痒。

问题：

1. 上述什么症状属于药物的不良反应?
2. 左氧氟沙星引起的不良反应属于哪一类的不良反应?

案例 4-1 分析讨论：

相关内容请扫描本书二维码阅读。

药品是药物经药剂学的生产加工，制成可供临床应用的各种制剂的总称，也就是说，药物是以药品的形式应用于临床。药品不良反应是指合格药品在正常用法用量下出现的与用药目的无关的有害反应。药品的不良反应包括副作用、毒性反应、过敏反应等。药物滥用是指违背了公认的医疗用途和社会规范而使用药物，如无节制反复过量使用具有依赖性潜能的药物，就可导致药物依赖性，出现异常的觅药与用药行为，对用药者的健康造成损害，进而危害社会。药物滥用监控是药品监管的重要基础性工作。进行药物滥用监控是保障公众用药权益和防范滥用风险的必要措施。

第一节　药品的不良反应

一、药品的不良反应和发生的原因

药品不良反应是指药品在正常用法用量下出现的与用药目的无关的对机体的有害反应。药品的不良反应是药物本身所固有的药理学特性与机体相互作用的结果。常见不良反应类型及发生原因包括：

1. 副作用（side reaction） 是指在治疗剂量时出现的与治疗目的无关的不适反应。副作用是药物固有药理作用所产生的，是由于药物选择性低、作用广泛，可同时作用于不同的受体或效应器官所致。例如阿托品用于解除胃肠痉挛时，会引起口干、心悸、便秘等；而当用于麻醉前给药时，其抑制腺体分泌作用可减少呼吸道分泌，则可以防止分泌物阻塞呼吸道的发生，从而成为治疗作用，而减少腺体分泌产生的口干又成为副作用。由此可见，有时副作用和治疗作用之间是可以相互转变的。

2. 毒性反应（toxic reaction） 是药物剂量过大或用药时间过长导致药物在体内蓄积所致。毒性反应大多是可以预知的，可避免的，医生可通过控制用药剂量、调控给药的间隔时间或药物剂量的个体化方法防止毒性反应的发生，对一些高敏感的患者，应停药或改用他药。如氨基糖苷类抗生素本身就具有耳毒性，用量过多或时间过长就会导致耳蜗听神经损伤，出现耳鸣、听力减退和永久性耳聋等毒性反应。因剂量过大立即发生的毒性反应，称为急性毒性反应（acute toxicity），主要损害循环、呼吸和神经等系统功能；因用药时间过长，体内慢慢蓄积后逐渐产生的毒性反应，称为慢性毒性反应（chronic toxicity），主要损害肝、肾、骨髓、内分泌等功能。毒性作用还包括致癌、致畸和致突变，合称“三致”反应，这些反应均为药物或遗传物质在细胞的表达发生相互作用的结果，属慢性毒性反应。

3. 后遗效应（residual effect） 是指在停药后血药浓度已降低至最低有效浓度以下时仍残存的药理效应，可为短暂的或持久的。如服用镇静催眠药苯二氮䓬类药物后，在次晨仍有乏力、困倦等“宿醉”现象；长期应用肾上腺皮质激素，可引起肾上腺皮质萎缩，一旦停药，肾上腺皮质功能低下，持久数月难以恢复。

4. 变态反应（allergic reaction） 是指药物引起的病理性免疫反应，亦称过敏反应。包括免疫学上的速发和迟发变态反应，这种反应与药物剂量无关，致敏原可能是药物本身或其代谢物，也可能是药物制剂中的杂质，它们与体内蛋白质结合形成全抗原而引起变态反应，反应性质各人不同，常表现为皮疹、荨麻疹、血管性水肿、哮喘、过敏性休克等，以过敏性休克最为严重，可导致死亡。

5. 特异质反应（idiosyncratic reaction） 是指特异质个体对药物异常敏感，反应性质可能与常人不同，但与药物固有的药理作用基本一致。与用药者先天性遗传异常有关，与药物本身药理作用无关。大多是由于机体缺乏某种酶，药物在体内代谢受阻所致反应。如葡萄糖-6-磷酸脱氢酶（G-6-PD）缺乏是一种遗传性缺陷，这种患者体内还原型谷胱甘肽不足，服用有氧化作用的药物如磺胺等就可能引起溶血。

6. 停药反应（withdrawal reaction） 是指长期服用某些药物，突然停药或减量过快易使机体的调节功能失调而发生功能紊乱，病情或症状反跳、加重等现象，又称反跳反应。如长期应用 β 受体阻断药普萘洛尔治疗高血压、心绞痛等，可使 β 受体上调而使内源性递质的敏感性增高，如突然停药，则会出现血压升高或心绞痛发作。临床上如需停这类药，应逐步减量，以免发生危险。

7. 首剂效应（first-dose response） 是指一些患者在初服某种药物时，由于机体对药物作用尚未适应而引起不可耐受的强烈反应。如 α_1 受体阻滞药哌唑嗪，首剂应用常量，常出现血压骤降现象。β 受体阻滞药和钙通道阻滞药也可引起首剂效应。

8. 继发反应（secondary reaction） 是指继发于药物治疗作用后的反应，即不是由于药物直接作用产生，而是因药物作用诱发的不良反应。如长期应用广谱抗生素时，体内敏感细菌被抑制，不敏感的细菌乘机大量繁殖，又引起新的感染，称为“二重感染”；长期使用环丙沙星可引起由耐药菌或酵母样真菌导致的二重感染；某些药物还可引起维生素 B 族缺乏而致溃疡，维生素 K 缺乏而导致出血等。

9. 依赖性（dependence） 是指长期使用某些药物后，药物作用于机体产生的一种特殊的精神状态和身体状态，表现出一种强迫性连续或定期用该药的行为和其他反应，目的是要感受它的精神效应，以满足药物带来的精神欣快，有时也是为了避免停药引起的机体不适反应。

二、药品不良反应发生的原因

（一）药物方面的因素

（1）药物作用的选择性：由于许多药物缺乏高度的选择性，在治疗过程中，对机体一些与治疗目的无关的系统、脏器和生理功能产生影响，有的甚至有毒害作用。例如抗恶性肿瘤药物，在杀死肿瘤细胞的同时，也杀伤宿主功能活跃的正常细胞。

（2）药物延伸作用和长期用药蓄积：如长期大剂量使用糖皮质激素可出现类肾上腺皮质功能亢进症。

（3）药物中的杂质和附加剂：如青霉素过敏反应是因制品中含微量青霉素烯酸、青霉素噻唑酸及青霉素聚合物等物质引起的。附加剂如胶囊染料常会引起皮疹。

（二）机体方面的因素

（1）种族和个体差别：用药个体对药品的乙酰化过程有快型和慢型，如异烟肼代谢白人多属于慢代谢型，易诱发神经炎，而中国人则多属于快代谢型，易引起肝损害。缺乏 G-6-PD 者应用如磺胺药、硝基呋喃类、维生素 K 等氧化性药物，极易引起溶血性贫血。

（2）性别和年龄：一般来说，女性、老年人、儿童对药物更为敏感。如氯霉素引起的再生障碍性贫血，女性比男性高 2 倍。药源性红斑狼疮，女性较男性更易发生。新生儿服氯霉素后因其葡萄糖醛酸结合力低下，对药物缺乏解毒能力，可致“灰婴”综合征，使用氨基糖苷类抗生素更易发生耳和肾中毒反应。

（3）病理状况、生活环境、生活习性、饮食习惯等可影响药物的作用。如维生素 B_6 缺乏时，用异烟肼更易引起神经损伤。烟酒嗜好、环境污染和长期接触一些化学物质等均能对肝药酶等产生影响，因而对药物代谢等产生影响。

（三）其他因素

给药途径、联合用药、用药时间间隔和医师药师的职业道德等因素对不良反应均可产生影响。给药途径不同，关系到药物的吸收、分布、作用快慢；联合用药种数越多，增加不良反应的概率越大，作用机制相似药物联用疗效不一定比单用好，反而增加药物的毒性反应；有的药物对胃刺激性强，应于餐后服，胰岛素应在餐前注射，给药间隔一般以药物半衰期为参考依据，但有抗菌后效应的药物，在此期间细菌尚未恢复其活力，其给药间隔可适当延长。

三、药品不良反应分类

相关内容请扫描本书二维码进行阅读。

第二节　药源性疾病

【案例 4-2】

患者，女，18 岁，因“咳嗽、咳痰 3 天，伴发热 1 天”入院。查体：一般情况可，咽充血，呼吸急促，双肺呼吸音粗，余（–）。诊断：咽炎、急性支气管炎。给予“5%葡萄糖注射液 500ml+阿奇霉素 0.5g 静脉滴注，每日 1 次”，次日咳嗽减轻，体温正常，但出现皮疹，未特殊处理。第 4 天患者出现耳鸣、耳痛，未停药。第 5 天，耳鸣加重伴听力下降，立即停药。停药后第 3 天耳鸣减轻，1 周后耳鸣消失，2 周后听力恢复。

问题：

患者用阿奇霉素后出现的耳鸣、耳痛、听力下降属于药源性疾病吗?

案例 4-2 分析讨论：

相关内容请扫描本书二维码进行阅读。

药源性疾病（drug-induced disease）指在应用药物预防、诊断和治疗疾病时，因药物原因引起生理生化过程紊乱、结构变化等异常反应或疾病，是药物不良反应的后果。药源性疾病是医源性疾病的主要组成部分，是由药品不良反应发生程度较严重或持续时间过长引起的。不仅包括药物在正常用法、用量情况下所产生的不良反应，还包括由于超量、误服以及不正常使用药物而引起的疾病，一般不包括药物过量导致的急性中毒。事实上，药源性疾病就是药品不良反应在一定条件下产生的较为严重的后果。

一、药源性疾病的基本类型

药源性疾病目前尚无统一的分类标准，一般按病理学分类较多，将其分为功能性和器质性改变的药源性疾病。前者指药物仅仅引起人体器官或组织功能的改变，这种变化多数为暂时的，停药后能迅速恢复正常，无病理组织变化，如抗胆碱药物、神经节阻滞药可引起无力性肠梗阻，利血平引起心动过缓等。后者指药物引起的某种疾病或组织、器官功能性或器质性损伤出现的一系列症状和体征。

二、诱发药源性疾病的因素

诱发药源性疾病既有患者本身的特异质、年龄、性别、饮食习惯等因素，又有药物方面的质量、给药剂量和疗程等因素。不合理用药是临床上的主要因素，可概括如下：①不了解患者的用药史，如过敏史、家族史等；②联合用药时，忽视药物间的相互作用；③不注意患者原有疾病及机体重要脏器的病理基础；④不了解药物的非治疗目标的其他药理作用，过量应用造成不应有的药物反应；⑤患者未经医师许可擅自用药，加大剂量或多种药物同时应用；⑥用药时间过长，剂量偏大，药物蓄积致中毒；⑦对老年、体弱或幼儿患者未作剂量调整致药物过量或中毒；⑧ 因患者的个体差异，应用可引起过敏反应的药物导致的变态反应等。

三、常见的药源性疾病

（一）药源性肾病

肾是药物清除的重要脏器之一，通过肾排泄的药物种类和量相对较多，因此肾容易受到药物的损害。引起急性肾衰竭的药物有非甾体抗炎药、环孢素等。非甾体抗炎药抑制前列腺素的合成，减弱对肾血管的扩张作用而引起肾功能不全，因此其损害多发生于肾功能主要依赖肾前列腺素合成增加的患者。急性肾小管坏死是药源性毒性最常见的类型，其严重程度一般随剂量增大或疗程延长而加重，若及时停药可缓解，但有时可造成严重后果，最常见的如氨基糖苷类抗生素、造影剂和环孢素等。

（二）药源性肝疾病

肝脏是人体内进行解毒及药物转化的主要器官，最易遭受药物或毒物的损害，造成肝细胞损害。其作用机制可由药物或药物代谢产物的毒性作用、干扰微粒体酶代谢活性等引起或几种机制同时发挥作用而导致疾病。能引起药源性肝疾病的药物有四环素类、他汀类和抗肿瘤药等，复方制剂如甲氧苄啶-磺胺甲异噁唑、阿莫西林-克拉维酸、异烟肼-利福平的肝毒性比单个药严重，其原因为其中一药能诱导 CYP450，使另一药物的毒性代谢产物生成增加。

（三）药源性皮肤病

药源性皮肤病可发生于用药过程的任一阶段，其反应轻重不一，严重者可致表皮坏死、Steven-Johnson 综合征（主要表现为口腔黏膜伴有眼病的多形渗出性红斑）、血管性水肿等。磺胺类、别嘌醇等可引起 Steven-Johnson 综合征和中毒性表皮坏死，主要与药物的活性代谢物降解障碍有关。

（四）药源性心血管系统损害

有些药物可引起心血管系统损害，如能引起心律失常的有强心苷、胺碘酮、普鲁卡因胺和钾盐等。新斯的明可引起心动过缓、血压下降或休克等。

（五）药源性耳聋与听力障碍

氨基糖苷类抗生素、非甾体抗炎药、高效利尿药和抗肿瘤药等皆有耳毒性。药源性内耳损伤继发于组织的退化或药物对感觉器官的直接作用。此外，大环内酯类、万古霉素、四环素等也可致听力障碍等。

四、药源性疾病的防治原则

加强认识，坚持合理用药，明确诊断，正确选药、减少联合用药、慎用新药和做到个体化给药。

提高医护人员防治水平和大众自我保护能力。深入临床、监督患者用药行为和开展临床监测。若怀疑病症是由药物引起，应停止使用该药物，及时避免损害并及时报告。

五、药物流行病学在药品不良反应监测中的作用

1. 药物流行病学的定义和主要任务 药物流行病学是一门运用流行病学的原理、方法，研究药物在人群中的应用及效应的学科，是临床药理学与流行病学两个学科相互渗透所形成的一门新兴学科。其主要任务是研究和实施药物不良反应监测，以补充完善上市前临床研究所获的信息以及获取上市前临床研究未曾获得的信息。

2. 药物流行病学的主要研究方法 药物流行病学应用流行病学的分析和推理方法，它以社会人群为研究对象，主要分为原始研究如描述性研究、分析性研究、实验性研究和二次研究如系统综述等。在药物监测中，可运用多种研究方法确定药物与不良事件的关系。

3. 药物流行病学的应用 药物流行病学的研究可以回答药物对特定人群（某种疾病患者的群体）的效应与价值。一份优良的药物流行病学调查研究报告，其作用是对药事管理部门、医疗机构以及药品生产等部门的决策起关键作用，是合理用药的依据。药物流行病学还可通过药物利用情况的调查分析，了解药物在广大人群中的实际使用情况，查明药物使用指征是否正确、用法是否适宜、产生何种效应、药物使用不当的原因，形成防治药源性疾病的宏观措施。最终达到促进广大人群合理用药，提高人群生命质量和促进人群健康的目的。

第三节　药物滥用与药物滥用监控

【案例 4-3】

某男，21 岁，网吧玩游戏通宵，服用 K 粉。早晨驾车离开，结果在 10min 内撞飞 4 个摊位，连撞 17 人。后据肇事者交代，觉得当时的感觉像在电子游戏的场景中，路人像游戏中的人物，车子撞人越多，则游戏得分越高，他就越觉得兴奋。

问题：

常见的致依赖性药物有哪些？其特点是什么？

案例 4-3 分析讨论：

相关内容请扫描本书二维码进行阅读。

一、药物滥用与药物依赖性

1. 药物滥用（drug abuse） 是指与医疗目的无关、无节制反复过量使用具有依赖性潜能的药物，出现异常的觅药与用药行为，由此造成对用药者精神和身体的损害，进而严重危害社会。

2. 药物依赖性（drug dependence） 是由药物与机体相互作用造成的一种精神状态，有时也包括身体状态，表现出一种强迫性的要连续或定期用该药的行为。包括精神依赖性和身体依赖性。精神依赖性主要表现出强烈的心理渴求、强迫性觅药和用药行为。而身体依赖性一旦突然停药，产生一种强烈的症状或损害，甚至可能危及生命，即为戒断症状。

3. 药物耐受性（drug tolerance） 指反复使用某种药物时，机体对该药物的反应性减弱，药学效价降低，为达到与原来相等的反应和药效，需要增加剂量以维持药效作用的现象。耐受性具有可逆性，即停药后可消失。

二、致依赖性药物的分类和特征

1. 致依赖性药物的分类 国际公约明确将致依赖性药物分为麻醉药品和精神药品两大类以加

强监控。麻醉药品（narcotic drug）指对中枢神经有麻醉作用，连续使用、滥用或者不合理使用，易产生身体依赖性和精神依赖性的药品，能成瘾癖的药品。包括阿片类、可卡因类和大麻类等。精神药品（psychotropic substance）指作用于中枢神经系统，能使之兴奋或抑制，反复使用能产生依赖性的药品。包括中枢抑制剂，如巴比妥类和苯二氮䓬类，中枢兴奋剂，如苯丙胺、甲基苯丙胺（冰毒）等。另外，世界卫生组织（WHO）又将尚未列入国际管制的精神活性物质如烟草、乙醇及挥发性溶剂纳入依赖性药物范畴。

2. 致依赖性药物的依赖性特征　不同类别的致依赖性药物的依赖性各具不同特征。如阿片类药物具有明显致欣快作用，其中海洛因更突出；阿片类依赖性者一旦停药，戒断症状强烈，症状可见血压升高、脉搏增加、鸡皮疙瘩、流涕、震颤、腹泻、呕吐、肌肉疼痛、骨头疼痛、失眠和渴求药物等；大麻类可产生欣快感，大剂量可引发幻觉与妄想，甚至形成偏执意念等。大麻依赖以心理依赖为主，躯体依赖较轻。其戒断症状轻微且持续时间短，可表现为情绪烦躁、食欲不振、失眠多梦，甚至畏寒震颤，一般持续 4～5 天逐渐消失；中枢神经兴奋剂可产生情绪高昂、精力充沛、自信心增强和明显欣快感；可卡因滥用者产生明显欣快感，并觉体力超人，精神依赖性潜力强；致幻剂如氯胺酮（K 粉），滥用后会出现幻觉、梦境与环境分离感和濒死感等，具有一定精神依赖性潜力。

三、药物滥用的危害

药物滥用造成药物依赖性对个人和社会危害极大，已成为全球性关注的严重社会问题。

（一）对个人的危害

滥用者由于无节制地长期用药导致身体损害，如免疫功能降低，并发各种病毒或细菌感染性疾病，特别是艾滋病和乙型肝炎等。对妇女不仅危害自身健康，在孕期还会累及胎儿。如孕妇吸食阿片类毒品，致胎儿产生药物依赖性。长期用药产生依赖性，出现一种渴求用药的强烈欲望，驱使吸毒者不顾一切寻求和使用毒品。而一旦停药，则出现戒断反应，使人感到非常痛苦。

（二）对社会的危害

1. 破坏家庭生活和社会稳定　滥用者为获取毒品常常不择手段，进行诈骗、抢劫、卖淫甚至杀人等犯罪活动。不法分子为进行制毒和贩毒的罪恶勾当，往往结成犯罪团伙，进行各种非法活动，严重危害社会治安。药物滥用与犯罪行为是紧密相连的社会丑行。药物滥用者丧失对家庭的责任感，对亲人漠不关心，为购买毒品大肆挥霍钱财，破坏家庭正常生活，导致家庭暴力发生，甚至酿成家破人亡、妻离子散的人间悲剧。

2. 损害国家经济，阻碍社会发展　药物滥用直接消耗社会资源，破坏社会生产力，严重干扰国家经济的可持续性发展。同时社会为打击制造、贩卖毒品的犯罪行为，开展禁毒戒毒工作，也需耗费大量人力、物力和财力。更有甚者，吸毒造成社会风尚败坏、伦理道德沦丧，阻碍人类社会的进步与发展。

四、药物依赖性的治疗

相关内容请扫描本书二维码进行阅读。

五、药物滥用的管制

国际上在联合国主持下成立了相关国际禁毒机构，如麻醉药品委员会（Commission on Narcotic Drugs，CND）、国际麻醉品管制局（International Narcotics Control Board，INCB）和联合国控制药物滥用基金（United Nations Fund for Drug Abuse Control，UNFDAC）等。同时通过了“国际药物滥用管制战略”，将“减少毒品非法供应；降低毒品非法需求；减少滥用毒品的危害”确定为三大国际禁毒战略。对全球范围内有效控制药物滥用起着重要的指导和协调作用。

我国政府十分重视有关防控药物滥用的社会性宣传教育，提高公众对药物滥用危害的认识，自觉抵制毒品，有效地制止药物滥用。有计划地在药物滥用严重的地区设置戒毒医疗机构，对吸毒者进行戒毒治疗，帮助吸毒者摆脱毒品困扰，逐步康复，成为对社会有用的人。我国重视开展药物滥用流行病学监测工作，通过药物滥用的流行病学监测，在了解药物滥用流行特征、流行趋势、流行情况的动态变化、滥用药物种类、滥用药物非法流失及其他突发事件的发现和预警等方面发挥了重要作用。

（马松涛　王　欢）

第五章 传出神经系统药理学概论

【案例 5-1】

第一个神经递质的发现是由奥地利 Graz 大学的德国科学家奥托·洛伊（Otto Loewi）的"梦中的设计"证明的。根据他本人在自传中的描述："那年（1921 年）复活节星期日前夜，我从梦中醒来，开亮了灯，在一片小纸上匆匆记录下梦中所想到的，一躺下又进入梦乡。第二天早晨 6 点钟起床后，想起晚间曾写下一些很重要的东西，但由于太潦草，无法辨认。第二个夜晚来临，到了凌晨 3 点钟，这个想法又在梦中出现，原来是一个实验设计！醒后，我立即起床，奔赴实验室，按照梦中的设计完成了这个简单的实验。"实验是采用两个离体蛙心进行的，如图 5-1 所示：当刺激蛙心甲的迷走神经时，蛙心甲受到抑制，将蛙心甲灌注液注入蛙心乙，则蛙心乙也表现出抑制。这个现象提示迷走神经释放化学物质，导致蛙心乙跳动减慢。之后他鉴定出，溶液里的乙酰胆碱作为神经递质，导致了上述现象的发生。

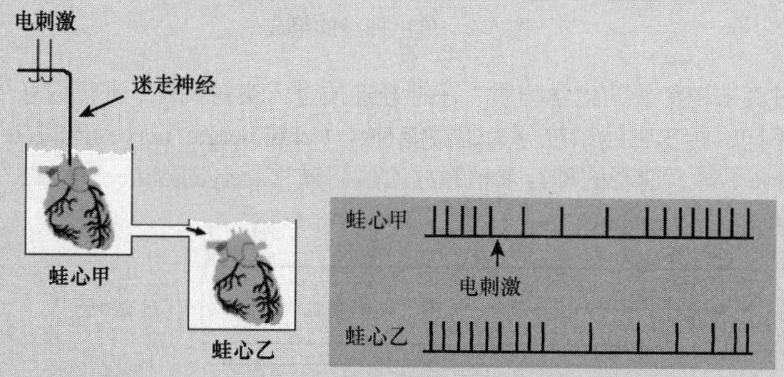

图 5-1　双蛙心实验

问题：

1. 如何从上述 Loewi 的实验推测迷走神经释放神经递质？
2. 传出神经由哪些神经组成？末梢分别释放什么神经递质？
3. 肾上腺素能神经与胆碱能神经的异同点是什么？迷走神经属于哪一类神经？

第一节　概　　述

传出神经系统包括自主神经系统（autonomic nervous system，也称植物神经系统）和运动神经系统（motor nervous system）。根据结构和功能的不同，自主神经系统又分为交感神经系统（sympathetic nervous system）和副交感神经系统（parasympathetic nervous system），主要支配心脏、血管、平滑肌和腺体等效应器，其活动为非随意性，如调控心脏射血、血流分配和食物消化等；运动神经系统支配骨骼肌，通常为随意活动，如肌肉的运动和呼吸等。

机体多数器官受交感神经和副交感神经双重支配。然而，交感神经和副交感神经的生理作用一般是相互拮抗的，在结构和神经递质系统方面也有较大的差异。从解剖结构上，交感神经的节前轴突从脊髓的胸腰段发出，而副交感神经的节前轴突起源于脑干和脊髓的骶段。从这一点讲，这两个神经系统在解剖上是互补的。交感神经的神经节集中位于脊柱旁的交感链或腹腔内的椎前神经节内，而副交感神经的神经节则较分散地分布于它们支配的靶器官附近或靶器官内。因此，副交感神经节前纤维比交感神经节前纤维长（图 5-2）。

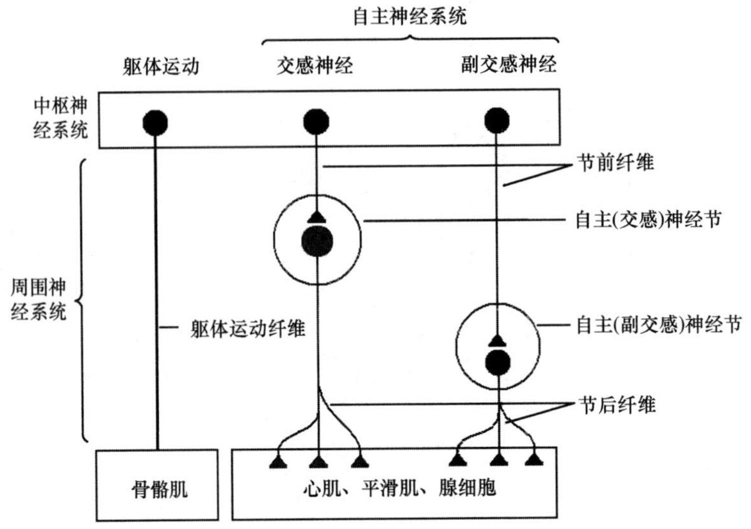

图 5-2　传出神经的组成

神经系统通过其末梢释放的化学物质——神经递质进入突触间隙，进行信息传递。根据末梢释放的神经递质的不同，传出神经系统分为胆碱能神经（cholinergic nerve）和去甲肾上腺素能神经（noradrenergic nerve）等，前者的神经末梢释放乙酰胆碱（acetylcholine，ACh），后者的神经末梢释放去甲肾上腺素（noradrenaline，NA）（图 5-3）。

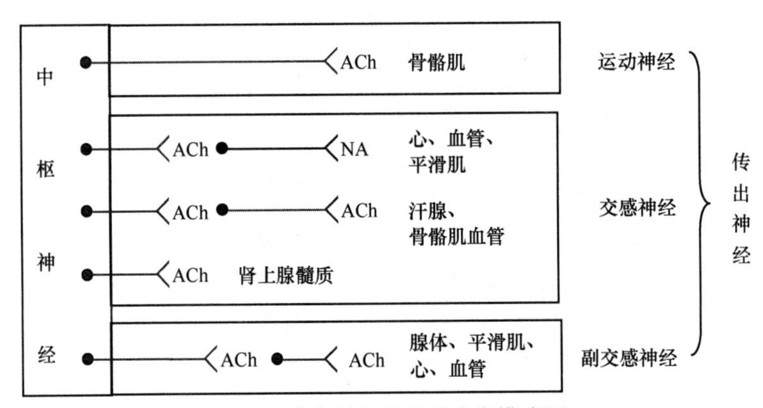

图 5-3　传出神经按递质分类模式图

1. 胆碱能神经　末梢释放乙酰胆碱的神经纤维称为胆碱能神经。传出神经中的胆碱能神经主要包括：①全部交感神经和副交感神经的节前纤维；②全部副交感神经的节后纤维；③极少数交感神经节后纤维，如支配汗腺分泌和骨骼肌血管舒张的神经纤维；④躯体运动神经。

2. 去甲肾上腺素能神经　末梢释放去甲肾上腺素的神经纤维称为去甲肾上腺素能神经，包括绝大多数交感神经的节后纤维。从另一个角度说，在传出神经中，去甲肾上腺素能神经都是交感神经。

3. 其他　除上述两类神经外，支配肾血管和肠系膜血管的交感神经节后纤维存在多巴胺能神经（dopaminergic nerve），其末梢释放多巴胺（dopamine，DA），使肾血管和肠系膜血管舒张。

近年来除交感和副交感神经系统外，肠神经系统（enteric nervous system，ENS）已日益受到人们的关注。该神经系统由胃肠道的固有神经丛组成，其细胞体位于肠壁的壁内丛，包括一些支持细胞，在功能上类似于脑组织中的星形胶质细胞，是调节胃肠道功能的独立整合系统。它在结构和功能上不同于交感和副交感神经系统，而与中枢神经系统相类似，但仍属于自主神经系统的一个组成部分。肠神经元的神经纤维可来自交感和副交感神经末梢，并可直接分布到平滑肌、腺体和血管。胃肠道运动功能主要受局部的 ENS 调节，与中枢神经系统具有相对独立性；如肠道的蠕动反射可以在离体条件下进行，切断迷走神经或交感神经对胃肠道运动的影响很小。ENS 的缺乏或功能异常，则导致胃肠道功能紊乱。ENS 可接受来自交感和副交感神经系统的冲动，并发送冲动至交感神经节和中枢神经系统。因此，该系统在药理学方面较交感神经或副交感神经系统更为复杂，其中涉及许多神经肽和其他递质，如 5-羟色胺（5-HT）、一氧化氮（NO）、三磷酸腺苷（ATP）、P 物质（SP）和神经肽（NP）。

第二节　传出神经系统的递质和受体

作用于传出神经系统的药物，主要作用靶位是传出神经系统的递质（transmitter）和受体（receptor），通过影响递质的合成、贮存、释放、代谢等环节或通过直接与受体结合而产生生物效应。下面介绍几种主要的传出神经递质及其受体。

一、传出神经系统的递质

介导传出神经系统冲动传导的化学递质主要是乙酰胆碱（acetylcholine，ACh）和去甲肾上腺素（noradrenaline，NA）。

（一）乙酰胆碱

1. 合成与贮存　ACh 主要在胆碱能神经末梢合成。胆碱（choline）和乙酰辅酶 A（acetyl coenzyme A，AcCoA）是其合成原料，在胆碱乙酰转移酶（choline acetyltransferase，CAT）催化下合成 ACh。CAT 在细胞体内形成，随轴浆转运至神经末梢，存在于末梢的胞质液中。胆碱则由肝脏合成或食物摄入，进入血液，通过主动转运到胞质液中。胆碱摄取过程为 ACh 合成的限速因素，可被密胆碱（hemicholinium）所抑制。AcCoA 在末梢线粒体内形成，但其不能穿透线粒体膜，需在线粒体内先与草酰乙酸缩合成枸橼酸盐后，才能穿过线粒体膜进入胞质液。在枸橼酸裂解酶催化下重新形成 AcCoA。ACh 合成后进入囊泡内，并与 ATP 和囊泡蛋白共同贮存。

2. 释放　当神经冲动到达神经末梢时，钙离子进入末梢，促进囊泡与突触前膜融合，形成裂孔，囊泡内的 ACh 以胞裂外排（exocytosis）的方式释放到突触间隙，与胆碱受体结合产生效应。这种以囊泡为单位的释放被称为“量子式释放”（quantal release）。

3. 代谢　ACh 与突触后膜的受体作用后，主要被乙酰胆碱酯酶（acetylcholinesterase，AChE）水解成胆碱和乙酸，一般在释放后数毫秒之内即被此酶水解而失效。水解生成的胆碱，约有 1/3～1/2 被胆碱能神经摄取，以供再合成（图 5-4）。

（二）去甲肾上腺素

1. 合成与贮存　NA 主要在去甲肾上腺素能神经末梢合成。在胞质液中，酪氨酸（tyrosine）经酪氨酸羟化酶（tyrosine hydroxylase，TH）催化生成多巴（dopa），再经多巴脱羧酶催化生成多巴胺（dopamine，DA），DA 进入囊泡中，由多巴胺 β-羟化酶（dopamine β-hydroxylase，DβH）催化转化为 NA。NA 与 ATP 和嗜铬颗粒蛋白结合贮存于囊泡中。在上述参与 NA 合成的酶中，TH 的活性较低且对底物要求专一，是 NA 生物合成过程中的限速酶，此酶的活性可被 α 甲基酪氨酸（metyrosine）抑制。当 DA 或 NA 浓度增高时，该酶的活性受到反馈性抑制；反之，则对该酶抑制作用减弱，合成过程加速。

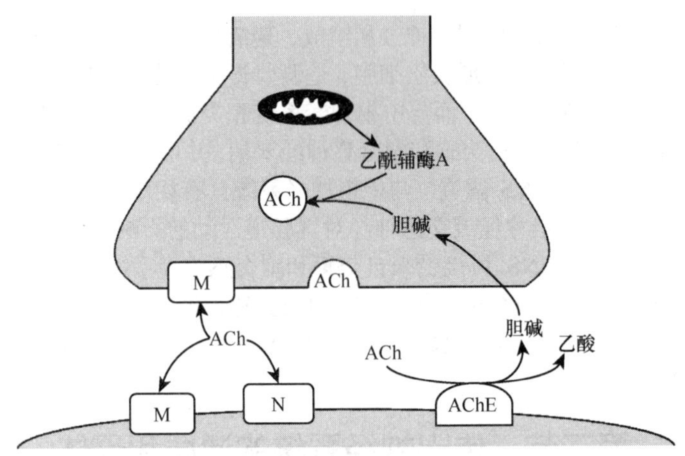

图 5-4　胆碱能神经末梢递质合成、贮存、释放和代谢示意图

ACh：乙酰胆碱；AChE：乙酰胆碱酯酶；M：M 受体；N：N 受体

2. 释放　当神经冲动到达神经末梢时，同样以胞裂外排的方式将囊泡内容物（NA、ATP、DA 和 DβH 等）一并排出至突触间隙。释放出的 NA 作用于突触后膜（或前膜）的受体，产生生物学效应。

3. 代谢　NA 通过摄取和降解两种方式失活。突触前膜将释放的 NA 摄取入神经末梢，使其作用消失，称为摄取 1（uptake 1）。约有释放量的 75%～95%的 NA 通过突触前膜上胺泵的主动转运被摄入。摄入神经末梢的 NA 可被转运进入囊泡中贮存，以供再次释放。部分未进入囊泡中的 NA 被线粒体膜上的单胺氧化酶（monoamine oxidase，MAO）破坏。非神经组织（如心肌、平滑肌等）也能摄取 NA，称为摄取 2（uptake 2）。NA 摄取进入组织细胞内，被儿茶酚氧位甲基转移酶（catechol-O-methyltransferase，COMT）和 MAO 所破坏。此外，也有少量 NA 从突触间隙扩散到血液，被肝、肾等组织的 COMT 和 MAO 代谢（图 5-5）。

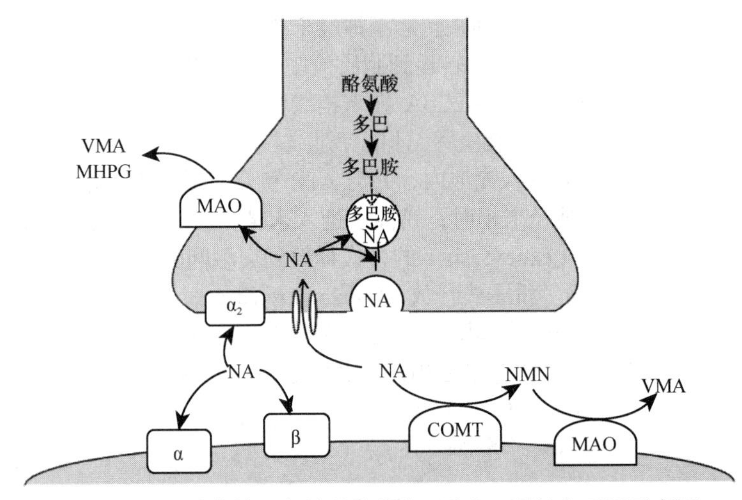

图 5-5　肾上腺能神经末梢递质合成、贮存、释放和灭活示意图

NA：去甲肾上腺素；COMT：儿茶酚氧位甲基转移酶；MAO：单胺氧化酶；NMN：3-甲氧基去甲肾上腺素；VMA：3-甲氧基-4-羟基扁桃酸；MHPG：3-甲氧基-4-羟基-苯乙二醇；α：α 受体；β：β 受体

二、传出神经系统的受体

传出神经系统受体的命名是根据与之选择性结合的递质或药物而定的。能与 ACh 结合的受体，称为胆碱受体（choline receptor）。副交感神经节后纤维所支配的效应器细胞膜上的胆碱受体对以毒蕈碱为代表的拟胆碱药较为敏感，故把这部分受体称为毒蕈碱型胆碱受体，即 M 胆碱受体（M 受

体）。位于神经节和神经肌肉接头的胆碱受体对烟碱较敏感，故将其称为烟碱型胆碱受体，即N胆碱受体（N受体）。能与NA或肾上腺素结合的受体称为肾上腺素受体（adrenoceptor）。肾上腺素受体又可分为α肾上腺素受体（α受体）和β肾上腺素受体（β受体）。

（一）胆碱受体

1. M 受体　能与毒蕈碱（muscarine）特异性结合并被激动的胆碱受体称为毒蕈碱型受体（muscarinic receptor，M受体）。从分子克隆技术发现5种不同基因编码M受体亚型，分别为M_1、M_2、M_3、M_4和M_5亚型。根据配体对不同组织M受体相对亲和力不同将M受体分为M_1、M_2、M_3、M_4和M_5五种亚型。

M受体主要分布于胆碱能神经节后纤维所支配的效应器上，如心脏、胃肠道平滑肌、膀胱逼尿肌、瞳孔括约肌（虹膜环形肌）和各种腺体。M_1受体主要分布于中枢神经系统、外周神经元和胃壁细胞；M_2受体主要分布于心脏组织和突触前膜：M_3受体主要分布于平滑肌和腺体。M_4和M_5主要位于中枢神经系统，具体作用尚不清楚。

2. N 受体　能与烟碱（nicotine）特异性结合并被激动的胆碱受体称为烟碱型受体（nicotine receptor，N受体），根据其分布部位不同可分为神经节突触N受体，即为N_N（nicotinic neuronal）受体，和神经肌肉接头N受体，即为N_M（nicotinic muscle）受体。

（二）肾上腺素受体

根据对不同拟肾上腺素类药物的亲和力及敏感性不同，分为α受体和β受体两种亚型。

1. α 受体　根据特异性激动剂和阻断剂不同，分为α_1和α_2两种亚型。能被去氧肾上腺素或甲氧明（methoxamine）激动，并被哌唑嗪阻断的α受体称为α_1受体；α_1受体是突触后膜受体。能被可乐定激动，并被育亨宾阻断的α受体称为α_2受体。α_2受体主要存在于去甲肾上腺素能神经末梢突触前膜，通过负反馈机制调节NA的释放，间接影响效应器官的反应。α受体亚型均被克隆出3种亚型基因，即α_{1A}、α_{1B}、α_{1C}和α_{2A}、α_{2B}、α_{2C}。

2. β 受体　分为β_1、β_2、和β_3三种亚型。β_1受体主要分布于心脏组织中，占心脏β受体总数的80%左右，激活时表现为心脏兴奋；β_2受体主要分布于支气管、血管平滑肌细胞，激活时表现为抑制效应，即支气管、血管平滑肌舒张。β_3受体主要分布于脂肪细胞，参与脂肪代谢的调节。

（三）多巴胺受体（dopamine receptor，D受体）

多巴胺受体（dopamine receptor，D受体）是能选择性与多巴胺结合的受体，分为D_1、D_2、D_3和D_4四种亚型。在外周组织主要为D_1受体，分布于肾血管、肠系膜血管等效应器，激动时可引起血管舒张。

（四）突触前受体

受体不仅存在于突触后膜，而且存在于突触前膜，称为突触前受体（presynaptic receptor）。突触前受体主要作用是调节神经末梢的递质释放。例如，肾上腺素能纤维末梢的突触前膜上存在α受体，当末梢释放的去甲肾上腺素在突触前膜处超过一定量时，即能与突触前膜α受体结合，从而反馈抑制（负反馈）末梢神经释放去甲肾上腺素。在应用α受体阻断剂后，这种反馈抑制环节被阻断；这时刺激肾上腺素能纤维，末梢内合成和释放去甲肾上腺素增加。这种情况在支配心肌的肾上腺素能纤维上也存在，虽然心肌的受体为β受体，而突触前膜上的受体为α受体。突触前膜上的这种能结合自身释放递质，继而调节该递质释放过程的受体，也称为自身受体（autoreceptor）。

突触前膜的α受体不同于后膜的α受体，前者为α_2型，后者为α_1型。如哌唑嗪（prazosin）可选择性阻断α_1受体，而育亨宾（yohimbine）可选择性阻断α_2受体；酚妥拉明对α_1和α_2受体均有阻断作用，但对α_1受体的作用比对α_2受体的作用大3～5倍。α_2受体也可存在于突触后膜上，例如大脑皮质、子宫、腮腺等处突触后膜可能有α_2受体。突触前受体也可有其他类型和作用，例如：

突触前膜的β受体可通过正反馈调节促进NA的释放；而突触前膜的M和N受体则分别通过负反馈或正反馈调节促进或抑制ACh的释放。

三、传出神经系统效应的分子机制

神经递质或激动药与受体结合后，瀑布式地触发一系列的生化过程，通过逐级地放大，最终导致生理或药理效应，这一过程称为受体-效应耦联（receptor-effect coupling）。传出神经系统主要包括如下两类受体-效应耦联机制：受体-离子通道耦联及受体-酶耦联。

（一）受体-离子通道耦联

N受体是一种糖蛋白，由四种不同亚基构成的五聚体围成一个离子通道。每个亚基各含约450个氨基酸残基，亲水性N端和C端均位于细胞外，两者之间具有4个疏水的α螺旋跨膜区。两个α亚基上都含有ACh结合位点，其余亚基只起结构性作用。

N受体本身就是离子通道，或称为配体门控离子通道受体。神经递质或激动药与受体间相互作用可使受体操纵性离子通道（receptor-operated channel）开放，从而产生效应。当ACh与神经肌肉接头处骨骼肌细胞膜上的N_M受体相应位点结合后，离子通道构象改变，离子通道打开，Na^+、Ca^{2+}的内流产生终板电位，超过阈值时，打开细胞膜上电压依赖性离子通道，产生动作电位，使细胞内Ca^{2+}大量释放，激发兴奋-收缩耦联，最终导致肌肉收缩。神经节和肾上腺髓质上的N_N受体，被ACh激活时神经节后神经元和髓质细胞去极化，释放肾上腺素。

（二）受体-酶耦联

M受体、α受体及β受体都是G蛋白偶联受体，有7个跨膜区，神经递质或药物与受体结合后，通过腺苷酸环化酶或磷脂酶C，触发信号转导途径，调节细胞功能。

1. 受体-腺苷酸环化酶耦联 腺苷酸环化酶（adenylate cyclase，AC）存在于许多细胞膜的脂质双层中，能催化细胞内三磷酸腺苷（adenosine triphosphate，ATP）形成环磷酸腺苷（cyclic adenosine 3′,5′-monophosphate，cAMP）。递质、激素以及受体激动药等与相应的受体结合后都通过激活AC而发挥效应。例如：β受体激活后，通过G_s蛋白增加AC活性，提高cAMP水平，cAMP再通过cAMP-依赖性蛋白激酶使特异蛋白底物磷酸化而产生生物效应。α_2受体激活后，通过与受体耦联的G_i蛋白调节，抑制AC活性，减少细胞内的cAMP含量而发挥作用，并抑制电压依赖性钙通道，开放钾通道。M_2受体激活后，激活G_i蛋白的β、γ亚单位，进而抑制AC，激活钾通道与抑制电压门控性L型钙离子通道而发挥心脏抑制作用（图5-6）。

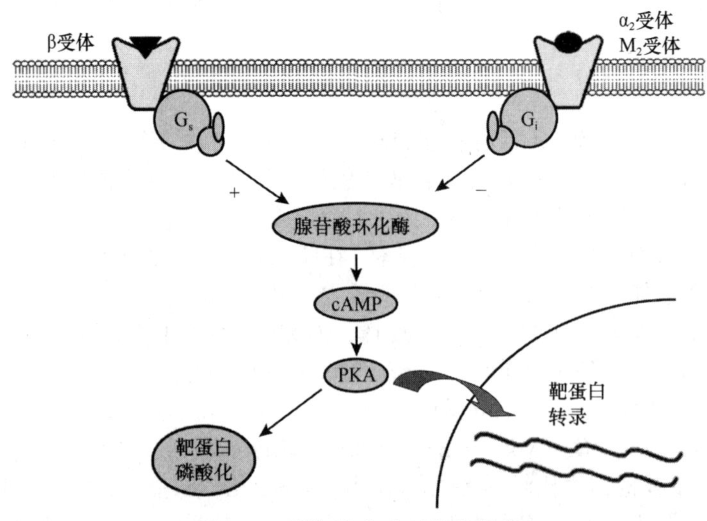

图5-6 受体-腺苷酸环化酶耦联

2. 受体-磷脂酶 C 耦联 与受体-腺苷酸环化酶耦联相似，受体也可以与磷脂酶 C（phospholipase C，PLC）耦联。PLC 激活后可以催化 4, 5-二磷酸磷脂酰肌醇（phosphatidylinositol 4, 5-diphosphate，PIP_2），水解成 1，4，5-三磷酸肌醇（inositol 1，4，5-triphosphate，IP_3）和二酰甘油（diacylgycerol，DAG）。这两种第二信使进而产生一系列效应。

M_3受体：M 受体是一种糖蛋白，由 400 多个氨基酸组成，N 端位于细胞外，C 端位于细胞内，有 7 个 α 螺旋跨膜区（transmembrane domain，TMⅠ～Ⅶ），其间形成 3 个细胞内区间环（i_1- i_3）和 3 个细胞外区间环（o_1-o_3）。每个 TM 由 20 余个氨基酸残基组成，其中 TMⅢ、Ⅵ和Ⅶ含有大量疏水氨基酸，是与 ACh 结合的部位。不同 M 受体亚型的 i_3环结构不同，激活不同的 G 蛋白，从而引起不同的生物效应。G 蛋白受体一级结构的特点是都有 7 次跨膜螺旋区段结构，其肽链 N 端在细胞外，C 端在细胞内。当递质或药物与受体结合后，受体发生一系列构象改变，把信息传递给 G 蛋白。如 M_1 和 M_3 受体激活后，通过磷脂酶 C（PLC）激活 G_q形成三磷酸肌醇（IP_3）和二酰甘油（DAG），IP_3 可以诱导细胞内 Ca^{2+}从内质网贮池释放，即钙诱导钙释放（calcium induced calcium release，CICR），使细胞内 Ca^{2+}增加。DAG 可以激活下游的蛋白激酶 C（protein kinase C，PKC）。

α_1 受体：α_1 受体激活后，也通过相应 G_q蛋白激活 PLC，PLC 催化 PIP_2 水解，产生 IP_3 和 DAG，增加细胞内 Ca^{2+}浓度，这一点与 M 受体相似。

第三节 传出神经系统及其受体的生理效应

【案例 5-2】

人为什么会怯场？怯场是一部分人在考试、与人交际、面试等场面经常出现的一种现象，严重的怯场甚至可丧失展现个人能力的良好机会。怯场被认为是高度紧张所致。在正常情况下，当大脑皮质等高级神经中枢兴奋时，引起肾上腺素的大量分泌，使人体处于应激状态。在这种状态下，人大脑反应敏捷，动作配合协调，但是如果精神过度紧张，应激状态会超出最佳临界点，则会引起肾上腺素的过度释放，出现焦虑不安，心慌意乱，头晕，血压升高，呼吸加快，行动笨拙，语无伦次，出汗，导致在比赛、演出、面试等场合中失利。平时有意识地锻炼自己，多参加集体活动，密切与人交往有助于克服怯场。有些情况下，医生会建议提前服用普萘洛尔、美托洛尔、维拉帕米等药以取得预防怯场的效果。

问题：

1. 怯场时的哪些机体反应与交感神经兴奋相关？
2. 服用普萘洛尔等药物的药理学原因是什么？

一、传出神经系统的生理效应

传出神经系统药物的药理作用共同特点为模拟或拮抗传出神经系统的功能，因此熟悉传出神经系统的功能是掌握传出神经系统相关药物药理作用的基础。

从神经兴奋效应的角度而言，去甲肾上腺素能神经兴奋时（相当于神经递质去甲肾上腺素的作用），可出现心脏兴奋、皮肤黏膜和内脏血管收缩、血压升高、支气管和胃肠道平滑肌抑制、瞳孔扩大及血糖升高等。这些功能变化，有利于机体适应环境的急剧变化，常发生于劳作、危险等情况，称为机体应急反应（应激反应）。胆碱能神经兴奋时（相当于神经递质乙酰胆碱的作用），节前与节后纤维的功能有所不同，当节后纤维兴奋时，基本上表现为与肾上腺素能神经兴奋相反的效应，有利于机体进行休整和积蓄能量，常发生于静息、睡眠等情况。当节前纤维兴奋时，可引起神经节兴奋和肾上腺髓质分泌的增加（图 5-7）。机体的多数器官都接受去甲肾上腺素能和胆碱能神经的双重支配，这两类神经兴奋的效应通常是相互拮抗的。当它们同时兴奋时，通常会显现出占优势张力

(predominant tone) 的神经的效应。比如窦房结，在肾上腺素能神经兴奋时，心率加快；在胆碱能神经兴奋时，心率减慢，然而后者效应占优势。若两类神经同时兴奋，则通常表现为心率减慢。

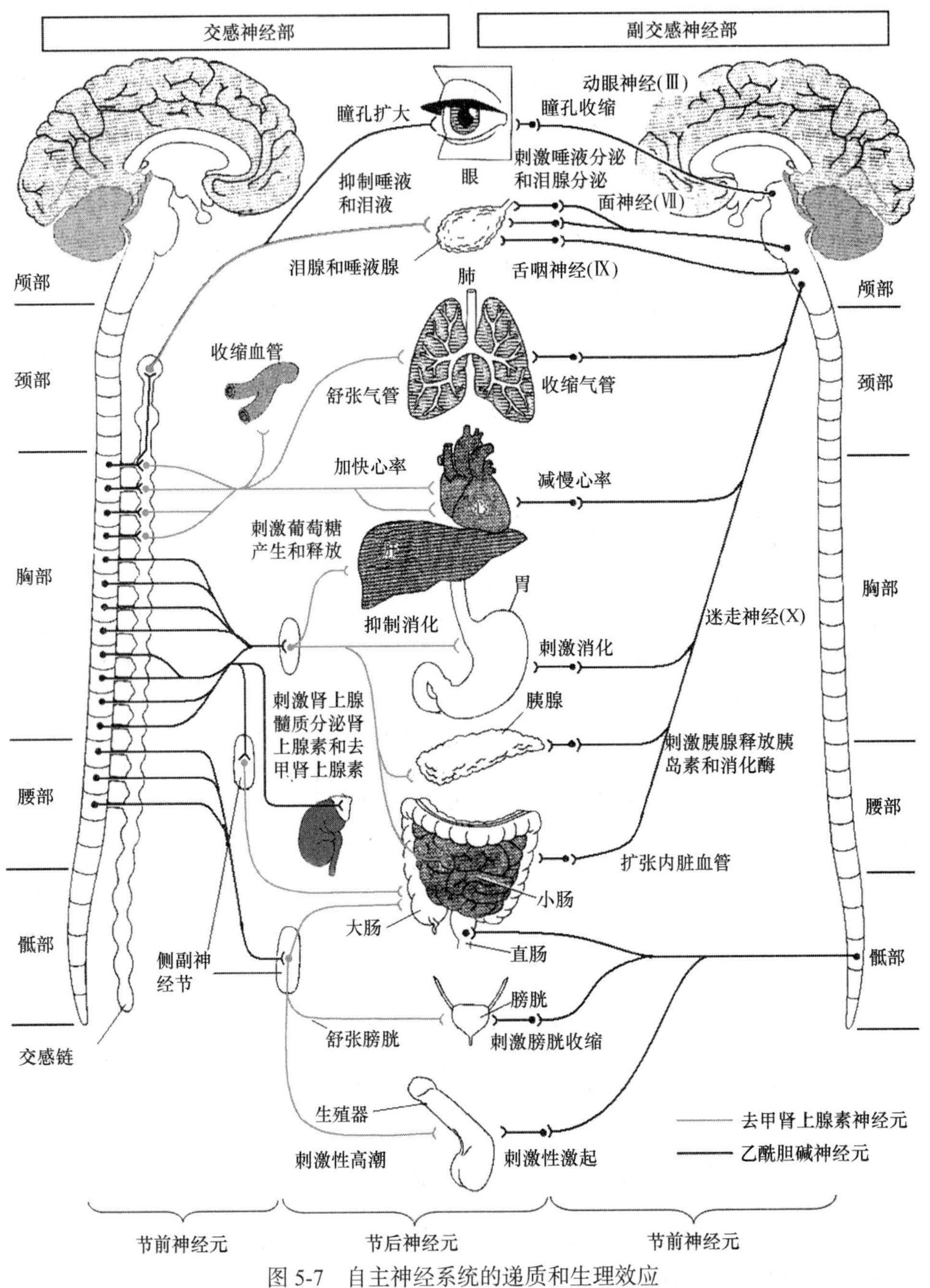

图 5-7　自主神经系统的递质和生理效应

躯体运动神经支配骨骼肌，产生随意运动，如肌肉的运动和呼吸等。而自主神经系统的功能在于调节心肌、平滑肌和腺体的活动。除少数器官外，机体的组织器官都接受交感和副交感神经的双重支配，而这两类神经的作用往往相互拮抗。在中枢神经系统的调控下，自主神经系统能够从正反两个方面调节内脏的活动，使内脏器官的活动协调一致。此过程中，局部和整体水平的负反馈调节起着非常重要的作用。举例来讲，肾上腺素能神经末梢释放的 NA 负反馈抑制 NA 释放的过程，即为一个典型的局部整合过程。此效应是由位于突触前膜的 α_2 受体介导的。整体反射包括血压调节、胃肠道运动调节、膀胱容量调节和呼吸道平滑肌调节等。其中血压调节主要依赖于血管压力感受器活动引起的神经反射调节和肾素-血管紧张素-醛固酮系统的体液调节。

二、传出神经受体的生物效应

（一）胆碱能受体的生物效应

M 受体主要分布于副交感神经节后纤维支配的效应细胞。概括来讲，乙酰胆碱与这类受体结合可产生一系列副交感神经兴奋的效应，包括心脏活动抑制、支气管平滑肌收缩、胃肠平滑肌收缩、膀胱逼尿肌收缩、瞳孔括约肌收缩、睫状肌收缩、消化腺分泌增加等。这类受体激动剂也能与之结合，产生相似的效应。与 M 型受体结合所产生的效应称为毒蕈碱样作用，即 M 样作用。支配汗腺的交感神经和骨骼肌的交感舒血管纤维，其递质也是乙酰胆碱；由于阿托品能阻断其作用，所以属于 M 受体效应。因此，以汗腺分泌增加为例，该反应是交感神经兴奋时的 M 样作用。

N 受体主要分布于自主神经节神经元的突触后膜和神经肌接头的终板膜。神经节神经元突触后膜上的受体为 N_N 受体，骨骼肌运动终板膜上的受体为 N_M 受体。乙酰胆碱与这类受体结合可产生兴奋性突触后电位和终板电位，分别引起节后神经元和骨骼肌的兴奋。这类效应称为烟碱样作用，即 N 样作用。

（二）肾上腺素能受体的生物效应

多数交感神经节后纤维释放的递质是去甲肾上腺素，其对效应器的作用既有兴奋性的，也有抑制性的。效应不同的主要原因是效应器细胞上的受体不同。

肾上腺素能 α_1 受体主要分布于血管、心脏、肝脏、瞳孔开大肌（虹膜辐射状肌）、胃肠及膀胱括约肌等组织的突触后膜。被激动时产生的平滑肌效应主要是兴奋性的，包括血管收缩、子宫收缩、瞳孔开大肌收缩等；但也有抑制性的，如胃肠道平滑肌舒张，眼睫状肌舒张。而肾上腺素能 α_2 受体，主要存在于去甲肾上腺素能神经末梢突触前膜，也存在于血管的突触后膜，主要通过负反馈机制调节去甲肾上腺素的释放，从而间接影响效应器的反应。

肾上腺素能 β 受体被激动后产生的平滑肌效应是抑制性的，包括血管舒张、子宫舒张、胃肠道平滑肌舒张、支气管平滑肌舒张等；但产生的心肌效应却是兴奋性的，这主要由于被激动的 β 受体的亚型不同。β_1 受体主要分布在心脏，激活时表现为心脏兴奋；β_2 受体主要分布在支气管、血管平滑肌细胞，激活时表现为支气管、血管平滑肌舒张。β_3 受体主要分布在脂肪细胞，参与脂肪代谢的调节。

传出神经系统受体及其效应具体见表 5-1。

表 5-1 传出神经系统受体及其效应

器官/系统		去甲肾上腺素能神经兴奋		胆碱能神经兴奋	
		效应	受体	效应	受体
眼睛（虹膜）	瞳孔开大肌（辐射状肌）	收缩（扩瞳）	α_1		—
	瞳孔括约肌（环形肌）	—	—	收缩（缩瞳）	M_3
	睫状肌	舒张（远视）	β_2	收缩（近视）	M_3
心脏	窦房结	心率加速	β_1、β_2	减慢	M_2
	心肌	收缩加强	β_1、β_2	略减弱	M_2
	传导系统	传导加速	β_1、β_2	减慢	M_2
血管	皮肤、黏膜	收缩	α_1、α_2	—	—
	内脏	收缩；舒张	α_1；β_2	—	—
	冠状动脉	收缩；舒张	α_1、α_2；β_2	—	—
	脑	收缩	α_1	—	—
	骨骼肌	收缩；舒张	α_1；β_2	舒张	M

续表

器官/系统		去甲肾上腺素能神经兴奋		胆碱能神经兴奋	
		效应	受体	效应	受体
支气管	平滑肌	舒张	β_2	收缩	M_3
胃肠道	平滑肌	舒张	α_1、α_2；β_2	收缩	M_3
	括约肌	收缩	α_1	舒张	M_3
	分泌	—	—	增加	M
	肠肌丛	—	—	激活	M_1
膀胱	逼尿肌	舒张	β_2	收缩	M_3
	括约肌	收缩	α_1	舒张	M_3
生殖系统	子宫平滑肌（有孕）	收缩；舒张	α_1，β_2	—	—
	子宫平滑肌（无孕）	舒张	β_2	—	—
	阴茎，精囊	射精	α	勃起	M
腺体	汗腺	分泌增加（局部分泌：手脚心）	α_1	增加（全身分泌）	M
	唾液腺	分泌增加	α	增加	M
	胃肠道	淀粉酶分泌	β_2	增加	M_1
	呼吸道	减少；增加	α_1；β_2	增加	M
皮肤	竖毛肌	收缩	α_1	—	—
代谢活动	糖酵解代谢	增加	β_2	—	—
	脂肪分解代谢	增加	β_3	—	—
	肾素释放	减少；增加	α_1；β_1	—	—
骨骼肌	骨骼肌	收缩	β_2	收缩	N_M
肾上腺髓质		—	—	肾上腺素和去甲肾上腺素分泌	N_N

第四节 传出神经系统药物基本作用方式及其分类

一、传出神经系统药物的基本作用方式

传出神经递质的体内过程包括如下步骤：生物合成、储存、释放、与受体结合发挥生物学效应。其生物学效应的消失包括递质的再摄取或酶解。药物可以通过上述各环节影响递质作用的发挥，也可通过直接作用于受体的方式而发挥药理学作用。

（一）直接作用于受体

许多传出神经系统药物可直接与胆碱受体或肾上腺素受体结合，如果药物与受体结合后所产生效应与神经末梢的递质效应相似，称为拟似药或激动药（agonist）。如 M 受体激动药毛果芸香碱（pilocarpine），β 受体激动药异丙肾上腺素（isoprenaline）等。如结合后不产生或较少产生拟似递质的作用，并可妨碍递质与受体结合，产生与递质相反的作用，称之为阻断药（blocker）；对激动药而言，则称为拮抗药（antagonist）。如 M 受体阻断药阿托品（atropine），β 受体阻断药普萘洛尔（propranolol）等。

（二）影响递质

1. 影响递质的生物合成 在乙酰胆碱的合成过程中，胆碱可从细胞外由钠依赖性载体主动摄入细胞液中，此摄取过程为 ACh 合成的限速因素，这一转运过程可被密胆碱（hemicholine）所抑制，因此密胆碱能间接影响 ACh 的合成。α-甲基酪氨酸（α-methyltyrosine）抑制酪氨酸羟化酶，

阻止酪氨酸转化为多巴，从而阻断NA的合成。但密胆碱和甲基酪氨酸无临床应用价值，仅作为药理学研究工具药。

2. 影响递质的贮存 利血平主要抑制去甲肾上腺素能神经末梢囊泡对去甲肾上腺素的摄取，使囊泡内去甲肾上腺素减少以至耗竭，从而发挥拮抗去甲肾上腺素能神经的作用。

3. 影响递质的释放 如麻黄碱和间羟胺可促进NA释放，而氨甲酰胆碱可促进ACh释放，尽管它们亦可直接作用于受体。胍乙啶和溴苄胺可稳定去甲肾上腺素能神经末梢的细胞膜，使NA的释放量减少。

4. 影响递质的代谢与再摄取 乙酰胆碱在体内的灭活主要依赖于胆碱酯酶的水解。例如，胆碱酯酶抑制剂新斯的明可以干扰体内ACh代谢，造成体内ACh堆积，从而产生不同药理学效应。

二、传出神经系统药物分类

传出神经系统药物可直接作用于受体或通过影响递质（乙酰胆碱及去甲肾上腺素等）的合成、贮存、释放、代谢等环节而产生生物效应。根据药物作用的受体和效应不同，传出神经系统药物可分为四大类：拟胆碱药、抗胆碱药、拟肾上腺素药和抗肾上腺素药。

根据药物的作用特点和对受体的选择性可进一步分类。如拟胆碱药分为M、N受体激动药（乙酰胆碱、卡巴胆碱），M受体激动药（毛果芸香碱），N受体激动药（烟碱）及抗胆碱酯酶药（新斯的明、毒扁豆碱）；抗胆碱药分为非选择性M受体阻断药（阿托品、后马托品、溴丙胺太林）、选择性 M_1 受体阻断药（哌仑西平、替仑西平）、M_2 受体阻断药（戈拉碘铵）、M_3 受体阻断药（hexahydrosiladifenidol）、N_1 受体阻断药（美卡拉明、樟磺咪芬）、N_2 受体阻断药（筒箭毒碱）。拟肾上腺素药分为α、β受体激动药（肾上腺素），α_1、α_2 受体激动药（去甲肾上腺素），α_1 受体激动药（去氧肾上腺素），α_2 受体激动药（可乐定）及 β_1、β_2 受体激动药（异丙肾上腺素），β_1 受体激动药（多巴酚丁胺）、β_2 受体激动药（沙丁胺醇）；抗肾上腺素药分为 α_1、α_2 受体阻断药（酚妥拉明），α_1 受体阻断药（哌唑嗪），α_2 受体阻断药（育亨宾），β_1、β_2 受体阻断药（普萘洛尔、索他洛尔），β_1 受体阻断药（美托洛尔、醋丁洛尔），β_2 受体阻断药（布他沙明），α、β受体阻断药（拉贝洛尔、卡维地洛）（表5-2）。

表5-2 传出神经系统药物分类及其代表药

拟似药	拮抗药
拟胆碱药	抗胆碱药
（一）胆碱受体激动药	（一）胆碱受体阻断药
1. M、N受体激动药	1. 非选择性M受体阻断药
卡巴胆碱（carbachol）	阿托品（atropine）
2. M受体激动药	2. M_1 受体阻断药
毛果芸香碱（pilocarpine）	哌仑西平（pirenzepine）
3. N受体激动药	3. M_2 受体阻断药
烟碱（nicotine）	戈拉碘铵（gallamine triethiodide）
	4. N_N 受体阻断药
	美卡拉明（mecamylamine）
	5. N_M 受体阻断药
	琥珀胆碱（succinylcholine）
（二）抗胆碱酯酶药	（二）胆碱酯酶复活药
新斯的明（neostigmine）	碘解磷定（pralidoxime iodide）

续表

拟似药	拮抗药
拟肾上腺素药	抗肾上腺素药
（一）α受体激动药	（一）α受体阻断药
1. α_1、α_2受体激动药	1. α_1、α_2受体阻断药
去甲肾上腺素（noradrenaline）	酚妥拉明（phentolamine）
2. α_1受体激动药	2. α_1受体阻断药
去氧肾上腺素（phenylephrine）	哌唑嗪（prazosin）
3. α_2受体激动药	3. α_2受体阻断药
羟甲唑啉（oxymetazoline）	育亨宾（yohimbine）
（二）β受体激动药	（二）β受体阻断药
1. β_1、β_2受体激动药	1. β_1、β_2受体阻断药
异丙肾上腺素（isoprenaline）	普萘洛尔（propranolol）
2. β_1受体激动药	2. β_1受体阻断药
多巴酚丁胺（dobutamine）	阿替洛尔（atenolol）
3. β_2受体激动药	3. β_2受体阻断药
沙丁胺醇（salbutamol）	布他沙明（butaxamine）
（三）α、β受体激动药	（三）α、β受体阻断药
肾上腺素（adrenaline）	拉贝洛尔（labetalol）

三、传出神经系统药物研究进展

相关内容请扫描本书二维码进行阅读。

（赵　琳）

第六章 肾上腺素受体激动药

第一节 概 述

【案例 6-1】

患者，女，28 岁。溺水致心搏骤停，约 18min 后送至医院，立即给予气管插管及呼吸机辅助呼吸，心脏按压，但心脏未能复搏。随即用盐酸肾上腺素（1mg/1ml）1ml 进行心室内注射，3min 后，心脏恢复跳动。在病情不稳定情况下，边抢救边急送 ICU 继续抢救。经过一系列的治疗与护理，1 天后病情较为平稳，神志有所恢复，于第 6 天停用呼吸机，改气管切开处给氧，第 20 天拔除气管插管并封闭切口。1 个月后，患者基本能够对答如流，生活能够自理，出院。

问题：

1. 该患者为什么可选用肾上腺素治疗？说明原因？
2. 肾上腺素有哪些药理作用和临床用途？

【药物研究简史】 相关内容请扫描本书二维码进行阅读。

肾上腺素受体激动药（adrenoceptor agonist）是一类化学结构、药理作用与肾上腺素（adrenaline，epinephrine，Ad）、去甲肾上腺素（noradrenaline，NA）相似的药物，与肾上腺素受体（adrenoceptor，adrenergic receptor，ADR）结合后可激动其受体，产生肾上腺素样的作用，又称拟肾上腺素药（adrenomimetic drug）。它们的结构都是胺类，而作用又与兴奋交感神经的效应相似，故又称拟交感胺类（sympathomimetic amines）。

一、构效关系

相关内容请扫描本书二维码进行阅读。

二、分 类

肾上腺素受体激动药按其化学结构分为儿茶酚胺类和非儿茶酚胺类。肾上腺素受体激动药按其对受体的选择性可分为三类：α、β 受体激动药，如肾上腺素、多巴胺、麻黄碱等；α 受体激动药（可再分为 α_1、α_2 受体激动药，α_1 受体激动药，α_2 受体激动药），如去甲肾上腺素、间羟胺、去氧肾上腺素、可乐定等；β 受体激动药，如异丙肾上腺素、多巴酚丁胺、沙丁胺醇、特布他林等。

根据肾上腺素受体激动药对 α 受体和 β 受体的不同选择性，具有兴奋 α_1 受体的药物，主要使皮肤、黏膜、腹腔内脏、脑、肺、骨骼肌等处的血管以及瞳孔扩大肌收缩，临床用于升高血压和抗休克；兴奋中枢 α 受体的药物，用于降血压；兴奋 β_1 受体的药物，主要兴奋心脏、增强心肌收缩力、加快心率、加速传导，用于强心和抗休克；兴奋 β_2 受体的药物，主要使支气管平滑肌舒张，肾、肠系膜、骨骼肌血管和冠脉扩张，用于平喘和改善微循环等。

肾上腺素受体激动药对受体的作用以及其作用方式的比较见表 6-1。

表 6-1 肾上腺素受体激动药基本作用比较

分类	药物	对不同肾上腺素受体作用的比较			作用方式	
		α受体	β_1受体	β_2受体	直接作用于受体	释放递质
α受体激动药	去甲肾上腺素	+++	++	±	+	
	间羟胺	++	+	+	+	+
	去氧肾上腺素	++	±	±	+	±
	甲氧明	++	-	-	+	-
α、β受体激动药	肾上腺素	++++	+++	+++	+	
	多巴胺	+	++	±	+	+
	麻黄碱	++	++	++	+	+
β受体激动药	异丙肾上腺素	-	+++	+++	+	
	多巴酚丁胺	+	++	+	+	±

第二节 α、β受体激动药

【案例 6-2】

患者，男，8岁。入院前无明显诱因出现发热、咳嗽、无痰。入院检查：体温38.9℃，咽部充血，呼吸音粗；胸片可见右肺片状高密度阴影；实验室检查：支原体抗体（+），诊断为“支原体肺炎”。给患者静脉输注头孢他啶时，突然出现双上肢充血，恶心呕吐，面色苍白，口唇发绀，大汗淋漓，烦躁不安。检查：呼吸33次/分，脉搏134次/分，血压70/50mmHg，四肢湿冷，心音低钝。诊断为过敏性休克。立即终止静脉输注头孢他啶，给予吸氧，同时应用多参数监护仪监测生命体征，皮下注射肾上腺素0.3mg。10min后，患者呼吸平稳，呼吸24次/分，脉搏110次/分，血压98/64mmHg，四肢温暖，心音有力。继续给予吸氧，并采取支持疗法，动态观察病情变化。

问题：

1. 发生过敏性休克时，为何首选肾上腺素进行抢救？
2. 肾上腺素的禁忌证有哪些？

【肾上腺素的发现】 相关内容请扫描本书二维码进行阅读。

肾 上 腺 素

肾上腺素（adrenaline，epinephrine，Ad）由肾上腺髓质分泌和去甲肾上腺素能神经末梢释放。其生物合成主要是在髓质嗜铬细胞中首先形成去甲肾上腺素，然后进一步经苯乙胺-*N*-甲基转移酶（phenylethanolamine *N*-methyltransferase，PNMT）的作用，使去甲肾上腺素甲基化形成肾上腺素。药用肾上腺素可从家畜肾上腺中提取或人工合成，理化性质与去甲肾上腺素相似且极不稳定，但在酸性溶液中较稳定，故药用制剂为盐酸肾上腺素。

肾上腺素口服无效，因在碱性肠液及肠黏膜和肝内被破坏，故吸收很少，不能达到有效血药浓度。皮下注射因能收缩血管，故吸收缓慢。皮下注射维持时间为1h左右，肌内注射约10～30min。

【药理作用】 肾上腺素能激动α和β两类受体，产生较强的α和β受体激动效应。

1. 心脏 肾上腺素作用于心肌、传导系统和窦房结的β_1受体，使心肌收缩力增强，传导加快，心率加快，心输出量增加；同时又能舒张冠状血管，改善心肌的血液供应，且作用迅速，是一个强效心脏兴奋药。其不利的一面是提高心肌代谢，使心肌耗氧量增加，加之心肌兴奋性提高，如剂量大或静脉注射过快，可因心脏自律性升高而引起心律失常，出现期前收缩，甚至引起心室纤颤。

2. 血管 肾上腺素主要作用于小动脉及毛细血管前括约肌，因为这些小血管壁的肾上腺素受体密度高；而静脉和大动脉的肾上腺素受体密度低，故作用较弱。此外，体内各部位血管的肾上腺素受体的种类和密度各不相同，所以肾上腺素对血管的作用取决于各器官血管平滑肌上 α 和 β 受体的分布密度以及给药剂量的大小。皮肤、肾和胃肠道等器官的血管平滑肌 α 受体在数量上占优势，故以皮肤黏膜血管收缩为最强烈；内脏血管，尤其是肾血管，也显著收缩；对脑和肺血管收缩作用十分微弱，有时由于血压升高而被动地舒张；而在骨骼肌和肝脏的血管平滑肌上 β_2 受体占优势，故小剂量的肾上腺素往往使这些血管舒张。肾上腺素也能舒张冠状血管，除可激动冠脉 β_2 受体外，其他机制同去甲肾上腺素。

3. 血压 肾上腺素可升高血压，其特点为：①给药剂量：在治疗量（0.5～1mg）或慢速静脉滴注（每分钟滴入 10～30μg）时，由于心脏兴奋，心输出量增加，故收缩压升高，由于骨骼肌的血管平滑肌上 β_2 受体占优势，其血管舒张作用抵消或超过了皮肤黏膜血管收缩作用的影响，故舒张压不变或下降，而脉压有所加大；较大剂量或快速静脉滴注时，α 受体作用占优势，血管收缩作用更强，外周阻力升高，收缩压和舒张压均升高，脉压趋向缩小。②双向反应：一次给犬静脉注射大剂量肾上腺素（1μg/kg）时，血压立即出现急剧上升，而后出现微弱的降压反应，使血压表现为先升后降。③肾上腺素的翻转作用：如事先用酚妥拉明等 α 受体阻断药，肾上腺素的升压作用可被翻转，呈现明显的降压反应，表现出肾上腺素对 β_2 受体的激动作用。

4. 平滑肌 肾上腺素对平滑肌的作用取决于平滑肌上 α_1 和 β_2 受体的分布。肾上腺素激动支气管平滑肌、胃肠平滑肌、膀胱逼尿肌、子宫平滑肌的 β_2 受体，引起这些部位的平滑肌舒张；肾上腺素激动瞳孔扩大肌上的 α_1 受体，使瞳孔扩大。

5. 代谢 肾上腺素能提高机体代谢，激动 α 受体和 β_2 受体，使肝糖原分解，降低外周组织对葡萄糖的摄取，抑制胰岛素的释放；激动 α_1、β_1、β_3 受体，激活甘油三酯酶，加速脂肪分解，使血中游离脂肪酸升高。故治疗量的肾上腺素可使整体耗氧量升高 20%～30%。

【作用机制】 肾上腺素（第一信使）与靶细胞质膜上的 α_1 受体结合，形成肾上腺素-α_1 受体复合物而激活受体，通过与受体耦联的鸟苷酸调节蛋白（Gp）而激活磷脂酶 C（PLC），使第二信使三磷酸肌醇（IP_3）和二酰甘油（DAG）增多，表现皮肤、黏膜、腹腔内脏、脑、肺、骨骼肌等处的血管以及瞳孔扩大肌收缩等药理效应（图 6-1）；α_2 受体激动则可能通过抑制鸟苷酸结合蛋白（G_i）抑制腺苷酸环化酶活性，使细胞内 cAMP 减少而产生药理作用。

肾上腺素与靶细胞质膜上的 β 受体结合，形成肾上腺素-β 受体复合物而激活受体，活化的受体催化兴奋性 G 蛋白（G_s）释放出 αs-GTP（αs 为 G 蛋白的一个亚基）。αs-GTP 激活腺苷酸环化酶（AC），催化 ATP 转化成 cAMP，使细胞内 cAMP 浓度增高。cAMP 进一步激活 PKA（cAMP-蛋白激酶），调节细胞的物质代谢和基因表达，从而使肾上腺素表现出心率加快、心肌收缩力增加，骨骼肌血管扩张，支气管平滑肌松弛等药理效应（图 6-1）。

【临床应用】

1. 心搏骤停 用于溺水、麻醉和手术意外、药物中毒、传染病和心脏传导阻滞等所致的心搏骤停，一般首选肾上腺素做心室内注射，同时必须进行有效的人工呼吸、心外挤压和纠正酸中毒等。对电击所致的心搏骤停，在使用肾上腺素时，应配合心脏电除颤器或利多卡因等药物等除颤。

2. 过敏性休克 青霉素等引起过敏性休克，主要是由于过敏性物质释放，使小血管和毛细血管扩张，通透性增强，血容量下降，血压降低；同时伴有支气管平滑肌痉挛，出现呼吸困难。肾上腺素通过激动 α_1 受体，使血管收缩，外周阻力增加，舒张压提高；同时激动 β_1 受体，心肌收缩加强，收缩压提高，总体使血压升高；又因激动 β_2 受体，使支气管平滑肌松弛和减少组胺等过敏介质释放。另外，肾上腺素激动 α_1 受体可使支气管黏膜血管收缩，有利于消除支气管黏膜水肿，从而有效缓解过敏性休克引起的呼吸困难症状。因此，肾上腺素为治疗过敏性休克的首选药。

3. 支气管哮喘 肾上腺素主要用于控制支气管哮喘的急性发作，皮下或肌内注射能于数分钟内奏效。本品由于不良反应严重，仅用于急性发作者。

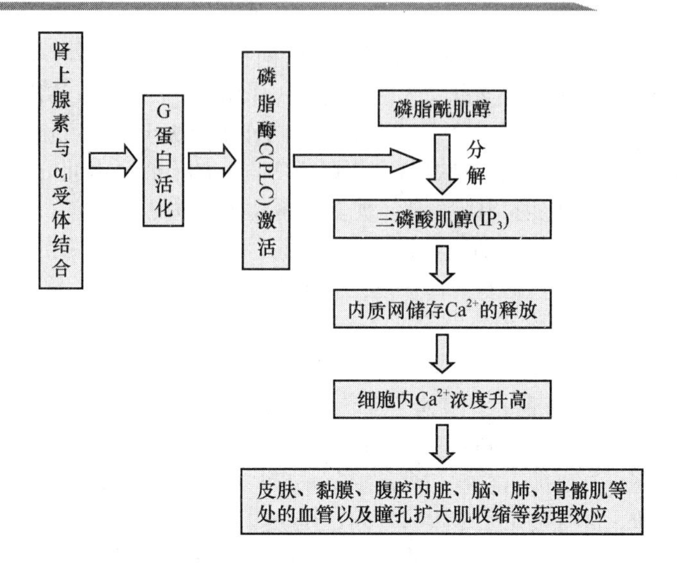

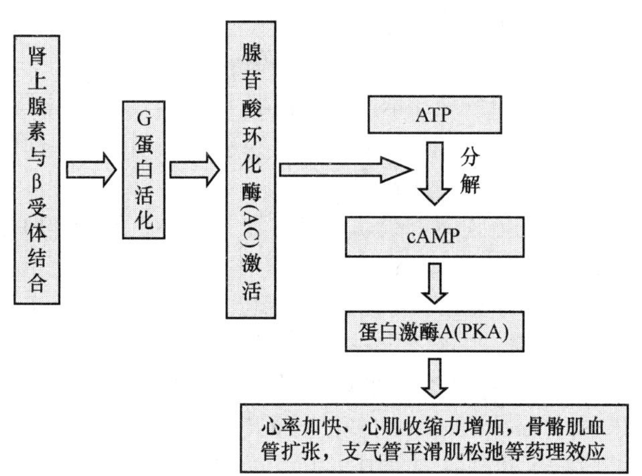

图 6-1 肾上腺素作用机制示意图

4. 与局麻药配伍 肾上腺素加入局麻药注射液中，可延缓局麻药的吸收，减少吸收中毒的可能性，同时又可延长局麻药的麻醉时间。一般局麻药中肾上腺素的浓度为 1∶250 000，一次用量不要超过 0.3mg。

5. 局部止血 当鼻黏膜和齿龈出血时，可将浸有 0.1%盐酸肾上腺素注射液的纱布或棉球填塞出血处，有局部止血作用。

【不良反应与禁忌证】 主要有心悸、烦躁、头痛和血压升高等，剂量过大还可发生心律失常，甚至室颤或脑出血的危险，故应严格控制剂量，老年人慎用。器质性心脏病、高血压、脑动脉硬化、糖尿病和甲状腺功能亢进的患者禁用。

在应用氯仿、环丙烷、恩氟烷、异氟烷等药物麻醉时不宜用本品，以免导致心律失常。遇氧化物、碱类、光线及热都会分解变色，变色溶液不宜用。

【用药监护】

1. 对于未发生心搏骤停的患者有时可引起心律失常，严重者可由于心室颤动而死亡，因此应严格应用于有适应证的患者。

2. 心肺复苏成功后应立即控制本药使用，否则因用量过大或皮下注射误入血管引起血压突然上升而可能出现脑出血。

3. 用药次数多而效果不佳或症状加重时，应考虑耐药的可能。

多　巴　胺

多巴胺（dopamine，DA）是去甲肾上腺素生物合成的前体，药用的是人工合成品。多巴胺不仅能激动 α、β 受体，还能激动多巴胺受体（D）。多巴胺既能直接激动 β_1 受体，又能促进去甲肾上腺素释放而间接激动 β_1 受体，可提高心肌兴奋性，加强心肌收缩力，增加心输出量。高浓度多巴胺静脉滴注时，激动心脏 β_1 受体使收缩压升高，激动皮肤、黏膜及肾血管上的 α_1 受体使血管收缩，引起总外周阻力增加，血压上升。多巴胺在低浓度[10μg/（kg・min）]静脉滴注时，主要与肾、肠系膜及冠状血管上的 D_1 受体结合，使相应部位的血管扩张，肾血流量和肾小球滤过率均增加，同时多巴胺还有排钠利尿作用。

多巴胺临床应用于抗休克，对于伴有心收缩性减弱及尿量减少而血容量已补足的休克患者疗效好。此外，本品尚可与利尿药合并应用于急性肾功能衰竭。也可用于急性心功能不全。多巴胺口服无效，在体内迅速经 MAO 和 COMT 的催化而代谢失效，作用时间短暂，一般用静脉滴注给药。不易透过血-脑屏障，故无明显中枢作用。多巴胺不良反应一般较轻，偶见恶心、呕吐。如剂量过大或滴注太快可出现心动过速、心律失常和肾血管收缩引致肾功能下降等，一旦发生，应减慢滴注速度或停药。

麻　黄　碱

麻黄碱（ephedrine）是从中药麻黄中提取的生物碱，为麻黄“平喘”的有效成分，麻黄是麻黄植物草麻黄、中麻黄或木贼麻黄干燥草质茎，盛产于我国华北和西北，在公元 1 世纪前后，我国的《神农本草经》即有其“发表出汗……止咳逆上气”的记载。我国学者陈克恢 1924 年首次证明麻黄碱有肾上腺素样作用，但具有可以口服的优点，麻黄碱现已人工合成，药用其左旋体或消旋体。化学性质稳定，口服有效。

麻黄碱既可直接激动肾上腺素 α、β 受体，又能通过促进肾上腺素能神经末梢释放去甲肾上腺素而间接激动 α、β 受体，对 α 和 β 受体均有激动作用。药理作用与肾上腺素相似。与肾上腺素比较，麻黄碱的特点是性质稳定，口服有效，作用弱而持久，中枢兴奋作用较显著。具有松弛支气管平滑肌、兴奋心脏、收缩血管、升高血压等作用。较大剂量能兴奋大脑皮质和皮质下中枢，引起精神兴奋、失眠、不安和肌肉震颤等症状。对血管运动中枢和呼吸中枢也略有兴奋作用。麻黄碱兴奋心脏，使心肌收缩力加强，心率加快，心排出量增加，但较肾上腺素弱。在整体情况下，由于血压升高，反射地兴奋迷走神经，抵消了麻黄碱的直接加速心率作用，故心率变化不大。过大剂量可产生心脏抑制。麻黄碱对皮肤、黏膜和内脏血管呈收缩作用，比肾上腺素弱而持久。麻黄碱升压作用缓慢而持久，可维持数小时，收缩压升高比舒张压显著，脉压增加。麻黄碱松弛支气管平滑肌的作用比肾上腺素弱而持久，也具抑制胃肠道平滑肌，扩瞳和升高血糖作用。此外尚具有松弛膀胱壁和逼尿肌，以及收缩其括约肌的作用。可增强重症肌无力患者的骨骼肌张力。麻黄碱短期内反复给药，作用可逐渐减弱，易产生快速耐受性，停药后作用可恢复。

【临床应用】

1. 支气管哮喘　预防支气管哮喘发作和治疗轻症支气管哮喘，对重症、急性发作疗效较差。

2. 鼻黏膜充血引起鼻塞　常用 0.5%～1%溶液滴鼻可消除黏膜肿胀。

3. 低血压　防治某些低血压状态如用于防治硬膜外和蛛网膜下腔麻醉所引起的低血压。

4. 皮肤瘙痒　缓解荨麻疹和血管神经性水肿的皮肤黏膜症状。

【不良反应及禁忌证】　有时出现中枢兴奋所致的不安、失眠等，晚间服用可加用镇静催眠药以防止失眠。禁忌证同肾上腺素。

第三节　α 受体激动药

【去甲肾上腺素的发现】　相关内容请扫描本书二维码进行阅读。

α 肾上腺素受体激动药可分为三类：①α_1、α_2受体激动药，如去甲肾上腺素、间羟胺等；②α_1受体激动药，如去氧肾上腺素等；③α_2受体激动药，如可乐定等。

一、α_1 、α_2受体激动药

去甲肾上腺素

去甲肾上腺素（noradrenaline，NA）是哺乳类动物去甲肾上腺素能神经末梢释放的主要递质，也可由肾上腺髓质少量分泌。药用的是人工合成品，化学性质不稳定，见光易氧化失效；在中性尤其在碱性溶液中迅速氧化变为红色乃至棕色而失效。在酸性溶液中较稳定，故药用制剂为重酒石酸去甲肾上腺素。

口服 NA，可使胃黏膜血管收缩而吸收极少，又易被碱性肠液破坏，故口服无效。皮下注射或肌内注射也因血管剧烈收缩，吸收缓慢，且易产生局部组织坏死。由于 NA 在体内迅速被组织摄取，静注后作用仅能维持几分钟，故一般采用静脉滴注，以维持有效血药浓度。

【药理作用】 NA 激动 α_1和 α_2受体作用强，对心脏 β_1受体作用较弱，对 β_2受体几无作用（表 6-1）。

1. 血管 NA 激动血管上的 α_1受体，除冠状动脉血管舒张以外，几乎所有小动脉和小静脉均产生强烈的收缩作用。皮肤、黏膜血管收缩最明显，其次是肾脏血管的收缩，脑、肝、肠系膜及骨骼肌血管也收缩。

目前认为冠状动脉血管舒张的原因如下：①心脏兴奋，心肌的代谢产物（如腺苷）增加使冠状动脉舒张；②血压升高，冠状动脉灌注压提高；③激动血管壁上的去甲肾上腺素能神经突触前 α_2受体，抑制递质的释放，使冠状动脉舒张。

2. 心脏 NA 激动心脏的 β_1受体，使心肌收缩性加强，心率加快，传导加速，心输出量增加，但其作用较肾上腺素弱。在整体情况下，心率可由于血压升高而反射性减慢。当剂量过大或静脉注射过快时，可引起心律失常，但较肾上腺素少见。

3. 血压 NA 小剂量静脉滴注时，由于兴奋心脏的 β_1受体，心输出量增加，使收缩压升高。这时，血管收缩作用尚不十分剧烈，故舒张压升高不明显，而脉压稍加大（图 6-2）。较大剂量时，因兴奋 α_1受体，皮肤、黏膜和内脏血管强烈收缩，使外周阻力明显增高，故在收缩压升高的同时舒张压也明显升高，脉压变小。

4. 其他 NA 对机体代谢的影响较弱，只有在大剂量时出现血糖升高。由于 NA 难以通过血-脑屏障，几乎无中枢作用。

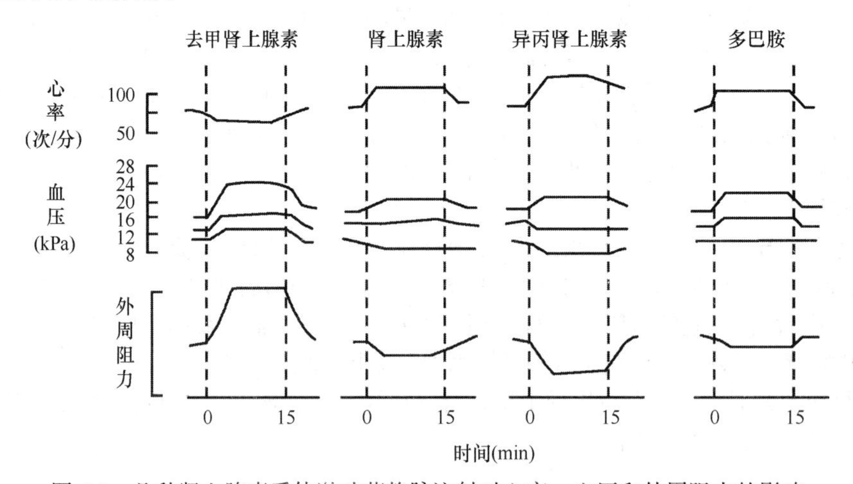

图 6-2 几种肾上腺素受体激动药静脉注射对心率、血压和外周阻力的影响

【临床应用】

1. 休克 目前 NA 类血管收缩药在休克治疗中已不占重要地位，主要用于各种休克（但出血

性休克禁用）早期血压骤降时，用小剂量NA短时间静脉滴注，以保证心、脑等重要器官的血液供应。还可以用于休克经补足血容量后血压仍不能回升者或外周阻力明显降低及心排出量减少者。

2. 药物中毒性低血压　中枢抑制药中毒可引起低血压，用NA静脉滴注，可使血压回升，维持于正常水平。特别是氯丙嗪中毒时应选用NA，而不宜选用肾上腺素。

3. 上消化道出血　取本品1～3mg，适当稀释后口服，在食管或胃内因局部收缩黏膜血管作用，产生止血效果。

【不良反应】

1. 局部组织缺血坏死　NA静脉滴注时间过长、浓度过高或药液漏出血管，可引起局部缺血坏死。如发现NA外漏或注射部位皮肤苍白，应停止注射或更换注射部位，进行热敷，并用普鲁卡因或α受体阻断药如酚妥拉明做局部浸润注射，以扩张血管。

2. 急性肾功能衰竭　NA滴注时间过长或剂量过大，可使肾脏血管剧烈收缩，产生少尿、无尿和肾实质损伤，故用药期间尿量保持在25mL/h以上。

3. 停药后血压下降　NA长期静脉滴注，不可突然停药，应逐渐减少剂量或减慢滴注速度，避免血压突然下降。

【禁忌证】　高血压、动脉硬化症、器质性心脏病、少尿、无尿患者及孕妇禁用。

【药物相互作用】　在应用氯仿、环丙烷、恩氟烷、异氟烷等药物麻醉时不宜用本品，以免导致心律失常。

间　羟　胺

间羟胺（metaraminol）又名阿拉明（aramine），主要激动α受体，对β_1受体作用较弱。间羟胺除直接激动α受体外，也可被去甲肾上腺素能神经末梢摄取、进入囊泡，通过置换作用促使囊泡中的NA释放，发挥间接作用。本品性质较稳定，不易被MAO破坏，故作用比NA持久。短时间内连续应用，可因囊泡内NA减少，使效应逐渐减弱，产生快速耐受性。在产生耐受性时，适当加用小剂量NA可恢复或增强其升压作用。

间羟胺升压作用持久，对心率影响不明显，对肾血管收缩作用较NA弱，故不易引起心律失常及肾功能衰竭等不良反应，且可肌内注射，使用方便，故临床上作为NA的代用品，用于各种休克早期及麻醉等药物引起的低血压。

二、α_1受体激动药

本类药物有去氧肾上腺素（phenylephrine）[又名苯肾上腺素、新福林（neosynephrine）]与甲氧明（methoxamine），两药都是人工合成品。作用机制与间羟胺相似，不易被MAO代谢，可直接和间接激动α_1受体。作用与NA相似但较弱，一般剂量时少具或不具β型作用，而高浓度的甲氧明具有阻断β受体的作用。在产生与NA相似的缩血管、升血压作用时，肾血流的减少比NA更明显。作用维持时间较久，除可静脉滴注外也可肌内注射。用于抗休克，也可用于防治脊椎麻醉或全身麻醉的低血压。

去氧肾上腺素与甲氧明（methoxamine）升高血压，通过迷走神经反射可使心率减慢，临床上可用于阵发性室上性心动过速。去氧肾上腺素还能兴奋瞳孔扩大肌α_1受体，使瞳孔扩大，局部滴眼可作为眼底检查时快速短效的扩瞳药。

三、α_2受体激动药

可乐定（clonidine）为肾上腺素α_2受体激动药，该药主要作用于交感神经中枢，使中枢向外发放的冲动减少，产生降压作用。另外，还可激动外周交感神经突触前膜的α_2受体，引起负反馈减少神经递质的释放也有利于血压下降（见第二十二章抗高血压药）。

第四节 β受体激动药

β受体激动药分为三类：①β_1、β_2受体激动药，如异丙肾上腺素等；②β_1受体激动药，如多巴酚丁胺等；③β_2受体激动药，如沙丁胺醇等。

一、β_1、β_2受体激动药

异丙肾上腺素

异丙肾上腺素（isoproterenol）是人工合成品，药用其盐酸盐，化学结构是去甲肾上腺素氨基上的一个氢原子被异丙基所取代，是经典的 β_1、β_2受体激动药。口服无效，气雾剂吸入给药，吸收较快。舌下含药因能舒张局部血管，少量可从黏膜下的舌下静脉丛迅速吸收。吸收后主要在肝及其他组织中被 COMT 所代谢。异丙肾上腺素较少被 MAO 代谢，也较少被去甲肾上腺素能神经所摄取，因此其作用维持时间较肾上腺素略长。

【作用特点】 对β受体有很强的激动作用，对β_1和β_2受体选择性很低。对α受体几乎无作用。特点为：

1. 兴奋心脏 激动心脏β_1受体，表现为正性肌力、正性频率和传导加速等，可增加心输出量，缩短收缩期和舒张期。与肾上腺素相比，异丙肾上腺素加快心率、加速传导的作用较强，使心肌耗氧量明显增加，对窦房结有显著兴奋作用，也能引起心律失常，但较少产生心室颤动。

2. 舒张血管 激动β_2受体，使骨骼肌血管和冠状动脉舒张，对肾血管和肠系膜血管舒张作用较弱，也有增加组织血流量的作用。静脉滴注每分钟2～10μg，由于心脏兴奋和外周血管舒张，使收缩压升高而舒张压略下降，此时冠状动脉流量增加；但如静脉注射给药，则可引起舒张压明显下降，降低了冠状动脉的灌注压，冠状动脉有效血流量不增加。

3. 支气管平滑肌 可激动β_2受体，舒张支气管平滑肌，其作用比肾上腺素略强；也具有抑制组胺等过敏性物质释放的作用。但对支气管黏膜的血管无收缩作用，故消除黏膜水肿的作用不如肾上腺素。久用可产生耐受性。

4. 其他 能增加组织的耗氧量。其升高血中游离脂肪酸作用与肾上腺素相似，而升高血糖作用较弱。不易透过血-脑屏障，中枢兴奋作用微弱。

【临床应用】

1. 支气管哮喘 用于控制支气管哮喘急性发作，舌下或喷雾给药，疗效快而强。

2. 房室传导阻滞 治疗二、三度房室传导阻滞，舌下含药，或静脉滴注给药。

3. 心搏骤停 适用于心室自身节律缓慢，高度房室传导阻滞或窦房结功能衰竭而并发的心搏骤停，常与去甲肾上腺素或间羟胺合用做心室内注射。

4. 感染性休克 适用于中心静脉压高、心排出量低的感染性休克，但要注意补液及心脏毒性。

【不良反应】 常见的是心悸、头晕。用药过程中应注意控制心率。在支气管哮喘患者，已具缺氧状态，加以用气雾剂，剂量不易掌握，如剂量过大，可致心肌耗氧量增加，易引起心律失常，甚至产生危险的心动过速及心室颤动。禁用于冠心病、心肌炎和甲状腺功能亢进等。

二、β_1受体激动药

多巴酚丁胺（dobutamine）为人工合成品，其化学结构和体内过程与多巴胺相似，为β_1受体激动药，口服无效、仅供静脉注射给药。多巴酚丁胺正性肌力作用比多巴胺强，对β_2受体和α受体兴奋性较弱。治疗量能增加心肌收缩力，增加心排血量，很少增加心肌耗氧量，可降低外周血管阻力，能降低心室充盈压，促进房室结传导。临床用于治疗器质性心脏病心肌收缩力下降引起的心力衰竭、心肌梗死所致的心源性休克及术后低血压。包括心脏直视手术后所致的低排血量综合征，作

为短期支持治疗。用药期间可引起血压升高、心悸、头痛、气短等不良反应。偶致室性心律失常，由于该药可致心肌耗氧增多，偶见心肌梗死患者增加梗死面积，应引起重视。梗阻性肥厚型心肌病患者禁用。因其可促进房室传导，心房纤颤患者禁用。

三、β_2受体激动药

本类药物主要选择性地作用于 β_2 受体，对支气管平滑肌有较强的舒张作用，对心血管系统和中枢系统的影响很小，临床上主要用于哮喘的治疗。

相关内容请扫描本书二维码进行阅读。

第五节　减鼻充血药

鼻黏膜充血是急性鼻炎反复发作或治疗不彻底而逐步演变成的一种鼻塞症状，造成鼻黏膜充血肿胀的容量血管有两种受体：α_1 肾上腺素受体（对儿茶酚胺类敏感）；α_2 肾上腺素受体（对异吡唑类敏感）。减鼻充血药通过作用于 α_1 肾上腺素受体或 α_2 肾上腺素受体，使鼻黏膜血管收缩，缓解鼻塞和保持呼吸道通畅。目前，减鼻充血剂在国际上已经基本上被淘汰或限制使用，在我国，减鼻充血剂的应用规定为只能使用 1 周，因为长时间使用会导致药物性鼻炎。现临床应用的减鼻充血药根据用药途径可以分为 3 类。

（1）只能局部应用：羟甲唑啉、四氢唑啉、赛洛唑啉等。

（2）只能口服：伪麻黄碱、苯丙醇胺。

（3）既能口服也能局部应用：麻黄碱、新福林等。

口服减鼻充血药可与其他鼻腔局部用药合用，如色甘酸钠和皮质类固醇等，目的是鼻黏膜血管收缩后，合用药物更容易达到鼻腔深部，以取得满意的疗效。

羟甲唑啉

羟甲唑啉为 α 肾上腺素受体激动药，具有迅速收缩鼻血管的作用，从而改善鼻塞症状。临床适用于急慢性鼻炎、鼻窦炎、过敏性鼻炎、肥厚性鼻炎等引起的鼻黏膜充血。滴鼻：成人和 6 岁以上儿童一次 1～3 滴，早晨和睡前各 1 次。个别患者用药后可能有轻微的烧灼感、针刺感、鼻黏膜干燥等。接受 MAO 抑制剂治疗的患者和对本品过敏的患者禁用。有冠心病、高血压、甲状腺功能亢进、糖尿病等严重器质性和代谢性疾病的患者慎用。

赛洛唑啉

盐酸赛洛唑啉为咪唑啉类衍生物，具有直接激动血管 α_1 受体而引起血管收缩的作用，从而减轻炎症所致的充血和水肿。临床用于解除急慢性鼻炎、鼻窦炎、过敏性鼻炎、肥厚性鼻炎等引起的鼻塞症状。个别机体用药后可能有一过性鼻黏膜灼感、干燥感、头痛、头晕、心率加快等，停药后立即消失。目前临床常使用其 0.05%或 0.01%滴鼻剂，每侧鼻孔各滴 2 滴，每 4～6h 滴一次。

第六节　β_3 肾上腺素受体激动药研究进展

相关内容请扫描本书二维码进行阅读。

（伍小波）

第七章　肾上腺素受体阻断药

【案例 7-1】

患者，男，32岁。阵发性心悸3年，因过劳加重入院。心电图检查提示异位心律，室上性心动过速，完全左束支传导阻滞，QRS波群增宽。查体：体温36.5℃，血压140/105mmHg，消瘦，面色苍白，叩诊心界无扩大，心率200次/分，诊断：阵发性室上性心动过速。入院后立即口服普萘洛尔15mg，于2h后患者症状消失，查体：心率91次/分。心电图：恢复窦性心律，继续观察4天未复发，痊愈出院。

问题：

1. 普萘洛尔治疗心律失常的机制是什么？
2. 普萘洛尔的药理作用以及临床应用有哪些？

肾上腺素受体阻断药（adrenoceptor blocking drug），又称抗肾上腺素药（antiadrenergic drug），能阻断肾上腺素受体从而拮抗去甲肾上腺素能神经递质或肾上腺素受体激动药的作用。本类药物分为α受体阻断药、β受体阻断药及α、β受体阻断药三大类。

第一节　α受体阻断药

一、概　　述

α受体阻断药能选择性地与α受体结合，其本身不激动或较少激动肾上腺素受体，却能妨碍去甲肾上腺素能神经递质及肾上腺素受体激动药与α受体结合，从而产生抗肾上腺素作用。

【药物研究简史】　相关内容请扫描本书二维码进行阅读。

【药物分类】　α受体阻断药具有较广泛的药理作用，根据这类药物对α_1、α_2受体的选择性不同，可将其分为三类：①α_1、α_2受体阻断药；②α_1受体阻断药；③α_2受体阻断药。

【药理作用】

1. 血管　α受体阻断药由于阻断α_1受体，抑制了由内源性儿茶酚胺引起的血管收缩反应，使外周血管阻力降低，血压下降。作用的强度取决于用药时机体的交感神经活性。对血压正常者仰卧位时血压影响较小，但当站立时拮抗了代偿性血管收缩，可引起血压明显降低。它们能将肾上腺素的升压作用翻转为降压作用，这个现象称为“肾上腺素作用的翻转”（adrenaline reversal）（图7-1）。这可解释为α受体阻断药选择性地阻断了与血管收缩有关的α受体，与血管舒张有关的β受体未被阻断，所以能激动α受体和β受体的肾上腺素的血管收缩作用被取消，而血管舒张作用得以充分地表现出来；对于主要作用于血管α受体的去甲肾上腺素，它们只取消或减弱其升压效应而无“翻转作用”；但对于主要作用于β受体的异丙肾上腺素的降压作用则无影响。

2. 心脏　具有心脏兴奋作用，使心肌收缩力增强，心率加快，心排血量增加。这种兴奋作用部分由血管舒张、血压下降，反射性兴奋交感神经引起，部分是阻断神经末梢突触前膜α_2受体，从而促进去甲肾上腺素释放，激动心脏β_1受体的结果。

3. 其他部位的平滑肌　α_1受体在调节儿茶酚胺诱导的前列腺平滑肌收缩中起重要作用，α_1受体阻断药能抑制膀胱底三角区和括约肌以及前列腺的收缩，从而降低排尿阻力。

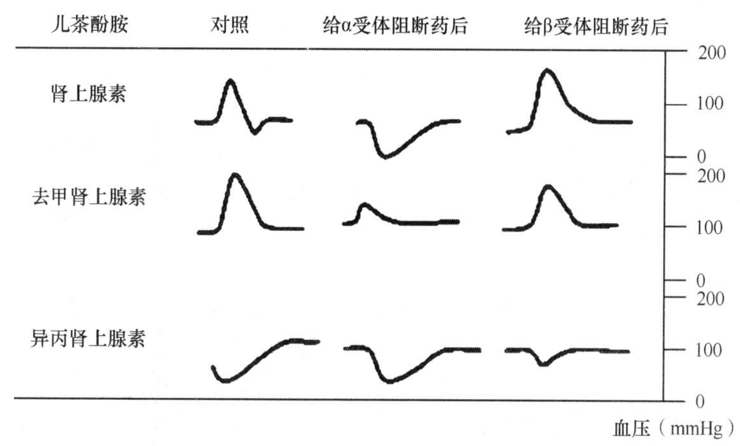

图 7-1 给不同肾上腺素受体阻断药前后儿茶酚胺对血压的影响示意图

二、α_1、α_2受体阻断药

本类药物对α_1、α_2受体并无选择性，代表药物有酚妥拉明（phentolamine）、妥拉唑林（tolazoline）和酚苄明（phenoxybenzamine）等。酚妥拉明和妥拉唑林为短效α_1、α_2受体阻断药，酚苄明为长效α_1、α_2受体阻断药。

酚妥拉明

酚妥拉明（phentolamine）是咪唑啉的衍生物，以氢键、离子键、范德华引力与受体结合，结合力弱，容易解离，作用温和，维持时间短暂。与儿茶酚胺竞争结合受体，故又称竞争性α受体阻断药。酚妥拉明口服生物利用度低，肌内注射 20min 达峰，作用持续 30～45min。

【药理作用】

1. 心血管系统 通过阻断α_1受体和直接舒张血管，使外周血管阻力降低，血压下降。反射性加强心肌收缩力，加快心率。对心脏的作用部分是由于阻断突触前膜α_2受体，促进神经末梢去甲肾上腺素释放的结果。

2. 其他 有拟胆碱作用，使胃肠平滑肌兴奋。有组胺样作用，使胃酸分泌增加，引起皮肤潮红等。

【作用机制】 酚妥拉明与去甲肾上腺素能神经递质及肾上腺素受体激动药竞争α受体，并选择性地与α受体结合，其本身不激动或较少激动肾上腺素受体，却能妨碍去甲肾上腺素能神经递质及肾上腺素受体激动药与α受体结合，从而产生α受体阻断作用。酚妥拉明可提高细胞中的 cAMP 和 cGMP 比值，直接松弛动静脉平滑肌，使小动脉及毛细血管扩张，血压下降；酚妥拉明可阻断神经节前α_2受体及平滑肌膜表面的α_1受体，导致平滑肌细胞Ca^{2+}外流，K^+内流，引起平滑肌舒张，使心脏后负荷降低，左心室舒张末压和肺动脉压下降，心输出量增加，可用于治疗心力衰竭。

【临床应用】

1. 治疗外周血管痉挛性疾病 如肢端动脉痉挛（雷诺病），手足发绀和血栓闭塞性脉管炎等。雷诺（Raynaud）综合征又称肢端动脉痉挛病，是一种末梢小动脉阵发性痉挛，动脉变细致动脉供血不足而出现的一组症状。常于寒冷刺激或情绪激动等因素影响下发病，表现为肢端皮肤颜色间歇性苍白、紫绀和潮红的改变。一般以上肢较重，偶见于下肢。

2. 拮抗作用 静脉滴注去甲肾上腺素发生外漏时，可用酚妥拉明 5mg 溶于 10～20ml 生理盐水中，做皮下浸润注射，以拮抗去甲肾上腺素过度缩血管作用，防止组织缺血坏死。

3. 高血压 酚妥拉明能缓解因嗜铬细胞瘤分泌大量肾上腺素而引起的高血压及高血压危象，使嗜铬细胞瘤患者的高血压下降。也用于诊断肾上腺嗜铬细胞瘤，但可靠性及安全性较差，故应特别慎重。

4. 抗休克 能使心排出量增加，血管舒张，外周阻力降低，并能降低肺循环阻力，防止肺水肿的发生，从而改善休克状态时的内脏血液灌注，解除微循环障碍。适用于感染性、心源性和神经性休克。

5. 用于充血性心力衰竭 在充血性心力衰竭时，因心排出量不足，交感张力增加，外周阻力增高，肺充血和肺动脉压力升高，易产生肺水肿。酚妥拉明可扩张血管、降低外周阻力，心脏后负荷降低、心输出量增加，从而逆转病理过程。但酚妥拉明仅作为治疗充血性心力衰竭的辅助药，不能代替强心苷。

【不良反应】 轻度拟胆碱作用可使胃肠道平滑肌兴奋，组胺样作用可使胃酸分泌增加、皮肤潮红。常见的不良反应有低血压，胃肠平滑肌兴奋所致的腹痛、腹泻、呕吐和诱发溃疡病。静脉给药有时可引起严重的心动过速、心绞痛及直立性低血压，因此须缓慢注射或滴注。

【禁忌证】 低血压、严重动脉硬化、冠心病、肾功能减退者禁用；胃炎、胃及十二指肠溃疡、冠心病患者慎用。

【药物相互作用】 忌与铁剂配伍。

酚 苄 明

酚苄明（phenoxybenzamine）又名苯苄胺（dibenzyline），可与 α 受体形成牢固的共价键。在离体实验时，即使加入高浓度的儿茶酚胺，也难与之竞争，达不到最大效应，属于非竞争性 α 受体阻断药（图 7-2）。

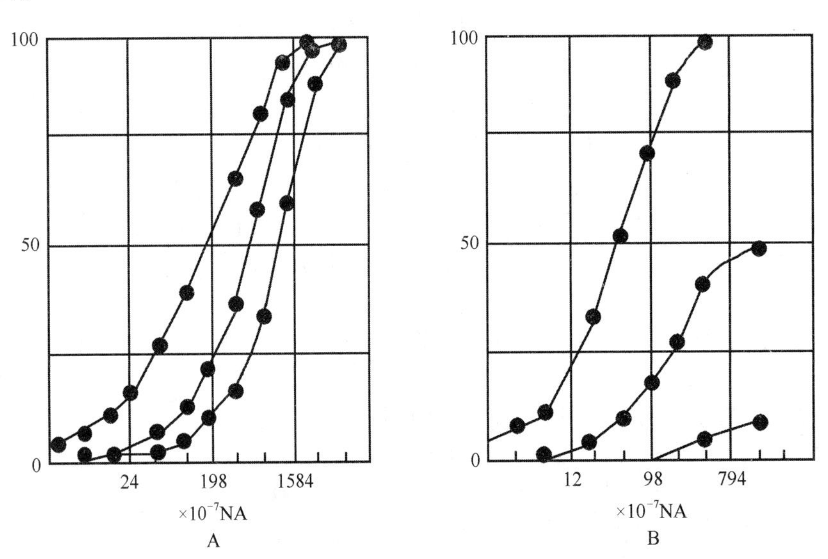

图 7-2 α 受体阻断药对 NA 收缩猫脾脏条的影响

A. 妥拉唑林；B. 酚苄明

横坐标：NA 浓度；纵坐标：最大收缩的百分比（%）；图内为阻断药浓度

酚苄明进入体内后，其分子中的氯乙胺基须环化形成乙撑亚胺基，才能与 α 受体牢固结合，故阻断 α 受体作用起效慢，但作用强大；又因排泄缓慢，故作用持久，一次用药，作用可维持 3～4 天。能舒张血管降低外周阻力。对于静卧的正常人，缓慢静脉注射一般剂量（1mg/kg），收缩压改变很小而舒张压下降。但当伴有代偿性交感性血管收缩，如血容量减少或直立时，就会引起显著的血压下降。由于血压下降引起的反射作用，加上阻断突触前 α_2 受体作用和对摄取-1、摄取-2 的抑制作用，可使心率加速。酚苄明除可阻断 α 受体外，在高浓度应用时，还具有抗 5-羟色胺及抗组胺作用。

【临床应用】 临床主要用于外周血管痉挛性疾病（如雷诺病、手足发绀和血栓闭塞性脉管炎等），治疗出血性、创伤性和感染性休克，尤其是补足血容量后血压仍不见回升的各种休克患者；治疗嗜铬细胞瘤以及用于良性前列腺增生引起的阻塞性排尿困难等。

常见的不良反应有直立性低血压、反射性心动过速、心律失常及鼻塞；口服可致恶心、呕吐、思睡及疲乏等，静脉注射或用于休克时必须缓慢给药和密切监护。

妥拉唑林

妥拉唑林（tolazoline）对α受体阻断作用与酚妥拉明相似，但较弱，拟胆碱及组胺作用较强。胃肠道吸收比酚妥拉明好，大部分以原形从尿中排出。口服效果较注射弱。由于不良反应多，应用少，现主要用于外周血管痉挛性疾病。不良反应与酚妥拉明相似，但发生率较高。

三、α_1受体阻断药

α_1受体阻断药主要有哌唑嗪（prazosin）、特拉唑嗪（terazosin）和乌拉地尔（urapidil）等。

哌唑嗪（prazosin）为选择性突触后膜α_1受体阻断药，能同时扩张阻力血管和容量血管。对突触前 α_2受体无明显作用，故不引起反射性心动过速及肾素分泌增加等。本品能同时降低心脏前、后负荷，这是用于治疗顽固性充血性心力衰竭的药理基础。本品对血脂代谢有良好影响，能降低低密度脂蛋白（LDL）和升高高密度脂蛋白（HDL）浓度，对尿酸、血钾及糖代谢无不良作用，对哮喘发作有轻度缓解作用。本品治疗心力衰竭起效快，1h 达高峰，持续 6h。本品对肾血流量与肾小球滤过率影响小。

特拉唑嗪（terazosin）系哌唑嗪的换代产品，是一种新型长效高选择性α_1受体阻断剂。在心血管方面主要用于高血压和心力衰竭的治疗，该药口服吸收完全、迅速，血浆峰值在 1～2h 内达到，消除半衰期约 12h。

乌拉地尔（urapidil）为苯唑嗪取代的尿嘧啶，本品具有外周和中枢双重降压作用。外周主要阻断突触后膜α_1受体，使血管扩张，显著降低外周阻力。同时也有较弱的突触前膜α_2阻断作用，可阻断儿茶酚胺的收缩血管作用（不同于哌唑嗪的外周作用）；中枢作用主要通过激动 5-羟色胺 1A（$5\text{-}HT_{1A}$）受体，降低延髓心血管中枢的交感反馈调节而降压（不同于可乐定的中枢作用）。在降低血压同时，本品一般不会引起反射性心动过速。

四、α_2受体阻断药

育亨宾（yohimbine）选择性地阻断突触前膜的α_2受体，促进去甲肾上腺素的释放。现代研究表明，育亨宾（又称为痿必治）为非激素类药物，其药理作用能使血管平滑肌扩张，降低交感神经张力，通过扩张阴茎的动脉，增加阴茎海绵窦血流量，使阴茎勃起，并使中枢性交感神经兴奋。本品适用于精神性、神经性、血管性及糖尿病性阳痿。

第二节　β受体阻断药

一、概　　述

β受体阻断药能与去甲肾上腺素能神经递质或肾上腺素受体激动药竞争β受体从而拮抗其β型拟肾上腺素作用。它们与激动药呈典型的竞争性拮抗。从化学结构上看，β受体阻断药与β受体激动药异丙肾上腺素有相似之处，它们都有下述基本结构：一端为带异丙基的仲胺，另一端的芳香环可以是一个或两个苯环也可以是一杂环。前者与β受体的亲和力有关；后者可能决定其结合后发挥激动作用还是拮抗作用。再者，左旋体的作用为右旋体 50～100 倍，说明构效关系中的立体特异性。β受体阻断药的化学结构见图 7-3。

【研究简史】　相关内容请扫描本书二维码进行阅读。

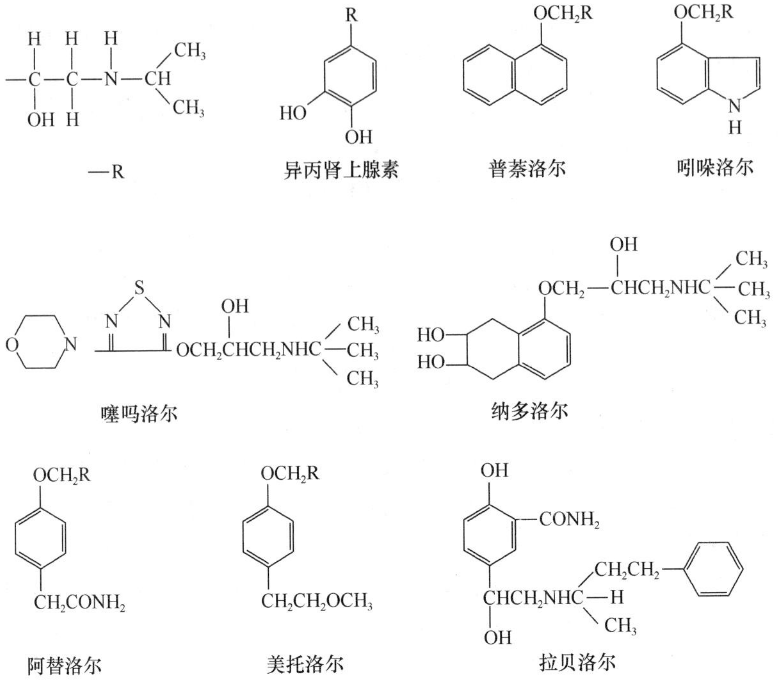

—R 异丙肾上腺素 普萘洛尔 吲哚洛尔

噻吗洛尔 纳多洛尔

阿替洛尔 美托洛尔 拉贝洛尔

图 7-3 异丙肾上腺素与部分 β 受体阻断药的化学结构

【药物分类】 β 受体阻断药，可根据其对 β 受体亚型的选择性分为 β_1、β_2 受体阻断药和 β_1 受体阻断药两类。

【药理作用】

1. β 受体阻断作用

（1）心血管系统：对心脏的作用是这类药物的重要作用。在整体动物，β 受体阻断药的作用也取决于机体去甲肾上腺素能神经张力以及对 β 受体亚型的选择性。例如，它对正常人休息时心脏的作用较弱，但当心脏交感神经张力增高时（如运动或病理情况）则对心脏的抑制作用明显。主要由于阻断心脏 β_1 受体，可使心率减慢，心肌收缩力减弱，心排血量减少，心肌耗氧量下降，血压稍降低。β 受体阻断药还能延缓心房和房室结的传导，延长心电图的 P-R 间期（房室传导时间）。又如非选择性 β 受体阻断药普萘洛尔，其对血管 β_2 受体也有阻断作用，加上心脏功能受到抑制，反射地兴奋交感神经引起血管收缩和外周阻力增加，肝、肾和骨骼肌等血流量减少。在犬和人（包括冠心病患者）都发现普萘洛尔能使冠状动脉血流量降低。

（2）支气管平滑肌：支气管的 β_2 受体激动时使支气管平滑肌松弛，β 受体阻断药则使之收缩而增加呼吸道阻力。但这种作用较弱，对正常人影响较少，只有在支气管哮喘或慢性阻塞性肺疾病的患者，有时可诱发或加重哮喘的急性发作。选择性 β_1 受体阻断药的此作用较弱。

（3）代谢：一般认为人类脂肪的分解主要与激动 β_1、β_3 受体有关，而肝糖原的分解与激动 α_1 和 β_2 受体有关。因此 β 受体阻断药可抑制交感神经兴奋所引起的脂肪分解，当 β 受体阻断药与 α 受体阻断药合用时则可拮抗肾上腺素的升高血糖的作用。普萘洛尔并不影响正常人的血糖水平，也不影响胰岛素的降低血糖作用，但能延缓使用胰岛素后血糖水平的恢复，这可能是其抑制了低血糖引起儿茶酚胺释放所致的糖原分解。β 受体阻断药往往会掩盖低血糖症状如心悸等，从而延误了低血糖的及时察觉。值得注意的是，甲状腺功能亢进（简称甲亢）时，β 受体阻断药不仅可对抗儿茶酚胺的敏感性增高，而且也可抑制甲状腺素（T_4）转变为三碘甲状腺原氨酸（T_3）的过程，可有效控制甲亢的症状。

（4）肾素：β 受体阻断药通过阻断肾小球旁器细胞的 β_1 受体而抑制肾素的释放，这可能是其降血压作用原因之一。

2. 内在拟交感活性 有些β肾上腺素受体阻断药与β受体结合后除能阻断受体外，对β受体具有部分激动作用（partial agonistic action），也称内在拟交感活性（intrinsic sympathomimetic activity，ISA）。由于这种作用较弱，一般被其β受体阻断作用所掩盖。若对实验动物预先给予利血平以耗竭体内儿茶酚胺，使药物的β阻断作用无从发挥，这时再用β受体阻断药，如该药具有内在拟交感活性，其激动β受体的作用便可表现出来，可致心率加速，心排血量增加等。内在拟交感活性较强的药物在临床应用时，其抑制心收缩力、减慢心率和收缩支气管作用一般较不具内在拟交感活性的药物减弱。

3. 膜稳定作用 有些β受体阻断药具有局部麻醉作用和奎尼丁样稳定细胞膜电位作用，这两种作用都由于其降低细胞膜对离子的通透性所致，故称为膜稳定作用。对人离体心肌细胞的膜稳定作用仅在高于临床有效血浓度几十倍时才能发挥。此外，无膜稳定作用的β受体阻断药对心律失常仍然有效。因此认为这一作用在常用量时与其治疗作用的关系不大。

4. 反向激动作用 1983年，Ehlert最先提出了受体阻断剂与G蛋白偶联受体结合后，在没有激动剂存在条件下，可以产生与激动剂相反的生物效应，由此提出了反向激动剂（inverse agonist）这一新概念。如普萘洛尔、奈比洛尔具有一定的反向激动作用。

5. 其他 普萘洛尔有抗血小板聚集作用。β受体阻断药尚有降低眼内压作用，这可能是由于减少房水的形成。

【临床应用】

1. 抗心律失常 对多种原因引起的过速型心律失常有效，如窦性心动过速，全身麻醉药或拟肾上腺素药引起的心律失常等。

2. 抗心绞痛和心肌梗死 对心绞痛有良好的疗效。对心肌梗死，长期应用可降低复发和猝死率，用量比抗心律失常的剂量要大。

3. 防治高血压 能使高血压患者的血压下降，伴有心率减慢。

4. 辅助治疗充血性心力衰竭 在心肌状况严重恶化之前早期应用，对某些充血性心力衰竭能缓解症状，改善预后。

5. 其他 用于甲状腺功能亢进及甲状腺中毒危象，对控制激动不安，心动过速和心律失常等症状有效，并能降低基础代谢率。也用于嗜铬细胞瘤和肥厚型心肌病，普萘洛尔还适用于偏头痛、肌震颤、肝硬化的上消化道出血等。噻吗洛尔常局部应用治疗青光眼，降低眼内压。

【不良反应】 一般不良反应有恶心、呕吐、轻度腹泻等消化道症状，偶见过敏性皮疹和血小板减少等。严重的不良反应常与应用不当有关，可导致严重后果，其主要毒副作用包括：

1. 心血管反应 由于对心脏的β_1受体阻断作用，出现心脏功能抑制，特别是心功能不全、窦性心动过缓和房室传导阻滞的患者，由于其心脏活动中交感神经占优势，故对本类药物敏感性提高，病情加重，甚至引起重度心功能不全、肺水肿、房室传导完全阻滞以致心脏骤停等严重后果。具有内在拟交感活性的β受体阻断药较少引起心动过缓、负性肌力作用等心功能抑制。同时服用维拉帕米或用于抗心律失常时应特别注意心动过缓性的心律失常。对血管平滑肌β_1受体阻断作用，可使外周血管收缩甚至痉挛，可导致四肢发冷，皮肤发白或发绀，出现雷诺症状或间歇性跛行，甚至可引起脚趾溃烂和坏死。

2. 诱发或加剧支气管哮喘 由于对支气管平滑肌的β_2受体的阻断作用，非选择性β受体阻断药可使呼吸道阻力增加，诱发或加剧哮喘，选择性β_1受体阻断药及具有内在拟交感活性的药物，一般不引起上述的不良反应，但这类药物的选择性往往是相对的，故对哮喘的患者仍应慎重。

3. 反跳现象 长期应用β受体阻断药时如突然停药，可引起原来病情加重，其机制与受体向上调节有关。因此长期用药者应逐渐减量直至停药。

4. 其他 偶见眼-皮肤黏膜综合征，偶见幻觉、失眠和抑郁症状。少数人可出现低血糖与加强降血糖药的作用，可掩盖低血糖的症状而出现严重后果，应慎重选用具有β_1受体选择性的药物。

【禁忌证】 本品禁用于严重左室心功能不全、窦性心动过缓、重度房室传导阻滞和支气管哮喘的患者。对心肌梗死患者慎用。肝功能不良时应慎用。

二、β_1、β_2受体阻断药

普萘洛尔（propranolol，心得安）是等量的左旋和右旋异构体的消旋品，仅左旋体有阻断β受体的活性。普萘洛尔具较强的β受体阻断作用，对β_1和β_2受体的选择性很低，没有内在拟交感活性。用药后使心率减慢，心肌收缩力和排出量减低，冠脉血流量下降，心肌耗氧量明显减少，对高血压患者可使血压下降，支气管阻力也有一定程度的增高。可用于治疗心律失常、心绞痛、高血压、甲状腺功能亢进等。

纳多洛尔（nadolol，萘羟心安）对β_1和β_2受体的亲和力大致相同，阻断作用持续时间长，$t_{1/2}$达10～12h，缺乏膜稳定性和内在拟交感活性。其他作用与普萘洛尔相似，但强6倍。且可增加肾血流量，所以在肾功能不全且需用β受体阻断药者可首选此药。

噻吗洛尔（timolol，噻吗心安）是已知作用最强的β受体阻断药。既无内在拟交感活性，也无膜稳定作用，有中等程度的首过消除。常用其滴眼剂，降低眼内压治疗青光眼。作用机制主要在于减少房水的生成。本品0.1%～0.5%溶液的疗效与毛果芸香碱1%～4%溶液相近或较优，每日滴眼2次即可，且无缩瞳和调节痉挛等不良反应。局部应用对心率及血压无明显影响。治疗青光眼时可被吸收；其副作用发生于易感的患者，如哮喘或心功能不全者。

吲哚洛尔（pindolol，心得静）作用类似普萘洛尔，其强度为普萘洛尔的6～15倍，且有较强的内在拟交感活性，主要表现在激动β_2受体方面。激动血管平滑肌β_2受体而致的舒张血管作用有利于高血压的治疗。对于心肌所含少量β_2受体（人类心室肌β_1与β_2受体比率为74：26，心房受体比率为86：14）的激动又可减少其心肌抑制作用。

艾司洛尔（esmolol）是作用时间较短的β受体阻断剂，几乎无内在拟交感活性，缺乏膜稳定作用，本品$t_{1/2}$仅为8min，作用迅速而短暂，可用于室上性快速型心律失常的紧急状态，也可短时用于伴有心动过速、心衰的高血压的危急病例。

三、β_1受体阻断药

阿替洛尔（atenolol）和美托洛尔（metoprolol）对β_1受体有选择性阻断作用，缺乏内在拟交感活性，对β_2受体作用较弱，故增加呼吸道阻力作用较轻，但对哮喘患者仍需慎用。临床试验证明，阿替洛尔每日75～600mg的降压效果比普萘洛尔每日60～480mg为佳。阿替洛尔的$t_{1/2}$和作用维持时间均较普萘洛尔和美托洛尔长，临床应用时每日口服一次即可，而普萘洛尔和美托洛尔则需每日2～3次。

奈比洛尔（nebivolol）为一种新型的含氟的对β_1受体有选择性、无膜稳定作用的β受体阻断药，与其他β受体阻断药相似，临床用其消旋体，不同之处主要是其右旋体发挥药理作用。临床每日口服1剂（5mg），能降低舒张压。最近发现在人的心室和心房表现有部分反向激动活性；对高血压患者，能舒张上臂血管，此作用似由一氧化氮（nitric oxide，NO）介导。奈比洛尔临床主要用于高血压的治疗。

第三节 α、β受体阻断药

本类药物对α、β受体的阻断作用选择性不强，但对β受体的阻断作用强于α受体的阻断作用，临床主要用于高血压的治疗。本类药物以拉贝洛尔为代表，其他药物还有布新洛尔（bucindolol）、阿罗洛尔（arotinolol）和氨磺洛尔（amosulalol）等。

拉贝洛尔（labetalol）：本品为消旋品，兼有α、β受体的阻断作用，对β受体的阻断作用约为普萘洛尔的1/2.5，对α受体的阻断作用为酚妥拉明的1/10～1/6，对β受体的阻断作用强于α受体阻断作用的5～10倍。由于对β_2受体的内在拟交感活性及药物的直接作用，可使血管舒张，可增

加肾血流量。本品多用于中度和重度的高血压、心绞痛，静注可用于高血压危象，它与单纯β阻断药相比能降低卧位血压和外周阻力，一般不降低心排出量，可降低立位血压，引起直立性低血压。本品对支气管平滑肌收缩作用虽不强，但对哮喘患者仍不利。

第四节　α_1受体阻断药研究进展

相关内容请扫描本书二维码进行阅读。

（伍小波）

第八章 胆碱受体激动药

第一节 概 述

【案例 8-1】

患者，女，16 岁。因与父母争吵，服下敌敌畏 300ml，10min 后出现呕吐症状，被送到医院。入院时，患者脸色发灰，口吐白沫，牙关紧闭，间停呼吸，全身颤抖，并出现呼吸衰竭、昏迷症状。抢救：立即放置通气导管，然后插胃管洗胃，导尿，碘解磷定 1.5g 静脉滴注、阿托品 10mg 静脉注射。开始患者无反应，阿托品静脉注射量从 20mg、40mg 到 80mg，5min 之内，随着剂量的加大，患者心率加快，瞳孔由 1mm 渐渐增大至 4mm，皮肤由潮湿变为干爽。患者出现阿托品化表现后，医生一边用药，一边严密观察病情，至次日清晨 6 时，患者开始苏醒。

问题：

1. 服用敌敌畏后为什么会中毒？中毒后会有哪些症状？
2. 有机磷中毒时解救的原则是什么？
3. 有机磷中毒时为什么要用大剂量阿托品？什么是阿托品化？
4. 有机磷中毒时用碘解磷定的作用机制是什么？

案例 8-1 分析讨论：

相关内容请扫描本书二维码进行阅读。

一、直接激动胆碱受体的药物

胆碱受体激动药（cholinoceptor agonists）又称拟胆碱药（cholinomimetics），是一类作用与乙酰胆碱（acetylcholine，ACh）类似的药物。它能直接激动胆碱能神经支配的效应器细胞、神经节、神经肌肉接头等部位的胆碱受体，产生拟胆碱作用。

乙 酰 胆 碱

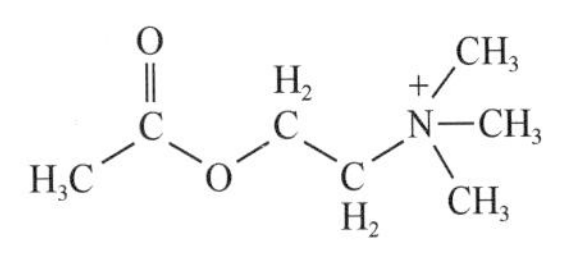

图 8-1 乙酰胆碱的化学结构

乙酰胆碱（ACh）（图 8-1）既是外周也是中枢胆碱能神经的递质，分布范围广泛，有着非常重要的生理功能。ACh 特异性地作用于胆碱能受体，在体内迅速被胆碱酯酶破坏，无临床应用价值。但了解 ACh 的生理作用有助于了解一系列胆碱受体激动药和胆碱受体阻断药的药理作用。

ACh 直接激动 M 胆碱受体和 N 胆碱受体，兼有 M 样、N 样和中枢作用。

（一）M 样作用

ACh 可明显激动 M 胆碱受体，产生与兴奋胆碱能神经节后纤维相似的作用，出现的结果称为 M 样作用，主要包括心率减慢、部分血管扩张、心肌收缩力减弱，血压下降，胃肠道、泌尿道及支气管平滑肌等兴奋，腺体分泌增加，瞳孔括约肌和睫状肌收缩等。

（二）N 样作用

ACh 剂量稍大时可明显激动 N_N 胆碱受体，产生相当于全部自主神经节兴奋时所产生的作用，包括交感和副交感神经节后纤维的兴奋。兴奋的结果称为 N_N 样作用，包括胃肠道、膀胱等器官的平滑肌收缩加强，腺体分泌增加，心肌收缩力加强和小血管收缩，血压上升。过大剂量的 ACh 可使神经节从兴奋转入抑制。由于在多数器官组织中，交感和副交感神经的作用是相互拮抗的，因此 N_N 胆碱受体兴奋引起的生理效应非常复杂，其最终结果取决于组织中何种受体占优势。

体内 ACh 过多或过量时，也可明显激动运动神经终板上的 N_M 受体，使骨骼肌收缩，称为 N_M 样作用，包括肌肉弥漫性收缩、肌肉痉挛等现象。

（三）中枢作用

中枢神经存在胆碱能神经元，释放 ACh。中枢胆碱受体也分 M、N 胆碱受体。大脑 M 受体较丰富，脊髓以 N 受体为主。

二、影响胆碱酯酶活性的药物

胆碱酯酶（cholinesterase）可分为真性胆碱酯酶亦称乙酰胆碱酯酶（acetylcholinesterase, AChE）和假性胆碱酯酶亦称丁酰胆碱酯酶（butyrylcholinesterase，BChE）两类，前者主要存在于胆碱能神经末梢突触间隙，对 ACh 的水解能力极强，可将 ACh 水解为胆碱和乙酸；后者对 ACh 特异性较低。本章所提及的胆碱酯酶主要指真性胆碱酯酶。胆碱酯酶通过水解 ACh，在胆碱能神经末梢与效应器接头或突触间隙等部位终止 ACh 作用。胆碱酯酶活性极高，一个酶分子可在 1min 内水解 6×10^5 分子的 ACh。

胆碱酯酶通过下列三个步骤水解 ACh：①乙酰胆碱分子中带正电荷的季铵阳离子头，以静电引力与胆碱酯酶的阴离子部位相结合，同时 ACh 分子中的羰基碳与胆碱酯酶酯解部位的丝氨酸的羟基以共价键结合，形成 ACh 与胆碱酯酶的复合物；②ACh 与胆碱酯酶复合物裂解为胆碱和乙酰化胆碱酯酶；③乙酰化胆碱酯酶迅速水解，分离出乙酸，使酶的活性恢复（图 8-2）。

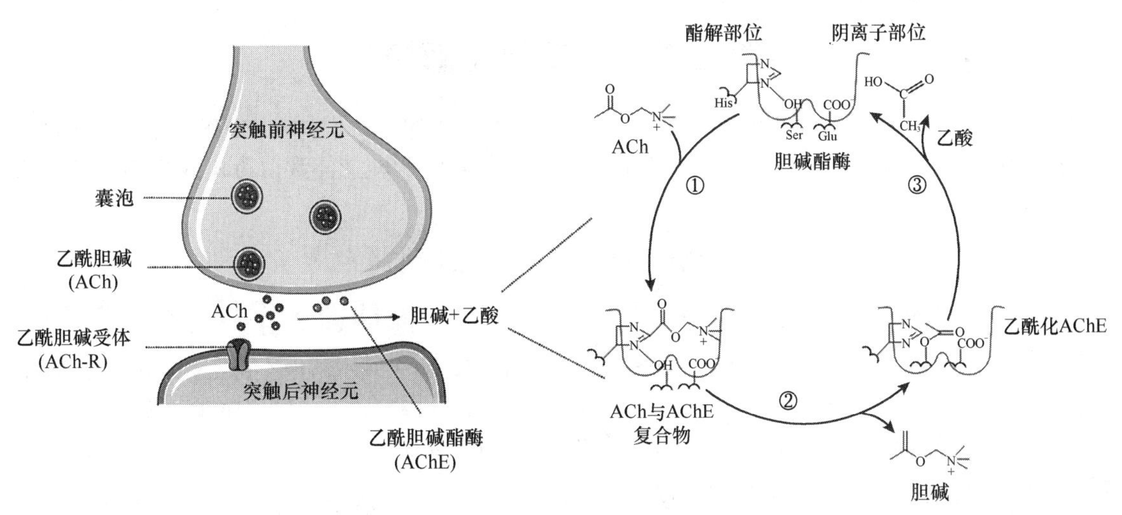

图 8-2 胆碱酯酶水解乙酰胆碱过程示意图

（一）抗胆碱酯酶药（anticholinesterase drug）

抗胆碱酯酶药又称胆碱酯酶抑制药，一般为酯类，与胆碱酯酶的亲和力比乙酰胆碱大，结合物分解慢或不分解，从而使胆碱酯酶失去水解 ACh 的功能（图 8-3）引起 ACh 堆积，引起拟胆碱作用。抗胆碱酯酶药按它们与胆碱酯酶结合形成复合物后水解的难易，分为易逆性抗胆碱酯酶药和难逆性抗胆碱酯酶药。

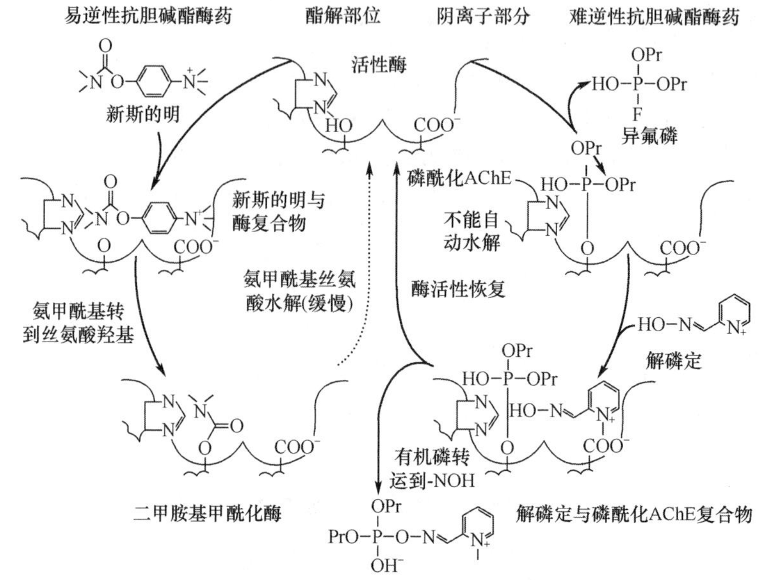

图 8-3 抗胆碱酯酶药与胆碱酯酶复活药作用机制

1. 易逆性抗胆碱酯酶药 包括非共价结合抑制药和氨甲酰类抑制药。非共价结合抑制药，如他克林（tacrine）和多奈哌齐（donepezil）等，主要用于阿尔茨海默病的治疗。氨甲酰类抑制药，如毒扁豆碱、新斯的明、吡斯的明等，主要用于重症肌无力、青光眼、腹胀、尿潴留等。

2. 难逆性抗胆碱酯酶药 主要为有机磷酸酯类（organophosphates），如敌百虫（dipterex）、乐果（rogor）等，具有毒理学意义。

（二）胆碱酯酶复活药（cholinesterase reactivator）

常用的胆碱酯酶复活药有碘解磷定（pralidoxime iodide）和氯解磷定（pralidoxime chloride）等。

第二节 胆碱受体激动药

胆碱受体激动药是能与胆碱受体结合，直接激动胆碱受体，产生与 ACh 相似作用的药物。根据其对受体的选择性主要分为 M、N 胆碱受体激动药，M 胆碱受体激动药和 N 胆碱受体激动药三类。

一、M、N 胆碱受体激动药

（一）乙酰胆碱

乙酰胆碱（ACh）于 1867 年由 Baeyer 公司首先合成，由于其水溶液不稳定，不易透过血-脑屏障，选择性低，作用广泛，副作用多，故无临床实用价值。因此，为获得选择性更高、作用时间更长的乙酰胆碱类药物，已先后合成了许多乙酰胆碱衍生物。

（二）卡巴胆碱（carbachol）

对 M、N 胆碱受体选择性与乙酰胆碱相近似，都有激动作用。化学性质稳定，不易被胆碱酯酶水解，作用时间较长。其对膀胱和肠道作用明显，故可用于术后腹胀、气胀和尿潴留，仅用于皮下注射，禁用静脉注射给药。该药副作用较多，阿托品对它的解毒效果差。主要用于局部滴眼，治疗青光眼。

（三）醋甲胆碱（methacholine）

可被 AChE 水解，但水解较慢，故作用时间较长。对 M 胆碱受体选择性较高，故对心血管系统作用明显。临床主要用于口腔黏膜干燥。

M、N 胆碱受体激动药药理特性比较，见表 8-1。

表 8-1　M、N 胆碱受体激动药药理特性比较

胆碱酯类	对胆碱酯酶敏感性	阿托品拮抗作用	M 样作用				N 样作用	用途
			心血管	胃肠道	膀胱	眼		
乙酰胆碱	+++	+++	++	++	++	+		工具药
氨甲酰胆碱	–	+	+	+++	+++	++	+++	青光眼
醋甲胆碱	+	+++	+++	++	++	+	+	口腔干燥症
卡巴胆碱	–	+	+	+++	+++	++	+++	术后腹胀、尿潴留等

二、M 胆碱受体激动药

本类药物包括毒蕈碱（muscarine）、毛果芸香碱（pilocarpine）（图 8-4）和贝胆碱（bethanechol）等。

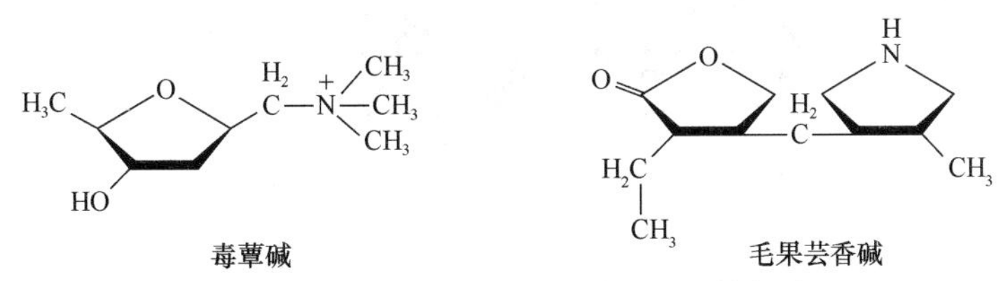

图 8-4　毒蕈碱与毛果芸香碱的化学结构式

（一）毒蕈碱

由捕蝇蕈（*Amanita muscaria*）分离提取，为经典 M 胆碱受体激动药，其效应与节后胆碱能神经兴奋时所产生的效应相似，即 M 样作用。本品因毒性大不作药用，但它具有重要的药理活性。

（二）毛果芸香碱

毛果芸香碱又名匹鲁卡品，是从毛果芸香属（*Pilocarpus*）植物中提取的生物碱。

1. 药理作用　毛果芸香碱是一种具有直接作用的拟胆碱药物，通过直接刺激位于瞳孔括约肌、睫状体及分泌腺上的 M 受体而起作用。毛果芸香碱通过收缩瞳孔括约肌，使周边虹膜离开房角前壁，开放房角，增加房水排出（图 8-5）。同时还通过收缩睫状肌的纵行纤维，增加巩膜突的张力，使小梁网间隙开放，房水引流阻力减小，增加房水排出，降低眼压（图 8-6）。

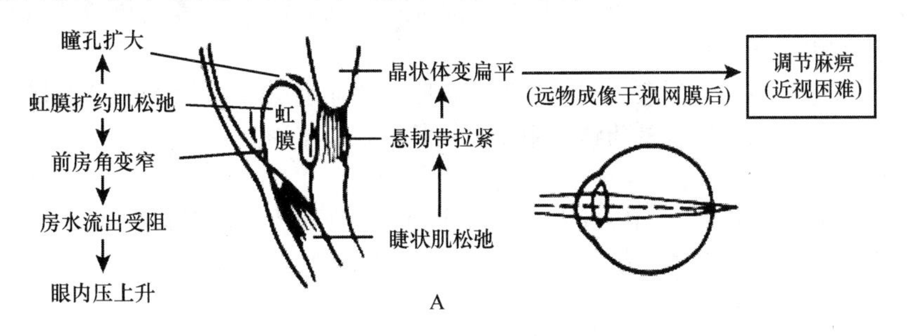

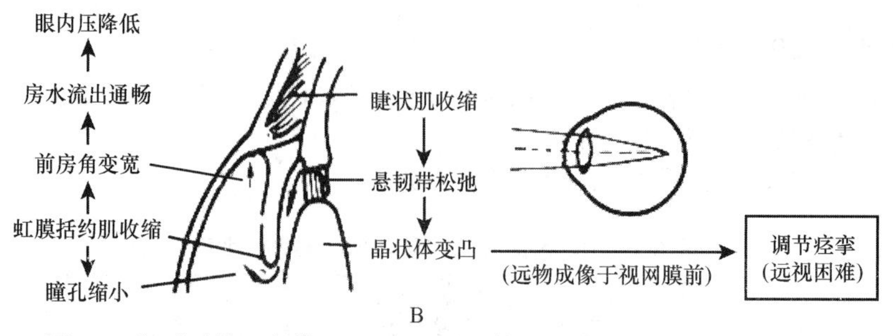

图 8-5 胆碱受体阻断药（A）与胆碱受体激动药（B）对眼睛作用比较

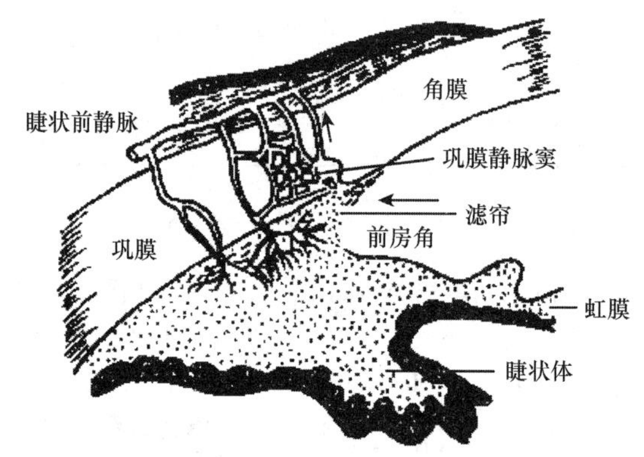

图 8-6 房水出路（箭头表示房水回流方向）

2. 临床应用

（1）青光眼：青光眼是全球首位不可逆性致盲眼病，病理性眼压升高是青光眼的主要危险因素。我国按照发病时的临床表现分为急性和慢性闭角型青光眼。1%～2%浓度的毛果芸香碱可滴眼治疗闭角型青光眼，用药后可使患者瞳孔缩小、前房角间隙扩大，眼内压下降。

（2）虹膜炎：与扩瞳药交替使用，以防止虹膜与晶状体粘连。

3. 不良反应 可有眼刺痛，烧灼感，结膜充血引起睫状体痉挛，浅表角膜炎，颞侧或眼周头痛，诱发近视。此眼部不良反应通常发生在治疗初期，并在治疗过程中消失。

4. 禁忌证和应用注意事项

（1）哮喘、急性角膜炎慎用。

（2）瞳孔缩小常引起暗适应困难，夜间开车或从事照明不好的危险职业的患者要特别小心。

（3）需定期检查眼压。

5. 药物相互作用

（1）毛果芸香碱与β受体阻断药、碳酸酐酶抑制药、α和β肾上腺素受体激动药或高渗脱水药联合使用有协同作用。

（2）毛果芸香碱与拉坦前列素合用可降低葡萄膜巩膜途径房水流出的量，减低降眼压作用。

（3）毛果芸香碱与局部抗胆碱药物合用将干扰其降眼压作用。

6. 用药监护

（1）应定期进行眼科检查，如出现视力模糊或近、远视力改变应引起注意。

（2）心血管疾病患者应监测毛果芸香碱诱导的心律改变或血流动力学改变。

（三）贝胆碱

对胃肠道及膀胱平滑肌的选择性作用明显，对心血管几无作用，故较安全。口服或皮下注射，用于术后腹胀与尿潴留。口服贝胆碱后的不良反应很少见，但皮下注射后比较常见，当剂量增加时更容易发生不良反应。

三、N 胆碱受体激动药

（一）烟碱（nicotine，尼古丁）

烟碱是从烟草中提取的生物碱，可兴奋自主神经节和神经肌肉接头的 N 胆碱受体。其对神经节的 N_N 受体作用呈双相性，即开始使用时可短暂兴奋，随后出现持续抑制。烟碱对神经肌肉接头 N_M 受体作用与其对神经节 N_N 受体作用类似。已开发尼古丁透皮贴剂用于戒烟，减轻尼古丁依赖性吸烟者的成瘾行为和戒断症状。

（二）洛贝林（lobeline，山梗菜碱）

与烟碱有相似的作用，属 N_N 受体激动药，可刺激颈动脉体和主动脉体化学感受器，反射性地兴奋呼吸中枢而使呼吸加快，但对呼吸中枢并无直接兴奋作用。对迷走神经中枢和血管运动中枢也同时有反射性的兴奋作用；对自主神经节先兴奋而后阻断。临床上常用于新生儿窒息，一氧化碳、阿片中毒等。

第三节　抗胆碱酯酶药和胆碱酯酶复活药

【药物研究简史】　相关内容请扫描本书二维码进行阅读。

抗胆碱酯酶药（anticholinesterase drug）能抑制胆碱酯酶的活性，使其失去水解 ACh 的能力。本类药分为易逆性抗胆碱酯酶药和难逆性抗胆碱酯酶药两类。

一、易逆性抗胆碱酯酶药

新斯的明

新斯的明（neostigmine）是人工合成品，具有季铵基团，脂溶性低，吸收少且不规则。

1. 药理作用　新斯的明通过抑制胆碱酯酶活性而发挥完全拟胆碱作用，使 ACh 水解的量减少，突触间隙中的 ACh 量增多。新斯的明与 AChE 形成的复合物水解较慢，所以会较持久地抑制该酶的作用，但这种抑制为可逆性抑制。

新斯的明对骨骼肌的兴奋作用最强，除通过抑制 AChE 外，还直接激动骨骼肌细胞膜上的 N_M 受体，促进运动神经末梢释放 ACh。对胃肠道和膀胱平滑肌的兴奋作用较强，能促进胃、小肠和大肠的蠕动，从而防止肠道弛缓，促进肠内容物向下推进。对心血管、腺体、眼和支气管平滑肌的作用较弱。

2. 临床应用　新斯的明皮下或肌内注射改善症状作用迅速，能直接激动骨骼肌运动终板上的 N_M 胆碱受体，促进运动神经末梢释放 ACh，用于手术结束时拮抗非去极化肌肉松弛药的残留肌松作用，较好地改善重症肌无力症状，手术后功能性肠胀气及尿潴留等。

3. 不良反应　大剂量时可引起“胆碱能危象”，表现为恶心、呕吐、腹泻、流泪、流涎等，严重时可出现共济失调、惊厥、昏迷、语言不清、焦虑不安、恐惧甚至心脏停搏。

4. 禁忌证

（1）过敏体质者禁用。

（2）癫痫、心绞痛、室性心动过速、机械性肠梗阻或泌尿道梗阻及哮喘患者忌用。

（3）心律失常、窦性心动过缓、血压下降、迷走神经张力升高禁用。

5. 药物相互作用

（1）不宜与去极化型肌松药合用。

（2）某些能干扰肌肉传递的药物如奎尼丁，能使药效减弱，不宜合用。

其他易逆性抗胆碱酯酶药的比较见表 8-2。

表 8-2 易逆性抗胆碱酯酶药的比较

药物	药理作用	临床应用	不良反应
毒扁豆碱（physostigmine）	外周作用与新斯的明相似，易透过血-脑屏障，滴眼时易透过角膜进入前房	局部应用治疗青光眼	毒性大，中毒时可致呼吸麻痹而死亡
吡斯的明（pyridostigmine）	作用较新斯的明弱，但维持时间较长	重症肌无力，术后腹胀和尿潴留	副作用少
依酚氯铵（edrophonium）	抑制 AChE 作用弱，激动 N_M 受体选择性强，作用快而短暂	重症肌无力的诊断	副作用少
安贝氯铵（ambenonium）	作用类似新斯的明，但维持时间较长	重症肌无力，尤其是不能耐受新斯的明的患者，口服有效	同新斯的明，M 样不良反应较少
加兰他敏（galanthamine）	作用与新斯的明相似，但可透过血-脑屏障	重症肌无力、脊髓灰质炎后遗症和阿尔茨海默病，口服、皮下或肌内注射均可	同新斯的明，但较轻

二、难逆性抗胆碱酯酶药

有机磷酸酯类

有机磷酸酯类（organophosphates）可与胆碱酯酶呈难逆性结合而产生毒性作用。有机磷酸酯类主要作为农业和环境卫生杀虫剂，如敌百虫（dipterex）、乐果（rogor）、马拉硫磷（malathion）、敌敌畏（DDVP）、内吸磷（systox，E1059）和对硫磷（parathion，605）等。有些则用作战争毒气，如沙林（sarin）、梭曼（soman）和塔崩（tabun）等。仅少数作为缩瞳药治疗青光眼，如乙硫磷（echothiophate）和异氟磷（isoflurophate，dyflos）。

有机磷酸酯类脂溶性高，易挥发，可经呼吸道、消化道黏膜及完整的皮肤吸收而中毒。有机磷酸酯类中毒分为急性中毒和慢性中毒两种。慢性中毒多发生于长期接触农药的人员，主要表现为血中胆碱酯酶活性持续下降，临床体征为神经衰弱综合征、腹胀、多汗、偶见肌束颤动及瞳孔缩小。

1. 中毒机制 本类毒物作用机制与易逆性抗胆碱酯酶药相似，但其与胆碱酯酶结合更为牢固。毒物中的磷原子具亲电子性，可与羟基上具有亲核性的氧原子形成共价键，形成难以水解的磷酰化胆碱酯酶，使胆碱酯酶失去水解乙酰胆碱的能力，造成体内乙酰胆碱大量积聚而引起一系列中毒症状（图 8-7）。

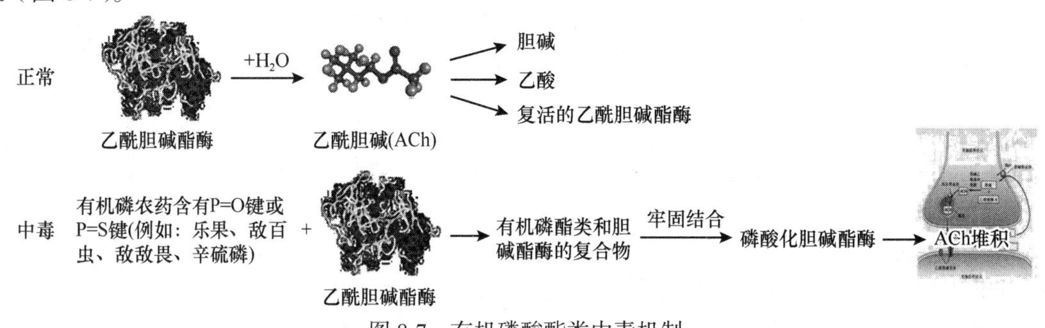

图 8-7 有机磷酸酯类中毒机制

若不及时抢救，磷酰化胆碱酯酶可在几分钟或几小时内就“老化”。“老化”过程是磷酰化胆碱酯酶的磷酰化基团上的一个烷氧基断裂，生成更加稳定的单烷氧基磷酰化胆碱酯酶。此时即使用胆碱酯酶复活药，也不能恢复酶的活性，必须等待新生的胆碱酯酶出现，才可水解 ACh，此过程可能需要几周时间。

2. 中毒表现

（1）M 样作用症状：瞳孔缩小，视物模糊，流涎，出汗；呼吸困难，严重者出现肺水肿；恶心，呕吐，腹痛，腹泻，大小便失禁；心动过缓，血压下降。

（2）N 样作用症状：肌肉震颤、抽搐，严重者出现肌肉无力甚至呼吸肌麻痹；血压升高。

（3）中枢神经系统症状：不安、震颤、谵妄、昏迷，血压下降，呼吸中枢麻痹致使呼吸停止。

一般而言，依中毒程度的轻、中、重分别表现 M 样症状、M 及 N 样症状同时出现、M 及 N 样症状伴中枢神经系统症状。

3. 中毒防治　按照预防为主的方针，加强农药生产人员及使用人员的劳动保护措施及安全知识教育。

（1）迅速消除毒物以免继续吸收：发现中毒时，应立即把患者移出现场。对由皮肤吸收者，应用温水和肥皂清洗头发和皮肤。经口中毒者，应首先抽出胃液和毒物，并用微温的 2%碳酸氢钠溶液或 1%食盐水反复洗胃，直至洗出液中不含农药味，然后给予硫酸镁导泻。敌百虫口服中毒时不用碱性溶液洗胃，因其在碱性溶液中可转化为毒性更强的敌敌畏。眼部染毒，可用 2%碳酸氢钠溶液或 0.9%生理盐水冲洗数分钟。

（2）尽快使用特效解毒药：用药过程中要随时测定血胆碱酯酶作为用药监护指标。要求全血胆碱酯酶活性恢复到 50%～60%。急性中毒患者的血胆碱酯酶水平与临床症状有关，因此密切观察临床表现，亦可及时重复用药。对中度或重度中毒患者，必须采用阿托品与 AChE 复活药合并应用的治疗措施。

三、胆碱酯酶复活药

胆碱酯酶复活药常用药物有碘解磷定和氯解磷定。

碘 解 磷 定

碘解磷定（pralidoxime lodide），又称派姆（PAM），为最早应用的 AChE 复活药。水溶性较低，水溶液不稳定，久置可释放出碘。

本品系肟类化合物（＝N—OH）（图 8-8），其季铵基团能趋向与有机磷杀虫剂结合的已失去活力的磷酰化 AChE 的阳离子部位，它的亲核性基团可直接与 AChE 的磷酸化基团结合而后共同脱离 AChE，使 AChE 恢复原态，重新呈现活力，被有机磷杀虫剂抑制超过 36h 已“老化”的 AChE 的复活作用效果甚差。对慢性有机磷杀虫药中毒抑制的 AChE 无复活作用。对有机磷杀虫剂引起的烟碱样症状作用明显，而对毒蕈碱样症状作用较弱，对中枢神经系统症状作用不明显。

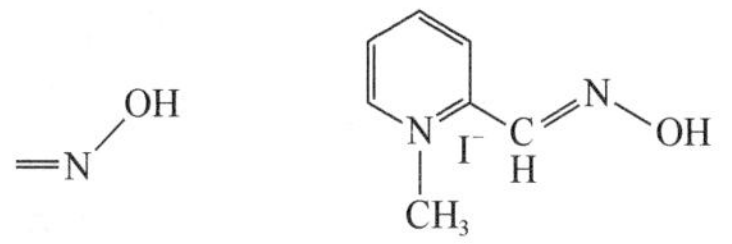

肟基　　碘解磷定

图 8-8　肟基和碘解磷定的化学结构式

碘解磷定对不同有机磷酸酯类中毒的疗效存在差异，用于解救多种有机磷酸酯类杀虫剂的中毒。但对马拉硫磷、敌百虫、敌敌畏、乐果、甲氟磷（dimefox）、丙胺氟磷（mipafox）和八甲磷（schradan）等的中毒效果较差；对氨基甲酸酯杀虫剂所抑制的胆碱酯酶无复活作用。

碘解磷定注射后可引起恶心、呕吐、心率增快、心电图出现暂时性 S-T 段压低和 Q-T 间期延长；注射速度过快引起眩晕、视物模糊、复视、动作不协调；剂量过大可抑制胆碱酯酶、抑制呼吸和引起癫痫发作；口中苦味和腮腺肿胀与碘有关。

氯 解 磷 定

氯解磷定（pralidoxime chloride，PAM-CL）的药理作用及用途与碘解磷定相似，但水溶性好，水溶液较稳定，可肌内注射或静脉给药，临床上较为常用。

第四节　胆碱受体激动药的研究进展

相关内容请扫描本书二维码进行阅读。

（刘　宁　余建强）

第九章　胆碱受体阻断药

【案例 9-1】

患者，男，36 岁，因进食不洁食物，1h 后出现腹痛、呕吐和腹泻，到医院就诊。医生诊断为急性胃肠炎。给予阿托品对症治疗，同时给予抗菌药对因治疗。用药后约 2h 患者上述症状明显缓解，3h 后症状消失。

问题：

1. 阿托品为什么可改善此患者的腹痛等症状，其药理学基础是什么？
2. 阿托品的临床应用有哪些？

【药物的发现及研究简史】 相关内容请扫描本书二维码进行阅读。

胆碱受体阻断药（cholinoceptor-blocking drug）又称抗胆碱药（anticholinergics），对胆碱受体亲和力强，能与 ACh 或其拟似药竞争与受体结合，但形成的药物-受体复合物无内在活性，从而阻碍拟胆碱药对胆碱受体的激动，发挥抗胆碱作用。胆碱受体阻断药根据其对受体的选择性分为三类。①M 胆碱受体阻断药：主要选择性阻断 M 胆碱受体，如阿托品、东莨菪碱、山莨菪碱等。②N_1 胆碱受体阻断药：主要阻断神经节细胞膜上的 N_1 受体，又称神经节阻断药，如美加明、六甲双铵等。③N_2 胆碱受体阻断药：主要阻断骨骼肌运动终板膜上的 N_2 受体，能引起骨骼肌松弛，故又称骨骼肌松弛药，如琥珀胆碱、筒箭毒碱等。

第一节　M 胆碱受体阻断药

M 胆碱受体阻断药（muscarinic receptor-blocking drug）能阻断节后胆碱能神经支配的效应器细胞上的 M 胆碱受体，发挥抗 M 样作用。本类药物均为竞争性拮抗剂，依来源不同分为阿托品类生物碱和人工合成的阿托品类代用品。

一、阿托品类生物碱

阿托品类生物碱主要包括阿托品（atropine）、东莨菪碱和山莨菪碱等，均为茄科植物颠茄、曼陀罗和洋金花以及唐古特莨菪等天然植物中提取获得。本类药物结构主要是由托品酸和有机碱结合而成的有机酯类（图 9-1）。结构中 6，7 位具有氧桥使中枢镇静作用加强，而羟基则使中枢作用减弱。东莨菪碱有氧桥存在，因此，东莨菪碱具有很强的中枢镇静作用的药物。阿托品和山莨菪碱无氧桥存在。山莨菪碱在 7 位碳原子有一羟基而无氧桥，故中枢作用最弱。

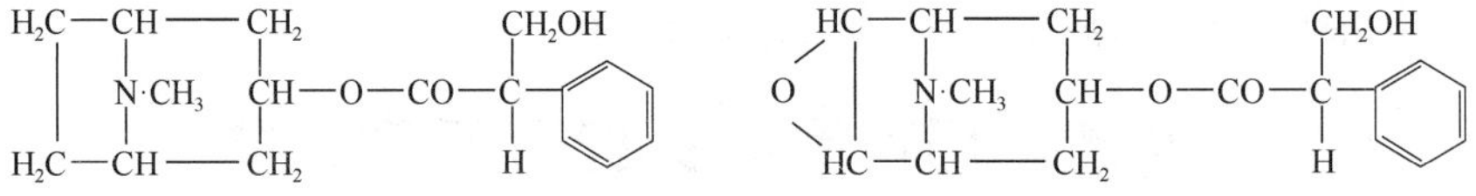

阿托品　　　　东莨菪碱

图 9-1　阿托品及东莨菪碱的化学结构

阿　托　品

天然存在的生物碱为不稳定的左旋莨菪碱（L-hyoscyamine），其药理作用比右旋体强 100 倍，经提取处理后可得到比较稳定的消旋莨菪碱（dl-hyoscyamine），即阿托品，现已人工合成。

【体内过程】　阿托品为叔胺类生物碱，口服或黏膜给药均易吸收，口服后血药浓度达峰值约1h，生物利用度为50%，吸收后可广泛分布于全身组织，可通过血-脑屏障。阿托品口服30～60min后，中枢神经系统可达较高的药物浓度。阿托品在体内迅速消除，其$t_{1/2}$为2～4h，其中50%～60%的药物以原形经尿排出，其余经肝代谢，并与葡萄糖醛酸结合从尿排出。阿托品对大多数器官的副交感神经拮抗作用可维持约3～4h，但对眼（虹膜和睫状肌）的作用可持续72h或更久。

【药理作用】　治疗剂量的阿托品可阻断外周M受体，大剂量对神经节的N受体也有阻断作用。阿托品对各种M受体亚型的选择性较低，因此药理作用广泛，各器官对阿托品的敏感性不同。随着剂量的增加，依次出现对腺体、眼、内脏平滑肌、心血管系统和中枢神经系统的作用（表9-1）。

表9-1　阿托品剂量与作用的关系

剂量	作用
0.5mg	轻度心率减慢，轻度口干，汗腺分泌减少
1.0mg	口干、口渴感，心率加快（有时心率可先减慢），轻度扩瞳
2.0mg	心率明显加快，心悸，明显口干，扩瞳，调节麻痹
5.0mg	上述所有症状加重，说话和吞咽困难，不安，疲劳，头痛，皮肤干燥、发热，排尿困难，肠蠕动减少
10.0mg	上述所有症状加重，脉细速，瞳孔极度扩大，极度视物模糊，皮肤红、热、干，运动失调，不安，激动，幻觉，谵妄和昏迷

1. 腺体　阿托品能阻断腺体细胞膜上M胆碱受体，抑制腺体的分泌。对不同腺体阿托品的抑制作用强度不同，对唾液腺与汗腺作用最敏感，小剂量（0.5mg）就可引起口干和皮肤干燥，剂量增大抑制作用更明显。因其抑制汗腺分泌，大剂量时可使患者体温升高，尤其儿童更为敏感。阿托品对呼吸道腺体和泪腺分泌的抑制作用次之；较大剂量还可减少胃液分泌，但影响较小，主要由于胃酸分泌受多种体液因素的调节，如组胺、胃泌素等。此外，阿托品还可抑制胃中HCO_3^-的分泌，故对胃酸的影响较小。

2. 眼　阿托品通过阻断眼部M胆碱受体，表现为扩瞳、眼压升高和调节麻痹。上述作用在局部给药和全身用药时均可出现，应引起重视。

（1）扩瞳：阿托品通过阻断虹膜括约肌的M胆碱受体使其松弛，因瞳孔开大肌不受M胆碱受体支配，故使去甲肾上腺素能神经支配的瞳孔开大肌功能占优势，导致瞳孔扩大。

（2）眼内压升高：由于瞳孔扩大，使虹膜退向四周外缘，因而前房角间隙变窄，阻碍房水回流入巩膜静脉窦，以致房水积聚，造成眼内压升高。故青光眼患者禁用。

（3）调节麻痹：阿托品阻断睫状肌上的M受体，睫状肌松弛而退向外缘，从而使悬韧带拉紧，晶状体变为扁平，其屈光度降低，只适合看远物，而不能将近物清晰地成像于视网膜上，造成看近物模糊不清，此作用称为调节麻痹。

3. 平滑肌　阿托品能阻断内脏平滑肌上的M胆碱受体，对多种内脏平滑肌具松弛作用。其作用强度取决于平滑肌的功能状态和不同平滑肌对阿托品的敏感性。尤其是对过度兴奋或痉挛状态的平滑肌松弛作用更为显著。胃肠道平滑肌最敏感，阿托品可抑制胃肠道平滑肌痉挛，降低蠕动的幅度和频率，从而缓解胃肠绞痛。阿托品对胃肠括约肌作用常取决于括约肌当时的机能状态，如当胃幽门括约肌痉挛时，阿托品具有一定松弛作用，但作用常较弱或不恒定。此外，阿托品可降低尿道和膀胱逼尿肌的张力和收缩幅度，但对胆管、支气管、输尿管及子宫平滑肌作用较弱。

4. 心血管系统

（1）心脏：治疗量的阿托品（0.4～0.6mg）可使部分患者心率短暂性轻度减慢，一般可减少4～8次/分。这种心率减慢并不伴随血压与心输出量的变化。研究发现，选择性M_1胆碱受体阻断药哌仑西平也有减慢心率作用。如先用哌仑西平后再用阿托品，则阿托品减慢心率作用消失，这提示阿托品心率减慢作用是由于它阻断了副交感神经节后纤维上的 M_1 胆碱受体（即为突触前膜 M_1 受体），从而减少突触中 ACh 对递质释放的抑制作用。较大剂量阿托品可引起心率加快，可能与阻断窦房结 M_2 受体，解除迷走神经对心脏的抑制作用有关。心率加快的程度取决于迷走神经张力的高低，迷走神经张力高的青壮年心率加快明显，如肌内注射 2mg 阿托品，心率可增加 35～40 次/分。由于迷走神经张力低，即使应用大剂量阿托品对运动状态、婴幼儿和老年人的心率影响也不大。

阿托品通过阻断 M 胆碱受体，拮抗迷走神经过度兴奋所致房室传导阻滞，可加快房室传导。此外，阿托品尚可缩短房室结的有效不应期，从而增加房颤或房扑患者的心室率。

（2）血管：治疗量阿托品对血管与血压无显著影响，主要原因为许多血管床缺乏胆碱能神经支配。大剂量的阿托品可引起皮肤血管舒张，出现潮红、温热等症状。尤其是对处于痉挛状态的微血管有明显解痉作用。阿托品扩血管作用机制未明，与其抗胆碱作用无关，可能是机体对阿托品引起的体温升高后的代偿性散热反应，也可能是阿托品的直接舒张血管作用所致。

5. 中枢神经系统 治疗量的阿托品对中枢神经系统影响不明显。较大剂量（1～2mg）可轻度兴奋延髓及其大脑，而引起较弱的迷走神经兴奋作用；2～5mg 时中枢兴奋作用明显增强，可出现烦躁不安、多言、谵妄；中毒剂量（10mg 以上）常产生幻觉、定向障碍、运动失调和惊厥等。严重中毒时可由兴奋过度转为抑制，出现昏迷和呼吸麻痹，最后死于循环与呼吸衰竭。

【临床应用】

1. 解除平滑肌痉挛 适用于各种平滑肌痉挛引起的内脏绞痛。对胃肠绞痛，膀胱刺激症状如尿频、尿急等疗效较好；阿托品还具有松弛膀胱逼尿肌、增大膀胱容积及增加膀胱括约肌张力等作用，故可用于治疗遗尿症；但阿托品对胆囊、胆管和输尿管的解痉作用较弱，故对胆绞痛、肾绞痛效果较差，常需与阿片类镇痛药合用。

2. 抑制腺体分泌 用于全身麻醉前给药，以减少呼吸道腺体及唾液腺的分泌，防止分泌物阻塞呼吸道而引起吸入性肺炎的发生。也可用于严重的盗汗及流涎症。

3. 眼科

（1）虹膜睫状体炎：0.5%～1%阿托品溶液滴眼，可松弛虹膜括约肌和睫状肌，使之充分休息，有助于炎症消退；同时还可与缩瞳药交替使用防止虹膜与晶状体的粘连。

（2）验光、眼底检查：眼内滴入阿托品可使睫状肌松弛，具有调节麻痹作用，此时由于晶状体固定，可准确测定晶状体的屈光度。但阿托品作用持续时间较长，扩瞳作用可持续 1～2 周，调节麻痹作用可维持 2～3 天，视力恢复较慢，故现已少用，目前常用人工合成的短效的 M 受体阻断药后马托品和托吡卡胺作为替代药。因儿童睫状肌调节功能较强，儿童验光时仍需用阿托品来发挥其充分的调节麻痹作用，从而有利于正确地检验屈光度。

4. 缓慢型心律失常 阿托品可用于治疗迷走神经过度兴奋所致窦房阻滞、房室阻滞等缓慢型心律失常。在急性心肌梗死的早期，尤其是发生在下壁或后壁的急性心肌梗死，常伴有窦性心动过缓，严重时可引起低血压及迷走神经张力过高，导致房室传导阻滞。阿托品可恢复心率以维持正常的心脏动力学，从而改善患者的临床症状。但阿托品的应用剂量需谨慎调节，因剂量过大可引起心率加快，增加心肌耗氧量进而加重心肌梗死，严重时可引起心室颤动。

5. 抗休克 对暴发型流行性脑脊髓炎、中毒性菌痢、中毒性肺炎等所致的感染性休克患者，可用大剂量阿托品治疗，能解除血管痉挛，扩张外周血管，改善微循环。但对休克伴有高热或心率过快者，不宜用阿托品。

6. 解救有机磷酸酯类中毒 见第八章。

【不良反应】 阿托品因药理作用广泛，临床上应用一种作用时，其他的作用则成为副作用。常见不良反应有口干、视物模糊、心率加快、瞳孔扩大及皮肤潮红等。但随着剂量增大，其不良反应可逐渐加重，甚至出现明显中枢中毒症状（表 9-1）。此外，误服过量的颠茄果、曼陀罗果、洋金花或莨菪根茎等也可出现中毒症状。阿托品的最低致死量，成人为 80～130mg，儿童约为 10mg。

【中毒解救】 解救阿托品中毒主要为对症治疗。如属口服中毒，应立即洗胃、导泻，以促进毒物排出，并可用毒扁豆碱 1～4mg（儿童 0.5mg）缓慢静脉注射，可迅速对抗阿托品中毒症状。但由于毒扁豆碱体内代谢迅速，患者可在 1～2h 内再度昏迷，故需反复给药。如患者有明显中枢兴奋时，可用地西泮对抗，但剂量不宜过大，以免与阿托品导致的中枢抑制作用产生协同效应。不可使用吩噻嗪类（phenothiazines）药物，因这类药物具有 M 受体阻断作用而加重阿托品中毒症状。同时，患者还应进行给氧、人工呼吸，敷以冰袋及酒精擦浴以降低患者的体温，儿童中毒者尤其注意降温，以免引起高热惊厥。

【禁忌证】 青光眼、前列腺增生（可加重排尿困难）、幽门梗阻、心率过快、高热及重症肌无力患者禁用。

山莨菪碱（anisodamine）是我国学者从茄科植物唐古特莨菪中提取的生物碱，为左旋体（简称 654），其天然品称为 654-1，人工合成品（为消旋体）称为 654-2。山莨菪碱化学结构与阿托品相似，其氢溴酸盐极易溶于水。该药与阿托品的作用相似但稍弱。能阻断 M 胆碱受体而呈现抗胆碱作用，其抑制唾液分泌和扩瞳作用仅为阿托品的 1/20～1/10，不易通过血-脑屏障，其中枢作用很弱。因其不良反应较少，在治疗胃肠平滑肌痉挛引起的胃肠绞痛方面，已取代阿托品。山莨菪碱可对抗 ACh 所致的平滑肌痉挛和抑制心血管作用，此作用与阿托品相似而稍弱，但山莨菪碱对痉挛血管的解痉作用选择性相对较高，大剂量能解除血管痉挛，改善微循环，提高细胞对缺血缺氧的耐受性而发挥抗休克作用，故已取代阿托品用于感染性休克的治疗。

主要用于感染性休克，也可用于内脏平滑肌绞痛。不良反应和禁忌证与阿托品相似，但其毒性较低。

东莨菪碱（scopolamine）是从茄科植物洋金花和东莨菪等中提出的一种左旋生物碱。东莨菪碱具有阻断 M 胆碱受体的作用，外周作用与阿托品相似，仅在作用强度上略有差异，其中抑制腺体分泌作用较阿托品强，扩瞳及调节麻痹作用较阿托品稍弱，而对心血管系统作用较弱。但中枢作用与阿托品不同，该药有较强的中枢抑制作用，在治疗剂量时即可引起中枢抑制，东莨菪碱对中枢的作用与阿托品相反，小剂量镇静，较大剂量能产生催眠作用，再增加剂量可引起意识消失，进入浅麻醉状态。东莨菪碱主要用于麻醉前给药，因其抑制腺体分泌较阿托品强，而且具有中枢抑制作用，因此优于阿托品。此外，东莨菪碱具有较强的防晕、止吐和抗帕金森病作用。其中，防晕作用可能与抑制大脑皮质及前庭神经内耳功能或抑制胃肠道运动有关，可与苯海拉明合用以增加疗效。本品以预防给药效果较好，如已出现晕动病的症状，再用药则疗效差，也可用于妊娠呕吐及放射病呕吐。抗帕金森病的疗效可能与其中枢性抗胆碱作用有关。禁忌证同阿托品。

二、阿托品的合成代用品

由于阿托品的选择性差，作用广泛、不良反应多。用于眼科作用维持时间长，用于内科选择性较低，不良反应较多。针对阿托品的缺点，通过改变其化学结构，合成了一些作用与阿托品相似，但选择性较高，不良反应较少的代用品。主要有以下三类：合成扩瞳药、解痉药和选择性 M 受体阻断药。

（一）合成扩瞳药

均为短效的 M 受体阻断药，该类药物与阿托品相比，扩瞳和调节麻痹作用持续时间短，更适用于扩瞳检查眼底和验光。

后马托品（homatropine）作用与阿托品相似，特点是扩瞳和调节麻痹作用较阿托品出现快，作用持续时间比阿托品明显缩短，但其调节麻痹作用也不及阿托品完全。临床上主要用于眼底检查和验光配镜等，也可用于虹膜睫状体炎。由于儿童睫状肌调节能力较强，而后马托品调节麻痹作用较阿托品弱，因此对儿童调节麻痹作用不完全，故儿童验光仍需用阿托品。禁用于青光眼患者。

托吡卡胺（tropicamide）的特点是起效快，扩瞳作用与调节麻痹作用持续时间最短，用药后扩瞳和睫状肌麻痹恢复正常约需 6h，为目前散瞳检查眼底和屈光检查首选药。

各药滴眼后作用比较见 QR 表 9-1（相关内容请扫描本书二维码进行阅读）。

（二）合成解痉药

1. 季铵类解痉药 因含季铵结构，极性大，此类药物口服吸收不完全，不易通过血-脑屏障，无中枢作用。

溴丙胺太林（propantheline，普鲁本辛）因食物可影响其吸收，故宜在饭前 0.5～1h 服用，作用时间约为 6h。对胃肠道 M 胆碱受体的选择性较高，治疗剂量可明显抑制胃肠道平滑肌，较大剂量能减少溃疡病患者的胃酸分泌。对汗腺、唾液腺及胃液分泌也有不同程度的抑制作用，并具有较弱的神经节阻断作用。临床上主要用于治疗胃、十二指肠溃疡，胃痉挛和泌尿道痉挛；也可用于多汗症、遗尿症和妊娠呕吐。不良反应类似阿托品，中毒剂量可阻断神经肌肉接头传递，引起呼吸麻痹。

季铵类解痉药还有格隆溴铵（glycopyrronium bromide）、奥芬溴铵（oxyphenonium bromide）、戊沙溴铵（valethamate bromide）、地泊溴铵（diponium bromide）和喷噻溴铵（penthienate bromide）等，均可用于缓解内脏平滑肌痉挛，作为消化性溃疡的辅助用药。

2. 叔胺类解痉药 均含有叔胺基团，因此其脂溶性高，口服易吸收，易通过血-脑屏障，中枢作用强，有镇静作用。

贝那替嗪（benactyzine，胃复康）除能缓解平滑肌痉挛，抑制胃液分泌，此外还可减轻胃及十二指肠溃疡患者胃痛、恶心、呕吐及消化不良等症状。能抑制胃液分泌和胃运动过度而使胃肠功能趋于正常。适用于兼有焦虑症的溃疡病患者，亦可用于肠蠕动亢进及膀胱刺激征患者。不良反应有口干、头晕及嗜睡。

其他叔胺类解痉药还有地美戊胺（aminopentamide）、甲卡拉芬（metcaraphen）、双环维林（dicyclomine）、黄酮哌酯（flavoxate）、奥昔布宁（oxybutynin）和羟苄利明（oxyphencyclimine）等。这些药物都具有非特异性内脏平滑肌解痉作用，临床主要用于消化性溃疡和胃肠道痉挛。

（三）选择性 M 受体阻断药

阿托品及其合成或半合成的药物，绝大多数对 M 胆碱受体亚型缺乏选择性，因此在临床使用时副作用较多。选择性 M 受体亚型阻断药对受体的特异性较高，可使副作用明显减少。哌仑西平（pirenzepine）为选择性 M_1 受体阻断药，其结构式与丙米嗪相似，属三环类药物，实际上，哌仑西平对 M_1 和 M_4 胆碱受体的亲和力均强，因此，并非为完全的 M_1 胆碱受体选择性药物；替仑西平（telenzepine）为与哌仑西平结构相似的化合物，但其对 M_1 受体的选择性阻断作用更强。二药均可抑制胃酸及胃蛋白酶的分泌，可用于消化性溃疡的治疗，且在治疗剂量时较少出现口干和视物模糊等反应。由于这些药物不易进入中枢，故无阿托品样中枢兴奋作用。选择性 M_3 受体阻断药索利那新（solifenacin）对膀胱平滑肌选择性高，可抑制膀胱节律性收缩，临床上可明显改善尿频、尿急及尿失禁等膀胱过度活动症。

（四）选择性 M_3 受体阻断药的研究进展

相关内容请扫描本书二维码进行阅读。

第二节　N_1 胆碱受体阻断药

N_1 胆碱受体阻断药可选择性阻断神经节内 ACh 对 N_1 受体的激动作用，阻断神经冲动在神经节中的传递，故也称神经节阻断药（ganglion blocking drug）。神经节阻断药可同时阻断交感神经节和副交感神经节。临床上曾经用于治疗高血压，但由于其作用广泛，副作用多，如口干、便秘、尿潴留、直立性低血压，且其降压作用过强过快，故现已少用。目前临床上主要保留的应用是麻醉时控制血压，以减少手术区出血。也可用于主动脉瘤手术，此时应用神经节阻断药不仅能够降压，而且能有效防止因手术剥离而牵拉组织所造成的交感神经反射，使患者血压不至于明显升高；也可用于其他药无效的急进型高血压、高血压脑病以及高血压危象时的紧急降压。本类药物有美卡拉明（美加明，mecamylamine）和樟磺咪芬（trimetaphan camsylate）。

第三节　N_2胆碱受体阻断药

N_2胆碱受体阻断药可选择性阻断神经肌肉接头处 ACh 对 N_2受体的作用，妨碍神经冲动传导到骨骼肌，使骨骼肌松弛，故又称骨骼肌松弛药（skeletal muscular relaxant，简称肌松药）或神经肌肉阻断药（neuromuscular blocking drug）。根据肌松药的作用方式不同，可分为去极化型（depolarizing drug）和非去极化型（nondepolarizing drug）两类。肌松药只能使骨骼肌松弛，而不产生麻醉作用。肌松药主要用作全身麻醉的辅助药，便于在较浅的麻醉下进行外科手术。

一、去极化型肌松药

这类药物与神经肌肉接头后膜的N_2胆碱受体结合，产生与ACh相似但较持久的去极化作用（Ⅰ相阻断），使神经肌肉接头后膜的N_2胆碱受体不能对ACh起反应（Ⅱ相阻断），从而使骨骼肌松弛。目前临床应用的去极化型肌松药只有琥珀胆碱。

琥珀胆碱

琥珀胆碱（suxamethonium，succinylcholine）又称司可林（scoline），由琥珀酸和两分子的胆碱组成，在碱性溶液中易分解（图 9-2）。

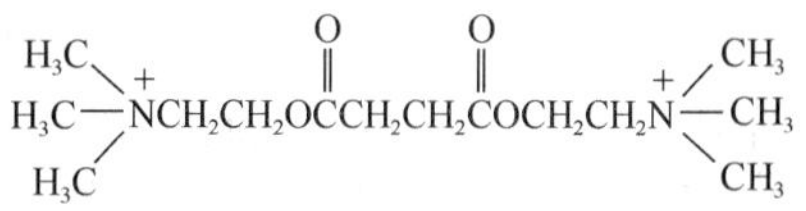

$$(H_3C)_3\overset{+}{N}CH_2CH_2O\overset{O}{\overset{\|}{C}}CH_2CH_2\overset{O}{\overset{\|}{C}}OCH_2CH_2\overset{+}{N}(CH_3)_3$$

图 9-2　琥珀胆碱化学结构

【体内过程】　琥珀胆碱进入体内后即可被血液和肝脏中的假性胆碱酯酶迅速水解为琥珀酰单胆碱，肌松作用明显减弱，然后可进一步水解为琥珀酸和胆碱，肌松作用消失。约 2%药物以原形经肾排泄，其余以代谢产物的形式从尿液中排出。

【药理作用】　琥珀胆碱的肌松作用快，维持时间短，静脉注射 10～30mg 后，即可见短暂的肌束颤动，尤以胸腹部肌肉明显。1min 后即转为松弛，2min 时作用达高峰，5min 内作用消失。肌松作用从颈部肌肉开始，逐渐波及肩胛、腹部和四肢。肌松部位以颈部和四肢肌肉最明显，面、舌、咽喉和咀嚼肌次之，而对呼吸肌麻痹作用不明显。其作用强度和时间可通过滴速加以调节。

【临床应用】　由于本品对喉肌作用较强，故静脉注射给药适用于气管内插管、气管镜、食管镜检查等短时操作。静脉滴注也可用于较长时间手术。

【不良反应】

1. 肌束颤动　琥珀胆碱产生肌松作用前有短暂肌束颤动，25%～50%患者诉术后肩部、胸腹部肌肉疼痛。停药后 3～5 天可自愈。

2. 呼吸肌麻痹　给药速度过快、过量可引起呼吸肌麻痹，此时应进行人工呼吸。注意禁用新斯的明解救，因新斯的明能抑制假性胆碱酯酶，因而可抑制琥珀胆碱的水解，使琥珀胆碱作用增强。长时间使用时需备有人工呼吸机。遗传性血浆假性胆碱酯酶缺乏者对本药水解缓慢，易发生呼吸肌麻痹，并且恢复较慢，故应禁用。

3. 眼内压升高　琥珀胆碱能使眼外骨骼肌收缩，引起眼内压升高，故禁用于青光眼患者。

4. 心血管反应　由于持久去极化而释放 K^+，引起血钾升高，同时可兴奋迷走神经及副交感神经节引起心律失常或心搏骤停。亦可兴奋交感神经节使血压升高。

5. 恶性高热　为遗传性疾病，死亡率高。一旦发生，须迅速降低体温，吸入氧气，纠正酸中毒，用丹曲林抑制肌浆网 Ca^{2+}的释放，并用抗组胺药对抗组胺释放作用，血压下降时可用拟交感胺类。

【注意事项】 孕妇、重症肌无力患者、有心肺疾患患者和对琥珀胆碱有过敏史者慎用。大面积软组织损伤、烧伤、脑出血、青光眼、视网膜剥离、白内障摘除术及高钾血症患者禁用。氨基苷类抗生素如卡那霉素及多黏菌素 B 也有肌肉松弛作用，与琥珀胆碱合用时，易致呼吸抑制。

二、非去极化型肌松药

非去极化型肌松药又称竞争型肌松药（competitive muscular relaxant）。这类药物能与 ACh 竞争神经肌肉接头的 N_2 胆碱受体，竞争性阻断 ACh 的去极化作用，使骨骼肌松弛。抗胆碱酯酶药可拮抗其肌松作用。因此，本类药物中毒时可用新斯的明解救。

此类药物多为天然生物碱及其类似物，化学上属苄基异喹啉类（benzylisoquinolines），如筒箭毒碱（d-tubocurarine）、阿曲库铵（atracurium）、多库铵（doxacurium）和米库铵（mivacurium）等；类固醇铵类（ammoniosteroids），主要包括泮库铵（pancuronium）、哌库铵（pipecuronium）、罗库铵（rocuronium）和维库铵（vecuronium）等。由于体内过程不同，它们在起效时间和维持时间上存在差异。

筒 箭 毒 碱

筒箭毒碱（d-tubocurarine）是南美印第安人从用数种植物制成的植物浸膏箭毒（curare）中提取的生物碱，右旋体具有药理活性。筒箭毒碱口服难吸收，静注给药起效快，静脉注射后 2min 起效，3～4min 可达峰值。药理作用可维持 40～80min。注意在肝脏代谢，肾脏和胆汁排泄。筒箭毒碱肌松作用首先出现于头部，眼部肌肉最先松弛，随后依次为上肢、躯干、下肢肌肉；最后膈肌及肋间肌松弛而最终可致膈肌麻痹。肌肉松弛恢复时，其次序与肌松时相反，即膈肌麻痹恢复最快。筒箭毒碱是临床应用最早的典型非去极化型肌松药。临床上可作为麻醉的辅助药，用于胸腹手术和气管插管。本药禁用于重症肌无力、支气管哮喘和有过敏史者。

筒箭毒碱虽为经典的非去极化型肌松药，但其作用时间较长，用药后作用不易逆转，副作用多，目前临床已少用。其他非去极化型肌松药，临床主要作为麻醉辅助药，其分类及特点比较详见 QR 表 9-2（相关内容请扫描本书二维码进行阅读）。

（包金风）

第十章 局部麻醉药和全身麻醉药

第一节 麻醉药概述

【案例 10-1】

患者，女，32 岁，孕 39^{+6} 周，拟行剖宫产术。产妇入室后，连接多功能监护仪，常规监测无创血压（NBP）、心率（HR）和血氧饱和度（SpO_2），面罩吸氧（4L/min），用 G16 静脉穿刺针常规开放左上肢静脉通道，快速输注乳酸钠林格氏液 10ml/（kg·h）。嘱产妇取左侧卧位，选择 $L_{2\sim3}$ 间隙进行硬膜外穿刺，首先以 1%利多卡因在穿刺点做皮内、皮下和棘间韧带逐层的局部浸润阻滞以减少硬膜外穿刺过程中患者的痛苦。然后以 G17 穿刺针行硬膜外穿刺，到达硬膜外腔后，回吸未见脑脊液或者血液，再将 G25 蛛网膜下腔穿刺针置入硬膜外穿刺针内，行蛛网膜下腔穿刺，直至见到脑脊液缓慢流出后，缓慢推注 0.5%罗哌卡因药物 3ml，速度为 0.1ml/min。随后拔除蛛网膜下腔穿刺针，放置硬膜外导管，深度 3cm，最后拔除硬膜外穿刺针，固定硬膜外导管。嘱产妇迅速转为平卧位，将手术床左倾 30°，预防仰卧位低血压综合征。1min 后出现脊麻征象，5min 后测试麻醉平面上界达 T_6。开始手术，剖出一男婴，Apgar's 评分 10 分。经硬膜外导管推注 2%利多卡因 5ml 试验剂量，观察 10min，未见不良反应，术毕产妇及新生儿安返病房。

问题：

1. 罗哌卡因为什么可用于硬膜外麻醉？它的药理学作用是什么？
2. 常用局麻药物有何毒性？麻醉并发症是什么？

【药物研究简史】 麻醉药（anesthetic）是指能使整个机体或机体局部暂时、可逆性失去知觉及痛觉的药物。根据其作用范围可分为全身麻醉药及局部麻醉药，全身麻醉药根据其作用特点和给药方式不同，又可分为吸入麻醉药（inhalational anesthetic）和静脉麻醉药（intravenous anesthetic）。

麻醉药，是人类历史上最伟大的发明之一，解除了患者因疼痛诱发的休克，使外科手术成为了可能，推动了外科学、妇科学等临床医学的发展，在人类医学史上建立了不可磨灭的功勋。麻醉药的出现最早可追溯到公元 2 世纪，我国《神农本草经》收载的 365 种药物中就有莨菪子、大麻、乌头、附子、椒等具有镇痛或麻醉作用的药物。后汉华佗（141—203）曾用酒冲服“麻沸散”，对患者实施全身麻醉后进行剖腹手术。

乙醚（ether）是近代世界公认的第一个麻醉药，1846 年，美国牙医 Dr.William T.Morton 在给患者乙醚吸入麻醉后，由外科医生从患者下颌部成功切除一个肿瘤，轰动全世界，创造了麻醉药的新历史。安氟醚（enflurane）1972 年问世，它改变了乙醚麻醉 100 多年的统治地位，乙醚易燃烧和爆炸，同时对呼吸和循环的抑制作用较强。安氟醚不仅不引起心律失常，还可以使肌肉松弛。近 10 年来，异氟醚（isoflurane）、地氟醚（desflurane）、七氟醚（sevoflurane）相继问世，使麻醉诱导快，苏醒迅速，安全性增加。古柯树叶在 19 世纪中叶传入欧洲，1860 年，尼曼（Niemann）从中成功地分离出纯的可卡因（cocaine）结晶，可卡因是一种兴奋性生物碱，柯勒（Koller）把盐酸可卡因溶于蒸馏水中，再向蛙的一只眼中滴了几滴这种溶液，几秒钟后这只眼的反射就消失了，大约又过了 1min，他用针尖轻触这只眼的角膜，没有反射动作，甚至用针尖刺伤这只眼也没有反应，而另一只眼则和平常一样，对轻微触摸即有反应。他非常兴奋，用同样的方法试验了兔和狗的眼睛，得到了同样的结果。然后，柯勒和他的助手彼此向对方的眼中滴入可卡因溶液，对着镜子用大头针的头触摸角膜，没有任何感觉，也没有任何的不适感，随后可卡因便在全欧洲乃至美国普遍使用。

近代局部麻醉药起源于 1905 年，Einhorn 合成酯类局麻药普鲁卡因（procaine）并用于临床，普鲁卡因比可卡因更安全，但作用时间短、组织穿透力低。1932 年和 1955 年先后合成酯类局麻药丁卡因（tetracaine）和氯普鲁卡因（chloroprocaine）并用于临床。1943 年 Lofgren 合成了酰胺类局麻药利多卡因（lidocaine），它结合了强效、起效迅速、中等长作用时间、好的组织穿透力、很小的心脏毒性等优点。此后，数种酰胺类局麻药相继产生，包括甲哌卡因（mepivacaine）、丁哌卡因（bupivacaine）、依替卡因（etidocaine）等。罗哌卡因（ropivacaine）是 1988 年合成的一种新的、长效酰胺类局麻药，同丁哌卡因相比具有心血管毒性低的优点。

自 1884 年 Koller 首次把可卡因作为表面麻醉剂应用于眼科手术，继而 Einhorn 于 1905 年合成了可注射的局部麻醉药——普鲁卡因，至今已有百余年历史。近年来，在探讨长效局麻药适用于术后的镇痛方面也有了显著的进展，如应用低浓度时能达到感觉和运动神经阻滞的分离现象。低浓度罗哌卡因具有明显的感觉与运动神经阻滞分离现象，因此，针对不同的手术需要，选择不同浓度的罗哌卡因行神经阻滞，不仅可满足手术要求，且术后患者既能保持一定的感觉阻滞以达到较长时间的术后镇痛效果，又能及早恢复运动功能，提高患者舒适度，并能根据需要及早进行术后功能锻炼，这种麻醉方法已在临床得到广泛应用。

第二节　局部麻醉药

局部麻醉药（local anesthetic）简称局麻药，是一类局部应用于神经末梢或神经干周围，能暂时、完全及可逆地阻断神经冲动的发生和（或）传导，在意识清醒的条件下引起局部感觉暂时丧失的药物。

一、化学结构与分类

局麻药根据化学结构不同可分为两类：①酯类局麻药：如普鲁卡因（procaine）、氯普鲁卡因（chloroprocaine）、丁卡因（tetracaine）；②酰胺类局麻药：如利多卡因（lidocaine）、布比卡因（bupivacaine）。根据作用持续时间不同可分为三类：短效局麻药，如普鲁卡因（procaine）；中效局麻药，如利多卡因（lidocaine）；长效局麻药，如丁卡因（tetracaine）。常用局麻药化学结构见图 10-1。

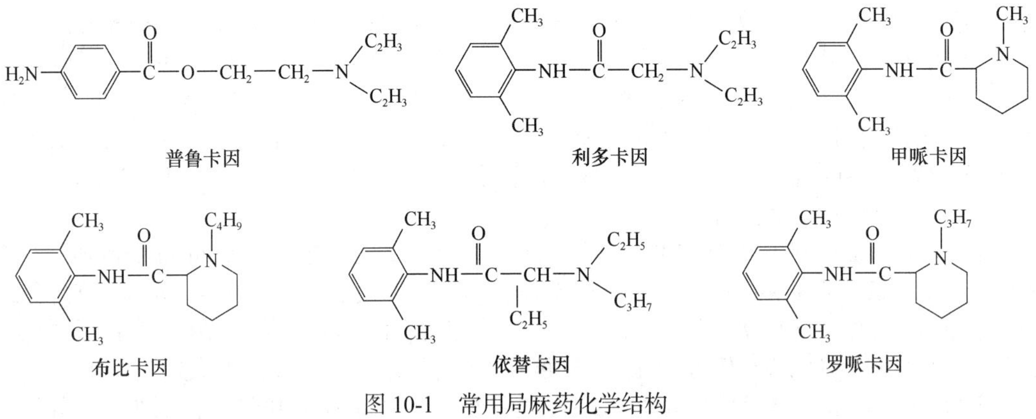

普鲁卡因　利多卡因　甲哌卡因

布比卡因　依替卡因　罗哌卡因

图 10-1　常用局麻药化学结构

二、药 理 作 用

1. 局麻作用　局麻药作用于外周神经产生传导阻滞。阻滞程度与其剂量、浓度、神经纤维种类及刺激强度等因素有关。局麻药必须与神经组织直接接触后才能发挥作用。但局麻药只能在神经周围注射，不可注入神经内，以防神经损伤。药物从注射部位到达神经组织，依靠其浓度梯度弥散。外层神经束能很快与较高浓度局麻药接触，首先出现传导阻滞，而轴心神经束因药物弥散距离较长，阻滞发生时间延迟。并由于组织、血液和淋巴的吸收而到达轴心的药物浓度较低，从而影响其阻滞效果。

局麻药对不同神经组织的作用各异。无鞘神经纤维（C 纤维）的轴突没有髓鞘包裹，较有鞘者较易阻滞，较低浓度药物即可阻滞，而有鞘神经纤维则需较高浓度药物才能阻滞。局麻药作用顺序：当药物浓度由低而高时，痛觉首先消失；其次是冷、热、触觉和深部感觉；最后才是运动功能。按照神经纤维粗细，首先作用于 C 纤维和 Aδ 纤维（一种细的有髓鞘神经纤维），管理疼痛和感觉的向中传导；其次为较粗的有髓鞘的神经纤维 Aγ 纤维，与触觉和肌肉反射有关；最后为粗大的 Aα 运动神经纤维。因此，临床上常见对感觉神经阻滞比运动神经快。

2. 对中枢神经系统 局麻药对中枢神经系统的作用与血药浓度有关，随着血药浓度逐渐增高，依次出现耳鸣、战栗、烦躁、眼球震颤、肌肉抽搐、嗜睡、癫痫发作等症状。

3. 心血管系统 非心脏毒性剂量的局麻药均有不同程度的抗心律失常作用；随剂量增大可表现出负性肌力作用；低浓度时使血管收缩，外周阻力增加，血流减少，高浓度时使血管扩张，血流增加。

三、作用机制

神经动作电位的产生是由于神经受刺激时引起膜通透性的改变，产生 Na^+内流和 K^+外流。局麻药的作用是阻止这种通透性的改变，使 Na^+在其作用期间内不能进入细胞。局麻药作用机制的学说较多，目前公认的是局麻药阻断神经细胞膜上的电压门控性钠通道，使神经传导阻滞，产生局麻作用。实验证明，用 4 种局麻药进行乌贼巨大神经轴索内灌流给药时，可产生传导阻滞，而轴索外灌流则不引起明显作用。近年研究认为本类药物不是作用于细胞膜的外表面，而是以其非解离型进入神经细胞内，以解离型作用在神经细胞膜的内表面，与钠通道的一种或多种特异性结合位点结合，产生钠通道阻断作用。因此，局麻药具有亲脂性、非解离型是透入神经的必要条件，而透入神经后则须转变为解离型带电的阳离子才能发挥作用。不同局麻药的解离型/非解离型的比例各不相同，例如盐酸普鲁卡因只有 2.5%为非解离型，而利多卡因则为 25%。所以局麻药的解离速率、解离常数及体液 pH 与局麻作用密切相关。局麻药的作用又具有频率和电压依赖性。频率依赖性即使用依赖性，在静息状态及静息膜电位增加的情况下，局麻药的作用较弱，增加电刺激频率则使其局麻作用明显加强，这可能是由于在细胞内解离型的局麻药只有在钠通道处于开放状态才能进入其结合位点而产生钠通道阻断作用，开放的钠通道数目越多，其受阻滞作用越大，因此，处于兴奋状态的神经较静息状态的神经对局麻药敏感。除阻断钠通道外，局麻药还能与细胞膜蛋白结合阻断钾通道，产生这种作用常需高浓度，对静息膜电位无明显和持续性的影响。

四、临床应用

1. 表面麻醉 将穿透性强的局麻药喷于或滴于黏膜表面，使黏膜下神经末梢麻醉，称为表面麻醉。适用于口腔、眼、鼻、咽喉、气管、尿道等部位手术。

2. 浸润麻醉 将局麻药注射到手术野周围的皮肤、皮下、肌肉等部位，使局部神经末梢麻醉，称为浸润麻醉。适用于浅表小手术。

3. 传导麻醉 将局麻药注入外周神经干旁，阻滞其传导，称为传导麻醉。适用于四肢手术。

4. 硬膜外麻醉 将局麻药注入硬膜外间隙，阻滞神经根纤维的传导，称为硬膜外麻醉。适用于颈部、上腹部至下肢手术。

5. 蛛网膜下麻醉 将局麻药注入蛛网膜下腔，阻滞神经根纤维的传导，称为蛛网膜下麻醉，简称脊麻或腰麻。适用于腹部及下肢的手术。注射平面不可太高，以防呼吸肌麻痹。

五、不良反应

1. 毒性反应 多因局麻药剂量过大或直接注入血管引起。①中枢神经系统表现：先兴奋后抑制。即先出现头晕、烦躁不安、肌肉震颤、肌张力增高，甚至惊厥；随后则呼吸衰竭，乃至昏迷。②心血管系统表现：心肌收缩减弱、心率减慢、血压下降、房室传导阻滞乃至心脏停搏，特别是药物进入血管时更易发生。

2. 过敏反应 轻者有荨麻疹、皮肤红斑、结膜水肿等；重者可发生过敏性休克。

六、常用局麻药

普鲁卡因（procaine，又名奴佛卡因）毒性较小，是常用的局麻药之一，属于短效酯类局麻药，亲脂性低，对黏膜穿透力弱。一般不用于表面麻醉，常局部注射用于浸润麻醉、传导麻醉、蛛网膜下腔麻醉和硬膜外麻醉。适用于口腔科、普外科、骨科、介入科及五官科的手术麻醉，以及产科无痛分娩、硬膜外麻醉术后镇痛、门诊小手术麻醉、美容吸脂术麻醉等。注射给药后 1～3min 起效，可维持 30～45min，常与肾上腺素合用，可使作用时间延长 20%。普鲁卡因在血浆中易被酯酶水解，产生氨甲苯酸（PABA），PABA 能对抗磺胺类药物的抗菌作用，因此，应避免与磺胺类合用。常见不良反应有过量应用引起中枢神经系统和心血管反应，过敏反应等。

利多卡因（lidocaine）是目前临床上应用最多的局麻药，毒性大、穿透力强、强效、起效迅速、中等长作用时间、心脏毒性很小、对普鲁卡因过敏者可选用。利多卡因广泛用于浸润麻醉、粗大神经阻滞、气道表面麻醉和神经阻滞麻醉。

布比卡因（bupivacaine）是长效酰胺类麻醉药的代表，具有高蛋白结合率，这与其长效作用和心脏毒性一致。临床适用于局部浸润麻醉、周围神经阻滞和神经丛麻醉，不适用于局部静脉麻醉。在产科及急性术后疼痛方面可以不明显阻滞运动神经而提供良好的止痛作用。

依替卡因（etidocaine）的高血浆蛋白结合率与布比卡因相似，起效时间、作用时间、心脏毒性也相似。对运动神经阻滞较感觉神经更为显著。主要适用于浸润麻醉、神经阻滞和硬膜外阻滞。

罗哌卡因（ropivacaine）化学结构与布比卡因相似，阻断痛觉作用强而对运动作用弱，作用时间短，对心肌毒性比布比卡因小，有明显收缩血管作用，使用时无需加肾上腺素。适用于硬膜外、臂丛阻滞和局部浸润麻醉，特别是产科手术麻醉。常用局麻药的特点见表 10-1。

表 10-1 常用局麻药的特点

药物	作用特点	稳定性	穿透性	毒性	主要用途	常用浓度
普鲁卡因	短效、弱效	较差	差	小	除表面麻醉外的各种局麻	10%
氯普鲁卡因	中效、弱效	良好	强	小	除表面麻醉外的各种局麻	2%～3%
利多卡因	中效、中效	良好	强	中	各种局部麻醉	1%～5%
甲哌卡因	中效、中效	良好	强	中	浸润、神经阻滞、硬膜外	1%～2%
丁卡因	长效、强效	较差	强	大	除浸润麻醉外的各种局麻	1%
布比卡因	长效、强效	良好	较强	大	浸润、传导和椎管内麻醉	0.1%～0.75%
依替卡因	长效、强效	良好	较强	大	浸润、神经阻滞、硬膜外	0.25%～1%

七、局麻药的研究进展

近年来新型长效局麻药罗哌卡因（ropivacaine）及左旋布比卡因（L-bupivacaine）的临床应用，为临床麻醉、神经阻滞和术后镇痛提供了较为理想的选择。在麻醉效能方面，局麻药浓度大于 ED_{50} 时，罗哌卡因与布比卡因、左旋布比卡因用于外周神经阻滞时的效能是相同的；而当剂量较小时，比如椎管内应用，罗哌卡因的效能则相对较弱；在药物耐受性方面，罗哌卡因与左旋布比卡因应用于各类麻醉方式均具有良好的耐受性。不良反应仅局限于恶心、呕吐、头痛，持续时间亦较短。理想的局麻药应具有起效快、感觉与运动阻滞完善、阻滞时间恰当的特点。罗哌卡因和左旋布比卡因作为新型的长效局麻药，安全性和有效性已得到证实。从麻醉效能看，布比卡因＞左旋布比卡因＞罗哌卡因，但后两者具有毒性低、时效长的特性，使其成为目前麻醉用药的重要选择，也是布比卡因较为理想的替代药物。

第三节　全身麻醉药

【案例 10-2】

患者，女，54 岁，体重 50kg。诊断：右乳腺肿物。拟行手术：右乳癌改良根治术。麻醉方式：全身麻醉。吸入麻醉快诱导：面罩吸入 8%七氟烷 5min 后，患者意识消失，静脉推注罗库溴铵 30mg，置入 LMA（双管喉罩，连接麻醉机机械通气）。术中以吸入麻醉维持，新鲜气体流量 2L/min，N_2O：O_2＝1：1，七氟烷 1.5%～2%。术毕前 5min，静脉推注 10μg 舒芬太尼，停止吸入笑气及七氟烷，改为吸入纯氧。术毕 5min，患者意识清醒，自主呼吸恢复，拔除喉罩。观察 15min 后，生命体征平稳，送返术后恢复室。

问题：

1. 上述应用的药物中哪些是全麻药？作用机制是什么？
2. 什么是复合麻醉？复合麻醉的原理是什么？

全身麻醉药（general anesthetic）简称全麻药，是一类作用于中枢神经系统，能可逆地引起感觉和意识丧失，从而可实施外科手术的药物。全身麻醉药可分为吸入麻醉药（inhalational anesthetic）与静脉麻醉药（intravenous anesthetic）两类。

一、吸入麻醉药

吸入麻醉药是一类挥发性的液体或气体。前者如乙醚（ether）、氟烷（halothane）、异氟烷（iaoflurane）、恩氟烷（enflurane）、七氟烷（sevoflurane）等，后者如氧化亚氮（nitrous oxide）。药物可由呼吸道吸收进入体内，麻醉深度可通过对吸入气体中的药物浓度（分压）的调节加以控制，并可连续维持，满足手术的需要。

（一）药理作用

1. 中枢神经系统　几乎所有吸入麻醉药均可降低脑氧代谢率（$CMRO_2$），此与减弱脑电活动有关。不同药物对脑血流（CBF）的作用各异：氟烷、异氟烷和七氟烷均可增加 CBF 和脑血液的体积，从而影响颅内压；不同药物对脑脊液（CSF）的生成和再吸收作用不同：如异氟烷对其生成和再吸收均无影响，而氟烷对二者均可减少，恩氟烷使其生成增加而再吸收减少。

2. 呼吸系统　除 N_2O 外，所有吸入麻醉药可程度不同地抑制呼吸，减少潮气量，使呼吸频率增加，从而增加机体耗 O_2 和 CO_2 产生，导致肺泡每分钟通气量减少，$PaCO_2$ 升高。这主要是由于抑制呼吸中枢对 CO_2 潴留或缺 O_2 的敏感性。故自主呼吸随麻醉的加深，$PaCO_2$ 随之升高。当麻醉到一定深度时，自主呼吸可停止。恩氟烷对自主呼吸的抑制作用最明显。多数吸入麻醉药均有扩张支气管、减少呼吸道阻力的作用，以氟烷的作用最强。但异氟烷，尤其是地氟烷有呼吸道刺激作用，不适合用于支气管哮喘患者的麻醉。

3. 循环系统　现有吸入麻醉药对正常心肌收缩力有抑制作用，抑制作用顺序为氟烷＞恩氟烷＞异氟烷＝七氟烷＝地氟烷＞N_2O；异常心肌对这些药物可能更为敏感。所有强效吸入麻醉药均可降低动脉血压，麻醉越深，血压下降越严重。吸入麻醉药可改变心率，改变窦房结除极化速率、心肌传导时间或自主神经系统活动。对循环系统的抑制程度常用心脏麻醉指数来比较。心脏麻醉指数为产生心血管衰竭时的心肌麻醉药浓度与其最低肺泡有效浓度（MAC）之比。心脏麻醉指数越大，越安全，临床麻醉时越不易引起心律失常和循环功能衰竭。

4. 肝、肾功能 吸入麻醉药可使肝血流降低 15%～45%。可不同程度地降低肾小球滤过率和有效肾血流量，且可增加滤过分数和肾血管阻力。

5. 神经肌肉 吸入麻醉药除自身有肌松作用外，并可增强去极化型肌松药的作用，本类药增强非去极化型肌松药的作用更强。

（二）作用机制

关于吸入麻醉药的作用机制曾提出过上百种学说，但因中枢神经系统结构和功能的复杂性，迄今其确切机制尚未完全阐明。

1. 脂溶性学说 早在百年前，Meyer 和 Overton 即发现化学结构不同的吸入麻醉药作用与其脂溶性有关，提出脂溶性学说。该学说认为其可与神经元的脂质层结合，使脂质分子排列紊乱，膜蛋白及钠、钾通道发生构象和功能的改变，抑制细胞除极，进而广泛抑制神经冲动传导，产生全身麻醉作用。

2. 临界容积学说 该学说是在脂溶性学说基础上补充而提出的，认为吸入麻醉药分子进入神经细胞膜脂质，使膜体积膨胀，超过临界容积后，压缩镶嵌在脂质层中的蛋白质，导致钠、钾通道，ACh 受体等的构型和功能改变，影响突触传递，从而产生全麻作用。

3. 相转化学说 该学说认为细胞膜间镶嵌的蛋白质与其周围的脂质分子排列需保持一定的固相凝胶态才能完成正常功能。吸入麻醉药可降低胶相-液相相变转化温度，使脂质分子排列紊乱、黏滞性降低，流动性加大，由固相凝胶态转为液相，使镶嵌在细胞膜间的蛋白质功能发生障碍，钠通道关闭，从而影响神经功能。

4. 突触学说 该学说认为吸入麻醉药作用主要为影响突触传递，对物质代谢过程等的影响为次要。吸入麻醉药浓度低于抑制细胞代谢和氧耗量时，即可阻断神经冲动传导和突触传递。

5. 蛋白质学说 该学说认为吸入麻醉药并非与膜脂质结合，而是直接与膜上蛋白质囊或裂隙结合，使其构象改变，从而影响膜蛋白活性，且主要抑制受体门控性离子通道，干扰离子通透及运输而产生全麻作用。

（三）常用吸入麻醉药

1. 乙醚（ether） 为无色澄明易挥发液体，易燃易爆。麻醉浓度的乙醚对呼吸功能和血压几无影响，对心、肝、肾的毒性也小。有箭毒样作用，故肌松作用较强。但此药诱导期和苏醒期较长，易发生意外，现已少用。

2. 氟烷（halothane） 为无色透明液体，不燃不爆，但化学性质不稳定。诱导期短，苏醒快，但肌松作用和镇痛作用较弱。能扩张脑血管，升高颅内压，诱发心律失常。禁用于难产和剖宫产患者。

3. 异氟烷（isoflurane，异氟醚） 是恩氟烷的同分异构体，稳定性好，有轻度刺激性。异氟烷在体内代谢率低，毒性小，对心排出量影响小，增加颅内压的作用比恩氟烷轻，无恩氟烷诱发惊厥等缺陷，麻醉后镇痛、肌松作用均较强，诱导和苏醒迅速。异氟烷能扩张外周血压，引起血压降低，可用于术中的控制性降压，尤其适用于颅脑手术。与乙醚相比，异氟烷不良反应少而轻，正常剂量不易引起呼吸、循环衰竭。诱导和苏醒较快，成为目前临床最为常用的吸入麻醉药。

常用吸入麻醉药临床应用与不良反应比较见表 10-2。

表 10-2 常用吸入麻醉药临床应用与不良反应比较

药物	临床应用	不良反应
乙醚	各种大小手术	呼吸道、眼部刺激；胃肠道反应
氟烷	各种手术麻醉（已少用）	呼吸循环抑制；心律失常；肝损害；高热

续表

药物	临床应用	不良反应
甲氧氟烷	腹、胸、脑等部位较大手术、无痛分娩	肾毒性
恩氟烷	各部位、各年龄患者麻醉	呼吸循环抑制；中枢兴奋；肝、肾损害
异氟烷	与恩氟烷相同而优于恩氟烷	少而轻，过量引起呼吸循环抑制
七氟烷	各部位、各年龄患者麻醉，尤其适合门诊手术或检查	恶心、呕吐；心律失常
地氟烷	各部位、各年龄患者麻醉，尤其适合门诊手术或检查	呼吸道刺激；恶心、呕吐

二、静脉麻醉药

凡经静脉途径给药产生全身麻醉作用的药物称为静脉全身麻醉药，简称静脉全麻药（intravenous general anesthetic）。按其化学结构不同分为巴比妥类和非巴比妥类静脉全麻药两大类。

静脉全麻药与吸入全麻药相比，具有下列特点：①使用方便，不需要特殊设备；②诱导快，舒适，无呼吸道刺激，患者乐于接受；③无燃烧、爆炸的危险，不污染手术室环境；④本类药在体内代谢，故其可控性不如吸入全麻药；⑤用药量个体差异很大，耐受性不一，作用出现时间受循环时间的影响；⑥作用不完善，除氯胺酮外无明显镇痛作用。本类药目前主要用于麻醉诱导；用于麻醉维持，常需与其他麻醉药物或镇痛药物合用，组成静脉复合全麻（total intravenous anesthesia）或静吸复合全麻（inhalation intravenous combined anesthesia）。

（一）药理作用与作用机制

静脉麻醉药发挥麻醉作用的主要作用部位在大脑皮质和网状系统，降低皮质的兴奋性，直接影响皮质的多突触传导，抑制网状上行激活系统；也有研究认为其麻醉作用是通过促进中枢抑制性神经递质γ-氨基丁酸（GABA）的功能而产生的。

1. 中枢神经系统　容易通过血-脑屏障，小剂量镇静，中剂量催眠，大剂量（3～5mg/kg）麻醉。

2. 呼吸系统　对延髓呼吸中枢有明显的抑制作用。本类药物抑制呼吸与阿片类不同，主要是潮气量减少，呼吸变浅、慢、不规则，甚至呼吸暂停。

3. 循环系统　静脉注射后心脏指数下降，心肌明显抑制，心排血量不同程度减少，随麻醉加深，平均动脉压逐渐降低，循环抑制。

（二）常用静脉麻醉药

1. 硫喷妥钠（pentothal sodium）　为超短时作用的巴比妥类药物。脂溶性高，静脉注射后几秒钟即可进入脑组织。麻醉作用迅速，无兴奋期。但作用维持时间短。镇痛效应差，肌肉松弛不完全，临床主要用于诱导麻醉、基础麻醉和脓肿的切开引流、骨折、脱臼的闭合复位等短时手术。

2. 氯胺酮（ketamine）　能引起意识模糊、短暂性记忆缺失及满意的镇痛效应，但意识并未完全消失，常有梦幻、肌张力增加、血压上升。此状态又称分离麻醉。麻醉时对体表镇痛明显，内脏镇痛作用差，但诱导迅速。用于短时的体表小手术，如烧伤清创、切痂、植皮等。

3. 丙泊酚（propofol，异丙酚）　为快速、短效的静脉麻醉药，起效快速（30s），维持时间短，恢复迅速，诱导麻醉时比较平稳，极少出现刺激症状。丙泊酚能降低颅内压及眼内压，减少脑血流量及脑耗氧量；还具有一定的镇痛和肌松作用。但该药可明显抑制呼吸，呼吸暂停发生率较高。临床适用于各种手术的诱导麻醉和维持麻醉，尤其适用于短小手术；该药也常与硬膜外麻醉或蛛网膜下腔麻醉同时应用；可与肌松药、镇痛药及吸入麻醉药合用，应用于颅脑和眼科手术。不良反应常见为呼吸抑制。个别患者出现幻觉及精神症状。

其他常用静脉麻醉药药理作用、适应证及不良反应比较见表10-3。

表 10-3 其他常用静脉麻醉药药理作用、适应证及不良反应比较

药物	药理作用	适应证	不良反应
甲乙炔巴比妥钠	与硫喷妥钠相似，麻醉强度为硫喷妥钠 2.5 倍	门诊小手术	肌震颤、呛咳、呃逆、心动过速
羟丁酸钠	镇静、催眠	全麻诱导、麻醉维持、局麻辅助用药、小儿基础麻醉	锥体外系征；躁狂、幻觉、兴奋、激动；心率减慢、呼吸道分泌增多
乙咪酯	中枢抑制作用与巴比妥类相似、无镇痛作用；对呼吸和心血管系统作用轻微	全麻诱导、门诊小手术、内镜检查、麻醉维持	肾上腺皮质功能失调；注射部位疼痛；局部静脉炎

三、复 合 麻 醉

手术对全身麻醉的基本要求是意识消失、镇痛、肌肉松弛和合理控制应激反应。现有的任何麻醉药，单独使用均难以完全满足手术的要求，故除少数小手术外，常将两种或更多的麻醉药与其他辅助用药联合使用，以便达到更满意的麻醉效果，这称为复合麻醉（combined anesthesia）。常用的复合麻醉药见表 10-4。

表 10-4 复合麻醉常用药物及作用

麻醉方法	常用药物	用药目的
麻醉前给药	苯二氮䓬类药物	镇静、消除紧张、短暂性记忆缺失
	哌替啶或芬太尼	镇痛、加强麻醉
	阿托品或东莨菪碱	减少呼吸道分泌、防止心搏骤停
基础麻醉	硫喷妥钠或氯胺酮	消除精神紧张
诱导麻醉	硫喷妥钠或氧化亚氮	缩短诱导期，减少不良反应
松弛骨骼肌	氯琥珀胆碱	有利于腹腔等部位手术进行
控制性降压	硝普钠、腺苷	脑手术时减少出血
低温麻醉	冬眠合剂+物理降温	减少代谢，保护心、脑、肾等脏器

四、全麻药研究进展

相关内容请扫描本书二维码进行阅读。

（赵　琳）

第十一章 中枢神经系统药理学概论

中枢神经系统（central nervous system，CNS）在调节人体生命活动和维持机体内环境稳定以及机体对外环境变化做出及时反应的过程中起着主导作用。CNS 的结构和功能十分复杂，含有大量的神经元和神经胶质细胞，神经元间和神经元与效应细胞之间有多种形式的突触联系，另外，不同神经元还组成各种类型的神经环路对脑内的信息传递进行处理与整合，因此，作用于 CNS 药物的作用机制也比较复杂。目前，大多数作用于 CNS 的药物作用方式是通过作用于受体、神经递质、酶和离子通道等而影响中枢突触传递过程的某一环节，引起 CNS 的功能改变而产生相应药理效应。此外，还有少数药物通过影响神经细胞的能量代谢或细胞膜的稳定性等作用机制而发挥药物作用。

【中枢神经系统药物的研究简史】 相关内容请扫描本书二维码进行阅读。

第一节 中枢神经系统药物作用的细胞学基础

一、神 经 细 胞

1. 神经元（neuron） 是 CNS 的基本结构和功能单位，人脑中的神经元总数约 10^{10}～10^{12} 个。神经元最主要的功能是传递信息，包括生物电和化学信息。典型的神经元由胞体（soma）、轴突（axon）和树突（dendrite）三部分组成。胞体是神经元的代谢和营养中心，含有细胞核和各种用于合成细胞生命活动所需物质的细胞器如粗面内质网、高尔基体、线粒体和溶酶体等。神经元的树突有一至多个，树突的主要功能是接受传递来的信息。除个别神经元外，神经元一般只有一条轴突，轴突通常自胞体发出，但也有的从主树突干的基部发出，轴突的主要功能是传导神经冲动。神经元的细胞骨架由丝状结构组成，包括微管、微丝和神经细丝。由丝状结构组成的框架，主要用来支持延长的神经元突起包括树突和轴突，调节神经元的形状，也参与神经元内物质的运输。神经元按功能分为感觉神经元（sensory neuron，或称传入神经元，afferent neuron）、运动神经元（motor neuron，或称传出神经元，efferent neuron）和中间神经元（interneuron）。中间神经元在传入和传出神经元之间起着联系作用。进化程度越高，中间神经元就越多。人类神经系统中的中间神经元约占神经元总数的 99%，参与大脑内各神经核团间或神经核团内神经环路的构成。

2. 神经胶质细胞（neuroglial cell） CNS 的神经胶质细胞主要有星形胶质细胞（astrocyte）、少（寡）突胶质细胞（oligodendrocytes）、小胶质细胞（microglia）、室管膜细胞和脉络丛细胞，另外，还包括几种特殊的胶质细胞如小脑胶质细胞、视网膜胶质细胞和放射状胶质细胞等。

（1）星形胶质细胞：是胶质细胞中体积最大和数量最多的一种，约占脑细胞总量的 25%～50%。星形胶质细胞除了经典的支持、绝缘、保护作用和参与构成血-脑屏障以外，还具有多种重要功能，例如，星形胶质细胞能合成和分泌细胞因子参与神经免疫；分泌神经营养因子参与神经元的正常发育、突触形成和神经修复与再生；具有多种活性氨基酸的受体而能转运作为神经递质和神经调质的活性氨基酸与合成神经递质；还是中枢主要的糖原储存部位，参与葡萄糖代谢，调节神经元的物质代谢；星形胶质细胞膜上具有丰富的缝隙连接和多种离子通道，可调节神经元内外的离子浓度特别是 K^+浓度，对维持内环境的稳定具有重要的作用；近年的研究还证实星形胶质细胞在神经元之间的信息传递方面也具有重要作用。

（2）少（寡）突胶质细胞：主要分布在白质内，其突起较多，分枝较少。在 CNS 中主要参与髓鞘的形成，少（寡）突胶质细胞还能分泌神经营养因子而促进神经元和神经胶质细胞的存活和功能的发挥，参与神经再生，近年研究显示少（寡）突胶质细胞还能分泌抑制性蛋白阻止神经纤维过度生长。

（3）小胶质细胞：能产生和分泌细胞因子和免疫调节细胞，小胶质细胞还有吞噬功能，参与脑内免疫防疫反应，对维持中枢神经内环境稳定起着重要作用。

二、轴浆运输与神经环路

1. 轴浆运输（axoplasmic transport） 神经元轴突内的轴浆是不断流动的，具有运输物质的作用，称为轴浆运输。神经元的代谢非常旺盛，能不断合成蛋白质，位于胞体粗面内质网合成的各种蛋白质需要经过轴浆运输由胞体运送到神经元的轴突终末，称为顺向轴浆运输，有快速和慢速两种类型。递质、滑面内质网、线粒体、蛋白质、多肽、糖类和脂类等属于快速轴浆转运，其速度可达 100～500mm/d；而代谢中间产物中的可溶性蛋白以及微管和微丝等细胞骨架成分的转运速度为1～10mm/d，属于慢速轴浆转运。神经营养因子可借助于轴浆运输由胞体流向末梢，然后由末梢释放到所支配的神经组织中。另外，有一些轴浆运输则由轴突终末运送到神经元胞体，称为逆向轴浆运输（retrograde transport），通过此轴浆运输可将物质运送回胞体重新利用或降解，神经生长因子等营养因子可通过这种运输方式作用于神经元胞体。

2. 神经环路（neuronal circuit） 神经元在参与神经调节活动过程中主要通过不同的神经元所组成的各种神经环路对信息进行整合和传递，多个神经元的轴突末梢可与一个神经元的树突或胞体发生突触联系，这种多种信息影响同一个神经元的调节方式称为聚合（convergence）；相反一个神经元的轴突也可与多个神经元的树突或胞体建立突触联系的方式称为辐射（divergence）。在 CNS 中，正是由于各种不同的神经环路通过多次的聚合和辐射，构成了极其复杂的神经网络，使各种信息的加工和整合精确，以确保神经调节活动更准确和协调。中间神经元是 CNS 中大量存在的短轴突、小胞体神经元，主要参与大脑内各神经核团间或神经核团内神经环路的构成。中间神经元通过参与神经环路的串联和并联系统以及反馈、前馈、交互等环路系统，对各种神经信号进行微调，以保证神经调节的准确与合理。

三、血-脑屏障

脑组织毛细血管内皮细胞紧密连接，内皮细胞之间缺少间隙孔道，毛细血管外表面几乎全部被星形胶质细胞所包围，并且内皮细胞缺少具有吞饮功能的囊泡，这些构成了血-脑屏障（blood-brain barrier）的形态学基础。血-脑屏障对许多大分子或极性较高的药物起屏障作用，以维持脑组织内环境的稳定。大分子、极性较大、解离度高、脂溶性低的药物一般都不易透过血-脑屏障从血液循环进入脑内。但是，脂溶性高、极性低、小分子化合物就比较容易以简单扩散的方式通过血-脑屏障。血-脑屏障的存在不仅能防止外源性物质或药物进入脑内，还能防止血液中内源性活性物质如单胺类或氨基酸类神经递质进入脑内以及防止若干水溶性物质在脑内浓度突然升高。新生儿血-脑屏障发育不完全，成年人在脑部炎症时也会使血-脑屏障的通透性升高。作用于 CNS 的药物必须在药物的作用部位达到有效血药浓度才能产生药理效应，因此药物或其活性代谢产物是否能通过血-脑屏障就成为一个关键问题。

脑组织代谢必需的物质如葡萄糖、某些氨基酸、嘌呤和嘧啶碱以及无机离子可通过特殊的转运体经载体转运（易化扩散或主动转运）的方式通过血-脑屏障，血-脑屏障的存在，可以保证重要营养物质通过，又可阻止外来异物对脑的侵犯，有效维持脑组织内环境的稳定性。脑的某些部位由于毛细血管内皮细胞并不紧密连接而不存在血-脑屏障，例如第四脑室底的极后区、神经垂体、松果体、正中隆起以及第三脑室前端的室周器官等部位。这些特殊区域可能是脑内某些物质（如肽类神经激素）释放到血液中的通路；另外，有些毒物或药物在血液中浓度太高时可通过这些区域进入极后区的催吐中枢引起呕吐，具有特殊的生物学意义。

四、突触与突触传递

CNS 支配着体内各个器官，调节着各个系统的多种生理功能。这种调节的基础是细胞间的信息传递。神经元是 CNS 的基本结构和功能单位，其主要功能是接受刺激和传递信息。脑内细胞间的信息传递主要是通过神经元之间或神经元与效应细胞之间的突触与突触传递来实现的，突触是神经元与神经元之间或神经元与效应细胞之间实现信息传递的中心部位。

1. 突触（synapse） 指神经元间或神经元与效应细胞间的特化连接，突触由突触前组分、突触后组分和突触间隙等基本结构组成。

2. 突触传递（synaptic transmission） 在神经元间或神经元与效应细胞间突触处的信息传递过程称为突触传递，是神经系统中信息传递的主要方式。根据突触传递的方式及结构特点，突触分为电突触（electrical synapse）、化学性突触（chemical synapse）和混合性突触，前者的信息传递由突触前神经元在特定的连接部位向突触后神经元以局部电流扩布的方式介导，而化学性突触的信息传递是通过神经末梢释放的神经递质介导的。哺乳动物脑内绝大部分突触传递是化学性的，电突触传递主要起辅助作用，协调神经元的电活动。

（1）电突触传递（electrical synaptic transmission）：在哺乳动物的某些部位如脊髓、海马、下丘脑、嗅脑及视网膜感光细胞与其他细胞间存在电传递。电突触传递的结构基础为缝隙连接（gap junction）。大部分缝隙连接由连接子（connexon）集合而成，每一个连接子又由六个同源亚单位跨膜连接蛋白（connexin）组成，连接蛋白排列为六角形，中间形成一个水相孔道，从结构上看，缝隙连接是一种特殊的突触。电突触传递中，以离子电流为基础的局部电流和突触后电位能以电紧张的形式通过突触，一般情况下，电突触传递具有双向性、低电阻性和快速性的特点，且主要发生于同类神经元之间，其意义是使相邻的多个同类细胞能快速达到同步化活动，起着协调神经元群活动的作用。

（2）化学性突触传递（chemical synaptic transmission）：在脊椎动物的 CNS 中，化学传递是突触信息传递的最常见形式，化学性突触的基本结构包括突触前膜、突触间隙和突触后膜。突触前膜的胞质内含有贮存递质的囊泡，突触后膜存在与递质相互作用的受体，这一结构特点决定了化学突触传递的单向性。经典化学突触的传递过程主要包括：①传入的动作电位（突触前神经元兴奋）引起突触前膜去极化；②突触前膜去极化达到一定水平时激活电压依赖性钙通道，使细胞外 Ca^{2+}内流进入突触前末梢轴浆内；③轴浆内 Ca^{2+}升高触发囊泡向突触前膜靠近并融合，引起囊泡的出胞而释放递质至突触间隙；④释放的递质弥散到突触后膜；⑤递质和突触后膜上的受体相互作用；⑥受体活化后使突触后膜上离子通道开放；⑦离子跨膜移动引起突触后膜电位变化。如果膜电位向动作电位阈值方向变化而产生去极化，这种传递被称为兴奋性突触传递；相反，如果传递使膜电位维持在低于动作电位阈值的负电位状态，这种传递被称为抑制性突触传递。

3. 突触后电位（postsynaptic potential） 根据突触后膜发生去极化或超极化，将突触后电位分为兴奋性突触后电位（excitatory postsynaptic potential，EPSP）与抑制性突触后电位（inhibitory postsynaptic potential，IPSP），前者指突触后膜在某种神经递质的作用下产生局部去极化膜电位变化，而后者是指产生了局部超极化膜电位变化。

脑内存在兴奋性与抑制性神经通路。20 世纪 50 年代初期，澳大利亚神经生理学家 J.C. Eccles 第一次系统分析了 CNS 中的突触电位，采用微电极技术记录脊髓运动神经元膜电位发现，神经元在静息状态下膜电位约为－70mV。当刺激兴奋性通路时，在该神经元记录到一个较小的除极化，称为 EPSP，是一种局部电位。这是由于兴奋性递质作用于离子通道型受体而使突触后膜 Na^{+}和 K^{+}通透性增高所致。EPSP 持续时间很短，通常不超过 20ms。增加刺激的强度能使去极化的幅度逐渐增加，使被刺激的兴奋性神经纤维数目增加，EPSP 去极化达到阈电位能导致突触后细胞形成动作电位，神经兴奋传递至整个突触后神经元（图 11-1）。

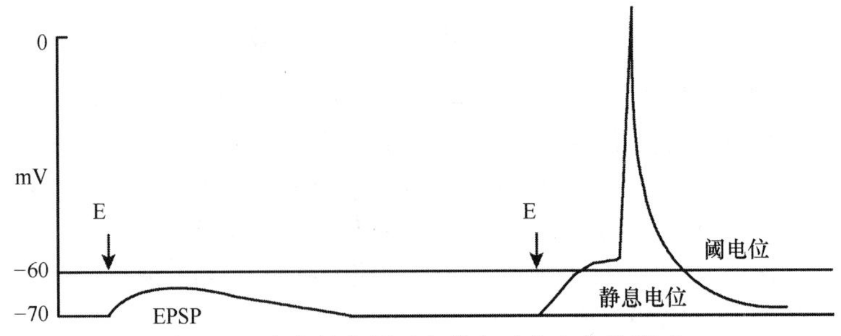

图 11-1 兴奋性突触后电位与动作电位的形成

图中静息电位为−70mV。较小刺激（E）时，出现一个阈下 EPSP；加大刺激（E）使 EPSP 增大，超过阈电位而生成一次动作电位

反之，刺激抑制性通路，突触后膜出现超极化，产生 IPSP，所引起的突触活动称为突触后抑制（postsynaptic inhibition）。造成 IPSP 的原因是突触后膜对阴离子如 Cl^-的通透性增加，大量 Cl^-进入细胞内，但不是所有神经元的 IPSP 都是 Cl^-内流引起，有些神经元的 IPSP 由钾通道开放使大量 K^+外流引起。如果在静息电位时给予的一个兴奋性刺激能产生动作电位，而同样的兴奋性刺激强度在 IPSP 期间则无法达到阈电位，这是由于 IPSP 使膜电位远离阈电位水平，因此原来能产生动作电位的兴奋性刺激强度此时不能产生动作电位（图 11-2）。

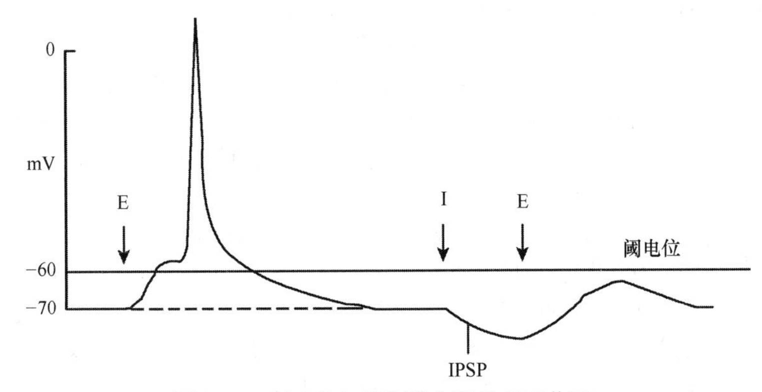

图 11-2 兴奋性与抑制性突触的相互作用

左侧给兴奋性通路一个阈上刺激（E），在突触后膜引发一个动作电位。右侧给抑制性通路一个刺激（I），然后再同样给兴奋性通路一个刺激（E），由于 I 造成了 IPSP，使膜处于超极化，E 无法达到阈电位而产生动作电位

此外，CNS 中还存在突触前抑制（presynaptic inhibition），突触前神经末梢释放的神经递质返回作用于突触前末梢上相应的受体，抑制 Ca^{2+}进入末梢，从而抑制突触前膜递质的释放。

五、离 子 通 道

相关内容请扫描本书二维码进行阅读。

第二节 中枢神经递质及其受体

CNS 中大多数神经细胞间及神经细胞和效应细胞间的化学突触传递是依靠中枢神经活性物质介导的。根据化学结构，主要有氨基酸类、生物胺类（包括单胺类和胆碱类）、肽类、嘌呤类及一些可扩散介质等神经活性物质。这些活性物质作用于突触后膜上相应受体，引起靶细胞一系列生理生化改变，在突触传递中起着重要作用。但是有一些化学物质并不在神经元之间或神经元与效应细胞间直接起信息传递作用，而是改变其他递质的信息传递作用，另外，还有一些起着激素或内分泌的调节作用，因此，根据作用方式及特点，提出了神经递质（neurotransmitter）、神经调质（neuromodulator）和神经激素（neurohormone）的概念。神经递质是指由神经末梢释放、作用于突触后膜受体，导致离子通道开放并形成 EPSP 或 IPSP 的化学物质，其特点是传递信息快、作用强和选择性高。神经调质指由神经细胞释放，但其本身不具递质活性的化学物质，大多与 G 蛋白偶联受体结合后诱发缓慢的突触前或突触后电位，并不直接引起突触后生物学效应，但能调节神经递质在突触前的释放及突触后细胞的兴奋性，调节突触后细胞对递质的反应。神经调质的作用发生慢而持久，但范围较广。如一氧化氮、腺苷、类固醇激素、花生四烯酸等在脑内发挥重要的神经调质的作用。神经激素指从神经末梢分泌释放后通过血液循环作用于远隔部位的靶细胞而发挥神经激素或内分泌激素作用的化学物质，主要是神经肽，如下丘脑释放的激素进入垂体门脉系统，在垂体前叶发挥其调节分泌的作用。一般而言，氨基酸类是神经递质，乙酰胆碱和单胺类既是神经递质也是神经调质，主要根据作用部位及受体的不同而定；大部分神经肽类属于神经激素或神经调质，少部分神经肽属于递质。

一、乙酰胆碱及其受体

乙酰胆碱（acetylcholine，ACh）是最早被确认的中枢神经递质。ACh 由胆碱和乙酰辅酶 A 在胆碱乙酰化酶（胆碱乙酰转移酶）的催化作用下在胞质中合成，再被位于小囊泡上的特异性转运体泵入囊泡中储存。胆碱能神经元在中枢分布很广泛，主要分布在脑干、中脑和端脑，如上行网状激动系统、边缘系统、运动系统、感觉系统等。CNS 的 ACh 受体包括 M 和 N 胆碱受体，其中，绝大多数是 M 受体，N 受体不到 10%。M 受体属于 G 蛋白偶联受体，N 受体属于配体门控离子通道受体。M 受体在脑内分布广泛，投射到大脑皮质、海马和基底神经节的胆碱能神经纤维释放的 ACh 的大部分作用都是通过 M 受体介导的。目前发现了五种不同基因编码的 M 受体亚型，分别为 M_1、M_2、M_3、M_4 和 M_5。其中，M_1、M_3 和 M_5 亚型受体激动后与 G 蛋白偶联，激活磷脂酶 C（PLC），促进 1, 4, 5-三磷酸肌醇（IP_3）和二酰甘油（DAG）的生成，这些亚型受体大多位于突触后，主要作用是产生突触后兴奋。激动 M_2 和 M_4 亚型受体后通过 G 蛋白抑制腺苷酸环化酶的活性而降低胞内 cAMP 的含量，激活钾通道或抑制钙通道，它们主要是突触前受体，抑制递质的释放，有一些是突触后受体，可引起突触后抑制。脑内以 M_1 受体为主，占 M 受体总数的 50%～80%。脑内的 N 受体激动后使离子通道开放，调节 Na^+、K^+ 和 Ca^{2+} 的通透性，引起膜去极化，产生 EPSP。

脑内的 ACh 主要参与人的学习、记忆、注意力、运动、觉醒和睡眠及情绪等的调节，另外，可能还参与了感觉、摄食与饮水、疼痛和体温的调节。目前认为，大脑皮质和海马的胆碱能神经系统对注意力和学习记忆起着重要作用，阿尔茨海默病（Alzheimer disease）患者认知功能障碍的主要原因之一就是患者基底前脑胆碱能神经元以及大脑皮质和海马的胆碱能神经末梢变性导致神经退行性变化，故中枢拟胆碱药有助于改善阿尔茨海默病患者的部分症状。基底神经节的胆碱能中间神经元在调节锥体外系运动传出中具有重要作用，如多巴胺能功能低下而胆碱能神经功能过强则出现帕金森病的症状。

二、氨基酸类递质及其受体

在 CNS 的神经细胞中，含有多种氨基酸，其中谷氨酸（glutamate）和天冬氨酸（aspartic acid）属于兴奋性氨基酸（excitatory amino acid），而 γ-氨基丁酸（gamma-aminobutyric acid，GABA）和甘氨酸（glycine）则属于抑制性氨基酸（inhibitory amino acid）。

1. 谷氨酸与天冬氨酸及其受体 谷氨酸与天冬氨酸都属于兴奋性氨基酸。在 CNS 中，约 50% 以上的突触是以谷氨酸作为递质的兴奋性突触，谷氨酸是哺乳动物脑内含量最高的氨基酸。脑内谷氨酸能神经纤维主要包括大脑皮质投射到纹状体、丘脑、黑质、红核、脊髓等部位的神经纤维和内嗅皮质至海马下脚及海马投射到隔核、斜角带核、伏隔核、新纹状体等核团的神经纤维。由于谷氨酸与天冬氨酸不易透过血-脑屏障，只能在脑内合成。胶质细胞分泌的谷氨酰胺被转运到神经末梢后，经线粒体的谷氨酰胺酶催化生成谷氨酸；另外，葡萄糖经三羧酸循环也能通过转氨作用生成谷氨酸，神经递质存储在突触囊泡中，在神经兴奋时从突触前膜释放到突触间隙，作用于相应的受体。释放后的谷氨酸主要被富含谷氨酸转运体的神经胶质细胞所摄取，并在谷氨酰胺合成酶的作用下转变谷氨酰胺，再转运到神经元中作为合成谷氨酸的前体物质。天冬氨酸在小脑、丘脑和下丘脑中含量较高，主要以谷氨酸和草酰乙酸在转氨酶作用下生成。

谷氨酸受体分为离子型谷氨酸受体（ionotropic glutamate receptor，iGluR）和代谢型谷氨酸受体（metabotropic glutamate receptor，mGluR）。离子型谷氨酸受体根据其对激动剂的选择性，又分为*N*-甲基-*D*-天冬氨酸（*N*-methyl-*D*-aspartate，NMDA）受体、α-氨基-3-羟基-5-甲基-4-异噁唑丙酸（α-amino-3-hydroxy-5-methyl-4-isoxozole-propionate，AMPA）受体和海人藻酸（kainate，KA）受体。NMDA 受体由 GluN1～3 亚基组成，受体激动时，其偶联的阳离子通道开放，除 Na^+、K^+通过外，还允许 Ca^{2+}通过，高钙电导是 NMDA 受体的特点之一，也是 NMDA 受体与兴奋性毒性、长时程突触增强（LTP）、学习和记忆等密切相关的原因。AMPA 受体由 GluA1～4 亚基构成，激活后使 Na^+、K^+通透性增加，突触后膜细胞去极化，介导快速兴奋性突触传递。KA 受体激活后主要使 Na^+和 K^+的通透性增加。代谢型谷氨酸受体属于 G 蛋白偶联受体，这类受体有 8 种亚型，mGluR1～8，可分成 3 组：Ⅰ组（mGluR1，5）、Ⅱ组（mGluR2，3）和Ⅲ组（mGluR4，6，7，8）。mGluR1 和 mGluR5 激动后通过 G 蛋白激活磷脂酶 C（PLC）而促进磷脂酰肌醇水解，促进第二信使 1, 4, 5-三磷酸肌醇（IP_3）和二酰甘油（DAG）的生成，钾通道关闭而使细胞膜去极化。Ⅱ组 mGluR 和Ⅲ组 mGluR 受体分别同 G_i 和 $G_{i/o}$ 蛋白偶联，激活后抑制腺苷酸环化酶的活性，降低胞内 cAMP 的浓度而介导生物学效应。

兴奋性氨基酸在兴奋性突触传递中起着重要作用，参与学习、记忆和神经的突触可塑性及神经系统的发育。但是，还存在一种负面效应，Ca^{2+}大量内流造成细胞内 Ca^{2+}超载，具有神经毒性作用（兴奋性毒性），引起神经变性和神经细胞坏死，在中枢神经退行性变、缺血性脑损伤、阿尔茨海默病和癫痫等疾病的发病机制中起着重要作用。

2. γ-氨基丁酸与甘氨酸及其受体 γ-氨基丁酸（GABA）和甘氨酸是 CNS 中两种主要的抑制性神经递质，它们激活对 Cl^-有通透性的 GABA 受体或甘氨酸受体，产生抑制性突触后电位。

GABA 在脑内含量很高，约为单胺类递质的 1000 倍以上，是脑内最重要的抑制性神经递质，脑内有约 30%的突触是以 GABA 为神经递质。葡萄糖通过三羧酸循环生成谷氨酸，再经过谷氨酸脱羧酶的作用生成 GABA。CNS 广泛存在 GABA 神经元，且主要分布在大脑皮质、海马和小脑。根据受体对激动剂与拮抗剂敏感度、电生理学特性和受体结构及作用方式的不同，可将 GABA 受体分为 $GABA_A$受体、$GABA_B$受体与 $GABA_C$受体。CNS 内的 GABA 受体主要是 $GABA_A$受体，$GABA_B$受体较少，$GABA_C$受体目前发现存在于视网膜。

$GABA_A$受体为配体门控离子通道型受体，由 5 个亚基组成五聚体并组成 Cl^-通道，激动时使 Cl^-通道开放，引起突触后膜超极化，抑制神经元放电。其特异性拮抗剂印防己毒素（picrotoxin）与荷包牡丹碱（bicuculline）阻断 $GABA_A$受体，二者均能致惊厥。$GABA_A$受体可看作大分子复合体，该复合体有 5 个主要结合位点：GABA、苯二氮䓬类、巴比妥酸盐（barbitutrate）、印防己毒素和类固醇（steroid）等结合位点。复合体的 Cl^-通道贯穿膜结构，GABA 结合位点处于直接开启 Cl^-通道的位置。$GABA_A$受体是镇静催眠药和一些抗癫痫药的作用靶点。$GABA_B$受体是 G 蛋白偶联受体，存在于突触前膜和突触后膜，且在这两个部位的作用不同。激动突触前膜 $GABA_B$受体可抑制神经末梢的电压门控性钙通道，减少递质的释放，通过负反馈调节神经递质的释放。激动突触后膜 $GABA_B$受体可使钾通道开放，导致细胞膜超极化，从而产生突触后抑制。$GABA_C$受体是配体门控离子通道型受体，主要分布在视网膜，受体激活后使 Cl^-通道开放，引起 Cl^-内流，产生 IPSP。

GABA 通过激活不同 GABA 亚型受体而产生突触前或突触后效应。苯二氮䓬类和巴比妥类药物通过增强中枢 GABA 能系统传递功能，产生镇静、催眠、抗焦虑、抗惊厥等作用。研究发现 GABA 在癫痫、阿尔茨海默病、帕金森病和亨廷顿病的发病机制中也起着重要作用，GABA 还参与疼痛、神经内分泌和摄食行为。

甘氨酸在 CNS 广泛分布，以脊髓和脑干为主，脊髓中含量最高，灰质中前角高于后角，是 CNS 中重要的抑制性神经递质。甘氨酸是由丝氨酸经丝氨酸羧甲基转移酶催化合成，甘氨酸受体（glycine receptor，GlyR）与 $GABA_A$ 受体一样，属配体门控离子通道受体，在 CNS 中的分布 GlyR 是由 2 个 α 亚基和 3 个 β 亚基组成的五聚体，5 个亚基共同组成 Cl^- 通道。甘氨酸是主要存在于脊髓的抑制性神经递质，作用于突触后膜受体后使其对 Cl^- 通透性升高，形成 IPSP。士的宁是甘氨酸受体高度专一性拮抗剂，可以阻断甘氨酸的 IPSP，引起中枢神经的兴奋甚至出现惊厥。

三、单胺类递质及其受体

多巴胺、去甲肾上腺素、5-羟色胺和组胺的分子结构中均包含一个氨基，称为单胺类（monoamines），多巴胺、去甲肾上腺素具有共同的母核儿茶酚（catechol），称为儿茶酚胺类（catecholamines）。CNS 中单胺类既是神经递质也是神经调质，它们对大脑的许多功能状态如注意、情绪、睡眠和觉醒等有广泛的影响。

1. 多巴胺（dopamine，DA）及其受体 DA 是 CNS 中一种重要的神经递质，DA 能神经元可摄取血液中的酪氨酸，后者在胞质内被酪氨酸羟化酶（tyrosine hydroxylase，TH）催化生成多巴，再经多巴脱羧酶（dopadecarboxylase，DDC）作用而生成 DA。脑内的 DA 能神经元主要聚集在下丘脑和中脑的核团。下丘脑弓状核的 DA 神经元投射到下丘脑的正中隆起，形成结节漏斗系统；黑质的 DA 神经元投射到基底神经节的尾核和壳核，形成黑质-纹状体通路；腹侧被盖区的 DA 神经元投射到伏核、杏仁核和前额叶皮质，形成中脑边缘系统和中脑皮质系统。人类 CNS 中主要有 4 条 DA 能通路：黑质-纹状体通路、中脑-边缘系统通路、中脑-皮质通路与结节-漏斗通路。黑质-纹状体通路是锥体外系运动功能的高级中枢；中脑-边缘系统通路主要调控情绪和情感反应；中脑-皮质通路主要调控认知、思想、感觉和推理能力；结节-漏斗通路主要调控垂体激素的分泌。

脑内 DA 受体有 5 种亚型（D_1、D_2、D_3、D_4 和 D_5），其中 D_1 和 D_5 亚型受体药理学特征相符而称为 D_1 样受体（D_1-like receptor），激活后能通过 G 蛋白激活腺苷酸环化酶的活性。D_2、D_3 和 D_4 亚型受体称为 D_2 样受体（D_2-like receptor），激活后能抑制腺苷酸环化酶活性，使钾通道开放，且抑制钙通道。研究表明，脑内 DA 能神经通路异常与帕金森病、精神分裂症、药物依赖与成瘾、衰老和痴呆的发病、治疗及预后密切相关。

2. 去甲肾上腺素（noradrenaline，NA，norepinephrine，NE）及其受体 NA 主要在神经末梢合成，血液中的酪氨酸经钠依赖性转运体进入 NA 能神经末梢，在胞质中经酪氨酸羟化酶（tyrosine hydroxylase，TH）催化生成多巴，再经多巴脱羧酶作用而生成 DA，DA 通过转运体进入囊泡中，再被囊泡内的多巴胺 β-羟化酶（dopamine β-hydroxylase，DβH）催化生成 NA。脑内的 NA 能神经元胞体主要分布在脑桥和延髓，尤其在第四脑室底部之下脑桥的蓝斑核中密集分布，这些神经元的轴突支配大脑皮质的大部分区域、海马、下丘脑和杏仁核以及小脑，蓝斑核的下行 NA 能神经纤维投射到延髓和脊髓。另外，在脑桥延髓外侧被盖区也松散分布着一些 NA 能神经元核团，其投射纤维混合在蓝斑核的投射束投射到不同脑区。蓝斑投射组成了上行网状激活系统的一部分，调节注意、觉醒和昼夜节律。在 CNS 的大多数部位，NA 通过激活 α_1 或 β 受体来阻断钾通道，直接增强兴奋强度。NA 也可以直接激活蓝斑核中 α_2 受体，使钾通道开放而引起超极化反应，抑制动作电位的发放。此外，它还能够抑制局部通路中的抑制性神经元，间接产生兴奋作用。NA 对激动的易化作用与许多精神功能有关，如注意、警醒等。躁狂症患者中枢 NA 能神经系统功能失调，NA 受体部位的 NA 相应增多，造成 NA 能系统功能处于亢进状态。而抑郁症时，脑内相应部位的 NA 相对不足。脑内 NA 神经元的作用广泛，几乎参与了所有脑功能的调节，如调节注意力、意识、睡眠-觉醒周期、警觉、学习和记忆、焦虑、情绪、神经内分泌等。

3. 5-羟色胺（5-hydroxytryptamine，5-HT）及其受体 脑内的 5-HT 主要在 5-HT 能神经末梢由色氨酸经色氨酸羟化酶（tryptophan hydroxylase）催化生成 5-羟色氨酸（5-hydroxytryptophane），再经 5-羟色氨酸脱羧酶作用生成 5-HT。CNS 中大多数 5-HT 通路起源于中脑到延髓的脑干中缝核群，其纤维几乎投射到全脑。目前已确认 CNS 中存在 14 种不同亚型的 5-HT 受体，根据受体的特性及其氨基酸序列的同源性，将 5-HT 受体分为 7 种亚型（5-HT_1、5-HT_2、5-HT_3、5-HT_4、5-HT_5、5-HT_6

和 5-HT_7），5-HT_3受体是配体门控离子通道受体，其他均属于 G 蛋白偶联受体。5-HT_1受体激动后通过 $G_{i/o}$ 蛋白抑制腺苷酸环化酶的活性，降低胞内 cAMP 而引起生物效应；5-HT_2 受体激动后可通过 G_q 蛋白激活磷脂酶 C（PLC），促进磷脂酰肌醇水解，主要发挥突触后兴奋作用；5-HT_3 受体可通过促进 Na^+和 K^+的通透性而引起细胞膜去极化；激动 5-HT_4、5-HT_6受体和 5-HT_7受体可通过 G_s蛋白激活腺苷酸环化酶，增加胞内 cAMP 的含量而产生生物效应；5-HT_5受体的功能及信号转导尚不清楚。5-HT 在 CNS 中具有重要的功能，参与心血管活动、痛觉传递、精神情感活动、觉醒-睡眠周期、摄食、认知、学习记忆和下丘脑-垂体神经内分泌的调节。CNS 中 5-HT 含量或 5-HT 能神经通路异常与多种 CNS 疾病如焦虑症、抑郁症、创伤后应激综合征、偏头痛等疾病的发病有关。

4. 组胺（histamine）及其受体 脑内组胺含量很低，主要分布于组胺能神经和肥大细胞中，少量存在于脑内血管内皮细胞。组胺由组氨酸经脱羧酶催化合成。CNS 中组胺能神经元胞体主要分布于下丘脑的结节乳头核，其神经纤维广泛投射到下丘脑的其他部位、大脑皮质、海马、杏仁核、基底神经节和边缘叶等脑区。也发出下行纤维投射到低位脑干及脊髓。CNS 中的组胺受体包括 H_1、H_2 和 H_3 三种亚型，都是 G 蛋白偶联受体。H_1 和 H_2受体主要是突触后受体，激动 H_1受体可通过 G_q蛋白激活磷脂酶 C，抑制 K^+电流而使神经细胞膜去极化；激动 H_2受体可通过 G_s蛋白激活腺苷酸环化酶和提高 cAMP 水平，抑制慢钙激活的 K^+电流，增加动作电位的放电。H_3受体是自身抑制受体，位于组胺能神经元的胞体和树突上，降低其自发放电，而位于神经末梢突触前膜的 H_3受体激动后可减少递质的释放。脑内的组胺系统在许多中枢活动中起着重要的调节作用，如调节神经内分泌、觉醒和睡眠、认知、学习记忆、体温、饮水和摄食等；组胺能神经也控制运动及攻击行为。脑内组胺功能的异常可能与多种中枢神经系统疾病如精神分裂症、焦虑症、抑郁症、阿尔茨海默病、癫痫、帕金森病以及缺血性脑损伤等有关。

四、神经肽及其受体

神经肽（neuropeptide）包括阿片肽、P 物质、血管紧张素、催产素、生长抑素、血管活性肠肽、脑肠肽和促醒肽以及下丘脑释放激素等，神经肽与经典神经递质不同，其不是在神经末梢合成，而是在神经元细胞体先合成前体大分子，合成的多肽前体先后被转运到内质网、高尔基体和分泌颗粒或囊泡，装入囊泡后经轴突运输到末梢。在运输到末梢的过程中多肽前体通过酶切和修饰等翻译后加工形成有活性的神经肽，活性多肽贮存于突触前神经末梢囊泡内。目前发现，多数神经肽与经典递质储存在一起，当神经冲动引起神经肽释放后，在突触水平作为神经递质或神经调质起作用。神经肽释放后一般不能重摄取，主要是被体内的氨肽酶、羧肽酶和内肽酶等降解灭活。神经肽起效慢，降解也慢，故作用时间相对较长。脑内大多数神经肽参与突触信息传递，发挥神经递质或神经调质作用；有少部分神经肽从神经末梢分泌释放后通过血液循环作用于远隔部位的靶细胞而发挥神经激素或内分泌激素的作用，如血管加压素、催产素和下丘脑释放激素。CNS 中几乎所有的神经肽受体都属于 G 蛋白偶联受体。如阿片肽激活 μ、δ、κ 受体，它们是 G 蛋白偶联受体，激活 G 蛋白 G_o和 G_i，抑制腺苷酸环化酶，激活内向整流钾通道促进 K^+外流，抑制钙通道减少 Ca^{2+}内流，使突触前膜递质的释放减少，突触后膜超极化。P 物质激活神经肽 1（NK-1）受体，通过 G_q蛋白激活磷脂酶 C，促进磷脂酰肌醇水解，增加 IP_3和 DAG 的产生。

五、嘌呤类及其受体

嘌呤（purine）包括腺嘌呤和鸟嘌呤，两者可与核糖结合衍生为嘌呤核苷（腺苷和鸟苷）。嘌呤核苷中的核糖羟基可进一步被磷酸酯化生成嘌呤核苷酸，常见的嘌呤核苷酸有一磷酸腺苷（AMP）、二磷酸腺苷（ADP）、三磷酸腺苷（ATP）、一磷酸鸟苷（GMP）、二磷酸鸟苷（GDP）及三磷酸鸟苷（GTP）等，ATP 和 GTP 还可分别在腺苷酸环化酶和鸟苷酸环化酶作用下，环化生成环腺苷酸（cAMP）和环鸟苷酸（cGMP）。脑内嘌呤类受体有两大类，一类称为 P_1 受体（P_1 purinoceptor），又称腺苷受体，包括 A_1、A_2（A_{2A}、A_{2B}）和 A_3腺苷受体，属于 G 蛋白偶联受体。

A_1受体兴奋可激活 G_i蛋白，抑制腺苷酸环化酶活性，降低 cAMP 含量；A_2腺苷受体兴奋则激活 G_s蛋白，活化腺苷酸环化酶，使 cAMP 含量升高；目前，A_3腺苷受体在 CNS 中的作用尚不明确。腺苷可通过激动 A_1受体影响突触的可塑性，对 LTP 和 LTD 有抑制作用，咖啡因及其他甲基黄嘌呤类化合物通过阻断海马和大脑皮质的腺苷受体而改善痴呆患者的认知能力。另一类称为 P_2受体（P_2 purinoceptor），分为 P2X 和 P2Y 两类受体，P2X 受体是配体（核苷酸）门控阳离子离子通道受体，激动后可引起 Na^+、K^+和 Ca^{2+}的快速流动，导致突触后膜快速去极化。P2Y 受体是 G 蛋白偶联受体，激动后可通过激活 PLC 或抑制腺苷酸环化酶而引起细胞效应。

六、其他介质

花生四烯酸可由细胞膜磷脂通过磷脂酶的水解生成，再通过环氧酶途径和脂氧酶途径生成类花生酸类物质（前列腺素类、白三烯类和羟化二十碳四烯酸类），也可以被转化为花生四烯乙醇胺。花生四烯酸本身以及它的活性代谢产物可以通过调节离子通道和蛋白激酶的级联反应而在供体细胞或邻近细胞的神经末梢产生效应，作为 CNS 中可弥散的调节剂，花生四烯酸代谢物被认为对 LTP 和其他形式的突触可塑性有调节作用，另外，目前认为，花生四烯乙醇胺是内源性大麻素受体和辣椒素受体的活化剂。

CNS 中很多神经元存在神经元型一氧化氮合酶（nNOS），诱导 NO 的产生，NO 通过激活鸟苷酸环化酶导致 cGMP 的产生，引起多种磷酸化级联反应而影响神经元的功能，对神经元有兴奋性和抑制性作用。CO 和 NO 的很多性质相似，可能也是一种神经调质。神经元中含有 CO 的生成酶血红素加氧酶，CO 可激活鸟苷酸环化酶。

第三节　中枢神经系统药物的基本作用及分类

一、中枢神经系统药物的基本作用

CNS 药物的基本作用方式是影响突触传递的某个环节，包括神经递质的合成、储存、释放、再摄取、代谢以及受体和离子通道，从而引起相应的功能变化。

（一）直接作用于受体

CNS 药物直接与受体结合，激动或阻断受体。例如阿片类药物（吗啡、哌替啶）激动 CNS 的阿片受体产生镇痛、镇静和呼吸抑制等作用，氯丙嗪通过阻断脑内的 D_2受体而发挥抗精神病作用。纳洛酮通过阻断 CNS 的阿片受体而治疗吗啡中毒。

（二）影响中枢神经递质

1. 影响中枢神经递质的生物合成　如左旋多巴（levodopa，L-dopa）通过血-脑屏障进入中枢后脱羧转变为多巴胺，发挥抗帕金森病作用。多巴的肼衍生物卡比多巴（carbidopa）由于可在外周抑制多巴脱羧酶而使左旋多巴代谢减少，增加左旋多巴透过血-脑屏障的量，使脑内的 DA 合成增加。α-甲基酪氨酸（α-methyltyrosine）抑制酪氨酸羟化酶，抑制 NA 的合成。

2. 影响中枢神经递质的释放　金刚烷胺（amantadine）通过促进神经末梢释放 DA，增加 DA 的含量，用于治疗帕金森病。麻黄碱（ephedrine）通过促进中枢神经末梢释放 NA 而产生中枢兴奋作用。

3. 影响中枢神经递质的转运　三环类抗抑郁药为非选择性单胺摄取抑制剂，主要阻断 NA 和 5-HT 的再摄取，延长递质在突触间隙停留的时间而使突触间隙的递质浓度增高，促进突触传递功能而发挥抗抑郁作用。可卡因（cocaine）抑制儿茶酚胺的再摄取，提高突触间隙儿茶酚胺的浓度，产生精神运动兴奋效应。

4. 影响中枢神经递质的储存　利血平（reserpine）可妨碍 NA 能神经末梢对递质的储存，使囊泡胺类递质耗竭，出现镇静和安定作用。

5. 影响中枢神经递质的生物转化　吗氯贝胺（moclobemide）为选择性的 MAO-A 抑制剂，使

NA 和 5-HT 等单胺类递质的代谢受到抑制，临床上用于抑郁症的治疗。司来吉兰（selegiline）可抑制 MAO-B 而抑制纹状体中 DA 的降解，进而增加脑内 DA 的含量，与左旋多巴合用治疗帕金森病，能增强疗效，并降低左旋多巴用量。他克林（tacrine）可抑制胆碱酯酶，使 ACh 水解减少，增加脑内 ACh 的量，用于阿尔茨海默病的治疗。

（三）影响中枢神经细胞膜上的离子通道

1. 阻断钠通道 局麻药利多卡因（lidocaine）、抗癫痫药苯妥英（dilantin）等阻断 CNS 的钠通道而产生麻醉和抗癫痫作用。

2. 阻断钙通道 乙琥胺（ethosuximide）通过阻断 CNS 的 T 型钙通道而产生抗癫痫作用，可用于治疗癫痫小发作。

3. 激活氯通道 苯二氮䓬类促进 GABA 与 $GABA_A$ 受体结合，使氯通道开放，导致突触后膜超极化而产生中枢抑制作用。

（四）影响中枢神经细胞的代谢

胞磷胆碱（citicoline）作为辅酶参与磷脂酰胆碱的合成，促进卵磷脂的合成，修复受损的神经细胞；能提供胆碱，促进胆碱能神经合成 ACh，增强学习记忆功能；还能增加脑部血流、改善脑组织物质代谢，产生增强脑干网状结构上行激活系统的功能，故具有促进大脑功能的恢复和促进苏醒的作用。甲氯芬酯（meclofenoxate）主要兴奋大脑皮质，增加神经细胞对糖的利用，改善脑细胞能量代谢；促进脑细胞氧化还原过程，调节神经细胞的代谢等。吡硫醇（pyritinol）能促进脑内葡萄糖及氨基酸代谢，增加脑血流量，改善脑电活动及大脑功能。

二、中枢神经系统药物的分类

相关内容请扫描本书二维码进行阅读。

第四节 中枢神经系统药物的研究进展与展望

相关内容请扫描本书二维码进行阅读。

（何 蔚）

第十二章　镇静催眠药和抗焦虑药

【案例 12-1】

李某，女，43 岁，近 2 个月晚上睡眠不好，入睡困难，夜里易醒，一夜醒来 4～6 次，有时很难再入睡，多梦甚至做噩梦，自觉晚上像没睡似的。白天精神不振、头昏脑涨、困倦、疲乏无力、烦躁、情绪失调、注意力不集中和记忆力差。诊断：失眠症。药物治疗：艾司唑仑 3mg 睡前口服。用药后晚上能很快入睡，做梦减少，一觉睡到天亮，白天精神状态较好。

问题：

1. 艾司唑仑为什么可以治疗失眠症？
2. 用于治疗失眠的药物还有哪些？
3. 为什么苯二氮䓬类是目前治疗失眠最常用的药物？
4. 新型的镇静催眠药有哪些？其特点是什么？

第一节　概　　述

镇静催眠药（sedative-hypnotic）是一类对中枢神经系统功能有抑制作用的药物，该类药物小剂量镇静，能消除烦躁、缓和激动、恢复安静；较大剂量催眠，能促进和维持机体近似生理性睡眠。抗焦虑药（antianxiety drug）是一类能够治疗广泛性焦虑和焦虑症的药物，该类药物能缓解或消除患者过度情绪反应如紧张、激动、焦虑、不安和失眠；改善自主神经功能紊乱如心悸、出汗和胃肠功能障碍。

一、生理睡眠与失眠

睡眠是机体消除疲劳所需的一种完全休息过程，通过测定人的脑电活动发现，其并非处于静止状态，而是表现出一系列主动调节的周期性变化。生理性睡眠分为两时相：快动眼睡眠（rapid-eye movement sleep，REMS）和非快动眼睡眠（non-rapid-eye movement sleep，NREMS）。REMS 占整个睡眠时间的 70%～75%，主要特点为眼动活跃、呼吸快、心率快、血压高，易发生梦境、噩梦等，且与智力发育和学习记忆有关。NREMS 又可分为 1、2、3、4 期，其中 3、4 期又合称慢波睡眠（slow wave sleep，SWS）。SWS 期脑电波大而慢，睡眠宁静，血压、呼吸频率和基础代谢率下降 30%。NREMS 时大脑皮质高度抑制，生长激素分泌达高峰，与大脑皮质休息、躯体生长发育、生命物质补充有关。一夜间 REMS 和 NREMS 交替进行。

失眠通常指患者对睡眠时间和（或）睡眠质量不满足并影响白天社会功能的一种主观体验。失眠不仅影响正常工作和生活，而且是精神心理疾病、高血压、心脑血管病、糖尿病、免疫功能低下、超重或肥胖的重要危险因素。

焦虑是一种从轻度紧张和微弱的不适感到恐惧、忧郁或惊慌的内心体验。焦虑症是以广泛、持续性出现的焦躁不安或者反复发作的惊慌、惊恐情绪为主要表现的一种神经症性障碍疾病。患焦虑症的患者都有程度不同的睡眠障碍。

二、药物研究简史

相关内容请扫描本书二维码进行阅读。

三、药 物 分 类

理想的镇静催眠药物应具备下列条件：①迅速诱导入睡；②对睡眠结构没有影响；③次日无药物残留作用；④不影响记忆功能，包括没有遗忘症状；⑤对呼吸没有抑制作用；⑥长期使用无药物依赖性或药物戒断症状；⑦与酒精和其他药物无相互作用。

镇静催眠药按化学结构分类如下：

1. 苯二氮䓬类 地西泮（diazepam）、氟西泮（flurazepam）、艾司唑仑（estazolam）、三唑仑（triazolam）、阿普唑仑（alprazolam）、硝西泮（clonazepan）、氯硝西泮（clonazepan）、劳拉西泮（lorazepam）、奥沙西泮（oxazepam）等。

2. 巴比妥类 苯巴比妥（phenobarbital）、戊巴比妥（pentobarbital）、司可巴比妥（secobarbital）等。

3. 非苯二氮䓬类 佐匹克隆（zopiclone）、唑吡坦（zolpidem）和扎来普隆（zaleplon）等。

4. 褪黑素受体激动剂 褪黑素（melatonin）、雷美替胺（ramelteon）、阿戈美拉汀（agomelatine）和他司美琼（tasimelteon）等。

5. 其他类 水合氯醛（chloral hydrate）、甲丙氨酯（meprobamate）、格鲁米特（glutethimide）和甲喹酮（methaqualone）等。

第二节 苯二氮䓬类药物

一、苯二氮䓬类药物的共性

【化学结构】 苯二氮䓬类（benzodiazepines，BZ）药物的基本化学结构为1,4-苯并二氮䓬（图12-1）。苯二氮䓬类根据各个药物（及其活性代谢物）的消除半衰期的长短可分为三类：长效类（$t_{1/2}$ >24h），如地西泮（diazepam）；中效类（$t_{1/2}$ 为 6～24h），如艾司唑仑（estazolam）；短效类（$t_{1/2}$ <6h），如三唑仑（triazolam）。常用苯二氮䓬类的作用时间及分类见表12-1。20世纪70年代末到80年代初，人们开始关注长效苯二氮䓬类药物的白天镇静以及其对记忆和精神的损伤作用。大量临床数据表明，与长效苯二氮䓬类药物相比，短效苯二氮䓬类药物起效快，抑制呼吸弱，没有或只有轻微的次日残留作用。但是短效苯二氮䓬药物更易诱发依赖性，且撤药时容易发生反跳性失眠。

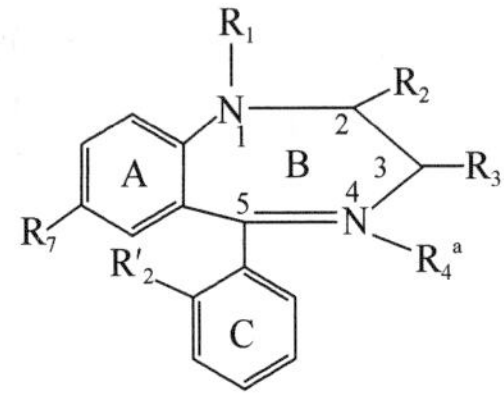

图12-1 苯二氮䓬类药物的母核结构

表12-1 常用苯二氮䓬类的作用时间及分类

分类	药物	达峰时间（h）	$t_{1/2}$（h）	活性代谢物	用法用量（mg/次）
长效类	地西泮	1～2	20～80	有	2.5～5
（$t_{1/2}$>24h）	氟西泮	1～2	20～100	有	15～30
中效类	阿普唑仑	1～2	12～15	无	0.4～0.8
（$t_{1/2}$为6～24h）	艾司唑仑	2	10～24	无	1～2
	劳拉西泮	2	10～20	无	1～2
短效类	三唑仑	1	2～3	无	0.25～0.5
（$t_{1/2}$<6h）	奥沙西泮	2～4	5～10	无	15～30

【药理作用】

1. 抗焦虑作用 苯二氮䓬类药物抗焦虑作用的选择性较高，小剂量即可明显改善恐惧、紧张、忧虑、心悸、出汗、震颤和不安，以及因焦虑引起的胃肠功能紊乱或失眠等症状，对各种原因引起的焦虑均有显著疗效。抗焦虑作用与抑制边缘系统中海马和杏仁核神经元电活动的发放和传递有关。

2. 镇静催眠作用　苯二氮䓬类药物随着剂量增大，产生镇静及催眠作用。能明显缩短入睡时间，显著延长睡眠持续时间，减少觉醒次数。主要延长 NREMS 的第 2 期，明显缩短 SWS 期，减少发生于此期的夜惊或梦游症，对 REMS 的影响较小。其抗焦虑和中枢性肌肉松弛作用亦有助于睡眠。

3. 抗惊厥、抗癫痫作用　地西泮抗惊厥作用强，可有效地拮抗戊四唑和印防己毒素诱发的动物惊厥，而对最大电休克和士的宁诱发的休克效果差。对人多种原因引起的惊厥均有效。地西泮对癫痫持续状态有显著效果，硝西泮和氯硝西泮对癫痫小发作有效。

4. 中枢性肌肉松弛作用　静脉给药时肌松作用尤为明显，氯硝西泮的中枢抑制作用最明显，甚至在非镇静剂量即可出现，可能的机制是较小剂量时抑制脑干网状结构下行系统对脊髓 γ 神经元的易化作用，较大剂量时增强脊髓神经元的突触前抑制，从而抑制多突触反射。

5. 其他作用　较大剂量可致暂时性记忆缺失。一般剂量对正常人呼吸功能无影响，较大剂量可轻度抑制肺泡换气功能，有时可致呼吸性酸中毒，对慢性阻塞性肺疾病患者，上述作用可加剧。对心血管系统，小剂量作用轻微，较大剂量可降低血压、减慢心率。常用作心脏电击复律及各种内镜检查前用药。

【作用机制】　目前认为，苯二氮䓬类药物的中枢作用主要与药物加强中枢抑制性神经递质 GABA 功能有关。GABA 是脑内最重要的抑制性神经递质，GABA 通过与 GABA 受体结合来介导它的神经生理学作用。苯二氮䓬类与受体上的 BZ 受点结合，可以诱导受体发生构象变化，促进 GABA 与 $GABA_A$ 受体结合，增加氯通道开放的频率，Cl^-内流增加引起细胞膜超极化，使神经元兴奋性降低，产生中枢抑制效应（图 12-2）。

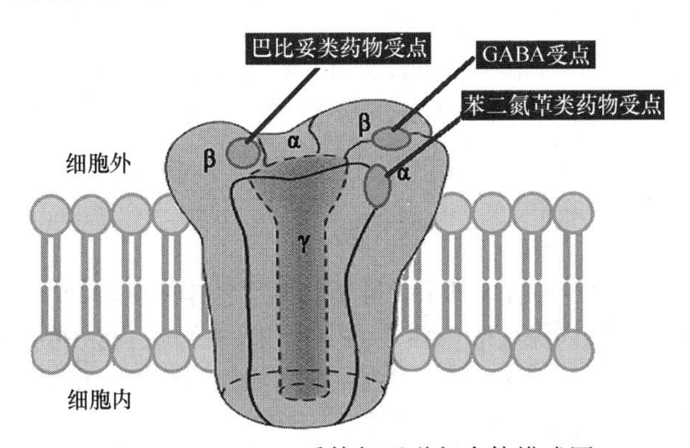

图 12-2　$GABA_A$受体氯通道复合体模式图

研究发现脑内也存在内源性苯二氮䓬类物质。已经从大鼠脑中分离出一种分子量为 10 000 的肽，命名为地西泮-结合抑制因子（diazepam-binding inhibitor，DBI）。DBI 结合于 $GABA_A$受体的苯二氮䓬结合部位，结合后产生的效应与苯二氮䓬类相反，抑制 GABA 开放 Cl^-通道，引起焦虑和惊厥。所以这类物质被称为苯二氮䓬受体的反向激动剂（inverse agonist）。

苯二氮䓬类药物的药理作用特点主要有：

（1）治疗指数大，安全范围较大，加大剂量不引起全身麻醉。

（2）对 REMS 的影响较小，停药后出现反跳性 REMS 延长较巴比妥类轻，其“反跳”现象，依赖性和戒断症状轻。

（3）无肝药酶诱导作用，耐受性小。

（4）暂时的记忆缺失，有中枢肌肉松弛作用。

（5）不良反应轻，嗜睡、运动失调和呼吸抑制均较巴比妥类轻。

苯二氮䓬类药物的作用特点，使其作为抗焦虑和镇静催眠用药，几乎完全取代了巴比妥类。

【临床应用】

1. 治疗焦虑症，也用于改善其他原因所致的焦虑状态。

2. 治疗失眠症，为首选药，已经取代了巴比妥类。

3. 麻醉前给药和心脏电击复律前给药，可以缓和患者的恐惧情绪，减少麻醉药用量。增加安全性，暂时的记忆缺失有利于患者忘掉不良刺激。

4. 抗惊厥，可用于治疗破伤风、子痫、小儿高热惊厥及药物中毒等惊厥。

5. 抗癫痫，地西泮静脉注射是目前治疗癫痫持续状态的首选药物，氯硝西泮还可用于癫痫小发作，硝西泮主要用于肌阵挛发作和婴儿痉挛。

6. 用于大脑麻痹、脑血管意外或脊髓损伤引起的肌强直，也可用于缓解关节病变、腰肌劳损等所致的肌肉痉挛。

【体内过程】 苯二氮䓬类药物口服后吸收迅速而完全，经 0.5～1.5h 达峰浓度。肌内注射，吸收缓慢而不规则。临床上急需发挥疗效时应静脉注射给药。地西泮脂溶性高，易透过血-脑屏障，也能通过胎盘和经乳汁分泌。与血浆蛋白结合率高达 95%以上。地西泮在肝脏代谢，主要活性代谢物为去甲西泮（desmethyldiazepam），还有奥沙西泮（oxazepam）和替马西泮（temazepam），最后形成葡萄糖醛酸结合物由尿排出。

【不良反应及注意事项】 苯二氮䓬类药物毒性较小，安全范围大。最常见的不良反应是嗜睡、头昏、乏力和记忆力下降，影响技巧型操作和驾驶安全，大剂量时偶见共济失调。静脉注射速度过快可引起呼吸和循环功能抑制，严重者可致呼吸及心跳停止。与其他中枢抑制药、乙醇合用时，中枢抑制作用增强。长期应用仍可产生耐受性，久服可产生依赖性和成瘾，停用可出现反跳现象和戒断症状，表现为失眠、焦虑、兴奋、心动过速、呕吐、出汗及震颤，甚至惊厥。但较巴比妥类轻。三唑仑的药物依赖性较强，目前临床上已逐渐少用。孕妇和哺乳期妇女禁用，驾驶员、高空作业和机器操作者禁用，老年患者，肝、肾和呼吸功能不全者，青光眼和重症肌无力者慎用。

二、常用的苯二氮䓬类药物

地 西 泮

地西泮（diazepam）是长效苯二氮䓬类药，是苯二氮䓬受体的激动剂。口服吸收快而完全，0.5～1h 血液药物浓度达峰值，而肌内注射吸收缓慢而不规则，血浓度仅为同剂量口服的 60%，故急需时应静脉注射，血浆蛋白结合率高达 99%，体内生成活性代谢产物去甲地西泮的半衰期为 60h，老年人可高达 90h，连续应用药物存在体内蓄积现象。

【药理作用】

1. 抗焦虑、镇静催眠作用 通过刺激网状上行激活系统内的 GABA 受体，提高 GABA 在中枢神经系统的抑制作用，增强脑干网状结构受刺激后的皮质和边缘性觉醒反应的抑制和阻断。

2. 遗忘作用 地西泮在治疗剂量时可以干扰记忆通路的建立，从而影响近事记忆。

3. 抗惊厥作用 可能由于增强突触前抑制，抑制皮质-丘脑和边缘系统的致痫灶引起癫痫活动的扩散，但不能消除病灶的异常活动。

4. 骨骼肌松弛作用 主要抑制脊髓多突触传出通路和单突触传出通路。地西泮由于增强抑制性神经递质 GABA 作用或阻断兴奋性突触传递而抑制多突触和单突触反射。也可能直接抑制运动神经和肌肉功能。

【临床应用】 主要用于：①焦虑症、惊恐症和失眠症；②麻醉前给药；③抗惊厥和抗癫痫，作为癫痫持续状态的首选药用于治疗；④缓解中枢病变或局部病变引起的肌强直和肌痉挛，治疗家族性、老年性和特发性震颤，也可治疗紧张性头痛。

【不良反应及注意事项】 地西泮为长效苯二氮䓬类药物，其不良反应以嗜睡、头昏、乏力和记忆力下降为主，比短效苯二氮䓬类药物明显，尤其对老年患者影响较大。大剂量偶见共济失调，静脉注射速度过快可引起呼吸和循环功能抑制，严重者可致呼吸及心跳停止。长期应用可产生耐受性，久服可产生依赖性和成瘾，停用可出现反跳现象和戒断症状，但较巴比妥类轻。

其他常用的苯二氮䓬类药物

其他常用的苯二氮䓬类药物的作用特点及临床应用见表 12-2。

表 12-2 常用苯二氮䓬类药物比较

药物	作用特点	临床应用
地西泮	抗焦虑、镇静催眠、抗惊厥和抗癫痫、中枢性肌松作用。口服吸收好，蛋白结合率高（99%），长效，体内生成活性代谢产物去甲地西泮的半衰期为 60h，连续应用注意体内蓄积	治疗焦虑症和失眠症，麻醉前给药、心脏电击复律和内镜检查前给药，抗惊厥、癫痫持续状态首选，缓解肌强直和肌痉挛
氟西泮	作用与地西泮相似，催眠作用较强，长效，口服易吸收，但首过消除明显，活性代谢产物半衰期为 50～100h，老年患者更长	同上
硝西泮	中效，半衰期为 21～25h，口服吸收率为 53%～94%，催眠作用良好，服药后 15～30min 可入睡	治疗失眠症、高热惊厥和麻醉前给药，用于癫痫失神性发作
艾司唑仑	中效，半衰期为 10～24h，具有较强的抗焦虑、镇静催眠、抗惊厥作用，肌松作用弱	对各型失眠症有良好疗效，也用于抗焦虑、抗癫痫和抗惊厥、麻醉前给药
劳拉西泮	中效，半衰期为 10～20h，口服吸收好，生物利用度为 90%，代谢产物无活性，有较强抗焦虑及抗惊厥作用，催眠作用较弱	主要用于焦虑症、焦虑性失眠，也可用于麻醉前给药和癫痫持续状态
三唑仑	有显著的镇静催眠作用，作用最强，速效、短效，半衰期为 2～3h，代谢最快，极少蓄积	广泛用于各种失眠
奥沙西泮	短效半衰期为 5～10h，作用似地西泮，有较强的抗焦虑及抗惊厥作用，催眠作用较弱	主要用于焦虑症，也用于癫痫和失眠的辅助治疗

三、苯二氮䓬受体拮抗剂

氟 马 西 尼

氟马西尼（flumazenil，安易醒）是第一个人工合成的苯二氮䓬类受体拮抗药，通过特异的竞争性拮抗苯二氮䓬类药物与 $GABA_A$ 受体上特异性位点结合，起到拮抗苯二氮䓬类药物的中枢神经系统作用。能逆转苯二氮䓬类的中毒症状，有效地催醒患者，改善中毒所致的呼吸和循环抑制。其机制是作用于中枢的苯二氮䓬受体，能阻断受体而无苯二氮䓬类药物的作用，能逆转对中枢苯二氮䓬类受体有亲和力的苯二氮䓬类药物和非苯二氮䓬类药物（如佐匹克隆等）。它还能部分地拮抗丙戊酸钠的抗惊厥作用。抗精神药物多能增加人体催乳素的分泌水平，而苯二氮䓬类抗焦虑药则可使其降低，本品能拮抗苯二氮䓬类药物的降低效应。用于麻醉后，以改善苯二氮䓬类药物引起的精神运动功能障碍和缩短麻醉恢复时间以及苯二氮䓬类药物过量的急救及鉴别诊断。口服有明显首过消除，生物利用度 20%，通常静脉注射给药，肝脏代谢失活，半衰期为 50min，作用持续时间 30～60min。

临床主要用于苯二氮䓬类药物过量中毒的鉴别诊断和抢救。首次静脉注射 200μg，根据需要重复给药，症状的恢复时间及改善程度与苯二氮䓬类药物的血浓度及氟马西尼的剂量有关。为使患者获得更好的改善，需多次给予氟马西尼，一般最大用量＜2.0mg/d。

第三节 巴 比 妥 类

一、巴比妥类药物的共性

巴比妥类（barbiturates）镇静催眠药是巴比妥酸的衍生物（图 12-3）。

巴比妥酸本身并无中枢抑制作用，不同基团取代 C_5 上的两个氢原子后，可获得一系列中枢抑制药。由于取代基团不同，产生中枢抑制作用的强弱和维持时间就不同。取代基长而有分支（如异

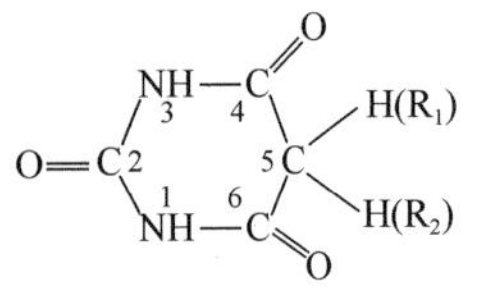

图 12-3 巴比妥类药物的基本结构

戊巴比妥）或双键（如司可巴比妥），则作用强而短；若其中一个氢原子被苯基取代（如苯巴比妥），则具有较强的抗惊厥、抗癫痫作用；若 C_2 的 O 被 S 取代（如硫喷妥钠），则脂溶性增高，作用迅速，但维持时间缩短。根据作用时间药物分为长效、中效、短效和超短效（表 12-3）。

表 12-3 各类巴比妥类药物作用时间比较

分类	药物	显效时间（h）	作用维持时间（h）
长效	苯巴比妥（phenobarbital）	0.5～1	6～8
	巴比妥（barbital）	0.5～1	6～8
中效	戊巴比妥（pentobarbital）	0.25～0.5	3～6
	异戊巴比妥（amobarbital）	0.25～0.5	3～6
短效	司可巴比妥（secobarbital）	0.25	
超短效	硫喷妥（thiopental）	iv 立即	

【药理作用】 巴比妥类药物均可选择性抑制中枢神经系统，随着药物剂量的增加，对中枢抑制作用程度逐渐加深，相应表现为对人体产生镇静、催眠、抗惊厥及抗癫痫、麻醉等作用。过量时可麻痹生命中枢而导致死亡。此外，本类药物大剂量对心血管系统也有抑制作用。C_5 取代基为苯环者，如苯巴比妥，可明显增强抗惊厥和抗癫痫效果，甚至低于镇静剂量即起效。巴比妥类药物的催眠作用表现为缩短入睡时间，减少觉醒次数，延长总睡眠时间（主要是 NREMS 2 期），缩短 REMS 和 SWS 期。由于安全性差，易发生耐受性、依赖性，“反跳”现象和戒断症状严重，现已很少用于催眠，目前在临床上主要用于抗惊厥、抗癫痫和麻醉。

【作用机制】 巴比妥类药物在 GABA 受体大分子复合体上有结合位点，结合后促进 GABA 与受体结合，通过延长 Cl^- 通道开放时间，增加 Cl^- 内流。镇静催眠剂量选择性抑制脑干网状上行激活系统。此外，还可减弱或阻断谷氨酸作用于相应的受体后去极化导致的兴奋性反应；抑制电压依赖性钙通道，麻醉浓度抑制电压依赖性钠通道。

【临床应用】

1. 镇静催眠 消除患者的紧张和焦虑，治疗失眠（现已少用）。与氨茶碱或麻黄碱配伍，消除中枢兴奋引起失眠的副作用；与解热镇痛药配伍增强疗效。

2. 抗惊厥 用于小儿高热、破伤风、子痫、脑膜炎、脑炎及中枢兴奋药引起的惊厥。常选用苯巴比妥钠、异戊巴比妥钠肌内注射或静脉注射。

3. 抗癫痫 苯巴比妥用于癫痫大发作和癫痫持续状态。

4. 麻醉和麻醉前给药 硫喷妥钠用于基础麻醉、诱导麻醉和静脉麻醉；麻醉前给药选用苯巴比妥钠。

5. 新生儿黄疸 苯巴比妥可用于新生儿黄疸，因其可诱导肝药酶，加速胆红素代谢。

【不良反应】 催眠剂量的巴比妥类常见的不良反应有后遗效应——“宿醉”现象，翌日感觉头晕、乏力、困倦及运动不协调等。偶可见过敏反应如皮炎、皮疹等。中等剂量可轻度抑制呼吸中枢，严重肺功能不全和颅脑损伤所致呼吸抑制者禁用。苯巴比妥有肝药酶诱导作用，连续用药产生耐受性，加速其他药物的代谢，影响药效。长期连续服用巴比妥类药物可使患者对该药产生依赖性。

中毒剂量为催眠剂量的 5～10 倍，急性中毒的表现是深度昏迷、呼吸抑制、反射减弱或消失、血压下降甚至休克，呼吸先停止而死亡。解救原则：①吸氧、人工呼吸，呼吸兴奋药（贝美格）；②清除毒物（洗胃、导泻或灌肠）减少继续吸收；③输液、利尿及碱化血液和尿液，加速毒物排出；④对症支持治疗，维持血压、呼吸和体温，昏迷患者预防感染等。

二、常用的巴比妥类药物

苯巴比妥

苯巴比妥（phenobarbital）是长效巴比妥类的典型代表药。对中枢的抑制作用随着剂量加大，表现为镇静、催眠、抗惊厥作用，并可抗癫痫，对癫痫大发作与局限性发作及癫痫持续状态有良效，对癫痫小发作疗效差，而对精神运动性发作则往往无效，且单用本药治疗时还可能使发作加重。本药还有增强解热镇痛药之作用，并能诱导肝脏微粒体葡萄糖醛酸转移酶活性，促进胆红素与葡萄糖醛酸结合，降低血浆胆红素浓度，治疗新生儿高胆红素血症（脑核性黄疸）。可减少胃液分泌，降低胃张力。可产生依赖性，包括精神依赖和身体依赖。口服及注射其钠盐均易被吸收。可分布于各组织与体液，虽进入人脑组织慢，但脑组织内浓度最高。口服需 0.5～1h，静脉注射亦需 15min 才起效。2～18h 血药浓度达峰值。有效血药浓度为 10～40μg/ml。作用维持时间平均为 10～12h，血浆蛋白结合率平均为 40%，$t_{1/2}$ 成人为 50～144h，小儿为 40～70h。65%在肝脏代谢，代谢物及部分原形（约 30%）经肾排出体外。肾小管有再吸收作用，使作用持续时间延长，临床主要用于：①镇静：如焦虑不安、烦躁、甲状腺功能亢进、高血压、功能性恶心、小儿幽门痉挛等症；②催眠：偶用于顽固性失眠症，但醒后往往有疲倦、嗜睡等后遗效应；③抗惊厥：常用其对抗中枢兴奋药中毒或高热、破伤风、脑炎、脑出血等病引起的惊厥；④抗癫痫：用于癫痫大发作和部分性发作的治疗，出现作用快，也可用于癫痫持续状态；⑤麻醉前给药；⑥与解热镇痛药配伍应用，以增强其作用；⑦治疗新生儿高胆红素血症。

第四节　新型的镇静催眠药

近来研制出新型的镇静催眠药，包括非苯二氮䓬类药物（non-benzodiazepine，NBDZ）和褪黑素（melatonin，MT）受体激动剂。

一、非苯二氮䓬类药物

NBDZ 选择作用于苯二氮䓬受体的亚型，疗效都优于或类似于苯二氮䓬类药物，不良反应比苯二氮䓬类药物小。已批准上市的药物有唑吡坦（zolpidem）、扎来普隆（zaleplon）、佐匹克隆（zopiclone）和艾司佐匹克隆（eszopiclone）。它们共有的特点为半衰期短、疗效好、副作用小。

佐匹克隆

佐匹克隆（zopiclone）作用于 BZ1 受体亚型，能够缩短睡眠潜伏期、增加 SWS、延长睡眠时间、提高睡眠质量以及睡眠深度、减少夜间觉醒和早醒次数，又不会引起精神运动性障碍。佐匹克隆具有抗焦虑、抗肌肉松弛和抗惊厥等作用，次日晨时残余作用低，清醒后无宿醉反应，可用于各种原因引起的失眠，尤其适用于入睡困难和睡眠维持困难的患者。具有高效、低毒、成瘾性小的特点，但长期应用也会产生耐药性，突然停药可产生反跳现象。每次 7.5mg，每日 1 次，临睡时服用，口服吸收快，$t_{1/2}$ 为 3.5～5h，连续多次给药无蓄积作用。最新药物艾司佐匹克隆又称右佐匹克隆，是佐匹克隆的右旋异构体，对 BZ1 受体亲和力更高。首个可长期用于改善起始睡眠和维持睡眠质量的药物，疗效增强，不良反应减少。

唑吡坦

唑吡坦（zolpidem）又称思诺思。短效，选择作用于 BZ1 受体亚型，增加 GABA 与受体的亲和力，增加 Cl^- 内流，有明显的镇静催眠作用。中枢神经系统有 ω_1 受体和 ω_2 受体，其中 ω_1 受体与镇静催眠作用有关，ω_2 受体与记忆和认知功能有关。由于唑吡坦只选择作用于中枢神经系统 ω_1 受体，因此，长期使用不易导致依赖性和成瘾性。唑吡坦仅有单一的镇静催眠作用，而没有抗焦虑、抗惊厥和肌肉松弛作用等精神运动性损害，停药后不出现反跳现象。使患者入睡快、夜间醒来次数少、总睡眠时间长，能改善睡眠质量，故适用于短暂性/偶发性失眠症或慢性失眠的短期治疗。唑吡坦口服吸收迅速，成人每次 5～10mg，$t_{1/2}$ 为 1.5～3.5h，其代谢产物无药理活性，主要经胆汁从粪便中排泄，极少从尿液中排泄，治疗剂量不产生蓄积和残留。长期使用不产生耐药性，撤药后无反跳效应，耐受性良好，无依赖性和成瘾性。

二、褪黑素受体激动剂

褪黑素（melatonin，MT）是由松果体腺分泌的一种激素，它通过激动分布于下丘脑以及视交叉上核内细胞的褪黑素受体（melatonin receptor，MR）发挥生理调节作用。1998 年 IUPHAR 会议将人和其他动物的 MR 分为 MT_1、MT_2 和 MT_3 三种类型，分别对应 Mel1a、Mel1b 和 Mel1c。MT 由 5-HT 代谢产生，有诱发睡眠作用，可调节睡眠觉醒周期。主要用于治疗生理节律紊乱引起的睡眠节律障碍，包括睡眠时相延迟综合征、时差反应、倒班工作所致失眠等，对老年人失眠效果更好。MT 口服吸收迅速，首过消除明显，$t_{1/2}$ 为 20～30min，生物利用度差。因此，近几年研发了 MT 的缓释制剂和合成的 MT 受体激动剂（表 12-4）。

表 12-4　MT 受体激动剂比较

药物	作用特点	临床应用	不良反应
缓释褪黑素（circadin）	具有天然褪黑素的特性，它能显著改善患者睡眠潜伏期，提高睡眠质量	用于短期治疗年龄≥55 岁的原发性失眠症患者。可连续 3 个月使用治疗焦虑症的药物	没有苯二氮䓬类药物的典型副作用（如次日宿醉、戒断症状和反跳性失眠症等）
雷美替胺（ramelteon）	为高选择性的 MT_1、MT_2 受体激动剂，起效快，半衰期短，在不影响睡眠结构的情况下，本品可延长睡眠时间，缩短睡眠潜伏期。首个不作为特殊管制的镇静催眠药	适用于长期用药的失眠症患者，对慢性失眠和短期失眠疗效显著；对老年患者失眠有较好疗效	不与GABA受体复合物等神经递质受体结合，在一定范围内也不干扰多数酶的活性，故长期用药没有依赖性、成瘾性，不产生戒断症状
阿戈美拉汀（agomelatine）	既是 MT_1、MT_2 受体激动剂，又为 5-HT 受体拮抗剂，具有抗抑郁和催眠双重作用，可缩短睡眠潜伏期，增加睡眠连续性	能显著改善睡眠，尤其是伴发抑郁的睡眠障碍，是抑郁性失眠的首选药物之一	未发现次日残留效应以及其他停药症状，该药会有效抑制肝药酶，有肝功能损伤的患者禁止服用
他司美琼（tasimelteon）	作用于 MT_1 和 MT_2 受体。减少睡眠潜伏期、提高睡眠效率和促进睡眠维持状态，改善睡眠紊乱	治疗昼夜节律失调性睡眠障碍和急性失眠。用于治疗完全失明患者的非 24h 睡眠障碍	背部疼痛、多梦、腹泻、口干、头痛、嗜睡和上呼吸道感染等

第五节　其他传统的镇静催眠药物

水合氯醛（chloral hydrate）1869 年起被用作镇静催眠药，口服易吸收，大部分在肝脏还原为活性更强的三氯乙醇。其特点：①口服 15min 起效，催眠作用维持 4～8h。不缩短 REMS 睡眠，无后遗效应。可用于顽固性失眠或对其他催眠药效果不佳的患者。②抗惊厥作用，弱于地西泮及巴比妥类。可用于小儿高热、子痫以及破伤风等惊厥。③大剂量麻醉。④治疗量对呼吸和血压无影响，但安全范围较小，乙醇增强其作用；有特殊臭味，刺激性大，口服易引起恶心、呕吐及上腹部不适等，不宜用于胃炎及溃疡患者。大剂量能抑制心肌收缩，缩短心肌不应期，过量对心、肝、肾实质性脏器有损害，故对严重心、肝、肾疾病患者禁用。久用也可产生耐受性和依赖性。临床常用 10% 稀释液 5～15ml 口服或灌肠。

甲丙氨酯（meprobamate）又称眠尔通、安宁、氨甲丙二酯、安乐神，抗焦虑、镇静催眠作用和中枢性肌肉松弛作用均较弱。临床用于治疗焦虑性神经症，缓解焦虑、紧张、不安、失眠等症状，尤其适用于老年失眠患者。还用于治疗肌张力过高或肌肉强直的疾病和癫痫小发作。不良反应常见嗜睡，可见无力、头痛、晕眩、低血压与心悸。偶见皮疹、骨髓抑制。禁用于白细胞减少者及对本品过敏者。

甲喹酮（methaqualone）主要作用于大脑皮质，具有镇静和催眠作用。催眠作用强且起效快，其催眠作用强度为苯巴比妥的3～8倍。可提高睡眠质量，而醒后无不快感。安全性较大。临床主要用于失眠、神经衰弱及麻醉前给药。

丁螺环酮（buspirone）是一种新型的抗焦虑药，其作用机制与苯二氮䓬类不同，它不是直接与γ-氨基丁酸能系统相互作用，而是作为一个部分激动剂作用于 $5\text{-}TH_{1A}$ 受体而发挥抗焦虑效应，无镇静催眠、抗惊厥和肌肉松弛作用，它也不增强传统的镇静催眠药、乙醇及三环类抗抑郁药的中枢抑制作用；它与苯二氮䓬类药物之间没有交叉耐受性；目前尚未发现其依赖性。口服吸收迅速，首过消除大，$t_{1/2}$ 为2～4h，但服药1周后才能发挥稳定的抗焦虑作用。临床主要用于治疗焦虑状态。不良反应较苯二氮䓬类轻，有头痛、头晕、恶心、呕吐及胃肠功能紊乱等。

（何　欢）

第十三章 抗癫痫药和抗惊厥药

第一节 抗癫痫药

【案例 13-1】

患者，女，6岁。在2岁时被诊断为癫痫，每月发作1～2次，发作时无诱因突然失去意识、眼球上翻、四肢抽搐、牙关紧闭、口吐白沫，每次持续2～5min后自行缓解。一直坚持服用丙戊酸钠缓释片，控制良好。2周前，药物吃完，患儿父母因故未能及时取药。停药后第7天，患儿突然出现双眼上翻、四肢抖动等发作症状，频繁抽搐20余次，最后一次持续1个多小时未能缓解。经送医抢救，ICU监护，多次静注地西泮，3天后病情得到控制，改为口服药物。

诊断：癫痫持续状态。

问题：

1. 该患者发病的主要原因是什么？
2. 为什么给予患儿地西泮持续静脉注射？应用时应注意哪些事项？
3. 发作控制后应选用何种药物维持治疗？
4. 丙戊酸钠的药理作用及不良反应有哪些？

【药物研究简史】 英国医生 Charles Locock 于1857年首次证明溴化物具有抗癫痫作用，自此人类才开始癫痫药物治疗的历史。溴化物虽有一定疗效，但不良反应显著且易产生耐受性。1912年发现的巴比妥类药物与溴化物相比，具有疗效好、不良反应少等特点，逐渐取代了溴化物，但其中枢抑制作用较强，且影响部分患者认知功能。1937年，苯妥英钠（phenytoin sodium）应用于戊四氮诱发的癫痫动物模型获得了成功，并于1938年进入临床，这是第一个根据动物模型而研发的抗癫痫药，是抗癫痫药研发的里程碑事件之一。随后扑米酮（primidone，1952年）、乙琥胺（ethosuximide，1960年）、卡马西平（carbamazepine，1963年）等抗癫痫药相继研发成功，但这些药物对癫痫的控制率只有40%～50%，且不良反应也较多。1963年，法国 Meunier 偶然发现丙戊酸（valproic acid）有抗癫痫作用；1967年，丙戊酸钠（sodium valproate）在法国率先上市。与其他抗癫痫药相比，丙戊酸钠具有抗癫痫谱广、疗效强、不良反应相对较轻的特点。此后，抗癫痫的药物治疗虽日趋完善，但仍有20%左右的癫痫患者得不到理想的控制。针对这一情况，学者们陆续研究出一批疗效好且不良反应少的新型抗癫痫药物，如唑尼沙胺（zonisamide，1989年）、拉莫三嗪（lamotrigine，1991年）、司替戊醇（stiripentol，1994年）、托吡酯（topiramate，1995年）、奥卡西平（oxcarbazepine，1999）、左乙拉西坦（levetiracetam，2000年）、加巴喷丁（gabapentin，2002年）、普瑞巴林（pregabalin，2007年）、吡仑帕奈（perampanel，2012年）、布瓦西坦（brivaracetam，2016年）、大麻二醇（cannabidiol，2018年）等，使临床医生有了更多的选择。

一、概　　述

癫痫（epilepsy）是一类由多种病因引起的慢性反复发作性大脑机能失调综合征，其典型病理基础为脑部神经元突发性高度同步异常高频放电并向周围组织扩散。癫痫在任何年龄、地区和种族的人群中都有发病，但以儿童和青少年发病率较高。任何导致大脑神经元异常放电的致病因素均可诱发癫痫。由于异常高频放电神经元发生部位及扩散范围的不同，临床则表现出不同程度的感觉、运动、意识、精神、行为，以及自主神经功能紊乱的症状。根据国际抗癫痫联盟2017年指南，癫痫发作分类简述如表13-1所示：

表13-1 癫痫发作的临床类型

发作类型	临床特征	治疗药物
局灶性发作		
1. 局灶意识清楚性发作（单纯部分性发作）	意识清楚，局部短暂性（一般不超过1min）肢体运动或感觉障碍、自主神经异常、记忆情感障碍	卡马西平、拉莫三嗪、奥卡西平、左乙拉西坦、丙戊酸钠
2. 局灶意识受损性发作（复合性局限性发作、精神运动性发作）	伴有意识障碍，冲动性神经异常，出现无意识的运动，如摇头、唇抽动、搓手、游走等	卡马西平、拉莫三嗪、奥卡西平、左乙拉西坦、丙戊酸钠
3. 局部扩布至双侧强直-阵挛发作（部分继发全面性发作，大发作）	局部发作进展至双侧肢体强直-阵挛	丙戊酸钠、拉莫三嗪、卡马西平、左乙拉西坦、苯巴比妥
全面性发作		
1. 运动性发作		
强直-阵挛发作（大发作）	突然意识丧失，继之先强直后阵挛性痉挛。常伴尖叫、面色青紫、尿失禁、舌咬伤、口吐白沫或血沫、眼球上翻或凝视、瞳孔散大。持续数十秒或数分钟后痉挛发作自然停止。痉挛抽搐持续10min以上称为癫痫持续状态	丙戊酸钠、拉莫三嗪、卡马西平、奥卡西平、左乙拉西坦、苯巴比妥
其他运动性发作	意识受损，表现为阵挛发作、强直发作、失张力发作、癫痫样痉挛发作等	丙戊酸钠、左乙拉西坦、托吡酯
2. 非运动性发作（失神发作，小发作）	突发性精神活动中断，意识丧失、可伴简单自动性动作、肌阵挛或眼睑肌阵挛发作	丙戊酸钠、乙琥胺、拉莫三嗪

注：括号内为旧的分类名称。另有由于信息不全面，难以判断发作起源的，称为未知起源发作，待资料完善后可归为局灶性发作或全面性发作。

癫痫病因复杂，其发病机制尚未完全阐明，现有的治疗手段仍以药物防治为主。由于迄今尚无针对癫痫的根治方法，所以临床上需要较长时间的规律性用药。因此，如何平衡药物疗效与用药风险之间的关系已成为临床所面临的主要问题。理想的抗癫痫药应具有疗效高、安全性好、生物利用度高、无严重不良反应、适于各年龄患者的应用等特点。

二、抗癫痫药物的作用机制

抗癫痫药物主要从两个方面发挥作用：①抑制病灶神经元异常过度放电。②阻止异常放电向周围正常神经组织扩散。抗癫痫药物的作用机制主要有以下几个方面：

1. 阻滞钠通道 神经细胞膜上钠通道具有静息态、激活态、失活态三种状态。正常神经元除极化后钠通道失活，能够阻止潜在发作病灶反复放电。选择性作用于电压依赖性钠通道的药物（苯妥英钠、卡马西平、拉莫三嗪等），能够减慢钠通道从失活状态恢复到静息状态的速率，阻断 Na^+ 依赖性动作电位的快速发放，除极化时这种作用则更强。

2. 阻滞钙通道 电压依赖性钙通道有L、N、T等许多亚型。在癫痫领域，研究较多的是T型钙通道，其功能异常会影响膜兴奋性及依赖 Ca^{2+}内流的递质释放，引起环路发生异常振荡节律，最终导致失神发作。因此，阻滞神经细胞膜T亚型钙通道可降低细胞兴奋性，减少异常放电。抑制神经末梢高电压激活的钙通道（HVA）可减少 Ca^{2+}内流，减少突触前膜神经递质的释放。

3. 增强γ-氨基丁酸的作用 γ-氨基丁酸（GABA）为中枢神经系统内抑制性神经递质，它作用于相应受体，能够引起 Cl^-内流增多，细胞膜超极化，降低神经细胞的兴奋性，抑制动作电位的高频重复发放。凡能增加GABA含量或延长其作用、增加其敏感性者均有抗癫痫作用，例如丙戊酸钠能促进 GABA 合成，抑制其降解；地西泮能激活 GABA 受体；托吡酯可增加 GABA 激活受体的频率。

4. 拮抗兴奋性氨基酸的作用 兴奋性氨基酸神经递质（主要为谷氨酸和天冬氨酸）的过度释放及其受体激活是癫痫发病的重要机制之一。以不同方式降低兴奋性递质的活性和（或）拮抗其相应受体，可以抑制癫痫发作。

5. 其他 突触囊泡蛋白 2A（synaptic vesicle protein 2A，SV2A）是一种分布于突触囊泡的膜蛋白，参与囊泡释放、胞吐及回收过程，对突触传递起正向调节作用。左乙拉西坦及其同型药物能够与 SV2A 结合，减少神经递质释放，抑制患者脑内癫痫性放电，发挥抗癫痫作用。

三、传统抗癫痫药物

丙 戊 酸 钠

丙戊酸钠（sodium valproate），化学名为二丙基乙酸钠，为单链脂肪酸组成的钠盐，最早于 1882 年合成，1964 年开始用于癫痫治疗，目前已成为广泛使用的常用抗癫痫药物。

【体内过程】 口服吸收迅速而完全，生物利用度接近 100%。血浆蛋白结合率约为 90%，$t_{1/2}$ 为 8～15h，可通过血-脑屏障和胎盘屏障，也可从乳汁分泌。在肝中代谢，主要以代谢产物形式从尿中排泄。

【药理作用与作用机制】 丙戊酸钠不抑制癫痫病灶异常放电，但能阻止异常放电向周围组织扩散。其抗癫痫作用与增加脑内 GABA 含量有关。它能提高谷氨酸脱羧酶活性，使 GABA 生成增多；抑制 GABA 转氨酶、α-酮戊二酸脱氢酶活性，减少 GABA 降解；提高突触后膜对 GABA 的反应性，增强 GABA 能神经突触后抑制。丙戊酸钠还可抑制钠通道、L 型和 T 型钙通道，减少 Na^+ 和 Ca^{2+}内流；也能直接作用于膜钾通道发挥作用。

【临床应用】 丙戊酸钠为广谱抗癫痫药，可用于各种类型癫痫发作。适用于全面性癫痫包括强直-阵挛发作、肌阵挛发作、失张力发作、失神发作及混合型发作，也可用于局灶性癫痫以及双相情感障碍相关的躁狂发作。

除用于抗癫痫外，还可用于治疗热性惊厥、运动障碍、舞蹈症、卟啉症，辅助治疗精神分裂症和抑郁症。

成人每日 600～1800mg，儿童 10～40mg/（kg・d），应从小剂量开始。

【不良反应】 常见消化道功能紊乱、恶心、呕吐，长期使用可有体重增加、脱发、月经失调。肝脏损害是比较严重的毒性反应，25%患者用药数日后即可出现肝功能异常。神经精神系统常见嗜睡、平衡失调、精神不集中、乏力、共济失调，以及慢性认知记忆异常等。

【注意事项】 定期进行肝功能检查；用药期间避免饮酒，乙醇可加重镇静作用；与扑米酮合用可引起血药浓度升高，导致中毒；停药应逐渐减量以防再次出现发作；有条件的医院，最好进行血药浓度监测。

【制剂与规格】 丙戊酸钠片：①100mg；②200mg。丙戊酸钠缓释片：①200mg；②500mg。丙戊酸钠口服液：300ml∶12g。

卡 马 西 平

卡马西平（carbamazepine）又称酰胺咪嗪，最早用于治疗三叉神经痛。

【体内过程】 口服吸收慢而不规则，个体差异较大，新生儿和儿童吸收快，食物可促进吸收。有效血药浓度为 4～10μg/ml，血浆蛋白结合率为 75%～80%。经肝脏代谢为有活性的环氧化卡马西平，72%从尿中排泄，28%随粪便排出。初始血浆 $t_{1/2}$ 约为 20～30h。长期服用由于其对肝药酶的诱导可加快自身代谢，$t_{1/2}$ 缩短为 8～12h。

【药理作用与作用机制】 卡马西平是广谱抗癫痫药，能阻断电压依赖性钠通道，降低细胞兴奋性；也可抑制 L 型钙通道，抑制癫痫灶及其周围神经元放电。此外，卡马西平还可增加脑内 GABA

的含量，其抗癫痫作用也可能与增强 GABA 神经元的突触传递功能有关。因结构与三环类药物相似，卡马西平还具有抗胆碱、抗抑郁、抑制神经肌肉接头传递的作用。

【临床应用】

1. 抗癫痫　对意识受损的局灶性发作疗效最好，为首选药。对全面强直-阵挛发作和意识清醒的局灶发作也有效，对失神发作和肌阵挛发作无效，甚至会造成加重。长期应用从小剂量开始。成人开始剂量为 200～400mg/d，分 2 次服用，最大量不超过 1.6g/d。6 岁以下小儿每日 5mg/kg，即从 100mg/d 开始，6～12 岁从 200mg/d 开始，分 2 次服用。

2. 抗躁狂　对癫痫并发的精神症状以及锂盐无效的躁狂症也有效。

3. 抗神经痛　对三叉神经痛和舌咽神经痛有效，其疗效优于苯妥英钠，可用作三叉神经痛缓解后的长期预防性用药。

4. 中枢性部分性尿崩症　可刺激抗利尿激素分泌，单用或与氯磺丙脲或氯贝丁酯合用。

【不良反应】　用药初期可出现多种不良反应，如头昏、眩晕、嗜睡、恶心、呕吐和共济失调等，多在 1 周后消失。亦可有皮疹和心血管反应，但一般并不严重。少数出现严重的不良反应，常见骨髓抑制现象（再生障碍性贫血、粒细胞减少和血小板减少）、肝脏损害和心血管虚脱等。

【注意事项】　轻微的、一般性疼痛不要用卡马西平；饭后立即服药，可减少胃肠道反应；癫痫患者突然停药可引起惊厥或癫痫持续状态。

【制剂与规格】　卡马西平片：①0.1g；②0.2g。卡马西平缓释片：0.2g。卡马西平胶囊：0.2g。

苯 巴 比 妥

苯巴比妥（phenobarbital）又名鲁米那，是最早应用的抗惊厥和抗癫痫药物。

【体内过程】　口服或肌内注射后几乎完全吸收，用药后 3～4h 达血药浓度高峰。吸收后可分布于体内各组织，脑组织内浓度最高，骨骼肌内药量最大。血浆蛋白结合率约 20%～45%。大部分在肝内经肝药酶代谢后，与葡萄糖醛酸或硫酸结合，最后经肾排出，约 25%以原形从尿中排出。$t_{1/2}$ 成人约为 72～144h，小儿约为 40～70h，肝肾功能不全时 $t_{1/2}$ 延长。

【药理作用与作用机制】　苯巴比妥抗癫痫作用强、广谱、起效快。苯巴比妥既能抑制病灶内细胞的兴奋性和异常高频放电，也能阻止异常放电向周围组织扩散。其机制在于通过增强 $GABA_A$ 受体活性，增加 Cl^- 内流，抑制谷氨酸兴奋性，抑制中枢神经系统内突触传递，增加运动皮质电刺激阈值，提高癫痫发作的阈值。较大剂量也有调节 Na^+、K^+、钙通道的作用。

【临床应用】　苯巴比妥主要用于治疗癫痫强直-阵挛发作和癫痫持续状态，对局灶性发作也有效，对失神和婴儿痉挛效果较差。成人每日 1～3mg/kg，即 90～300mg/d，分 2～3 次服用，也可在睡前 1 次服用。老年患者减量。婴儿每日 3～5mg/kg。

【不良反应】　常可出现情绪、行为、认知功能障碍，多见镇静、嗜睡、眩晕和共济失调等。静脉给药过快，可出现严重呼吸抑制、喉痉挛和支气管痉挛。

【注意事项】　需给药数周后才能达到最大抗癫痫效果。停药阶段应逐渐减量以免导致癫痫发作。老年或体弱患者对一般常用量即可产生兴奋、精神错乱或抑郁，应减量。

【制剂与规格】　苯巴比妥片：①15mg；②30mg；③100mg。苯巴比妥钠注射液：①1ml：100mg；②2ml：200mg。

苯 妥 英 钠

苯妥英钠（phenytoin sodium）又名大仑丁，为二苯乙内酰脲的钠盐，曾是临床上最常用的抗癫痫药物之一，至今已有 80 多年的历史。

【体内过程】　苯妥英钠呈碱性，口服吸收慢而不规则。口服 4～12h 血药浓度达高峰，持续约 24h。静脉注射后血药浓度可在 15min 内达高峰。不同制剂生物利用度相差较大，个体差异明显。药物进入血液循环后，约 90%与血浆蛋白结合。60%～70%在肝内经羟化酶代谢为无活性的对羟基双苯乙内酰脲，再与葡萄糖醛酸结合。排泄较慢，绝大多数以代谢产物形式排出。消除速率与血药浓度相关，低于10μg/ml时，按一级动力学消除，血浆$t_{1/2}$约6～24h；高于此浓度时，则按零级动力学消除，$t_{1/2}$随之延长至20～60h。

【药理作用与作用机制】 治疗量无镇静催眠作用，能对抗实验动物的电休克惊厥。抗癫痫作用机制复杂，实验证明它不能抑制病灶异常高频放电，但可阻止放电向周围正常脑组织的扩散。这可能与其抑制突触传递的强直后增强（post-tetanic potentiation，PTP）有关。PTP是指反复的高频电刺激突触前神经纤维，引起突触传递易化，使突触后纤维反应增强的现象。

（1）阻断电压依赖性钠通道：与失活状态的钠通道结合，延长通道失活时间，阻止Na^+内流，使钠依赖性动作电位不能形成，这也是苯妥英钠抗惊厥的主要机制。

（2）阻断电压依赖性钙通道：治疗浓度的苯妥英钠可以选择性阻断L型、N型钙通道，抑制Ca^{2+}内流。对哺乳动物丘脑神经元的T型钙通道无阻断作用，因此对失神性发作无效。

（3）对钙调素激酶系统的影响：钙调素及其偶联的激酶系统介导Ca^{2+}的信号转导。苯妥英钠明显抑制钙调素激酶的活性，影响突触传递功能；通过抑制突触前膜的磷酸化过程，导致Ca^{2+}依赖性释放减弱，减少兴奋性神经递质谷氨酸等的释放；抑制突触后膜的磷酸化过程，减少神经递质与受体结合后引起的除极化反应，加之对钙通道的阻断，产生细胞膜稳定作用。

（4）高浓度的苯妥英钠还能抑制K^+外流，延长动作电位时程和不应期；抑制GABA的再摄取，间接增强GABA的作用。

【临床应用】

1. 抗癫痫 苯妥英钠适用于全面强直-阵挛性发作、癫痫持续状态，以及局灶性发作。但对失神发作无效，有时甚至使病情恶化。

应从小剂量开始，成人初始量为200mg/d，维持量250～300mg/d，每日最大剂量不超过600mg。儿童开始服药每日3～5mg/kg，逐渐增加至维持量4～8mg/kg，不超过250mg/d，全日量分为2～3次服用。由于治疗窗口比较窄，易发生毒性反应，血药浓度检测非常重要。

2. 治疗外周神经痛 对三叉神经痛、舌咽神经痛及坐骨神经痛有一定疗效。能使疼痛减轻，发作减少，可能与其稳定神经细胞膜有关。

3. 抗心律失常 见第二十三章。

【不良反应】

1. 局部刺激 碱性较强，口服易引起食欲减退、恶心、呕吐、腹痛等，静脉注射可致静脉炎。

2. 齿龈增生 多见于儿童及青少年，长期服用发生率约20%，这与部分药物经唾液排出，刺激牙龈组织增生有关，停药3～6个月后多可自行消退。服药期间注意口腔卫生，防止齿龈炎，应经常按摩齿龈。

3. 神经系统反应 长期大量服用易导致慢性中毒，出现小脑-前庭系统功能失调症状，常见复视、眩晕、眼球震颤、共济失调等。严重者可出现不自主运动、语言障碍、精神错乱、昏睡以致昏迷。

4. 血液及造血系统 可抑制叶酸的吸收并加速其代谢，引起叶酸缺乏，长期服用可致巨幼红细胞性贫血、粒细胞和血小板减少以及再生障碍性贫血，用甲酰四氢叶酸可预防。

5. 过敏反应 可出现瘙痒、皮疹、剥脱性皮炎和肝坏死等。

6. 骨骼系统 苯妥英钠可诱导肝药酶，加速维生素D代谢，长期应用可致低钙血症。儿童易发生佝偻病样改变，少数成年患者出现骨软化症、骨关节病。必要时应用维生素D预防。

7. 其他 偶见蛋白尿、男性乳房增大、女性多毛、淋巴结肿大、胎儿畸形等。

【注意事项】 为减轻胃肠道反应，应在饭后立即服用或与牛奶同服；用量需个体化，少数患者用至150mg即可出现中毒症状；当出现中枢神经或小脑中毒症状时，减量或停药相关症状可以改善或消失；久用骤停可出现癫痫发作加剧，甚至诱发癫痫持续状态。长期用药者应定期检查血常规和肝功能。

【制剂与规格】 苯妥英钠片：①50mg；②100mg。注射用苯妥英钠：①0.1g；②0.25g。

其他抗癫痫药物

乙琥胺（ethosuximide）是琥珀酰胺类抗癫痫药，其作用机制与选择性地抑制丘脑神经元 T 型钙通道有关。乙琥胺通过选择性阻断初级传入神经元和下丘脑神经元的 T 型 Ca^{2+}内流，提高癫痫发作阈值，抑制丘脑-皮质神经元的振荡同步化。乙琥胺仅对失神发作有效，疗效不及氯硝西泮，但副作用及耐受性较少，迄今仍是治疗失神发作的常用药。对其他型的发作无效。成人：开始一次 0.25g，一日 2 次，4～7 天后增加 0.25g，直至控制发作，最大剂量不超过 1.5g/d。乙琥胺常出现胃肠道的不良反应。也可有嗜睡、眩晕、头痛、困倦等精神症状。偶见粒细胞减少，严重者可发生再生障碍性贫血。

扑米酮（primidone）为广谱的抗癫痫药，又称扑痫酮，化学结构与苯巴比妥相似，其活性代谢产物为苯巴比妥和苯乙基丙二酰胺，三者均有抗癫痫活性，作用机制相似，可增强 $GABA_A$受体作用，抑制谷氨酸的兴奋性及作用于 Na^+、K^+和钙通道。扑米酮对全面性强直-阵挛发作、局灶性发作疗效较好，对失神发作无效。与苯妥英钠和卡马西平合用具有协同作用。用于其他药物治疗无效的患者。成人：口服，自 50mg 开始，睡前服用，3 日后改为一日 2 次，1 周后改为一日 3 次，第 10 天开始改为 250mg，一日 3 次，总用量不超过一日 1.5g；维持量一般为 250mg，一日 3 次。常见的不良反应有镇静、嗜睡、眩晕、视力改变、精神错乱、共济失调等；偶见呼吸困难、荨麻疹、眼睑肿胀或胸部紧迫感；罕见血小板减少、巨幼红细胞性贫血等。用药期间应注意检查血常规，对本品过敏者及严重肝肾功能不全者禁用。

苯二氮䓬类具有抗惊厥和抗癫痫作用，可抑制异常放电向周围组织的扩散，但不能消除异常放电。用于癫痫治疗的有地西泮、氯硝西泮、硝西泮和氯巴占（clobazam）。地西泮是治疗癫痫持续状态的首选药物之一。口服吸收迅速而完全，肌内注射吸收缓慢。静脉注射显效快，安全性较大。但偶有呼吸抑制，应缓慢注射（1.0mg/min），一般选用较粗大的静脉。硝西泮对肌阵挛性癫痫、小发作和婴儿痉挛有较好疗效，也可用于抗惊厥。氯硝西泮抗癫痫谱较广，对各型癫痫都有效，对失神小发作疗效好于地西泮，对肌阵挛发作和婴儿痉挛也有效，静脉注射还可治疗癫痫持续状态。成人 1.5mg/d，分 3 次服，最大剂量一日不超过 20mg。对年老体弱、肝肾损害或呼吸功能障碍者，要从小剂量开始应用，因为这些患者的排泄可能降低，中枢不良反应多。

四、新型抗癫痫药物

相关内容请扫描本书二维码进行阅读。

五、抗癫痫药物临床应用基本原则

相关内容请扫描本书二维码进行阅读。

第二节 抗惊厥药

惊厥是由多种原因引起的中枢神经系统过度兴奋的症状，表现为全身骨骼肌强烈的不自主收缩，呈强直性或阵挛性抽搐。多伴有意识障碍，如救治不及时，可危及生命。常见于小儿高热、子痫、破伤风、癫痫大发作及中枢兴奋药中毒等。

常用的抗惊厥药物有苯巴比妥、苯妥英钠、异戊巴比妥、硫喷妥钠、咪达唑仑等。地西泮有中枢抑制及中枢性肌肉松弛作用，静脉注射有抗惊厥作用，用于癫痫持续状态。水合氯醛、副醛保留灌肠也有抗惊厥作用。其他具有抗惊厥作用的药物还有利多卡因、布美他尼、左乙拉西坦、拉莫三嗪、托吡酯，以及硫酸镁等。

硫酸镁

通过不同的给药途径，硫酸镁产生不同的药理效应。口服给药吸收少，具有利胆和导泻作用，外敷使用可消炎去肿，注射给药则发挥全身作用，引起中枢抑制和骨骼肌松弛。

【药理作用与作用机制】 Mg^{2+}是细胞内重要的阳离子，参与多种酶活性的调节，在神经冲动传递和神经肌肉应激的维持中起着重要的抑制作用。正常血浆 Mg^{2+}浓度为 0.75～1.25mmol/L，低于此浓度时，神经及肌肉的兴奋性增高。

注射硫酸镁能抑制中枢及外周神经系统，使骨骼肌、心肌、血管平滑肌松弛，从而发挥肌松及降压作用。Mg^{2+}与 Ca^{2+}由于化学性质相似，可以特异地竞争 Ca^{2+}结合位点，拮抗 Ca^{2+}的作用，抑制神经化学传递和骨骼肌收缩，导致肌肉松弛，以及血管扩张和血压下降。

硫酸镁还可在大脑皮质发挥抗惊厥作用，其机制包括：①减少突触前谷氨酸的释放；②阻断谷氨酸 NMDA 受体；③阻断电压门控钙通道；④改善线粒体内 Ca^{2+}的缓冲；⑤增强腺苷作用。

【临床应用】 用于各种原因所致的惊厥，尤其是子痫、破伤风惊厥等；也可用于高血压危象。

【不良反应及注意事项】 血浆 Mg^{2+}浓度超过 3.5mmol/L 即可出现中毒症状。血镁过高引起呼吸抑制、血压骤降和心搏骤停。腱反射消失是呼吸抑制的先兆，连续注射时需经常检查肌腱反射。呼吸频率至少大于 16 次/分才考虑重复给药。急性镁中毒应立即停药，进行人工呼吸，静脉缓慢注射氯化钙或葡萄糖酸钙进行抢救。

【制剂与规格】 硫酸镁注射液：①10ml：1g；②10ml：2.5g。

（张海港）

第十四章 抗精神失常药

【案例 14-1】

患者，男，大学生，23 岁，言行怪异、出现幻觉妄想 1 年入院。患者自小少语寡言，交往少，脾气暴躁，1 年前因父亲病故和失恋，开始失眠、呆滞、郁郁不乐，逐渐对社交、工作和学习缺乏应有的要求，不主动与人来往，对学习、生活和劳动缺乏积极性和主动性，行为懒散，无故不上课，朋友和同学发现，患者的言语或书写中，语句在文法结构虽然无异常，但语句之间、概念之间，或上下文之间缺乏内在意义上的联系，因而失去中心思想和现实意义。听到火车鸣响就害怕，见到鸡鸣狗叫也恐慌，见到公安人员就称“我有罪”，不时侧耳倾听“地球的隆隆响声”；患者记忆智能无障碍，只是孤独离群，生活懒散，时而恐惧、激越，时而自语自笑、凝神倾听。认为自己被监视，“监视器就是邻居家的录音机和自己的手表”；声称自己被死者控制，哭笑不受自己支配。入院诊断为“精神分裂症偏执型”，经氯丙嗪治疗 3 个月，病情好转。

问题：

1. 氯丙嗪对中枢神经系统的主要作用是什么？
2. 氯丙嗪治疗精神分裂症的机制是什么？
3. 抗精神病药物的治疗原则是什么？

精神失常（psychotic disorder）是指由多种病理因素导致的以思维、情感和行为等精神活动异常为主要特征的一类疾病。临床上常见的精神失常有精神分裂症、躁狂症、抑郁症和焦虑症等。凡是能直接影响精神活动的药物统称为精神药物（psychotropic drug）。根据其临床适应证的不同，抗精神失常药可分为抗精神病药（antipsychotics）、抗躁狂症药（antimanics）、抗抑郁药（antidepressant）和抗焦虑药（anxiolytic）。

20 世纪 50 年代初，在研究异丙嗪（promethazine）的药物化学时，合成了氯丙嗪（chlorpromazine），Laborit 研究证实氯丙嗪具有抗精神病作用，并于 1952 年由 Delay 和 Deniker 首先用于临床治疗精神病。氯丙嗪的研究及应用是现代精神药理学的里程碑，此后，药物学家们研制出一系列经典的抗精神病新型药，是精神病学治疗划时代的进步，使社会对精神病“无法医治”的看法大大改变。1959 年合成的氯氮平（clozapine），经过长期临床研究，证实是第一个既有抗精神病作用而又不引起锥体外系症状的药物，并于 1989 年用于临床。Baolo A. J. Yangsen 和他的同事开发了利培酮（risperidone），并于 1994 年用于临床。随着中枢神经系统多巴胺（DA）和 5-羟色胺（5-HT）受体亚型及其分子药理研究的深入，新型药物的研究和应用逐渐增多。这些药物的应用使精神类疾病的临床治疗效果有了很大改善。

第一节 抗精神病药

精神分裂症（schizophrenia）是一类以基本个性改变、思维、情感、行为之间不协调、精神活动与现实分离为主要特征的最常见的一类精神病。根据国际精神分裂症试点调查（IPSS）资料，18 个国家历时 20 多年调查 3000 多人的调查报告显示，一般人群中精神分裂症年发病率在 0.2‰～0.6‰，平均 0.3‰。根据临床症状，精神分裂症可分为以妄想、幻觉和思维紊乱等阳性症状为主要特征的Ⅰ型和以情感淡漠、意志减退、主动性缺乏等阴性症状为主要特征的Ⅱ型。

一、抗精神病药的分类

抗精神病药可分为经典类和非经典类，经典类抗精神病药根据化学结构不同分为四类：吩噻嗪类（phenothiazines）、硫杂蒽类（thioxanthenes）、丁酰苯类（butyrophenones）及其他类。非经典类分为特异性 DA 受体阻断药，如氯氮平（clozapine）、舒必利（sulpiride）等；5-HT 受体阻断药，如利坦色林（ritanserin）；$5\text{-}HT_2$受体及 D_2受体阻断药，如利培酮、喹硫平（quetiapine）等。以氯丙嗪为代表的经典类药物被称为第一代抗精神病药，以氯氮平为代表的新型抗精神病药被称为第二代抗精神病药。

精神分裂症病程多迁延并呈进行性发展，如早期发现应尽早给予合理治疗，多数患者预后较为乐观，少数患者由于治疗不及时，不合理，延误病情，甚至失去了治疗良机，出现精神衰退，造成严重的后果。

二、抗精神病药的药理作用及作用机制

【药理作用】 抗精神病药能有效控制精神患者的精神运动性兴奋、幻觉、妄想、思维障碍和异常行为等精神症状，但不影响意识和智能，其主要临床适应证为精神分裂症，尤其对Ⅰ型精神分裂症患者疗效较好，对Ⅱ型患者疗效较差甚至无效。该类药物大多是强效 DA 受体阻断药，在发挥治疗作用的同时，大多数药物可引起情绪冷漠、精神运动迟缓和运动障碍等不良反应。

【作用机制】 迄今为止，对精神分裂症的病因研究曾先后提出多种学说，但目前普遍接受的是神经系统 DA 功能亢进学说和 5-HT 学说。抗精神病类药主要通过作用于这两类受体发挥作用。

1. 阻断中脑-边缘系统和中脑-皮质系统 DA 受体 该学说认为精神分裂症是由于中枢 DA 系统功能亢进所致。许多研究资料支持该假说：①增强 DA 神经递质活性的药物，如苯丙胺、左旋多巴、阿扑吗啡等可诱发精神分裂症或加重精神分裂症患者症状；②减少多巴胺合成和贮存的药物，如 α-甲基酪氨酸能加强抗精神病药疗效；③精神分裂症患者死后病理检查发现其壳核和伏隔核 DA 受体数目显著增加；④目前各种高效价的抗精神病药均能阻断中枢 DA 受体。由此可见脑内 DA 参与人类神经精神活动的调节，其功能紊乱可导致严重的神经精神疾病。

脑内 DA 受体可分为 5 个亚型，既 D_1、D_2、D_3、D_4、D_5 亚型。其中 D_1、D_5 亚型受体的药理学特征相近，称为 D_1 样受体（D_1-like receptor）；D_2、D_3、D_4 亚型受体的药理学特征相近，称为 D_2 样受体（D_2-like receptor）。目前研究认为精神分裂症患者大脑皮质前额叶（中脑-皮质通路）和皮质下结构纹状体、伏隔核（中脑-边缘通路）的 DA 功能亢进或减弱均可导致严重的神经精神疾病，前者与精神分裂症的阴性症状有关，后者与精神分裂症的阳性症状有关。经典的吩噻嗪类抗精神病药物主要通过阻断中脑-边缘通路和中脑-皮质通路 D_2 样受体而产生抗精神病作用，但目前使用的抗精神病药对不同部位的 DA 亚型受体的阻断无选择性，在发挥治疗作用的同时，因阻断黑质-纹状体通路 D_2 样受体产生锥体外系不良反应。氯丙嗪也能阻断结节-漏斗 D_2 亚型受体，因此，长期应用氯丙嗪改善精神分裂症症状的同时，也可导致锥体外系运动障碍和内分泌改变的副作用。

2. 阻断 5-HT 受体 目前临床常用的非经典类抗精神病药不仅对阳性症状有效，对阴性症状也有治疗作用，一般不增加血催乳素水平，较少产生迟发性运动障碍，其作用机制是通过对 5-HT 受体和 D_2 受体同时阻断而发挥治疗效应。其中，氯氮平对 D_4 亚型受体有阻断作用，对其他 DA 亚型受体几无亲和力，对 $5\text{-}HT_{2A}$ 亚型受体有较强的亲和力和阻断作用，对 M 胆碱受体和 α 肾上腺素受体也有较高的亲和力；利培酮对 $5\text{-}HT_2$ 亚型受体的阻断作用显著强于对 D_2 亚型受体的阻断作用。因此，长期应用氯氮平和利培酮几无锥体外系不良反应发生。

三、常用的抗精神病药

（一）吩噻嗪类

吩噻嗪类（phenothiazines）是由硫、氮联结两个苯环的一种具有三环结构的化合物，其抗精神病作用主要与侧链结构有关，如图 14-1 所示，在 2，10 位上的氢被不同基团或原子取代而成为吩噻嗪类抗精神病药物。其中，当 R_1 为脂肪胺类时，如氯丙嗪，镇静作用强，心血管和肝脏副作用明显；当 R_1 为哌啶环类时，如硫利达嗪，抗精神病作用较弱，心血管和肝脏副作用较多，锥体外系症状轻；当 R_1 为哌嗪环类时，如奋乃静，镇静作用弱，抗精神病作用效价高，心肝副作用轻，锥体外系症状重。

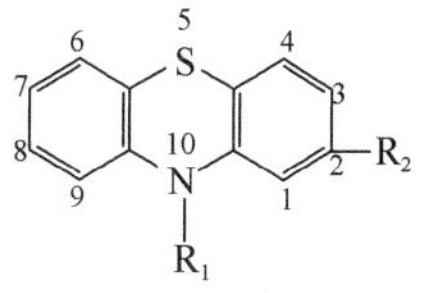

图 14-1　吩噻嗪类化学结构

氯　丙　嗪

氯丙嗪（chlorpromazine，冬眠灵），是吩噻嗪类药物的典型代表，也是最早临床应用的抗精神病药。氯丙嗪因阻断多种受体，如 DA 受体、α 受体、M 受体和 5-HT 受体，作用广泛，且副作用也较多，但仍为临床常用药物之一。

【体内过程】　氯丙嗪口服吸收慢且不完全，2～4h 血药浓度达峰值。胃内容物、抗胆碱药均能明显延缓其吸收，由于首过效应较大，不同个体血药浓度可相差 10 倍以上，故给药剂量应个体化。肌内注射血药浓度可迅速达峰值，血浆蛋白结合率达 90%以上。氯丙嗪分布较广，脑、肺、肝、脾、肾等组织中药物浓度高，其中脑内浓度可达血浆浓度的 10 倍。能通过胎盘屏障，进入胎儿体内。该药主要经肝 P450 酶系代谢，其中 7-羟氯丙嗪仍具有药理活性，大部分以代谢物形式经肾排泄。因其脂溶性高，易蓄积于脂肪组织，停药数周乃至半年后，尿中仍可检出其代谢物。氯丙嗪在体内的消除和代谢随年龄而递减，故老年患者须减量。

【抗精神病作用及作用机制】

1. 抗精神病作用　氯丙嗪能有效控制精神病患者的精神运动性兴奋、幻觉、妄想、思维障碍和异常行为等精神症状，但不影响意识和智能，对中枢神经系统具有特殊的抑制作用。正常人口服治疗量氯丙嗪后，可出现镇静、安定、表情淡漠、思维迟缓、注意力降低，但理智正常，在安静环境下易入睡，但易觉醒，醒后神态清楚。氯丙嗪的镇静作用易产生耐受性。精神病患者服用氯丙嗪后，能消除患者的幻觉和妄想等症状，迅速控制兴奋躁动状态，减轻思维障碍，使患者恢复理智，情绪安定，生活自理，但对阴性症状疗效较差，甚至可使之加重。

2. 作用机制　氯丙嗪主要通过阻断中脑-边缘系统和中脑-皮质系统 D_2 样受体而发挥抗精神病作用。脑内 DA 神经通路主要有四条：①中脑-皮质 DA 通路；②中脑-边缘 DA 通路；③黑质-纹状体 DA 通路；④结节-漏斗 DA 通路。其中中脑-边缘系统和中脑-皮质 DA 神经是调节精神、情绪及认知活动的重要区域。氯丙嗪通过阻断中脑-皮质 DA 通路和中脑-边缘 DA 通路的 D_2 样受体，抑制其 DA 能神经功能，而产生抗精神病作用。但氯丙嗪对这些 DA 通路的 D_2 样受体的阻断无选择性，在发挥治疗作用的同时，因阻断黑质-纹状体通路 D_2 样受体产生锥体外系不良反应。因此，长期应用氯丙嗪改善精神分裂症症状的同时，导致锥体外系运动障碍的发生率较高。

【其他药理作用及作用机制】

1. 镇吐作用　氯丙嗪有强大的镇吐作用。小剂量时即可阻断第四脑室底部催吐化学感受区（chemoreceptor trigger zone，CTZ）的 D_2 样受体，大剂量则直接抑制呕吐中枢，产生强大镇吐作用。对阿扑吗啡或其他 DA 受体激动药、妊娠中毒、肿瘤等刺激引起的呕吐均有效；但对刺激前庭引起的呕吐（晕动病所致呕吐）无效。氯丙嗪也可治疗顽固性呃逆，其机制与氯丙嗪抑制位于延髓和 CTZ 旁的呃逆调节中枢有关。

2. 对体温调节的作用　氯丙嗪对下丘脑体温调节中枢有很强的抑制作用，与解热镇痛药的作用不同，其降温特点：①氯丙嗪不仅可降低发热机体体温，还能降低正常体温；②氯丙嗪的体温调节随外界环境温度而变化，在高温环境中，氯丙嗪可使体温升高。而环境温度越低，其降温作用越明显。氯丙嗪可干扰机体正常散热过程，如果配合物理降温，则可使体温降至更低，这也是氯丙嗪用于人工冬眠治疗的药理学基础。

3. 增强中枢抑制药物的作用 氯丙嗪可以增强镇静催眠药、麻醉药、镇痛药及解热镇痛药等中枢抑制药作用，合用可增加疗效及不良反应，应用时注意调整剂量。

4. 对自主神经系统的作用 氯丙嗪可阻断肾上腺素 α 受体，可致血管扩张、血压下降，翻转肾上腺素的升压效应，故肾上腺素不适用于氯丙嗪引起的低血压治疗，而宜用去甲肾上腺素等药物对抗。大剂量氯丙嗪可阻断 M 胆碱受体，引起口干、便秘、视物模糊、排尿困难等。

5. 对内分泌系统的作用 大剂量氯丙嗪可阻断结节-漏斗 DA 通路的 D_2 亚型受体，影响多种下丘脑激素的分泌调控，减少催乳素抑制因子的释放，故催乳素释放增加；抑制促性腺激素释放激素的分泌，减少卵泡刺激素和黄体生成素释放；抑制促肾上腺皮质激素释放激素的分泌，抑制促肾上腺皮质激素（ACTH）的释放，使糖皮激素释放减少；轻度抑制垂体生长激素的分泌。

【临床应用】

1. 精神分裂症 持续应用氯丙嗪能显著改善患者的妄想、幻觉、躁狂及精神运动性兴奋等阳性症状。但对淡漠、意志减退等阴性症状疗效不明显。主要用于Ⅰ型精神分裂症的治疗，其中以妄想型疗效较为突出，其次为青春型、偏执型和紧张型，尤其对急性患者效果显著，但不能根治，需长期用药，甚至终身治疗；对慢性精神分裂症患者疗效较差。氯丙嗪还可用于预防精神分裂症复发，对其他精神病伴有的兴奋、躁动、紧张、幻觉和妄想等症状有显著疗效；对各种器质性精神病（如脑动脉硬化性精神病、感染中毒性精神病等）和症状性精神病的兴奋、幻觉和妄想症状也有效，但剂量要小，症状控制后须立即停药。氯丙嗪对Ⅱ型精神分裂症患者无效甚至加重病情。

氯丙嗪主要用于治疗具有幻觉、妄想、思维、行为障碍（如紧张症、刻板症等）等症状的各种精神病，特别是急性发作和具有明显阳性症状的精神分裂症患者。对运动性抑制症状，如木僵状态等也有疗效。临床使用证明该药物治疗精神病安全有效，至今仍为国内治疗精神分裂症的首选药，用于临床急诊或急性期治疗。大量的患者经治疗后能够转入社区康复。

2. 呕吐和顽固性呃逆 氯丙嗪对多种药物（如洋地黄、吗啡、四环素等）和疾病（如尿毒症、胃肠炎、放射病、癌症等）引起的呕吐具有显著的镇吐作用，对顽固性呃逆也有显著疗效，对晕动病引起的呕吐无效。

3. 低温麻醉与人工冬眠 氯丙嗪配合物理降温（冰袋、冰浴）可使患者体温降低，因而可用于低温麻醉，以减少心、脑等重要脏器的耗氧量，有利于手术进行。氯丙嗪与其他中枢抑制药（度冷丁、异丙嗪）合用，可使患者深睡，降低其体温、基础代谢及组织耗氧量，增强机体对缺氧的耐受性，减轻机体对伤害性刺激的反应，并可使自主神经传导阻滞及中枢神经系统的反应性降低，此种状态称为“人工冬眠”，有利于患者度过危险的缺氧缺能阶段，为进行其他有效的对因治疗争得时间。多用于严重创伤、感染性休克、高热惊厥、中枢性高热、甲状腺危象及妊娠中毒症等病症的辅助治疗。

【不良反应及注意事项】 由于氯丙嗪药理作用广泛，临床用药时间长，所以不良反应较多。

1. 一般不良反应 包括中枢抑制症状（嗜睡、淡漠、无力等）、α 受体阻断症状（鼻塞、血压下降、直立性低血压及反射性心动过速等）和 M 受体阻断症状（口干、无汗、视物模糊、便秘、眼压升高等）。本药局部刺激性较强，宜深部肌内注射。静脉注射可致血栓性静脉炎，应以生理盐水或葡萄糖溶液稀释后缓慢注射。为防止直立性低血压，注射用药后静卧 2h，然后缓慢起立。

2. 锥体外系反应 长期大量服用氯丙嗪后出现的副反应：①帕金森综合征：多见于老年人，表现为肌张力增高、面容呆板、动作迟缓、肌肉震颤、流涎等。②静坐不能（akathisia）：表现为坐立不安、运动不停、肌肉不适。③急性肌张力障碍（acute dystonia）：青少年多见，急性起病，出现在用药初期，主要是头颈部肌肉受累，舌、口、眼、面等肌群痉挛，患者出现强迫性牙关紧闭、吞咽困难、斜颈、颜面怪相。以上三种反应均是由于氯丙嗪阻断了黑质-纹状体通路的 D_2 样受体，使纹状体中的 DA 功能减弱、ACh 功能相对增强所致。处理方法：减少氯丙嗪用量或停药；也可用中枢抗胆碱药（如苯海索）、抗组胺药、抗焦虑药等来缓解。④迟发性运动障碍（tardive dyskinesia，TD）：仅见于部分长期用药患者，主要表现为口-舌-颊三联症——吸吮、舔唇、弄舌、咀嚼肌不自主刻板运动，四肢舞蹈样动作，停药后长期不消失，抗胆碱药反而使其加重。其机制可能是因为 DA 受体长期被阻断，受体敏感性增加或反馈抑制减弱，使突触前 DA 释放增多所致。此症目前尚无有效治疗，早期诊断、早期停药或换用其他抗精神病药可使某些患者好转。

3. 药源性精神失常　氯丙嗪本身可以引起精神异常，如兴奋、躁动、幻觉、妄想，或萎靡、淡漠、消极、抑郁及意识障碍等，应与原有疾病加以鉴别，一旦发生应立即减量或停药。

4. 神经阻滞剂恶性综合征（neuroleptic malignant syndrome，NMS）　多由于增加剂量过多，或多种药物联用引起的体温调节和锥体外系功能紊乱，产生的一种较为严重的不良反应，临床表现为持续性高热、肌强直、意识障碍和自主神经功能紊乱，其死亡率较高。处理原则：及时停药，试用 DA 激动剂，如溴隐停或金刚烷胺，肌松药及补液、降温等支持治疗。

5. 惊厥与癫痫　少数患者用药过程中出现局部或全身抽搐，脑电图可见癫痫样放电，有惊厥或癫痫史者更易发生，应慎用，必要时加用抗癫痫药物。

6. 过敏反应　常见症状有皮疹、接触性皮炎。偶有皮肤色素沉着或肤色变化。

7. 心血管系统　表现为直立性低血压、心动过速、心电图异常，如 Q-T 间期延长，S-T 段下移，T 波低平或倒置等。多见于老年伴动脉硬化、高血压患者。心血管反应一般与剂量有关，多为可逆性，经减量或停药后大多可恢复至正常。本品刺激大，静脉注射时可引起血栓静脉炎，肌内注射时局部疼痛较重，可加 1%的普鲁卡因做深部肌内注射。

8. 内分泌系统　长期用药可引起内分泌系统紊乱，如乳腺增大、泌乳、月经紊乱、性欲减退、抑制儿童生长等。

9. 急性中毒　一次吞服大剂量氯丙嗪后，可致急性中毒，患者出现昏睡、血压下降至休克水平，并出现心肌损害，如心动过速、心电图异常（P-R 间期或 Q-T 间期延长，T 波低平或倒置），此时应立即对症治疗，早期应用去甲肾上腺素升高血压，避免使用肾上腺素，易致血压翻转加重低血压症状。

10. 其他　少数患者出现肝损害，也可出现粒细胞减少或缺乏、再生障碍性贫血等，立即停药或换药。

严重的心血管疾病、肝脏和肾脏疾病、急性肝炎、肝功能不全、严重的中枢抑制或昏迷、有癫痫及惊厥病史以及青光眼、乳腺增生症和乳腺癌患者禁用；老人、儿童和孕妇慎用。

【药物相互作用】

1. 氯丙嗪可以增强其他中枢抑制药的作用，如乙醇、镇静催眠药、抗组胺药、镇痛药等，联合使用时应注意调整剂量，特别是当与吗啡、哌替啶（度冷丁）等合用时要注意呼吸抑制和血压下降。

2. 氯丙嗪的去甲基代谢物可以阻止胍乙啶被神经末梢摄入，拮抗胍乙啶的降压作用。

3. 氯丙嗪可抑制 DA 受体激动药、左旋多巴的作用。

4. 某些肝药酶诱导剂如苯妥英钠、卡马西平等，可加速氯丙嗪的代谢，合用时应注意适当调节剂量。

其他吩噻嗪类

奋乃静（perphenazine，羟哌氯丙嗪）是吩噻嗪类中哌嗪衍生物。抗精神病作用较氯丙嗪强 6 倍，效价高，所用剂量小，镇吐作用强，而镇静作用较弱，对慢性精神分裂症的疗效优于氯丙嗪。对心血管系统、肝脏及造血系统的不良反应较氯丙嗪轻，仅为氯丙嗪的 1/3，但较易引起锥体外系症状。常用于年龄较大或幻觉妄想比较明显的患者。

氟奋乃静（fluphenazine，氟非拉嗪）抗精神病作用较氯丙嗪和奋乃静强（为氯丙嗪的 25 倍），作用快而且持久。镇静、降压作用较弱，锥体外系副作用较奋乃静更多见。适用于急、慢性精神分裂症，对慢性精神分裂症或单纯型精神分裂症疗效优于氯丙嗪。

三氟拉嗪（trifluoperazine，甲哌氟丙嗪）抗精神病作用、镇吐作用较氯丙嗪强，作用出现快，维持时间长，对精神分裂症妄想紧张型有较好疗效。锥体外系副作用多见，此外，还可引起心动过速、失眠、口干；偶有肝功能损害、粒细胞减少、再生障碍性贫血等。老年患者宜减量，肝功能不良、冠心病患者禁用。

硫利达嗪（thioridazine，甲硫达嗪）是吩噻嗪类中哌啶衍生物，此药有明显的镇静作用，抗幻觉妄想作用不如氯丙嗪。选择性作用于边缘系统 DA 受体，锥体外系副作用少，老年人易耐受，作用缓和为其优点。适用于伴有激动、焦虑、紧张、抑郁及躯体感觉异常的精神分裂症、躁狂症和更年期精神病。

（二）硫杂蒽类

硫杂蒽类（thioxanthenes）的基本结构与吩噻嗪类相似，只是吩噻嗪环上 10 位的氮原子被碳原子取代，所以此类药物的基本药理作用与吩噻嗪类极为相似。主要有氯普噻吨和氟哌噻吨（图 14-2）。

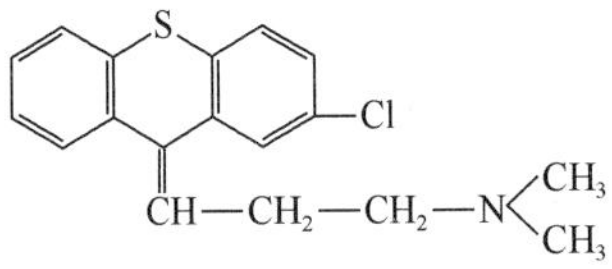

氯普噻吨 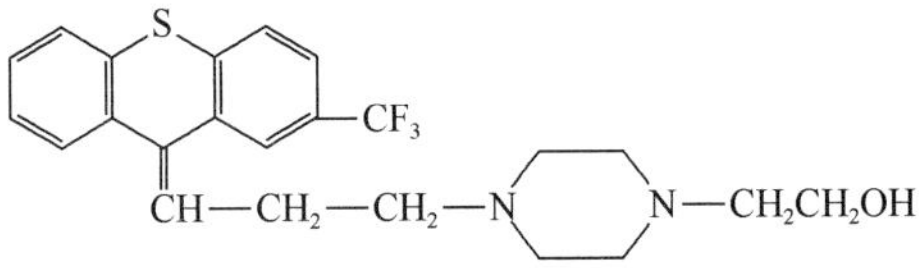　　氟哌噻吨

图 14-2　氯普噻吨与氟哌噻吨的化学结构

氯普噻吨（chlorprothixene），又名氯丙硫蒽，也称泰尔登（tardan），是本类药的代表，结构与三环类抗抑郁药相似，故有较弱的抗抑郁作用。本品抗幻觉、妄想作用不及氯丙嗪，但镇静作用较强，且有一定抗焦虑或抑郁作用，其调整情绪、控制焦虑和抑郁作用较氯丙嗪强。氯普噻吨最适用于伴有焦虑或抑郁的精神分裂症，焦虑性神经官能症及更年期抑郁症。由于抗肾上腺素与抗胆碱作用较弱，故不良反应较轻。锥体外系症状也较少。

氟哌噻吨（flupenthixol，三氟噻吨）抗精神病作用与氯丙嗪相似，有一定的抗抑郁焦虑作用，适用于治疗抑郁症或伴有焦虑的抑郁症。血浆蛋白结合率>95%，血浆 $t_{1/2}$ 为 35h，V_d 为 14L/kg。氟哌噻吨镇静作用弱，但锥体外系副作用常见。偶有猝死报道。由于氟哌噻吨具有特殊的激动效应，故禁用于躁狂症患者。

（三）丁酰苯类

丁酰苯类（butyrophenones）药物化学结构与吩噻嗪类完全不同，但药理作用和临床应用与吩噻嗪类相似，为强效抗精神病、抗焦虑药。主要有氟哌啶醇和氟哌利多。

氟哌啶醇（haloperidol，氟哌丁苯）是第一个合成的丁酰苯类药物，属第二代经典抗精神病药物。能选择性阻断 D_2 样受体，属高效价抗精神病药。其抗精神病作用和镇吐作用较氯丙嗪强约 50 倍，但锥体外系的反应亦重。阻断 α 受体、M 受体和降低体温作用弱，几乎无镇静作用。适用于控制躁动、幻觉、妄想等为主的精神分裂症，还能改善慢性病患者的精神衰退症状。对氯丙嗪无效的患者仍有效。也用于焦虑性神经官能症、顽固性呃逆和呕吐等。氟哌啶醇口服吸收快，2～6h 血药浓度达 C_{max}，作用可持续 3 天。锥体外系反应多见，心血管系统的副作用较轻、对肝功能影响小。有致畸报道，孕妇禁用。

氟哌利多（droperidol，氟哌啶）药理作用与氟哌啶醇基本相似，主要区别在于其代谢快，作用维持时间短。抗精神分裂症精神运动性兴奋状态及抗休克、止吐作用较强。由于该药增强镇痛药的作用显著，且体内代谢快，维持时间短，临床常与芬太尼配合使用，使患者处于一种特殊的麻醉状态：痛觉消失、精神恍惚、对环境淡漠，被称为神经阻滞镇痛术（neuroleptanalgesia）。作为一种外科麻醉药，用于烧伤清创、内镜检查、造影、某些小手术等，其特点是集镇痛、安定、镇吐、抗休克作用于一体（临床也称为安定镇痛术）。也用于麻醉前给药、镇吐、控制精神患者的攻击行为。

本药吸收快，肌内注射后起效时间几乎与静脉注射相同，作用维持时间约 6h，75%从尿中排出，其余则经肠道排泄。因其作用时间比芬太尼长，故第二次重复给药一般只给芬太尼，避免氟哌利多蓄积。

（四）非经典型抗精神病药

氯氮平作为第二代抗精神病药的代表而激起了精神药理学界进一步研发新药的强烈兴趣。发展了一批对精神分裂症具有良好治疗作用同时又避免严重不良反应的药物。经过对氯氮平的结构改造，充分保留发挥其“善性”结构。非典型抗精神病药不断问世，如利培酮、奥氮平、喹硫平、舒必利、齐拉西酮、阿立哌唑等。本类药物已成为目前临床治疗的主要药物。

氯氮平

氯氮平（clozapine）属于苯二氮䓬类，为新型非经典类抗精神病药。20 世纪 70 年代初用于临床，取得了治疗精神分裂症的良好效果。目前在我国部分地区甚至将其作为治疗精神分裂症的首选药。

氯氮平为一种广谱神经安定药，对精神分裂症的疗效与氯丙嗪接近，多在 1 周内见效。抗精神病作用强，对其他抗精神病药无效的精神分裂症Ⅰ型和Ⅱ型症状均有治疗作用。临床上适用于急、慢性精神分裂症患者，能较快控制兴奋躁动、幻觉、妄想、焦虑不安、木僵等症状，而对情感淡漠、逻辑思维障碍等的作用较差。亦可用于治疗躁狂症患者。对长期应用经典抗精神病药而引起的迟发性运动障碍也有明显改善作用。

氯氮平对黑质-纹状体系统 D_2 和 D_3 亚型受体无亲和力，而对中脑-边缘系统和中脑-皮质系统的 D_4 亚型受体及 5-HT_{2A} 受体亲和力强，发挥特异性阻断作用。因此氯氮平的突出特点是不引起锥体外系反应。其抗精神病的机制涉及阻断 5-HT_{2A} 和 DA 受体，协调 5-HT 与 DA 系统的相互作用和平衡，因此氯氮平也被称为 5-HT-DA 受体阻断药（serotonin-dopamine antagonist，SDA），并由此提出了精神分裂症的 DA 与 5-HT 平衡障碍的发病学说。

氯氮平尚有抗胆碱、抗组胺和抗肾上腺素 α_1 受体作用，因此可出现自主神经系统不良反应。无锥体外系和内分泌方面的不良反应。主要缺点是抑制骨髓造血功能，可引起白细胞和粒细胞减少，严重者可致粒细胞缺乏（女性多于男性），可能由免疫反应引起，应常规做血常规检查。亦有致畸变的报道。

利培酮

利培酮（risperidone）又名维思通，为新型非经典类抗精神病药物。利培酮对 5-HT_2 受体和 D_2 亚型受体均有阻断作用，但对前者的阻断作用显著强于后者，此外尚有弱 α_1 和 H_1 受体阻断作用。利培酮对精神分裂症阳性症状及阴性症状均有良好疗效。适用于治疗首发急性和慢性患者。该药的特殊作用是对精神分裂症患者的认知功能障碍和继发性抑郁亦具有治疗作用，由于利培酮有效剂量小，用药方便、见效快、锥体外系反应轻微，且抗胆碱样作用及镇静作用弱，易被患者接受。自 20 世纪 90 年代推广应用于临床以来，已成为治疗精神分裂症的一线药物。

奥氮平

奥氮平（olanzapine）为噻吩并苯二氮杂䓬类衍生物。研究表明，奥氮平对 5-HT_2 受体亲和力较高，对 DA 受体的亲和力较氯氮平高。对 D_1、D_2、M、组胺 H_1 及肾上腺素 α_1 受体均有拮抗作用；对 5-HT_2 受体有较强的拮抗作用。电生理学研究表明，奥氮平对中脑-边缘系统和黑质-纹状体有选择性作用，并能有效抑制 DA 和 5-HT 激动剂所诱发的行为。临床研究表明，奥氮平具有抗焦虑作用，对阴性症状的疗效优于氟哌啶醇。不引起粒细胞减少，对催乳素影响较轻，锥体外系反应轻，常见副反应为直立性低血压及体重增加等。与经典抗精神病药相比，奥氮平疗效好、效率高、作用持久、不良反应少，因此能更大程度地改善患者生命质量。

喹 硫 平

喹硫平（quetiapine），又称思瑞康（seroquel）。该药能与 D_1、D_2、5-HT_2受体相结合。对阳性症状控制较好，对阴性症状疗效稍差。喹硫平在剂量上的个体差异较大，治疗初始剂量需小。对老年精神障碍、帕金森病和药物诱发的精神障碍患者，本药具有更多的优点，目前主要用于治疗精神分裂症患者或有精神异常的老年患者。喹硫平有良好的耐受性，治疗早期可致一过性肝酶升高、眩晕和直立性低血压，锥体外系反应少。

舒 必 利

舒必利（sulpiride，止吐灵）属苯甲酰胺类衍生物，为非经典类抗精神病药。本药选择性阻断中脑-边缘系统的 D_2受体，而对黑质-纹状体通路的 DA 受体的阻断作用不明显，因此锥体外系的副作用较少。对紧张型精神分裂症疗效好，奏效快，有“药物电休克”之称。能有效消除幻觉、妄想、淡漠、退缩、木僵、抑郁、焦虑、紧张等症状，对其他药物无效者亦有效。也可用于抑郁症。止吐和抑制胃液分泌作用明显，临床又称为止吐灵，止吐作用比氯丙嗪强 150 倍。可用于顽固性恶心、呕吐及溃疡病。禁用于高血压、嗜铬细胞瘤和躁狂症患者。

齐 拉 西 酮

齐拉西酮（ziprasidone）对 5-HT_{2A}、D_2受体有阻断作用，而对 5-HT_{1A}受体有激动作用，并抑制 5-HT 和 NA 的再摄取。对精神分裂症的阳性、阴性症状及抑郁情绪效果良好，具有抗焦虑、抗抑郁作用。血浆 $t_{1/2}$为 7h，对糖脂代谢基本无影响，不引起血脂异常或代谢疾病；也不影响催乳素水平，锥体外系副反应发生率低，优于上述许多抗精神分裂症药。

阿 立 哌 唑

阿立哌唑（aripiprazole）与 D_2、D_3、5-HT_{1A}和 5-HT_{2A}受体均有较高的亲和力，通过对 D_2和 5-HT_{1A}受体的部分激动作用及对 5-HT_{2A}受体的阻断作用，产生抗精神分裂症作用。对精神分裂症的阳性、阴性症状均有效，可有效改善认知障碍。已成为新型非经典类抗精神病药的代表，临床应用的疗效评价较高。血浆 $t_{1/2}$为 48～68h，不良反应少，不增加体重，也不影响催乳素水平，锥体外系副反应发生率低。

常用抗精神病药的作用特点比较见表 14-1。

表 14-1 常用抗精神病药作用特点比较

药物	受体阻断作用					抗精神病作用	镇静作用	锥体外系反应	直立性低血压
	D_2	D_1	α_1	M	5-HT				
氯丙嗪	++	+	+++	++	++	++	++	++	+++
奋乃静	+++	++	++	+	++	++	++	++	+
氟奋乃静	+++	++	+	+	++	+++	+	+++	+
硫利达嗪	++	+	+++	+++	++	++	++	++	+++
氟哌啶醇	+++	+	++	–	++	+++	+	+++	+
氯氮平	+/–	+	++	+++	+++	++	+	–	+
舒必利	++	–	–	–	–	+	+	+	+
利培酮	++	–	++	++	+++	+	++	+/–	+

四、抗精神分裂症新药的研究进展

氯丙嗪这类经典抗精神病药的应用已经有 50 多年，但越来越多地发现其存在着一定的缺点，如 30%～50%慢性精神分裂症患者仅部分有效或无效，对阴性症状及认知缺损无明显治疗作用，且具有较重的锥体外系不良反应。非经典抗精神病药的应用，使人们期待能有更多的疗效好、副作用少的抗精神病药出现。神经生理、细胞分子生物学的发展促进了抗精神病药物作用机制的研究，使新型非经典抗精神病药的研发有较大进步，如新型选择性 D_2、D_3 亚型受体阻断药，D_2 亚型受体阻断联合 5-HT_{1A} 受体激动活性药，代谢型谷氨酸受体-2/3 激动药等。

氨磺必利（amisulpride）属苯甲酰胺类，是舒必利的衍生物，主要对边缘系统 D_2、D_3 亚型受体有高度选择性阻断作用。研究发现，在低剂量时，对突触前 D_2、D_3 亚型受体有较强的阻断作用，进而增强 DA 神经递质的释放和传递。具有提振精神、激活作用，可改善精神分裂症阴性症状和认知障碍；而在高剂量时，对突触后 D_2、D_3 亚型受体有较强的阻断作用，抑制 DA 神经递质的释放和传递，可改善精神分裂症阳性症状。由于对纹状体的作用不明显，锥体外系不良反应明显减少。且对其他 DA 亚型受体几乎无亲和力，减少了各种不良反应的发生。

老药新用的研究发现，丙戊酸钠（valproate sodium）为广谱抗癫痫药，可有效预防和治疗躁狂症和躁狂抑郁症（双极性情感障碍），疗效确切，安全性好，已在临床应用。

此外，目前应用的新型、长效治疗药物与日俱增，且品质不断地优化，疗效提高，副作用减少。新剂型的出现也使临床应用更便捷。总之，抗精神病药治疗应系统而规范，强调早期、足量、足疗程。一旦明确诊断应及早开始用药。治疗应从低剂量开始，逐渐加量。原则上单一用药，对于出现抑郁情绪、躁狂状态、睡眠障碍的患者可酌情选用抗抑郁药、心境稳定剂、镇静催眠药，有锥体外系反应可合用苯海索。

第二节　抗躁狂症药

【案例 14-2】

患者，男，38 岁。出现无明显诱因的急起精神失常，表现为兴奋话多，无故指责他人，无理取闹，易怒，稍不顺心就发脾气，骂人，有时动手打人砸毁家具，不能正常劳动，四处乱走，称要做生意，赚大钱，有钱即乱挥霍，买些烟酒、图书散发给不认识的人。夜间睡眠少，个人生活料理可。逢人一见如故，滔滔不绝，自吹自擂，情绪高涨，整日忙碌，自制力差。经精神病院诊断为“躁狂症”。经过住院给予 3 个月的碳酸锂口服治疗，易怒、发脾气、骂人、情绪高涨，整日忙碌等症状明显改善。

问题：

1. 碳酸锂为什么可用于临床治疗躁狂症？
2. 在使用碳酸锂过程中应注意监测哪些内容？

抗躁狂症药又称情绪稳定剂（mood stabilizing agent），是指用于治疗和预防以情绪高涨、烦躁不安、活动过度和思维、言语不能自制为特征的躁狂症或双相性情感障碍（躁狂-抑郁症）的一类药物。包括锂盐（lithium salt），抗精神病药氯丙嗪、氟哌啶醇、氯氮平、利培酮，某些抗癫痫药卡马西平（carbamazepine）、丙戊酸钠（sodium valproate），钙通道阻滞药维拉帕米（verapamil），α 肾上腺素受体激动药可乐定（clonidine）等。目前临床最常用的药物是碳酸锂。

碳　酸　锂

1949 年 Cade 首先报道了锂盐的抗躁狂作用。20 世纪 60 年代中期，碳酸锂（lithium carbonate）用于双相情感障碍的躁狂状态、躁狂发作的成功治疗经验报道增多。

【体内过程】 碳酸锂口服吸收快且完全，4～5h 血药浓度达 C_{max}。锂离子起初分布于细胞外液，然后逐渐蓄积在各组织。不与血浆蛋白结合，$t_{1/2}$ 约为 18～36h。通过血-脑屏障进入脑组织和神经细胞缓慢，治疗 7～10 天后才开始起效。锂离子主要自肾脏排泄，80%由肾小球滤过的锂离子在近曲小管与 Na^+竞争重吸收，故增加钠摄入可促进排泄。排泄的个体差异大，老人排出较慢，易引起蓄积中毒。血锂监测可有效减少毒副反应。

【药理作用与作用机制】 治疗剂量碳酸锂对正常人的精神行为无明显影响，但对躁狂症患者及精神分裂症的躁狂、兴奋症状有显著疗效，控制躁狂发作，使患者言行恢复正常。碳酸锂发挥药理作用的是锂离子，研究已发现锂离子在细胞水平具有多方面作用。

稳定情绪的机制尚未完全阐明，目前认为是多种途径协同作用的结果：①治疗浓度（1～10mmol/L）锂盐抑制神经末梢 Ca^{2+}依赖性 NA 和 DA 释放；②促进神经细胞对突触间隙中 NA 的再摄取，并加速灭活；③增加色氨酸的摄取并促进 5-HT 生成和释放；④抑制腺苷酸环化酶和磷脂酶 C 所介导的效应；⑤影响 Na^+、Ca^{2+}、Mg^{2+}的分布及葡萄糖代谢，阻断甲状腺素的释放和睾酮合成。

【临床应用】 碳酸锂对躁狂症患者有显著疗效，特别是对急性躁狂和躁狂性发作疗效显著，缓解成功率达 80%。锂盐对抑郁症也有一定疗效，长期服用碳酸锂可降低双相情感障碍患者躁狂和抑郁的反复发作，对预防抑郁复发也有效，但对抑郁的作用不如躁狂明显。此外，锂盐对分裂情感性障碍也有一定作用。

【不良反应及注意事项】

1. 常见胃肠道刺激症状、乏力、手细微震颤、口渴多尿等，随着继续用药多数症状会减轻，但乏力、手震颤、口渴多尿等则继续存在。长期用药可引起非特异性 T 波改变、肾脏毒性、体重增加、甲状腺功能低下等，减量或停药后可恢复，无需特殊处理。

2. 锂盐安全范围较窄，最适浓度为 0.8～1.5mmol/L，超过 2mmol/L 即出现中毒症状。早期毒性症状包括恶心、呕吐、腹痛、腹泻、手震颤、共济失调等，进而出现谵妄、意识障碍、惊厥、抽搐，直至昏迷和死亡。由于该药治疗指数很低，测定血药浓度至关重要。当血药浓度升至 1.6mmol/L 时，应立即停药。锂盐无特殊拮抗剂，主要采取对症处理和支持疗法。

3. 因有抗甲状腺作用，久用可致甲状腺肿大或功能低下。

第三节 抗抑郁药

【案例 14-3】

患者，女，55 岁。自述 2 年前进入股市炒股，因股市动荡赔了不少钱。随后逐渐出现心境不好，情绪很低落，开心不起来。对生活提不起兴趣，不想看电视，也很少看报。以前很喜欢听音乐，但现在也没兴趣了。怕与人交往，基本上很少和亲朋好友走动，人也变得懒多了，家务也懒得做，还常常很想哭，自感一切不如人，感到身体乏力，周身不舒服。感觉脑子好像是生了锈的机器，转不动了。经常失眠，后半夜会突然醒来，以后就胡思乱想，常常是失眠到天亮。有时还会感到做人没有意思，常常在想活着有何意义。曾割腕自杀，被家人发现。入院诊断为：心境障碍（抑郁发作）

问题：

1. 患者可用哪些方法治疗？

2. 临床常用的抗抑郁药可分为哪几类？

患者治疗初期使用丙咪嗪，由于视物模糊、头晕、失眠等不良反应，后改为氟西汀治疗，结合心理治疗，3 个月后自觉得浑身不舒服、头晕、乏力等症状明显改善，精神振奋，情绪明显好转。

问题：

1. 氟西汀为什么能够治疗抑郁症？
2. 三环类抗抑郁药的药理作用和不良反应有哪些？

抑郁症（depression）是一种最常见的情感障碍性精神病，目前全世界抑郁症发病率可达 10%，其临床表现为情绪低落、思维迟缓、动作减少、睡眠障碍等，严重者常出现自伤冲动或自杀行为。抗抑郁药（antidepressant drug）是指主要用于治疗情绪低落、抑郁消极的一类药物。各种抗抑郁药均可使 70%左右的抑郁患者病情明显改善，维持治疗可减少抑郁症复发。临床经验表明抗抑郁药治疗焦虑性障碍、惊恐发作、强迫性障碍及恐怖症也有效。

抑郁症的病因和发病机制复杂，至今尚未完全阐明，可能的发病因素有心理社会因素、遗传学因素、神经生化机制、神经内分泌机制等。其中“单胺学说”认为抑郁症是由于脑内单胺类递质 NA、5-HT 功能不足，近年研究认为 DA 神经功能低下也是其发病机制之一。“受体学说”认为抑郁症与脑内 NA、5-HT 受体敏感性增高有关，部分抗抑郁药是通过下调 β 肾上腺素受体和 $5\text{-}HT_2$ 受体敏感性而起到治疗作用的。1957 年 Kuhn 在临床观察中发现最初用丙咪嗪治疗精神分裂症，结果患者的精神症状没有改善，而情绪却有明显提高，丙咪嗪对抑郁症患者明显有效。其后研制出一系列三环类抗抑郁药。

根据其化学结构和作用机制的不同，目前临床使用的抗抑郁药可分为单胺氧化酶抑制药、NA 再摄取抑制药、5-HT 再摄取抑制药及其他抗抑郁药。这些药物大多以单胺学说作为抑郁症发病机制，并在此基础上建立动物筛选模型，所以在药理作用、临床应用和不良反应等方面具有许多相似之处。

一、三环类抗抑郁药

由于这些药物结构中都有 2 个苯环和 1 个杂环，故统称为三环类抗抑郁药（tricyclic antidepressant，TCA）。常用的有丙米嗪（imipramine，米帕明）、氯丙米嗪（clomipramine，氯米帕明），阿米替林（amitriptyline）、多塞平（doxepin，多虑平）等。地昔帕明（desipramine，去甲丙咪嗪）也属三环类抗抑郁药，但其作用为选择性抑制神经末梢 NA 的再摄取。

在作用机制上，三环类抗抑郁药属于非选择性单胺摄取抑制剂，主要阻断 NA 和 5-HT 的再摄取，从而增加突触间隙递质的浓度。被再摄取进入神经末梢是 NA、5-HT 和 DA 灭活的重要机制。大多数三环类抗抑郁药具有抗胆碱作用，引起口干、便秘、排尿困难等副作用。此外三环类抗抑郁药还具有 α_1 和 H_1 受体的阻断作用，引起过度镇静。

丙　米　嗪

丙米嗪（imipramine，米帕明）是第一代单胺再摄取抑制药，不仅可抑制 5-HT 和 NA 突触前膜再摄取，而且具有抗胆碱作用。适用于各种类型抑郁症。

【体内过程】 口服吸收良好，2～8h 血药浓度达峰，血浆 $t_{1/2}$ 为 10～20h。体内分布广泛，以脑、肝、肾及心脏分布较多。主要在肝内经肝药酶代谢，通过氧化变成 2-羟基代谢物，并与葡萄糖醛酸结合，自尿排出。

【药理作用与作用机制】

1. 对中枢神经系统的作用 正常人服用丙米嗪后出现安静、嗜睡、疲乏、血压稍降、头晕、目眩等，并常出现口干、视物模糊等抗胆碱作用，连用数天后这些症状可能加重，甚至出现注意力不集中和思维能力降低等现象。但抑郁症患者连续服药 2～3 周后，出现精神振奋现象，表现为情绪高涨，症状减轻。

目前认为，丙米嗪抗抑郁的作用机制主要是阻断 NA、5-HT 在神经末梢的再摄取，从而使突触间隙的递质浓度增高，连续用药使突触前膜 α_2 受体下调，促进突触传递功能而发挥抗抑郁作用。

2. 对自主神经系统的作用 治疗量丙米嗪能明显阻断M胆碱受体，引起口干、便秘、视物模糊和尿潴留等。

3. 对心血管系统的作用 治疗量丙米嗪可降低血压，引起心律失常，其中心动过速较常见。心电图可出现 T 波倒置或低平。这些不良反应可能与该药阻断单胺类再摄取从而引起心肌中 NA 浓度增高有关。另外，丙米嗪对心肌有奎尼丁样直接抑制效应，心血管患者慎用。

【临床应用】

1. 治疗抑郁症 丙米嗪用于各种原因引起的抑郁症，对内源性抑郁症、更年期抑郁症效果较好，反应性抑郁症次之，对精神分裂症伴发的抑郁状态无明显疗效。此外，本药尚可用于强迫症的治疗。

2. 焦虑和恐怖症 丙米嗪对伴有焦虑的抑郁症患者疗效显著，对恐怖症三环类抗抑郁药有效，首选丙米嗪，其效果与地西泮相当。

3. 治疗遗尿症 对于儿童遗尿可试用丙米嗪治疗，剂量依年龄而定，睡前口服，疗程以 3 个月为限。

【不良反应及禁忌证】

1. 外周抗胆碱反应 口干、扩瞳、视物模糊、便秘、排尿困难等常见，可在用药过程中逐渐消退。严重者可能诱发青光眼、肠麻痹和尿潴留。前列腺增生、青光眼患者禁用。

2. 神经及精神症状 震颤、头晕、易疲劳、失眠等，严重者可出现中毒性谵语、恐怖症等，诱发躁狂发作。该类药物可降低痉挛阈值而诱发癫痫，癫痫患者禁用。

3. 心血管系统 可见心率加快、直立性低血压，心脏病患者禁用。

4. 其他 性功能障碍、肝功能异常、粒细胞缺乏症等。

【药物相互作用】 苯妥英钠、保泰松、阿司匹林、东莨菪碱和吩噻嗪可竞争性抑制三环类抗抑郁药与血浆蛋白的结合率，从而使游离型药物浓度增加；诱导肝药酶的药物，能干扰三环类药物代谢；与单胺氧化酶（MAO）抑制药合用时，由于三环类药物抑制 NA 再摄取、MAO 抑制药减少对 NA 灭活，最终导致 NA 浓度增高而引起血压升高、高热和惊厥；三环类药物还能增强中枢抑制药的作用，如与抗精神病药、抗帕金森病药合用时，抗胆碱作用可相互增强。此外，抗抑郁药还能对抗胍乙啶及可乐定的降压作用。

氯 米 帕 明

【药理作用与作用机制】 氯米帕明（clomipramine），又名氯丙米嗪，具有抗抑郁、抗强迫症作用；目前认为其抗抑郁的作用机制主要与对突触前膜 NA、5-HT 再摄取的抑制，增强脑内单胺类神经递质的水平有关。抑制 5-HT 再摄取作用强于其他三环类抗抑郁药，认为与其抗强迫症有关。此外，氯米帕明具有抗焦虑、镇静作用，对改善抑郁症兼有的焦虑症状有效；并有中等强度的抗胆碱作用。

【体内过程】 本药口服吸收迅速而完全，生物利用度为 30%～40%。药物可广泛分布于全身，也可分布于脑脊液中，能透过胎盘屏障。蛋白结合率约 96%。在肝脏有首过代谢，活性代谢产物为去甲氯米帕明。约 70%随尿排出，30%随粪便排出，也可随乳汁排泄。$t_{1/2}$ 为 21～31h。

【临床应用】

1. 治疗抑郁症 氯米帕明用于各种原因引起的抑郁症，应用较安全，起效迅速，口服给药，起始剂量为一次 25mg，一日 2～3 次。随后根据患者对本药的耐受性逐渐增加剂量，直至一日 100～150mg。对内源性抑郁症、神经性抑郁症等疗效均较好，用于治疗精神分裂症伴发的抑郁状态。

2. 治疗强迫症 有较好疗效，应用剂量同上。

3. 治疗焦虑、恐怖症及惊恐发作 口服给药起始剂量为一日 10mg，根据患者的耐受程度逐渐增加剂量，有效剂量范围为一日 25～100mg。对伴有焦虑的抑郁症也有一定疗效。

4. 治疗遗尿症 口服给药剂量为一日 20～50mg，于晚餐后顿服。

【不良反应及禁忌证】

1. 外周抗胆碱反应 口干、出汗、扩瞳、视物模糊、便秘、排尿困难等常见，可在用药过程中逐渐消退。严重者可能诱发青光眼、肠麻痹和尿潴留。前列腺增生、青光眼患者禁用。

2. 神经及精神症状 震颤、头晕、头痛、肌肉无力、嗜睡、易疲劳、食欲增加、体重增加、意识障碍等，癫痫患者禁用。

3. 心血管系统 可见心率加快、心悸、直立性低血压，心脏病患者禁用。

4. 其他 性功能障碍、肝功能异常、粒细胞缺乏症等。严重肝、肾功能不全患者禁用。

【药物相互作用】 依那普利、费洛克汀、氟伏沙明、帕罗西汀、普罗帕酮、利托那韦、舍曲林、丙戊酸、安普那韦、奎尼丁等药可抑制本药代谢，合用可增强氯米帕明毒性。特比萘芬、利他林可使本药血药浓度升高。CYP2D6 抑制剂可导致本药血药浓度升高。与抗精神分裂症药合用，如奋乃静、氯丙嗪、氟哌噻吨、三氟拉嗪等可使两者的血药浓度和不良反应均增加。

其他三环类抗抑郁药

阿米替林（amitriptyline，依拉维），是临床上常用的三环类抗抑郁药，药理学特征及临床应用与丙咪嗪极为相似。$t_{1/2}$ 为 10～50h。与丙咪嗪相比，阿米替林对 5-HT 再摄取的抑制作用明显强于对 NA 再摄取的抑制，镇静作用和抗胆碱作用也较明显。阿米替林的不良反应与丙咪嗪相似而严重，偶有加重糖尿病症状的报道。禁忌证与丙咪嗪相同。

多塞平（doxepin，多虑平），作用与丙咪嗪相似，但其抗抑郁作用较后者弱，抗焦虑作用强；镇静作用和对血压的影响也较丙咪嗪大，对心脏的影响较小。多塞平对伴有焦虑症状的抑郁症效果最佳，焦虑、紧张、情绪低落、行动迟缓等症状数日后可缓解，达显效需 2～3 周。也可用于消化性溃疡的治疗。不良反应与丙咪嗪类似。不用于儿童和孕妇，老年患者应适当减量。

二、选择性 NA 再摄取抑制药

该类药物选择性抑制突触前膜 NA 的再摄取，增强中枢神经系统肾上腺素能的功能而发挥抗抑郁症疗效，故称为选择性 NA 再摄取抑制药，包括地昔帕明（desipramine）、马普替林（maprotiline）、去甲替林（nortriptyline）等。主要适用于脑内以 NA 缺乏为主的抑郁症，尤其适用于尿检 3-甲基-4-羟苯乙二醇（NA 的代谢物）明显减少的患者。这类药物的特点是起效快，镇静、抗胆碱和降压作用均比三环类抗抑郁药弱。

地 昔 帕 明

【体内过程】 口服快速吸收，2～6h 达血药峰浓度，血浆蛋白结合率为 90%，在肝脏代谢生成具有活性的代谢物，主要在尿中排泄，少量经胆汁排泄，其中原形占 5%。

【药理作用与作用机制】 地昔帕明（desipramine，去甲丙米嗪）是强效选择性 NA 摄取抑制剂，其效率为抑制 5-HT 摄取的 100 倍以上。对 DA 的摄取亦有一定的抑制作用。对 H_1 受体有强阻断作用。对 α 受体和 M 受体阻断作用较弱。地昔帕明对轻、中度抑郁症疗效好。有轻度镇静作用，缩短 REM 睡眠，但延长了深睡眠。血压和心率轻度增加，偶致直立性低血压，可能是抑制 NA 再摄取，阻断 α 受体的结果。

【临床应用】 治疗抑郁症开始口服剂量为每次 25mg，每日 3 次，逐渐增加到每次 50mg，每日 3～4 次，需要时最大可用到每日 300mg。老年人应适当减量。

【不良反应】 地昔帕明与丙米嗪相比，不良反应较少，但对心脏影响与丙米嗪相似。过量则导致血压降低、心律失常、震颤、惊厥、口干及便秘等。

【药物相互作用】 地昔帕明不能与拟交感胺类药物合用，以免增加后者的作用；同样，与 MAO 抑制药合用也需慎重；与胍乙啶及作用于肾上腺素能神经元末梢的降压药合用会明显降低降压效果，因抑制药物经胺泵摄取进入末梢。

马普替林（maprotiline）为选择性 NA 摄取抑制药，对 5-HT 再摄取几无影响。抗胆碱作用与丙米嗪类似，远比阿米替林弱。镇静作用和对血压的影响与丙米嗪类似。对睡眠的影响与丙米嗪不同，延长 REM 睡眠时间。与三环类抗抑郁药的显著区别是本品奏效快，副作用少。治疗抑郁症与丙米嗪类似，用药 2～3 周后才充分发挥疗效。用于治疗各型抑郁症。亦可用于疾病或精神因素引起的焦虑、抑郁症（如产后抑郁、脑动脉硬化伴发抑郁、精神分裂症伴有抑郁）的患者。疗效与丙米嗪相似。

去甲替林（nortriptyline）的药理作用与阿米替林类似，但本药抑制 NA 摄取远强于对 5-HT 的摄取。与母药阿米替林相比，其镇静、抗胆碱、降低血压作用及对心脏的影响和诱发惊厥作用均较弱。有助于抑郁症患者入睡，但缩短 REMS 时间。由于阻断 α_1 受体可致直立性低血压，由于抗胆碱作用可致心率加快。去甲替林治疗内源性抑郁症效果优于反应性抑郁症，比其他三环类抗抑郁药治疗显效快。血浆 $t_{1/2}$ 为 18～60h。去甲替林镇静作用、抗胆碱作用、降低血压作用、对心脏的影响等虽均比丙米嗪弱，但仍要注意过量引起的心律失常，尤其是心肌梗死的恢复期、传导阻滞或原有心律失常的患者，用药不慎会加重病情。双相抑郁症患者可引起躁狂症发作，应注意。

三、选择性 5-HT 再摄取抑制药

选择性 5-HT 再摄取抑制药（selective serotonin reuptake inhibitor，SSRI）主要有氟西汀（fluxetine）、帕罗西汀（paroxetine）、舍曲林（sertraline）、氟伏沙明（fluvoxamine）及西酞普兰（citalopram）等。该类药物对 5-HT 再摄取具有强大的阻断作用，而对其他神经递质影响小。兼有良好的抗抑郁和抗焦虑作用，而对自主神经系统、心血管系统影响小，不良反应少。主要适用于脑内 5-HT 不足而引起的抑郁症，或其他抑郁症药物疗效不佳患者。

氟 西 汀

【体内过程】 氟西汀口服吸收良好，达峰时间 6～8h，血浆蛋白结合率 80%～95%；给予单个剂量时 $t_{1/2}$ 为 48～72h，在肝脏代谢生成去甲基活性代谢物去甲氟西汀，其活性与母体相同，但 $t_{1/2}$ 为 7～9 日。

【药理作用与作用机制】 氟西汀（fluxetine，氟苯氧丙胺），又名百忧解。为苯丙胺衍生物，是一种强效 5-HT 再摄取抑制药。对 NA 和 DA 再摄取抑制作用较弱。氟西汀对肾上腺素受体、组胺受体、GABA 受体、M 受体、5-HT 受体等几乎无亲和力。对抑郁症的疗效与三环类抗抑郁药相当，而不良反应少。对强迫症也有效。此外，本药有厌食作用，可用于神经性贪食症。

【临床应用】 氟西汀用于治疗抑郁症，常用剂量每日 20～40mg，需要时可用到每日 80mg。因药物在肝脏代谢，肝功能不良时采用隔日疗法。还可用于治疗神经性厌食症。

【不良反应】 常见有恶心、头痛、失眠、厌食、体重下降、肌肉震颤、焦虑、惊厥、食欲减退、性欲降低等。肝病者服用后 $t_{1/2}$ 延长，须慎用。肾功能不全者，长期用药须减量，延长服药间隔时间。心血管疾病、糖尿病者应慎用。

【药物相互作用】 氟西汀与 MAO 抑制药（抗帕金森病药）合用时须警惕“5-HT 综合征”的发生，主要表现为易激动、恶心、呕吐或腹泻，随后高热、强直、肌阵挛或震颤、自主神经功能紊乱、心动过速、高血压、意识障碍，严重者可致昏迷，应引起重视。

帕 罗 西 汀

【体内过程】 口服吸收完全，有首过效应，生物利用度为 50%，$t_{1/2}$ 约 24h，血浆蛋白结合率为 95%。主要在肝脏代谢生成尿苷酸化合物，经肾脏排出。

【药理作用与作用机制】 帕罗西汀（paroxetine，赛乐特）通过选择性抑制 5-HT 转运体，阻断突触前膜对 5-HT 再摄取，增加突触间隙递质浓度而发挥抑郁症的作用。

【临床应用】 用于治疗抑郁症，可用于伴有焦虑症的抑郁症患者；也可治疗社交恐怖症、惊

恐障碍、强迫症。可改善帕金森病患者并发的抑郁。抗抑郁疗效与 TCA 相当，而抗胆碱、体重增加、对心脏影响及镇静等副作用均较 TCA 弱。常用初始剂量每日 20mg，每日 1 次，连续用药 3 周后，每隔 1 周逐渐加量，最大剂量每日 50mg。

【不良反应】 轻而短暂，常见不良反应为口干、厌食、便秘、视物模糊、肌肉震颤、头痛、恶心等。

舍 曲 林

舍曲林（sertraline，郁乐复）是一选择性抑制 5-HT 再摄取的抗抑郁药，可用于各类抑郁症的治疗，并对强迫症有效，适合用于老年患者。常用剂量每日 50mg，$t_{1/2}$ 约 22～35h，血浆蛋白结合率 98%。主要不良反应为口干、恶心、腹泻、男性射精延迟、震颤、出汗等。该药与其他药物的相互作用临床经验不多，因此多借鉴氟西汀的经验。

氟 伏 沙 明

氟伏沙明（fluvoxamine）通过高选择性抑制 5-HT 转运体，阻断突触前膜对 5-HT 再摄取，对 NA 和 DA 影响很弱。用于治疗各类抑郁症、强迫症，优点为无兴奋、镇静作用，无抗胆碱、抗组胺作用，不引起直立性低血压。常用剂量每日 50～100mg，逐渐增量，口服吸收快，生物利用度为 90%，$t_{1/2}$ 为 15～20h，血浆蛋白结合率为 77%，主要在肝脏代谢，经肾脏排出。用药耐受性好，不良反应轻，主要有口干、恶心、呕吐、嗜睡、过敏、震颤、多汗等。

西 酞 普 兰

西酞普兰（citalopram）的作用与氟伏沙明类似，但安全性、耐受性良好。用于各类抑郁症、焦虑症、强迫症的治疗。不良反应轻微，主要有口干、恶心、头痛、嗜睡、震颤等。

四、5-HT 和 NA 再摄取抑制药

文 拉 法 辛

文拉法辛（venlafaxine，博乐辛）为苯乙胺衍生物，是新型的 5-HT 和 NA 再摄取抑制药，低剂量时主要抑制 5-HT 再摄取，高剂量时 NA 的再摄取抑制则占主导地位。对 DA 再摄取也有轻度抑制作用。

临床用于治疗各种类型抑郁症、伴有焦虑的抑郁症、难治型抑郁症，均有较好疗效。也用于广泛性焦虑症、强迫症及惊恐发作的治疗。起效快，在高剂量时对严重抑郁症疗效优于 SSRI。不良反应较少，常见恶心呕吐、头痛头晕、口干便秘等。

度 洛 西 汀

度洛西汀（duloxetine）是 5-HT 和 NA 双重再摄取的强抑制药，对突触前膜 5-HT 和 NA 转运体有高度亲和性，且为竞争性抑制，对 DA 再摄取有微弱的抑制作用，主要用于各种抑郁症的治疗。常用剂量为每日 60mg，$t_{1/2}$ 为 12h，血浆蛋白结合率 90%，不良反应相对较少，耐受性较好。

临床上越来越多的人将选择性 5-HT 再摄取药作为抗抑郁症的首选药物，其次是文拉法辛，因为具有类似的特点，即疗效确切，对焦虑有效，不良反应较少，大剂量比较安全。

五、其他抗抑郁药

米 氮 平

米氮平（mirtazapine）通过阻断突触前膜 α_2 受体而增加 NA 的释放、间接促进 5-HT 的释放而发挥抗抑郁作用，抗抑郁效果与阿米替林相当。抗胆碱作用和 5-HT 样不良反应较轻。本药可加强苯二氮䓬类药物的镇静作用。

六、抗抑郁新药的研究进展

虽然新型抗抑郁药应运而生、品种繁多，但仍满足不了临床各类人群的需求。常用的抗抑郁药起效慢，疗效差，且副作用较大，同时也有部分的患者疗效不佳。随着对抑郁症发病机制的深入了解，有更多疗效好、起效快、易控制和安全耐受性好的新型抗抑郁药物不断出现。

抑郁症神经生物学机制研究发现，细胞因子、神经营养因子和内分泌激素等参与了抑郁症发病过程，如成纤维细胞生长因子-2（fibroblast growth factor-2，FGF-2），FGF-2能够降低慢性不可预知性应激（chronic unpredictable stress，CUS）模型小鼠的在强迫游泳中的不动时间。神经可塑性的调节与抑郁症的发生发展密切相关，如脑源性神经营养因子（brain-derived neurotrophic factor，BDNF）可促进神经元的生长发育，以及维持成年后神经元的生存和功能，如维持活动依赖性突触可塑性的功能，保持神经元活力等。应激或糖皮质激素暴露可抑制大鼠前额皮质和海马区 BDNF的表达。病理尸检研究显示，抑郁症患者大脑BDNF的表达下降，与大鼠抑郁模型有一致的变化。抗抑郁药处理后，脑区的BDNF表达又有所回升，而海马区BDNF基因缺失小鼠更容易受到应激的影响，并产生抑郁样行为。研究发现，氯胺酮通过阻断NMDA受体，使BDNF释放增加，后者通过激活下游的mTOR信号通路，促进突触发生，增强突触可塑性，从而产生快速有效的抗抑郁作用。因此，脑内BDNF的表达已经成为研究抗抑郁药作用的新靶点和机制。

盐酸安舒法辛（代号LY03005）是5-HT、NA、DA再摄取的三重抑制药。已获得中国国家药品监督管理局（CFDA）和美国食品药品监督管理局（FDA）批准，在中国和美国同时进入临床研究。

天然抗抑郁药物的研究与开发也成为新的热点和发展趋势，如姜黄素、白藜芦醇等。这些新药的研究和应用，使抑郁症的治疗水平明显提高，从而较大地提高了抑郁症患者的生命质量。

（侯 宁）

第十五章 镇 痛 药

【案例 15-1】

患者，男，54 岁，车祸外伤，急诊摄片显示为右股骨干骨折合并同侧髋臼骨折，入院治疗。入院当夜，疼痛加剧，难以入睡。查体：右侧大腿肿胀畸形，足背动脉可及，足趾活动正常。遵医嘱给予吗啡 10mg 皮下注射，半小时后疼痛缓解，患者情绪好转并入睡。

问题：

1. 吗啡为什么对骨折引起的疼痛具有镇痛作用？
2. 吗啡止痛的机制是什么？

【案例 15-2】

患者，男，54 岁，急诊入院，有剑突下绞痛，并向右背部放射，墨菲征（+），伴有恶心、呕吐，经 B 超检查，诊断为胆结石引起胆绞痛，予以皮下注射吗啡 10mg 和肌内注射阿托品 1mg 治疗后疼痛缓解。

问题：

1. 是否可以用阿司匹林代替吗啡用于胆绞痛治疗？
2. 吗啡治疗胆绞痛时为何与阿托品合用？

第一节 概 述

镇痛药（analgesic）是一类选择性作用于中枢神经系统特定部位、能消除或减轻疼痛及疼痛引起的精神紧张和烦躁不安等情绪反应，但在镇痛时，不影响意识及其他感觉的药物。疼痛是一种复杂的主观感觉，是机体受到伤害性刺激后发出的一种保护性反应，常伴有不愉快的情绪发生。疼痛又是临床上许多疾病和损伤的常见症状之一。剧烈的疼痛不仅使患者感到痛苦，而且可导致失眠或其他生理功能紊乱，甚至休克、危及生命，因此对已经确诊的剧烈疼痛如心肌梗死、晚期癌症及外伤时出现的剧烈疼痛，及时应用镇痛药，能解除患者痛苦，防止休克发生。因为疼痛发生的部位、疼痛的性质、疼痛发作时患者的体征和表现也是疾病诊断的重要依据，所以疾病未确诊前须慎用镇痛药，以免掩盖病情，延误诊治。

疼痛可包括痛觉（sense of pain）与痛反应（pain response），痛觉是大脑高级部位对传入刺激进行综合分析产生的一种感觉，痛反应可发生在中枢神经系统的各级水平，表现为躯体运动及自主活动的一系列改变，并伴有情绪反应和心理活动。根据痛觉冲动发生的部位，疼痛可分为躯体痛（somatalgia）、内脏痛（encelialgia）和神经痛（neuralgia）三种类型。躯体痛是由身体表面及深层组织的痛觉感受器受到各种伤害性刺激所致，可分为急性锐痛和慢性钝痛两种。前者为尖锐而定位清楚的刺痛，伤害性刺激达到阈值后立即发生，刺激撤除后很快消失；后者为强烈而定位模糊的“烧灼痛”，发生较慢，持续时间较长。内脏痛是由于内脏器官、体腔壁浆膜及盆腔器官组织部位的痛觉感受器受到炎症、压力、摩擦或牵拉等刺激所致。神经痛是由神经系统损伤或受到肿瘤压迫或浸润所致。

疼痛的调控是一个非常复杂的过程。一般认为，疼痛是由一定的刺激（伤害性刺激）作用于外周感受器（伤害性感受器）换能后转变成神经冲动（伤害性信息），循相应的感觉传入通路（伤害性传入通路）进入中枢神经系统，经脊髓、脑干、间脑中继后直至大脑边缘系统和大脑皮质，通过各级中枢整合后产生疼痛感觉和疼痛反应。传导伤害性信息的纤维是较细的 Aδ 和 C 两类纤维，并认为 Aδ 纤维传导快速的刺痛，C 纤维则传导缓慢持久的灼痛。P 物质（substance P，SP）和谷氨酸（glutamic acid；Glu）是伤害性信息传递的信使物质。目前有关疼痛调控机制的学说很多，如特异性学说（specificity or labeled line theory），强度学说（intensity theory），模式学说（pattern theory）和闸门控制学说（gate control theory）等。其中 Wall 和 Melzack 于 1965 年提出的闸门控制学说占主导地位，该学说认为，外周的伤害性信息通过细的无髓神经 C 纤维和细的有髓 Aδ 纤维传到脊髓，终止于脊髓背角罗氏胶质区（SG）的细胞中，即 SG 细胞构成所谓闸门。同时，其他感觉信息如触觉、位置觉由粗的 Aβ 纤维传导，这些纤维也终止于脊髓的闸门部位。粗纤维的感觉传入（如触觉和震动觉）会“关闭”细纤维的传入信息，即抑制细纤维的伤害性信息向上传导，这种“关闭”的结果在临床上产生的效果便是镇痛。另外中枢下行抑制系统对闸门也有调节作用。“阿片肽”家族在 20 世纪 70 年代被发现，亦提出体内存在内源性镇痛系统，这些内源性阿片样活性物质通过抑制谷氨酸和 P 物质的释放而发挥镇痛作用，亦是下行痛觉调控系统的重要调节因子。近年有研究表明神经元可塑性变化/中枢敏感化在疼痛的产生和维持中具有关键作用。

广义的镇痛药包括麻醉性镇痛药（narcotic analgesic）和非麻醉性镇痛药（non-narcotic analgesic）。麻醉性镇痛药通过激动中枢神经系统特定部位的阿片受体，产生镇痛、镇静及抑制呼吸等作用。因其镇痛作用与激动阿片受体有关，且反复应用可产生依赖性（dependence），易导致药物滥用及停药后戒断症状，故称阿片类镇痛药（opoid analgesic）或成瘾性镇痛药（addictive analgesic）。非麻醉性镇痛药的镇痛作用与阿片受体无关，通过抑制环氧酶的活性，产生中等程度的镇痛作用，长期应用无依赖性产生，主要用于慢性钝痛的治疗，如解热镇痛抗炎药阿司匹林等。本章重点介绍麻醉性镇痛药。

麻醉性（narcotic）起源于希腊词“昏睡”（stupor）。在法律上经常被用于描述一些具有滥用和成瘾性质的药物。阿片类（opioid）一词泛指与阿片相关的所有化合物。阿片（opium，源于希腊文“opos”，意为“汁液”），是从罂粟（*Papaver somniferum*）蒴果的汁液中提取而得。阿片制剂（opiate）是指来源于阿片的药物，包括天然阿片制剂（natural opiate）、半合成阿片制剂和人工合成的阿片制剂。

第二节 阿片类镇痛药与其作用靶点

一、药物发现及研究简史

在镇痛药物的发展历史中，人类很早就开始应用植物与疼痛作斗争，罂粟植物是其中最重要的一种。阿片的历史追溯要始于公元前 300 年，最早的记载是在宗教仪式上作为安慰剂使用。在 16 世纪阿片已被广泛应用于镇痛、止泻、止咳、解除焦虑和催眠。由于疗效显著，有“天赐良药”的美名。

1806 年德国化学家 Sertürner 首先从阿片中分离出它的主要有效成分，因其能产生镇静和催眠作用，故用希腊神话中的梦神吗啡斯（Morpheus）的名字来命名这种新化合物为吗啡（morphine）。吗啡的化学结构比较复杂，直到 1925 年才阐明其结构。吗啡镇痛作用显著，但有成瘾性，因此人们开始改造吗啡结构，以寻找更理想的非成瘾性阿片类镇痛药。19 世纪末，双乙酰基吗啡即海洛因（heroin）合成成功，但发现其成瘾性及毒性均较吗啡严重，不适合临床应用。1937 年 Eisleb 和 Schautnann 发现了哌替啶（pethidine，度冷丁），1941 年法国化学家合成了镇痛作用比哌替啶强 5～10 倍的美沙酮（methadone）。这两种化合物分子结构简单，镇痛作用显著，成瘾性及呼吸抑制也较轻，引起广泛关注。到 20 世纪六七十年代，镇痛药研究进入了一个前所未有的发展阶段，合成找到了一些作用极强的化合物，如埃托啡、卡芬太尼、舒芬太尼等，随后，吗啡特异性拮抗药纳洛酮（Naloxone）和纳曲酮（naltrexone）相继问世，阿片受体部分激动剂如喷他佐辛（pentazocine）、丁丙诺啡（buprenorphine）、布托啡诺（butorphanol）等也出现，并用于临床。

二、阿片类镇痛药的来源及构效关系

相关内容请扫描本书二维码进行阅读。

三、阿片类药物作用靶点研究

相关内容请扫描本书二维码进行阅读。

四、阿片类镇痛药的作用机制

随着阿片受体和阿片肽的发现，阿片类镇痛药的镇痛机制研究也取得了突破性进展。现认为内源性阿片肽和阿片受体共同组成机体的抗痛系统。痛觉传入使感觉神经末梢通过释放谷氨酸、P 物质等递质而将痛觉冲动传向中枢。内源性阿片肽由特定的神经元释放后可激动感觉神经末梢突触前、后膜上阿片受体，通过 G 蛋白偶联机制，抑制腺苷酸环化酶，抑制电压门控性钙通道，减少 Ca^{2+}内流；激活受体门控性钾通道，促进 K^{+}外流，使突触前膜递质释放减少、突触后膜超极化，从而减弱或阻断痛觉信号的传递，产生镇痛作用。内源性阿片肽亦作用于痛觉信号下行调制通路，激活下行抑制神经元，通过增加中枢下行抑制系统对脊髓背角感觉神经元的抑制作用，进一步增强阿片肽的整体镇痛效果。阿片类镇痛药的镇痛作用主要是通过激动脊髓胶质区、丘脑内侧、脑室及导水管周围灰质等部位的阿片受体，模拟内源性阿片肽对痛觉的调制作用而发挥镇痛效应。

第三节 阿片受体激动药

吗 啡

吗啡（morphine）是阿片中最主要的生物碱，是本类药物的代表药。吗啡镇痛作用强大，并有抑制呼吸、镇静和欣快等中枢作用，长期应用易产生耐受性和依赖性。

【药理作用】

1. 中枢神经系统

（1）镇痛：吗啡是目前最有效的镇痛药之一。镇痛作用强，皮下注射 5～10mg 即能明显减轻或消除疼痛，一次给药，镇痛作用可持续 4～6h。吗啡镇痛范围广，对各种疼痛都有效，对持续性慢性钝痛的效力优于间断性锐痛及绞痛，且不影响意识和其他感觉。

（2）镇静：吗啡可消除或减轻因疼痛引起的焦虑、紧张和恐惧等情绪反应，产生镇静作用，提高对疼痛的耐受力，这与吗啡激动边缘系统和蓝斑核的阿片受体有关。因此，使用阿片类镇痛药物之后，即使仍然感到疼痛，但患者的恐惧和焦虑等情绪反应明显减轻，痛阈明显提高，降低对有害刺激的反应性。若外界环境安静，则易入睡，但易醒。与其他镇静药物合用，会产生协同作用。

（3）欣快感：疼痛患者给予吗啡后，可出现欣快感（euphoria），表现为异常舒适、飘飘然，特别轻松、无忧无虑、如释重负等。但也有人用药后感到烦躁不安。欣快感也是吗啡容易成瘾的主要原因。

（4）抑制呼吸：治疗剂量的吗啡对呼吸有抑制作用，使呼吸频率减慢，潮气量降低，每分钟通气量减少，作用较持久。随着剂量增加，抑制作用增强。急性中毒时，呼吸频率可减至每分钟 3～4 次，从而导致严重缺氧。吗啡急性中毒致死的主要原因是呼吸抑制，但这种作用易被中枢兴奋药对抗。静脉注射吗啡 5～10min 或肌内注射 30～90min 时呼吸抑制最明显。吗啡抑制呼吸与其作用于呼吸中枢的阿片受体有关，降低呼吸中枢对 CO_2 张力的反应性，并抑制呼吸调节中枢。

（5）镇咳：吗啡对多种原因引起的咳嗽均有强大抑制作用，吗啡通过激动延髓孤束核的阿片受体，抑制咳嗽中枢而产生显著的镇咳效应，但易成瘾，因此临床上多以可待因代替。

（6）缩瞳：吗啡可引起瞳孔括约肌收缩，使瞳孔缩小。吗啡中毒时，瞳孔极度缩小，针尖样瞳孔为其中毒的特征。缩瞳机制可能与吗啡作用于中脑盖前核的阿片受体，兴奋支配瞳孔的副交感神经有关。吗啡缩瞳作用不产生耐受性，这一现象对吗啡中毒有鉴别诊断的意义。

（7）其他中枢作用：吗啡作用于下丘脑体温调节中枢，通过改变调定点而引起体温下降，但长期大剂量应用体温反而升高。兴奋脑干化学感受区，引起恶心和呕吐；抑制下丘脑释放促性腺激素释放激素（GnRH）和促肾上腺皮质激素释放激素（CRH），降低血浆促肾上腺皮质激素（ACTH）、黄体生成素（LH）和卵泡刺激素（FSH）浓度。此外，还可抑制抗利尿激素（ADH）和促甲状腺激素（TSH）的释放。

2. 心血管系统 治疗量的吗啡对心率、心律和心肌收缩力无影响，但可使外周血管扩张，降低外周血管阻力，引起直立性低血压。这种降压作用主要是由于吗啡促进组胺释放和激动延髓孤束核的阿片受体而抑制血管运动中枢所致。对冠心病患者，静脉注射 8～15mg 吗啡，可使心肌耗氧量、左室舒张末压和心脏做功降低。另外，吗啡类药物能模拟缺血性预适应对心脏的保护作用，减少心肌细胞死亡，减少心肌梗死面积，其机制可能与吗啡激动心肌上的 δ 型阿片受体有关。吗啡对脑循环影响很小，但由于抑制呼吸，引起体内 CO_2 蓄积，使脑血管扩张和阻力降低，导致脑血流增加和颅内压升高。因此，吗啡通常禁用于颅外伤及颅内占位性病变患者。

3. 平滑肌

（1）胃肠道平滑肌：吗啡兴奋胃肠道平滑肌和括约肌，提高胃窦部及十二指肠上部的张力，减慢胃排空速度；提高小肠及结肠平滑肌张力，使推进性蠕动减弱，延缓肠内容物通过，增加水分的吸收，并抑制消化腺分泌；提高回盲瓣及肛门括约肌张力，使肠内容物通过受阻；同时吗啡对中枢的抑制作用使便意迟钝。由于这些因素的共同作用而致便秘。

（2）胆道平滑肌：治疗剂量的吗啡即可兴奋胆道奥狄括约肌，使胆道和胆囊内压增加，引起上腹不适，甚至诱发或加重胆绞痛，因此胆绞痛患者不宜单独使用此药，需与阿托品联合应用治疗。

（3）其他平滑肌：吗啡提高输尿管的张力和收缩幅度，能增强膀胱括约肌张力，可导致排尿困难和尿潴留。降低子宫张力可延长产程；治疗量对支气管平滑肌兴奋作用不明显，但大剂量可引起支气管收缩，诱发或加重哮喘发作。可能与其促进组胺的释放有关。因此吗啡禁用于支气管哮喘、慢性呼吸道阻塞性疾病患者。

4. 免疫系统 吗啡对细胞免疫和体液免疫均有抑制作用，此作用主要与 μ 受体激动有关，在戒断症状出现期最为明显，长期给药对免疫的抑制作用可出现耐受现象。

【体内过程】 吗啡可经胃肠道黏膜、鼻黏膜及肺部等部位吸收。口服首过效应明显，生物利用度低，仅为 25%。临床上常注射给药，皮下注射 30min 后吸收量可达 60%，硬膜外或椎管内注射可快速渗入脊髓发挥作用。血浆蛋白结合率约 30%，游离型吗啡迅速分布到全身各组织器官。仅有一小部分可透过血-脑屏障，但足以发挥中枢性药理作用。可通过胎盘到达胎儿体内。主要在肝脏生物转化，葡萄糖醛酸代谢产物吗啡-6-葡萄糖苷酸具有药理活性，且活性比吗啡强。吗啡血浆 $t_{1/2}$ 为 2～3h，吗啡-6-葡萄糖苷酸的 $t_{1/2}$ 稍长于吗啡。注射给药的吗啡及其代谢产物大部分自肾排出，小量经乳汁及胆汁排出。

【临床应用】

1. 镇痛 吗啡对各种疼痛均有效，但由于易引起成瘾性和耐受性，所以一般仅用于其他镇痛药无效的急性锐痛的短时应用，如严重创伤、烧伤、手术等引起的剧痛。心肌梗死引起的剧痛如果患者的血压正常，亦可用吗啡镇痛。除能缓解疼痛和减轻焦虑等不安情绪外，还可扩张外周血管，减轻心脏负担。对内脏平滑肌痉挛引起的绞痛（如胆绞痛和肾绞痛）需在明确诊断后与解痉药阿托品合用；晚期癌症患者常伴有严重的持续性疼痛，为提高其生存质量，应给予止痛药物治疗。晚期癌症患者定量定时给予药物，使血浆中维持一定的药物浓度，产生的镇痛作用往往优于疼痛发作时给药。

2. 心源性哮喘的辅助治疗 心源性哮喘是由于左心衰竭而突然发生急性肺水肿，导致肺换气功能障碍，引起呼吸困难。临床需强心、利尿、扩血管等综合性治疗，此时除吸氧、应用强心苷、氨茶碱外，可配合应用小剂量的吗啡，使气促和窒息感等症状得以迅速改善，有利于肺水肿的消除。应用吗啡的依据是：①吗啡可降低呼吸中枢对 CO_2 的敏感性，使浅快的呼吸变为深慢，改善肺换气功能；②吗啡可扩张外周血管，降低外周阻力，减少回心血量，减轻心脏前、后负荷；③吗啡的镇静作用可消除患者的紧张不安、恐惧情绪，减少耗氧量。

3. 用于麻醉前给药和全麻辅助用药 由于具有镇静、止痛和抗焦虑作用，吗啡常作手术前用药。吗啡静脉注射可作为全麻辅助用药，加强麻醉效果。

4. 止泻 常选用阿片酊或复方樟脑酊，用于急、慢性消耗性腹泻，可减轻症状，后者较常用。复方樟脑酊，为阿片酊的复方制剂，每毫升含阿片酊 0.05ml，此外尚含樟脑、苯甲酸、八角茴香油等。用于腹泻、腹痛等。多用于非细菌性的严重腹泻。伴细菌感染者应合用抗生素。

5. 镇咳 吗啡具有强大的镇咳作用，但易产生依赖性，目前已被许多新型镇咳药物代替，一般不用于止咳。

【不良反应】

1. 一般反应 治疗量吗啡可引起眩晕、恶心、呕吐、便秘、尿少、排尿困难、呼吸抑制、胆道压力升高甚至胆绞痛、嗜睡、直立性低血压（低血容量者易发生）及免疫抑制等。

2. 急性中毒 吗啡过量引起急性中毒，表现为昏迷、深度呼吸抑制以及瞳孔极度缩小。常伴有血压下降、严重缺氧以及尿潴留。呼吸麻痹是致死的主要原因。抢救措施为人工呼吸、适量给氧、补液及静脉注射纳洛酮。

3. 耐受性和依赖性 多次反复应用吗啡类药物可产生耐受性，表现为使用剂量逐渐增大和用药间隔时间缩短。其原因可能与血-脑屏障对药物的通透性降低，使吗啡难以通过血-脑屏障以及体内产生了吗啡类拮抗物质有关。依赖性包括精神依赖性和身体依赖性。阿片类药物在反复用药过程中，先产生精神依赖性，后产生身体依赖性。吗啡可产生欣快感，使患者感觉心情舒畅，是其产生精神依赖性的基础。身体依赖性即成瘾性，停药后可出现戒断症状，表现为兴奋、失眠、流泪、流涕、出汗、震颤、呕吐、腹泻，甚至虚脱、意识丧失、精神出现变态等。常使成瘾者不择手段地觅药和反复无节制地用药，造成人格丧失，道德沦丧，对社会及其家庭危害极大。故本类药物的生产、销售及使用必须遵守国家颁布的《麻醉药品和精神药品管理条例》，严格进行管理。

【禁忌证】

1. 对诊断未明的疼痛，不应该盲目止痛，以免掩盖病情，贻误诊断。

2. 吗啡能通过胎盘屏障或经乳汁分泌，抑制新生儿和婴儿的呼吸，且能对抗催产素对子宫的兴奋作用而延长产程，故禁用于分娩止痛和哺乳期妇女止痛。

3. 吗啡有呼吸抑制、升高颅内压及释放组胺等作用，对支气管哮喘、肺源性心脏病、颅脑外伤者禁用。

4. 血容量减少的患者对吗啡的血管扩张作用敏感性增加，无论何种原因所致的低血压患者都应该慎用吗啡。

5. 甲状腺功能低下、肾上腺皮质功能不全、消化道及泌尿道阻塞性或感染性疾病以及严重肝、肾功能障碍者应慎用。

【药物相互作用】 相关内容请扫描本书二维码进行阅读。

哌 替 啶

哌替啶（pethidine）又称度冷丁（dolantin），是 1937 年人工合成的苯基哌啶衍生物，是目前临床上应用最广泛的人工合成镇痛药。

【药理作用】 哌替啶的药理作用、作用机制与吗啡基本相同，主要激动 μ 受体。其代谢产物去甲哌替啶对中枢有兴奋作用，且半衰期长，长期应用会蓄积中毒，尤其不适合需长期服药的癌痛患者，WHO已将盐酸哌替啶注射液列为癌症疼痛治疗不推荐药物。

1. 中枢神经系统

（1）镇痛、镇静：镇痛作用弱于吗啡，约相当于吗啡的1/10～1/7。作用持续时间较短，约2～4h。镇静、致欣快作用和吗啡相当。

（2）抑制呼吸：哌替啶与吗啡在等效镇痛剂量时抑制呼吸程度相等，但维持时间较短。对呼吸功能正常者尚无妨碍，但对肺功能不良及颅脑损伤者可危及生命。

（3）其他作用：哌替啶对咳嗽中枢有轻度抑制作用，并能兴奋延髓催吐化学感受区（CTZ）及增加前庭器官的敏感性，易致眩晕、恶心、呕吐等。哌替啶不缩小瞳孔，且由于其阿托品样作用反而能扩大瞳孔。

2. 心血管系统 肌内注射哌替啶不会显著影响心率，静脉给药时，哌替啶可降低外周血管阻力、增加外周血流量，并引起心率显著加快。口服或肌内注射治疗剂量，偶可引起直立性低血压。与吗啡一样，哌替啶可扩张脑血管，提高脑脊液压力。

3. 平滑肌 哌替啶对胃肠道平滑肌及括约肌的作用与吗啡相似，但较弱，且作用维持时间短，故无明显止泻和引起便秘作用；治疗剂量对支气管平滑肌无明显作用，大剂量可引起收缩。有轻微的子宫兴奋作用，但对妊娠末期子宫收缩无影响，也不对抗缩宫素的作用，故不延长产程。

【体内过程】 不同于吗啡，哌替啶口服或注射给药均能吸收，口服生物利用度约50%，通常在1～2h内达到血浆峰浓度。皮下或肌内注射吸收更迅速，起效更快，故临床常用注射给药。哌替啶的作用持续时间短于吗啡，约为2～4h。吸收后60%与血浆蛋白结合。能通过胎盘屏障，进入胎儿体内。也有少量经乳腺排出。哌替啶主要经肝代谢为哌替啶酸和有明显中枢兴奋作用的去甲哌替啶，然后以结合型或游离型经肾排泄。去甲哌替啶 $t_{1/2}$ 为15～20h，具有明显的中枢兴奋作用，反复大量使用哌替啶引起的肌肉震颤、抽搐甚至惊厥可能与此有关。肾功能不良或反复大剂量应用可能引起去甲哌替啶蓄积。只有很少的哌替啶以原形排泄。

【临床应用】

1. 镇痛 由于哌替啶成瘾性出现较慢，戒断症状持续时间较短，可代替吗啡用于各种剧痛，如创伤性疼痛、手术后疼痛等。但对胆绞痛和肾绞痛等内脏绞痛需加用阿托品。用于分娩止痛时，由于新生儿对哌替啶的呼吸抑制作用特别敏感，故产前2～4h不宜使用。

2. 麻醉前给药 可解除患者对手术的紧张和恐惧情绪，减少麻醉药用量及缩短诱导期。

3. 人工冬眠 与氯丙嗪和异丙嗪组成人工冬眠合剂，用于高热、惊厥、甲亢危象和严重创伤等需人工冬眠的患者。氯丙嗪可加强哌替啶的镇痛、镇静、呼吸抑制及血管扩张作用。用后可引起血压降低、心动过速及呼吸抑制等。因此，老年、体弱、呼吸功能不良及婴幼儿所使用的冬眠合剂常不宜加用哌替啶。

4. 心源性哮喘 可代替吗啡作为心源性哮喘的辅助治疗。作用机制同吗啡。

【不良反应】 治疗量时可致眩晕、出汗、口干、恶心、呕吐、心悸和直立性低血压等。较少引起便秘和尿潴留。反复应用易产生耐受性和依赖性。剂量过大可明显抑制呼吸，偶可致震颤、肌肉痉挛、反射亢进以致惊厥等中枢兴奋症状，中毒解救用阿片受体拮抗药纳洛酮，但由于其不能对抗哌替啶的中枢兴奋作用，需配合应用巴比妥类药物。

【药物相互作用】 相关内容请扫描本书二维码进行阅读。

芬 太 尼

芬太尼（fentanyl）为人工合成的强效麻醉性镇痛药，化学结构与哌替啶相似，为苯基哌替啶的衍生物。芬太尼镇痛作用机制与吗啡相似，为阿片受体激动剂，作用强度为吗啡的60～80倍。与吗啡和哌替啶相比，芬太尼作用迅速，维持时间短，不释放组胺、对心血管功能影响小，能抑制气管插管时的应激反应。芬太尼对呼吸的抑制作用弱于吗啡，但静脉注射过快则易抑制呼吸。有成瘾性。纳洛酮等能拮抗本品的呼吸抑制和镇痛作用。

【体内过程】 芬太尼口服经胃肠道吸收，但临床一般采用注射给药。静脉注射 1min 即起效，4min 达高峰，维持 30～60min。肌内注射时约 7～8min 发生镇痛作用，可维持 1～2h。肌内注射生物利用度 67%，蛋白结合率 80%，消除 $t_{1/2}$ 约 3.7h。芬太尼主要在肝脏代谢，代谢产物与约 10% 的原形药由肾脏排出。

若大剂量快速静注可引起颈、胸、腹壁肌强直，胸顺应性降低影响通气功能。偶可出现心率减慢、血压下降、瞳孔极度缩小等，最后可致呼吸停止、循环抑制或心脏停搏。

【临床应用】 适应证：①镇痛，特别适用于癌症止痛治疗；②需要应用阿片类止痛药物治疗的各种重度慢性疼痛。

【不良反应】 包括：①发痒、欣快感、眩晕、视物模糊、恶心、呕吐、低血压、胆道括约肌痉挛、喉痉挛及出汗等。偶有肌肉抽搐。②严重副反应为呼吸抑制、窒息及心动过缓，如不及时治疗，可发生呼吸停止、循环抑制及心脏停搏等，与所有的强效阿片类制剂相同，最严重的不良反应为肺通气不足。③有成瘾性，但较哌替啶轻。④静注时可能引起胸壁肌肉强直，如一旦出现，需用肌肉松弛剂对抗。⑤便秘、瘙痒及尿潴留。

禁用于支气管哮喘、呼吸抑制、重症肌无力、颅脑肿瘤或颅脑外伤引起昏迷的患者。孕妇、心律失常患者慎用。禁止与 MAO 抑制药（如苯乙肼、帕吉林等）合用。

注意事项和用法用量请扫描本书二维码进行阅读。

美 沙 酮

美沙酮（methadone）又称美散酮、阿米酮、非那酮，是阿片受体激动药，主要激动 μ 受体，第二次世界大战时由德国化学家合成，1960 年在美国研究发现该药能控制海洛因的戒断症状，开始用于戒毒治疗。美沙酮镇痛强度与吗啡相当，但持续时间较长，镇静、镇咳、缩瞳、致欣快、抑制呼吸、致便秘及升高胆道内压等作用较吗啡弱，耐受性、依赖性发生慢，而且对美沙酮成瘾的患者突然停药所产生的戒断症状明显轻于吗啡，因此美沙酮可以作为吗啡或海洛因的替代品，用来进行戒毒治疗。

【体内过程】 美沙酮易从胃肠道吸收，口服 30min 起效，约 4h 血药浓度达峰值，作用持续时间为 24～36h。广泛分布，并能透过胎盘。美沙酮可与各种组织包括脑组织的蛋白质牢固结合，反复用药后产生一定的蓄积作用。$t_{1/2}$ 约 15h，长期用药者 $t_{1/2}$ 为 13～47h，平均 25h。主要在肝脏代谢为去甲美沙酮，由尿和粪便中排泄，约 21%以原形自尿排出。

【临床应用】 适应证：①镇痛，主要用于癌症患者镇痛；②亦可用于吗啡、海洛因等阿片类药物成瘾的脱毒治疗。

【不良反应】 和吗啡类似。常见有头痛、眩晕、便秘、出汗、嗜睡和直立性低血压等，但症状较轻。也可引起便秘及药物依赖。美沙酮过量可导致呼吸抑制，表现为昏迷、呼吸变浅变慢，瞳孔缩小呈针尖状（严重呼吸抑制可因脑缺氧而散大），血压下降，甚至休克，严重者可因呼吸抑制而死亡。

呼吸功能不全者、婴幼儿、临产妇（分娩）禁用，妊娠妇女、老年人、肝肾功能不全者要慎用。

美沙酮及其他常用镇痛药主要特性见表 15-1。

表 15-1 常用镇痛药比较

药物	阿片受体作用	给药途径	镇痛强度	临床应用	成瘾性
美沙酮	μ 受体激动药	口服、注射	高	适用于创伤、手术或晚期癌症等引起的剧痛。也用于吗啡和海洛因等脱毒的替代递减治疗	高
二氢埃托啡	μ 受体激动药，对 κ、δ 受体作用弱	注射	高	用于哌替啶、吗啡无效的慢性顽固性疼痛和晚期癌性疼痛，也用于诱导麻醉、静脉复合麻醉及内镜检查术前用药	高

续表

药物	阿片受体作用	给药途径	镇痛强度	临床应用	成瘾性
芬太尼	μ受体激动药	注射	高	用于各种剧烈疼痛以及外科、妇科等手术和术中镇痛，以减少麻醉药用量。与氟哌利多合用有镇静、镇痛作用，用于某些小手术，如烧伤换药或医疗检查（如内镜检查）等。也用于防止术后谵妄	高
丙氧酚	μ受体激动药	口服	很低	经常与阿司匹林或对乙酰氨基酚配伍使用，用于治疗轻到中度疼痛	低
可待因	与阿片受体亲和力低	口服	低	临床作为镇咳药，用于无痰干咳及剧烈、频繁的咳嗽	中等
羟考酮	μ受体和κ受体激动药	口服、注射	高	临床用于中、重度急慢性疼痛和癌痛的治疗	低
喷他佐辛	κ受体激动药，μ受体阻断药	口服、注射	中	用于各种慢性疼痛	低
丁丙诺啡	部分μ受体激动药	口服、注射	高	用于缓解中、重度疼痛，如术后、外伤和癌性疼痛以及肾或胆绞痛等。也可作麻醉前用药。也可用于吗啡或海洛因成瘾的脱毒治疗	低
罗通定	与阿片受体无关	口服	中	对慢性持续性钝痛效果较好，可用于头痛、月经痛、分娩痛及胃肠、肝胆系统疾病引起的钝痛等。镇静、催眠作用较显著，适于疼痛性失眠	无

注意事项和用法用量请扫描本书二维码进行阅读。

可 待 因

可待因（codeine）又称甲基吗啡，在阿片中含量约占 0.5%。能直接抑制延髓的咳嗽中枢，止咳作用迅速，其作用强度约为吗啡的 1/4。也有镇痛作用，其镇痛作用约为吗啡的 1/12～1/7，但强于一般解热镇痛药。其抑制呼吸、便秘、耐受性及成瘾性等作用均较吗啡弱。能抑制支气管腺体的分泌，可使痰液黏稠，难以咳出，故不宜用于多痰黏稠的患者。

【体内过程】 可待因口服易吸收，生物利用度为 60%，血浆 $t_{1/2}$ 为 2～4h。镇痛起效时间为 30～45min，在 60～120min 作用最强。镇痛作用持续时间为 4h，镇咳作用持续时间为 4～6h。易于通过血-脑屏障，又能通过胎盘屏障。血浆蛋白结合率一般在 25%左右。大部分在肝脏代谢，主要与葡萄糖醛酸结合，约 10%脱甲基变为吗啡。代谢产物及少量原形经肾排泄。

【临床应用】 适应证：①镇咳，用于各种原因引起的剧烈干咳和刺激性咳嗽，尤适用于伴有胸痛的剧烈干咳。由于此药能抑制呼吸道腺体分泌和纤毛运动，故对有少量痰液的剧烈咳嗽，应与祛痰药并用。②镇痛，仅用于中等程度疼痛。

【不良反应】

（1）较多见的不良反应：①心理变态或幻想；②呼吸微弱、缓慢或不规则；③心率或快或慢、异常。

（2）少见的不良反应：①惊厥、耳鸣、震颤或不能自控的肌肉运动等；②荨麻疹，瘙痒、皮疹或脸肿等过敏反应；③精神抑郁和肌肉强直等。

（3）长期应用引起依赖性。常用量引起依赖性的倾向较其他吗啡类药为弱。

注意事项和用法用量请扫描本书二维码进行阅读。

羟 考 酮

羟考酮（oxycodone）是以蒂巴因为原料、半合成的阿片类生物碱，为阿片受体激动药，可激动 μ 受体和 κ 受体。药理作用包括镇痛，以及抗焦虑、止咳、镇静等，其镇痛作用无封顶效应。

由于其 κ 受体激动作用，因而认为对内脏痛较之单纯 μ 受体激动药有更好的镇痛效果。羟考酮与吗啡、芬太尼等强阿片类药物相比，免疫抑制作用弱，不促进组胺释放。羟考酮药物滥用的风险远低于其他 μ 受体激动药。

羟考酮口服吸收良好，生物利用度高达 60%～80%，高于吗啡，与血浆蛋白结合率约 40%，与吗啡类似。羟考酮主要在肝脏经 P450 酶催化代谢，其主要代谢产物去甲羟考酮也有镇痛活性，且强于羟考酮，代谢产物及原形主要经肾排泄。

羟考酮现有片剂、控缓释片剂、注射剂、栓剂等多种剂型，广泛应用于中、重度急慢性疼痛和癌痛的治疗。在过去 10 年里，羟考酮由于生物利用度高、不良反应小等特点，在许多国家中的使用已经超过吗啡。在术后急性疼痛中，静脉使用羟考酮对于躯体创伤性疼痛的疗效与吗啡类似；同时在内脏痛的缓解上，羟考酮优于吗啡。由于慢性疼痛需要长期服药，因此羟考酮一般与其他药物联用，或组成复方制剂应用，如羟考酮阿司匹林复方制剂、羟考酮对乙酰氨基酚复方制剂、羟考酮罗通定复方制剂等。羟考酮纳曲酮复方制剂由羟考酮和纳曲酮两种药物构成，复方中纳曲酮的剂量非常小，为极低剂量，同羟考酮单独给药比较，该复方制剂止痛效果明显增强，身体依赖性和戒断反应也减少。

羟考酮不良反应：可出现与阿片受体激动剂类似的不良反应。可产生耐受性和依赖性。服药过量可能发生呼吸抑制。

常见不良反应：便秘（缓泻药可预防便秘）、恶心、呕吐、头晕、瘙痒、头痛、口干、多汗、思睡和乏力。如果出现恶心和呕吐反应，可用止吐药治疗；偶见不良反应：厌食、紧张、失眠、发热、精神错乱、腹泻、腹痛、血管舒张、消化不良、感觉异常、皮疹、焦虑、欣快、抑郁、呼吸困难、直立性低血压、寒战、恶梦、思维异常、呃逆。

禁忌证：缺氧性呼吸抑制、颅脑损伤、麻痹性肠梗阻、急腹症、胃排空延迟、慢性阻塞性肺疾病、肺源性心脏病、慢性支气管哮喘、高碳酸血症、已知对羟考酮过敏、中重度肝功能障碍、重度肾功能障碍（肌酐清除率＜10ml/min）、慢性便秘、同时服用 MAO 抑制药禁用。孕妇或哺乳期妇女禁用。

注意事项和用法用量请扫描本书二维码进行阅读。

海洛因与毒品

海洛因（heroin），学名二乙酰吗啡，俗称白粉。被世界各国列为“头号毒品”，1874 年，英国化学家 C.R.A.赖特合成了二乙酰吗啡，20 多年后的 1898 年，二乙酰吗啡才获得了海洛因（heroin，英雄之意）的商品名，并被作为“空前绝后”的镇痛药和“妙不可言”的精神安慰剂，甚至被作为阿片和吗啡成瘾的戒毒特效药，由德国的拜耳药厂生产并被广泛使用。但海洛因的效力高于吗啡，成瘾性也大。一般吸食 1～2 次就可成瘾，中止吸食、注射海洛因后会产生强烈的戒断综合征，极易导致药物滥用。长期吸食、注射海洛因严重损害人体健康，诱发多种机体疾病和精神障碍，加上停药后出现的戒断症状，使滥用者机体产生松弛、沉迷、萎靡不振、冷漠、嗜睡、极度兴奋后的极度软弱等身体、精神、行为的改变，最终使身心健康严重受损，直至死亡。药物滥用者可因静脉注射毒品剂量掌握不准造成过量而急性中毒致死；或因强迫戒毒后，失去已产生的对毒品的耐受性，当再次使用原来的大剂量毒品时造成过量中毒死亡；也可由于静脉滥用药物导致艾滋病死亡；也有些药物滥用者由于药物慢性中毒，导致抑郁、精神失常等而自杀身亡。海洛因成瘾又是一种复发率极高的成瘾，中外调查表明，戒毒复吸率高达 90%。海洛因在全世界泛滥，使人们认识到了海洛因对个人和社会所造成的极为严重的不良后果，因此，在 1912 年于海牙召开的人类历史上第一次鸦片问题的国际会议上，各国一致赞成对鸦片、吗啡和海洛因等毒品实行国际管制。

第四节 阿片受体部分激动药

喷他佐辛（pentazocine）又称镇痛新，是苯并吗啡烷类衍生物，是在寻找一种很少或没有滥用潜能的有效镇痛药时发现的。主要激动 κ 受体，对 μ 受体表现为部分激动作用（或称轻度阻断作用），因而成瘾性很小，在药政管理上已列入非麻醉药品。喷他佐辛镇痛作用为吗啡的 1/3，呼吸抑制作用为吗啡的 1/2，但当剂量超过 30mg，呼吸抑制程度并不随剂量增加而加重，故相对较安全。因激动 κ 受体，较高剂量时可产生烦躁不安、梦魇、幻觉等精神症状。与吗啡不同，大剂量使心率加快、血压升高。喷他佐辛适用于各种慢性疼痛，对剧痛效果不及吗啡，口服及注射给药吸收均良好，目前临床应用广泛，但不适用于心肌梗死时的疼痛。

不良反应常见的有镇静、眩晕、恶心、出汗及轻微头痛等，剂量过大可引起呼吸抑制、血压升高、心率加快及心律失常。局部反复注射，可使局部组织产生无菌性脓肿、溃疡和瘢痕形成，注射时应常更换注射部位。

丁丙诺啡（buprenorphine）是一半合成药物，是一种高亲脂性的阿片受体部分激动药，是二甲基吗啡的衍生物。以激动 μ 受体和 κ 受体为主，对 δ 受体有阻断作用。其作用比吗啡强 25～50 倍。丁丙诺啡多种给药途径均可以很好吸收，术后患者舌下含服就可以起到很好的镇痛作用。

布托啡诺（butorphanol）为阿片受体部分激动药，可激动 κ 受体，对 μ 受体有弱的阻断作用，作用与喷他佐辛相似。镇痛效力及呼吸抑制作用为吗啡的 3.5～7 倍，起效时间、达峰时间和持续时间都与吗啡相似。镇痛剂量可引起肺动脉压升高，心脏做功增多及全身动脉压轻微下降。消除急性疼痛的效果好于慢性疼痛。可用于缓解中、重度疼痛，如术后、外伤、癌性疼痛以及内脏绞痛等。也可用于麻醉前给药。布托啡诺的主要副作用是头痛、困倦、乏力、出汗、漂浮感。长期应用也可产生依赖性。

第五节 其他镇痛药

曲 马 多

曲马多（tramadol）是一种人工合成的中枢性镇痛药，有较弱的 μ 受体激动作用，并能抑制 NA 和 5-HT 的再摄取，故阿片受体阻断药纳洛酮仅能部分拮抗其镇痛作用，其镇痛强度与喷他佐辛相当，镇咳强度为可待因的 1/2。与传统的阿片类药物不同，曲马多临床上无明显的呼吸抑制作用和致平滑肌痉挛作用，也无明显的心血管作用。

【体内过程】 曲马多口服易吸收，并有一定的首过效应，绝对生物利用度为 68%左右，主要在肝脏代谢，代谢产物 O-去甲基曲马多具有药理活性，原药和代谢产物主要经肾脏排泄。曲马多体内分布广，并能透过血-脑屏障和胎盘屏障，乳汁中含有少量活性成分，血浆蛋白结合率低，口服后 2～3h 达到峰值血药浓度，$t_{1/2}$ 平均 6h，代谢物的 $t_{1/2}$ 约 7h。晚期肝硬化、肾功能障碍的患者代谢曲马多较缓慢，排泄也缓慢。65～75 岁老人用药后的药物动力学与年轻人相仿，超过 75 岁的患者用药后血药浓度较高，排出也较慢。

【临床应用】 适应证：曲马多耐受性和依赖性较弱，适用于中度以上的急、慢性疼痛，如手术、创伤、分娩及晚期恶性肿瘤疼痛等。

【不良反应】 用药后可能出现出汗、眩晕、恶心、呕吐、口干、疲劳、嗜睡等症状。极少数病例可能出现心血管系统的反应。此外，头痛、便秘、胃肠功能紊乱、皮肤瘙痒、皮疹较少见。精神方面副作用极少见，也因人而异，包括情绪的改变（多数是情绪高昂，但有时也表现为心境恶劣）、活动的改变（多数是活动减少，有时是增加）、认知和感觉能力的改变（判断和理解障碍）。个别病例报道过惊厥，但这种情况一般出现于注射高剂量的盐酸曲马多或与神经阻滞剂合用时。在医生推荐剂量下，通常不会发生呼吸抑制和昏迷。中毒量可致呼吸抑制，长期应用也可成瘾。

注意事项和用法用量请扫描本书二维码进行阅读。

布 桂 嗪

布桂嗪（bucinnazine）又名强痛定，镇痛强度约为吗啡的 1/3，强于解热镇痛抗炎药。对皮肤、黏膜、运动器官（包括关节、肌肉、肌腱等）的疼痛有明显的抑制作用，对内脏器官疼痛的镇痛效果较差。呼吸抑制和胃肠道作用较轻，对平滑肌痉挛的镇痛效果差。与吗啡相比，本药不易成瘾，但有不同程度的耐受性。镇痛机制可能与药物激动中枢阿片受体以及干扰中枢单胺能神经递质如NA、DA和5-HT的代谢有关。

【体内过程】 布桂嗪口服10～30min或皮下注射10min后起效，作用持续3～6h。本药主要以代谢形式从尿与粪便中排出。

【临床应用】 适应证：本药为中等强度的镇痛药，临床用于偏头痛、三叉神经痛、牙痛、炎症性及外伤性疼痛、月经痛、关节痛及癌症疼痛等。

【不良反应】 ①少数患者可见有恶心、眩晕或困倦、黄视、全身发麻感等，停药后可消失。②本药引起依赖性的倾向与吗啡类药相比为低，据临床报道，连续使用本药，可耐受和成瘾，故不可滥用。

注意事项和用法用量请扫描本书二维码进行阅读。

延胡索乙素和罗通定

延胡索乙素（corydalis B，消旋四氢巴马汀）是中药延胡索所含生物碱，为消旋体，其有效成分是左旋体，即罗通定（rotundine）。目前提取该药的主要原料是我国产千金藤属植物块根，也可人工合成。两药口服吸收良好，10～30min起效，作用维持2～5h。有镇静、安定、镇痛和中枢性肌肉松弛作用。两药的作用机制尚待阐明，可能与通过抑制脑干网状上行激活系统、阻滞脑内多巴胺受体的功能有关。另一方面也证实其可促进中枢内阿片肽系统功能而参与镇痛。镇痛作用较度冷丁弱，但比解热镇痛药强，对慢性持续性疼痛及内脏钝痛效果较好，创伤及术后疼痛效果差。用于胃肠道、肝胆系统疾病引起的疼痛及头痛、月经痛和分娩痛。还具有镇痛催眠作用，故可用于疼痛引起的失眠。

第六节 阿片受体阻断药

纳洛酮和纳曲酮

纳洛酮（naloxone）和纳曲酮（naltrexone）都是阿片受体的完全阻断药。二者的化学结构与吗啡相似，只是其6位—OH被羰基取代，而且叔氮上的甲基分别被较大的烯丙基（纳洛酮）或环丙异丁烷基（纳曲酮）取代。生理情况下，纳洛酮或纳曲酮无明显的药理作用，但能快速对抗阿片类药物过量中毒所致的呼吸抑制和血压下降等。对吗啡过量中毒的患者，阻断药可以有效地消除诸如呼吸抑制、意识模糊、瞳孔缩小、肠蠕动减弱等中毒症状。近年来认为内啡肽是一种休克因子，作用于μ受体和κ受体，引起心血管抑制、血压下降。纳洛酮和纳曲酮可对抗内啡肽的作用，对休克的治疗有一定的意义。

纳洛酮口服无效，一般注射给药，$t_{1/2}$为1.1h，药效维持时间较短，约1～4h。纳曲酮口服生物利用度约为30%，$t_{1/2}$约为10h。

纳洛酮和纳曲酮临床应用相似，主要用于阿片类药物过量中毒的抢救，首选用于已知或疑为阿片类药物过量引起的呼吸抑制和昏迷等，可迅速改善呼吸，使意识清醒；对阿片类药物的镇痛、心血管、胃肠道效应、缩瞳作用及内分泌效应均能对抗。也可用于解除阿片类药物麻醉后的呼吸抑制、阿片类药物成瘾者的鉴别诊断。对其他治疗措施无效的低血容量性、创伤性、过敏性、酒精急性中毒性、感染中毒性及神经源性休克疗效也较好。

烯丙吗啡

以N-烯丙基取代吗啡结构式中的N-甲基，就可以将吗啡转变为烯丙吗啡（nalorphine）。其与阿片受体有较强的亲和力，为阿片受体的部分激动药。小剂量即可表现拮抗吗啡的作用并可促进吗啡成瘾者产生戒断症状，大剂量有一定镇痛作用及引起烦躁和焦虑等精神症状。

第七节　阿片类药物依赖性及其治疗

相关内容请扫描本书二维码进行阅读。

第八节　新型镇痛药研究进展

相关内容请扫描本书二维码进行阅读。

【案例 15-3】

患者，男，34 岁，工人。因工伤事故进行肠切除吻合术，手术顺利。术前皮下注射吗啡 10mg，术后又连续注射哌替啶 5 日，每日 100～200mg。主任查房时发现镇痛药已应用 6 日，指示不可再用，并令拆线后尽快出院。出院后患者仍有用药要求，工厂考虑到是工伤事故，又给患者注射哌替啶 3 次。因反复、多次应用，患者出现阿片类药物成瘾，中断给药患者即流泪、流涕、烦躁不安，腹痛，一经注射哌替啶，以上症状全部消失。诊断为哌替啶成瘾？

问题：

1. 哌替啶成瘾有哪些表现？其形成机制如何？
2. 案例中对阿片类镇痛药的使用有何不当？
3. 对本案例中的患者如何进行脱瘾治疗？请设计治疗方案。

（陈晓红）

第十六章　解热镇痛抗炎药

【案例 16-1】

患者，女，62 岁，1 年前无诱因出现右手指间关节肿痛，3 个月后受累关节增多，双手指间关节、双手掌指关节、双腕关节均受累，且伴有明显晨僵感，寒冷刺激时病情明显加重。入院时情况：双手指间关节、掌指关节及双腕关节中度肿胀压痛，双手功能严重受限，双腕关节活动受限。诊断：类风湿关节炎。治疗：阿司匹林每日 3～4g，分 3～4 次服用，同时给予功能锻炼指导及精心护理，入院 17 天后双手关节肿胀、压痛明显减轻，双腕关节活动明显好转。

问题：

1. 阿司匹林为什么可以治疗类风湿关节炎？
2. 除了选用阿司匹林治疗外，还可选用哪种药物？
3. 对于该患者阿司匹林可能会产生哪种副作用？如何最大限度发挥药物疗效并减少不良反应的发生？

案例 16-1 分析讨论：

相关内容请扫描本书二维码进行阅读。

第一节　概　　述

解热镇痛抗炎药（antipyretic analgesic and anti-inflammatory drug）是一类具有解热、镇痛作用，多数还兼有抗炎和抗风湿作用的药物。由于在化学结构和抗炎作用机制上与肾上腺皮质激素（甾体激素）不同，故亦称非甾体抗炎药（nonsteroidal anti-inflammatory drug，NSAID）。阿司匹林是这类药物的代表，因此，也将这类药物称为阿司匹林类药物。

人类应用解热镇痛抗炎药已有 150 余年历史，现在，解热镇痛抗炎药已成为人们日常生活中不可缺少的药物，是全球应用面最广，应用量最大的药物品种之一。水杨酸类（salicylates）是应用最早的 NSAID，早在 1828 年德国药学家赫勒首次从水柳树皮中分离得到水杨苷，后经水解氧化得水杨酸。1875 年巴斯（Buss）首先发现了水杨酸钠（sodiumsalicylate）的解热抗风湿作用，用来治疗风湿热并作为解热药，后来发现它还具有排尿酸作用并应用于治疗痛风，但它有严重的胃肠道副作用。1898 年，德国拜耳药厂的化学家霍夫曼（Hoffman）对水杨酸进行结构修饰合成了乙酰水杨酸（acetylsalicylicacid），并取名为阿司匹林（aspirin），1899 年应用于临床，阿司匹林保留了水杨酸钠的解热、镇痛和抗炎特性，而不良反应明显降低，成为目前临床使用最为广泛和持久的 NSAID。

阿司匹林的百年历史蕴含着药学研发人员的心血，尤其是霍夫曼合成乙酰水杨酸后临床应用受阻，但仍坚持不懈，最终使得阿司匹林在临床上得以广泛应用，这些科学事迹体现了科学家们严谨和坚持不懈的科学精神。

20 世纪以来，全人工合成的解热、镇痛、抗炎药相继问世，1949 年保泰松（phenylbutazone）作为第一个非水杨酸类的 NSAID 问世。此后，有许多抗炎作用较强，或副作用较低的 NSAID 陆续上市。1963 年吲哚类化合物吲哚美辛（indomethacin）被引入类风湿关节炎的治疗；20 世纪 70 年代合成布洛芬（ibuprofen）、萘普生（naproxen）、吡罗昔康（piroxicam）、双氯芬酸（diclofenac）；

20 世纪 80 年代合成舒林酸（sulindac）、阿西美辛（acemetacin）；20 世纪 90 年代合成萘丁美酮（nabumetone）、美洛昔康（meloxicam）、尼美舒利（nimesulide）。多数药物以抗炎、抗风湿作用为主，同时具有解热、镇痛作用。对乙酰氨基酚（acetaminophen）由于具有较好的解热、镇痛作用，无明显的抗炎作用，是目前临床最常用的人工合成的解热镇痛药物之一。

一、药物的作用及作用机制

本类药物化学结构各异，但均可以抑制花生四烯酸代谢过程中的环氧酶（又称环氧合酶，COX），使体内的前列腺素（prostaglandin，PG）合成受阻，这是它们发挥解热、镇痛及抗炎作用的共同机制（图 16-1）。

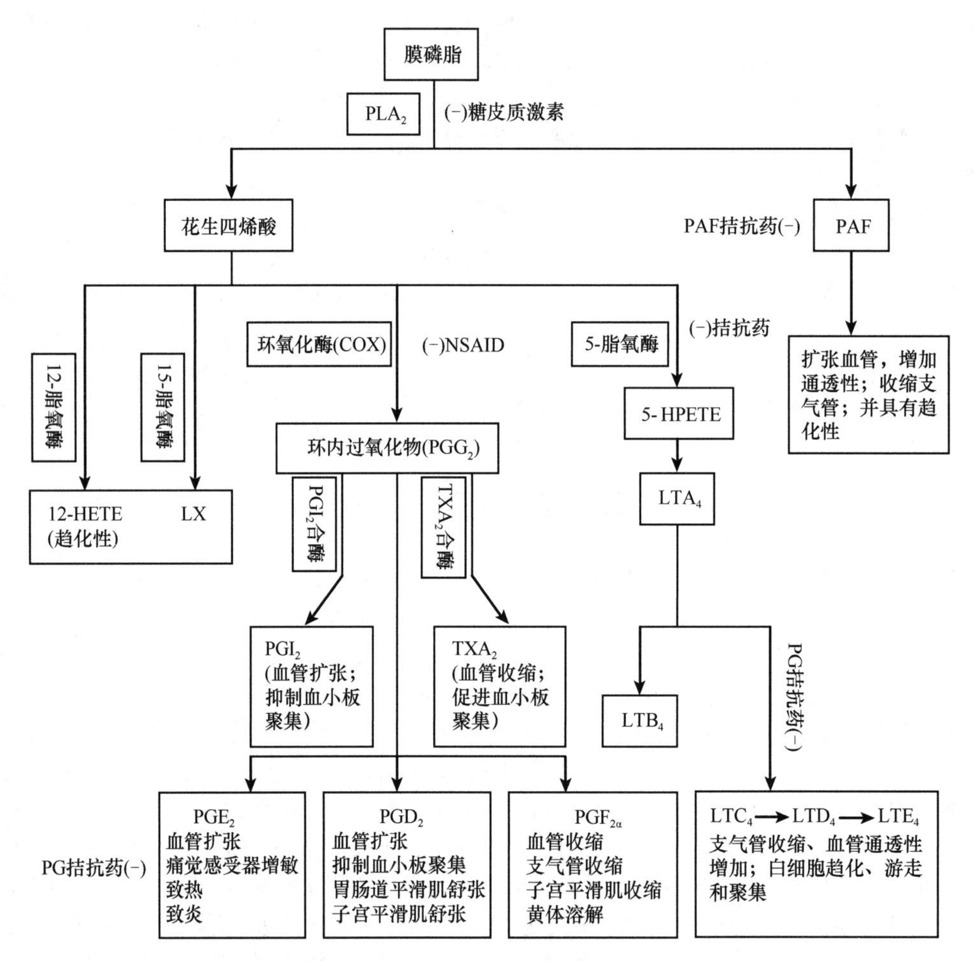

图 16-1 自膜磷脂生成的各种物质及其作用以及抗炎药物的作用部位示意图

PLA_2：磷脂酶 A_2；PAF：血小板活化因子；5-HPETE：5-氢过氧化二十碳四烯酸；LX：脂氧素；PG：前列腺素；TXA_2：血栓素 A_2；LT：白三烯；(−)：抑制

花生四烯酸经环氧酶作用生成前列腺素类（PGs）和血栓素 A_2（TXA_2）；经脂氧酶作用生成白三烯（LT）、脂氧素（LX）及羟基环氧素（HX）。生理量的 PGs 可以抑制胃酸分泌，保护胃黏膜；调节肾血流量，增加肾小球的滤过率，促进 Na^+排出，调节外周血管的阻力，维持血压。增加的 PGs 可以扩张血管、增加毛细血管的通透性；具有致痛作用，并能增加局部痛觉感受器对缓激肽等致痛物的敏感性；调节血小板的聚集，促进炎细胞的趋化和游走；收缩支气管；同时作为重要的内源性致热原作用于下丘脑体温调节中枢，引起机体发热。而 LT 也是花生四烯酸代谢途径中生成的重要生物活性物质，对嗜酸性粒细胞、中性粒细胞、单核细胞有极强的趋化作用；增加血管通透性；收缩支气管，从而参与机体包括炎症反应在内的多种病理过程。HX 则具有诱导细胞聚集的作用，并有信使样作用。可见，花生四烯酸的多种代谢产物参与了细胞的炎症反应、发热和疼痛反应的形成过程，药物则可以通过抑制花生四烯酸的代谢，发挥解热、镇痛及抗炎作用。

1. 解热作用　人体体温调节中枢位于下丘脑，调控产热和散热过程，使其保持一个动态平衡，使体温维持正常。病理条件下，发热原（外热原）如病原微生物（细菌、真菌及病毒）、非微生物抗原、炎症渗出物及致热性类固醇等，刺激机体血液中的单核细胞和组织中的巨噬细胞产生并释放内生性致热原（内热原 IL-1、TNF 及 IL-6 等）。传统的观点认为，内热原直接作用于下丘脑，使产热增加，散热减少，从而引起发热。而 John Vane 在研究中发现，内热原不能直接作用于下丘脑引起发热，而是引起下丘脑 PGs 合成和释放，将微量的 PGE_2 直接注入脑室或下丘脑前部，即可引起体温升高。而且发热同时，脑脊液中 PGE 样物质增高 2.5～4 倍。因此，内生性致热原作用于下丘脑视前区引起 PGE_2 合成和释放增加，PGE_2 作为中枢性致热原作用于体温调节中枢，使调定点上移，引起发热。实验证明，NSAID 对脑室内注射微量 PGE_2 引起的机体发热无效，而对内热原所致的发热有效，这说明 NSAID 的解热作用部位在下丘脑，通过抑制下丘脑 COX，阻断 PGE_2 合成，使体温调节中枢的调定点恢复正常，发挥解热作用。因此，NSAID 只能降低发热者的体温，不影响正常人的体温（图 16-2）。

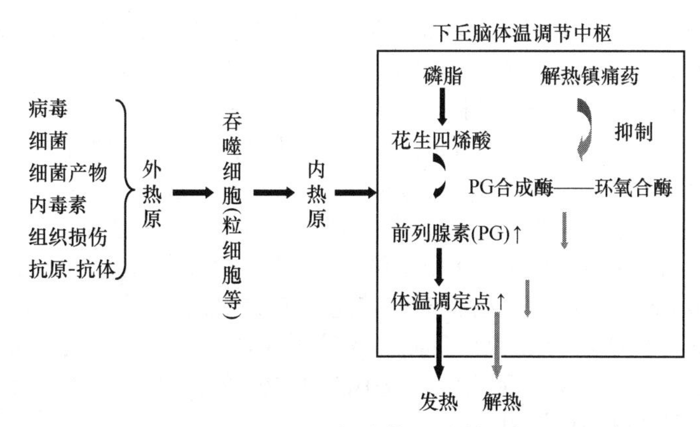

图 16-2　NSAID 解热作用机制示意图

研究证明，白介素-1 不能穿透血-脑屏障达到下丘脑，但仍能引起发热，因而提出终板血管器（organum vasculosum of lamina terminalis）也参与中枢体温调节的新观点。此外，PGE_2 并非唯一的发热介质，NSAID 可能还有其他的解热作用机制，有待进一步研究。

发热为一种防御反应，但高热可引起并发症，此时需要解热药对症治疗。对乙酰氨基酚与阿司匹林是临床常用的解热药，吲哚美辛对长期发热及癌性发热有效。解热药用量不可过大，以免出汗过多引起虚脱。

2. 镇痛作用　NSAID 仅有中等程度的镇痛作用，长期应用一般不产生欣快感和成瘾性。镇痛作用效果依疼痛的种类和程度而有所不同，如关节痛、肌肉痛、头痛、牙痛、神经痛、痛经等慢性钝痛效果较好。对急性锐痛、严重创伤的剧痛、平滑肌绞痛无效。对轻度癌性疼痛有较好的镇痛作用，是 WHO 和我国国家卫生健康委员会推荐的“癌症三阶梯治疗方案”轻度疼痛的主要药物。NSAID 主要作用于组织损伤和炎症引起的疼痛，这些病理过程均涉及致痛物质缓激肽、PGs 的产生和释放增多，引起疼痛。PGs 不但本身作为致痛物有一定的致痛作用，PGI_2 和 PGE_2 还可以提高痛觉感受器对组胺、缓激肽等致痛物质的敏感性，加重疼痛。NSAID 通过抑制外周病变部位的 COX，使 PGs 合成减少而减轻疼痛（图 16-3），而对创伤因子直接刺激感觉神经末梢引起的急性锐痛无效。其与阿片样物质联用可抑制术后疼痛，且可以减少阿片样物质的用量。

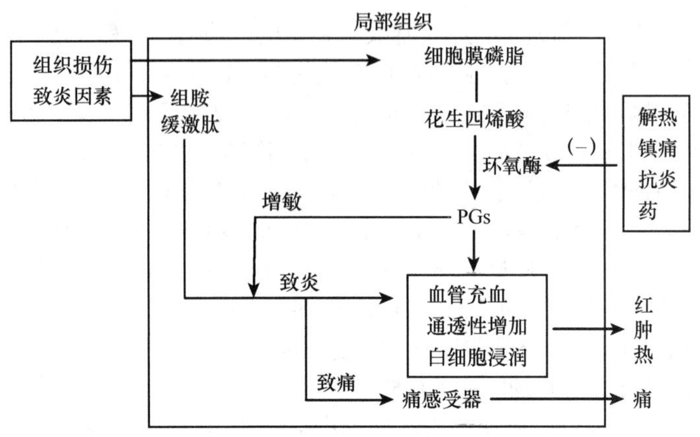

图 16-3　解热镇痛抗炎药镇痛、抗炎作用

NSAID 镇痛作用部位主要在外周，近年来研究发现它们也可以通过脊髓和其他皮质下中枢发挥镇痛作用。主要与其阻碍中枢神经系统 PGs 的合成或干扰伤害感受系统的介质和调质的产生与释放有关。

3. 抗炎和抗风湿作用　除对乙酰氨基酚等苯胺类药物外，NSAID 这类药物均具有抗炎作用，对控制风湿性和类风湿关节炎的症状有肯定的疗效，明显缓解关节的红、肿、热、痛等炎症反应，但不能根除病因，也不能防止疾病发展和合并症的发生。NSAID 的抗风湿作用主要是由于其有明显的抗炎作用，另外与其解热、镇痛作用亦有关。对于炎性疼痛使用吲哚美辛、双氯芬酸、甲氯芬酸效果较好，其次为保泰松、氨基比林、阿司匹林。抗炎、抗风湿作用以阿司匹林、保泰松、氨基比林和吲哚美辛较强，其中阿司匹林疗效确切、不良反应少，为抗风湿的首选药。

PGs 在风湿性疾病等炎症反应中占重要地位。炎症局部产生的大量 PGs 本身作为一种致炎因子，可以扩张血管和增加白细胞趋化性，同时与其他炎症介质如缓激肽、组胺和白三烯有协同作用，使炎症进一步加重（图 16-3）。NSAID 可抑制炎症部位 COX-2，使 PGs 合成减少，减轻炎症。此外，通过抑制 COX-2，间接发挥抑制炎症反应中的白细胞游走、聚集，减少缓激肽形成，稳定溶酶体膜并抑制溶酶体释放等多种作用。

4. 其他作用　相关内容请扫描本书二维码进行阅读。

二、药物的治疗作用与不良反应

NSAID 的抗炎作用在临床上主要用于治疗风湿性关节炎及类风湿关节炎、强直性脊柱炎、骨关节炎等；其解热、镇痛作用主要适用于治疗各种慢性钝痛，如头痛、牙痛、肌肉痛、痛经、产后疼痛、关节炎、黏液囊炎、肌肉血管起源的疼痛，对癌症骨转移痛也有较好的镇痛作用，NSAID 是感冒发热首选的退热药。

NSAID 抑制 COX 可产生解热镇痛抗炎作用，但不能消除炎症产生的根本原因。同时前列腺素具有抑制胃酸分泌、保护胃黏膜、调节肾血流、增加肾小球滤过滤、抑制血小板聚集、降低血压等作用，因此，应用 NSAID 会产生胃肠道副作用、肾脏损害，还可引起血液系统、中枢神经系统、皮肤和肝脏等处的副作用。其中以胃肠道副反应最常见。

1. 胃肠道反应　主要表现为上腹不适、恶心、呕吐、胃溃疡、出血甚至穿孔。其主要原因是 COX-1 的阻断，抑制了胃黏膜组织生成前列腺素。此外，一些 NSAID 药物如阿司匹林口服可直接刺激胃黏膜或刺激延髓催吐化学感受区。餐后服药、同服止酸药、合用 PGE_1 的衍生物米索前列醇可减少胃肠道反应的发生率。

2. 皮肤反应　是 NSAID 应用的第二大常见不良反应，主要表现为皮疹、荨麻疹、瘙痒、剥脱性皮炎、光敏等皮肤反应。以舒林酸、萘普生、甲氯酚酸和吡罗昔康多见。

3. 肾损害　主要是易感人群会引起急性肾脏损害，少见，停药可恢复。某些病理情况或合并其他肾脏危害因素如充血性心力衰竭、肝硬化、高血压及糖尿病等时有肾功能下降，合用利尿药更易发生。临床长期服用 NSAID 引起“镇痛药性”肾病，表现为慢性肾炎和肾乳头坏死。小剂量日常服用未见明显肾损害。

4. 肝损害　发生率较低，不可逆性肝损害罕见。老龄、肾功能损害、长期大剂量应用者可增加肝损害。

5. 心血管系统的不良反应　选择性 COX-2 抑制剂与非选择性 COX 抑制剂比较，前者胃肠道反应明显减少，但却表现有潜在心血管系统改变的风险。特别是长期大量应用时刻出现心律不齐、血压升高、心悸等。主要由于 NSAID 抑制前列腺素及其抗利尿和收缩血管作用，导致其影响血压，NSAID 可下调基础肾素水平从而影响 β 受体阻断药的作用。

6. 血液系统反应　NSAID 几乎都可以抑制血小板聚集，延长出血时间，但仅阿司匹林引起不可逆反应。

7. 其他不良反应　可见中枢神经系统的反应，如头晕、头痛、嗜睡等；其他如耳鸣、耳聋、视物模糊、味觉异常等。

三、NSAID 的作用与抑制 COX 的关系

相关内容请扫描本书二维码进行阅读。

四、解热镇痛抗炎药物的分类

临床常用的 NSAID 按化学结构不同分为水杨酸类、苯胺类、吡唑酮类等；按照其对 COX 抑制的选择性不同可分为非选择性 COX 抑制药和选择性 COX-2 抑制药两类（表 16-1）。非选择性 COX 抑制药在临床应用得比较广泛，选择性 COX-2 抑制药在临床也已使用多年。

表 16-1　NSAID 的分类及代表药

分类	代表药
非选择性 COX 抑制药	
水杨酸类	水杨酸钠、阿司匹林
苯胺类	对乙酰氨基酚
吲哚乙酸类	吲哚美辛、苏林酸
芳基乙酸类	双氯芬酸
芳基丙酸类	布洛芬、萘普生、芬布芬、奥沙普秦
烯醇酸类	比罗昔康、美洛昔康
吡唑酮类	保泰松、羟基保泰松
烷酮类	萘丁美酮
异丁芬酸类	苏林酸
选择性 COX-2 抑制药	
二芳基吡唑类	塞来昔布
二芳基呋喃酮类	罗非昔布、尼美舒利

也有根据药物对 COX-2 的 IC_{50}/COX-1 的 IC_{50} 的比值进行分类的。

相关内容请扫描本书二维码进行阅读。

第二节　水 杨 酸 类

水杨酸类药物（图 16-4）包括阿司匹林（aspirin）、水杨酸钠（sodium salicylate）、二氟尼柳

（diflunisal）和水杨酸（salicylic acid）。阿司匹林最常用。水杨盐酸刺激性大，仅外用作为抗真菌药和角质溶解药。

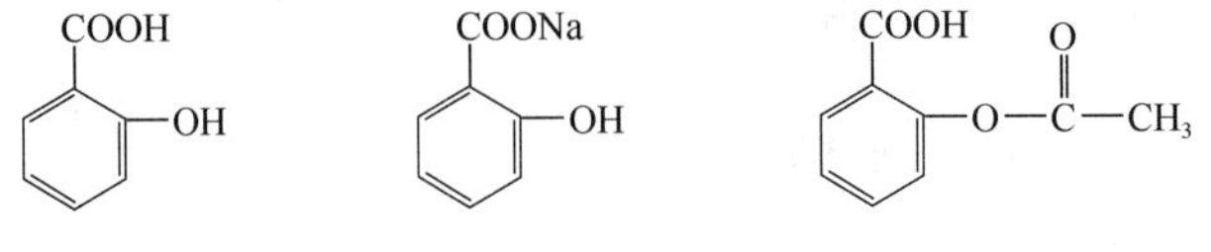

水杨酸　　水杨酸钠　　阿司匹林

图 16-4　水杨酸类药物化学结构示意图

阿司匹林（aspirin）又名乙酰水杨酸（acetylsalicylic acid）。早在 1853 年人们用水杨酸与醋酐合成了乙酰水杨酸，但未引起人们的重视；1898 年德国化学家菲·霍夫曼（Felit Hoffmann）又进行了合成，并以他患有风湿性关节炎的父亲作为第一个试验者，用于治疗风湿性关节炎，疗效极好。1899 年由德莱赛（Dreser）介绍到临床，至今已有 120 余年的历史。随着在临床上不断应用，一些新作用和新用途不断被发现，而且还研制出多种新剂型，如目前临床常用剂型有阿司匹林肠溶片、阿司匹林维生素 C 泡腾片、注射用阿司匹林赖氨酸盐等。

柳树类植物的提取物（天然水杨酸）的药用功能早有记载。古希腊医师希波克拉底在公元前 5 世纪记录了柳树皮的药效。我国也很早就发现了柳树的药用价值。据《神农本草经》记载，柳之根、皮、枝、叶均可入药，有祛痰明目，清热解毒，利尿防风之效，外敷可治牙痛。

（一）体内过程

阿司匹林口服后易从胃和小肠上部吸收，吸收过程中和吸收后，可被胃肠黏膜、血浆、红细胞和肝脏的酯酶迅速水解，产生水杨酸。因此，阿司匹林的血浆浓度低，血浆 $t_{1/2}$ 短，仅有 15min 左右，代谢产物水盐酸以盐的形式存在，具有药理活性。水杨酸与血浆蛋白结合率为 80%～90%，游离型可分布于全身组织，也能进入关节腔、脑脊液、乳汁和胎盘。体内水杨酸盐约 25%被氧化代谢，25%以原形的形式由肾脏排泄，其余与甘氨酸和葡萄糖醛酸结合后随尿液排出。

肝脏对水杨酸的代谢能力有限，阿司匹林的用量直接影响血中代谢物水杨酸盐含量及其 $t_{1/2}$。当阿司匹林用量＜1g 时，代谢物水杨酸盐按一级动力学消除，$t_{1/2}$ 约为 2～3h；若用量≥1g，由于水杨酸盐生成量增加，超过机体消除能力，按零级动力学消除，$t_{1/2}$ 延长为 15～30h。当血中药物浓度下降达到机体消除能力的水平时，又可转为一级动力学消除。

水杨酸盐是弱酸性药物，一旦因血中含量过高引起中毒，可服用碳酸氢钠碱化尿液增加其解离，减少水杨酸盐重吸收，加速其排泄，是解救中毒的有效方法之一。

（二）药理作用与临床应用

阿司匹林与其他的 NSAID 不同，可使 COX 分子中的一个丝氨酸残基（COX-1 的丝氨酸 530 和 COX-2 的丝氨酸 516）乙酰化，这种共价修饰不可逆性抑制酶活性。其他 NSAID 包括水杨酸盐都是可逆竞争性抑制剂。

1. 解热镇痛作用　作用较强，用于头痛、牙痛、肌肉痛、痛经、神经痛和癌症患者的轻、中度疼痛及感冒发热等，常用量为一次 0.3～0.6g，一日 3 次，必要时可每 4h 服用一次。

2. 抗炎抗风湿作用　作用较强，是风湿热、急性风湿性关节炎和类风湿关节炎的首选药物，但用量要比解热镇痛剂量大 1～2 倍，最好用至最大耐受量（口服每日 3～4g）。可使急性风湿热者服用后 24～48h 内退热，缓解关节红肿剧痛，使血沉减慢。因控制急性风湿热疗效确切，因此，用于该病的鉴别诊断。治疗类风湿关节炎可使关节炎症消退，疼痛减轻。用药量已接近轻度中毒水平，应监测患者的血药浓度，以保证治疗的安全性和有效性。

3. 抗血栓作用　血小板聚集可导致血栓。阿司匹林不可逆性抑制血小板 COX，减少 TXA_2 合成而抑制血小板聚集（图 16-5）。血小板缺乏合成蛋白质的能力，无法自身更新 COX，因此对阿司匹林的不可逆性抑制作用极为敏感，小剂量（成人 50mg/d）即可抑制血小板一个生存周期（8～11 天）的功能，主要作用于酶活性中心的丝氨酸，使酶发生共价修饰，TXA_2 合成减少，发挥抗血栓形成作用。阿司匹林抑制血小板的作用可持续达 14 天，而其他 NSAID 药物该作用明显较短。大剂量阿司匹林可抑制血管壁中前列环素生成，易促进血小板聚集和血栓形成。故常采用小剂量阿司匹林（50～100mg/d）预防血栓形成。

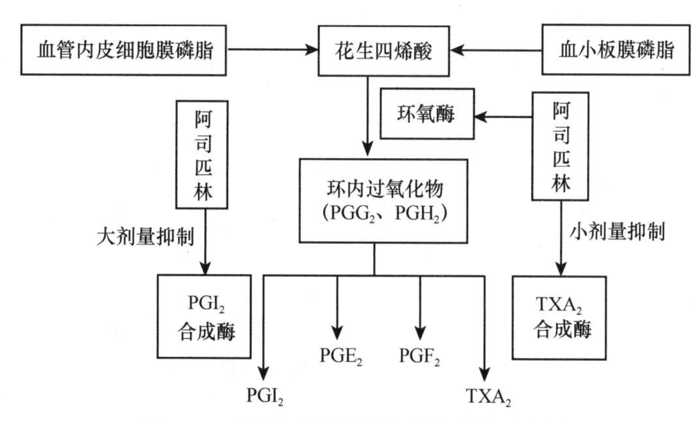

图 16-5　阿司匹林抑制血小板聚集示意图

阿司匹林可治疗缺血性心脏病和心肌梗死，降低其病死率和再梗死率；也可用于心绞痛、血管成形术、有脑血栓倾向的一过性脑缺血等预防栓塞。大量的临床试验显示，对大部分慢性稳定型或不稳定型心绞痛患者，阿司匹林 75mg/d 可有效降低发生急性心肌梗死和死亡的危险。这一剂量也可降低一过性脑缺血发作患者脑卒中和死亡的发生率。临床实践证明，患者即使服用更高剂量的阿司匹林，疗效不会进一步增加，但副作用的发生却大大增加。

4. 其他作用　COX-2 的过表达导致血管内皮生长因子的表达增加，后者是对肿瘤血管生成至关重要的因子，长期并规律性服用阿司匹林可降低结肠癌（直肠癌）风险。研究资料显示，阿尔茨海默病的神经退行性变伴随 COX 和补体级联激活的炎症机制，阿司匹林可缓解阿尔茨海默病的发生。此外，还可用于放射诱发的腹泻，以及驱除胆道蛔虫。

（三）不良反应与禁忌证

阿司匹林用于解热镇痛时所用剂量较小，且服药时间短，不良反应少；长期大量用于抗风湿治疗则不良反应较大。

1. 胃肠道反应　上腹部不适、恶心、呕吐、厌食为常见症状，主要与药物直接刺激胃黏膜和延髓催吐化学感受区有关。抗风湿治疗时，用药剂量大、疗程长，易引起胃溃疡、胃出血（无痛性出血）或诱发加重溃疡发作，除药物对胃黏膜的直接刺激作用外，还与抑制胃黏膜 PGs（主要是 PGE_2）合成有关。内源性 PGs 具有保护胃黏膜的作用。应餐后服用，同服抗酸药或选用肠溶阿司匹林片。合用 PGE_2 的衍生物米索前列醇可减少溃疡的发生率。

2. 凝血障碍　一般剂量对血小板合成 TXA_2 有强大而持久的抑制作用，而对血管内皮合成 PGI_2 的抑制作用弱而短暂，导致血液中 TXA_2、PGI_2 比率下降，抑制血小板聚集，出血时间延长；大剂量（5g/d 以上）或长期使用还可抑制凝血酶原生成，从而导致凝血时间延长，加重出血倾向。维生素 K 可以预防。严重肝病和有出血倾向的疾病如血友病患者、产妇和孕妇禁用。手术患者，术前 1 周停服阿司匹林。

3. 水杨酸反应　阿司匹林剂量过大（5g/d）或敏感者可出现头痛、眩晕、恶心、呕吐、耳鸣、视力及听力减退，严重者可出现高热、精神错乱，甚至昏迷、惊厥，将上述症状总称为水杨酸反应。是水杨酸中毒的表现。一旦出现应立即停药，加服或静脉滴注碳酸氢钠，碱化尿液加速药物排泄。

4. 过敏反应 偶见皮疹、荨麻疹、血管神经性水肿、过敏性休克。

5. 阿司匹林性哮喘 指某些患者服用阿司匹林或其他 NSAID 后诱发的哮喘，称“阿司匹林性哮喘”。它不是以抗原-抗体反应为基础的过敏反应，而是由于药物抑制了 COX，使 PG 合成受阻，导致脂氧酶途径生成的白三烯增加，内源性支气管收缩物质增加，引起支气管痉挛，诱发哮喘。肾上腺素仅部分对抗阿司匹林所致的支气管哮喘或无效。可用抗组胺药和糖皮质激素治疗。哮喘、鼻息肉、慢性荨麻疹患者禁用阿司匹林。

6. 瑞氏综合征（Reye syndrome） 国外报道，儿童患病毒性疾病如流感、水痘、麻疹、流行性腮腺炎等使用阿司匹林退热时，偶可引起急性肝脂肪变性-脑病综合征，以肝衰竭合并脑病为突出表现，虽少见，但预后恶劣。病毒感染不宜用阿司匹林，可用对乙酰氨基酚替代。

7. 呼吸性碱中毒与代谢性酸中毒 过量服用阿司匹林（6～10g/d）直接或间接刺激延髓呼吸中枢引起过度换气，常导致呼出二氧化碳增多和呼吸性碱中毒；过量服用阿司匹林（10～20g/d）产生高浓度的血浆水杨酸盐会引起发热、脱水和严重的代谢性酸中毒。如果不及时治疗，可能最终导致休克、昏迷、器官系统衰竭和死亡。

此外，阿司匹林在少数老年人，特别是伴有心、肝、肾功能损害的患者，即使用药前肾功能正常，也可引起水肿、多尿等肾小管功能受损的症状。可能是由于存在隐匿性肾损害或肾小球灌注不足，由于阿司匹林抑制 PG，取消了 PG 的代偿机制而引起，偶见间质性肾炎、肾病综合征甚至肾衰竭。

（四）药物相互作用

阿司匹林可通过竞争性与白蛋白结合提高游离血药浓度，而引起药物相互作用（图 16-6）。

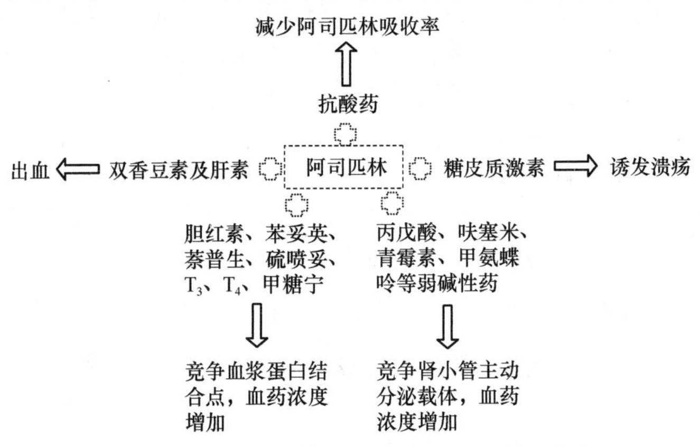

图 16-6 阿司匹林与各种药物相互作用示意图

阿司匹林抑制凝血酶原合成，合用肝素及双香豆素类抗凝药物可能引起出血；合用糖皮质激素可加重胃黏膜损伤，甚至引起溃疡；其较高的血浆蛋白结合率，可同胆红素等竞争血浆蛋白结合点，导致血药浓度增加，从而产生毒性；和丙戊酸等药物竞争肾小管主动分泌载体，减少药物排出，增强药物疗效

（五）用药监护

1. 规避禁忌证 严重肝病、有出血倾向的疾病如血友病、哮喘、鼻息肉、慢性荨麻疹患者及产妇和孕妇禁用阿司匹林，病毒感染不宜用阿司匹林。

2. 选择最佳剂量 阿司匹林发生消化性溃疡及消化道出血危险与其剂量密切相关，用药时应选择最佳剂量。

3. 注意阿司匹林与其他药物的联合应用 与抗凝血药合用可增加出血的风险，与抗痛风药丙磺舒、苯磺唑酮合用，可降低促尿酸排泄的作用，与 NSAID 布洛芬合用使阿司匹林的心血管保护作用受限。

4. 监护严重不良反应 如阿司匹林所致出血和消化性溃疡。应注意识别高危人群，如溃疡、出血病史者，联合应用抗血小板药、抗凝血药、非甾体抗炎药、糖皮质激素治疗者。长期应用阿司匹林与华法林时，应将剂量调至最低或同时联合服用胃黏膜保护剂硫糖铝、米索前列醇、雷尼替丁。

第三节　其他非甾体抗炎药

其他 NSAID 主要包括苯胺类、吡唑酮类、吲哚衍生物及其类似物、丙酸类、选择性环氧酶抑制药等。这些药物都和水杨酸类有相似的作用机制，因此，药理作用相似，但又各具特点，以下重点介绍这几类药物的主要特点。

一、苯　胺　类

代表药物是对乙酰氨基酚（acetaminophen），又名扑热息痛（paracetamol），是非那西丁（phenacetin）在体内的代谢产物，二者都是苯胺的衍生物，其结构及代谢见图 16-7。

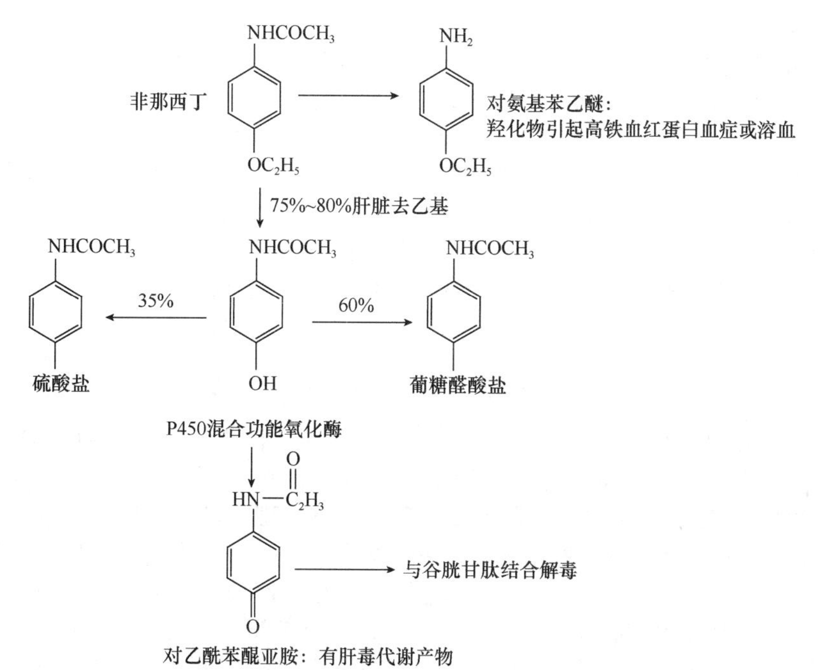

图 16-7　非那西丁及对乙酰氨基酚的体内代谢

对乙酰氨基酚

1. 药理作用　对乙酰氨基酚（acetaminophen）几乎不具有抗炎抗风湿作用，而解热、镇痛作用与阿司匹林相似。研究发现，对乙酰氨基酚仅在过氧化物含量很低的环境中（如下丘脑）才能抑制 COX，而在炎症部位通常含有大量白细胞产生的过氧化物，这可以部分解释本药几无抗炎作用的原因。新型抗风湿药贝诺酯（benorilate）是对乙酰氨基酚与乙酰水杨酸相结合形成的酯化物，弥补了上述不足。

2. 临床应用　对乙酰氨基酚为儿童病毒感染发热、头痛需使用 NSAID 时的首选药；也可作为阿司匹林的替代品，用于阿司匹林性过敏、哮喘或溃疡者，亦可单独应用于感冒发热、关节痛、头痛、神经痛和肌肉痛。成人每次可服用 0.5～1.0g，每天 3～4 次。6～12 岁儿童口服每次 0.25～0.5g，每天服用 3～4 次。6 岁以下儿童不使用。

3. 不良反应及注意事项　不良反应很少，偶见过敏反应，过量急性中毒（成人 10 ~ 15g）可致肝损害，长期应用可导致依赖和肾损害。给药前应注意检查肝、肾功能，长期较大剂量用药者应定期复查血常规与肝肾功能等；3 岁以下儿童及新生儿应避免使用；对乙酰氨基酚可通过胎盘，孕妇使用时应考虑其可能对胎儿造成的不良影响。

有关非那西丁和新型抗风湿药贝诺酯的药理作用、临床应用及不良反应见表 16-2。

表 16-2 非那西丁和贝诺酯的药理作用、临床应用和不良反应

药物	药理作用	临床应用	不良反应
非那西丁	解热镇痛作用缓和持久；抗炎作用弱，无实际疗效；其作用是其本身和醋氨酚作用的总和	不单独使用；和其他解热镇痛药配成复方用于一般解热镇痛，如复方阿司匹林、复方扑尔敏等	偶见过敏，如皮疹、药热及黏膜损害；高铁血红蛋白血症及溶血性贫血
贝诺酯（又名扑炎痛）	兼有阿司匹林和对乙酰氨基酚两种药物的作用	用于风湿性疾病和轻中度疼痛，如慢性风湿性关节炎、头痛、神经痛、术后疼痛等	轻度消化道反应，如恶心、上腹不适等；嗜睡、眩晕、耳鸣；肝肾损害者慎用

二、吡 唑 酮 类

本类药物包括氨基比林（aminophenazone）、保泰松（phenylbutazone）及其代谢产物羟基保泰松（xoyphenylbutazone，羟布宗）。氨基比林可引起致命性粒细胞缺乏症，已不再单独使用，仅用于某些复方制剂。

保泰松（phenylbutazone）的抗炎抗风湿作用强，而解热镇痛作用较弱；其抗炎作用也是通过抑制 PG 生物合成而实现的。临床上主要用于风湿性关节炎、类风湿关节炎和强直性脊柱炎。较大剂量保泰松可减少肾小管对尿酸盐的再吸收，促进尿酸盐排泄，可用于治疗痛风。本药毒性大，10%～45%患者均有不同程度的不良反应，其中 10%～15%患者必须中断服药，故用药剂量不宜过大，用药时间不宜过长。

三、吲哚衍生物及其类似物

吲哚衍生物及其类似物主要包括吲哚美辛（indomethacin）、阿西美辛（acemetacin）等。

吲哚美辛（indomethacin，消炎痛）是最强的 PG 合成酶抑制药之一。对 COX-1 和 COX-2 有强大的抑制作用，也能抑制磷脂酶 A_2 和磷脂酶 C，减少粒细胞游走和淋巴细胞增殖。其抗炎及镇痛作用强于阿司匹林，对炎性疼痛有明显的镇痛效果。具有较好的解热作用。吲哚美辛对急性风湿性关节炎和类风湿关节炎疗效似保泰松；对强直性脊柱炎、骨关节炎及痛风性关节炎也有效，癌性发热有解热作用。吲哚美辛抑制前列腺素的合成，从而导致动脉导管关闭，可用于治疗婴儿动脉导管未闭。主要不良反应有食欲减退、恶心、腹痛、腹泻；上消化道溃疡、穿孔、出血等胃肠道反应；偶可引起急性胰腺炎。有粒细胞减少、血小板减少、再生障碍性贫血等造血系统反应，常见皮疹，严重可致哮喘、血管神经性水肿及休克等。35%～50%的患者治疗量发生不良反应，20%的患者必须停药。

舒林酸（sulindac）是吲哚类似物，具有亚砜样结构，适应证与吲哚美辛相似。此类药物及其他主要吲哚衍生物的作用比较见表 16-3。

表 16-3 其他主要吲哚衍生物的作用比较

药物	药理作用	适应证	应用注意
阿西美辛	具有解热、镇痛、抗炎作用	类风湿关节炎、骨关节炎、软组织损伤、急性痛风、术后疼痛	与吲哚美辛相似，并有明显的肝、肾损害
舒林酸又名硫茚酸	前体药，在组织中或肠道中还原为硫醚化物后发挥作用。作用同吲哚美辛，但强度不及其一半，作用时间长	用于风湿性疾病，如骨关节炎、类风湿关节炎、强直性脊柱炎、痛风等	不良反应少，胃肠道反应=1/16吲哚美辛；肾毒性低于其他NSAID，其他不良反应发生率与吲哚美辛相似

续表

药物	药理作用	适应证	应用注意
托美丁又名痛灭定	具有抗炎、镇痛、解热作用，是速效短效的镇痛消炎药	用于类风湿关节炎，慢性多发性关节炎，疗效优于水杨酸类，但弱于消炎痛、保泰松	胃肠道及肾毒性小

四、丙 酸 类

此类药物均具有解热、镇痛、抗炎作用。由于胃肠道反应低，患者耐受性好，临床主要用于风湿性及类风湿性疾病的治疗。布洛芬（ibuprofen）是第一个应用到临床的丙酸类的 NSAID，以后又相继出现了萘普生（naproxen）、酮洛芬（ketoprofen）、吡洛芬（pirprofen）、舒洛芬（suprofen）、氟比洛芬（flurbiprofen）和奥沙普秦（oxaprozin）等。此类药物效价存在差别，各药的 $t_{1/2}$ 略不相同，氟比洛芬为 3～6h，萘普生为 13h，奥沙普秦最长为 40～60h。其他药理作用性质及用途非常相似，仅氟比洛芬的抗炎镇痛作用强于布洛芬，且毒性较低，患者对该药耐受性较好，对阿司匹林无效或不能耐受者，可选用。

布洛芬，又名异丁苯丙酸，解热、镇痛、抗炎作用强，主要用于风湿性关节炎、类风湿关节炎、强直性脊柱炎、急性肌腱炎、滑液囊炎，也可用于一般发热，疗效与阿司匹林相似。

抗风湿治疗时可服用 200～400mg/次，每日 3 次；用于止痛时 200～400mg/次，每 4～6h 一次，成人用药最大限量一般为每天 2.4g。布洛芬胃肠道反应轻，易耐受，其严重不良反应发生率低于阿司匹林等 NSAID，少数患者出现过敏、血小板减少、视物模糊等。

萘普生，又名甲氧萘丙酸，具有解热、镇痛、抗炎作用，还可抑制血小板聚集。主要用于风湿性关节炎、类风湿关节炎、骨关节炎、强直性脊柱炎、各种类型风湿性肌腱炎，可较好地缓解各种疾病引起的发热和疼痛。萘普生毒性低，胃肠道和神经系统不良反应明显少于阿司匹林和吲哚美辛，但多于布洛芬。

五、选择性环氧酶抑制药

选择性环氧酶抑制药的作用机制见前述，目前已投入临床的制剂主要是尼美舒利、塞来昔布等。

尼美舒利（nimesulide）是新型 NSAID，选择性抑制 COX-2 作用强，具有抗过敏、抗血小板聚集、抑制金属蛋白酶作用。主要用于类风湿关节炎、骨关节炎、腰痛、牙痛、痛经等。常用剂量为 100～200mg，每天 2 次。用药期间监测全血细胞计数和肝肾功能。由于该药出现对中枢神经和肝脏造成损伤的案例，其被禁用于 12 岁以下儿童。

塞来昔布（celecoxib）选择性抑制 COX-2，不影响 TXA_2 合成，但可抑制 PGI_2 合成。具有解热、镇痛、抗炎作用。用于风湿性关节炎、类风湿关节炎、术后疼痛、牙痛、痛经。成人口服 100～200mg，每日 2 次。疑有 CYP2C9 代谢不良者，塞来昔布的血药浓度可能升高而致毒性反应，应慎用。

六、其 他

临床应用的 NSAID 有很多，除了上面介绍的药物之外，双氯酚酸（diclofenac）、甲芬那酸（mefenamic acid）、比罗昔康（piroxicam）、美洛昔康（meloxicam），萘丁美酮（nabumetone）及氯诺昔康（lornoxicam）等也属此类药物。

相关内容请扫描本书二维码进行阅读。

第四节 解热镇痛抗炎药的复方制剂及研究进展

相关内容请扫描本书二维码进行阅读。

（王玉春）

第十七章 抗痛风药

第一节 概 述

【案例 17-1】

患者，男，52 岁，近年来因全身关节疼痛伴低热反复就诊，被诊断为“风湿性关节炎”。经抗风湿药和激素治疗后，疼痛现象稍有好转。几天前在食用海鲜后的次日清晨疼痛加剧前来就诊，经抗风湿治疗效果不明显。查体：体温 37.5℃，双足第一跖趾关节肿胀，左侧较明显，局部皮肤有脱屑和瘙痒现象，双侧耳廓触及绿豆大的结节数个，白细胞 9.5×10^9/L（参考值 4～10×10^9/L）。

问题：

1. 痛风的治疗原则有哪些?
2. 抗痛风药的分类及代表药有哪些?

案例 17-1 分析讨论：

相关内容请扫描本书二维码进行阅读。

公元 1679 年，荷兰著名生物学家列文虎克（Antony van Leeuwenhoek）用显微镜观察痛风患者关节腔积液时，发现了大量针样的结晶体。1899 年德国 Freudweiler 在试验中发现，如果将结晶体注入动物关节腔内，将引起急性关节炎。1961 年 Hollander 应用偏光显微镜观察痛风石时发现，痛风石的主要成分为尿酸钠结晶。

痛风的药物治疗史可以追溯到公元 2 世纪，根据当时的医书记载，秋水仙（*Colchicum autumnale* L.）已用于痛风的镇痛治疗，并获得了神奇的疗效。几个世纪以来，痛风的治疗仅停留在镇痛层面上，直到 1793 年，Forbes 提出人体中尿酸与痛风的发生有关之后，降尿酸治疗才逐渐成为痛风治疗的重要组成部分。1950 年，第一个降尿酸药物丙磺舒问世，此后，不断有新的降尿酸药物用于临床，极大地丰富了痛风治疗手段。

痛风（gout）是一种因体内嘌呤代谢紊乱引起的疾病，主要表现为高尿酸血症，尿酸盐在关节、肾脏及结缔组织中析出结晶，引发急慢性炎症和组织损伤。痛风急性发作的治疗，以缓解疼痛和抗炎为主；慢性痛风治疗主要是降低血中尿酸含量，避免尿酸盐结晶沉积。

根据作用方式，抗痛风药物可分为以下几类：①抑制尿酸合成的药物，如别嘌醇等。②增加尿酸排泄的药物，如丙磺舒、苯溴马隆、苯磺吡酮等。③抑制白细胞游走进入关节的药物，如秋水仙碱等。④一般的解热镇痛抗炎药物，如非甾体抗炎药吲哚美辛、布洛芬等。

第二节 治疗痛风的药物

一、抑制尿酸合成的药物

别 嘌 醇

别嘌醇（allopurinol，别嘌呤醇）为次黄嘌呤的异构体。别嘌醇被黄嘌呤氧化酶催化而转变成别黄嘌呤；别嘌醇和别黄嘌呤都可通过抑制黄嘌呤氧化酶催化的尿酸生物合成过程，减少尿酸形成。

【药理作用】 别嘌醇抑制尿酸合成。主要通过抑制黄嘌呤氧化酶，从而阻断次黄嘌呤向黄嘌呤、黄嘌呤向尿酸的代谢转化，使尿酸生物合成受阻，血浆中尿酸浓度降低，减少尿酸盐在骨、关节及肾的沉积。并能使痛风患者组织内的尿酸盐微结晶重新溶解，使痛风症状得到缓解。

【临床应用】

1. 适用于慢性原发性或继发性痛风的治疗，因本药无消炎作用，并能延长急性发作过程，故对急性痛风发作无效。

2. 适用于尿酸生成过多，对排尿酸药过敏或无效，以及不适宜使用排尿酸药的患者。

3. 对痛风性肾病或尿酸性肾结石者有效，对于已经形成的尿酸结石，也有助于结石的重新溶解。

4. 可用于预防白血病、淋巴瘤或其他肿瘤在化疗或放疗后继发的组织内尿酸盐沉积、肾结石等。

【不良反应】

1. 常见的不良反应是过敏反应，可能在给药后数月或数年出现，一般在停药后几天就可缓解。

2. 典型的不良反应是剥脱性皮炎、血小板计数减少、少尿、尿频、间质性肾炎。

【注意事项】

1. 服药期间应多饮水，并维持尿液呈中性或微碱性，以减少黄嘌呤结石及肾脏内尿酸沉积的危险。

2. 本药可使肝内铁含量增多，特发性血色病者应慎用。

3. 肾功能不良的患者可使别黄嘌呤体内蓄积，使用本药不良反应增多。

4. 禁用于会出现严重不良反应或超敏反应的患者，儿童和哺乳期妇女禁用，但患有恶性肿瘤或有先天性嘌呤代谢障碍（如莱施-奈恩综合征）者除外。

【药物相互作用】

1. 别嘌醇与氯噻酮、呋塞米、依他尼酸或噻嗪类利尿药合用，可降低其控制痛风和高尿酸血症的效力。

2. 与氨苄西林同用时，皮疹的发生率增高，尤其多见于高尿酸血症患者。

3. 与6-巯基嘌呤（6-mercaptopurine，6MP）合用时，使后者分解代谢减慢而毒性增加。

4. 与抗凝血药如双香豆素等同用时，抗凝血药的效应可加强，应注意凝血酶原时间并调整剂量，以防出血。

5. 与环磷酰胺同用时，对骨髓的抑制可更加明显，故不宜合用。

6. 别嘌醇不能与氧化钙、维生素C、磷酸钾（钠）同服。

【用药监护】

1. 坚持按痛风的分期给药

（1）缓解期在关节炎症控制后1～2周，使用抑制尿酸合成药别嘌醇治疗。

（2）缓解期尽快排酸和抑制尿酸合成。

（3）慢性期应使用抑制尿酸合成药并用促进尿酸排泄药。

2. 痛风关节炎急性发作期禁用抑制尿酸合成的药物

（1）别嘌醇在急性期应用无直接疗效，可引起痛风性关节炎急性发作。

（2）服用初期诱发痛风，开始4～8周内可与小剂量的秋水仙碱联合使用。

3. 依据肾功能选择抑制尿酸合成的药物

（1）尿尿酸≥1000mg/24h，肾功能受损、有泌尿系结石史或排尿酸药无效时可选择抑制尿酸合成的药物别嘌醇。

（2）肾功能不全者可导致别嘌醇在体内蓄积，使不良反应增多。

二、增加尿酸排泄的药物

丙 磺 舒

丙磺舒（probenecid）又名羧苯磺胺（benemid），是一种高脂溶性的苯甲酸衍生物（$pK_a=3.4$）。

其抑制尿酸盐在近端小管的重吸收，增加排泄，从而降低血中尿酸盐的浓度。是治疗慢性痛风较有效而安全的药物。能竞争性抑制有机酸在肾小管的分泌，减少酸性药物从肾小管的排出，而增加这些药物在血中的浓度，延长其作用时间。

【临床应用】

1. 适用于痛风发作间歇期和与痛风有关的高尿酸血症，肾功能尚好且每日尿排出尿酸不多的患者。

2. 可用于治疗慢性痛风。

3. 可作为抗生素治疗的辅助用药，增加青霉素、头孢类抗生素的血浓度和延长它们的作用时间。

【不良反应】

不良反应较少见，可有头痛、食欲减退、恶心、呕吐等，还有尿酸结石、头晕、面部潮红、尿频、牙龈疼痛等，高剂量时危险增加，有消化性溃疡史者应该慎用。

【药物相互作用】

1. 与阿司匹林或其他水杨酸盐同用时，可抑制本药的排尿酸作用，故不宜同服。

2. 与吲哚美辛、氨苯砜、萘普生等同用时，后者的血药浓度增高，毒性增加。

3. 与各类青霉素、头孢菌素同用时，后者的血药浓度增高，作用时间延长，毒性增加，尤其是对肾脏毒性。

苯 溴 马 隆

苯溴马隆（benzbromarone），又称苯溴香豆素，是苯并呋喃衍生物。为增加尿酸排泄的药物。本药较丙磺舒具有更强的降低血尿酸作用。具有抑制肾小管对尿酸的再吸收作用，促进尿酸的排泄，从而降低血中尿酸的浓度。由于其不会阻断嘌呤核苷酸代谢，适用于长期性治疗高尿酸血症及痛风病。

【临床应用】

1. 用于治疗原发性和继发性高尿酸血症，以及各种原因引起的痛风。

2. 对别嘌呤醇无效的痛风患者，苯溴马隆的疗效明显优于丙磺舒，不良反应亦明显少于丙磺舒。

3. 具痛风史的高尿酸血症、慢性痛风性关节炎或痛风石伴高尿酸血症者。

4. 由于在肠内排泄，此药也可用于肾功能不全者。

【不良反应】 较少，少数患者可出现粒细胞减少，故应定期查血常规。极个别病例出现抗药性持续性腹泻。

【药物相互作用】

1. 阿司匹林及其他水杨酸制剂、吡嗪酰胺等可拮抗本药促尿酸排泄作用，不宜合用。

2. 服药期间，如果痛风发作，建议剂量减半，必要时可服用秋水仙碱或吲哚美辛等非甾体抗炎药，以减轻疼痛。

3. 苯溴马隆可增强口服抗凝血药的作用，可与双香豆素等同用。

三、抑制白细胞游走进入关节的药物

秋 水 仙 碱

秋水仙碱（colchicine）是一种生物碱，因最初从百合科植物秋水仙中提取，故得名。秋水仙碱对急性痛风性关节炎有选择性的抗炎作用。其作用机制包括：与中性粒细胞微管蛋白结合，改变细胞膜的功能，抑制其趋化、黏附和吞噬作用；通过干扰纺锤体的形成阻止细胞的有丝分裂；抑制磷脂酶 A_2，减少单核细胞与中性粒细胞释放前列腺素和白三烯；抑制局部细胞产生白细胞介素-6等炎性因子，从而达到控制关节局部的疼痛、肿胀及炎症反应。

秋水仙碱为一典型的有丝分裂毒素，与粒细胞的微管蛋白结合妨碍粒细胞的活动。秋水仙碱能抑制细胞菌丝分裂，有一定的抗肿瘤作用。对分裂旺盛的细胞抑制作用更强，属周期特异性抗肿瘤药物。

【临床应用】

1. 主要用于缓解痛风急性发作时的疼痛。

2. 间歇性用药预防痛风的急性发作。

3. 对急性痛风性关节炎有选择性消炎作用，用药后 12h 内关节红、肿、热、痛等症状得到明显缓解；但对一般性的疼痛、炎症、慢性痛风及其他类型关节炎并无作用。

4. 用于白血病、皮肤癌、霍奇金病、再生障碍性贫血的治疗。

【不良反应】

1. 常见消化道反应，如恶心、呕吐、腹泻、腹痛、胃肠道反应是严重中毒的前驱症状。

2. 中毒时出现水样腹泻及血便、脱水、休克症状时必须立即停药。

3. 对肾及骨髓也有损害作用，肾脏损害可见血尿、少尿；对骨髓有直接抑制作用、引起粒细胞缺乏、再生障碍性贫血。

4. 胃肠道反应，可有麻痹性肠梗阻，静脉注射时如漏于血管外可引起局部坏死。

【药物相互作用】

1. 本品可导致可逆性的维生素 B_{12} 吸收不良。

2. 与维生素 B_6 合用，可以减轻本品毒性。

3. 可使中枢神经系统抑制药增效，拟交感神经药的反应加强。

4. 可降低口服抗凝血药、抗高血压药的作用。

第三节　抗痛风药的研究进展

相关内容请扫描本书二维码进行阅读。

（刘　宁　余建强）

第十八章 治疗中枢神经系统退行性疾病药物

【案例 18-1】

刘某，男，51 岁，因“进行性左上肢抖动伴乏力 4 年”入院。约 4 年前无明显诱因出现左上肢抖动，休息时明显，紧张时加重，活动后减轻，无头痛、头晕，症状持续加重，逐渐出现左下肢及右侧肢体抖动，伴双上肢乏力，可抬起持物，当时未在意，后逐渐出现双下肢乏力，伴行走拖拽，行走时身体前倾，转弯缓慢。

检查：头颅 MRI：脑内少许缺血灶；双侧黑质小体可见，边缘稍模糊。颈动脉超声：右侧颈动脉内中膜不均匀增厚。

诊断：帕金森病。

治疗：多巴丝肼片 125mg，每日 3 次；盐酸司来吉兰片 5mg，每日 2 次；盐酸普拉克索 125mg，每日 3 次。

问题：

1. 帕金森病选用以上药物的药理学依据是什么？
2. 临床上常用的抗帕金森病药物有哪几类？如何选药？

中枢神经系统退行性疾病是指一组由慢性进行性中枢神经组织退行性变性而产生的疾病总称。随着社会发展和人口老龄化出现，这组疾病的发病率仅次于心血管疾病和癌症，严重影响人类健康和生活质量。本组疾病主要包括帕金森病（Parkinson disease，PD）、阿尔茨海默病（Alzheimer disease，AD）、亨廷顿病（Huntington disease，HD）、肌萎缩侧索硬化（amyotrophic lateral sclerosis，ALS）等，虽然这组疾病的病因及病变部位各不相同，但具有共同的病理学改变特征，脑和（或）脊髓神经元发生退行性变性、坏死、丢失。目前这组疾病的病因和发病机制尚不完全清楚，发病与年龄、性别、文化程度、遗传、生活环境及生活习惯等因素有关。在众多学说中，兴奋毒性（excitotoxicity）、细胞凋亡（apoptosis）和氧化应激（oxidative stress）等学说受到普遍重视。神经兴奋毒性学说认为某些原因引起的兴奋性递质谷氨酸的大量释放，通过激动离子型谷氨酸（AMPA）受体、兴奋性氨基酸（NMDA）受体和代谢型谷氨酸（mGlu）受体，以及通过膜去极化激活电压依赖性钙通道，使 Ca^{2+}大量内流，细胞内 Ca^{2+}超负荷，导致神经元损伤；神经细胞凋亡学说认为由于某种特殊的生长因子缺乏，导致基因转录改变及某种特殊“细胞凋亡蛋白”激活，其最后死亡过程可能与蛋白酶 caspaes 家族激活有关；氧化应激学说是指多种原因造成氧自由基产生过多或氧自由基清除功能障碍，过多的氧自由基将会攻击细胞某些关键酶、生物膜脂质和 DNA，最终导致细胞死亡。

研究发现，脂质代谢紊乱、线粒体损伤、microRNA 表达异常、自噬通路异常等也都与本组疾病发生有关。但是，除帕金森病患者通过合理用药可延长其寿命和提高生活质量外，其余疾病治疗效果难以令人满意。

本章重点介绍抗帕金森病药和治疗阿尔茨海默病药。

第一节　抗帕金森病药

一、概　　述

帕金森病（Parkinson disease，PD）又称震颤麻痹（paralysis agitans），是一种慢性中枢神经系统退行性疾病，主要表现为锥体外系功能失调。本病由英国人 James Parkinson 首次描述，其典型的临床症状是静止震颤、肌肉僵直、运动迟缓和共济失调，伴有流涎、吞咽困难、记忆障碍和痴呆等。临床上按不同病因分为原发性、动脉硬化性、脑炎后遗症性和化学中毒性（如一氧化碳、抗精神病药物中毒）等四类，它们均出现相同的主要症状，总称为帕金森综合征（Parkinsonism）。

【帕金森病的病理生理机制】 PD 的发病原因和机制尚不完全清楚。主要以黑质多巴胺能神经元进行性退变和路易小体形成的病理变化，纹状体区多巴胺（dopamine，DA）递质降低、DA 与乙酰胆碱（acetylcholine，ACh）递质失平衡的生化改变为主。在众多学说中，公认的是"多巴胺学说"。奥地利医生 Hornykiewicz 首先发现原发性 PD 患者的黑质和纹状体内的 DA 含量极度减少。其后研究又发现 PD 患者黑质多巴胺能神经元几乎完全脱失，其分布于纹状体的多巴胺神经末梢退行性变性。以此为基础提出发病机制假说即"多巴胺学说"。该学说认为 PD 的病变部位在黑质和纹状体。该部位存在两条神经通路：一是多巴胺能神经通路（图 18-1），黑质中多巴胺能神经元发出上行纤维到达纹状体，其末梢与尾-壳核神经元形成突触，以 DA 为递质，对脊髓前角运动神经元起抑制作用；二是胆碱能神经通路，尾核中的胆碱能神经元与尾-壳核神经元形成突触，以 ACh 为递质，对脊髓前角运动神经元起兴奋作用。正常情况下这两条神经通路功能处于平衡状态，共同调节运动功能。PD 患者因黑质内多巴胺能神经元退行性变性，DA 合成减少，使纹状体 DA 含量减少，造成黑质-纹状体多巴胺能神经通路功能减弱，胆碱能神经功能相对占优势，因而出现震颤麻痹症状。

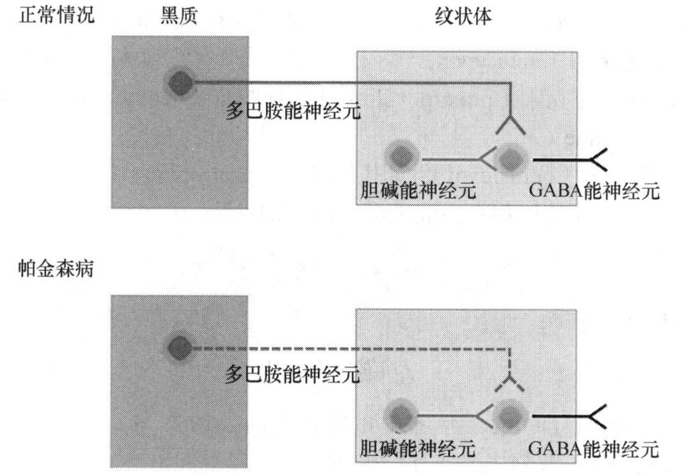

图 18-1　黑质-纹状体多巴胺神经通路模式图

虚线表示发生多巴胺能神经元退行性变性

现已知，中枢神经系统 DA 受体可分为 D_1～D_5 五个亚型，均为 G 蛋白偶联受体，分子结构由 7 个跨膜结构域组成，根据它们的生物学和药理学特性可分为 D_1 类和 D_2 类受体。D_1 类受体包括 D_1 和 D_5 受体，D_2 类受体包括 D_2、D_3 和 D_4 受体。两类多巴胺脑内分布密度不同，受体激动时产生效应不同（表 18-1）。

表 18-1 中枢神经系统多巴胺受体分类及特性

	亚型	主要分布	效应
D_1类受体	D_1	新皮质、纹状体	cAMP↑，PIP2水解↑，$[Ca^{2+}]_i$↑，PKC激活。
	D_5	下丘脑、海马	
D_2类受体	D_2	黑质致密部、纹状体、垂体	cAMP↓，Ca^{2+}电流↓，K^+电流↑。
	D_3	下丘脑、嗅结节、伏隔核	
	D_4	额皮质、中脑、髓质	

注：$[Ca^{2+}]_i$表示Ca^{2+}的浓度。

导致黑质-纹状体多巴胺能神经元退行性变性的原因，比较肯定的学说是“氧化应激学说”。该学说认为PD患者因某种酶或线粒体功能缺陷，多巴胺氧化代谢过程中产生的过氧化氢（H_2O_2）和超氧阴离子（O^{2-}·），在黑质部位Fe^{2+}催化下，进一步生成毒性更大的羟自由基（OH·），而此时黑质线粒体呼吸链复合物Ⅰ（complex Ⅰ）活性下降、抗氧化物（特别是谷胱甘肽）消失，无法清除自由基。因此，自由基通过促进神经元膜脂类的氧化，破坏多巴胺神经元膜功能或直接破坏细胞DNA，最终导致神经元变性。研究发现PD患者的黑质中有“两多两少”现象存在，即Fe^{2+}增加，O^{2-}·和OH·增加，complex Ⅰ功能不足和抗氧化物谷胱甘肽减少，该项研究支持这一学说。

【抗帕金森病药的作用及分类】

1. 抗帕金森病药的作用 目前国内外已上市的抗帕金森病药主要包括多巴胺能药物以及非多巴胺能药物。在抗帕金森病药的使用过程中，均需要平衡疗效与不良反应。原则上应从小剂量开始，逐渐递增剂量至获得满意疗效而不出现不良反应为止；每位患者对药物治疗的敏感性不尽相同，应注意剂量和反应的个体化。

2. 抗帕金森病药分类

（1）拟多巴胺类药：①多巴胺前体药：左旋多巴（levodopa，L-DOPA）；②左旋多巴增效药：卡比多巴（carbidopa）、苄丝肼（benserazide）、司来吉兰（selegiline）、雷沙吉兰（rasagiline）、托卡朋（tolcapone）、恩他卡朋（entacapone）等；③多巴胺受体激动药：溴隐亭（bromocriptine）、罗匹尼罗（ropinirole）、普拉克索（pramipexole）和阿扑吗啡（apomorphine）等；④促进多巴胺释放药：金刚烷胺（amantadine）。

（2）抗胆碱药：苯海索（benzhexol）、苯扎托品（benzatropine）。

（3）其他：腺苷A_2受体拮抗剂：伊曲茶碱（istradefylline）。

二、拟多巴胺类药物

（一）多巴胺前体药

左旋多巴

左旋多巴（levodopa，L-DOPA）为DA的前体物质。1960年，维也纳大学的Birkmayer、Hornykiewicz等人发现PD患者脑中黑质和纹状体的DA含量大幅度减少，试用DA的前体左旋多巴治疗PD获得成功。

【体内过程】 左旋多巴口服易吸收，血浆浓度达峰时间0.5～2h，食物中的其他氨基酸可减少其吸收。吸收后广泛分布于各器官组织中，口服后极大部分被肠黏膜、肝脏和外周组织中的L-芳香族氨基酸脱羧酶（L-amino acid decarboxylase，AADC）脱羧成为DA，左旋多巴在外周脱羧形成的DA不能透过血-脑屏障，而是引起不良反应。仅1%左右的左旋多巴透过血-脑屏障进入中枢神经系统脱羧形成的DA才产生治疗作用。若同时服用外周AADC抑制药，可减少外周DA生成，减少外周不良反应，进入脑内的左旋多巴增多，疗效增强，脑内生成的DA一部分被神经末梢摄取，另一部分被单胺氧化酶（MAO）或儿茶酚胺氧位甲基转移酶（COMT）代谢，经肾脏排泄。左旋

多巴的血浆 $t_{1/2}$ 约 1～3h。

【药理作用】 左旋多巴为体内合成多巴胺的前体物质，本身并无药理活性，只有通过血-脑屏障进入中枢后，经多巴脱羧酶作用转化生成多巴胺，补充纹状体内 DA 的不足，才能发挥抗帕金森病作用。左旋多巴究竟是被残存神经元利用，还是在细胞外被转化成 DA 后直接“溢流”（flooding）到突触间隙而激活突触后膜的多巴胺受体，这一点尚不清楚。临床上左旋多巴疗效随病情发展而降低，提示左旋多巴作用可能依赖于残存的神经元。DA 可经 β-羟化酶作用转变为去甲肾上腺素（noradrenaline，NA），发挥神经递质作用。

【临床应用】

1. 治疗帕金森病 对原发性帕金森病疗效较好，对其他多种原因引起的 PD 亦有效，但对抗精神病药（阻断中枢 DA 受体）引起的帕金森综合征无效。左旋多巴的作用特点：①奏效慢，用药 2～3 周才显效，1～6 个月后才获最大疗效；②疗效与黑质、纹状体病损程度相关，对轻症或年轻患者效果好，而对重症及年老患者效果较差；③改善肌肉强直及运动迟缓症状效果好，对缓解震颤症状效果差；④远期疗效有逐渐降低趋势。一般在治疗后的 3～4 年内效果显著，通常可维持 7～8 年，此后疗效逐渐减弱甚至消失。其原因可能与病程的进展、受体下调以及其他补偿机制有关。左旋多巴能提高 PD 患者的生活质量，延长其寿命。

2. 治疗肝昏迷 左旋多巴对急性肝功能衰竭所致的肝性昏迷有一定疗效。目前解释肝昏迷的发病原因有“伪递质学说”，该学说认为肝功能障碍时，血中苯乙胺和酪胺升高，在神经细胞内经 β-羟化酶分别生成苯乙醇胺和羟苯乙胺，二者作为伪递质取代递质 NA，妨碍神经系统的正常功能。左旋多巴在脑内转变为 NA，恢复中枢神经系统功能，从而使患者的意识从昏迷转变为清醒。

【不良反应】

1. 早期反应

（1）胃肠道反应：治疗初期 80%患者常出现恶心、呕吐、厌食等，这与 DA 直接刺激胃肠道和兴奋延髓催吐化学感受区（CTZ）D_2 受体有关，连续用药数周能耐受。尚有腹胀、腹痛、腹泻等，偶见溃疡出血或穿孔。

（2）心血管反应：约有 30%患者治疗初期出现直立性低血压，其原因可能是外周的 DA 负反馈性作用，抑制交感神经末梢释放 NA；另一方面是 DA 作用于血管壁的 DA 受体，导致血管舒张。也可引起心律失常，原因是 DA 激动心脏的 β_1 受体。

2. 长期反应

（1）精神症状：长期用药患者出现激动、不安、焦虑、恶梦等。约 10%～15%的患者可发生严重的精神错乱，如谵妄、幻觉和妄想等。这些反应可能与 DA 作用于大脑边缘系统有关。

（2）异常不随意运动：用药半年以上约有 50%患者，用药 2 年以上约有 80%患者出现异常的不随意运动，表现不自主地张口、咬牙、伸舌、怪相、皱眉，头颈部、四肢或躯干的摇摆运动，还可出现过度的呼吸运动，不规则换气或换气过度。减少用药剂量可使症状减轻。此反应的出现意味此药已达最大耐受量，不可再增加剂量。

（3）“开-关”现象（on-off phenomena）：长期应用（3～5 年）约有 40%以上的患者出现“开-关”现象，即患者突然多动不安（开），而后又出现肌肉僵直，运动不能（关）。两种现象可交替出现，严重妨碍患者的日常活动。此反应发生原因不清。

【药物相互作用】 维生素 B_6 是 AADC 的辅基，能加速左旋多巴在外周组织转化成 DA，降低左旋多巴的疗效，增加不良反应；抗精神病药能阻断 DA 受体，利血平能耗竭黑质纹状体的 DA，它们均能对抗左旋多巴的疗效；抗抑郁药能引起直立性低血压，增加左旋多巴不良反应。以上药物均不能与左旋多巴合用。

（二）左旋多巴增效药

1. 氨基酸脱羧酶（AADC）抑制药 卡比多巴（carbidopa）为 α-甲基多巴肼（α-methyldopa hydrazine）的左旋体，是 AADC 抑制药。卡比多巴不易透过血-脑屏障，应用小剂量时，仅能选择性地抑制外周 AADC，与左旋多巴合用，减少左旋多巴在外周脱羧，使左旋多巴更多地进入脑内，增强左旋多巴疗效，减少不良反应。卡比多巴单独应用无治疗作用，它是治疗 PD 的重要辅助药。将卡比多巴与左旋多巴按 1∶10 比例给予，可以减少左旋多巴 75%的剂量，在仍可获得相当于左旋多巴原剂量疗效的同时，外周不良反应大为减少。其复方制剂称心宁美（sinemet），1 号片含卡比多巴 10mg 和左旋多巴 100mg；2 号片含卡比多巴 25mg 及左旋多巴 250mg，临床用于各种类型的 PD 患者。

苄丝肼（benserazide）与卡比多巴有同样的效应，苄丝肼与左旋多巴按 1∶4 的比例制成的复方制剂称美多巴（madopar），该制剂临床应用于 PD 和帕金森综合征（脑炎后、动脉硬化性或中毒性）。

2. 单胺氧化酶-B（MAO-B）抑制药 司来吉兰（selegiline）是 MAO-B 抑制剂。人体内的单胺氧化酶（MAO）分为 A、B 两型，MAO-A 的主要功能是对食物、肠道内和血液循环中的单胺进行氧化脱氨代谢；MAO-B 主要功能是降解脑内的 DA。司来吉兰口服吸收迅速，易透过血-脑屏障，低剂量（＜10mg/d）可选择性抑制脑内 MAO-B，降低纹状体中 DA 的降解代谢。近来研究发现司来吉兰还能抑制黑质和纹状体内超氧阴离子（$O^{2-}\cdot$）和羟自由基 OH·形成，保护黑质-纹状体 DA 能神经元，延迟神经元变性，延缓 PD 病情发展。低剂量对外周 MAO-A 无影响。司来吉兰与左旋多巴合用，增强疗效，可减少左旋多巴用量，减少外周不良反应，并能消除长期单独使用左旋多巴出现的“开-关”现象。临床长期试验表明，两者合用安全有效，缓解 PD 症状，延长患者寿命。本品大剂量（＞10mg/d）亦可抑制外周 MAO-A，应避免使用。司来吉兰代谢产物为苯丙胺和甲基苯丙胺，这两种代谢物可引起焦虑、失眠、幻觉等精神症状，勿在傍晚或晚上应用，以免引起失眠。司来吉兰慎与哌替啶、三环类抗抑郁药及其他 MAO 抑制药合用。

雷沙吉兰（rasagiline）为第二代选择性 MAO-B 抑制药，主要抑制脑内 DA 降解，与司来吉兰相比，抑制作用强 5～10 倍，升高纹状体内 DA 水平，也具有神经保护作用。单用主要治疗 PD 早期轻型患者，与左旋多巴合用用于中、晚期 PD 治疗。在改善运动并发症方面，优于司来吉兰。其代谢产物为无活性的非苯丙胺物质，副作用小。

3. 儿茶酚胺氧位甲基转移酶（COMT）抑制药 左旋多巴的代谢有两条途径：一是经 AADC 脱羧转化为 DA，二是经 COMT 代谢转化为 3-O-甲基多巴（3-OMD），后者与左旋多巴竞争转运载体，影响左旋多巴的吸收和进入脑组织。COMT 抑制药能降低左旋多巴的降解，同时减少 3-OMD 的生成，减弱了 3-OMD 的竞争性抑制作用，提高了纹状体内 DA 的浓度。与左旋多巴合用增强疗效。

托卡朋（tolcapone）属新型 COMT 抑制药，口服生物利用度高，半衰期长，COMT 抑制作用强。抑制外周的 COMT，延长左旋多巴半衰期，使更多的左旋多巴进入脑组织；托卡朋还可通过血-脑屏障进入脑内，抑制中枢的 COMT，增加纹状体左旋多巴和 DA 的浓度。与左旋多巴合用能治疗临床各期 PD，可明显改善病情，提高日常生活能力和运动功能。临床用于接受左旋多巴和卡比多巴联合治疗的原发性帕金森病辅助治疗，主要不良反应是肝损害，甚至出现急性肝功能衰竭，因此，托卡朋仅在其他抗 PD 药物无效时使用，应用时需严密检测肝功能。

恩他卡朋（entacapone）是一种可逆的、特异性的 COMT 抑制药，主要作用于外周 COMT，与左旋多巴制剂同时使用。本药通过抑制外周 COMT，减少 3-OMD 的生成，增加左旋多巴进入脑内的量。红细胞内的 COMT 抑制作用与本品的血浆浓度密切相关，COMT 抑制作用是可逆的。恩他卡朋用于抗 PD 的辅助治疗，减少“开-关”现象发生。

（三）多巴胺受体激动药

多巴胺受体激动药（dopamine receptor agonist，DA）有两种类型：麦角类多巴胺受体激动药和非麦角类多巴胺受体激动药。

溴隐亭（bromocriptine，又称溴麦角隐亭）是半合成的麦角生物碱溴化衍生物，为 D_2 受体强激动药，对 D_1 受体有较弱的阻断作用；对外周的 DA 受体、α 受体也有较弱的激动作用。小剂量激动结节-漏斗通路 D_2 受体，抑制催乳素和生长激素分泌，用于治疗高催乳素血症和肢端肥大症；增大剂量激动黑质-纹状体通路的 D_2 受体，用于帕金森病的治疗。其中麦角类由于可能引起瓣膜病变的严重不良反应，临床已不主张使用。

目前主要推崇采用非麦角类，并作为早发型患者病程初期的首选药物，包括普拉克索（pramipexole）、罗匹尼罗（ropinirole）、吡贝地尔（piribedil）、罗替高汀（rotigotine）和阿扑吗啡（apomorphine）。需要指出的是多巴胺受体激动药大多有嗜睡和精神不良反应发生的风险，需从小剂量滴定逐渐递增剂量。在疾病早期左旋多巴和多巴胺受体激动药均小剂量联合使用，充分利用两种药物的协同效应和延迟剂量依赖性不良反应，临床上现很常用，早期添加多巴胺受体激动药可能推迟异动症的发生。与左旋多巴联用时，应根据运动症状控制效果，调整左旋多巴剂量。避免突然撤药，与抗精神病药物合用易引起帕金森综合征，与抗高血压药利血平、H_2 受体阻断药以及三环和四环类抗抑郁药联用会降低疗效。

（四）促多巴胺释放药

金刚烷胺（amantadine）是人工合成的抗病毒药。抗 PD 的作用机制可能是通过促进黑质纹状体中残存的神经元合成 DA，促进 DA 释放，抑制 DA 再摄取，激动 DA 受体，从而加强多巴胺能神经功能。也具有较弱的抗胆碱作用。近来研究发现金刚烷胺还能阻断兴奋性氨基酸受体（NMDA 受体），是一种 NMDA 型谷氨酸受体弱阻断药，因此又称抗谷氨酸能药物。此药特点是显效快，维持时间短，连用 6～8 周后疗效逐渐减弱。对 PD 的震颤、肌肉强直和运动障碍症状缓解作用好，其疗效优于抗胆碱药，但不及左旋多巴。对改善异常不随意运动有效。与左旋多巴合用发挥协同作用。长期应用可见四肢皮肤出现网状青斑和踝部水肿，这可能与儿茶酚胺释放，引起外周血管收缩有关。此外，金刚烷胺可引起精神症状和运动异常。偶致惊厥，癫痫患者禁用。

三、中枢抗胆碱药

中枢抗胆碱药可通过阻断中枢 M 胆碱受体，减弱 ACh 的兴奋作用，使 DA 与 ACh 失平衡状态得到纠正。此类药物疗效不及左旋多巴，但可用于不能耐受或禁用左旋多巴的患者，对抗精神病药引起的帕金森综合征也有效。与左旋多巴合用增加疗效。

苯海索（benzhexol）又称安坦（artane），口服易吸收，中枢性抗胆碱作用较强，能够拮抗胆碱受体，减弱黑质-纹状体通路中 ACh 的作用。抗震颤和改善流涎症状效果好，改善肌肉强直和运动迟缓症状效果较差。临床上主要用于早期轻症的 PD 患者，不能耐受左旋多巴或禁用左旋多巴的 PD 患者，与左旋多巴合用发挥协同作用，还可用于长期使用抗精神病药物引起的帕金森综合征的治疗。外周抗胆碱作用较弱，仅相当于阿托品的 1/10～1/3，故引起口干、散瞳、视物模糊等副作用较轻。前列腺肥大和青光眼患者禁用。此外，有报道本类药物可加重 PD 患者的痴呆症状，故伴有明显痴呆症状的 PD 患者应慎用本类药物。

苯扎托品（benzatropine，苄托品）除具有抗胆碱作用外，还有抗组胺、局部麻醉作用和大脑皮质抑制作用，临床应用和不良反应同苯海索。

四、腺苷 A_2 受体阻断药

伊曲茶碱（istradefylline）是一种新型抗帕金森病药。伊曲茶碱是选择性腺苷 A_2 受体阻断药，通过对纹状体-苍白球通路的双重调节作用，逆转基底节直接通路和间接通路的失衡，改善 PD 的运动困难、延长左旋多巴作用时间，但不增加异动症。临床研究证实，伊曲茶碱能明显缩短关期，延长开期，且耐受性和安全性良好，适用于治疗 PD 的运动障碍。

第二节 治疗阿尔茨海默病药

一、概　　述

随着人类寿命延长和社会老龄化问题日益突出，老年性痴呆发病率也日益增高，已成为威胁人类晚年生活质量的主要疾病之一，而老年痴呆症中约有 70%为阿尔茨海默病（Alzheimer disease，AD）。此病是因德国医生阿洛伊斯·阿尔茨海默（Alois Alzheimer）最先描述而得名。该病是一种中枢神经系统退行性疾病，以进行性认知障碍和记忆力减退为主要症状，表现为记忆力、判断力、抽象思维等能力减弱或丧失，逐渐变得呆傻，甚至生活完全不能自理。随着老龄化问题逐渐严重，预计在 2050 年我国 AD 患者数量将超过 3000 万，而全球 AD 患者数量将增加到 1.52 亿。AD 多发生于中年或老年早期，65 岁以上人群中患病率为 7%～10%，其发病率随年龄的增长而增高，女性发病率高于男性，可能与绝经后妇女缺乏内源性雌激素的保护作用有关。该病总病程为 2～20 年，确诊后存活时间为 10 年左右，一般于起病后 2～8 年内死于感染、衰竭，且发病年龄越晚存活时间越短。

AD 患者主要病理特征是颞叶、顶叶及前额叶脑组织萎缩，沟回加宽，脑室增大，老年斑形成，脑内神经原纤维缠结、神经元减少、轴索及突触异常、胞质颗粒空泡变性等。AD 发病与遗传、老化、环境和社会心理等多种因素有关，其发病机制尚未完全明了，但目前研究较多、公认学说有“胆碱能学说”、“β-淀粉样蛋白（Aβ）毒性学说”和“Tau 蛋白异常假说”。胆碱能学说认为 AD 患者脑内胆碱能神经元数目减少、乙酰胆碱受体变性，胆碱能神经功能障碍。Aβ 毒性学说认为 Aβ 在脑内沉积形成老年斑的核心，可激活小胶质细胞引发炎症反应，损害线粒体引起能量代谢障碍，激活细胞凋亡途径损害胆碱能神经元。Tau 蛋白异常假说是指患者脑组织中 Tau 蛋白过度磷酸化，聚集形成细胞内的神经原纤维缠结，最终导致神经元的变性与死亡。

目前对 AD 治疗没有十分有效的方法，治疗的主要目的是改善 AD 患者认知和记忆功能，延缓病情进展，抗 AD 药物有如下几类：

1. 胆碱酯酶抑制药　他克林（tacrine）、多奈哌齐（donepezil）、利斯的明（rivastigmine）、石杉碱甲（huperzine A）、加兰他敏（galanthamine）、美曲磷脂（metrifonate）等。

2. 非竞争性 *N*-甲基-*D*-天冬氨酸（NMDA）受体阻断药　美金刚（memantine）。

3. 钙通道阻滞药　尼莫地平（nimodipine）、脑益嗪（cinnarizine）、氟桂利嗪（flunarizine）等。

4. 其他　神经生长因子（nerve growth factor，NGF）、褪黑素（melatonin）等。

二、常 用 药 物

（一）胆碱酯酶抑制药

他克林是第一代可逆性中枢胆碱酯酶（acetylcholinesterase，AChE）抑制药，由于严重不良反应，特别是肝脏毒性，以及较低的生物利用度已被停用。

多奈哌齐（donepezil，又称安理申，aricept）为第二代可逆性中枢胆碱酯酶抑制药，口服吸收良好，食物不影响其吸收，生物利用度 100%，达峰时间是 3～4h，半衰期长，约为 70h。代谢产物中 6-*O*-脱甲基衍生物的体外抗 AChE 活性与母体药物相同。与他克林相比对中枢 AChE 有更高的选择性，改善轻、中度 AD 患者的认知能力和临床综合功能，延缓病情发展。肝脏毒性和外周抗胆碱副作用比他克林轻，患者耐受性较好。

利斯的明（rivastigmine，卡巴拉汀），属于第二代 AChE 抑制药，能选择性抑制大脑皮质和海马中的 AChE，而对纹状体、脑桥以及心脏中的 AChE 抑制作用很弱。尤其适用于伴有心脏、肝脏及肾脏疾病的 AD 患者。具有安全、耐受性好、不良反应轻等优点，且无外周副作用。

加兰他敏（galanthamine），属于第二代 AChE 抑制药，抑制神经元 AChE 的能力要比抑制血液中 AChE 的能力强 50 倍，在胆碱能高度不足的区域（如突触后区域）活性最大。主要用于治疗轻、中度 AD。无肝脏毒性，治疗早期（2～3 周）有恶心、呕吐及腹泻等不良反应，稍后即消失。

石杉碱甲（huperzine A）是我国学者 1982 年从石杉科植物千层塔中分离得到的一种新生物碱，属于强效、可逆性中枢 AChE 抑制药，易化神经肌肉接头递质传递。改善 AD 患者的记忆力和认知功能。可用于各型 AD 的治疗和老年记忆功能减退。无严重不良反应，过量可出现程度不等的头晕、恶心、呕吐、腹痛、视物模糊等。

（二）非竞争性 *N*-甲基-*D*-天冬氨酸受体阻断药

美金刚（memantine）是非竞争性 *N*-甲基-*D*-天冬氨酸（NMDA）受体阻断药，可与 NMDA 受体上的苯环己哌啶（phencyclidine）结合位点结合，对抗谷氨酸所致的兴奋毒性，临床研究表明，该药能显著改善 AD 的认知能力，可延缓日常生活能力的进行性衰退，延缓病情发展，提高 AD 患者生活质量，对晚期重症 AD 患者亦有效。美金刚与 AChE 抑制药合用提高治疗效果。美金刚的不良反应有轻微的口干、眩晕、不安等。

（三）钙通道阻滞药

尼莫地平（nimodipine）为二氢吡啶类钙拮抗药，易透过血-脑屏障，扩张脑血管，明显增加脑血流量，改善脑循环，防治神经细胞 Ca^{2+}超载，减轻神经细胞退行性改变和神经元的凋亡，改善记忆功能。临床研究表明其对中、重度 AD 患者有确切疗效。

另外，哌嗪类钙拮抗药如脑益嗪（cinnarizine）、盐酸氟桂利嗪（西比灵）不仅能改善缺血性中风的预后，也可改善某些 AD 患者的认知功能。

（四）其他

褪黑素（melatonin，MT）属于抗氧化药，具有清除自由基、保护海马神经细胞的作用，褪黑素可与淀粉样前体蛋白（APP）的 α 分泌酶的酶切位点结合，使该位点的肽链发生水解，蛋白分子空间构型发生改变，而阻止 β-淀粉样蛋白肽的形成，抑制 Aβ 的集聚，促进机体对 Aβ 清除，抑制脑组织老年斑产生，延缓衰老。维生素 C 和 β 胡萝卜素也有抗氧化作用。

第三节　研究进展和展望

相关内容请扫描本书二维码进行阅读。

（姜文国）

第十九章 脑功能改善及抗记忆障碍药

【案例 19-1】

患者，女，66 岁，以脑供血不足、脑萎缩入院。患者主要表现为间断性头痛、头晕、记忆力减退。入院查体：体温 37℃，心率 80 次/分，呼吸 18 次/分，血压（BP） 140/90mmHg。营养良好，意识清醒，计算力正常，定向力正常，近期记忆力差，远期记忆力正常，眼球各方向运动正常，瞳孔等大等圆，伸舌居中，四肢肌力Ⅴ级，肌张力适中，共济运动协调，肌腱反射正常，右下肢病理征（+），无过敏史。颅脑 MRI：左侧基底节区陈旧性梗死、脑裂增宽、变深、脑回变窄，双侧脑室旁白质脱髓鞘改变。心电图：窦性心律，ST 段改变。入院诊断：①脑梗死（恢复期）；②老年性痴呆。静脉滴注给予吡拉西坦 4g 和胞二磷胆碱 0.75g，并口服尼莫地平 40mg，每日 3 次；肠溶阿司匹林 75mg，每日 1 次，维生素 E 0.1g，每日 3 次。

问题：

1. 为什么给予此患者吡拉西坦治疗？吡拉西坦的药理作用是什么？
2. 尼莫地平是哪一类药？其作用机制是什么？

记忆障碍（impaired memory）指由于病理生理性的或情境性的原因引起的一种不能记住或回忆信息或技能的状态。记忆障碍可能是永久性的，也可能是暂时性的。记忆障碍的存在使患者康复效果减弱和生活质量下降，因此，早期发现记忆障碍，给予相应的治疗有利于脑病患者的康复。

人类的记忆是一个相当复杂的过程，是脑内多种神经递质和活性物质共同协调作用和相互制约的结果。如在老年性痴呆患者中，胆碱能神经元选择性受损，如皮质、海马、Meynert 氏前脑基底核等受损或神经元退行性变均可造成脑内 ACh 水平下降及 M 胆碱受体数目减少，胆碱乙酰转移酶活性降低，脑血流量显著减低，从而引起学习记忆减退和认知障碍，产生痴呆症状，提高中枢 ACh 功能可以改善记忆障碍。因此，目前常用的改善记忆障碍的药物是增加胆碱功能的药物（见第十八章）。学习记忆障碍除了胆碱神经功能低下外，还与其他神经递质的作用失衡有关。20 世纪 60 年代，GABA 被证实是脑内的一种重要的抑制性神经递质。这引起了科学家的高度重视。比利时优时比（UCB）公司于 1964 年合成了 GABA 的环状衍生物吡拉西坦（piracetam），但研究发现吡拉西坦并没有镇静和诱导睡眠的作用。比利时神经药理学家 Corneliu Giurgea 经过大量系统的研究发现本药具有改善脑代谢，改善记忆的作用。因此，在 1972 年 Corneliu Giurgea 提出了“促智药（nootropic）”这一概念，促智药也称为认知促进剂（cognition enhancer），是指具有促进学习和增强记忆功能，并能保护由于疾病和脑损伤引起的认知功能损害的药物。促智药属中枢神经系统药物，但与中枢抑制药、抗抑郁药、抗焦虑药、中枢兴奋药和致幻剂等精神药物均不同，其能选择性地作用于中枢神经系统，具有增加脑血流、改善脑供血、促进脑代谢、对不正常神经细胞具有激活、保护或促进神经细胞的功能恢复的作用，改善记忆障碍，这些药物无中枢兴奋作用，因此又称大脑激活药（cereboactive drug）。目前临床应用的脑功能改善及抗记忆障碍药物按作用机制主要分为以下几类：

1. 胆碱能增强药 这类药物包括 ACh 前体，如卵磷脂和胆碱；胆碱酯酶（cholinesterase，ChE）抑制药，如他克林、多奈哌齐及石杉碱甲；M 胆碱受体激动药，如占诺美林等。其旨在提高 ACh 含量，以及激活胆碱能受体，改善胆碱能系统活性，从而改善认知功能障碍。

2. 脑血液循环改善剂 也称为脑血管扩张药，这类药物主要是通过扩张脑毛细血管，通过增加脑血流量，改善脑循环和脑对氧和葡萄糖等营养的利用，促进脑细胞恢复，从而改善脑功能。这类药物包括尼莫地平、尼麦角林、氟桂利嗪、银杏叶提取物等。

3. 脑能量代谢激活药　也称为脑能量改善药或脑细胞代谢促进药。这类药物通过促进脑细胞对氨基酸、磷脂及葡萄糖的利用，增加脑内 ATP 的形成和转运，提高 cAMP 活性，增加蛋白质和 RNA 的合成，保护脑组织和促进修复再生，从而增强神经系统的反应性、兴奋性和记忆力，改善脑损伤患者的认知功能和情感障碍。如吡拉西坦、奥拉西坦、胞磷胆碱、脑蛋白提取物等。

4. 其他脑功能改善药　如抗氧化剂、抗炎药、雌激素以及神经生长因子等。这些药物通过抗炎、抗氧化、清除自由基、保护神经细胞，改善脑功能和提高学习记忆。如维生素 E、褪黑素、艾地苯醌、神经节苷脂等临床上常作为脑功能改善和提高学习记忆的辅助治疗。

但必须说明的是这类药物很多都有广泛的药理作用，只是作用强弱不同。本章的分类是按其主要的作用机制分类的（其进展等相关内容请扫描本书二维码进行阅读）。

第一节　胆碱能增强药

目前乙酰胆碱酯酶（acetylcholinesterase，AChE）抑制剂是痴呆治疗过程中使用最多的、历史最久的一类药物。第一代的他克林在 1993 年上市，由于其严重的肝毒性和胃肠道等不良反应现已被第二代 AChE 抑制药多奈哌齐（1997 年上市）所取代。此类药物目前还有重酒石酸卡巴拉丁、加兰他敏、石杉碱甲等。这些药物的治疗效果有赖于胆碱能神经元的完整程度。因这一部分药物在第十八章有详细的介绍，本部分只重点介绍多奈哌齐和石杉碱甲。

多奈哌齐

多奈哌齐（donepezil），商品名安理申（aricept），本品属六氧吡啶类氧化物，此药属于第二代可逆性 AChE 抑制药，广泛用于治疗轻度及中度阿尔茨海默病（Alzheimer disease，AD）。我国于 1999 年正式上市，主要用于治疗 AD，因其良好的疗效、简便的给药方式、服用剂量小、半衰期长、安全性高、无肝毒性且对消化道和心脏中的 AChE 无显著抑制作用等优点，已取代他克林，成为治疗老年痴呆的“金标准”药物，不少药物在临床疗效验证阶段均以其为对照。

【药理作用】　多奈哌齐是一种可逆的、高选择性、长效的 AChE 抑制剂，对丁酰胆碱酯酶无作用。主要作用在中枢神经系统，对周围神经系统的选择作用甚微，故其不良反应比他克林大大减少。AChE 被抑制后使中枢 ACh 水解减少，增加神经细胞突触间隙内 ACh 的浓度，增加胆碱能神经传导活性，从而改善学习记忆等认知功能和精神状态。多奈哌齐除具有抑制 AChE 外，还可以减轻自由基损伤、改善脑血流量、拮抗脑内 NMDA 受体，减轻淀粉样蛋白（amyloid protein，Aβ）的神经毒性作用。

【体内过程】　口服后吸收良好，给药后 3～4h 达血药峰浓度，相对生物利用度为 100%，进食和服药时间对药物吸收无影响。分布容积为 12L/kg，血浆蛋白结合率为 95%，主要在肝代谢，代谢产物 6-*O*-去甲基多奈哌齐也具有抗 AChE 活性。代谢产物及少量原药主要经肾脏排泄。$t_{1/2}$ 约 70h。

【临床应用】　用于轻、中度 AD 症状的治疗，多奈哌齐可明显改善 AD 患者认知功能、减轻精神行为异常症状，改善日常生活自理能力。不良反应少，患者耐受性良好，是治疗 AD 伴发精神行为异常的有效药物。除了治疗 AD 外，多奈哌齐还被用于治疗脑梗死性痴呆及其他原因导致的认知功能障碍，如多发性硬化、颅脑损伤等。

【不良反应】　患者耐受性好，副作用轻微。不良反应一般为恶心、呕吐、腹泻、食欲缺乏、肌肉痉挛、疲乏、失眠和头晕等，常为一过性、轻度反应，停药或继续用药可缓解。有报道极少见晕厥、心动过缓或心律不齐、窦房及房室传导阻滞、心脏杂音、癫痫。罕见锥体外系症状、肝功能异常、肝炎。实验室检查可见血肌酸激酶轻微升高。

【注意事项】 对本药过敏者禁用；有室上性心脏传导疾病、哮喘病史、阻塞性肺疾病史、癫痫史和消化性溃疡患者、孕妇及哺乳期妇女慎用。心动过缓、病态窦房结综合征或其他室上性心脏传导疾病患者需注意观察，严重心血管疾病患者禁用。

【用法用量】 口服一次 5~10mg，每日 1 次。睡前服用可减少胃肠道不适，但失眠患者则建议白天服用。

石杉碱甲

石杉碱甲（huperzine A）又名哈伯因，是我国学者从石杉属植物千层塔中分离得到的一种生物碱，也是目前我国开发最为成功的治疗 AD 的药物。效果优于国外同类产品。

【药理作用】 石杉碱甲属强效、可逆性、选择性 AChE 抑制药，通过抑制脑内 AChE 活性，可明显升高神经突触间隙的 ACh 含量，从而增强神经元兴奋传导，强化学习和记忆脑区的兴奋作用，起到提高认识功能，增强记忆保持的作用，促进记忆再现。对改善衰老性记忆障碍及老年痴呆患者的记忆功能有良好作用。同时石杉碱甲也能增加去甲肾上腺素（NA）与多巴胺（DA）水平；有抗 Aβ 神经毒性与抗氧化作用，能预防高浓度谷氨酸及缺血缺氧所致的神经元凋亡。

【体内过程】 口服吸收迅速完全，10~30min 可达血药峰浓度。血浆蛋白结合率为 17%。生物利用度为 96%。在体内分布广泛。因脂溶性高，分子量小，易透过血-脑屏障，进入中枢后较多地分布于大脑的额叶、颞叶、海马等与学习和记忆有密切联系的脑区。分布容积平均为 0.108L/kg。肾脏及肝内含量最高。主要以原形和代谢物的形式由肾脏排泄，仅 2.3%从粪便排出。$t_{1/2}$ 为 4h。

【临床应用】 用于中、老年良性记忆障碍患者，改善其记忆和认知能力。对多种类型痴呆（如 AD）和脑器质性病变引起的记忆、认知功能及情绪行为障碍亦有改善作用。还可用于重症肌无力。

【不良反应】 不良反应少，少数患者用药后有恶心、出汗、腹痛、肌肉震颤、视物模糊、瞳孔缩小等，国外还有引起失眠、食欲减退、过敏的报道。大剂量用药可出现胃肠道不适（如呕吐）、乏力、出汗等。副作用比新斯的明低，且均可自行消失，如出现明显不良反应，减少剂量后症状可缓解或消失。严重者可用阿托品对抗。

【注意事项】 对本药过敏、有严重心动过缓、低血压、心绞痛、哮喘、肠梗阻、肾功能不全、尿路梗阻和癫痫病患者禁用；低血压患者、孕妇及哺乳期妇女慎用。本药用量有个体差异，使用时一般应从小剂量开始，逐渐增量。

【用法用量】 记忆功能减退、AD：口服 100~200μg/次，2~3 次/日，日剂量不超过 450μg。重症肌无力：肌内注射 200~400μg/次，1~2 次/日。

第二节 脑血液循环改善剂

尼麦角林

尼麦角林（nicergoline）又名麦角溴烟酯、脑通，为二氢麦角碱的半合成衍生物。

【药理作用】 尼麦角林具有较强的 α 受体阻断作用。能扩张脑部毛细血管，减少脑血管阻力，增加脑血流量，增加血氧及葡萄糖的摄取和利用，加强脑部蛋白质的合成，提高胆碱和儿茶酚胺神经递质功能，促进多巴胺的代谢，增加神经的传导，改善脑功能不足。本药能抑制磷酸二酯酶，抑制血小板聚集，具有抗血栓的作用。尼麦角林还能拮抗 5-HT 受体的作用，增加 cAMP，提高脑内 ATP，改善脑缺氧和缺血期间的能量代谢，营养神经和抗氧化，从而达到改善脑功能、提高记忆、改善睡眠和精神异常状况。

【体内过程】 口服给药后吸收迅速完全，生物利用度为 90%～100%。血浆蛋白结合率大约为 82%～87%，在体内代谢迅速，主要经肝脏代谢，主要代谢产物为 MDL（6-甲基-8-羟甲基-9, 10-二氢麦角醇-甲氧基-尼麦角林）和 MMDL（1, 6-二甲基-8, 9-羟甲基-10-甲氧基-尼麦角林），以代谢产物 MDL 在体内浓度较高。主要经肾排泄，66%～80%从尿中排出，10%～20%从粪便排泄。其

中母体化合物的 $t_{1/2}$ 为 2.5h。严重肾功能不全患者尿中 MDL 和 MMDL 的排泄量显著减少。

【临床应用】

1. 主要治疗急、慢性脑血管疾病和因周围血管供血不足引起的慢性脑功能不全，如脑动脉硬化、脑血栓形成、脑栓塞、短暂性脑缺血发作等，能迅速改善脑血管疾病所产生的行为异常、语言障碍、认知功能和精神抑郁或激动等精神症状。尤其对耳鸣和眩晕症状特别显著。

2. 可改善脑梗死后遗症和慢性脑功能衰退所产生的症状，使患者总体认知功能有所提高，精神障碍有所改善。同时也适用于行动不便、语言障碍等症候群。

3. 亦可用于急、慢性周围血管疾病，如肢端血管闭塞性疾病、雷诺综合征及其他末梢循环不良症状。

4. 此类药物对血管性痴呆疗效较好，对患者的抑郁情绪和注意障碍有改善作用；对 AD 以及其他原因引起的认知功能障碍都有一定的疗效，能有效治疗轻、中度 AD 患者。对患者的认知功能、痴呆程度和日常生活自理能力均有改善。

5. 还可用于老年性耳聋和视网膜疾病等。注射剂可用作高血压危象的辅助治疗。

【不良反应】 长期服用安全性好。未见严重不良反应的报道，少数患者可有轻微不良反应，通常与尼麦角林的血管扩张有关，一般表现为低血压、心动过缓、头晕、耳鸣、出汗、面部潮红、低热、嗜睡、失眠、恶心、腹泻、胃酸分泌增强和上腹烧灼感、激动、烦躁不安等。可抑制血小板聚集，降低血液黏滞度，应当密切监测凝血功能。长期用药偶见尿频、过敏反应、注射部位疼痛等。本品在治疗剂量时，通常不会影响正常血压，对高血压患者有一定的降压作用。高剂量或注射给药时本药可能引起暂时的直立性低血压，一般不需治疗，平卧休息几分钟即可。罕见大脑或心脏供血不足，建议在持续血压监测下，给予拟交感药物。

【注意事项】 对本药过敏者、急性出血或有出血倾向者、严重心动过缓者、严重肾功能不全、近期发生心肌梗死者、低血压患者禁用。虽然毒理学没有显示尼麦角林有致畸作用，儿童、哺乳期妇女及孕妇建议慎用或禁用。肾功能不全时（血清肌酸酐＞20mg/L）应减量。高尿酸血症或有痛风史的患者慎用。

【用法用量】 口服：给药 10～20mg/次，3 次/日。肌内注射：2～4mg/次，1～2 次/日。静脉滴注：2～4mg/次，1～2 次/日，缓慢滴注。应根据治疗期的长短、用药途径和临床病情来调整用药剂量。

银杏叶提取物

银杏叶提取物（extract of *Ginkgo biloba*，EGb761，金纳多）为银杏科植物银杏（*Ginkgo biloba* L.）的干燥叶提取物。我国《神农本草经》中记载银杏叶有润肺、平喘、止咳的功效，在宋代时就用银杏叶治疗支气管炎和哮喘病，20 世纪 70 年代以后国内外学者对银杏叶提取物进行了深入的研究，1975 年银杏叶提取物在法国开始应用于临床，逐渐在欧洲许多国家进行了产品注册，金纳多就是由德国威玛舒培博士药厂生产，已成为卫生机构准许的治疗 AD 与血管性痴呆的药物。目前临床应用的 EGb761 是标准的银杏叶提取物，EGb761 主要成分是类黄酮和萜烯类物质。

【药理作用】 银杏叶提取物的作用机制可能与多种药理作用有关。

1. 血小板活化因子的拮抗作用 银杏叶提取物是有效的血小板活化因子（platelet activating factor，PAF）拮抗药，对 PAF 有拮抗作用，可防止血小板聚集，调节血管功能、改善血液流变学，改善微循环，从而增加脑灌注，增加大脑对缺氧的耐受性，促进脑细胞氧及葡萄糖代谢。

2. 自由基的清除作用 银杏叶提取物具有清除体内过多的自由基、保护血管内皮细胞，防止脂质过氧化对神经元细胞膜的损伤，从而起到保护脑细胞的作用，减轻脑缺血再灌注损伤，抗脑缺血、脑水肿，改善脑功能等。

3. 对脑内递质的作用 银杏叶提取物能改善胆碱能神经细胞的功能，加速神经冲动的传导，增强突触素的表达，易化突触的传递。还可以通过提高 5-HT 和 NA 合成和抑制其降解，从而有利于信息传递、记忆巩固及再现，来改善学习记忆功能。

4. 血流动力学改善作用 银杏叶提取物能刺激 PGI_2 和内皮源性舒张因子（endothelium- derived relaxing factor，EDRF）的形成，扩张动脉血管，改善微循环，降低血黏稠度，增进红细胞的可塑性，增加脑血流量，促进血液循环。通过刺激儿茶酚胺的释放和抑制其降解，共同保持动脉和静脉血管的张力和弹力，从而改善血流动力学。

5. 其他作用 银杏叶提取物能提高线粒体的氧化磷酸化水平，对缺血状态下的神经元功能有良好的恢复作用；还可提高巨噬细胞作用，提高机体免疫力及抗过敏。同时可降低血清总胆固醇和低密度脂蛋白，升高高密度脂蛋白，减少脑梗死及血管性痴呆的危险因素等。银杏叶提取物还具有调节血糖、改善胰岛素抵抗、增强胰岛素的敏感性，改善肝功能的作用。

【临床应用】 由于其疗效确切、安全性高，银杏叶提取物广泛应用于心脑血管、神经等系统疾病的防治和保健。

1. 临床主要用于冠心病、脑缺血、椎-基动脉供血不足、急慢性脑功能障碍及脑外伤及其后遗症等疾病的治疗。对注意力不集中、记忆力衰退、意识模糊、淡漠、抑郁、焦虑、头晕、头痛等症状有明显的改善作用。

2. 可改善眼、耳部血流及神经障碍，如耳鸣、眩晕、突发性耳聋、耳迷路综合征、糖尿病性视网膜病变、老年性黄斑、慢性青光眼等。

3. 用于治疗周围循环障碍，如各种动脉闭塞症、间歇性跛行症、手麻痹冰冷、四肢酸痛及有血管病变的糖尿病患者等。

4. 银杏叶提取物具有扩张冠状动脉和脑血管的作用，能改善微循环，促进心、脑组织代谢。如冠状动脉循环不良引起的眩晕、耳鸣、听力减退、语言障碍等症状，大多可使其改善或消失。

5. 治疗老年性痴呆和血管性痴呆，能显著改善痴呆患者的认知功能和日常生活能力，并能延缓痴呆的进展。改善或消除老年性痴呆患者神经精神症状。对精神分裂症、抑郁症及癫痫等疾病均有一定的疗效。

【不良反应】 本药耐受性良好，不良反应少见，偶有头痛、失眠、血压降低、胃肠不适、过敏反应等。一般在用药过程中可自行缓解。银杏叶提取物可引起出血反应。长期静脉用药可引起静脉炎。有肝功能异常病例报告，建议在临床使用过程中定期测定肝功能。

【注意事项】 对银杏叶制剂过敏者、孕妇、哺乳期妇女及心力衰竭者禁用；因该药有抑制血小板功能作用，故不宜长时间、大剂量应用，以防引起严重出血。建议凝血机制或血小板功能障碍者、有出血倾向者、高血压患者慎用；本药与抗凝药或抗血小板药等可能增加出血风险的药物同时使用时应加强监测。长期静注时应变换注射部位，以减少静脉炎的发生。

尼莫地平（nimodipine）又称硝苯吡酯、尼莫通（nimotop）。尼莫地平通过作用于电压依赖性钙通道的二氢吡啶类受体（对脑组织受体有高度选择性），引起受体构型发生改变，阻滞血管平滑肌和神经元钙通道，阻滞 Ca^{2+} 进入细胞内，降低神经元内 Ca^{2+} 浓度，拮抗神经元内 Ca^{2+} 超载导致的神经元损伤，从而保护神经元；通过阻止 Ca^{2+} 进入细胞内而选择性舒张脑血管，解除脑血管痉挛，增加脑组织血液灌流，显著地改善脑循环，提高组织对缺氧的耐受性，促进脑功能的恢复；因能改善脑缺血和蛛网膜下腔出血缺血区脑血流量，减小梗死体积，改善神经功能，减轻缺血性脑损伤程度，可明显降低死亡率；本药能抑制血小板聚集，降低红细胞脆性及血液黏滞度，抑制血栓形成；尼莫地平还可减少自由基的产生，对神经元具有直接的保护作用。临床主要用于治疗和预防各种原因的蛛网膜下腔出血所致的脑血管痉挛及由此引起的脑组织缺血性损害；也用于心绞痛及各种类型的轻、中度高血压，对高血压合并有脑血管病患者可优先选用；治疗脑梗死等缺血性脑血管病，能有效改善认知功能。对急性脑血管病恢复期、血管性头痛、缺血性突发性耳聋也有一定疗效；治疗老年性记忆功能障碍，改善记忆力减退，定向力和注意力障碍和情绪波动；可用于多种类型的痴呆如血管性痴呆、AD 等，对中、重度痴呆患者有确切疗效。尼莫地平耐受性较好，最常见的不良反应主要有头晕、血压下降（血压下降程度与药物剂量有关）、胃肠道不适等；应用时要注意阅读药品说明书。

除了上述介绍的尼麦角林、银杏叶提取物、尼莫地平外，临床上还有很多主要通过改善脑供血而改善脑功能的药物，如氟桂利嗪（flunarizine）、曲克芦丁（troxerutin）、二氢麦角碱（dihydroergotoxine）、萘呋胺（naftidrofuryl）、罂粟碱（papaverine）等（见 QR 表 19-1，相关内容请扫描本书二维码进行阅读）。

第三节　脑能量代谢激活药

吡 拉 西 坦

吡拉西坦（piracetam，脑复康）属 GABA 的环化衍生物即吡咯烷酮类。1963 年首先由比利时 UCB 研究所研究合成，1972 年吡拉西坦正式投入临床使用。吡拉西坦是吡咯烷酮类化合物家族中最早被发现也是目前临床上最常用的药物，到目前为止本药仍常作为促智药研究的阳性对照药。除吡拉西坦外，现已开发的有茴拉西坦（aniracetam）、奥拉西坦（oxiracetam）、阿尼西坦（aniracetam）、奈非西坦（nefiracetam）等，也已先后投入临床使用。经临床验证，该类药物具有持久的促进代谢的作用，可以改善脑微循环，有助于能量代谢，增加学习记忆能力。具有疗效确切、毒性极小、安全可靠的优点。在这一类药物的构效关系研究中发现，吡咯烷酮是其主要的药效基团，R 不同则为不同的药物，如 R 为 H 则为吡拉西坦。

【药理作用】　吡拉西坦直接作用于中枢神经系统，能促进大脑皮质细胞的代谢，可激活腺苷酸激酶，提高大脑的 ATP/ADP 比值，改善脑内能量供应，促进脑内蛋白质和核酸的合成，促进脑组织氨基酸、葡萄糖和磷脂的吸收利用和能量储存，降低脑血管阻力而增加脑血流量，从而增强对缺氧的耐受性，改善脑组织因缺氧造成的脑损伤，具有激活、保护和修复大脑神经细胞的作用，从而改善脑功能。此外，可促进 ACh 合成，改善胆碱能神经传递功能，提高学习和记忆能力等。吡拉西坦还是一种有效的抗血小板因子，可抑制血栓素 A_2（TXA_2）的合成，增加前列环素（PGI_2）的合成，降低血液黏滞度，抗血小板因子作用与 PGI_2 协同发挥抗脑缺氧的作用。且早期使用可防止缺血后微血管血栓的形成，改善缺血后微循环障碍，促进因血供缺乏引起的神经功能损伤的恢复。临床观察发现，吡拉西坦可对抗物理因素、化学因素所致的脑功能损伤。对缺氧所致的逆行性健忘有改进作用。本药对中枢作用选择性高，仅限于改善大脑功能，无镇静、镇痛、抗胆碱、抗组胺及抗 5-HT 作用，精神兴奋作用弱，无依赖性。

【体内过程】　吡拉西坦口服易吸收，30～40min 后血药浓度达高峰，血浆蛋白结合率 30%左右，表观分布容积约为 0.6L/kg。可分布到全身大部分组织器官，易通过血-脑屏障和胎盘屏障，在脑和脑脊液中的浓度较高，大脑皮质和嗅球的浓度较脑干中浓度高。口服后在体内不被代谢，在 26～30h 内给药量的 90%～98%以原形由尿排出，1%～2%经粪便排出。$t_{1/2}$ 为 4～6h。

【临床应用】

1. 适用于急慢性脑血管病、脑外伤、脑缺氧（如颈椎病供血不足）、各种中毒性脑病（药物中毒、一氧化碳中毒）、脑炎等多种原因所致轻、中度思维和记忆功能减退等脑功能障碍及由脑部病变引起的精神障碍等。

2. 可用于儿童发育迟缓、有助于提高低能儿童的智力。

3. 对衰老引起的反应迟钝、意识障碍、嗜睡、头晕、情绪不稳和抑郁状态等老年精神衰退综合征等也有改善作用。

4. 也可用于酒精中毒性脑病、肌阵挛性癫痫、镰状细胞贫血神经并发症及偏瘫等的辅助治疗。

5. 可用于 AD 的治疗，该药能显著改善轻、中度 AD 患者的认知能力，用于增强和改善记忆，重度患者无效。

【不良反应】　本药毒性低，不良反应少。偶见口干、面部潮红、鼻塞、失眠、腹部不适、食欲低下、呕吐等症状，停药后可消失；中枢神经系统不良反应包括兴奋、易激动、头晕、头痛和失眠等，但症状轻微；偶见轻度肝功能损害，表现为轻度转氨酶升高；少数人出现皮疹、荨麻疹，与用药剂量无关，停药后均可消失。

【注意事项】 对本药过敏者、重度肝或肾功能不全者、锥体外系疾病、亨廷顿舞蹈病患者、孕妇及新生儿禁用；老年人、甲状腺功能低下或甲状腺素补充治疗的患者、精神病患者慎用；本药是否通过乳汁分泌尚不清楚，哺乳期妇女用药应暂停哺乳；轻、中度肝、肾功能障碍患者应适当减少剂量。

【用法用量】 口服：每次口服 0.8～1.6g，3 次/日，4～8 周为 1 个疗程，症状好转后改为 0.4～0.8g/次，3 次/日；肌内注射：1g/次，2～3 次/日；静脉注射：4g/次，1 次/日；静脉滴注：4～8g/次，1 次/日。老年及儿童用量减半。有焦虑不安、激动或失眠的患者，宜在每日早晨一次给药。

胞磷胆碱（citicoline，尼可林，胞二磷胆碱）为胞嘧啶核苷酸的衍生物，分子中含胆碱和胞嘧啶，作为卵磷脂合成的主要辅酶参与体内卵磷脂合成，修复受损的神经细胞膜，有利于神经细胞再生；并能提供胆碱，促进胆碱能神经合成 ACh；通过改善脑血管张力，降低脑血管阻力，增加脑血流量，改善脑血液循环；增加脑细胞氧耗，改善脑组织代谢、脑能量代谢等；提高脑干上行网状激活系统的功能，有利于意识状态的恢复；加强锥体系的作用，改善运动麻痹的症状；并对促进大脑功能恢复和苏醒有一定的作用。临床用于轻、中度 AD 和脑梗死性痴呆的治疗，可改善患者的认知功能；也用于急性颅脑外伤和脑手术所引起的意识障碍，脑梗死、脑动脉硬化、脑出血、药物急性中毒、重度酒精中毒、一氧化碳中毒、严重感染等所致的意识障碍；对迟发性运动障碍、帕金森综合征等及对非创伤性脑出血患者的肌萎缩症具有改善作用；也可用于耳鸣、神经性耳聋及内耳功能障碍；可试用于治疗阴性症状精神分裂症和抑郁症。胞磷胆碱不良反应少，常见的有食欲不振、恶心、呕吐等胃肠道反应。偶见一过性复视、短暂性血压下降、过敏反应、兴奋、失眠、面部潮红、胸闷和肝功能异常等。

脑蛋白水解物（cerebrolysin，脑活素）是无蛋白质、脂肪及其他抗原性物质的特异性氨基酸混合物的水溶液，包括各种必需氨基酸、非必需氨基酸及低分子肽，还有谷氨酰胺、门冬酰胺、鸟氨酸、GABA 等。即脑蛋白水解物是特异性氨基酸和多肽复合物，能以多种方式作用于中枢神经系统，是一种大脑所特有的肽能神经营养药物。药理作用类似于神经生长因子，可直接通过血-脑屏障进入脑神经细胞，对大脑神经起营养支持的作用，可调节和改善神经元的代谢、促进蛋白质合成，促进突触的形成和传递，诱导神经元的分化，增加脑组织的抗缺氧能力。能改善和加速葡萄糖转运和氨基酸代谢过程，并影响呼吸链，从而改善脑能量代谢。本品含有神经递质、肽类激素及辅酶的前体物，可调节神经递质，激活腺苷酸环化酶及其他激素系统、增加脑组织抗氧能力和机体应激能力。保护神经细胞免受各种缺血和神经毒素的损害，并使已损伤但未变性的神经细胞恢复功能；具有促进学习记忆和改善脑功能的作用。临床用于各种脑血管疾病及后遗症，如脑动脉硬化、脑卒中、脑外伤、脑手术后、脑供血不足、严重脑部感染等各种原因引起的脑功能障碍等器质性脑病综合征；可改善头晕、头痛、失眠、记忆力下降、注意力不集中、神经衰弱及脑血管代偿功能障碍等；也用于多种类型痴呆，如原发性痴呆（AD 等）、血管性痴呆（多发梗死性痴呆等）、混合性痴呆；还可用于婴幼儿大脑发育不全、记忆力减退，休克症状等和用于癫痫和内源性抑郁症的支持治疗。脑蛋白水解物耐受良好，几乎无任何毒性，偶见过敏反应、诱发癫痫发作、引起血尿素氮升高，还可见呕吐、腹泻、过敏性休克样反应。高剂量应用或注射过快有轻度灼热感，极少病例表现为寒战、轻度发热、多与患者体质有关。过量会导致精神兴奋或紧张，停药即消失。无致畸和致癌作用。

艾地苯醌（idebenone，雅伴，金博瑞）是一种辅酶 Q_{10} 的类似物，其具有很强的抗氧化作用，并且作为呼吸链中的重要辅酶，参与线粒体中的氧化磷酸化和 ATP 的生成，改善脑能量代谢，启动脑细胞线粒体电子传递系统功能，抑制乳酸生成和过氧化脂质产生，防止其对线粒体的损害。艾地苯醌可以刺激神经生长因子的合成，从而改善脑组织损害引起的神经功能障碍。还具有抗血小板聚集、抗动脉粥样硬化作用。特别是对脑血管疾病后的记忆减退、中老年性的记忆减退、神经衰弱症状、精神病及其他精神障碍者的记忆减退有显著疗效。主要不良反应为消化道症状，偶见肝功能、血液检查异常及过敏反应等。口服每次 30mg，3 次/日，饭后服。可根据年龄及症状适当增减。

除了上面介绍的几种药物外，临床上还有很多药物主要通过促进脑代谢而改善脑功能和学习记忆障碍，如奥拉西坦（oxiracetam）、吡硫醇（pyritinol）和复方阿米三嗪（都可喜，阿米三嗪-萝巴新，almitrine-raubasine）等（见 QR 表 19-2，相关内容请扫描本书二维码进行阅读）。

第四节　其他脑功能改善药

相关内容请扫描本书二维码进行阅读。

第五节　脑功能改善药的研究进展

相关内容请扫描本书二维码进行阅读。

（包金风）

第二十章 肾素-血管紧张素系统抑制药

【案例 20-1】

患者，女，59 岁，入院时双下肢明显凹陷性水肿，胸壁、腹壁水肿，腹腔内积液，肺功能不全（Ⅱ级）。患者住院前已在外院经一般综合治疗抗心衰、抗呼衰治疗（包括抗生素、支气管解痉剂、强心苷、温和利尿药和氧疗等）1 周。入院诊断为慢性心功能不全，住院后在原综合治疗的基础上应用福辛普利 10mg/d 口服。治疗 2 周后，患者水肿消退，心、肺功能明显改善，检查后各项指标变化见表 20-1。

表 20-1 福辛普利治疗前后有关指标的变化及比较（$\bar{x}\pm s$）

	心率（次/分）	心胸比	收缩压（mmHg）	舒张压（mmHg）
治疗前	128	0.72	130	85
治疗后	84	0.59	108	76
正常值	平均 75	0.33～0.57	＜140	＜90

问题：

1. 福辛普利治疗心衰的主要的机制是什么？
2. 福辛普利治疗后，心率、血压、心胸比发生哪些变化？为何心胸比缩小？

第一节 肾素-血管紧张素系统

肾素-血管紧张素系统（renin-angiotensin system，RAS）是刺激醛固酮合成和分泌，调节机体血压和体液电解质平衡的重要生理学机制。

20 世纪 70 年代初期，发现一些多肽可抑制血管紧张素Ⅱ（AngⅡ）生成或阻断血管紧张素Ⅱ受体，且用这些抑制药的实验研究提示了肾素-血管紧张素系统重要的生理和病理生理作用。这些发现促进了一类新的和广泛有效的抗高血压药即血管紧张素转化酶（ACE）抑制药的发展。ACE 抑制药的实验和临床研究也揭示了肾素-血管紧张素系统在高血压、心力衰竭、血管疾病及肾衰竭的病理生理中的重要作用，并逐渐促进选择性和竞争性血管紧张素Ⅱ受体阻断药的研究和发展。

一、肾素-血管紧张素系统的构成

相关内容请扫描本书二维码进行阅读。

二、肾素-血管紧张素系统的功能

相关内容请扫描本书二维码进行阅读。

第二节 血管紧张素转化酶抑制药

20 世纪 60 年代，Ferreira 及其同事发现响尾蛇的毒液中含有一些因子可以增强缓激肽（bradykinin，BK）的作用，称其为缓激肽增强因子。这些缓激肽增强因子后来被证明是一个肽类家族，可以抑制降解缓激肽的酶即激肽酶Ⅱ的活性。以后发现此肽类也能抑制 AngⅠ转化酶（ACE）。Erdos 及其同事证明 ACE 与激肽酶Ⅱ是同一物质，既能转化 AngⅠ为 AngⅡ，也能使缓激肽酶失活。

缓激肽增强因子被发现后，人工合成了非肽类的替普罗肽（teprotide）。发现其可降低许多原发性高血压患者的血压，且降压作用比肽类血管紧张素Ⅱ受体阻断药，如具有部分激动活性的沙拉新（saralasin）更为可靠。同时还发现替普罗肽对心力衰竭患者也产生有益的效果。这些重大发现增强了人们去寻找口服有效的 ACE 抑制药的信心。对替普罗肽的抑制作用进行分析，从 ACE 对其底物的作用方式进行类推以及根据羧基肽酶 A 进行模拟，最终导致了一系列羧基以及巯基链烷酸衍生物的合成，这些物质是 ACE 强大的竞争性抑制药。活性最强的是卡托普利（captopril），是第一个推向市场的 ACE 抑制药（ACEI），也是在美国批准使用的含有巯基的唯一一个 ACEI。

自 1981 年卡托普利用于临床以来，血管紧张素转化酶抑制剂（ACEI）的发展很快，目前临床常用的包括卡托普利、依那普利（enalapril）、雷米普利（ramipril）、贝那普利（benazepril）、福辛普利（fosinopril）等。ACEI 最初作为扩血管药用于临床，后来发现与其他扩血管药相比其具有很多优点，20 世纪 90 年代前后几个大规模临床研究证明，ACEI 既能消除或缓解心力衰竭症状，提高患者生活质量，又能防止或逆转心肌及血管重构，降低病死率。ACEI 的药理作用、作用机制、临床用途和不良反应相似。只是对 ACE 的抑制程度和药代动力学有一定的差异，所以，作用维持时间及用药剂量有所差别。

卡 托 普 利

【药理作用】

1. 抑制 ACE 的活性　卡托普利（captopril）可抑制循环及局部组织中 AngⅠ向 AngⅡ的转化，但它本身对 AngⅡ无直接对抗作用。卡托普利使血液及组织（如心脏、血管、肾、脑、小肠、子宫、睾丸等）中 AngⅡ含量降低，同时减少 AngⅡ引起的醛固酮释放，减轻水钠潴留。卡托普利还可以阻止缓激肽的降解，提高血中缓激肽含量，通过缓激肽受体产生 NO、PGI_2 和 PGE_2，舒张血管，并发挥抗平滑肌增生和抗细胞有丝分裂的作用。

2. 对血流动力学的影响　卡托普利可以扩张心力衰竭患者的动脉和静脉，降低全身和肺动脉血管的阻力，平均动脉压不变或降低，但心率通常不变，可能是其抑制交感神经张力的结果。后负荷的降低，增加了射血容积和射血分数，增加心排出量。静脉扩张又可以降低左右心的充盈压和舒张末容积。降低肺动脉压、右心房压和肺毛细血管楔压（PCWP），使心脏前后负荷降低，心功能改善。高血压患者的心排出量、每搏量，安静和运动时的心率改变不大。卡托普利具有扩张冠状血管的作用，增加冠状动脉血流，保护缺血心肌，减轻缺血再灌注损伤，同时可减少心律失常的发生。卡托普利对肾小球的出球小动脉有较明显舒张作用，增加肾血流，降低肾血管阻力，降低肾小球内毛细血管压力，不影响或稍降低肾小球滤过率（GFR），改善肾功能，增加尿量，以达到缓解 CHF 症状的目的。ACEI 可以扩张动脉和静脉，降低全身和肺动脉血管的阻力，平均动脉压不变或降低，但心率通常不变，可能是其抑制交感神经张力的结果。后负荷的降低，增加了射血容积和射血分数，提高了心输出量。静脉扩张降低了左右心的充盈压和舒张末容积。

3. 抑制心肌肥厚和抗血管病理性重构作用　已经证实 ACEI 的逆转和抑制心肌肥厚的作用与其对血管和血压的影响无关。AngⅡ和醛固酮是促进心肌和血管重构的主要因素，AngⅡ作用于 AT_1 受体，通过信号传导系统，诱导原癌基因 c-myc、c-fos 及 c-jun 的转录和表达，而促进 CHF 时心肌细胞的生长和增殖，使心肌肥厚及重构。而缓激肽则可促进 NO 及 PGI_2 的生成，具有抗生长和血管增殖作用。在治疗时间不少于半年的情况下，卡托普利应用时即使血压未降，也可出现抗重构效应。卡托普利抑制 ACE 后，AngⅡ生成减少，能预防和逆转左室肥厚（LVH）和血管肥厚，使心脏重量和室壁厚度减轻，动脉壁变薄，管腔直径增加，血管顺应性提高。AngⅡ生成减少后，也可以使病理性心血管肥厚逆转。另外，卡托普利通过抑制内皮素的激活、增加缓激肽含量，促进 NO

和 PGI_2 生成，减少醛固酮的分泌等均有助于心肌肥厚及重构的逆转作用。

4. 保护血管内皮细胞 卡托普利通过抑制缓激肽降解，促进 NO、PGI_2 生成及抗氧自由基损伤等，能逆转血管内皮细胞的功能损伤，保护内皮细胞，恢复依赖内皮细胞的血管舒张功能，发挥抗心肌缺血、防止心肌梗死及保护心肌的作用。

5. 增加胰岛素敏感性 高血压和糖尿病患者发生胰岛素抵抗，血中胰岛素水平增加对心血管系统有害。卡托普利能增加骨骼肌对胰岛素的敏感性和对葡萄糖的摄取，降低血浆胰岛素水平，改进胰岛素抗性。

【药代动力学】 卡托普利口服吸收快，15min 起效，给药后 1h 血中药物浓度达到峰值。生物利用度为 75%，$t_{1/2}$ 为 2～3h，作用维持时间在 6～12h。食物可影响卡托普利的吸收，宜在餐前 1h 服用。其血浆蛋白结合率约 30%，体内分布广，但卡托普利不易透过血-脑屏障，故中枢神经系统中浓度较低。卡托普利部分在肝脏代谢，主要通过肾脏清除，40%～50%原形药由尿液排出。因此，肾功能显著降低者，卡托普利由于血浆清除率降低易发生蓄积，故应减少用量。

【作用机制】

1. 抑制循环及局部组织中的 RAS 卡托普利的基本作用是与 ACE 结合并抑制其活性，使循环和局部组织中（血管、脑、肾等部位）Ang Ⅰ 向 Ang Ⅱ 转化受阻，这是 ACEI 改变血流动力学的主要因素，也是用药初期外周血管阻力降低的原因之一。抑制循环 ACE，血浆中 Ang Ⅱ 和醛固酮浓度降低，而使血管舒张和血容量降低。局部组织中（血管、脑、肾等部位）的 Ang Ⅱ 可促进去甲肾上腺素的释放。卡托普利与组织中的 ACE 的结合较持久，对酶的抑制时间更长，而抑制 Ang Ⅱ 的生成，进而降低去甲肾上腺素释放，使血管张力下降；间接抑制交感活性，同时使血管加压素、内皮素的释放减少，此与药物的长期降压疗效有关。

2. 减少缓激肽的降解 卡托普利抑制激肽酶Ⅱ，阻止缓激肽降解，而使局部血管缓激肽浓度增高。缓激肽可激活激肽 $β_2$ 受体，继而激活磷脂酶 C（PLC），使 IP_3 产生增加。促进细胞内 Ca^{2+} 释放，激活 NO 合酶，产生 NO，也增加血管内皮超极化因子（EDHF）的释放。同时还激活细胞膜上的磷脂酶 A_2（PLA_2），产生 PGI_2。而 NO、EDHF 与 PGI_2 都有舒张血管、抑制血小板及抗心肌和血管壁细胞肥大增生及重构作用。缓激肽还具有保护血管内皮功能的作用。

3. 抑制交感神经递质的释放 卡托普利使 Ang Ⅱ 的生成减少，可减弱 Ang Ⅱ 对交感神经冲动传递的易化作用，从而使血管扩张、血压降低。其抗交感作用可进一步改善心功能：恢复充血性心力衰竭患者心肌下调的β受体数量，增加 G_s 蛋白量，从而提高腺苷酸环化酶活性，直接或间接降低血中儿茶酚胺及血管加压素的含量，提高副交感神经张力。

4. 清除自由基作用 Ang Ⅱ 可以激活 NADH/NADPH 氧化酶，使 O_2^- 产生增加。而 ACEI 可减少 Ang Ⅱ 的生成，故有清除氧自由基的作用。NO 的 $t_{1/2}$ 可被超氧化物歧化酶延长而被 O_2^- 缩短。因此，卡托普利减少氧自由基产生，使 NO 降解减慢。心肌缺血再灌注时，释放氧自由基，促进脂质过氧化和加重心肌损伤，而 ACEI 通过清除氧自由基和增加 NO，对心肌缺血再灌注损伤起保护作用。RAS 的构成及卡托普利作用环节示意图见图 20-1。

【临床应用】

1. 高血压 卡托普利是临床广泛应用的安全、有效的降压药，适用于各型高血压，为抗高血压治疗的一线药物，适用不同程度及不同年龄的高血压患者，在降压的同时，不伴有反射性心率加快。尤其适用于高肾素型高血压患者及常规疗法无效的严重高血压。也能降低正常或低肾素型高血压患者的血压。使收缩压和舒张压均降低，轻、中度高血压患者单用卡托普利常可以控制血压，与利尿药、钙通道阻滞药和 β 受体阻断药合用能增强疗效，用于治疗重度或顽固性高血压。本品尤其适用于合并有糖尿病及胰岛素抵抗、左心室肥厚、心力衰竭、急性心肌梗死后的高血压患者，可明显改善生活质量且降低死亡率，连续用药 1 年以上疗效不会下降，无耐受性，而且停药不反跳。

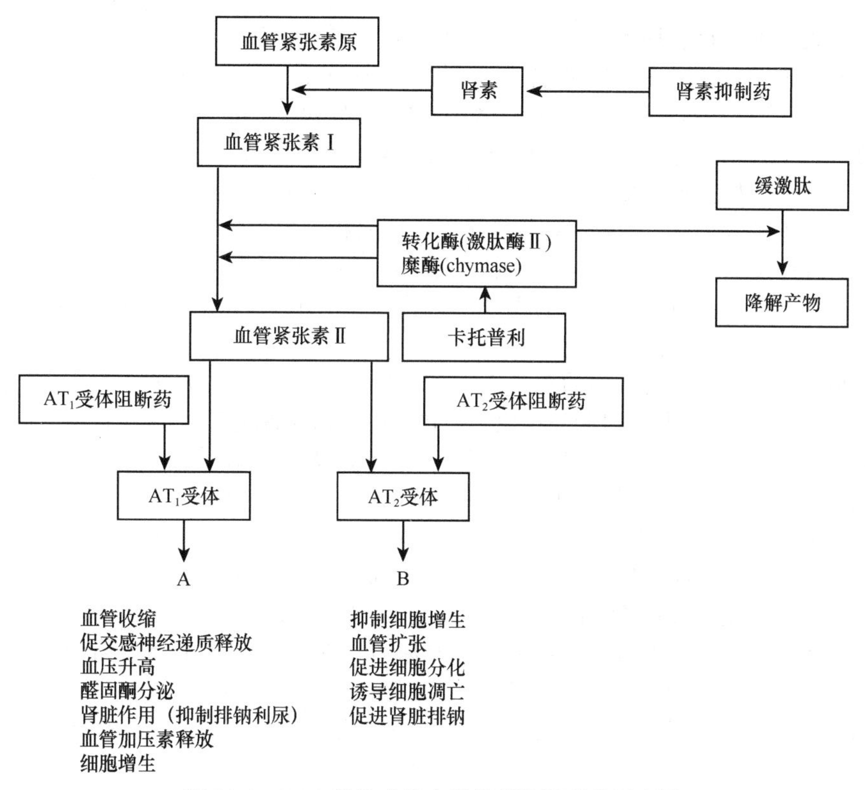

图 20-1 RAS 的构成及卡托普利作用环节示意图

2. 充血性心力衰竭 卡托普利是治疗慢性充血性心力衰竭的基础用药，通过改善血流动力学，可降低心衰患者神经-体液代偿机制的不利影响，缓解心衰症状，防止和逆转心室和血管重构，从而显著降低心衰患者的发病率和病死率，改善心衰患者的生活质量和延长生存期。卡托普利能降低心衰患者的心脏前、后负荷，增加心排出量，改善体循环及肺循环淤血。该药安全有效，与利尿药、地高辛合用为治疗慢性心力衰竭的基础药物。给予卡托普利后，可使血流动力学很快（1～2h）发生改变，4～6h 效应达峰值；血压可轻度下降、心率稍变慢、心排出量和心排血指数明显增大；全身血管阻力，右心房压、肺动脉和静脉压、肺毛细血管楔压及肺血管阻力明显降低。肾血流量及尿量增加，心衰症状，如气喘、咳嗽及水肿等明显减轻。卡托普利治疗充血性心力衰竭的作用机制见图 20-2。

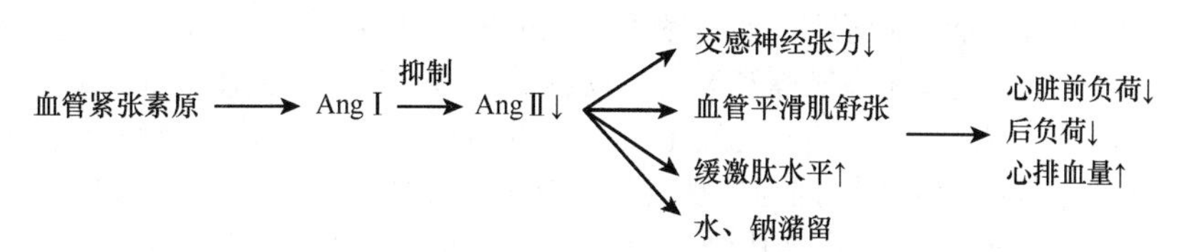

图 20-2 卡托普利治疗充血性心力衰竭的作用机制

卡托普利治疗充血性心力衰竭的临床应用原则：①对于左室收缩功能不全的患者，不论有无症状，卡托普利治疗均能获益。②让患者了解，部分患者开始用药时可能会有咳嗽，但长期应用有可能耐受。③部分患者用药后心衰症状缓解虽不明显，但仍可延缓病情发展，延长寿命。④卡托普利需尽量达到临床试验中证实有效的靶剂量。⑤卡托普利不是救命药，它适用于慢性心力衰竭的长期治疗。

3. 心肌梗死 卡托普利能降低心肌梗死并发心衰的死亡率。卡托普利可缩小心肌梗死面积、预防或治疗左室重构、防止再灌注损伤及防治梗死后心力衰竭。

4. 糖尿病性肾病及其他肾病 糖尿病患者由于肾小球内压力过高，引起肾小球损伤，肾功能下降，出现蛋白尿。卡托普利能使肾血管扩张，增加肾血流量，降低肾血管阻力。不论是否伴有高血压，卡托普利对肾脏均有保护作用，阻止各型糖尿病患者肾功能的恶化，减少尿蛋白。

【不良反应】 卡托普利的不良反应较轻，耐受性较好。一般非特异性的不良反应有恶心、腹泻等消化道反应以及头痛、头昏、疲倦等中枢神经系统反应。卡托普利的特异性的不良反应因可归因于两大类药理学作用，即与 AngⅡ的作用被抑制和与激肽效应有关。症状性低血压、肾功能不全及钾潴留三大不良反应与 AngⅡ的作用被抑制相关。而刺激性咳嗽、血管神经性水肿则与卡托普利的激肽效应密切相关。其他如潮红、味觉异常等不良反应则可能与卡托普利的巯基部分有关。

1. 首剂低血压 RAS 高度激活的患者，可能出现低血压而致“首剂现象”。因此，宜从小剂量开始试用，并密切监测。尤其是口服吸收快、生物利用度高的 ACEI，如卡托普利，首剂低血压较多见。而赖诺普利等口服吸收慢、生物利用度低的 ACEI，较少出现首剂低血压。

2. 咳嗽 有 5%～20%的患者使用卡托普利后出现令人心烦的干咳，通常与剂量无关，女性比男性多见，一般在治疗开始后 1 周至 6 个月之间出现，是被迫停药的主要原因。咳嗽的原因可能是卡托普利抑制缓激肽和 P 物质代谢，导致这些物质在肺血管床积蓄。

3. 高血钾 肾功能正常而又没有服用其他引起 K^+潴留药物的患者使用卡托普利，很少见到明显的 K^+潴留。然而，对肾功能不全或服用保 K^+利尿药、补钾、使用 β 肾上腺素受体阻断药或非类固醇抗炎药的患者使用卡托普利后可能导致高钾血症。

4. 妊娠与哺乳 在妊娠早期，卡托普利无致畸胎作用，但妊娠中、后期长期应用可引起胎儿畸形、胎儿发育不全甚至死胎，故孕妇禁用。

5. 血管神经性水肿 卡托普利可使 0.1%～0.2%的患者迅速出现鼻、喉、口、声带、咽、唇和（或）舌部的肿胀，称血管神经性水肿。与剂量无关，几乎总是在治疗的第 1 周内发生，通常是在用药后头几个小时内出现。气道阻塞和呼吸窘迫可以导致死亡。因此，应保持患者气道通畅，必要的话，应使用肾上腺素、抗组胺药和（或）皮质激素进行抢救。血管神经性水肿的机制不清楚，但可能与缓激肽蓄积、诱导产生组织特异性的自身抗体有关。一旦卡托普利停用，血管神经性水肿可在数小时内消失。

其他常用血管紧张素转化酶抑制剂

依那普利（enalapril）为不含—SH 的长效、高效 ACEI。依那普利为前体药，在体内经肝脏酯酶作用下，水解生成二羧酸活性代谢物苯丁羧脯酸（依那普利酸），后者与 ACE 持久结合而发挥作用，对 ACE 的抑制作用比卡托普利约强 10 倍。依那普利作用机制与卡托普利相似。可降低总外周血管阻力，增加肾脏血流量，对肾小球滤过率无明显影响，但心率及心排血量无明显变化。降压作用强而持久，长期应用能逆转左室肥厚和改善大动脉顺应性。临床上依那普利主要用于高血压和慢性心功能不全的治疗。在高血压伴有充血性心力衰竭的治疗中，依那普利的疗效优于卡托普利，长期应用具有改善心室重构的作用。因为依那普利不含—SH，故无典型的青霉胺样反应（皮疹、嗜酸性粒细胞增多、味觉缺失等）。因作用强，引起咳嗽较多，也会导致血管神经性水肿、高血钾、急性肾衰竭等。偶可引起血红蛋白减少和氨基转移酶升高。合并有心力衰竭时低血压较多见，故应适当控制剂量。

雷米普利（ramipril）口服吸收后在肝脏内代谢成其活性代谢物雷米普利拉（ramiprilat），产生 ACE 抑制作用。口服易吸收，消除 $t_{1/2}$ 为 9～18h，主要经肾排泄。降压作用起效快，且较依那普利强，抑制 ACE 作用时间超过 24h，具有持久降压、降低外周血管及肾血管阻力、增加肾血流的作用。临床用于治疗轻度至中度高血压，也用于治疗慢性心功能不全。

贝那普利（benazepril）为前体药，口服后在肝脏代谢成活性代谢产物贝那普利酸，后者与 ACE 持久结合发挥抑制作用，能降低外周阻力，不引起代偿性水钠潴留。临床用于治疗高血压。副作用较少，偶见头晕、疲劳、胃肠不适、皮疹、潮红、症状性低血压、咳嗽等不良反应。

其他 ACEI 还有赖诺普利（lisinopril）、福辛普利（fosinopril）、喹那普利（quinapril）、培哚普利（perindopril）和西拉普利（cilazapril）等。不同 ACEI 因化学结构不同，药物体内过程差异较大（表 20-2）。上述药物除赖诺普利外，其余均为前体药。药理作用及临床应用均同依那普利。

表 20-2　常用 ACEI 的药代动力学特点

药物	前体药	口服吸收（%）	生物利用度（%）	血浆蛋白结合（%）	有效药达峰时间（h）	作用时间（h）	终末 $t_{1/2}$（h）	排泄
卡托普利	–	60～70	75～91	20～30	0.7～1.0	6～12	1.7～2.3	肾
依那普利	+	60	40～60	60	2～6	18～24	7.0	肾
赖诺普利	–	30	25～60	＜10	4～8	24～36	11～12	肾
雷米普利	+	60	50～60	60	3	＞24	13～17	肾
福辛普利	+	30～38	30～36	89～99	2.4～4.2	＞24	10～12	肾、肝
贝那普利	+	30	30	—	1.2	24	10～11	肾、肝
培哚普利	+	60～70	60～90	18	2～3	18～24	30	肾
喹那普利	+	80～90	75～90	—	2	＞24	12～25	肾、肝

注：+表示是前体药；–表示非前体药。

第三节　血管紧张素Ⅱ受体阻断药

血管紧张素Ⅱ受体分两型，即 AT_1 受体和 AT_2 受体。AngⅡ的经典作用均是由 AT_1 受体介导的，这些作用包括血管收缩、促细胞生长、水钠潴留等。而 AT_2 受体的功能与之相反，具有血管扩张、利尿排钠、促进细胞凋亡等。因此 AngⅡ受体阻断药（ARB）是一类对 AngⅡ受体亚型 AT_1 受体有高亲和力的药物，能特异性拮抗 AngⅡ的所有生物活性。在 20 世纪 80 年代早期，根据药物设计的指导范例，经过逐步结构修饰，成功开发出口服有效、作用强、有选择性的非肽类 AngⅡ受体阻断药——氯沙坦。1995 年 FDA 批准氯沙坦用于临床治疗。迄今为止已合成的 AT_1 受体阻断药达几百个，代表了多种化学结构类型。与 ACEI 相比，ARB 可在受体水平阻断 RAS，作用比较专一，而且具有阻断不同途径生成的 AngⅡ的作用。

【药理作用特点】

1. 完全拮抗 AngⅡ的作用　ARB 能完全拮抗 ACE 途径和非 ACE 途径产生的 AngⅡ的生物效力，抑制其生理效应（如血管收缩、水、钠潴留以及醛固酮、肾素、儿茶酚胺等的释放），主要药理作用及临床应用与 ACEI 相似，不同的是其对缓激肽降解无影响，无咳嗽、血管神经性水肿等不良反应。

2. 对 AT_1 受体有高亲和力　应用于临床的 ARB 与 AT_1 受体的亲和力很高，通常对 AT_1 受体的选择性比 AT_2 受体高 10 000 倍以上。选择性地阻断 AT_1 受体后，AngⅡ的缩血管作用及增强交感神经活性作用受到抑制，导致血压降低。长期降压作用可能还与调节水、盐平衡，抑制心血管肥厚有关。ARB 抑制心血管重构与其阻止 AngⅡ的促心血管细胞增殖肥大作用有关。此外，当 AT_1 受体被阻断后，反馈性增加肾素活性，导致 AngⅡ浓度升高，AngⅡ仅能激活 AT_2 受体，产生抗增殖作用。故该类药物能产生良好的血流动力学作用。

【药代动力学】　临床应用的非肽类 AT_1 受体阻断药主要有氯沙坦（losartan）、缬沙坦（valsartan）、厄贝沙坦（irbesartan）、坎地沙坦（candesartan）、替米沙坦（telmisartan）等，体内过程存在一定差异（表 20-3）。

表 20-3 ARB 的体内过程特点

药物	食物影响	生物利用度（%）	起效时间（h）	作用高峰时间（h）	作用持续时间（h）	蛋白结合率（%）	分布容积（L）	清除 $t_{1/2}$（h）	排泄（尿/粪）（%）
氯沙坦	轻度	33	1	6	24	＞98	34	2	35/60
缬沙坦	中度	25	2	6	24	96	17	6～8	13/83
替米沙坦	轻度	42～58	1	3～9	≥24	99.5	53～96	1～24	1/97
坎地沙坦	否	42	2～4	6～8	≥24	99.6	10	9～13	33/67
厄贝沙坦	否	60～80	2	3～6	24	96	500	1～15	20/80

一、常用的 AT_1 受体阻断药

氯 沙 坦

【药理作用与作用机制】 氯沙坦（losartan）为第一个用于临床的 AT_1 受体阻断药。具有口服有效、高亲和力、高选择性、高专一性、无激动活性的特点。对 AT_1 受体的亲和力比对 AT_2 受体的亲和力高 20 000～30 000 倍。大约 14%的氯沙坦口服后转变为 5-羧酸代谢产物，后者比氯沙坦拮抗 AT_1 受体的能力强 15～30 倍。氯沙坦的效应是其与代谢物的共同作用，以后者为主。选择性阻断 AT_1 受体，抑制 AngⅡ的缩血管作用及增强交感神经活性的作用，致血压下降。氯沙坦的长期降压作用可能还与调节水、盐平衡，抑制心血管肥厚有关。AT_1 受体被阻断后醛固酮产生减少，可减轻水钠潴留。临床试验证明，氯沙坦能降低心血管疾病的病死率。

氯沙坦对肾血流动力学的影响与 ACEI 相似，拮抗 AngⅡ对肾脏出球小动脉的收缩作用比入球小动脉明显，增加肾血流量，保持肾小球滤过率，对高血压、糖尿病患者合并的肾功能不全具有保护作用。对于有高血压的肾病患者，氯沙坦在降压的同时可保持肾小球滤过率，增加肾血流量，钠盐排出增加，减少蛋白尿。氯沙坦有促进尿酸排泄的作用，对减轻高血压患者应用利尿药后可能引起的高尿酸血症有一定作用。

氯沙坦可阻止 AngⅡ的促心血管细胞增殖肥大作用，长期用药能抑制心肌和血管肥厚及重构，有益于高血压与心力衰竭的治疗，降低心血管患者的死亡率。当 AT_1 受体被阻断后，反馈性增加肾素活性，导致 AngⅡ浓度升高，此时 AngⅡ仅能激活 AT_2 受体，产生抗增殖作用。

【体内过程】 氯沙坦口服吸收迅速，首过消除明显，生物利用度约为 33%，$t_{1/2}$ 约 2h，血浆蛋白结合率＞98%。在肝脏转化为活性更强的 5-羧酸代谢产物 EXP3174 和无活性的代谢产物，EXP3174 $t_{1/2}$ 为 6～9h。氯沙坦和 EXP3174 均难透过血-脑屏障。大部分药物在体内被肝细胞色素 P450 系统代谢，大部分随胆汁排泄，仅少量氯沙坦与 EXP3174 以原形随尿排泄。动物实验发现可经乳汁排泄。氯沙坦和 EX3174 的血浆清除率受肝功能不全的影响，但不受肾功能不全的影响。每日服药 1 次，降压作用可维持 24h。

【临床应用】 氯沙坦可用于治疗各型高血压，适用于不同年龄的高血压患者。可缓解左心室肌肥厚和心血管重构，产生肾脏保护作用，对伴有糖尿病、肾病和慢性心功能不全患者有良好疗效。与利尿药或钙通道阻滞药合用，可增强降压疗效。除可用于高血压治疗外，氯沙坦还主要用于慢性充血性心力衰竭的治疗。适用于血浆肾素活性提高，AngⅡ增多导致血管壁和心肌肥厚及纤维化的慢性充血性心力衰竭的治疗。研究发现，与 β 受体阻断药阿替洛尔比较，氯沙坦使死亡、心肌梗死或卒中等复合终点的发生率降低 13%，卒中和新发糖尿病的发生率降低 25%。

【不良反应】 氯沙坦不良反应的发生率明显低于卡托普利。不易引起咳嗽、血管神经性水肿等，这主要与氯沙坦不抑制 ACE，因而不影响缓激肽的代谢有关。少数患者用药后可出现眩晕。可引起低血压、肾功能障碍、高钾血症等。对低血压、肝功能不全及严重肾功能不全患者，应慎用或减少起始剂量。肝硬化患者氯沙坦的血浆浓度明显增加，对肝功能不全患者应该考虑使用较低剂量。应避免与补钾或留钾性利尿药合用。禁用于孕妇、哺乳妇女及肾动脉狭窄者。

缬　沙　坦

缬沙坦（valsartan）作用与氯沙坦相似。生物利用度 25%，达峰时间 4～6h，$t_{1/2}$ 为 6～8h。对 AT_1 受体的亲和力比对 AT_2 受体的亲和力强 24 000 倍。原发性高血压患者口服缬沙坦 80mg 后，4～6h 可获最大降压效果，降压作用可持续 24h，可单独用于轻、中度原发性高血压或与其他抗高血压药合用治疗各期高血压。长期用药也能逆转左心室肥厚和心血管重构。可用于治疗慢性心力衰竭。研究发现，缬沙坦可显著降低因心衰恶化住院的比率，对心衰症状、体征的改善和射血分数提高明显优于对照组。

不良反应发生率较低，主要有头痛、头晕、疲乏等。咳嗽发生率明显低于 ACEI，且不引起首剂低血压反应。低钠或血容量不足、肾动脉狭窄、严重肾功能不全、胆汁性肝硬化或胆道梗阻患者，服用缬沙坦有引起低血压的危险。应避免与保钾利尿药、补钾药合用。禁用于孕妇、哺乳妇女。

AT_1 受体阻断药尚有厄贝沙坦、坎地沙坦和替米沙坦等。药理作用及临床应用与氯沙坦类似。均具有受体亲和力高、选择性强、口服有效、作用时间长、无激动作用等优点。其中坎地沙坦作用强、应用剂量小、维持时间久、谷峰比值高（＞80%），是目前这类药物中最优者。

二、AT_1 受体阻断药与血管紧张素转化酶抑制药的作用比较

相关内容请扫描本书二维码进行阅读。

第四节　肾素-血管紧张素系统抑制药研究进展

相关内容请扫描本书二维码进行阅读。

（孙慧君）

第二十一章　钙通道阻滞药

【案例 21-1】

患者，女，45 岁，工人。因突然心悸、头晕、胸闷及脉搏快 10min 就诊。2 年来已有 5 次相同症状发作，每次持续 5～10 min 自愈。体格检查：BP 90/60mmHg，心率 180 次/分，律齐，各瓣膜区未闻及病理性杂音。心电图诊断：①窦性心律；②阵发性室上性心动过速伴室内差异性传导（呈右束支阻滞型）。治疗：在心电监护下经压迫眼球等刺激迷走神经方法无效，当即将维拉帕米 5mg+生理盐水 20ml 缓慢静脉注射，6min 后恢复窦性心律，心率 80 次/分，观察 3 天未见发作出院。

问题：

1. 为什么要选用维拉帕米？说明维拉帕米治疗阵发性室上性心动过速的机制及用药注意事项。

2. 本病例能否选用硝苯地平治疗？说明理由。

第一节　钙通道与钙通道阻滞药

一、药物研究简史

钙通道阻滞药（calcium channel blocker）是一类能选择性地阻滞 Ca^{2+}经电压依赖性钙通道流入细胞内，降低细胞内 Ca^{2+}浓度的药物，又称钙拮抗药（calcium antagonist）。1962 年，在合成类似罂粟碱活性药物时发现了维拉帕米（verapamil），首先由德国 Knoll 公司研制成功，商品名为 Isoptin，该药对心脏具有负性肌力和负性频率作用，曾被认为是β受体阻断药，仅用于心律失常的治疗。1966 年德国的 A. Fleckenstein 发现维拉帕米在降低心肌收缩性时并不影响膜电位的变化和振幅，其作用与脱钙的情况相同，认为其作用机制是阻滞或减少 Ca^{2+}进入细胞内，并首次提出“钙拮抗剂”一词。此后，对钙通道阻滞药的研究快速发展，此领域的深入研究不仅确立了钙通道阻滞药在心血管疾病中的重要地位，而且有力地促进了对钙通道的深入研究。随着膜片钳技术（patch clamp）和分子生物学技术的发展与结合，在深度和广度上进一步促进了对钙通道的基础理论研究和钙通道阻滞药的发展。临床应用也从心血管疾病的治疗扩展到脑及其他系统疾病的治疗。目前，钙通道阻滞药临床主要用于治疗高血压、心绞痛、心律失常、外周血管痉挛性疾病、脑血管疾病；并有报道本类药物可逆转肿瘤细胞对抗肿瘤药物的耐药性；治疗难治性癫痫；具有镇痛作用及抑制阿片类药物的耐受性及成瘾性，与芬太尼等阿片类药物合用于创伤早期镇痛，可增强阿片类药物的镇痛效应并降低其副作用。

二、钙离子的生理、病理意义与钙通道阻滞药的效应

Ca^{2+}是体内重要的阳离子之一，主要分布在细胞外，参与体内多项生理生化反应，如心脏起搏，血液凝固，心肌、骨骼肌和血管平滑肌细胞的兴奋-收缩耦联，神经细胞兴奋性递质释放，腺体分泌，细胞运动等；Ca^{2+}还是重要的第二信使，在生物信息传递、内环境稳定中起着重要作用。细胞内 Ca^{2+}超载也是许多病理（如组织细胞坏死，心、脑缺血和再灌注损伤，高血压）发生的关键环节。Ca^{2+}调节的细胞过程与钙通道阻滞药的效应参见表 21-1。

表 21-1　Ca^{2+}调节的细胞过程与钙通道阻滞药的效应

组织细胞	细胞内 Ca^{2+}的作用	钙通道阻滞药的效应
窦房结、房室结	除极	抑制窦房结起搏、减慢房室结传导
心肌	除极、收缩	抑制动作电位 2 相、降低收缩力
血管平滑肌（冠状动脉、肺、外周）	收缩	解除冠脉痉挛、降低肺动脉阻力、降低外周阻力
支气管、胃肠道、泌尿道及子宫平滑肌	收缩	缓解支气管哮喘、食管痉挛、胆绞痛、痛经，解除输尿管、膀胱疼痛
胰腺、脑垂体、肾上腺髓质	分泌	减少胰岛素、垂体激素、儿茶酚胺的分泌
唾液腺、泪腺、胃黏膜	分泌	减少唾液、泪、胃泌素的分泌
肥大细胞	组胺释放	抑制脱颗粒
多形核白细胞	运动、释溶酶体酶	抑制中性粒细胞的激活
血小板	聚集、收缩	抑制血小板的激活
神经细胞	递质释放	减少递质释放

三、钙通道类型及分子结构

钙通道（calcium channel）是细胞膜中的跨膜蛋白质分子，在细胞膜上形成一个漏斗状亲水性小孔，对 Ca^{2+}起选择性瓣膜作用，在正常情况下为细胞外 Ca^{2+}进入细胞的离子通道，存在于机体多种组织中，是调节细胞内 Ca^{2+}浓度的主要途径。根据激活方式不同，钙通道主要分为两类，即电压门控钙通道和受体调控钙通道。

1. 电压门控钙通道（voltage-gated Ca^{2+} channel）　根据电导值、动力学特征分为多种亚型，目前已克隆出 L、N、T、P、Q、R 6 种亚型。其中 L 型（long-lasting）开放时间久，约 10～20ms，电导值 25pS，激活电位－10mV，失活电位－60～－10mV，衰变时间＞500ms，主要分布于心肌、骨骼肌、平滑肌、内分泌及神经细胞。T 型（transient）开放时间短暂，引起瞬间短小 Ca^{2+}电流，主要分布于神经元、心脏窦房结和血管平滑肌细胞。N 型（neither L nor T）主要分布于神经元中，调节神经递质释放。P 型最初在哺乳动物小脑浦肯野细胞中发现。

对钙通道的分子结构研究最多的是骨骼肌横管中的 L 型通道，现知它由 5 个亚单位所组成，即 α_1（175kD）、α_2（143kD）、β（54kD）、γ（30kD）、δ（27kD）。其中，α_1 亚单位在膜上形成四个跨膜区（D_1～D_4），每个跨膜区由 6 个呈 α 螺旋式的跨膜片段（transmembrane segments，S_1～S_6）及其间的联结肽链所组成。S_4 含 4～8 个带正电荷的精氨酸，当膜电位变化时，S_4 螺旋构型即发生变化，是钙通道的电压敏感区。连接 S_5～S_6 的肽链部分贯穿于膜内形成水性孔道，称为孔道区（pore region，P 区），供 Ca^{2+}通过，其邻近部位常是钙通道阻滞药的结合位点。α_1 亚单位排列如图 21-1 所示。

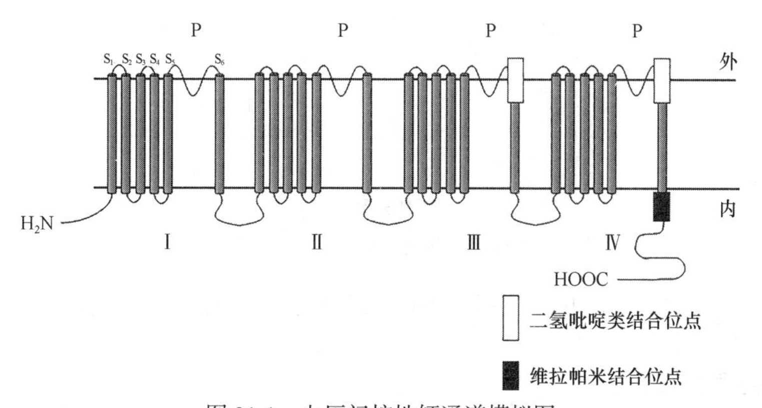

图 21-1　电压门控性钙通道模拟图

2. 受体调控钙通道（receptor-operated Ca^{2+} channel） 亦称配体门控钙通道（ligand gated cacium channel），存在于细胞膜，当配体与受体结合后，通过 G 蛋白与钙通道偶联而影响其开放。也分布于肌质网（sarcoplasmic reticulum，SR）和内质网（endoplasmic reticulum，ER）等细胞器膜上，是细胞内储钙释放进入胞质的途径，由三磷酸肌醇（inositol triphosphate，IP_3）或 Ca^{2+}等第二信使激活细胞器上的相应受体而引起通道开放。

四、钙通道阻滞药化学结构与分类

目前临床所用的钙通道阻滞药主要是选择性作用于电压依赖性通道 L 亚型的药物，作用于 T、N、P、R、Q 亚型的药物仍在研发中。钙通道阻滞药种类繁多，在许多方面各具特点，如化学结构、理化性质不同，对组织的选择性及在钙通道上的结合位点也有差异。常用的钙通道阻滞药化学结构见图 21-2。

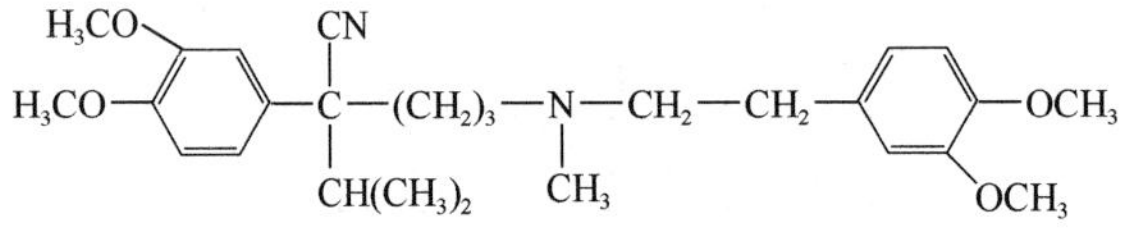

维拉帕米

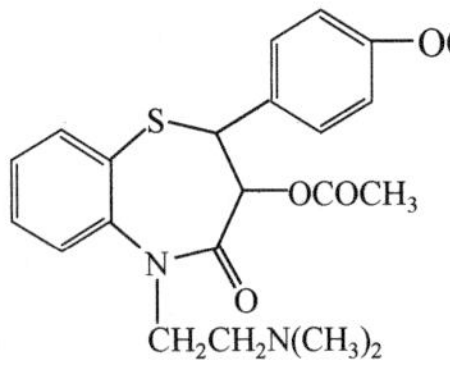

地尔硫䓬 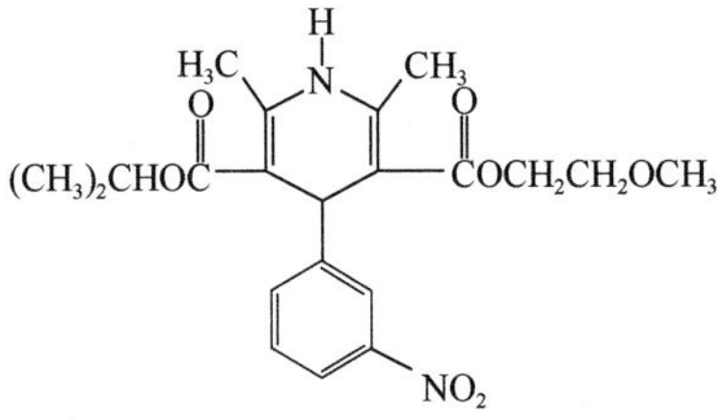　　尼莫地平

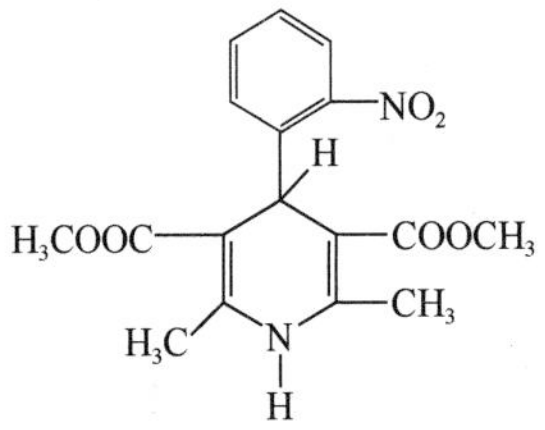

硝苯地平 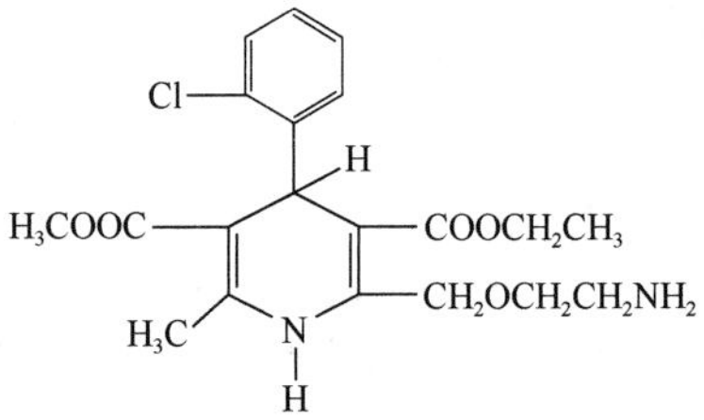　　氨氯地平

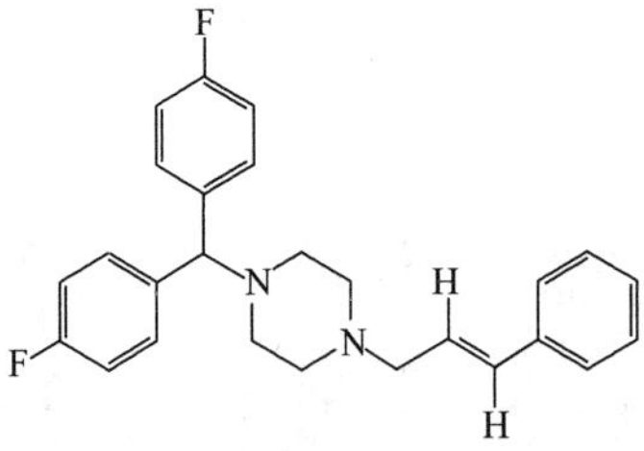

氟桂利嗪

图 21-2 钙通道阻滞药化学结构

1987 年世界卫生组织（WHO）根据药物对钙通道的选择性，将钙通道阻滞药分为两大类，每类又根据其化学结构分为 3 小类。

1. 选择性钙通道阻滞药

（1）苯烷胺类（phenylalkylamines，PAAs）：维拉帕米（verapamil）、加洛帕米（gallopamil）、

噻帕米（tiapamil）等。

（2）二氢吡啶类（dihydropyridines，DHPs）：硝苯地平（nifedipine）、尼卡地平（nicardipine）、尼群地平（nitrendipine）、氨氯地平（amlodipine）、尼莫地平（nimodipine）等。

（3）地尔硫䓬类（benzothiazepines，BTZs）：地尔硫䓬（diltiazem）、克仑硫䓬（clentiazem）等。

2. 非选择性钙通道阻滞药

（1）氟桂嗪类：如氟桂利嗪（flunarizine）等。

（2）普尼拉明类：普尼拉明（prenylamine）。

（3）其他：哌克西林（perhexiline）。

现在也有按药物发现及应用时间先后以及作用特点不同，把钙通道阻滞药分为三代：

第一代：维拉帕米、地尔硫䓬、硝苯地平，其疗效稳定，不良反应较少，在治疗心律失常、高血压及防治心绞痛方面被广泛应用。

第二代：非洛地平、尼莫地平、尼卡地平等，其特点是：对血管的选择性作用较高，交感神经激活作用减低。临床主要用于治疗高血压、心绞痛。

第三代：氨氯地平、普尼地平等，其特点是 $t_{1/2}$ 长，高度选择性作用于血管，交感神经激活作用更低，对心脏的负性肌力作用更轻微。临床主要用于治疗高血压、心绞痛，对心脏的副作用明显减少。

五、钙通道阻滞药的作用机制

钙通道阻滞药与钙通道的相互作用方式常借用“调制受体模型”（modulation receptor model）解释。假设电压门控离子通道有两个“门”和三种“状态”即通道的激活和失活过程均由激活门和失活门来控制。随着细胞膜电位的变化，通道蛋白发生构象变化而使钙通道表现出不同的功能状态。静息时通道的失活门打开而激活门关闭，使通道处于关闭状态，即静息态（通道关闭，可以激活）；当兴奋除极时（动作电位 0 相）激活门打开，此时激活门和失活门均处于开放状态，Ca^{2+}内流，即通道由静息态转变为开放态（通道开放，钙转运）。在 0 相末期激活门开放而失活门关闭，Ca^{2+}不能内流，即通道又由开放态转变为失活态（通道关闭，不能激活）；当复极基本完成时由失活态转变为静息态，此时兴奋恢复正常。失活态的通道不能直接进入开放态而处于一种不应期，只有从失活态进入到静息态后，通道才能接受外界刺激而激活开放，这一过程称为复活（recovery）。

L 型钙通道 α_1 亚单位至少含有三种不同类型的药物结合位点。各种不同组织（如心肌、骨骼肌、平滑肌等）及相同组织的不同部位（如脑血管、冠脉、外周血管等）Ca^{2+}转运途径不同、通道被激活的方式不同（电压门控或受体调控）、通道所处的状态不同（静息态、开放态、失活态）及药物的理化性质不同，构成了钙通道阻滞药对不同组织敏感性及临床适应证不同的基础。

具有亲水性的苯烷胺类、地尔硫䓬类药物的结合位点在细胞膜内侧，如维拉帕米需通过钙通道进入细胞，与开放态或失活态的通道结合，降低通道开放频率。该类药的作用与通道的活性直接相关，即通道在单位时间内开放的次数越多，药物越易进入细胞，对通道的阻滞作用越强，作用具有频率依赖性（使用依赖性）；而具有疏水性的二氢吡啶类药物的结合位点在细胞膜外侧，如硝苯地平在细胞膜外侧与失活态的钙通道结合，延长失活后复活所需要的时间，故频率依赖性较弱，对心肌电生理影响较小。该类药物具有电压依赖性，对血管的选择性高，尤其对病变血管。已证明在相同剂量下，可使高血压患者的血压下降，而对正常血压的影响较小。

六、钙通道阻滞药的药理作用

由于不同组织钙通道的种类、特性和数量不同以及药物化学结构和对组织的选择性不同，钙通道阻滞药的药理作用亦有差异（图 21-3、图 21-4）。

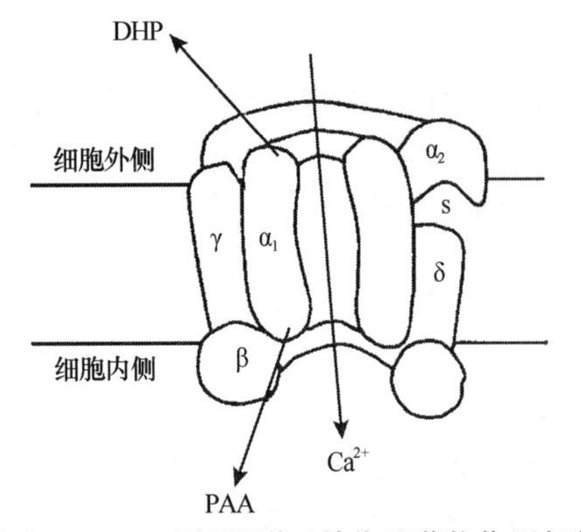

图 21-3 L 型钙通道亚单位及药物作用部位

DHP：二氢吡啶类；PAA：苯烷胺类

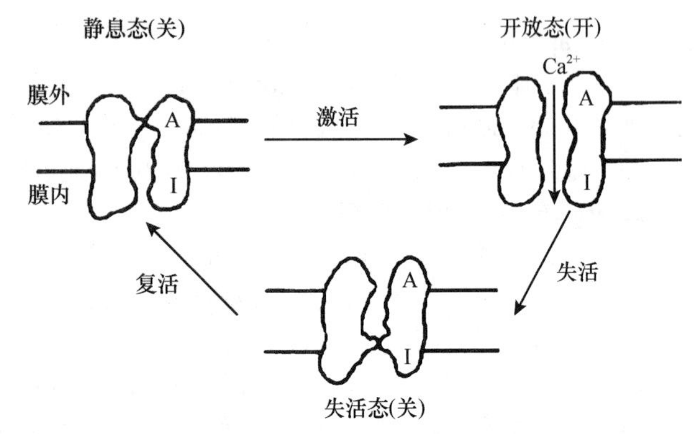

图 21-4 钙离子通道状态

A：激活门；I：失活门

1. 对心脏的作用

（1）负性肌力作用：通过阻滞钙通道而使心肌细胞内 Ca^{2+}量减少，在不影响兴奋除极的情况下，明显降低心肌收缩性，使心肌兴奋-收缩脱耦联，降低心肌耗氧量。钙通道阻滞药还具有扩血管作用，可降低血压。但在整体情况下，因使交感神经活性反射性增高，抵消部分负性肌力作用。硝苯地平的这一作用明显，可能超过其负性肌力作用而表现为轻微的正性肌力作用；维拉帕米的负性肌力作用最强。

（2）负性频率和负性传导作用：窦房结和房室结属慢反应细胞，其 0 相除极和 4 相缓慢除极均由 Ca^{2+}内流所引起，它们的传导速度和自律性由 Ca^{2+}内流所决定，因而，对钙通道阻滞药敏感，可降低窦房结自律性，减慢房室结的传导速度，减慢心率。维拉帕米和地尔硫䓬对心脏的负性频率和负性传导作用最强；而硝苯地平可因其扩张血管作用强，对窦房结和房室结的作用弱，还能反射性加快心率。

（3）保护缺血心肌：心肌细胞主要依赖有氧代谢产生 ATP 以供细胞生存及做功需要。线粒体是产生和储存 ATP 的主要部位，线粒体也利用底物氧化中获得的能量将多余的 Ca^{2+}外排至胞质中。当心肌细胞缺血、缺氧时，能量的产生发生障碍，钠泵和钙泵的功能降低，同时，细胞膜对 Ca^{2+}的通透性增加，使细胞外 Ca^{2+}大量进入细胞内，或干扰 Ca^{2+}向细胞外转运，使细胞内特别是线粒体内 Ca^{2+}超负荷，促使心肌细胞凋亡或死亡。本类药物通过阻滞 Ca^{2+}内流，减轻心肌细胞 Ca^{2+}超负荷；此外，还具有负性肌力和负性频率、扩张冠脉、降低外周血管阻力、降低心肌耗氧量等作用，对心脏起到保护作用。

（4）抗心肌肥厚作用：细胞内游离 Ca^{2+}浓度增加，在心肌肥厚中起着重要作用。钙通道阻滞药抑制 Ca^{2+}内流，减少细胞内 Ca^{2+}浓度，能明显逆转心肌肥厚。研究表明钙通道阻滞药可减少血管紧张素Ⅱ、内皮素-1、儿茶酚胺等的释放和（或）拮抗它们的促生长作用；在离体培养的心肌细胞，尼索地平可完全阻滞血管紧张素Ⅱ和内皮素-1 所致的 c-fos 基因表达。

2. 对平滑肌的作用

（1）血管平滑肌：因血管平滑肌的肌浆网发育较差，血管收缩时所需要的 Ca^{2+}主要来自细胞外，故对钙通道阻滞药的作用很敏感。该类药物能明显舒张血管，其特点是对小动脉舒张作用强，尤其对处于痉挛状态的血管舒张作用更强，对静脉影响小；对冠状血管和脑血管也有较强的舒张作用。各种钙通道阻滞药舒张血管的程度不同，二氢吡啶类药物舒张血管作用最强。

（2）对其他平滑肌的作用：钙通道阻滞药对支气管平滑肌的松弛作用较为明显，较大剂量也能松弛胃肠道、输尿管及子宫平滑肌。

3. 抗动脉粥样硬化作用 钙参与动脉粥样硬化的病理过程，如血管平滑肌增殖、脂质沉积和纤维化，钙通道阻滞药对新的粥样硬化斑块形成有阻抑作用，而对陈旧性病变无效，其机制可能与多种效应有关：

（1）减少 Ca^{2+}内流，减轻了 Ca^{2+}超载所造成的动脉壁损害。

（2）抑制平滑肌增殖和动脉基质蛋白质合成，增加血管壁顺应性。

（3）抑制脂质过氧化，保护内皮细胞。

（4）硝苯地平可因增加细胞内 cAMP 含量，提高溶酶体酶及胆固醇酯酶的水解活性，有助于动脉壁脂蛋白的代谢，从而降低细胞内胆固醇水平。

4. 对红细胞和血小板结构与功能的影响

（1）对红细胞影响：红细胞膜具有完整的钙转运系统，现已经证实，红细胞膜有受体调控的钙通道和电压调控的钙通道，钙泵（Ca^{2+}-Mg^{2+}-ATP 酶）是红细胞主要的 Ca^{2+}排出途径；线粒体膜也富含钙泵。当细胞能量代谢障碍时，钙泵活动降低，细胞内 Ca^{2+}增加，超量 Ca^{2+}使 ATP 合成减少，分解增加，二者形成恶性循环。红细胞膜的稳定性与 Ca^{2+}有密切关系，而且红细胞膜富含磷脂成分，Ca^{2+}能激活磷脂酶使磷脂降解，Ca^{2+}增加，红细胞膜脆性增加，结构破坏。钙通道阻滞药通过抑制 Ca^{2+}内流，减轻 Ca^{2+}超负荷对红细胞的损伤。

（2）抑制血小板活化：血小板被激活后，钙通道开放，细胞内 Ca^{2+}浓度升高，膜受体暴露，引起血小板聚集和活性物质释放。钙通道阻滞药能够减少 Ca^{2+}内流，抑制血小板聚集与活性产物的合成与释放；并促进膜磷脂的合成，稳定血小板膜。

5. 对肾脏功能的影响 钙通道阻滞药有排钠利尿作用，其机制可能与影响肾小管对电解质的转运有关。此外，钙通道阻滞药尚可扩张肾血管，明显增加肾血流量，但对肾小球滤过作用影响小。钙通道阻滞药对肾脏的这种保护作用，在伴有肾功能障碍的高血压和心功能不全的治疗中具有重要意义。

6. 逆转肿瘤细胞对某些药物的耐药性 许多肿瘤细胞在药物治疗过程中出现耐药性，研究发现由 mdrl 基因编码的 P-糖蛋白（P-glycoprotein，P-gp）的过度表达是产生多药耐药的主要原因。有研究发现维拉帕米可以在 mdrl 基因的翻译水平上抑制 P-gp 的合成及活性，从而抑制 P-gp 的表达，恢复肿瘤细胞对抗肿瘤药物的敏感性。但因其特异性较低，临床应用受到限制。

七、钙通道阻滞药临床应用

钙通道阻滞药主要用于治疗心、脑血管系统疾病，近年来也用于其他系统疾病的治疗。

1. 心绞痛 钙通道阻滞药对各种类型心绞痛都有不同程度的疗效。对变异型心绞痛，常选用硝苯地平治疗。

2. 高血压 钙通道阻滞为治疗高血压的一线药物。其中二氢吡啶类药物如硝苯地平、尼卡地平、氨氯地平等舒张外周血管作用较强，在降低血压的同时，可增加心、脑、肾等重要脏器的血流量，改善其功能。

3. 心律失常 钙通道阻滞药治疗室上性心动过速及后除极触发活动所致的心律失常有良好效果。各类钙通道阻滞药减慢心率的作用程度有差异。维拉帕米和地尔硫䓬减慢心率作用较明显。硝苯地平较差，甚至反射性加快心率，因而不用于治疗心律失常。

4. 脑血管疾病 尼莫地平、氟桂利嗪等钙通道阻滞药能较显著舒张脑血管，增加脑血流量，可用于治疗短暂性脑缺血发作、脑血栓形成及脑栓塞等。

5. 其他 钙通道阻滞药还可用于治疗外周血管痉挛性疾病（雷诺病）、肺动脉高压、肥厚型心肌病等心血管系统疾病，也可用于治疗支气管哮喘、偏头痛等。现在已经证实维拉帕米能够减缓肿瘤细胞对抗肿瘤药物的耐药性，可作为肿瘤耐药性逆转剂。

八、钙通道阻滞药的不良反应

钙通道阻滞药相对比较安全，但由于其药物作用广泛，选择性相对较低。其常见不良反应有颜面潮红、头痛、眩晕、恶心、便秘等。严重不良反应有低血压、心动过缓和房室传导阻滞以及心功能抑制等。

第二节 常用钙通道阻滞药

维 拉 帕 米

维拉帕米（verapamil）又名异搏定（isoptin），是第一个问世的钙通道阻滞药，其特点为对心脏的选择性抑制作用强（与二氢吡啶类药物比较）。

【药理作用】

1. 心脏 对心脏选择性强，能降低窦房结起搏细胞自律性，减慢窦性频率，人体用药后窦性频率减慢约 10%；也能抑制房室结的传导性，主要对房室结的上部、中部作用强，对下部作用较差。

2. 血管平滑肌 维拉帕米能舒张冠状血管及外周血管，增加缺血心肌血流量，增加侧支循环流量；也能降低外周阻力，降低血压。

3. 减缓肿瘤细胞对抗肿瘤药物的耐药性 P-gp 的过度表达是肿瘤细胞对抗肿瘤药物产生多药耐药（MDR）的主要原因。已经证实维拉帕米能够减缓肿瘤细胞对抗肿瘤药物的耐药性，逆转机制认为与降低 P-gP 的作用有关。

【临床应用】 维拉帕米常用于治疗室上性和房室结折返引起的心律失常，是治疗阵发性室上性心动过速的首选药物。也可用于治疗心绞痛和高血压。

【不良反应及注意事项】 约 10%患者出现不良反应，有 1%患者需停用药物。口服易致便秘等胃肠道症状，静脉注射过快、过量或合用β受体阻断药可致低血压、心动过缓、房室传导阻滞甚至心脏停搏等严重不良反应。一般不宜与β受体阻断药合用。

禁用于严重心衰、Ⅱ度和Ⅲ度房室传导阻滞、心源性休克、孕妇。

硝 苯 地 平

硝苯地平（nifedipine）又名心痛定，属第一代二氢吡啶类药物，其特点是对血管的选择性高，对心脏的抑制作用弱，因强大的扩血管作用可反射性兴奋交感神经，使心率加快。

【药理作用】

1. 心脏 对窦房结、房室结及心肌收缩性的抑制作用较弱，给药量略大反而能加速房室传导，加快心率，主要由扩血管作用使交感神经活性反射性增高导致。

2. 平滑肌 对血管平滑肌的选择性较高，尤其对处于病变痉挛状态的血管扩张作用强，可舒张外周血管，降低血压。也能明显舒张冠脉，增加冠脉血流量。舌下含服硝苯地平 20mg 后，正常心肌和冠脉狭窄区血流量均有增加。在整体情况下，由于强大的扩血管作用，反射性兴奋交感神经，可抵消其对心脏的直接抑制作用，因此可与β受体阻断药合用。硝苯地平尚能降低肺血管阻力和肺动脉压。对妊娠子宫平滑肌有明显舒张作用。

【临床应用】

1. 心绞痛 硝苯地平能够舒张冠脉，特别是痉挛收缩冠脉，故能增加缺血区血流量，缓解心绞痛，常用于治疗由冠脉痉挛所致的变异型心绞痛。

2. 高血压 舒张外周小动脉，降低血压，可治疗高血压，特别适用于伴有支气管哮喘或心绞痛的高血压患者。但本药半衰期较短，目前常用其缓释制剂或控释制剂以减小血药浓度波动，达到平稳降血压的目的。

3. 肺动脉高压症 硝苯地平能降低肺血管阻力及肺动脉压，用于治疗肺动脉高压症。

4. 其他 可治疗由寒冷及情绪激动引起的外周血管痉挛（雷诺病）。对早产、痛经等有一定疗效。

【不良反应及注意事项】 使用普通制剂的硝苯地平（短效）不良反应发生率达 20%，一般较轻，主要是低血压、头痛、头晕、面红、心悸（扩血管作用所致）。长期用药可出现踝部水肿（与用药后血液再分布有关）。少数患者偶见心肌缺血症状加重，可能是严重冠脉阻塞、心率加快、血压过低所致。孕妇禁用。

其他常用的钙通道阻滞药

氨氯地平（amlodipine）是20世纪90年代开发的二氢吡啶类药物（第三代），作用与硝苯地平相似，其主要特点：①化学结构中含有独特的氨基酸侧链，与膜磷脂有高度亲和力，聚集在血管细胞膜脂质层内，缓慢地向钙通道结合位点扩散，因此起效缓慢，可减轻由于扩血管效应所致的心率加快、头痛、面红等副作用；②口服吸收良好，不受食物影响，生物利用度为60%～80%，$t_{1/2}$为35～50h，每日口服1次即可；③血药浓度的峰谷波动小，有利于平稳降压，能够减少由于血压波动所致的器官损伤，对老年人的降压效果与年轻人同样显著；④促进缓激肽中介的NO的产生，明显增加慢性心衰患者冠脉中的NO含量，降低心肌耗氧量；⑤防止或逆转心肌肥厚，拮抗TNF-α、白介素。临床应用常用于治疗高血压和心绞痛。注意：肝功能不良者禁用。

左旋氨氯地平（levamlodipine）是氨氯地平的左旋体，为我国首先研发并具知识产权的第一个手性药物，2001年CFDA批准上市，具有长效、高效和不良反应少等优点。其作用是氨氯地平的2倍，口服后6～12h血药浓度达高峰，生物利用度约为64%～80%，消除$t_{1/2}$约为35～50h，谷峰比值高，可以在平稳降压的同时，保护血管内皮功能，降低高血压患者的早期肾损害。对高血压、心绞痛有良好的治疗效果。

拉西地平（lacidipine）属于第三代高亲脂性二氢吡啶类药，高度选择性阻滞血管平滑肌的钙通道，主要扩张外周动脉，降压作用强而持久。对心脏传导系统和心肌收缩功能无明显影响。口服后起效慢，消除$t_{1/2}$为14h，但降压作用维持时间较长，每日仅需服药1次，临床主要用于治疗轻中度高血压。不良反应同硝苯地平相似。

尼莫地平（nimodipine）属第二代二氢吡啶类药物，对冠脉和外周血管舒张作用小，其亲脂性比硝苯地平大，口服易吸收，但首过消除明显，生物利用度仅13%，容易透过血-脑屏障，对脑血管有高度选择性，在降压作用不明显时就能显著舒张脑血管，增加脑血流量。有许多研究证实尼莫地平对脑细胞有保护作用。常用于治疗脑血管系统疾病，如蛛网膜下腔出血、缺血性脑卒中、脑血管痉挛、脑供血不足、偏头痛等。

地尔硫䓬（diltiazem）又名硫氮䓬酮，属第一代钙通道阻滞药，对心脏的作用与维拉帕米相似，能明显抑制窦房结和房室结，减慢心率，但抑制心肌收缩性的作用较弱，适用于治疗阵发性室上性心动过速。对外周血管和冠脉的扩张作用较硝苯地平弱，反射性交感神经兴奋效应较弱，可用于治疗轻、中度高血压和心绞痛。注意：如出现头痛、头晕、疲劳感、心动过缓时应减量或停药；禁用于Ⅱ度以上房室阻滞或窦房阻滞者、孕妇。

氟桂利嗪（flunarizine），能够选择性扩张脑血管，增加脑血流量，防止缺血缺氧后神经细胞内Ca^{2+}蓄积所致的神经细胞损伤；并促进红细胞的变形能力，改善微循环。此外，氟桂利嗪尚有抗5-HT和抗组胺作用。临床上主要治疗脑血管功能障碍的疾病如偏头痛、血管性痴呆、各种眩晕症、缺血性脑卒中、脑血管痉挛、脑供血不足等。有报道氟桂利嗪对糖尿病周围神经病变和癫痫有治疗作用。常见的不良反应有嗜睡及疲倦。少见胃痛、胃灼热感、恶心、口干、失眠、皮疹、焦虑、肌痛、乳溢等。偶见锥体外系症状及抑郁症。孕妇慎用，脑出血急性期及有锥体外系疾病者禁用。在治疗过程中疲惫加剧者停药，如出现较重不良反应，除停药外应进行对症治疗。

常用钙通道阻滞药比较见表21-2。

表21-2　常用钙通道阻滞药比较

	维拉帕米	硝苯地平	氨氯地平	尼莫地平	地尔硫䓬	氟桂利嗪
F（%）	20～35	45～70	60～80	5～13	40～50	50～85
$t_{1/2}$（h）	4～11	4～11	35～50	1.5～2	4～8	2.4～5.5

续表

	维拉帕米	硝苯地平	氨氯地平	尼莫地平	地尔硫䓬	氟桂利嗪
心肌收缩力	↓↓	0或↑	0	0	↓	0
心率	↓↓	↑（反射）	0	0	↓	0
扩张外周血管	++	+++	+++	+	++	+
扩张冠脉	++	+++	++	+	++	+
扩张脑血管	0	0	0	+++	0	+++
血压	↓↓	↓↓↓	↓↓↓	↓	↓	↓
治疗心绞痛	+++	+++	+++	+	+++	0
治疗室上性心律失常	+++	0	0	0	++	0
治疗高血压	+	+++	+++	+	+	0
治疗脑血管疾病	0	0	0	+++	0	+++
治疗雷诺病	++	+++	+	0	+	0

注：F表示生物利用度。↑表示增加；↓表示降低或减少；0表示无变化；+～+++表示作用强度。

常用钙通道阻滞药的剂型、规格、用法与用量

维拉帕米（verapamil） 片剂：40mg/片；注射剂：5mg/ml。口服40～120mg/次，3～4次/日；稀释后缓慢静脉注射或静脉点滴，5～10mg/次，症状控制后改用片剂口服。

硝苯地平（nifedipine） 普通片剂：5mg/片、10mg/片；控释片：30mg/片；胶丸剂：5mg/丸；胶囊剂：5mg/粒、10mg/粒。口服5～10mg/次，3次/日，急救时可舌下含服。缓释片：1片/12h。

氨氯地平（amlodipine） 片剂：2.5mg/片、5mg/片、10mg/片，开始时5mg/日，以后可根据情况增加剂量，最大剂量10mg/天。

左旋氨氯地平（levamlodipine） 片剂：2.5mg/片，初始剂量2.5mg /日，最大剂量5mg/日，每日1次。

拉西地平（lacidipine） 片剂：4mg/片，开始用量为4mg/次，1次/日，应在每天的同一时间服用，在早晨服用较好。

尼莫地平（nimodipine） 片剂：20mg/片，40～60mg/天，分2～3次服。

地尔硫䓬（diltiazem） 普通片剂：30mg/片，缓释片：30mg/片。常用量30～60mg/次，3次/天；用于心律失常，30～60mg/次，4次/天；用于心绞痛，每6～8h 30～60mg；用于高血压，120～240mg/天，分3～4次服。

氟桂利嗪（flunarizine） 胶囊剂：5mg/粒，5～10mg/次，1次/天。

第三节 钙通道阻滞药的研究进展

自1966年德国的A. Fleckenstein首次提出有关钙拮抗药的作用及概念以来，钙通道阻滞药及钙通道的研究迅猛发展，尤其是膜片钳技术和分子生物学技术的不断发展，进一步推动了钙通道阻滞药的研究和开发，在药品种类、作用特点和临床应用等方面有了新的突破。

二氢吡啶类钙通道阻滞药（DHP-CCB）：自1975年第一个DHP-CCB硝苯地平上市以来，越来越多的新型DHP-CCB问世（表21-3）。近年来研究人员不断推陈出新，使得DHP-CCB在治疗高血压方面的优势及其应用范围都在不断扩大，新型的L/N型、L/T型DHP-CCB不断涌现，它们除具有良好的降压效果外，尚具有如下优点：①依福地平（L/T型）、阿折地平（L/T型）等具有肾脏保护作用，主要是因为这些药物在扩张入球小动脉的同时也扩张出球小动脉，使肾小球囊内压降低，减少蛋白尿，延缓慢性肾脏疾病进展，相对于单纯L型DHP-CCB来说，它们更适合用于并发

慢性肾脏疾病的高血压患者。②依福地平（L/T 型）、阿折地平（L/T 型）和西尼地平（L/N 型）可抑制交感神经的活性，降低血管张力，减少因扩血管所致的不良反应。③DHP-CCB 能够增强高血压患者的纤溶活性，预防梗死性事件的发生。④DHP-CCB 可能通过其抗氧化、抗炎以及防止血管内皮细胞的迁移和增生等作用来实现抗动脉粥样硬化作用。

表 21-3　常见 DHP-CCB 的作用通道

药品名称	钙通道类型		
	L 型	T 型	N 型
硝苯地平	+	–	–
氨氯地平	+	–	?
依福地平	+	+	–
阿折地平	+	+	–
贝尼地平	+	–	+
西尼地平	+	–	+

注：+表示阻滞；–表示不阻滞；?表示不确定。

有研究表明，T 型钙通道在多种类型的胶质瘤中表达增加能够促进肿瘤细胞增殖。钙通道阻滞药通过干预钙通道的激活、失活及其表达可以抑制胶质瘤的发展，并且可以提高胶质瘤对放化疗的敏感性。但由于特异性差，这些药物目前还尚未用于临床上。研究者们仍需进一步提高它们对肿瘤细胞的靶向作用，改进这些药物的特异性及安全性，为胶质瘤的治疗提供一种新的有效方案。

（侯　宁）

第二十二章　抗高血压药

【案例 22-1】

黄某，男，62 岁

主诉：发现血压高 10 余年，气促 3 个月。

现病史：患者 10 年前体检时发现血压高，约 150/108mmHg，无自觉症状，未用药治疗。近 3 个月反复出现活动时气促，疲乏，体力下降，下半夜平卧睡眠时气促伴干咳。体检发现：神志清醒，步行入诊室，呼吸稍促，血压 162/109mmHg，心率 78 次/分，两肺呼吸音清，未闻及干湿啰音，心脏向左扩大。辅助检查：肝功能、血常规正常。总胆固醇≥6.30mmol/L，尿酸 490μmol/L，肾小球滤过率 90ml/min，心脏彩超示左心室肥厚，高血压心脏病，EF 值 60%。

诊断为：①高血压 2 级，很高危；②高血压心脏病；③高脂血症；④高尿酸血症。

问题：

1. 患者的降压药物应该怎么选择？为什么？
2. 若经过治疗，血压仍控制不理想，请问还可应用其他哪些药物治疗？
3. 假设你是医生，结合高血压治疗的新理念，从关爱患者、提高患者依从性等角度，思考讨论还可从哪些方面建议患者做好平稳降压、有效降压？

案例 22-1 分析讨论：

相关内容请扫描本书二维码进行阅读。

高血压是严重危害人类健康的常见病、多发病，成人高血压发病率为 15%～20%。国际高血压学会（ISH）《2020 国际高血压实践指南》建议，高血压定义为多次重复测量后诊室收缩压≥140mmHg 和（或）诊室舒张压≥90mmHg（表 22-1）。

表 22-1　（成人）高血压分期或分类（WHO/ISH，2020 年）

血压分类	SBP（mmHg）	DBP（mmHg）
正常血压	＜130	＜85
正常血压高值	130～139	和（或）85～89
1 级高血压	140～159	和（或）90～99
2 级高血压	≥160	和（或）≥100

注：SBP 为收缩压，DBP 为舒张压。

我国高血压患者已逾 1 亿人口，且呈明显增长趋势。绝大部分高血压病因不明，称为原发性高血压（primary hypertension），亦称高血压病，占高血压患者中的 90%～95%。少数高血压由原发病引起，往往是某些疾病的临床表现，本身有明确而独立的病因，称为继发性高血压（secondary hypertension），占高血压患者中的 5%～10%。高血压的最大危害是导致心、脑、肾等重要器官的严重病变，包括脑血管意外、冠心病、心力衰竭及肾功能衰竭等并发症，故高血压又被称为“无声杀手”。总体上，高血压人群平均寿命较正常人群缩短 10～20 年。恶性高血压如不经治疗，可在 1 年内死亡。因此世界各国都在研究高血压病和抗高血压药物。

抗高血压药（antihypertensive drug），又称降压药（hypotensive drug），可根据各国指南将血压

调整在控制目标范围内。比如 2017 年美国高血压指南则将血压＜130/80mmHg 作为多数高血压患者的控制目标，而《2021 ESC 心血管病预防临床实践指南》建议首先将所有高血压患者的血压控制在＜140/90mmHg，然后根据患者具体情况决定是否进行更严格的血压控制。推荐多数 18～69 岁的高血压患者将收缩压控制在 120～130mmHg。对于正在接受降压药物治疗的年龄≥70 岁高血压患者，推荐收缩压控制目标为＜140mmHg，若能耐受，建议降至＜130mmHg。所有高血压患者的舒张压目标值均为＜80mmHg。

但是，目前高血压病的发病机制尚未完全明了，已知高血压的发生发展与体内许多系统的神经-体液调节机制紊乱有关，其中最主要的有交感神经-肾上腺素系统及肾素-血管紧张素-醛固酮系统活动增强，两种机制共同促进了高血压的发生发展。据流行病学调查表明，血压越高，发生脑、心、肾并发症越多，寿命越短。许多大规模临床调查表明，合理应用抗高血压药，控制危险因素，使高血压持续地维持于正常血压状态，可降低脑卒中、心力衰竭和肾功能衰竭的发生率及病死率，提高患者的生活质量，延长寿命。若能配合非药物治疗，如低盐饮食，减少饮酒，控制体重，改变生活方式等，可取得更好的效果。治疗高血压的主要目的是最大限度地降低心血管发病和死亡的总危险。

第一节　抗高血压药的作用机制及药物分类

动脉血压形成的基本因素是心输出量和外周血管阻力。心输出量受心脏功能、回心血量和血容量的影响，血管阻力受小动脉紧张度的影响。抗高血压药可分别作用于上述不同的环节，产生降压作用。根据抗高血压药物的作用部位或机制，可将其分为以下几类：

（一）利尿药

如氢氯噻嗪（hydrochlorothiazide）、氯噻酮（chlortalidone）、吲达帕胺（indapamide）等。

（二）肾素-血管紧张素-醛固酮系统（RAAS）抑制药

1. 血管紧张素转换酶抑制药（ACEI）　如卡托普利（captopril）、依那普利（enalapril）、雷米普利（ramipril）、福辛普利（fosinopril）等。

2. 血管紧张素Ⅱ（AngⅡ）受体阻断药　如氯沙坦（losartan）、厄贝沙坦（irbesartan）、坎地沙坦（candesartan）、缬沙坦（valsartan）、替米沙坦（telmisartan）等。

3. 肾素抑制药　如阿利吉仑（aliskiren）。

（三）钙通道阻滞药

如硝苯地平（nifedipine）、维拉帕米（verapamil）、尼群地平（nitrendipine）、氨氯地平（amlodipine）等。

（四）交感神经抑制药

1. 中枢性降压药　如可乐定（clonidine）、甲基多巴（methyldopa）、莫索尼定（moxonidine）等。

2. 神经节阻断药　如樟磺咪芬（trimetaphan camsilate）等。

3. 去甲肾上腺素能神经末梢阻断药　如利血平（reserpine）、胍乙啶（guanethidine）等。

4. 肾上腺素受体阻断药

（1）β 受体阻断药：如普萘洛尔（propranolol）、美托洛尔（metoprolol）等。

（2）α 受体阻断药：如哌唑嗪（prazosin）、特拉唑嗪（terazosin）等。

（3）α 及 β 受体阻断药：如卡维地洛（carvedilol）、拉贝洛尔（labetalol）等。

（五）血管扩张药

1. 血管平滑肌扩张药　如肼屈嗪（hydralazine）、硝普钠（sodium nitroprusside）等。

2. 钾通道开放药　如米诺地尔（minoxidil）等。

3. 5-HT 受体阻断药 如酮色林（ketanserin）。

目前临床常用的抗高血压药是利尿药、ACEI、AngⅡ受体阻断药、钙通道阻滞药、β 受体阻断药。α_1 受体阻断药、中枢性降压药及血管扩张药等较少单独使用，但在联合用药和复方制剂中仍常使用。

第二节 常用抗高血压药

一、利 尿 药

噻嗪类利尿药是常用降压药，具有中等强度的利尿作用，长期用药则通过扩张外周血管而产生降压作用。降压作用温和、持久，对患者立位和卧位均有降压作用，长期用药无明显耐受性，大多数患者一般用药 2～4 周就可以达到最大疗效。噻嗪类利尿药与扩血管药以及某些交感神经抑制药合用，可产生协同或相加作用。

利尿药降压的确切机制尚不十分明确。目前认为，用药初期降压作用是通过排钠利尿，减少细胞外容量和血容量，导致心输出量降低。长期应用后血容量和心输出量逐渐恢复至给药前水平，但外周血管阻力持续降低，降压作用持续维持。其长期降压作用的机制可能因长期排钠而降低血管平滑肌细胞内 Na^+浓度，进而通过 Na^+-Ca^{2+}交换机制，使胞内 Ca^{2+}浓度降低，从而使血管平滑肌对缩血管物质的反应性减弱。

利尿药是临床治疗高血压的常用基础药物，使用安全、有效、价廉。噻嗪类利尿药单独应用适宜于轻、中度高血压，治疗时应选择小剂量。降压作用在老年高血压患者，长期应用小剂量噻嗪类利尿药能较好地控制血压，也能降低心、脑血管疾病如脑卒中和心力衰竭的发生率和死亡率。若不能有效控制血压，则应合用或换用其他抗高血压药。

单用噻嗪类利尿药治疗，尤其是长期使用可伴有低钾血症，应合用保 K^+利尿药或合用 ACE 抑制药可减少 K^+的排出。长期大量使用噻嗪类常导致电解质改变，此外尚对脂质代谢、糖代谢产生不良影响。其中可导致血糖升高，对高血压合并糖尿病的患者使用要慎重。对合并有氮质血症或尿毒症的患者或高血压危象患者可选用高效利尿药呋塞米，因其增加肾血流量，并可强效排钠利尿。

吲达帕胺

吲达帕胺（indapamide）为噻嗪样利尿药，该药口服吸收迅速，生物利用度达 93%以上，$t_{1/2}$ 为 14～18h，多次给药经约 8～12 周达峰作用，作用维持 8 周。降压作用除与利尿作用有关外，还可舒张小动脉，降低血管壁张力，降低血管对升压物质的反应性，降低外周血管阻力而产生降压作用。除此之外，可能的机制还包括：调节血管平滑肌细胞的 Ca^{2+}内流；刺激 PGE_2 和 PGI_2 的合成。用于轻、中度高血压，具有明显逆转心肌肥厚的作用。不良反应少，大剂量应用时，血钾可轻度下降，血尿酸略升高，但程度较噻嗪类利尿药为轻。对血糖、血脂无明显影响，故伴有高脂血症的高血压患者可选用吲达帕胺代替噻嗪类利尿药。

二、肾素-血管紧张素-醛固酮系统抑制药

肾素-血管紧张素-醛固酮系统（RAAS）在心血管活动和水电解质平衡中起着重要的调节作用。不仅存在于循环系统，而且存在于心脏、脑组织及血管中。循环及组织中 RAAS 活性变化与高血压、充血性心力衰竭等心血管疾病的发病密切相关。作用于 RAAS 系统的抗高血压药包括 ACE 抑制药（ACEI）、AT_1 受体阻断药、肾素抑制药及醛固酮受体阻断药。

（一）血管紧张素转换酶抑制药

卡托普利为第一个口服有效的 ACEI，随后研究开发应用的有依那普利（enalapril）、雷米普利（ramipril）、赖诺普利（lisinopril）、贝那普利（benazepril）、福辛普利（fosinopril）、培哚普利（perindopril）

等。目前临床应用的 ACEI 有十余种。

ACEI 的应用，能抑制 ACE 活性，使 AngⅡ的生成减少，减少缓激肽的降解，扩张血管，有效降低血压，对高血压并发症、心功能不全及缺血性心脏病等也有良效。临床将该类药列为高血压合并糖尿病、左心室肥厚、左心功能障碍、急性心肌梗死、慢性肾病患者及预防脑卒中复发等的首选药物。

卡托普利

【药理作用】 卡托普利（captopril，巯甲丙脯酸、开搏通）为人工合成的非肽类 ACEI。通过抑制血管紧张素转换酶，阻止 AngⅠ转换成 AngⅡ，抑制醛固酮分泌，减少水钠潴留。对多种类型高血压均有明显降压作用，并能改善充血性心力衰竭患者的心脏功能。根据肾素分型，高血压患者可分为高肾素和正常肾素两型，卡托普利对高肾素型效果较佳，对低肾素型在加用利尿药后降压作用亦明显。其降压机制为：①抑制血管紧张素转换酶，使 AngⅠ转变为 AngⅡ减少，从而产生血管舒张；②减少醛固酮分泌，以利于排钠；③抑制缓激肽的水解，减少缓激肽的灭活，特异性扩张肾血管，加强排钠作用。此外还可抑制局部 AngⅡ在血管组织及心肌内的形成。卡托普利对原发性高血压和肾性高血压均有降压作用，降压同时不伴有反射性心率加快，且能减轻心脏负荷，增加冠脉血流量，改善心脏功能，提高心肌梗死后的存活率。能降低肾血管阻力，增加肾血流量，保护肾脏。可预防和逆转心肌与血管的重构，具有抗动脉粥样硬化作用。能改善胰岛素抵抗。

【临床应用】 卡托普利适用于各型高血压，目前为抗高血压治疗的一线药物之一，在各类抗高血压药物中，卡托普利逆转高血压左室心肌肥厚的作用最为显著，能防止或延缓高血压并发糖尿病性肾病的进展，尤其适用于合并有糖尿病及胰岛素抵抗、左心室肥厚、心力衰竭、急性心肌梗死的高血压患者，可明显改善生活质量且无耐受性，连续用药 1 年以上疗效不会下降，而且停药不反跳。卡托普利与利尿药及 β 受体阻断药合用于重型或顽固性高血压疗效较好。

【不良反应及注意事项】 卡托普利的毒性小，耐受性良好。长期用药后不良反应主要为刺激性干咳，可能因卡托普利抑制 ACE，使缓激肽和 P 物质在肺内蓄积。可出现皮疹、瘙痒、味觉缺失等青霉胺样反应，可能与卡托普利结构中含—SH 有关。可出现心悸和心动过速，长期应用治疗心力衰竭时，停药后可出现血压反跳，甚至发生高血压危象。可致血钾轻度升高（肾功能障碍者表现较明显）及血钠降低。部分可抑郁、神经质、意识混乱等。胃肠道可出现恶心、呕吐、畏食、上腹不适、腹痛、腹泻、便秘、舌溃疡、消化性溃疡、胰腺炎或食管炎。

依那普利

依那普利（enalapril）是含羧基酯的长效及高效 ACE 抑制药。为前药，在肝酯酶作用下，羧基酯水解为二羧酸的活性产物依那普利酸，与 ACE 有高亲和力而起效。

体内代谢呈多相消除，口服后约 4～6h 血药浓度达峰值。快速相血浆 $t_{1/2}$ 约 5h，终末相 $t_{1/2}$ 达 30～35h。基本作用与卡托普利相似，抑制 ACE 作用比卡托普利强 10～20 倍，一次给药抑制 ACE 作用可持续 24h 以上，故临床应用剂量小。

依那普利主要用于治疗高血压和充血性心力衰竭，一天服用 1～2 次即可，对心力衰竭患者可从 1.25～2.5mg 开始试用。长期应用患者多能耐受。因该药不含—SH 基团，故无卡托普利的青霉胺样反应。不良反应少，如咳嗽、味觉、皮疹与白细胞减少者少见；用药过量可出现低血压，于用药后 6h 发生，同时出现晕厥、心动过缓等；可出现高血钾；神经系统常见眩晕、头痛。极罕见嗜睡、失眠、感觉异常、梦境异常等。因降低肾小球滤过压，可引起肾功能损伤，特别是在肾血管堵塞患者容易发生。

其他 ACEI 药还有福辛普利、赖诺普利、贝那普利、喹那普利（quinapril）、雷米普利、培哚普利和西拉普利（cilazapril）等。它们的共同特点是长效，每天只需服用 1 次。除了赖诺普利外，其余均为前药。药理作用及临床应用同依那普利。

（二）AT_1 受体阻断药

AT_1 受体阻断药在受体水平阻断 RAAS，与 ACEI 相比，有作用专一的特点，具有良好的降压作用，而没有 ACEI 的咳嗽、血管神经性水肿等不良反应。AngⅡ的生成除通过 ACE 代谢途径外，相当部分的 AngⅡ是通过糜酶（chymase）途径形成。循环中 RAAS 以 ACE 途径为主，而组织中的 RAAS 则以糜酶为主，如在心肌有 80%的 AngⅡ为糜酶催化形成。ACEI 不能抑制糜酶途径，而 AT_1 受体阻断药能特异性阻断 AT_1 受体，阻断不同途径生成的 AngⅡ作用，从而抑制 AngⅡ的心血管作用。

AT_1 受体阻断药有氯沙坦、缬沙坦（valsartan）、厄贝沙坦（irbesartan）、坎替沙坦（candesartan）、替米沙坦（telmisartan）等，具有受体亲和力高、选择性强、口服有效、作用时间长、无激动作用等优点。

氯 沙 坦

【药理作用】 氯沙坦（losartan）通过阻断 AT_1 受体，可松弛血管平滑肌、扩张血管、增加肾脏盐和水的排泄、减少血浆容量，拮抗 AngⅡ的升压作用；取消 AngⅡ的促心血管细胞增殖肥大作用，长期用药能逆转左室心肌肥厚和心血管重构，产生肾脏保护作用，有益于高血压与心力衰竭的治疗。

【药动学】 口服吸收迅速，首过消除明显，生物利用度为 33%，血浆蛋白结合率>98%。在肝脏代谢成活性代谢物 5-羧酸代谢物 EXP3174，后者 $t_{1/2}$ 为 6～9h。氯沙坦及 EXP3174 均不易透过血-脑屏障，大部分经肝脏代谢随胆汁排泄，仅有少量以原形随尿排出。

【临床应用及评价】 用于治疗各型高血压，适用于 1、2 级高血压，长期用药能逆转左室心肌肥厚和心血管重构，对高血压合并左心室肥厚，伴有糖尿病、肾病和慢性心功能不全患者有良好疗效。与利尿药合用、肝功能不良的患者初始剂量为 25mg/d。

【不良反应及注意事项】 氯沙坦不良反应的发生率明显低于卡托普利，无 ACEI 产生的持续性干咳等副作用。少数患者用药后可出现眩晕。可引起低血压、肾功能障碍、高血钾等。对低血压、肝功能不全及严重肾功能不全患者，应减少初始剂量。妊娠期及哺乳期妇女应停用该药。

（三）肾素抑制药

阿 利 吉 仑

阿利吉仑（aliskiren），又名“阿利克仑”，是 2007 年美国 FDA 批准的首个非肽类肾素抑制剂，药理作用为直接抑制肾素，降低血浆肾素活性，抑制血管紧张素原转化为 AngⅠ。目前临床研究表明，阿利克仑用于高血压治疗具有良好的安全性和有效性，副作用少，半衰期长，一天一次服用方便，是唯一口服的肾素抑制剂。抗高血压作用强，阿利克仑无论单用，还是与其他抗高血压药联用，均能显著降低高血压患者的血压。阿利克仑与 ARB 联合应用，对 RAS 的抑制有协同作用，并可消除 ARB 致 AngⅡ堆积的效应。每日只需服用 1 次，有良好的耐受性。

三、钙通道阻滞药

钙通道阻滞药（CCB）也称钙拮抗药（calcium antagonist），常用药物有硝苯地平（nifedipine）、尼卡地平（nicardipine）、尼群地平（nitrendipine）、尼莫地平（nimodipine）、尼索地平（nisoldipine）、氨氯地平（amlodipine）、维拉帕米（verapamil）、地尔硫䓬（diltiazem）等。本类药物通过选择性阻断电压依赖性钙通道，使跨膜 Ca^{2+} 内流减少，导致小动脉平滑肌松弛，降低外周阻力，使血压下降，对多数静脉血管无明显影响。钙通道阻滞药临床用于治疗高血压、心律失常、心绞痛、慢性心功能不全等疾病。各类钙拮抗药对心脏和血管的选择性不同，以维拉帕米对心脏作用最强，硝苯地平作用较弱，地尔硫䓬介于两者之间。

常用药物

硝苯地平（nifedipine）对各型高血压均有降压作用，降压作用快而强，但对正常血压者影响不明显。降压时能反射性引起心率加快，心排出量增加，血浆肾素活性增高，但较直接扩血管药作用弱，加用β受体阻断药可避免这些作用并增强降压效应。对糖、脂质代谢无不良影响。临床应用于治疗轻、中、重度高血压，尤其适用低肾素型高血压，可单用或与利尿药、β受体阻断药、ACEI合用。亦适用于合并心绞痛、肾脏疾病、糖尿病、哮喘、高脂血症及恶性高血压患者。目前多推荐使用缓释与控释剂型，因其使用方便，不良反应较少，可减少硝苯地平引起的交感神经反射性活动增强，适应于高血压长期治疗。常见不良反应有头痛、颜面潮红、眩晕、心悸、窦性心动过速。个别会发生舌根麻木、口干、恶心、食欲不振、踝部水肿等。踝部水肿为毛细血管扩张所致。心力衰竭、不稳定型心绞痛患者慎用。低血压者禁用。

尼群地平（nitrendipine）的药理作用与硝苯地平相似，但舒张血管与降压作用较硝苯地平强，维持时间较长，反射性心率加快等不良反应较少。适用于各型高血压。每日口服1～2次。不良反应与硝苯地平相似，肝功能不良者应慎用或减量。与地高辛合用可使地高辛血药浓度升高。

氨氯地平（amlodipine）作用与硝苯地平相似，但血管选择性更高，降压作用起效缓慢，$t_{1/2}$为40～50h，作用时间明显延长。每日口服1次，能在24h内较好控制血压，减少在此期间的血压波动。不良反应有心悸、头痛、面红、水肿等。

以上各种钙拮抗药均有良好的降压作用。短效药硝苯地平等价格低廉，降压效果确切，最为常用。从保护高血压靶器官免受损伤的角度以长效类新药为佳，但价格较贵。因此，中效类如尼群地平等效果确切、价格低廉，临床使用较多，值得认真研究，潜力较大。

四、β受体阻断药

β受体阻断药（β-adrenoceptor blocker）临床应用中发现该类药物能使心绞痛合并高血压患者的血压降低，是治疗高血压的常用药物。

【药理作用】　各种β受体阻断药均具有抗高血压作用，单独应用时降压强度与利尿药相似。不同的β受体阻断药虽在脂溶性、β_1受体的选择性、内在拟交感活性及膜稳定性作用等方面差异很大，但抗高血压作用相近。长期应用一般不引起水钠潴留，亦无明显耐受性。无内在拟交感活性（intrinsic sympathomlmetic activity，ISA）的β受体阻断药初用时可致心排血量降低，引起外周血管阻力反射性增高，但持续用药使心排血量保持低水平，降低总外周阻力，从而产生降压效应。β受体阻断药可升高血浆甘油三酯浓度，降低HDL-胆固醇。有内在拟交感活性的β受体阻断药对心率和心排出量影响较小，可使外周阻力降低，产生即时降压效应，而对血脂影响很小或无影响。

【作用机制】　β受体阻断药的降压作用与下述机制有关：①阻断心脏β_1受体，降低心肌收缩力及心排出量。②阻断β_1受体使肾小球旁器肾素分泌减少，随之降低血浆血管紧张素Ⅱ水平。③阻断交感神经末梢突触前膜β_2受体，抑制正反馈作用，减少去甲肾上腺素的释放。④β受体阻断药能通过血-脑屏障进入中枢，阻断中枢β受体，使外周交感神经活性降低。⑤增加前列环素（PGI_2）的合成。

【临床应用】　β受体阻断药临床用于高血压治疗。长期应用不仅降压安全、有效、价廉，而且能降低心血管并发症如脑卒中和心肌梗死的发生率和死亡率。《2014美国成人高血压治疗指南（JNC8）》建议β受体阻断药在部分高血压患者不宜作为一线抗高血压药，这与该类药的作用特点有关。但《中国高血压基层管理指南（2014年修订版）》仍然建议β受体阻断药为中国高血压患者的一线药物。可与其他抗高血压药如利尿药、ACEI、钙通道阻滞药及α_1受体阻断药合用。β受体阻断药、利尿药与扩血管药联合应用能有效治疗重度或顽固性高血压。

常用药物

普萘洛尔（propranolol，心得安）为非选择性β受体阻断药，对β_1和β_2受体具有相同的亲和力，无内在拟交感活性。口服吸收完全，肝首过消除显著，生物利用度约为25%，个体差异较大，$t_{1/2}$为3～5h，口服后血药浓度差异可达20倍。降压作用起效缓慢，通常口服2～3周后才出现降压作用。但不引起直立性低血压，长期应用不产生耐受性。单独应用可治疗轻、中度高血压，与噻嗪类利尿药（thiazide diuretic）合用可加强降压作用。对伴有心排血量和肾素活性偏高者，以及伴有心绞痛和脑血管病变者效果较好。伴有重度窦性心动过缓、重度房室传导阻滞和支气管哮喘者禁用。

其他β受体阻断药

阿替洛尔（atenolol）的降压机制与普萘洛尔相同，但对心脏的β_1受体有较大的选择性，而对血管及支气管的β_2受体的影响较小。但较大剂量时对血管及支气管平滑肌的β_2受体也有作用。无膜稳定作用，无内在拟交感活性。口服用于治疗各种程度高血压。降压作用持续时间较长。每日服用1次。

拉贝洛尔（labetalol）在阻断β受体的同时也阻断α受体。其中阻断β_1和β_2受体的作用强度相似，对α_1受体作用较弱，对α_2受体则无作用。本品适用于各种程度的高血压及高血压急症、妊娠高血压、嗜铬细胞瘤、麻醉或手术时高血压。合用利尿药可增强其降压效果。静脉注射或静脉滴注用于高血压急症，如妊娠高血压综合征。大剂量可致直立性低血压，少数患者用药后可引起疲乏、眩晕、上腹部不适等症状。

卡维地洛（carvedilol）为α、β受体阻断药，阻断β受体的同时具有舒张血管作用。口服首过效应显著，生物利用度为22%，药效维持可达24h。不良反应与普萘洛尔相似，但不影响血脂代谢。用于治疗轻度及中度高血压，或伴有肾功能不全、糖尿病的高血压患者。

五、其他抗高血压药

（一）中枢性降压药

中枢性降压药包括可乐定、莫索尼定、甲基多巴（methyldopa）、利美尼定（rilmenidine）等。以往认为可乐定的降压作用主要是作用于孤束核 α_2 受体，后来发现其降压作用还与咪唑啉受体有关。这两个核团的两种受体之间有协同作用，可乐定的降压作用是以上两种受体共同作用的结果。而莫索尼定等主要作用于咪唑啉受体，甲基多巴则作用于孤束核α_2受体。

可　乐　定

可乐定（clonidine）为经典的中枢性降压药，降压作用中等偏强，起效快。

【药理作用与作用机制】 可乐定的降压作用中等偏强，并可抑制胃肠分泌及运动，对中枢神经系统有明显抑制作用，可减少麻醉药的使用量及抗呕吐作用。静脉注射后可见血压短暂升高，随后血压持久下降，并伴有心率减慢、心排出量减少。短暂升压是激动外周血管α_1受体的作用，持久降压是作用于中枢的结果。可乐定主要激动脑干的α_2受体和I_1-咪唑啉受体（I_1-imidazoline receptor）。

可乐定的可能降压机制：①通过兴奋延髓背侧孤束核突触后膜的 α_2 受体，抑制交感神经中枢的传出冲动，使外周血管扩张，血压下降；②作用于延髓嘴端腹外侧区的咪唑 I_1 受体，使交感神经张力下降，外周血管阻力降低，从而产生降压作用。

【临床应用】 适用于治疗中度高血压，常用于其他药无效时。不影响肾血流量和肾小球滤过率，可用于高血压的长期治疗。与利尿药合用有协同作用，可用于重度高血压。口服也可用于预防偏头痛或用作吗啡类镇痛药成瘾的戒毒治疗，还可用于戒烟。其溶液剂滴眼用于治疗开角型青光眼。

【不良反应】 常见的不良反应是口干和便秘。其他有嗜睡、抑郁、眩晕、血管性水肿、腮腺肿痛、恶心、心动过缓、食欲缺乏等。有停药反跳现象。可乐定不宜用于高空作业或驾驶机动车辆的人员，以免因精力不集中、嗜睡而导致事故发生。

久用可引起水钠潴留而减弱降压作用，一般合并使用利尿药可避免。久用突然停药可出现交感神经功能亢进现象，如头痛、心悸、震颤、出汗、血压骤升等，可能是突然停药引起去甲肾上腺素大量释放所致。可用 α 受体阻断药酚妥拉明或硝普钠等对抗血压的骤升，此时仍可继续用可乐定治疗。

另外，可乐定能加强其他中枢神经系统抑制药的作用，合用时应慎重。三环类化合物如丙米嗪等药物在中枢可与可乐定发生竞争性拮抗，取消可乐定的降压作用，不宜合用。

莫索尼定

莫索尼定（moxonidine）为第二代中枢性降压药，作用与可乐定相似，但对 I_1-咪唑啉受体的选择性比可乐定高。降压效能略低于可乐定，这与其对 α_2 受体作用较弱有关，其对 α_2 受体的亲和力只是对 I_1-咪唑啉受体亲和力的 1/10～1/200。由于选择性较高，莫索尼定的不良反应少，无显著的镇静作用，亦无停药反跳现象。长期用药也有良好的降压效果，并能逆转高血压患者的心肌肥厚。

（二）血管扩张药

血管平滑肌扩张药通过直接扩张血管产生降压作用。根据对动脉、静脉选择性不同，分为主要扩张小动脉药和对动脉、静脉均有舒张作用药，前者如肼屈嗪，后者如硝普钠等。

由于该类药物不良反应较多，一般不单独用于治疗高血压，仅在利尿药、β 受体阻断药或其他降压药无效时才加用该类药物。

硝普钠

【药理作用与作用机制】　硝普钠（sodium nitroprusside）扩张动脉和静脉，属硝基扩血管药。口服不吸收，需静脉滴注给药，作用时间短，静脉滴注后半分钟即显效，2min 达峰值，停药后 5min 内血压回升。

作用机制与硝酸酯类相似，在血管平滑肌内代谢产生 NO，激活鸟苷酸环化酶，增加血管平滑肌细胞内 cGMP 水平而起作用。但硝普钠释放 NO 的机制可能不同于硝酸甘油，因为两者对不同部位的血管有不同效应，硝酸甘油可产生耐受性，但硝普钠无耐受性产生。

【临床应用】　主要用于高血压危象，适用于伴有心力衰竭的高血压患者，也可用于麻醉时控制性降压和难治性慢性心功能不全的治疗。

【不良反应及注意事项】　有恶心、呕吐、心悸、头痛等不良反应，均由过度降压所致，停药后即可消失。长期或大量应用可致血中硫氰酸蓄积而发生乏力、恶心、定向障碍、精神失常等中毒反应。硫氰酸盐还能抑制甲状腺对碘的摄取。产生甲状腺功能低下。肝肾功能不全者禁用。

肼屈嗪

肼屈嗪（hydralazine），主要扩张小动脉，对容量血管无明显作用，由于小动脉扩张、外周阻力下降而降低血压。同时通过压力感受性反射，兴奋交感神经，出现心率加快、心肌收缩力加强、心排血量增加，从而部分对抗了其降压效果。且有心悸、诱发心绞痛等不良反应，还反射性增加肾醛固酮分泌，导致水钠潴留。并可能增加高血压患者的心肌肥厚程度。

（三）钾通道开放药

钾通道开放药（potassium channel opener，K^+ channel opener，KCO，钾外流促进药），有吡那地尔（pinacidil）、尼可地尔（nicorandil）和米诺地尔（minoxidil）等。这些药能特异性地促进钾通道开放，K^+外流增多，细胞膜超极化，膜兴奋性降低，Ca^{2+}内流减少，血管平滑肌舒张，血压下降。该类药物在降压时常伴有反射性心动过速和心排血量增加。血管扩张作用具有选择性，见于冠状动脉、胃肠道血管和脑血管，而不扩张肾和皮肤血管。若与利尿药和（或）β 受体阻断药合用，则可纠正其水钠潴留和（或）反射性心动过速的副作用。

（四）去甲肾上腺素能神经末梢阻滞药

肾上腺素能神经末梢阻滞药主要通过影响儿茶酚胺的贮存及释放产生降压作用。如利血平（reserpine）及胍乙啶（guanethidine）。利血平作用较弱，不良反应多，目前已不单独应用。胍乙啶较易引起肾、脑血流量减少及水钠潴留。主要用于重症高血压。

尚有一些人工合成的胍乙啶类似物，如倍他尼定（betanidine）、胍那决尔（guanadrel）等，作用与胍乙啶相似，可作为胍乙啶的替代品，但较少用。

（五）α_1受体阻断药

用于抗高血压治疗的α受体阻断药主要为具有选择性α_1受体阻断作用而不影响α_2受体的药物。代表药物有哌唑嗪（prazosin）、特拉唑嗪（terazosin）、多沙唑嗪（doxazosin）。

本类药物可降低动脉血管阻力，增加静脉容量，增加血浆肾素活性，不易引起反射性心率增加。长期使用后扩血管作用仍存在，但肾素活性可恢复正常。许多患者用药后出现水钠潴留。α_1受体阻断药最大的优点是对代谢没有明显的不良影响，并对血脂代谢有良好作用。

可用于各种程度的高血压的治疗，但其对轻、中度高血压有明确疗效，与利尿药及β受体阻断药合用可增强其降压作用。

其主要不良反应为首剂现象（低血压），一般服用数次后这种现象即可消失。

第三节　高血压药物治疗的新概念及研究进展

一、高血压的药物治疗新概念

高血压药物治疗的目标不仅是有效降低血压，更重要的是改善靶器官的功能和形态或保护靶器官，降低并发症的发生率和死亡率，从而提高生活质量，延长患者寿命。应根据病情并结合药物特点合理用药。

1. 有效治疗与终身治疗　有效的降压治疗可大幅度减少高血压并发症的发生率。一般认为，经不同日的数次测压，血压仍≥150/95mmHg 即需治疗。如有以下危险因素中的 1～2 条，血压≥140/90mmHg 就需要治疗。这些危险因素是：老年、吸烟、肥胖、血脂异常、缺少体力活动、糖尿病等。有效治疗的目标是将血压控制在 140/90mmHg 以下。截至目前研究，原发性高血压病因不明，无法根治，因此，确诊高血压后应长期治疗，终身治疗，不宜中途随意停药。

2. 平稳降压，保护靶器官　避免降压过快、过剧。药物宜从小剂量开始，逐步增量，达到满意效果后改维持量以巩固疗效。为有效防止靶器官损害，要求 24h 内稳定降压，宜选用长效制剂，长效抗高血压药物优于短效制剂。应减少人为因素造成的血压不稳定，使用短效的降压药常使血压波动增大，而 24h 有效的长效制剂可更有效保护靶器官。目前的研究表明，对靶器官的保护作用比较好的药物是 ACEI 和长效钙通道阻滞药；AT_1受体阻断药与 ACEI 一样也具有良好的器官保护作用。更换药物时亦应逐步替代。

3. 根据患者的合并症选用药物　①高血压合并心力衰竭或支气管哮喘者，宜用利尿药、哌唑嗪等，不宜用β受体阻断药；②高血压合并肾功不良者，宜选用 ACEI、钙通道阻滞药；③高血压合并窦性心动过速，年龄在 50 岁以下者，宜用β受体阻断药；④高血压合并消化性溃疡者，宜用可乐定；⑤高血压合并有糖尿病或痛风者，宜选用 ACEI、α_1受体阻断药或钙通道阻滞药；不宜用噻嗪类利尿药；⑥高血压危象及脑病时，宜静脉给药以迅速降低血压，可选用硝普钠、二氮嗪等，也可用高效利尿药如呋塞米等；⑦老年高血压患者，上述第一线药物均可应用，避免使用能引起直立性低血压的药物（大剂量利尿药、α_1受体阻断药等）和影响认知能力的药物（如可乐定等）。

4. 抗高血压药物的联合应用　联合用药的原则是将作用机制不同的药物联合应用，这样可互相弥补缺点和不足，减少不良反应，增加降压效果，增加对靶器官的保护。常用的利尿药、β受体阻断药、二氢吡啶类钙通道阻滞药和 RAAS 抑制药中，任何两类药物的联用都是可行的。其中又以 β 受体阻断药加钙通道阻滞药，或 RAAS 抑制药加钙通道阻滞药的联用效果较好。

氢氯噻嗪与 β 受体阻断药，或与 ACEI 合用，后两者可消除氢氯噻嗪激活 RAAS 的作用。又如 β 受体阻断药与肼屈嗪合用，前者减慢心率、抑制肾素分泌，可取消肼屈嗪加快心率和促肾素分泌作用。

5. 个体化治疗　由于患者的年龄、性别、种族、疾病程度和是否伴有并发症等存在很多差异，针对不同患者或同一患者在不同病程时期所用药物的剂量应有所不同，应调整药物的剂量达到疗效好且不良反应最少的水平。

二、临床用药与研究进展

随着对高血压发病机制研究的不断深入，研究开发新型抗高血压药是新药研究的重点之一。

1. 血管紧张素受体脑啡肽酶抑制剂（angiotensin receptor-neprilysin inhibitor，ARNI）　是一种同时作用于 RAAS 和利尿钠肽（natriuretic peptide，NP），通过增强 NP 的血压调节作用的同时抑制 RAAS 而实现多途径降压的新型药物。沙库巴曲缬沙坦是全球首个上市的 ARNI，2017 年以射血分数降低的心力衰竭（heart failure with mildly reduced ejection fraction，HFrEF）为适应证在中国上市。多项研究及荟萃分析表明，沙库巴曲缬沙坦对原发性高血压患者具有很好的降压作用，对心脏、肾脏和血管等靶器官也表现出优越的保护作用，多途径阻断心血管事件链，降低心血管事件的发生风险。

沙库巴曲缬沙坦降压机制：沙库巴曲是一种前体药物，进入体内后经过酯酶代谢为活性产物 LBQ657，抑制脑啡肽酶活性，提高体内具有降压和器官保护作用的利尿钠肽水平。沙库巴曲缬沙坦共晶体的另一成分即缬沙坦则可有效抑制 AngⅡ 1 型受体（angiotensin Ⅱ type 1 receptor，AT_1R），起到降压及器官保护作用。共晶结构可使沙库巴曲与缬沙坦的吸收与消除速率相近，保障两者药效发挥同步一致性。

除了全面降压作用外，沙库巴曲缬沙坦具有卓越的心脏、肾脏、血管等靶器官保护作用。对于肥胖的高血压患者，沙库巴曲缬沙坦降压效果明显优于氨氯地平，并可提高胰岛素敏感性，增加腹部皮下脂肪组织的脂质动员。

沙库巴曲缬沙坦可用于原发性高血压患者的降压治疗。更适用于老年高血压、盐敏感性高血压、高血压合并心力衰竭、高血压合并左心室肥厚、高血压合并慢性肾病（1～3 期）和高血压合并肥胖的患者。

2. 钠-葡萄糖共转运蛋白 2（sodium-glucose cotransporter 2，SGLT-2）抑制剂　是一类新型的口服降糖药物。代表药物有达格列净、恩格列净、卡格列净等。SGLT-2 抑制剂通过抑制肾小管重吸收葡萄糖，促进葡萄糖从尿液中排出，通过渗透性利尿作用，降低血容量而降低血压。。

但渗透性利尿可能不是 SGLT-2 抑制剂发挥降压作用的唯一机制，SGLT-2 抑制剂抑制肾脏近曲小管对葡萄糖和钠离子的重吸收，这一过程中钠排泄的增加有利于血压的控制，而这也被认为是 SGLT-2 抑制剂发挥降压效应的可能机制之一。SGLT-2 抑制剂促进尿糖排泄，能量丢失以及渗透性利尿，有利于超重/肥胖患者体重的控制。而体重减轻对血压控制无疑有着积极的影响。SGLT-2 抑制剂降低血尿酸的可能机制是通过增加尿糖浓度减少尿酸的重吸收，并间接影响葡萄糖转运蛋白 9（GLUT9）亚型 2 的尿酸转运功能，增加了尿酸的排泄。高尿酸血症被认为是高血压的独立危险因素，控制尿酸水平有助于降低患者血压。

另外，奥美沙坦酯（olmesartan medoxomil）是新型 AT_1 受体阻断药，获美国 FDA 批准上市用于治疗高血压，商品名为 Banicar。波生坦（bosentan）是一种口服的作用于 ET_A 和 ET_B 受体的非选择性受体拮抗剂等。

（刘英华）

第二十三章　抗心律失常药

【案例 23-1】

患者，男，43 岁，因发作性心悸 10 年，持续发作 2h 就诊。该患者于 10 年前开始常出现无明显诱因导致的心悸，该症状突然发作、突然终止，每次发作持续数分钟至几小时不等，未系统诊治。入院前 2h 无明显诱因持续心悸就诊。查体：BP 95/60mmHg，双肺呼吸音清，心率 168 次/分，律齐，未闻及病理性杂音，未见其他阳性体征。心电图：室上性心动过速。诊断：心律失常：阵发性室上性心动过速。给予 5%葡萄糖液 20ml + 普罗帕酮 70mg 缓慢静脉推注，1min 后转为窦性心律。

问题：

1. 为什么本患者给予普罗帕酮治疗？其治疗阵发性室上性心动过速的机制是什么？
2. 还有哪些药物可以治疗阵发性室上性心动过速？
3. 如果患者出现室性心动过速、心房纤颤、心室颤动或扑动等又该选用何药治疗？

心律失常是由于心肌细胞膜内外离子转运障碍引起的心肌电生理紊乱的表现。按照心率的快慢分为快速型和缓慢型心律失常两类。缓慢型心律失常包括窦性心动过缓和房室传导阻滞，一般采用异丙肾上腺素（isoprenaline）、阿托品（atropine）等药物治疗。本章讨论的抗心律失常药是指主要通过影响 Na^+、Ca^{2+}、K^+的跨膜转运，纠正电生理紊乱而达到治疗快速型心律失常的药物。

【药物研究简史】　最早的抗心律失常药可以追溯到 18 世纪的奎宁（quinine）。奎宁是金鸡纳树皮中的主要生物碱，原本用来治疗疟疾。荷兰的心脏学家 Karl Wenckebach 发现一位心肌颤动的患者经常服用奎宁恢复了正常心律，随后也用奎宁治疗心律不齐的患者，取得了满意的效果，并把上述病例写进了 1914 年出版的《心律不齐》一书中。1918 年，W.Frey 报道，金鸡纳树皮中有 4 种生物碱可以控制室性心律不齐，其中奎宁的右旋体奎尼丁（quinidine）作用最强而毒性又最小。从此，奎尼丁作为抗心律失常药被广泛地用于临床。20 世纪 30 年代初，Frederick Mautz 在探寻用药物防止心脏外科手术中出现的心律失常的过程中，发现麻醉剂有治疗作用；随后的动物实验为他的发现提供了实验依据。1936 年，他建议使用普鲁卡因（procaine）心包内小心注射以控制手术中出现的心律失常；第二次世界大战后，普鲁卡因作为奎尼丁的替代物广泛用于临床。为了克服普鲁卡因易水解、作用时间短的缺点，药学工作者通过结构改造合成了普鲁卡因的衍生物——普鲁卡因胺（procainamide），并于 20 世纪 50 年代初取代普鲁卡因用于临床。但患者使用普鲁卡因胺后不仅血药浓度变化大、容易蓄积，有些患者还会出现严重的不良反应；这又促使药学工作者去寻找新的、毒副作用小的抗心律失常药。1962 年，从 500 多种化合物中筛选出来的双异丙吡胺（disopyramide）问世。1960 年以后，另一个局部麻醉药——利多卡因（lidocaine）也被临床用作抗心律失常药使用，但同样也有人们不愿看到的缺点，如不能口服、给药不方便，有肝毒性等。在广大药学工作者的努力下，相继推出了利多卡因的替代物妥卡尼（tocainide）、美西律（mexiletine）、氟来卡因（flecaine）等；但这些药物除了可以口服外，其他作用并不比利多卡因优越。1961 年马里的一家化学公司用一分子冠脉扩张剂碘苯呋酮和一分子与利多卡因结构相似的物质反应合成了一种新的化合物——胺碘酮（amiodarone），最初用于抗心绞痛，20 世纪 70 年代末发现它具有明显的抗心律失常作用，1980 年作为抗心律失常药在英国首先用于临床。1964 年 β 受体阻断药普萘洛尔（propranolol）问世。1980 以后，普罗帕酮（propafenone）、氟卡尼（flecainide）、恩卡尼（encainide）相继用于临床。1995 年，抗严重室性心律失常药物吡美诺（pirmenol）在日本上市。1996 年由美国法玛西亚普强公司研制开发的新型第Ⅲ类钾通道阻滞药伊布利特（ibutilide）在美国上市。1999 年，日本三井株式会社开发的治疗室性心律失常的尼非卡兰（nifekalant）获准上市。2000 年由美国辉瑞公司研制开发的又一个新型第Ⅲ类钾通道阻滞药多非利特（dofetilide）在美国首次上市。

第一节　抗心律失常药的药理作用和临床评价

一、正常心肌细胞电生理特性

相关内容请扫描本书二维码进行阅读。

二、心律失常的发生及药物作用机制

（一）心律失常的发生机制

心肌具有自动节律性、传导性、兴奋性和收缩性。心脏依靠心肌本身的特性产生节律性的舒缩活动以推动血液向前流动。心肌的这种舒缩活动伴有电生理的变化，而心肌细胞膜电位所反映的电生理变化又是离子转运的结果。静息状态下，心肌细胞由于膜内外离子浓度的不同，形成内负外正的极化状态。当心肌受到激动而除极时，膜电位就会发生变化，一旦到达阈电位水平时则诱发动作电位而引起心肌兴奋（图 23-1）。当心脏疾患、电解质紊乱、自主神经系统功能失调等导致心肌细胞膜内外离子转运障碍而引起心肌电生理紊乱时，就会使心肌兴奋冲动形成异常或冲动传导障碍，从而产生各类心律失常。

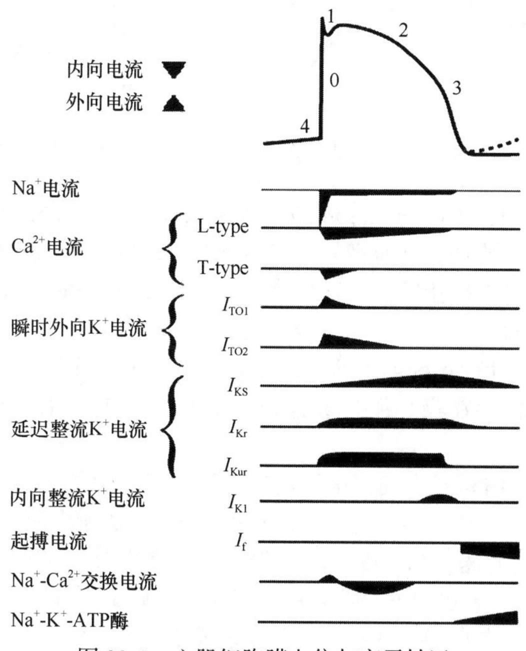

图 23-1　心肌细胞膜电位与离子转运

心律失常按照解剖结构依次分为窦性心律失常、房性心律失常、房室交界性心律失常和室性心律失常。其中，对身体生命体征影响最大的是室性心律失常，可以危及人的生命。

1. 冲动形成异常

（1）自律性升高：自律性是心脏具有自动发生节律性兴奋的能力。在动作电位的 4 相，非自律细胞复极后膜电位维持在内负外正的极化状态，通过钠钾泵恢复膜内外 Na^+和 K^+两种离子的分布，需要受到新的刺激，才会重新引起去极和复极过程，产生动作电位。而自律性细胞通过钠钾泵恢复

膜内外 Na^+和 K^+两种离子的分布后，尚有 K^+外流和 Na^+或 Ca^{2+}的缓慢内流，形成最大舒张电位（maximum diastolic potential，MDP）；当 Na^+或 Ca^{2+}的内流超过 K^+外流时，细胞内净正电荷增加，即曲线上升，形成一个坡度，当升至阈电位时，即触发一个新的动作电位，称为舒张期自动除极化。即自律细胞 4 相自发除极的速率取决于细胞内净正电荷增长的速度，决定了细胞自律性的高低。

窦房结、心房传导系统、房室结、浦肯野纤维均为自律细胞。其中窦房结为正常起搏点，可调节心脏的正常活动，其他自律细胞则为潜在起搏点。如果自律细胞 4 相自发除极速率加快，或最大舒张电位变小（负值减少），或阈电位变大（负值加大），都会使自律细胞除极时到达阈电位的时间缩短，自律性升高，导致冲动形成增多，引起快速型心律失常。心房肌、心室肌虽为非自律心肌细胞，但当其静息电位降低到－60mV 以下时，亦能出现自律性而引起心律失常。

（2）后除极与触发活动：动作电位的 0 相至 3 相合称为动作电位时程（action potential duration，APD），它表示膜电位恢复到静息水平所需要的时间，主要取决于 3 相 K^+外流的速度。3 相 K^+外流越多，膜电位恢复到静息水平所需要的时间越短，则 APD 也短；反之则 APD 长。3 相 K^+外流减慢，APD 长，复极时间延长，容易诱发后除极和触发活动，导致心肌兴奋冲动形成异常而引起心律失常。后除极（after-depolarization）是在一个动作电位后产生一个提前的去极化，其频率较快，振幅较小，呈振荡性波动，膜电位不稳定，易引起异常冲动的发放，即触发活动（triggered automaticity）。根据发生的时间不同，后除极又分为早后除极和迟后除极（图 23-2）。

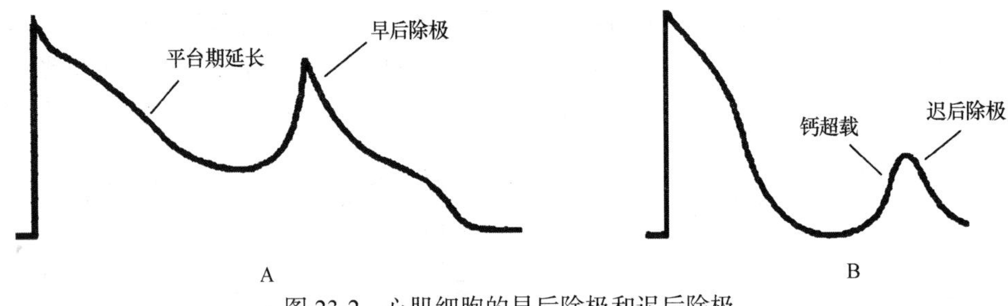

图 23-2 心肌细胞的早后除极和迟后除极

1）早后除极（early after-depolarization，EAD）：发生在完全复极之前的 2 相或 3 相中，动作电位过度延长时易于发生。药物、低血钾等因素导致复极时间延长时容易诱发 EAD。早后除极所触发的心律失常最常见的是尖端扭转型心律失常（torsades de pointes，TdP），又称为 Q-T 间期延长综合征。

2）迟后除极（delayed after-depolarization，DAD）：发生在完全复极的 4 相中，是细胞内 Ca^{2+}内流过多而诱发 Na^+短暂内流所致。强心苷中毒、细胞外 Ca^{2+}浓度过高、心肌缺血等因素均可诱发 DAD。

2. 冲动传导异常

（1）单纯性传导障碍：组织发生的兴奋能向周围组织扩散的特性即为传导性。心肌的传导性与动作电位的 0 相除极期有关。快反应细胞的 0 相由大量 Na^+快速内流所致，慢反应细胞的 0 相由 Ca^{2+}内流而致。0 相除极化的速率和幅度取决于静息膜电位的水平，决定了冲动传导速度的快慢。静息膜电位越大（绝对值大），0 相 Na^+或 Ca^{2+}内流越多，则 0 相电位上升速率越快、幅度越大，冲动的传导速度也越快；反之则传导减慢。如果传导减慢或由于病变引起传导阻滞，心肌兴奋冲动的传导就会发生障碍，从而产生心律失常。

（2）折返激动：一次冲动下传后，又沿着另外一环形通路折回，再次兴奋已经兴奋过的心肌成为折返激动（reentrant excitation），是引发快速型心律失常的重要机制之一。单次折返引起一次期前收缩，连续折返可引起阵发性室上性或室性心动过速。如单个微折返同时发生，则可引起心房或心室的扑动和颤动。形成折返激动的条件是：

1）心肌组织存在解剖上的环行通路：如窦房结附近的心房肌，围绕腔静脉构成环行通路；在房室结附近若有异常侧支返回心房，可形成正向或逆向冲动环行通路；在心室壁浦肯野纤维终末，由心内膜穿入，再伸向心外膜形成三角形的环行通路（图 23-3A）。正常情况下，来自 X 支的传导冲动通过 XY 支和 XZ 支同时到达 YZ 支后各自消失在对方的不应期内，心肌必须等待下一个起搏冲动，才能引起新的兴奋。

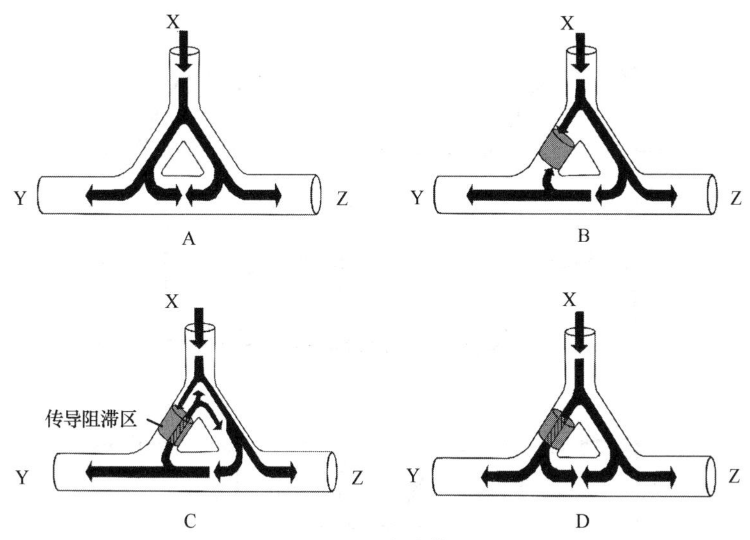

图 23-3　冲动传导

A. 环行通路正常冲动传导；B. 环行通路单向传导阻滞与折返形成；C. 单向传导阻滞变为双相传导阻滞，消除折返；D. 消除单向传导阻滞，消除折返

2）当部分心肌受损后，它的极化程度不全，除极及复极的时间均较周围的心肌组织延缓。当激动由一个方向传来时，该部分心肌恰好处于不应期，不能将激动下传从而出现单向传导阻滞。当环行通路的 XY 支由于病变出现单向传导阻滞后，来自 X 支的传导冲动只能通过 XZ 支下传，到达 YZ 支后通过 ZX 支逆传又折回至 XZ 支，形成折返（图 23-3B）。

3）环行通路上邻近细胞有效不应期（effective refractory period，ERP）长短不一致：如因局部病变或缺血导致环行通路的某一支 ERP 缩短，而其余部分未受影响，则正常冲动也会逆传形成折返。

4）功能性环行通路的形成：当冲动向前扩布途中若遇到心肌缺血区可使传导受阻，便改道通过另一支，以较缓慢的速度扩布，又回到原先的地方。

（二）抗心律失常药的作用机制

目前治疗心律失常的主要策略是降低心肌组织的异常自律性、减少后除极、调节传导性或有效不应期以消除折返。阻滞钙通道、拮抗心脏的交感效应、阻滞钾通道可以达到上述状态，但又可能导致新的心律失常。

抗心律失常的药物的基本作用机制如下：

1. 降低自律性　抗心律失常药降低自律性的方式有四种：①抑制自律细胞 4 相 Na^+或 Ca^{2+}内流或促进 4 相 K^+外流，降低 4 相斜率，减慢舒张期自动除极化速率（图 23-4A）；②抑制 Na^+或钙通道，上移阈电位（图 23-4B）；③抑制自律细胞 4 相 Na^+或 Ca^{2+}内流或促进 4 相 K^+外流，增大最大舒张电位（绝对值加大）（图 23-4C）；④抑制 3 相 K^+外流，延长动作电位时程（图 23-4D）。

2. 减少后除极和触发活动　抗心律失常药可通过促进 3 相 K^+外流，加速复极以抑制早后除极的发生；也可通过抑制 Ca^{2+}内流消除早后除极引发的触发活动。迟后除极是细胞内 Ca^{2+}内流过多而诱发 Na^+短暂内流所致，钙通道阻滞药和钠通道阻滞药可抑制其发生。

3. 消除折返激动　抗心律失常药消除折返激动的方式有：

（1）抑制 0 相 Na^+或 Ca^{2+} 内流，减慢传导，使单向传导阻滞变为双向传导阻滞（图 23-3C）。

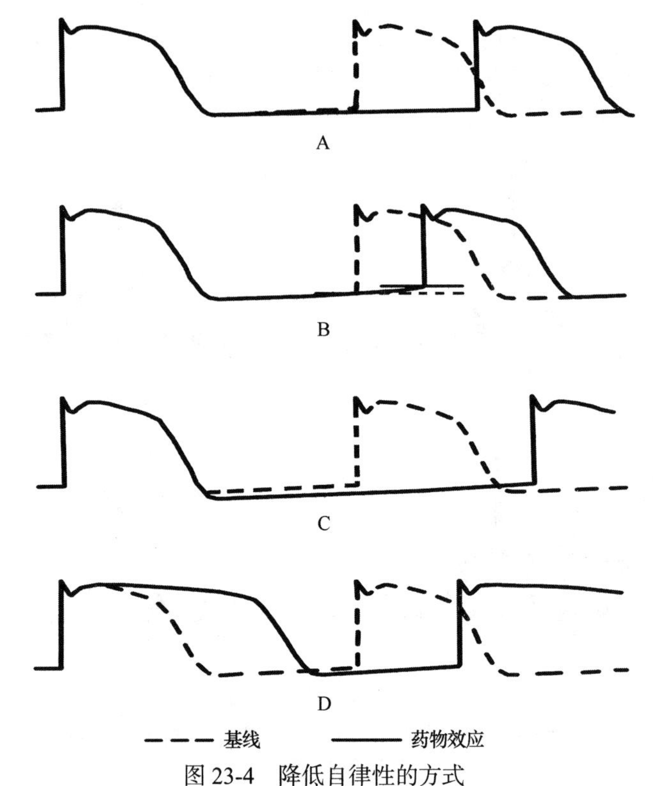

图 23-4　降低自律性的方式

A. 降低 4 相斜率；B. 提高阈电位；C. 增加最大舒张电位；D. 延长动作电位时程

（2）促进 K^+外流，加大膜电位（绝对值），从而加快 0 相除极化速率，加速传导，消除单向传导阻滞（图 23-3D）。

（3）适当延长 ERP，使邻近细胞 ERP 长短趋于一致，从而使异常冲动有更多机会落在 ERP 内。

在复极过程中，当膜电位恢复到−60～−50mV 时，细胞才对刺激产生可扩布的动作电位。从除极开始到这以前的一段时间（动作电位的 0～3 相的前半段）即为有效不应期（effective refractory period，ERP）。ERP 反映钠通道恢复有效开放所需的最短时间，其长短一般与 APD 的时间变化相平行，但程度有所不同。当 APD 延长时，ERP 也延长，但 ERP 的延长程度大于 APD 的延长，此即 ERP 的绝对延长（图 23-5A）；当 APD 缩短时，ERP 也缩短，但 ERP 的缩短程度小于 APD 的缩短，此即 ERP 的相对延长（图 23-5B）。

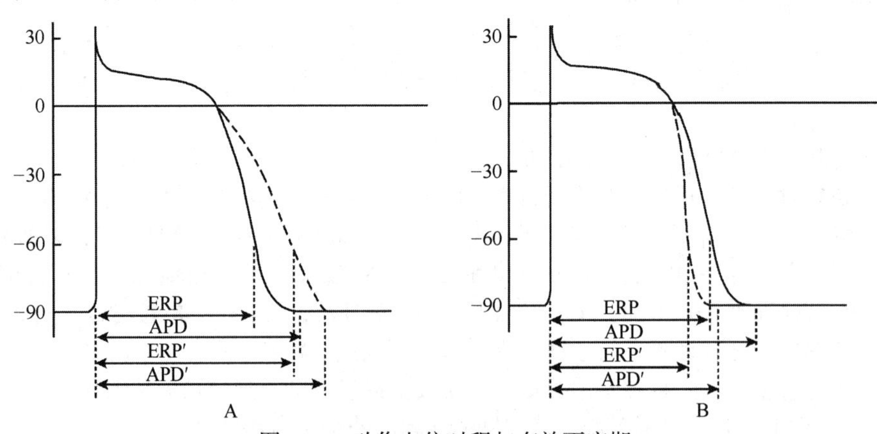

图 23-5　动作电位时程与有效不应期

A. ERP 绝对延长；B. ERP 相对延长

APD、ERP 为正常的动作电位时程与有效不应期；APD′、ERP′ 为变化后的动作电位时程与有效不应期

三、抗心律失常药作用特点与分类

抗心律失常药有经典的 Vaughan Williams 分类法和西西里策略分类法。

前者主要根据药物的电生理特点进行分类，后者根据心律失常不同的离子流基础、形成的易损参数及宜选用的药物进行分类。由于心律失常机制的复杂性，西西里策略分类法难以在实际中应用，目前仍习惯使用 Vaughan Williams 分类法将抗快速型心律失常的药物分为五类。

（一）Ⅰ类——钠通道阻滞药

根据对钠通道阻滞强度和阻滞后通道复活的时间常数（$\tau_{recovery}$）将其分为 3 个亚类，即ⅠA 类、ⅠB 类和ⅠC 类。

1. ⅠA 类　$\tau_{recovery}$ 为 1～10s，适度阻滞 Na^+ 内流，降低动作电位 0 相上升速率，使传导减慢，并不同程度抑制心肌细胞 K^+ 外流、Ca^{2+} 内流，延长复极化过程，显著延长有效不应期。代表药物有奎尼丁和普鲁卡因胺。

2. ⅠB 类　$\tau_{recovery}$＜1s，轻度阻滞 Na^+ 内流，轻度降低动作电位 0 相上升速率，抑制 4 相 Na^+ 内流，降低自律性；促进 K^+ 外流，缩短动作电位复极过程，相对延长有效不应期；有膜稳定或局麻作用。代表药物有利多卡因和苯妥英钠。

3. ⅠC 类　$\tau_{recovery}$＞10s，明显阻滞 Na^+ 内流，显著降低动作电位 0 相上升速率和幅度；轻度促进 K^+ 外流，使传导明显减慢，对复极过程影响较小。代表药物有普罗帕酮、氟卡尼。

（二）Ⅱ类——β 受体阻断药

阻断心肌的 β 受体，抑制交感神经兴奋所致的起搏电流、Na^+ 电流和 L 型 Ca^{2+} 电流增加，减慢 4 相舒张期除极速率使自律性降低，降低动作电位 0 相上升速率使传导减慢。代表药物有普萘洛尔、美托洛尔。

（三）Ⅲ类——延长复极的药（延长 APD 药）

抑制多种 K^+ 电流，明显阻滞 K^+ 外流，故又称为钾通道阻滞药；使复极时间延长，明显延长动作电位时程，不影响传导速度。代表药物有胺碘酮、索他洛尔。

（四）Ⅳ类——钙通道阻滞药

阻滞 Ca^{2+} 内流，降低窦房结和房室结细胞的自律性，减慢房室结的传导速度，延长房室结不应期。代表药物有维拉帕米和地尔硫䓬。

（五）其他类——腺苷

腺苷可以通过以下机制来治疗心律失常：

1.产生短暂的负性肌力、减慢传导和降低心率作用：腺苷能够暂时减慢心脏的传导速度和心率，从而帮助恢复正常的心律。

2. 终止房室结参与的折返性心动过速：腺苷在终止由房室结参与的折返性心动过速方面特别有效，如阵发性室上性心动过速。

3. 对心房扑动、结内折返、心房颤动或多旁道传导的诊断价值：腺苷的使用可以帮助医生诊断这些心律失常类型。

此外，腺苷在体内代谢迅速，起效快，作用时间短，一般仅持续 10～20s，因此适用于需要快速控制心律失常的情况。

四、抗心律失常药的应用

抗心律失常药主要由四类药物组成：①钠通道阻滞药；②心脏 β 受体阻断药；③延长复极的药（延长 APD 药）；④钙通道阻滞药。根据电生理学的特点，将抗心律失常药归纳如下：

钠通道阻滞药可以用于治疗室上性心律失常、室性心律失常，原因在于心房肌、心室肌和浦肯野纤维属于快反应细胞，快反应细胞的0相除极化和4相自动除极化都是由钠通道介导的，能够降低快反应自律细胞浦肯野细胞的自律性，降低心房肌、心室肌和浦肯野纤维0相上升的速率而减慢传导，所以钠通道阻滞药才能治疗室性心律失常，是治疗最致命性的室性心律失常的首选药物，如临床常用利多卡因作为室性心律失常的首选药。

β受体阻断药是广谱抗心律失常药，对窦性心律失常、房性心律失常、房室交界性心律失常和室性心律失常均有效，原因在于β受体阻断药能阻断肾上腺素能神经对心肌的β效应，并且在高浓度时具有膜稳定作用，阻断离子进出细胞，从而表现为降低动作电位0相上升速率而减慢传导，减慢4相舒张除极速率而降低自律性。

钙通道阻滞药可以用于治疗窦性心律失常、房室交界性心律失常和室上性心律失常，原因在于窦性心律失常是窦房结病变导致的，房室交界性心律失常是房室结病变导致的，窦房结和房室结都是属于慢反应自律细胞，慢反应自律细胞的0相除极化和4相自动除极化都是由钙通道介导的，所以，钙通道阻滞药才能对窦性心律失常产生作用，如临床常用维拉帕米首选治疗阵发性室上性心动过速。

而对于顽固性心律失常，往往采用钠通道阻滞药、β受体阻断药和钙通道阻滞药都无效，才考虑使用本类可延长APD的药物，达到延长复极即延长APD，原因在于该类药物能阻断钾通道，无论是快反应细胞还是慢反应细胞，其复极过程都是 K^+外流，阻断钾通道能够延长心房肌、心室肌和浦肯野纤维细胞的APD和ERP，所以延长复极的药为广谱抗心律失常药。

五、抗心律失常药典型不良反应

（一）抗心律失常药的共性不良反应

心律失常是抗心律失常药共有的和严重的不良反应，至少有4种，即缓慢型心律失常、折返加重、尖端扭转型室性心动过速以及血流动力学恶化导致的心律失常。

1. 缓慢型心律失常　所有抑制窦房结药均可致窦性心动过缓，包括β受体阻断药、钙通道阻滞药或洋地黄制剂。其中洋地黄类药最为常见。

2. 折返性心律失常加重　ⅠC类药的风险最高（因为传导速率减慢是折返加强的最有效的方式），ⅠA类药也非常常见；也可见于ⅠB及Ⅲ类药，但相对较少；Ⅱ类、Ⅳ类药物则极少见，通常只发生于折返通路包含房室结的室上性心律失常。

3. 尖端扭转型室性心动过速　以ⅠA类药奎尼丁、普鲁卡因胺、丙吡胺；Ⅲ类药索他洛尔最为常见。两类药致尖端扭转型室性心动过速的发生率一般不少于2%～5%。地高辛中毒时也可以发生。

4. 血流动力学障碍　降低心脏收缩的抗心律失常药（β受体阻断药、钙通道阻滞药以及丙吡胺、氟卡尼）或血管舒张性药（钙通道阻滞药、某些β受体阻断药以及奎尼丁静脉制剂、普鲁卡因胺和胺碘酮）偶可引起心律失常，导致血流动力学障碍。

（二）其他常见的不良反应

抗心律失常药常见的不良反应有胃肠道反应如食欲减退、恶心、呕吐、腹泻、便秘等，心血管反应如低血压、心动过缓、传导阻滞、室性心动过速等。

第二节　常用抗心律失常药

一、Ⅰ类——钠通道阻滞药

（一）ⅠA类药

奎 尼 丁

奎尼丁（quinidine）是从茜草科植物金鸡纳树皮中提取的一种生物碱，为奎宁的右旋体，是一经典的抗心律失常药。

【药理作用与作用机制】 奎尼丁可与心肌细胞膜上的脂蛋白结合，降低膜对 Na^+、K^+的通透性，是细胞膜稳定剂。除了适度阻滞 Na^+内流外，对 K^+外流也有一定抑制作用。

1. 降低自律性 治疗浓度的奎尼丁可阻滞 4 相 Na^+内流，降低浦肯野纤维、心房肌、心室肌的自律性。对正常窦房结自律性几乎没有影响，但对病窦综合征可明显降低其自律性。

2. 减慢传导速度 奎尼丁能阻滞 0 相 Na^+内流，降低心房肌、心室肌和浦肯野纤维的 0 相上升最大速率和膜反应性，因而减慢传导速度。这一作用可使因病变导致的单向传导阻滞转变为双向传导阻滞，从而消除折返激动。

3. 延长 ERP 奎尼丁能阻滞 3 相 K^+外流，延长心房肌、心室肌和浦肯野纤维的 APD 和 ERP；因为 ERP 的延长比 APD 的延长更显著，所以 ERP 绝对延长。这一作用可使浦肯野纤维的 ERP 趋于均一，从而减少折返激动的形成。

4. 其他作用 奎尼丁因有 α 受体阻断作用，故静脉注射时可引起血压下降；其 M 受体阻断作用可导致心室率加快。大剂量奎尼丁还可抑制 Ca^{2+}内流，使心肌收缩力减弱，具有负性肌力作用。

【体内过程】 奎尼丁口服后几乎全部吸收，1～2h 血药浓度达峰值，生物利用度为 70%～80%。药物与血浆蛋白结合率约 80%，组织中药物浓度较血药浓度高 10～20 倍，心肌浓度最高。$t_{1/2}$ 为 5～7h。主要在肝代谢，肾脏排泄。其代谢产物三羟奎尼丁仍有一定活性，肾排泄的药物中有大约 20% 是原形药物。

【临床应用】 奎尼丁为广谱抗心律失常药，适用于心房纤颤、心房扑动、室上性和室性心动过速的转复与预防，还用于频发室上性和室性期前收缩的治疗。但由于毒性较大，目前主要用于心房纤颤和心房扑动经复律后，维持窦性心律用，或在电复律前，与洋地黄类合用减慢心室率。也可用于防治顽固性频发性的房性和室性期前收缩。预激综合征时，用本药可以中止室性心动过速。

【不良反应及注意事项】 奎尼丁安全范围小，约 1/3 患者出现不良反应。常见的有：

1. 胃肠道反应 表现为厌食、恶心、呕吐、腹泻等。腹泻引起低血钾可加重奎尼丁所致的尖端扭转型室性心动过速。

2. 金鸡纳反应 血浆奎尼丁水平过高可引起金鸡纳反应，表现为耳鸣、听力丧失、视觉障碍、胃肠不适、神志不清、谵妄等。

3. 过敏反应 出现药热、血小板减少、皮疹、血管神经性水肿等。

4. 心血管反应 有低血压、传导阻滞、室性心动过速等。中毒量可引起奎尼丁晕厥，患者出现意识丧失、四肢抽搐、呼吸停止，出现阵发性心动过速甚至室性心动过速，发作前都有心电图 Q-T 间期过度延长，发作时心电图示尖端扭转型室性心动过速。心功能不全、低血压、肝功能不全和肾衰竭患者慎用；重度房室阻滞、严重心肌损害、强心苷中毒和高血钾患者禁用。

【药物相互作用】 与地高辛合用，使后者肾清除率降低，血药浓度升高，故应适当降低用量；与华法林合用，通过对血浆蛋白结合的竞争，使后者抗凝血作用延长；与普萘洛尔合用，存在协同作用，故应相应减少用量。与肝药酶诱导剂（如苯巴比妥、苯妥英钠等）合用时可加速奎尼丁的代谢，使血药浓度降低。

【用法与用量】

1. 口服 第 1 天，每次 0.2g，每 2h 1 次，连续 5 次；如无效而又无明显毒性反应，第 2 天增至每次 0.3g、第 3 天每次 0.4g，每 2h 1 次，连续 5 次。每日总量一般不宜超过 2g。恢复正常心律后，改给维持量，每日 0.2～0.4g。若连服 3～4 日无效或有毒性反应者，应停药。

2. 静脉注射 在十分必要时采用，并须在心电图观察下进行。每次 0.25g，以 5%葡萄糖溶液稀释至 50ml 缓慢静脉注射。小儿每次 2mg/kg。

普鲁卡因胺

普鲁卡因胺（procainamide）为局部麻醉药普鲁卡因的酰胺型化合物。该药对房性心律失常的作用比奎尼丁弱，而对室性心律失常的作用优于奎尼丁。

【药理作用与作用机制】 普鲁卡因胺的电生理作用与奎尼丁相似，但 M 受体阻断作用和 α 受体阻断作用不明显。该药抑制浦肯野纤维的自律性，降低快反应细胞动作电位 0 相上升最大速率与振幅，减慢传导速度，使单向传导阻滞变为双向传导阻滞而消除折返激动。延长心房、心室及浦肯野纤维的 APD 和 ERP，表现为绝对延长 ERP。该药以抑制房室结以下传导为主，对房性心律失常作用较差。

【体内过程】 口服吸收迅速而完全，1h 血药浓度达高峰，肌内注射 0.5～1h、静脉注射 4min 血药浓度达峰值。生物利用度约 80%，$t_{1/2}$ 为 3～4h。在肝中的代谢产物 *N*-乙酰普鲁卡因胺仍有活性，其乙酰化程度受遗传因素影响有快慢两型。

【临床应用】 临床主要用于治疗室性心动过速，作用快于奎尼丁，静脉注射或静脉滴注用于抢救危急病例。对室上性心律失常也有效。

【不良反应及注意事项】 主要是胃肠道反应；大剂量可致窦性停搏、房室阻滞等；久用可致红斑狼疮样综合征，慢代谢型者更易发生，停药后可恢复，必要时用肾上腺皮质激素治疗以消除症状。严重心力衰竭、完全性房室传导阻滞、束支传导阻滞或肝、肾功能严重损害者禁用。

用药时要观察血压和心电图的变化，肾功能不全时应减量。静脉应用易出现低血压，静脉用药速度要慢。

【药物相互作用】 普鲁卡因胺与其他抗心律失常药合用时作用增强；静脉注射时合用降血压药物则可增加降压作用，用药过程中如血压下降或 QRS 时限延长＞50%应停药；与西咪替丁合用，清除率可降低 30%～50%。

【用法与用量】 口服剂量为 250～500mg，每 4～6h 一次，治疗室性心动过速可先给负荷量 15mg/kg，静脉注射速度不超过 50mg/min，然后以 2～4mg/min 静脉滴注维持。如果出现低血压反应，通过其他静脉通路，随时滴入多巴胺。用药时应有心电图监测，如 QRS 增宽，超过用药前 50% 则提示已达到最大的耐受量，应停药。

【制剂与规格】 片剂：0.25g。注射液：1ml：0.1g。

丙 吡 胺

丙吡胺（disopyramide），又名双异丙吡胺、吡二丙胺，1967 年用于治疗心律失常。其药理作用与奎尼丁相似，可降低自律性、减慢传导、延长 ERP。与奎尼丁一样，该药也具有明显 M 受体阻断作用，此作用有助于 ERP 的延长。临床主要用于室性期前收缩、室性及室上性心动过速的治疗。主要不良反应有低血压和心脏抑制，还可见口干、便秘、尿潴留、视物模糊等。伴有充血性心力衰竭或青光眼的患者禁用。

（二）ⅠB 类药

利 多 卡 因

利多卡因（lidocaine）为具有局麻作用的抗心律失常药，1963 年用作抗心律失常药，是目前治疗室性心律失常的首选药物。

【药理作用与作用机制】 利多卡因能选择性作用于浦肯野纤维和心室肌，抑制 Na^+内流，促进 K^+外流。对窦房结和心房没有明显的影响。

1. 降低自律性 利多卡因能抑制 4 相 Na^+内流并促进 K^+外流，使最大舒张电位增大，舒张期自动除极速率下降，因而自律性降低。由于除极缓慢，除极电流不足，阈电位相应升高；又因为 3 相 K^+外流增加，相对延长复极不应期，可促使 ERP 均一，故能提高致颤阈。

2. 改变传导速度 治疗浓度的利多卡因对正常心肌传导速度的影响不大。对病变心肌传导性的影响与血 K^+浓度有关。①当细胞外 K^+浓度升高时（如心肌缺血），利多卡因可抑制 Na^+内流，明显减慢传导，使单向传导阻滞转变为双向传导阻滞而消除折返，有利于防止急性心肌梗死所致的心室颤动的发生；②当血 K^+浓度降低时（如因受损而部分除极的心肌），利多卡因可促进 K^+外流，增加膜电位（负电位加大），使 0 相除极速度加快，加快传导，消除单向传导阻滞而终止折返。大剂量抑制 Na^+内流，使传导减慢。

3. 相对延长 ERP　利多卡因能促进 3 相 K^+外流，使浦肯野纤维和心室肌 APD 和 ERP 都缩短，但缩短 APD 作用更明显，故相对延长 ERP。该作用有利于消除折返。

【体内过程】　口服吸收良好但有明显的肝脏首过消除，仅有 1/3 药物进入血液，难以达到临床有效血药浓度，所以需要静脉注射给药，静脉注射给药作用迅速，但仅能维持 20min 左右。该药与血浆蛋白的结合率为 70%，体内分布广泛，表观分布容积为 1L/kg。有效血药浓度为 1～5μg/ml。$t_{1/2}$为 2h。几乎均在肝代谢，肾排泄的药物中原形药物占 10%。

【临床应用】　利多卡因主要用于各种室性心律失常。急性心肌梗死诱发的室性心律失常，包括室性期前收缩、室性心动过速及心室颤动，首选利多卡因静脉注射给药；急性心肌梗死时肌内注射 200mg，能有效地预防室性心律失常的发生。心导管手术、药物中毒所引起的室性心律失常，利多卡因也是首选药。

【不良反应及注意事项】　利多卡因是目前使用的抗心律失常药中心脏毒性最小的一种，不良反应可逆而短暂。静脉给药时可见：①中枢神经症状如嗜睡、眩晕，大剂量引起语言障碍、惊厥甚至呼吸抑制。②剂量过大可发生窦性心动过缓、房室传导阻滞等。对其过敏者禁用。静脉滴注过程中应密切监测患者的血压和心电图，防止过量中毒；如心电图出现 P-R 间期明显延长、QRS 波明显加宽，应立即停药；低血钾时心肌细胞膜对 K^+的通透性降低，影响利多卡因疗效，应先补钾。心力衰竭、肝功能不全者长期滴注后可产生药物蓄积，儿童和老年人应适当减量。

苯妥英钠

苯妥英钠（phenytoin sodium），又名大仑丁，兼有抗癫痫作用和抗心律失常作用。

【药理作用与作用机制】　苯妥英钠对心肌电生理的影响与利多卡因相似，选择性作用于浦肯野纤维，降低自律性，缩短 APD，相对延长 ERP。其特点是：①在低血钾时，小剂量即能增强膜反应性而加快传导；②能与强心苷竞争 Na^+-K^+-ATP 酶，恢复因强心苷中毒所致的传导减慢。

【体内过程】　口服吸收 8～12h 达到峰值。有效血药浓度为 5～20μg/ml。生物利用度为 60%～80%，血浆蛋白结合率为 80%，主要在肝脏代谢，经肾脏排泄。能透过胎盘，进入乳汁。

【临床应用】　临床上主要适用于洋地黄所致的室性和室上性心律失常，用于治疗低血钾或强心苷中毒所导致的室性心律失常。对心肌梗死、电转律术、麻醉、胸心手术等所导致的室性心律失常，疗效不如利多卡因。

【不良反应及注意事项】　静脉注射速度太快可导致低血压，高浓度可致窦性心动过缓、窦性停搏，中枢症状常见有头昏、眩晕、震颤、共济失调等，严重者出现呼吸抑制。低血压、窦性心动过缓及Ⅱ、Ⅲ度房室传导阻滞者禁用。孕妇用药可致胎儿畸形，禁用。

美西律

美西律（mexiletine），又名慢心律、脉律定，是利多卡因的衍生物。化学结构和细胞电生理效应与利多卡因相似，常用于维持利多卡因的疗效。

【药理作用与作用机制】　具有抑制心肌细胞 Na^+内流和促进 K^+外流的作用。可降低浦肯野纤维自律性，使传导减慢，抑制单向传导阻滞而终止折返。能缩短浦肯野纤维 APD 及 ERP，相对延长 ERP，降低除极最大上升速率，提高心室致颤阈。除病窦综合征外，对窦房结无作用，对心房的作用甚微，但降低心室的自主活动。

【体内过程】　口服吸收迅速而完全，几乎全都被胃肠吸收，生物利用度约为 90%。服药后约 15min 起效，2～4h 血浓度达峰值，作用维持 8h。血浆蛋白结合率为 70%，$t_{1/2}$约 12h，主要在肝脏代谢，3%～15%以原形从尿中排出，在酸性尿中排泄加快。

【临床应用】 可用于各种室性心律失常，如室性期前收缩、室性心动过速、心室颤动，尤其是对洋地黄中毒、心肌梗死或心脏手术引起的心律失常和对利多卡因治疗无效的室性心律失常可能有效。顽固性心律失常并用奎尼丁或胺碘酮，可各自减少维持量，以降低不良反应，增强疗效。

【不良反应及注意事项】 静脉注射或大剂量口服时主要是神经系统症状，如震颤、眩晕、共济失调等；静脉注射还可出现窦性心动过缓、房室传导阻滞、低血压等；口服者也可出现恶心等胃肠道反应。窦性心功能不全、房室传导阻滞、心室内传导阻滞者禁用。有癫痫史、低血压及肝功能不全者慎用。

本品经肝代谢变异性较大，有效血浆浓度与中毒血浆浓度接近，因此给药需个体化。老年人应用时应监测肝功能。用药期间应定期监测血压、心电图、血浆浓度。

【药物相互作用】 与肝药酶诱导剂苯妥英钠、利福平和苯巴比妥合用可降低本药的血药浓度，不宜与其他ⅠB类药合用。重度心力衰竭、心室内传导阻滞、心源性休克和缓慢性心律失常禁用。西咪替丁可使美西律血浓度发生变化，应进行血浆药物浓度监测。

【用法与用量】 常用剂量口服 100～200mg，每 6～8h 一次，维持量为 100mg，一日 2～3 次；静脉注射时首剂 100～200mg，10min 内注射完，必要时 2～3h 后重复，维持量为 1～2mg/min 静脉滴注。

【制剂与规格】 片剂：50mg、100mg。胶囊剂：100mg。注射液：2ml：100mg。

妥 卡 尼

妥卡尼（tocainide），又名妥卡胺、室胺卡因，也是利多卡因的衍生物。作用、用途与利多卡因相似，不良反应与美西律相似。特点是口服有效，主要用于治疗各种室性心律失常，尤其适用于强心苷中毒和心肌梗死所导致的室性心律失常。

（三）ⅠC类药

普 罗 帕 酮

普罗帕酮（propafenone），又名心律平，化学结构与普萘洛尔相似。于 1977 年应用于临床治疗心律失常。

【药理作用与作用机制】 普罗帕酮能明显阻滞钠通道开放态和失活态，抑制快反应细胞的 Na^+ 内流。该药抑制 0 相 Na^+内流，作用强于奎尼丁，减慢心房、心室和浦肯野纤维的传导速度。降低浦肯野纤维的自律性，延长 APD 和 ERP，但对复极过程影响弱于奎尼丁。另外，普罗帕酮还具有较弱的 β 受体阻断作用、阻滞 Ca^{2+}内流作用和局部麻醉作用。

【体内过程】 普罗帕酮口服吸收完全，但首过消除作用明显，生物利用度仅 5%～23%；30min 起效，作用持续 8h 以上。血浆蛋白结合率约为 95%，主要经肝代谢，其代谢物也具有药理活性。原形和代谢物从肾脏排泄，$t_{1/2}$ 约 5～8h。其代谢具有遗传多态性，弱代谢型者约占 7%。

【临床应用】 普罗帕酮为广谱抗快速型心律失常药，适用于室上性和室性期前收缩、心动过速以及伴发心动过速或心房颤动的预激综合征。但用于纠正心房颤动或心房扑动效果差。

【不良反应及注意事项】 不良反应较少，常见恶心、呕吐、味觉改变等消化道反应。心血管系统常见房室传导阻滞，加重心衰，引起直立性低血压等。少数患者可见心电图 Q-T 间期延长。老年患者用药后可能出现血压下降。本药不宜与其他抗心律失常药合用，以避免出现心功能抑制。支气管哮喘者、窦房结功能障碍、严重房室传导阻滞和心源性休克患者禁用。

【药物相互作用】 避免与Ⅰ类和Ⅲ类抗心律失常药联合应用；西咪替丁使其血药浓度升高；与华法林合用时可增加华法林血浆浓度和延长凝血酶原时间；可增加血清地高辛浓度，并呈剂量依赖型。

【用法与用量】 常用口服剂量为 150～200mg，每日 3 次，维持量 100mg，每日 3 次。需要时，3～4 天后加量到 200mg/8h，最大量 200mg/6h。静脉给药时，1～1.5mg/kg 稀释后 10min 内缓慢静脉注射，必要时 10～20min 后重复静脉注射，有效后改为 0.5～1mg/min 静脉滴注。

【制剂与规格】 片剂：50mg、150mg。胶囊剂：50mg、100mg、150mg。注射液：5ml：17.5mg、10ml：35mg。

其他ⅠC类药物

氟卡尼（flecainide）：明显阻滞 Na^+内流，减慢传导、降低自律性，对复极过程影响小，主要用于防治室性和室上性心律失常。口服易吸收，$t_{1/2}$ 约为 20h，经肝脏代谢，肾脏排泄；也可注射。因可导致严重的心律失常，故一般不用。

恩卡尼（encainide，英卡胺）和劳卡尼（lorcainide，氯卡胺）：两药对钠通道阻滞作用强于普罗帕酮，不良反应有心动过缓、传导阻滞、低血压、共济失调、视物模糊等，主要用于室性和室上性心律失常，但在国内应用不多。

莫雷西嗪（moricizine）：兼具ⅠA、ⅠB 和ⅠC 类药物性质，可加速动作电位 2、3 期的复极化，从而缩短 APD 及 ERP；还能降低 0 相最大去极化速率，减慢传导速度。主要用于严重的室性心律失常，不良反应可见头晕、恶心等。

二、Ⅱ类——β受体阻断药

普 萘 洛 尔

普萘洛尔（propranolol）为 β 受体阻断药的代表药物，具有广泛的药理作用。其抗心律失常的作用机制主要是竞争性阻断 β 受体和稳定细胞膜。

【药理作用与作用机制】 交感神经兴奋或儿茶酚胺释放增多时，激活心肌细胞的 β 受体，从而激活了 β 受体所介导的 Na^+电流、Ca^{2+}电流及 K^+电流，导致心肌自律性升高，传导速度增快，不应期缩短，从而发生心律失常。普萘洛尔的抗心律失常作用主要通过两个机制：①竞争性阻断 β 受体，有效抑制 β 受体激活的心脏反应如心率加快、心肌收缩力增强，房室传导速度加快等；②抑制 Na^+内流，具有膜稳定作用。

1. 降低自律性 阻断心脏 β_1 受体，降低窦房结、心房及浦肯野纤维的自律性，在运动或情绪激动时该作用更加明显；阻断 β 受体，还可抑制儿茶酚胺释放过多所导致的迟后除极及触发活动。

2. 减慢传导 大剂量的普萘洛尔具有稳定细胞膜的作用，可降低 0 相上升速率，减慢房室结及浦肯野纤维的传导速度。

3. 延长不应期 治疗量可缩短浦肯野纤维的 APD 和 ERP，相对延长 ERP；较大剂量则相反，可明显延长房室结的 ERP。

【体内过程】 口服吸收完全，肝脏首过效应强，生物利用度为 30%。口服 2h 后血药浓度达到峰值，但个体差异大。有效血药浓度为 0.05～0.9μg/ml，血浆蛋白结合率为 93%。该药主要在肝脏代谢，$t_{1/2}$ 为 3～4h，90%以上经肾脏排泄，尿中的原形药仅占不到 1%。

【临床应用】 主要用于室上性心律失常。对于交感神经兴奋（焦虑、激动、运动、甲状腺功能亢进、麻醉等）所致窦性心动过速疗效显著，为首选药；对嗜铬细胞瘤所致心律失常有特异疗效，并可用于手术前准备。与强心苷或钙通道阻滞药地尔硫䓬合用，控制房扑、房颤及阵发性室上性心动过速时的心室率过快效果较好。心肌梗死患者应用本品，可减少心律失常的发生，缩小心肌梗死范围，从而使死亡率降低。

【不良反应及注意事项】 普萘洛尔可以导致窦性心动过缓、房室传导阻滞，并可诱发心力衰竭和哮喘。长期应用对脂质代谢和糖代谢有不良影响。老年人应用时，因对药物代谢与排泄能力低，应适当调节剂量。房室传导阻滞、支气管哮喘、慢性肺部疾病患者禁用，高脂血症、糖尿病患者慎用，切忌突然停药以免引起反跳现象。

【用法与用量】 常用剂量口服一次 10～30mg，每日 3～4 次，无效时每日总量可增至 100mg；静脉应用时 1～3mg 用 5%～10%葡萄糖溶液稀释至 10～20ml 注射。

【制剂与规格】 片剂：10mg。缓释片剂：40mg、80mg。缓释胶囊剂：40mg。注射液：5ml：5mg。注射用粉针：2mg、5mg。

其他常用β受体阻断药

美托洛尔（metoprolol）：为选择性β_1受体阻断药，有较弱的膜稳定作用，无内在拟交感活性，其作用、不良反应与普萘洛尔相似但较弱。主要用于交感神经兴奋诱发的室性和室上性心律失常。

比索洛尔（bisoprolol）：是新一代选择性的β_1受体阻断药，无内在拟交感活性和膜稳定作用，对肾素分泌有抑制作用。比索洛尔具有高度的选择性，与美托洛尔相比，有最强的选择性β_1受体阻滞作用。比索洛尔与地高辛合用控制慢性房颤的心室率，还可用于甲亢等疾病引起的快速型室上性心动过速。不良反应常见心动过缓、头晕、胸闷和乏力等。

拉贝洛尔（labetalol）：为双阻断药，兼有α受体及β受体阻断作用。β受体阻断作用约为普萘洛尔的1/6～1/4，但无明显心肌抑制作用，对β_1和β_2受体有相同的阻断作用。该药阻断β受体，可放缓窦性心律，减少外周血管阻力。主要用于轻至重度原发性高血压和心绞痛，亦可用于快速型室上性心动过速的治疗。常见的不良反应有直立性低血压、胃肠道不适、头痛、疲倦、恶心等。大剂量可引起心动过缓和期前收缩等。

常用β受体阻断药的临床应用及用法用量见表23-1。

表23-1 常用β受体阻断药的临床应用及用法用量

药物	临床应用	用法用量
普萘洛尔	室上性心律失常，窦性心动过速的首选药	口服10～30mg/次，3～4次/日；静脉应用时1～3mg用5%～10%葡萄糖溶液稀释至10～20ml注射
美托洛尔	交感神经兴奋诱发的室性和室上性心律失常	25～50mg/次，2～3次/日；或100mg/次，2次/日
比索洛尔	快速型室上性心动过速	5mg/次，1次/日
拉贝洛尔	原发性高血压和心绞痛，快速型室上性心动过速	口服100mg/次，2～3次/日；静脉注射25～50mg/次，加于10%葡萄糖注射液20ml中，于5～10min内缓慢注射

三、Ⅲ类——延长复极的药

胺 碘 酮

胺碘酮（amiodarone），又名乙胺碘呋酮、安律酮，化学结构与甲状腺素相似，曾用于抗心绞痛，1980年用于抗心律失常。

【药理作用与作用机制】 胺碘酮能明显阻滞钾通道，适度阻滞钠通道和钙通道，还能非竞争性地阻断α、β受体及阻断T_3、T_4与受体的结合。

1. 延长APD和ERP 阻断钾通道，明显抑制心房肌、心室肌、房室结和浦肯野纤维的3相K^+外流，使APD和ERP显著延长，故绝对延长ERP。

2. 降低自律性 阻滞4相Na^+或Ca^{2+}内流，降低窦房结和浦肯野纤维的自律性。该作用也与β受体阻断作用有关。

3. 减慢传导速度 阻滞0相Na^+内流或Ca^{2+}内流，减慢0相除极化速率，使浦肯野纤维和房室结的传导减慢，略减慢心室内传导，对心房肌传导影响小。

【体内过程】 胺碘酮口服吸收缓慢而不完全，生物利用度仅为30%～50%，给药后15～30天才发挥明显疗效；静脉注射10min起效。体内分布广泛，心肌药物浓度较血药浓度高30倍，在肝内代谢为有药理活性的代谢物，主要经胆汁排泄，经肾排泄仅1%，故肾衰竭者不需减量。消除缓慢，$t_{1/2}$为13～103天，停药后其疗效尚可持续30天以上。

【临床应用】 胺碘酮为广谱抗心律失常药。口服给药常用于室性和室上性心律失常，严重的心动过速和心房颤动应静脉给药用于急救，对预激综合征效果更佳。对传统药物治疗无效的室上性心律失常有效。因本药可扩张血管且对心肌无抑制作用，故也可用于冠心病、高血压、心力衰竭和急性心肌梗死伴有的心律失常患者。

【不良反应及注意事项】 胺碘酮常见的不良反应有食欲减退、恶心、呕吐和便秘等胃肠道反应，严重者可导致肺纤维化。药物中含有碘，可致眼角膜出现黄褐色颗粒沉着，一般不影响视力，停药后可自行恢复；碘还可导致甲状腺功能紊乱。上述不良反应的发生与剂量大小及用药时间长短有关，若在负荷量后改用较小剂量维持，可减少发生率。饭后服药可减少胃肠道反应的发生率。老年人应用时需严密监测心电图、肺功能。本品半衰期长，故停药后换用其他抗心律失常药时应注意相互作用。对碘过敏者、甲状腺功能失调者禁用。

【药物相互作用】 能增强双香豆素及华法林的抗凝作用，影响肝素的活性，增加血浆地高辛、奎尼丁、普鲁卡因胺、氟卡尼及苯妥英钠的浓度。

【用法与用量】 常用剂量口服 200mg，一日 2～3 次，维持量每日 100～200mg。必要时稀释后静脉缓慢注射，静脉注射负荷量 150mg，10min 内注入，10～15min 后可重复，随后 1～1.5mg/min 静脉滴注 6h，以后根据病情逐渐减量至 0.5mg/min。24h 总量一般不超过 1.2g。

【制剂与规格】 片剂：0.1g、0.2g。胶囊剂：0.1g、0.2g。注射液：2ml∶150mg、3ml∶150mg。

索他洛尔

索他洛尔（sotalol）于 1974 年用于临床，为唯一兼具有Ⅱ类和Ⅲ类药物电生理特性的抗心律失常药，是非选择性的强效 β 受体阻断药。

【药理作用与作用机制】 索他洛尔小剂量能阻断 β 受体，降低自律性，减慢房室传导。大剂量可阻滞钾通道，延长心房、心室肌和浦肯野纤维 APD 和 ERP，延长心房和心室肌复极时间。

【体内过程】 口服吸收完全，生物利用度接近 100%。该药与血浆蛋白结合少，在心、肝、肾浓度高。体内不被代谢，几乎全部以原形经肾排泄。$t_{1/2}$ 为 12～15h。

【临床应用】 可用于各种心律失常，包括心房纤颤、心房扑动、室上性心动过速、预激综合征伴发的室上性心动过速、室性期前收缩、室性心动过速、心室颤动以及急性心肌梗死所并发的严重心律失常。

【不良反应及注意事项】 不良反应大多与 β 受体阻断作用有关，可出现心动过缓、低血压、支气管痉挛等，发生率较低。剂量过大明显延长 Q-T 间期，可能诱发尖端扭转型室性心动过速，甚至是心室颤动。

【用法与用量】 常用口服剂量为 80～160mg，每日 2 次，从小剂量开始，必要时应用 0.5～2.0mg/kg 稀释后缓慢静脉注射（大于 10min），有效后改为 10mg/h 静脉滴注。

【制剂与规格】 片剂：2.5mg、5mg。胶囊剂：2.5mg、5mg。

溴苄胺

溴苄胺（bretylium）能延长心室肌和浦肯野纤维 APD 和 ERP，提高心室致颤阈，且在抗心律失常的同时能加强心肌收缩力，主要用于常规治疗无效的心室纤颤及室性心动过速。口服不宜吸收，故需肌内或静脉注射。易引起直立性低血压，应用时要注意控制剂量。

新型的Ⅲ类抗心律失常药

1. 多非利特（dofetilide） 特异性 I_{Kr} 钾通道阻滞药，可长期口服用于心房颤动和心房扑动的临床治疗。延长 APD 的作用具有翻转使用依赖性，故易诱发尖端扭转型室性心动过速。

2. 伊布利特（ibutilide） 作用类似多非利特，主用于治疗心房颤动和心房扑动。

四、Ⅳ类——钙通道阻滞药

维拉帕米

维拉帕米（verapamil），又名戊脉安、异搏定，是罂粟碱的衍生物。

【药理作用与作用机制】 维拉帕米能选择性阻断心肌细胞上的钙通道，抑制 Ca^{2+}内流，影响慢反应细胞的电活动。

1. 降低自律性 阻滞 4 相 Ca^{2+}内流，减慢舒张期去极化速率，降低窦房结和房室结的自律性，但可被反射性交感神经兴奋部分抵消；能减少后除极造成的触发活动，从而降低异位自律性。

2. 减慢传导 阻滞 0 相 Ca^{2+}内流，抑制 0 相除极速率和振幅，减慢房室结的传导速度。

3. 延长 ERP 阻滞 Ca^{2+}内流，延长窦房结和房室结 ERP，大剂量也能延长浦肯野纤维 APD 和 ERP。

【体内过程】 维拉帕米口服易吸收，但首过作用明显，生物利用度仅为 20%，故口服时剂量较静脉注射量大 8～10 倍；口服后 2h 起效，3h 达峰浓度，作用维持 6h。静脉注射 1min 起效。药物与血浆蛋白结合率约 90%，$t_{1/2}$ 为 3～7h，主要从肾排泄。

【临床应用】 维拉帕米对室上性心律失常效果最好，是阵发性室上性心动过速的首选药；对房性心动过速、房颤或房扑，可通过减慢房室传导而控制心室率，但不能使其转为窦性心律；对室性期前收缩和室性心动过速，有一定疗效。

【不良反应及注意事项】 维拉帕米对心脏有抑制作用，并可引起血压降低。因此静脉给药时速度要慢，有心动过缓、房室阻滞和严重心功能不全者慎用或禁用，并避免与 β 受体阻断药合用。

地尔硫䓬

地尔硫䓬（diltiazem），又名硫氮酮䓬，其电生理作用与维拉帕米相似，对房室传导有明显抑制作用。口服起效较快，不良反应较少，主要适用于室上性心律失常，如阵发性室上性心动过速、阵发性房性期前收缩等（参见第二十一章）。

五、其 他 类

腺 苷

腺苷（adenosine）为内源性嘌呤核苷酸，作用于 G 蛋白偶联的腺苷受体，激活心房、房室结、心室的 K_{Ach} 通道，缩短 APD，降低自律性。腺苷还可抑制 Ca^{2+}内流，使房室传导减慢，延长房室结 ERP，并抑制交感神经兴奋所致的迟后除极。临床主要用于迅速终止折返性室上性心律失常。使用时需静脉快速注射给药，以避免药物到达心脏前即被灭活；但静脉注射速度过快可致短暂心脏停搏。治疗剂量，多数患者会出现胸闷、呼吸困难。

六、常用抗心律失常药的比较

常用抗心律失常药的药理作用、临床用途、主要不良反应及临床用量的比较见表 23-2。

表 23-2 常用抗心律失常药的药理作用、临床用途、主要不良反应及临床用量的比较

分类	药理作用	药物	临床用途	不良反应	临床用量
ⅠA 类	钠通道适度阻滞剂	奎尼丁	广谱	胃肠道反应，心血管反应，金鸡纳反应，奎尼丁晕厥，过敏反应	第 1 天，0.2g/次，1 次/2h，连续 5 次；第 2 天增至 0.3g/次、第 3 天 0.4g/次，1 次/2h，连续 5 次
		普鲁卡因胺	室性心动过速	胃肠道反应，过敏反应	250～500mg，1 次/4～6h
ⅠB 类	钠通道轻度阻滞剂	利多卡因	室性心动过速	中枢神经系统反应	负荷量为 1.0mg/kg，3～5min 内静脉注射，继以 1～2mg/min 静脉滴注维持
		苯妥英钠	强心苷中毒	静脉注射速度太快可致心律失常	100～300mg，一次服或分 2～3 次服用

续表

分类	药理作用	药物	临床用途	不良反应	临床用量
ⅠC类	钠通道重度阻滞剂	普罗帕酮	广谱，尤其室性心律失常	胃肠道反应，心脏毒性	150～200mg，3次/日，维持量100mg，3次/日
Ⅱ类	阻断β受体	普萘洛尔	室上性心动过速，尤其交感神经兴奋性过高引起的心律失常	窦性心动过缓，房室传导阻滞，低血压，心力衰竭	10～30mg，3～4次/日，无效时每日总量可增至100mg
Ⅲ类	延长动作电位时间	胺碘酮	广谱	窦性心动过缓，胃肠道反应，头痛，嗜睡	200mg，2～3次/日，维持量每日100～200mg
Ⅳ类	钙通道阻滞剂	维拉帕米	室上性心动过速	胃肠道反应，心脏反应	40～120mg/次，3～4次/日
Ⅴ类	促K^+外流	腺苷	折返性阵发性室上性心律失常	头晕，恶心，呼吸困难	6mg一剂于1～3s内静脉推注，随之注入20ml生理盐水

第三节　抗心律失常药的合理应用及用药监护

一、抗心律失常药的应用原则

1. 首先应针对病因和诱因进行治疗　吸烟、情绪改变、低钾、甲状腺功能亢进、二尖瓣狭窄或反流、心功能不全以及心肌缺血皆可引发心律失常，消除或治疗这些因素后就可控制心律失常。

2. 药物治疗要充分考虑药物作用的有效性和安全性　单纯无危害的期前收缩无需治疗；对危及生命的心律失常，药物选择主要考虑有效性；对改善症状的心律失常治疗，主要考虑药物的安全性。在治疗上注意评价药物对预后终点的影响。

3. 联合用药要谨慎　抗心律失常药联合用药，易产生严重心脏毒性反应。所以，治疗心律失常一般是单独用药，如需联合用药时一定要考虑药物对电生理的影响和副作用，避免合用同类药物。

4. 注意药物的致心律失常作用　现有抗心律失常药均有不同程度的致心律失常作用，或加重、恶化原有心律失常，或引起新的心律失常。临床使用抗心律失常药一定要掌握指征，避免滥用；注意剂量个体化，定期检查心电图；必要时进行血药浓度监测。

5. 根据药物的疗效合理选药　常见心律失常的药物选择见表23-3。

表23-3　治疗快速型心律失常的药物选用

药物	窦性心动过速	心房颤动、心房扑动	阵发性室上性心动过速	阵发性室性心动过速
奎尼丁	–	++	+	+
普鲁卡因胺	–	+	+	+
利多卡因	–	–	–	+++
苯妥英钠	–	–	–	++
普罗帕酮	–	–	+	+
普萘洛尔	+++	+	+	–
胺碘酮	–	++	++	+
维拉帕米	+	+	+++	–
腺苷	–	–	+	+

二、抗心律失常药的用药监护

相关内容请扫描本书二维码进行阅读。

第四节　抗心律失常药的研究进展

相关内容请扫描本书二维码进行阅读。

（臧林泉）

第二十四章　抗心绞痛药

【案例 24-1】

患者，男，71 岁，身高 165cm，体重 78kg，平时体健。于 2h 前外出登山活动时出现心前区疼痛，呈压榨样，持续 2min 左右，休息后稍有缓解，无放射痛，无大汗淋漓。后在运动或情绪激动时有间断发作，伴心慌，于休息后或含服硝酸甘油片后有所好转。无晕厥，无咳嗽及咳痰，无视物旋转，发病以来，神志清，精神差，饮食睡眠差，大小便可，体重无明显减轻。动态心电图检查，发现发生症状时表现为 ST 段升高大于 0.1mV，持续时间约 70s，另有 T 波倒置。经检查血压 141/95mmHg、空腹血糖 6.8mmol/L、LDL-C 5.6mmol/L，未使用其他药物治疗，门诊诊断为“心绞痛、血脂代谢紊乱”。

问题：

1. 本案例中患者的心绞痛的类型和发病机制可能是什么？可以选择哪些药物进行治疗？平时应该进行怎样的健康管理？

2. 患者舌下含服硝酸甘油片的注意事项有哪些？

3. 发病时，硝酸甘油片的剂量是否越大越好，如果需要联合用药，可以首先考虑联用什么药，联用的药理学依据是什么？

第一节　概　　述

【抗心绞痛药的发现与研究简史】　相关内容请扫描本书二维码进行阅读。

心绞痛是由于冠状动脉短暂的供血不足所导致的心肌急性缺血缺氧，继而因心肌无氧代谢产物的堆积，刺激心肌传入神经末梢，引发患者出现胸骨柄后压榨性疼痛，并可放射至左肩、左臂或上腹部等典型临床症状。心绞痛若不及时救治，可导致心肌梗死，危及患者生命。

一、心肌缺血与心绞痛

心绞痛最常见的病因是冠状动脉粥样硬化，其主要病理生理机制是心肌氧供和氧耗的不平衡。

心肌的血供源于冠状动脉，其氧供取决于冠状动脉血流量及动、静脉氧分压差。冠状动脉血流量大小与动脉灌注压（动脉舒张压）和动脉舒张时间有关，与冠状动脉血管阻力大小成反比。在正常生理状态下，心肌需摄取血液中近 75%的氧含量。如图 24-1 所示，当心率加快、心肌收缩力增强、血压和心室内压升高、室壁肌张力增大时，心肌氧耗量增加。此时，机体主要通过舒张冠状动脉，增加冠状动脉血流量而增加心肌供氧。此外，外周动、静脉血管张力，分别通过影响动脉收缩压、循环血量和静脉回心血量，从而影响收缩期和舒张期室壁肌张力，导致心肌氧耗相应的变化。在病理状态下，冠状动脉粥样硬化导致冠状动脉管腔狭窄，血管内皮功能受损，舒张性减弱：①在机体活动增加或情绪激动等情况下，心肌氧耗量增加。此时，冠状动脉因粥样硬化而不能相应扩张以增加心肌供血量，造成心肌缺血并可诱发劳累性心绞痛（angina of effort，或称典型性心绞痛 classic angina）。劳累性心绞痛约占心绞痛的三分之二，特点是心绞痛发作有明显的诱因，如劳累、情绪波动、运动或其他增加心肌氧耗的因素，经休息和（或）舌下含服硝酸甘油后缓解。根据病情和病程，此类心绞痛又可分为初发、稳定和恶化劳累性心绞痛。②因冠状动脉自发性、短暂性痉挛，造成心肌供血不足而诱发自发性心绞痛（spontaneous angina pectoris，或称变异型心绞痛 variant angina）。自发性心绞痛的病理基础主要是冠状动脉痉挛而致血管腔狭窄，使心肌供血绝对不足，引发心绞痛的发作，可伴有冠状动脉粥样硬化。本类型心绞痛发作的特点是，仅有少数患者在机体活动增加或情绪激动等情况下发作，而多数发作时无明显诱因，常发生于安静状态，与心肌氧耗量关系不大。发作时症状较重、持续时间长，应用硝酸甘油治疗不易缓解。③混合性心绞痛（angina pectoris）的特点是患者在体力活动和安静状态下均可发生，冠状动脉即有一定程度的器质性狭窄，又可伴发由劳累诱发的痉挛。临床常将初发、恶化和自发性心绞痛统称为不稳定型心绞痛（unstable angina）。不稳定型心绞痛发作时症状重，可进展为急性心肌梗死，甚至发生猝死。其病理生理变化主要是冠状动脉粥样斑块的破裂，激活血小板的聚集，血栓形成堵塞血管所致；也可因血管内膜损伤或斑块破裂后诱发冠状动脉痉挛而致心绞痛发作。

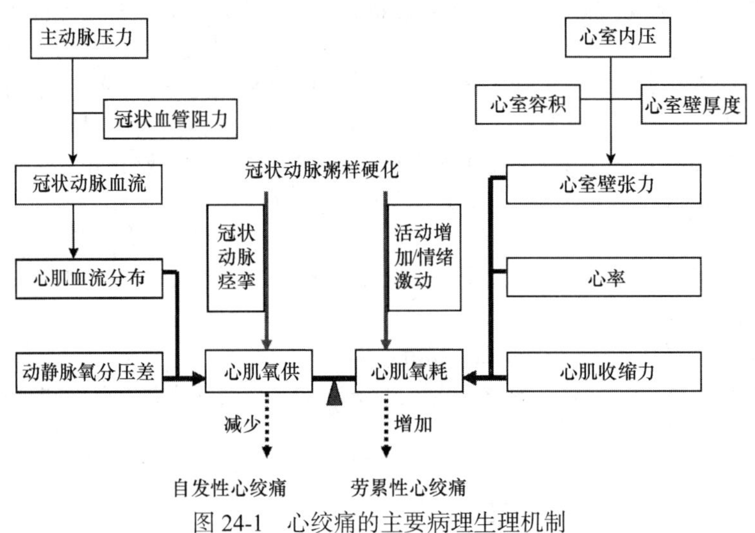

图 24-1　心绞痛的主要病理生理机制

二、抗心绞痛药的药理作用

根据心绞痛的病理生理机制，抗心绞痛药主要通过以下五方面的机制实现对心绞痛的防治。

（一）降低心肌氧耗

如图 24-1 所示，室壁肌张力、心率和心肌收缩力是决定心肌氧耗量的主要因素。室壁肌张力与心室内压力和心室容积成正比，与室壁肌的厚度成反比，其张力的增加可导致心肌氧耗量的增加；心率加快和心肌收缩力增强均可使心肌机械做功增加而增加心肌的氧耗量。在冠状动脉因粥样硬化而狭窄和（或）痉挛时，易于诱发心绞痛发作。抗心绞痛药物可通过减少心室内压、缩小心室容积、降低室壁肌张力、减慢心率和减少心肌收缩力等途径，降低心肌氧耗量而发挥抗心肌缺血和缺氧的作用。

（二）促进冠状动脉血流重新分布

1. 增加心内膜下层心肌的血供　心内膜下层心肌的血供来源于冠状动脉自心外膜呈直角的分支，并贯穿室壁肌呈网状分布于该区域的血管，因此，心内膜下层血流极易受心室内压和室壁肌张力的影响而发生供血不足。心绞痛发作时，心室内压和室壁肌张力均增高，导致心内膜下层成为心肌缺血最为严重的区域。抗心绞痛药通过降低心室内压和减少室壁肌张力等作用，增加心外膜向内膜下层缺血区域的血液供应，改善心肌缺血和缺氧状态。

2. 增加心肌缺血区血供　心绞痛发作时，心肌缺血区因无氧代谢产物的堆积，使该区阻力血管处于舒张状态，此时，相对于缺血区，非缺血区阻力血管的阻力较大。抗心绞痛药通过扩张心外膜血管、输送血管及侧支血管等，可使血液顺压力差自输送血管经侧支血管流向心肌缺血区而增加该区域的血液供应（图 24-2）。

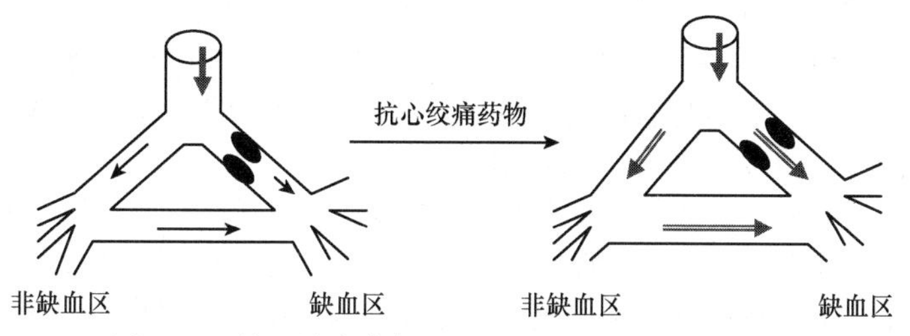

图 24-2　抗心绞痛药促进冠状动脉血流的重新分布

（三）增加心肌供氧

抗心绞痛药可通过扩张或缓解痉挛的冠状动脉，恢复冠状动脉血流量，增加心肌的供氧。

（四）调节心肌能量代谢

在正常有氧状态下，心脏活动所需能量的 60%～90%由游离脂肪酸（FFA）氧化代谢供能，另外 10%～40%由葡萄糖、乳酸和酮体等代谢提供，能量的形式是三磷酸腺苷（ATP）。与葡萄糖代谢供能相比，FFA 氧化代谢产生相同数量的 ATP 需多消耗 10%～15%的氧。在心肌缺血和缺氧状态下，抗心绞痛药通过抑制 FFA 代谢，促进糖代谢，利于保护缺血性心肌。

（五）抑制血小板聚集和防止血栓形成

如前所述，冠状动脉粥样斑块的形成是各型心绞痛的共同病理学基础。血管内膜损伤和冠状动脉粥样斑块的破裂，可激活血小板，引起血小板黏附和聚集，形成血栓进而堵塞血管，并可诱发冠状动脉痉挛。抗心绞痛药通过改善缺血症状，恢复心肌氧耗与氧供的平衡，稳定斑块，阻止血栓的形成，有效降低心绞痛心肌梗死的发生率和心肌梗死患者的死亡率。

三、抗心绞痛药的作用机制及药物分类

抗心绞痛药的作用机制主要通过两种途径实现，一是通过扩张动静脉血管的机制，如硝酸酯类和钙通道阻滞药；二是通过非扩血管作用机制，如 β 受体阻断药、心肌能量代谢调节药、抗血小板和抗血栓形成药。

如图 24-3 所示，一方面，血管内皮细胞通过释放内源性一氧化氮（NO），而硝酸酯类抗心绞痛药则通过释放外源性 NO，激活鸟苷酸环化酶，增加血管平滑肌细胞内第二信使 cGMP 的生成，

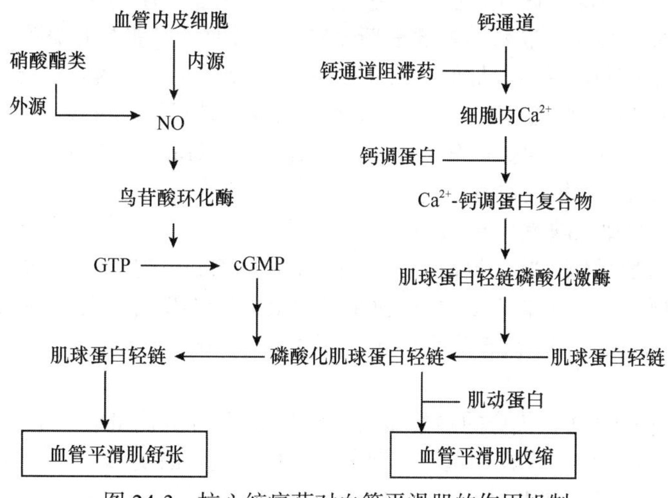

图 24-3　抗心绞痛药对血管平滑肌的作用机制

进而激活 Ca^{2+}依赖的蛋白激酶，减少细胞内 Ca^{2+}释放和细胞外 Ca^{2+}内流，使细胞内 Ca^{2+}减少，磷酸化肌球蛋白轻链去磷酸化而致血管平滑肌舒张；另一方面，细胞外 Ca^{2+}可经钙通道进入细胞内，使细胞内 Ca^{2+}增加，形成 Ca^{2+}-钙调蛋白复合物，激活肌球蛋白轻链磷酸化激酶，使肌球蛋白轻链磷酸化。磷酸化的肌球蛋白轻链与肌动蛋白结合，引发血管平滑肌收缩。钙通道阻滞药通过阻滞钙通道，抑制 Ca^{2+}内流而发挥对血管的舒张作用。

β 受体阻断药通过阻断 β 受体，使心肌收缩力减弱、心率减慢和血压降低等减少心肌氧耗量而发挥抗心绞痛作用；心肌能量代谢调节剂通过增加心肌利用葡萄糖酵解方式进行能量供应而发挥保护缺血心肌的作用；抗血小板和抗血栓形成药则通过抑制血小板的聚集和血栓的形成，降低心绞痛心肌梗死的发生。

综上所述，依据作用机制的不同，抗心绞痛药主要分为硝酸酯类、钙通道阻滞药、β 受体阻断药、心肌能量代谢调节药、抗血小板和抗血栓形成药等五类。

第二节 硝酸酯类

硝酸酯类药物具有硝酸多元酯结构，高脂溶性，分子中的—O—NO_2是发挥药理作用的基本结构（图 24-4）。常用药物有硝酸甘油、硝酸异山梨酯和单硝酸异山梨酯等。

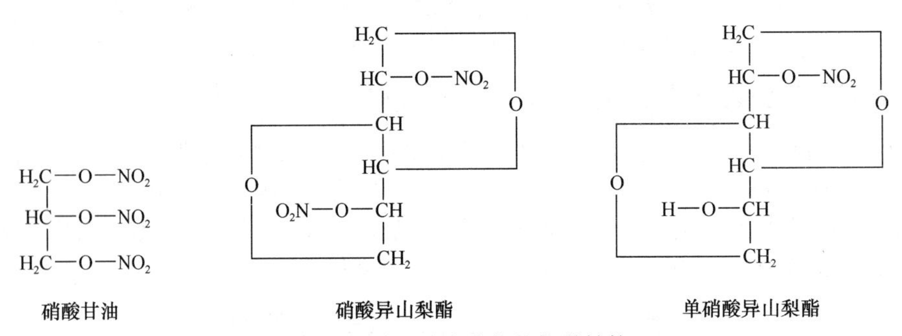

图 24-4 硝酸酯类药物的化学结构

【药理作用】 硝酸甘油抗心绞痛的基本作用是选择性松弛血管平滑肌，对静脉血管的选择性强于动脉血管，这可能与静脉血管富含催化硝酸甘油释放 NO 的酶有关。

1. 降低心肌氧耗 小剂量硝酸甘油选择性扩张静脉血管，使回心血量减少，心室容积缩小，室内压降低，从而降低室壁肌张力，减少心肌的氧耗量；稍大剂量硝酸甘油可扩张动脉血管，使外周血管阻力下降，从而降低心脏射血阻力和室壁肌张力，减少心肌的氧耗量。

2. 扩张冠状动脉，促进冠状动脉血流重新分布 硝酸甘油扩张静脉血管，使回心血量减少，心室容积缩小，室内压降低；扩张动脉血管，使外周血管阻力下降，从而降低心脏射血阻力和室壁肌张力，有利于血液自心外膜流向心内膜下层心肌缺血区。选择性扩张较大的心外膜血管、输送血管和侧支血管，尤其是在冠状动脉痉挛时作用最为明显，因对心肌非缺血区血管无明显舒张作用，从而促使血液自输送血管经侧支血管流向因心肌缺血而使血管处于舒张状态的心肌缺血区，增加该区域血液供应，改善缺血和缺氧状况。

3. 保护缺血的心肌组织，减轻损伤 硝酸甘油释放 NO，可促进血管 PGI_2和降钙素基因相关肽等内源性舒血管物质的合成和释放；抑制血小板的聚集与黏附，防止血栓的形成；增强缺血心肌细胞膜的稳定性，提高室颤阈，改善房室传导，消除折返，减少心肌缺血的并发症等，保护缺血的心肌组织。

【耐受性】 以硝酸甘油为代表的硝酸酯类，连续、反复和大剂量应用易产生耐受性，停药 1～2 周后消失。目前认为产生耐受性的机制有两种，一是"血管耐受"，是由于血管平滑肌催化硝酸酯类释放 NO 所必需的—SH 消耗所致；二是"伪耐受"，是通过与血管本身无关的激活机制产生，可能与用药后机体容量血管扩张、神经体液调节（如肾素-血管紧张素系统的激活等）以及自由基产生等有关。

【不良反应】 多数由硝酸甘油舒张血管作用引起，主要包括：胸上部及头颈面部皮肤潮红；头痛常见，有时较为严重，连续用药数天或减少用药量后，症状减轻；直立性低血压多见于长时间站立的患者，可产生眩晕和晕厥等症状，饮酒后加重，主要防治措施是调整体位并促进静脉血液回流；剂量过大易致血压过度下降，冠状动脉灌注压过度降低，引起反射性交感神经兴奋，而增加氧耗量，使心肌缺血加重；此外，长期大剂量应用可产生高铁血红蛋白血症等。

【禁忌证】 硝酸酯类过敏、急性下壁伴右室心肌梗死、严重低血压、肥厚梗阻型心肌病、缩窄性心包炎或心包填塞、严重贫血、青光眼和颅内压增高等。

【药物相互作用】 中度或过度饮酒时，使用本药可致低血压；与降压药或血管扩张药合用，可致直立性低血压；阿司匹林可减少舌下含服硝酸甘油的清除，并增强其血流动力学效应；使用长效硝酸酯类可降低舌下用药的治疗作用；与西地那非合用，可引起低血压，甚至危及生命；与乙酰胆碱、组胺及拟交感胺类药合用时，可降低疗效。

【用药监护】

1. 合理使用各种剂型 使用敷贴剂应避开破损皮肤、毛发、瘢痕和易受刺激的部位；含服剂应采取坐位或卧位服用（口腔黏膜干燥者先用水润湿口腔后再含服），以防直立性低血压发生；喷雾剂使用时喷于舌下。

2. 防止耐药现象的发生 预防耐受性发生有效的措施是，采用间歇给药或与其他类抗心绞痛药交替用药，合理调配膳食，适当补充含—SH 的供体。此外，与 β 受体阻断剂、他汀类、ACEI 或 ARB 以及肼苯哒嗪等药合用，可预防耐药的发生。

常用药物及临床应用

硝酸甘油（nitroglycerin）是硝酸酯类的代表药，用于抗心绞痛至今已有百余年的历史。具有起效快、作用迅速、疗效可靠和价格低廉等优点，是目前临床防治心绞痛最常用的药物。口服硝酸甘油，由于存在首过消除，生物利用度仅为 8%；舌下含服避免了首过消除，起效快（1～3min），是治疗心绞痛急性发作最常用的给药方式；因其作用维持时间不超过 20～30min，不适用于维持治疗；硝酸甘油经肝脏脱硝酸代谢，主要产物为二硝酸或单硝酸盐，其中 1, 2-二硝酸甘油和 1, 3-二硝酸甘油以及 5-单硝酸代谢产物硝酸异山梨酯仍具有舒张血管和抗心绞痛的药理作用；大部分脱硝酸代谢产物与葡萄糖醛酸结合后经肾脏排泄。

硝酸异山梨酯（isosorbide dinitrate）又名消心痛，属长效硝酸酯类，其特点是：起效慢、作用较弱，但作用维持时间较长。口服后 40～60min 起效，作用维持 3～5h，主要经肝脏代谢，代谢产物异山梨醇-2-单硝酸酯和异山梨醇-5-单硝酸酯仍具有扩血管作用。口服具有明显的个体差异性，剂量大时易致头痛和低血压等副作用，使用缓释制剂可减少不良反应的发生。

单硝酸异山梨酯（isosorbide mononitrate）属长效抗心绞痛药，具有明显的扩血管作用。口服无首过消除作用，生物利用度近 100%，服药后 1h 血药浓度达峰值，作用维持 8h。

第三节　钙通道阻滞药

钙通道阻滞药因阻滞钙通道，抑制 Ca^{2+}内流而具有抗心律失常、降低血压和抗心绞痛等多种药理作用，主要药物有硝苯地平、氨氯地平、左旋氨氯地平和拉西地平等。本章主要介绍其抗心绞痛作用及机制。

【药理作用与作用机制】 钙通道阻滞药因阻滞钙通道，抑制 Ca^{2+}内流而减少细胞内 Ca^{2+}，使 Ca^{2+}-钙调蛋白复合物形成减少，抑制肌球蛋白轻链磷酸化激酶的活性，使肌球蛋白轻链磷酸化受阻，进而不能与肌动蛋白结合，引起血管平滑肌舒张而产生抗心绞痛作用。

1. 降低心肌氧耗 钙通道阻滞药通过阻断心肌细胞膜钙通道，减弱心肌收缩力；抑制窦房结钙通道，减慢心率；阻断血管平滑肌细胞膜钙通道，减少 Ca^{2+}内流而松弛血管平滑肌和降低血压等，最终导致心肌氧耗量减少。

2. 促进冠状动脉血流重新分布 钙通道阻滞药通过阻断血管平滑肌细胞膜钙通道，减少 Ca^{2+}内流而扩张较大的输送血管及小阻力血管，增加侧支循环，使缺血区心肌的血液供应增加。

3. 增加心肌氧供 冠状动脉痉挛主要由血管平滑肌细胞 Ca^{2+}内流增加所致。钙通道阻滞药通过阻断血管平滑肌细胞膜钙通道，减少 Ca^{2+}内流而解除自发性心绞痛患者冠状动脉的痉挛，并增加冠状动脉血流量，恢复心肌氧供和氧耗的平衡。

4. 保护缺血心肌细胞 阻止心肌细胞 Ca^{2+}内流，减轻心肌缺血状态下，因细胞膜对 Ca^{2+}通透性增加，细胞外 Ca^{2+}内流增多所致细胞内 Ca^{2+}超载（其中，细胞内线粒体 Ca^{2+}的超载可妨碍 ATP 产生），进而保护缺血性心肌细胞。

5. 抑制血小板聚集与黏附 阻止血小板内 Ca^{2+}内流，降低血小板内 Ca^{2+}浓度，抑制血小板聚集与黏附。

【不良反应】 常见不良反应由血管扩张引起，可致反射性心率加快和心肌收缩力增强等，使心肌耗氧增加，而降低抗心绞痛作用，严重者可加重心绞痛的发作。

【禁忌证】 钙通道阻滞药过敏、严重主动脉瓣狭窄、严重低血压、心源性休克、不稳定型心绞痛、窦房结功能减退和房室传导阻滞的患者；妊娠及哺乳期妇女。

【药物相互作用】 与β受体阻断药合用，可引起心动过缓、诱发心力衰竭、加重房室传导阻滞；与 CYP3A4 抑制药（如利福平、酮康唑、西咪替丁）合用，可增强经 CYP3A4 代谢的钙通道阻滞药（如硝苯地平、氨氯地平等）的作用，或使其毒性增大；硝苯地平与地高辛合用，可导致地高辛清除率降低，中毒发生率增加。

【用药监护】 与β受体阻断药合用，可预防反射性心动过速；停药时须逐渐减量，以免加重心绞痛。

常用药物及临床应用

硝苯地平（nifedipine）又名心痛定，为抗高血压、防治心绞痛药物，显著扩张冠状动脉和外周小动脉，尤适用于伴有高血压的自发性心绞痛患者。可促进急性心肌梗死患者心肌侧支循环的建立，缩小梗死范围。与β受体阻断药合用产生协同作用，抵消其因降压作用所致反射性心率加快，减少心肌氧耗量。该药的特点是：起效快，峰/谷比值高，导致了神经体液活化，疗效肯定，但药效时间短，血压波动大，尚有负性肌力和负性传导作用。增加冠心病患者的死亡率。

硝苯地平缓释片扩张冠状动脉和周围动脉作用最强，抑制血管痉挛效果显著，临床适用于预防和治疗冠心病心绞痛，是变异型心绞痛的首选药物。也适用于呼吸道阻塞性疾病的心绞痛患者，其疗效优于β受体阻断药。

氨氯地平（amlodipine）为钙通道阻滞药，其抑制钙诱导的主动脉收缩作用是硝苯地平的 2 倍。扩张外周小动脉，使外周阻力（后负荷）降低，从而减少心肌耗能和氧需求；扩张正常和缺血区的冠状动脉及冠状小动脉，增加变异型心绞痛患者的心肌供氧。与靶点结合和解离速度较慢，因此药物作用起效慢而维持时间长。对血管平滑肌的选择性作用大于硝苯地平。在心肌缺血者氨氯地平可增加心输出量及冠脉流量，增加心肌供氧及减低耗氧，改善运动能力。此外，氨氯地平可能激活 LDL 受体，减少脂肪在动脉壁累积及抑制胶原合成，因而具有抗动脉硬化作用。常见不良反应为头痛、水肿、疲劳、失眠、恶心、腹痛、面红、心悸和头晕等。

左旋氨氯地平（levamlodipine）为氨氯地平左旋体，不良反应较氨氯地平少见。

拉西地平（acidipine）脂溶性高，在脂质沉积而延长作用时间。高度选择性作用于平滑肌，主要扩张外周动脉，减少血管阻力，降压作用强而持久。对心脏传导系统和心肌收缩功能无影响，可改善肥厚左心室的舒张功能，并具有抗动脉粥样硬化的作用。常见不良反应为头痛、皮肤潮红、水肿、眩晕和心悸等。

钙通道阻滞药可显著扩张冠状动脉，对各型心绞痛均有效。与β受体阻断药相比，其抗心绞痛的临床应用具有以下特点：显著扩张冠状动脉，尤适用于自发性心绞痛；扩张冠状动脉的同时可松弛支气管平滑肌，适用于心肌缺血伴支气管哮喘的患者；扩张冠状动脉的同时扩张外周血管，适用于心肌缺血伴外周血管痉挛性疾病的患者；抑制心肌作用较弱，尤其是硝苯地平，较少诱发心力衰竭。此外，临床选用不同的钙通道阻滞药时应注意其各自的作用特点。

第四节　β受体阻断药

β受体阻断药是治疗心律失常、高血压和心绞痛等多种心血管疾病的药物，在抗心绞痛方面应用的主要药物有非选择性β受体阻断药普萘洛尔和噻吗洛尔，选择性β受体阻断药阿替洛尔和美托洛尔等。本章主要介绍其抗心绞痛的作用及机制。

【药理作用与作用机制】　β受体阻断药属于非扩张血管抗心绞痛药，其抗心绞痛药理作用和作用机制与阻断β受体有关。

1. 降低心肌氧耗　通过阻断心脏β受体，减慢心率，降低血压和减弱心肌收缩力而降低静息和运动状态下心肌的氧耗量。尽管心率的减慢和心肌收缩力的减弱可使收缩期心室射血时间延长，舒张期心室容积增大而增加心肌的氧耗量，部分抵消心肌氧耗量的减少，但其总体效应仍是心肌氧耗量减少。

2. 促进冠状动脉血流重新分布　阻断β受体，心率减慢后，心脏舒张期相对延长，有利于血液自心外膜流向心内膜，增加易于缺血的心内膜下层心肌的血供；此外，β受体阻断药也可增加侧支循环，进而改善心肌缺血区处于舒张状态血管的血供。

此外，β受体阻断可抑制脂肪分解酶活性，使脂肪分解产生FFA的量减少，从而减少心肌代谢脂肪酸的氧耗量；可促进氧合血红蛋白结合氧的解离而利于组织供氧。

【不良反应】　因阻断冠状动脉β_2受体，使血管α受体相对占优势，易致冠状动脉收缩，从而加重由冠状动脉痉挛诱发的自发性心绞痛的心肌缺血症状；因阻断支气管平滑肌β_2受体，使M受体相对占优势，易于诱发支气管平滑肌收缩，因而不宜用于伴有支气管哮喘或有哮喘既往史的心绞痛患者；此外，对心动过缓、房室传导阻滞和心功能不全者不宜应用。

常用药物及临床应用

普萘洛尔（propranolol）又名心得安，为无内在活性的非选择性β受体阻断药。对β受体的阻断作用较强，通过减慢心率和心肌收缩力使心肌氧耗量减少，并促使冠状动脉血流重新分布而发挥抗心绞痛作用。因个体用药差异性大，应注意个体化用药。

噻吗洛尔（timolol）为具有内在活性的非选择性β_1受体阻断药，降低心肌氧耗量，缓解心肌缺血作用强于普萘洛尔，而减弱心肌收缩力作用较普萘洛尔小，对劳累性心绞痛的控制优于普萘洛尔。

阿替洛尔（atenolol）为无内在活性的长效β_1受体阻断药，对心脏的选择性作用较强，对血管及支气管影响较小，但支气管哮喘和阻塞性肺病的患者需慎用或禁用。适用伴有高血压或心率增快的心绞痛患者。

美托洛尔（metoprolol）为无内在活性的β_1受体阻断药，由于血药浓度个体差异性极大，用药须个体化。可有效缓解劳累性心绞痛，与钙通道阻滞药或硝酸酯类抗心绞痛药合用产生协同作用，也可用于不稳定型心绞痛的治疗。

第五节　心肌能量代谢调节药

在正常有氧状态下，心脏活动所需ATP主要由FFA氧化代谢提供，其次为糖代谢。在心肌缺血缺氧状态下，这种高耗氧的供能方式因增加氧耗而加重心肌缺氧。另一方面，因FFA氧化代谢供能的主导地位是通过直接抑制丙酮酸脱氢酶而抑制葡萄糖酵解实现的，在心肌缺血时，这一作用会导致乳酸和 H^+生成的增多，抑制心肌收缩功能。因此，在心肌缺血和缺氧状态下，心肌能量代谢调节药通过抑制 FFA 氧化，减少其对心肌的损害，增加心肌利用葡萄糖酵解方式的能量供应，有利于心肌缺血性疾病的治疗。

曲美他嗪（trimetazidine）和雷诺嗪（ranolazine）均属“部分脂肪酸氧化抑制剂”的新型化合物，对心肌能量代谢具有调节作用。如图 24-5 所示，两药通过对脂肪酸氧化的部分抑制，使丙酮酸脱氢酶的活性得以恢复，心肌能量代谢由葡萄糖氧化供能，改善心肌的缺氧，并减少乳酸堆积以及细胞内酸中毒。两药抗心肌缺血的同时，对血压和心率无影响。临床主要与其他类抗心绞痛药物合用，防治心绞痛的发作。

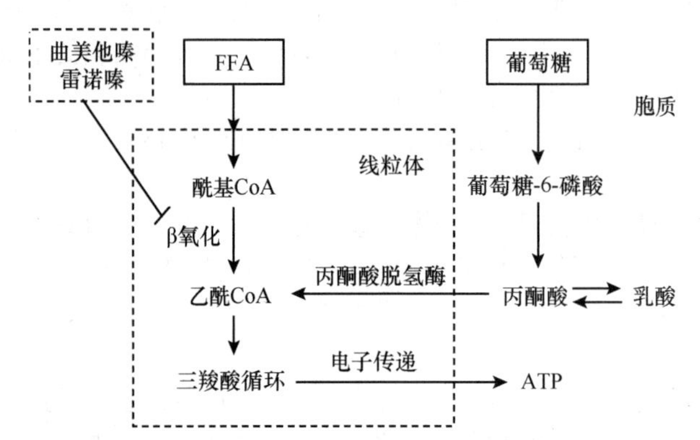

图 24-5　曲美他嗪和雷诺嗪对心肌细胞 FFA 和葡萄糖能量代谢的影响

辅酶 Q_{10}（coenzyme Q_{10}）也是重要的心肌能量代谢调节剂，辅酶 Q_{10}是生物体内广泛存在的脂溶性醌类化合物，在人体呼吸链中质子移位及电子传递中起重要作用，可作为细胞代谢和细胞呼吸激活剂，还是重要的抗氧化剂和非特异性免疫增强剂，具有促进氧化磷酸化反应，保护生物膜结构完整性的作用。辅酶 Q_{10}具有抗心肌缺血作用，可减轻急性缺血时的心肌收缩力减弱及磷酸肌酸与三磷酸腺苷的含量减少，有助于保持缺血心肌细胞线粒体的形态结构，对缺血心肌有一定保护作用。

第六节　抗血小板和抗血栓形成药

血小板的主要功能是凝血和止血，修复破损的血管。当血管内膜损伤和冠状动脉粥样斑块破裂时，刺激血小板黏附和聚集，并使其释放凝血因子和缩血管物质，这不仅可促进血栓形成，堵塞血管，引起心肌梗死，而且可诱发冠状动脉痉挛，致心绞痛发作。因此，抗血小板和抗血栓形成药通过抑制血小板聚集和抗凝血作用，可有效降低心绞痛及心肌梗死的发生率。

阿司匹林（aspirin）为环氧酶抑制剂，是使用最多和最广泛的抗血小板治疗药。小剂量阿司匹林因不可逆抑制血小板环氧酶而使血栓素 A_2（TXA_2）合成受阻，而发挥抗血栓形成的作用。与其他抗心绞痛药不同，阿司匹林可显著降低不稳定型心绞痛的死亡率，并减少心绞痛所致急性心肌梗死的发生率。此外，小剂量阿司匹林还可减少慢性稳定型心绞痛心肌梗死的发生率，阿司匹林配合溶栓治疗，通过其抑制血小板聚集的作用，而明显降低急性心肌梗死患者的死亡率。

阿昔单抗（abciximab）、替罗非班（tirofiban）和依替巴肽（eptifibatide）均为血小板膜蛋白Ⅱb 和Ⅲa 受体阻断药，通过阻断纤维蛋白原与血小板膜蛋白Ⅱb 和Ⅲa 受体的结合而抑制血小板的聚集。阿昔单抗是由基因工程制备的重组人-鼠嵌合抗体 Fab 片段，能特异性地阻断纤维蛋白原介导的血小板凝集，还具有抗凝血和抑制白细胞趋化等作用；替罗非班是非肽类血小板膜蛋白Ⅱb 和Ⅲa 受体选择性阻断药，抑制血小板聚集、延长出血时间、抑制血栓形成；依替巴肽是人工合成的环状七肽，选择性、可逆性抑制血小板聚集，逆转因血栓形成而导致的缺血状态。本类药主要适用于不稳定型心绞痛和急性心肌梗死的患者，主要不良反应为增加出血的危险。

肝素（heparin）和低分子量肝素（low molecular weight heparin，LMWH）均为依赖抗凝血酶Ⅲ（$AT_{Ⅲ}$）的凝血酶抑制药，低分子量肝素是指分子量低于 6.5kDa 的肝素，因其药效学和药动学特性优于肝素而在临床应用中日趋增多。静脉注射肝素或皮下注射低分子量肝素可减少不稳定型心绞痛患者心肌梗死的发生率。

水蛭素（hirudin）为直接的血栓形成抑制剂，通过不依赖于抗凝血酶Ⅲ的作用，仅抑制粥样斑块部位血栓的形成。可降低急性心肌缺血患者急性心肌梗死的发生率和死亡率。

第七节　其他抗心绞痛药

尼可地尔（nicorandil）为 ATP 敏感的钾离子通道开放剂，为新型的冠状动脉血管扩张药，不易产生耐受性。对冠状动脉的舒张作用通过两种作用机制实现，一是通过激活钾通道，促进 K^+外流而使血管平滑肌细胞膜超极化；二是通过类似于硝酸酯类药物的作用，增加 cGMP 的生成。尼可地尔具有阻止细胞内 Ca^{2+}游离，增加细胞膜对 K^+的通透性，扩张冠状血管，持续性增加冠状动脉血流量，抑制冠状动脉痉挛的作用，在扩张冠状血管时，并不影响血压、心率、心肌收缩力以及心肌耗氧量。本药还具有抑制血小板聚集防止血栓形成的作用。临床主要用于各类型心绞痛，能显著减少心血管事件发生风险，改善预后。

第八节　抗心绞痛药的临床应用及研究进展

相关内容请扫描本书二维码进行阅读。

（朱新波）

第二十五章 调节血脂药

【案例 25-1】

患者，女，65 岁，主因“高血压 10 余年，近期吃药血压也控制不好，头昏、心前区不适 10 余天”入院。10 年前体检发现血压升高，曾就诊于当地医院，长期服用卡托普利和美托洛尔等控制血压。10 天前出现头昏、心前区不适，血压 190/90mmHg，经自行调整用药后，血压波动在（135～190）/（85～100）mmHg。入院检查：BP 200/100mmHg，血脂：总胆固醇 7.82mmol/L（正常值 2.8～5.7mmol/L），甘油三酯 3.66mmol/L（正常值 0.29～1.83mmol/L），载脂蛋白 A 1.68g/L（正常值 1～1.6g/L），载脂蛋白 B 1.45g/L（正常值 0.5～1.1g/L），脂蛋白（α）2.78mmol/L（正常值 1.5～3.3mmol/L）。心脏超声提示：①左室壁增厚，室间隔活动幅度减弱；②左室舒张功能降低。冠状动脉造影提示：左冠状动脉前降支中段狭窄达 60%，第一对角支开口处狭窄 20%，左回旋支中段狭窄 50%；右冠状动脉内膜不光滑，中段狭窄 30%。诊断：①高血压；②冠状动脉粥样硬化性心脏病，不稳定型心绞痛。给予阿托伐他汀 40mg/次，1 次/日，晚间服用，阿司匹林 75mg/次，1 次/日，美托洛尔 25mg/次，2 次/日等药物治疗 2 周后，症状明显缓解。治疗 4 周，血脂检测：总胆固醇 5.79mmol/L，甘油三酯 3.58mmol/L，载脂蛋白 A 1.58g/L，载脂蛋白 B 1.42g/L，脂蛋白（α）2.61mmol/L，血总胆固醇降低明显，已接近正常值范围。

问题：

1. 该患者选用阿托伐他汀调节血脂药的理论依据是什么？
2. 长期服用他汀类调节血脂药的注意事项有哪些？
3. 该患者还选用阿司匹林、美托洛尔与调节血脂有什么关系？其用药依据是什么？

第一节 概 述

【药物发现与研究简史】 相关内容请扫描本书二维码进行阅读。

动脉粥样硬化（atherosclerosis，AS）主要累及大动脉和中动脉（多见于主动脉、冠状动脉和脑动脉），受累动脉的内膜、内膜下及中层先后出现脂质积聚、平滑肌细胞和结缔组织增生和钙沉着等病理变化，并有动脉中层的逐渐退变和钙化，在此基础上继发斑块内出血、斑块破裂及局部血栓形成。因动脉内膜积聚的脂质外观呈黄色粥样而得名。动脉粥样硬化是心脑血管疾病的共同病理学基础，是心肌梗死和脑梗死的主要病因。当粥样硬化发生于冠状动脉时称为冠状动脉粥样硬化，常因机体活动增加、情绪激动或伴发冠状动脉痉挛等情况引起心肌氧供和氧耗的失衡，诱发心绞痛和心肌梗死等，并可成为心源性猝死的原因。

一、高血脂与动脉粥样硬化的关系

动脉粥样硬化的病因尚未完全阐明，研究表明与多因素作用于多环节有关，主要的危险因素包括：年龄、性别、血脂异常、吸烟、肥胖、遗传，以及常年高血压、糖尿病病史等。该病的发病机制有多种学说，主要包括脂质浸润学说、内皮损伤-反应学说、血小板聚集和血栓形成假说、平滑肌细胞克隆学说等。目前认为，各种原因所致高脂血症是引起动脉粥样硬化的主要原因，血脂水平升高主要由遗传因素和（或）机体摄入过量的饱和脂肪酸（动物脂肪）和胆固醇所致，因而，降低升高的血脂水平，可降低动脉粥样硬化相关冠心病的发生风险。大规模的流行病学研究显示，给予高血脂人群他汀类降血脂药物后，动脉粥样硬化相关冠心病的发生率降低了 30%～40%，同时非致命性冠心病的发病率也相应减少。

（一）血浆脂蛋白的分类与组成成分

血浆脂蛋白（lipoprotein，LP）按超速离心或电泳分离法进行分类（图 25-1），包括乳糜微粒（chylomicron，CM）、极低密度脂蛋白（very low density lipoprotein，VLDL）、中间密度脂蛋白（intermediate density lipoprotein，IDL）、低密度脂蛋白（low density lipoprotein，LDL）和高密度脂蛋白（high density lipoprotein，HDL），其中，IDL 为 VLDL 的血浆代谢产物。脂蛋白由血脂和载脂蛋白组成，血脂是指血清或血浆中所含脂类的总称，其组成成分包括胆固醇（cholesterol，Ch）、甘油三酯（triglyceride，TG）、磷脂（phospholipid，PL）和游离脂肪酸（free fatty acid，FFA）等。胆固醇又分为胆固醇酯（cholesterol ester，CE）和游离胆固醇（free cholesterol，FC），两者合称总胆固醇（total cholesterol，TC）。血脂不溶于水，与载脂蛋白（apoprotein，Apo）结合后成为亲水性脂蛋白而溶解于血浆，并随血液循环转运至全身。Apo 为结合和转运血脂的载体，不同的脂蛋白含有不同的 Apo。Apo 分为 A、B、C、D 和 E 五类，每类又分为若干亚组分，其中 Apo AⅠ可激活卵磷脂胆固醇酰基转移酶（lecithin cholesterol acyltransferase，LCAT），识别 HDL 受体；Apo AⅡ可稳定 HDL 结构，激活肝脂肪酶，促进 HDL 成熟和 Ch 逆向转运；Apo B_{100} 识别 LDL 受体；Apo C 为脂蛋白酯酶激活剂，可促进 CM 和 VLDL 分解；Apo C 抑制 LPL 活性及肝细胞 Apo E 受体；Apo D 促进 Ch 及 TG 在 VLDL、LDL 与 HDL 间的转运；Apo E 参与识别 LDL 受体。

此外，LP（a）是由肝脏合成，与纤溶酶原具有显著同源性，含有特征性 Apo（a）的糖蛋白。其结构类似 LDL，核心部分由甘油三酯、磷脂、胆固醇和胆固醇酯等脂质和 Apo B_{100} 组成。具有抑制纤溶酶原激活和促进血栓形成的作用。

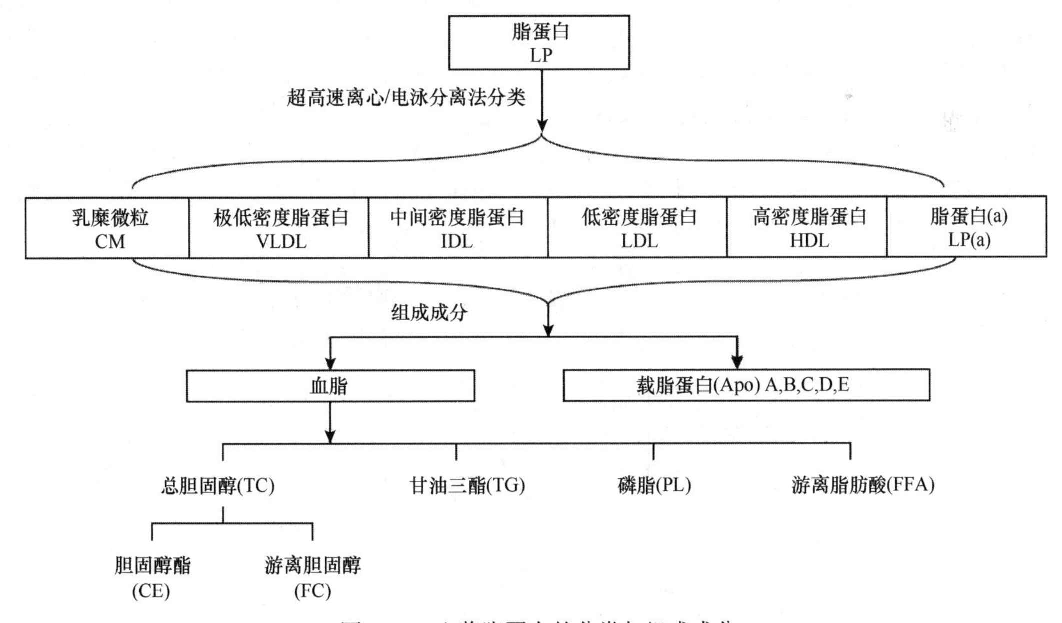

图 25-1　血浆脂蛋白的分类与组成成分

（二）高脂血症的分型及特征

血浆中各种脂蛋白浓度保持相对恒定并维持相对比例，若浓度或比例失调则为脂代谢异常或紊乱。当血脂或脂蛋白水平高于正常范围时，则为高脂血症，又称高脂蛋白血症，主要包括 VLDL、

IDL 和 LDL 的升高以及 HDL 降低和脂蛋白增加等，是引起动脉粥样硬化的危险因素。高脂血症依据发病原因的不同可分为原发性和继发性两类，前者病因尚不清楚，可能与调控脂蛋白的基因突变有关，后者多由高血压、糖尿病和甲状腺功能低下等疾病引起。多数高脂血症患者，无任何症状和体征发现。1970 年世界卫生组织将高脂血症分为五型六类（表 25-1），指导临床诊断与治疗。

表 25-1　高脂血症的分型及特征

分型	脂蛋白变化	血脂变化
Ⅰ	CM↑	TC↑，TG↑↑↑
Ⅱa	LDL↑	TC↑↑
Ⅱb	VLDL、LDL↑	TC↑↑，TG↑↑
Ⅲ	IDL↑	TC↑↑，TG↑↑
Ⅳ	VLDL↑	TC↑↑
Ⅴ	CM、VLDL↑	TC↑，TG↑↑↑

注：↑表示升高，↑～↑↑↑表示升高的不同程度。

（三）血浆脂蛋白的代谢和动脉粥样硬化形成的病理生理学基础

动脉粥样硬化的形成和血浆脂蛋白的代谢密切相关，血浆脂蛋白的代谢分为外源性和内源性代谢两条途径，如图 25-2 所示。外源性代谢途径是将摄食中的 TC 和脂肪等在血浆中合成 CM，经脂蛋白脂肪酶（lipoprotein lipase，LPL）水解，生成 FFA 被肝脏、肌肉和脂肪组织等利用。内源性代谢途径是肝脏合成 TG 和 TC 等以 VLDL 形式转运并参与代谢，其中生成的 LDL 主要与肝脏 LDL 受体（LDL-R）结合后，被胞吞入溶酶体，水解为氨基酸、FFA 和 FC 等被利用。由肝脏和小肠合成的 HDL 可将组织中多余的胆固醇以胆固醇酯的形式进行转运，因而，HDL 具有抗动脉粥样硬化形成的作用。病理情况下，LDL 生成增多和（或）HDL 减少，均易于诱发动脉粥样硬化的发生。过多的 LDL 在体内极易被氧化，形成氧化修饰型 LDL（ox-LDL），ox-LDL 不能被 LDL-R 识别与结合，而大量沉积在动脉内膜，并成为影响动脉粥样硬化病变发生和发展的重要因素。研究表明，ox-LDL 可损伤血管内皮细胞，促进细胞因子的释放，导致单核细胞与内皮细胞黏附并转化为吞噬细胞，吞噬细胞无限量摄取 ox-LDL 后成为泡沫细胞。ox-LDL 还可促进血管平滑肌细胞增殖和迁移，部分细胞摄取 ox-LDL 后亦可成为泡沫细胞；ox-LDL 促进血小板聚积和血栓的形成等，最终因泡沫细胞脂质的积累，形成脂质条纹和粥样硬化斑块。此外，具有抗动脉粥样硬化作用的 HDL 也可被氧化而成为致动脉粥样硬化的因素；血浆 LP（a）水平增高，也是动脉粥样硬化独立危险因子之一。

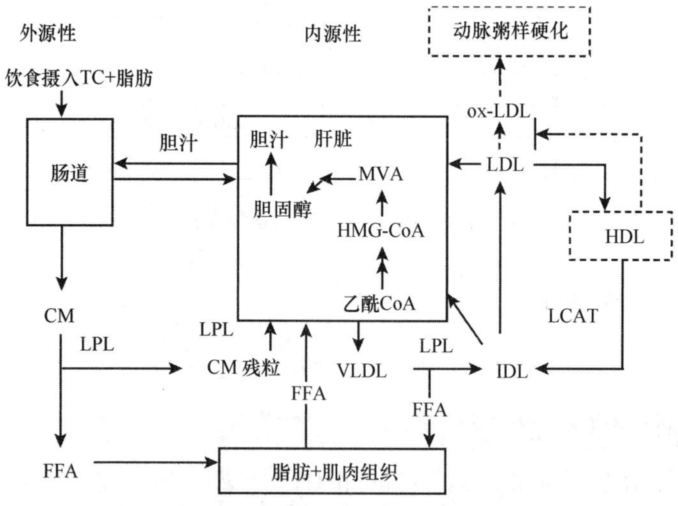

图 25-2　脂蛋白的代谢和动脉粥样硬化形成机制

二、调节血脂药的作用机制与分类

低密度脂蛋白、胆固醇和（或）甘油三酯升高为特点的血脂异常是动脉粥样硬化性心脑血管疾病发生的重要危险因素。表 25-1 可见，高脂血症最具特征性的变化是 TC 的增高。如图 25-2 所示，人体内的胆固醇约 1/3 来自于外源性食物经肠道的摄入，其余部分来自于机体的内源性合成途径。

经肠道吸收的胆固醇以载脂蛋白为载体，经 CM、VLDL、LDL、HDL 和 LP（a）等多种形式完成体内的转运过程。其中 LDL 的升高，易致 ox-LDL 的生成增多，进而损伤血管内皮细胞并导致动脉粥样硬化的发生与进展。因此，影响胆固醇吸收、转运和代谢过程各环节的药物，以及抑制 LDL、VLDL、HDL 和 LP（a）被氧化修饰的药物，将对动脉粥样硬化的发生与进展产生抑制作用。

肝脏是机体合成胆固醇的主要器官，肝细胞以乙酰辅酶 A（乙酰 CoA）为原料，经羟甲基戊二酸单酰辅酶 A（HMG-CoA）还原酶催化 HMG-CoA 生成甲羟戊酸（MVA），并进一步经鲨烯生成胆固醇。HMG-CoA 还原酶是合成胆固醇的限速酶，而 MVA 是内源性胆固醇合成的关键环节，因此，抑制 HMG-CoA 还原酶将减少内源性胆固醇的合成。肝脏也是机体胆固醇代谢的主要器官，胆固醇在肝细胞内代谢并转化为胆汁酸，胆汁酸随胆汁进入肠道，参与脂肪的消化与吸收，其中 95%的胆汁酸经小肠重吸收，形成“肝肠循环”而被重复利用，因此，抑制胆汁酸的重吸收，阻止胆汁酸的肝肠循环，将会促进体内胆固醇不断转化为胆汁酸而被大量消耗。

基于上述，目前常用的抗动脉粥样硬化的药物依作用机制的不同分为四类：

1. HMG-CoA 还原酶抑制剂 主要通过抑制胆固醇合成的限速酶 HMG-CoA 还原酶而降低内源性胆固醇的合成，代表性药物为他汀类，包括洛伐他汀（lovastatin）、辛伐他汀（simvastatin）、普伐他汀（pravastatin）、氟伐他汀（fluvastatin）、阿托伐他汀（atorvastatin）和瑞舒伐他汀（rosuvastatin）等。

2. 影响胆固醇吸收和转化的药物 主要是抑制胆固醇的吸收，促进其在体内的转化，代表性药物主要有胆汁酸螯合剂考来烯胺（cholestyramine）和考来替泊（colestipol）、选择性胆固醇吸收抑制剂依折麦布（ezetimibe）和酰基辅酶 A 胆固醇酰基转移酶（ACAT）抑制剂甲亚油酰胺（melinamide）等。

3. 降低 TG 和 VLDL 的药物 主要是影响 TG 在体内的合成和促进 VLDL 的代谢，代表性药物主要有：贝特类，包括吉非罗齐（gemfibrozil）、苯扎贝特（bezafibrate）和非诺贝特（fenobtate）；烟酸类，包括烟酸（nicotinic acid）和阿昔莫司（acipimox）；多烯脂肪酸类，包括 n-3 型多烯脂肪酸（n-3 polyenoic fatty acid）和 n-6 型多烯脂肪酸（n-6 polyenoic fatty acid）等。

4. 抗氧化药 主要是抑制 LDL 在体内氧化生成 ox-LDL，代表性药物主要有：普罗布考（probucol）和维生素 E（vitamin E）等。

另外，2003 年，一种膜蛋白酶——前蛋白转化酶枯草溶菌素 9（proprotein convertase subtilisin /kexin type 9，PCSK9）被发现，PCSK9 是肝脏合成的分泌型丝氨酸蛋白酶，含有 692 个氨基酸的蛋白质，相对分子质量 72 kDa，由信号肽、前结构域、C 端富含半胱氨酸结构域和催化结构域组成，主要在肝脏和小肠上皮表达，通过与 LDL-R 紧密结合而发挥作用。PCSK9 与 LDL-R 结合，可使其降解，减少 LDL-R 对血液中 LDL-C（低密度脂蛋白胆固醇）的清除，造成体内 LDL-C 水平升高，心血管系统疾病患病风险增加。PCSK9 还可通过增强 LDL-R 内吞作用促进其降解和阻断 LDL-R 循环。此后研究还证实，PCSK9 与人体内胆固醇含量相关，PCSK9 缺失人群的 LDL 水平低 40%，心脏病发病率低 88%。2017 年，PCSK9 抑制剂抗体药物 alirocumab 和 evolocumab 分别被 FDA 和欧洲药品管理局（EMA）批准上市。PCSK9 抑制剂可通过抑制 PCSK9 阻止 LDL 受体降解，促进 LDL-C 清除。evolocumab 由美国安进公司开发，于 2015 年 8 月获得 FDA 批准上市，2018 年 7 月，获得我国国家药品监督管理局（NMPA）批准上市，适应证为成人或 12 岁以上青少年纯合子型家族性高胆固醇血症；成人动脉粥样硬化性心血管疾病患者，降低发生心肌梗死、中风和冠状动脉血运重建的风险。alirocumab 是由赛诺菲和再生元合作开发，于 2015 年 7 月获得 FDA 批准上市，2019 年 12 月，获得 NMPA 批准上市，适应证为原发性高胆固醇血症（杂合子型家族性和非家族性）或混合性血脂异常的成年患者；降低动脉粥样硬化性心血管疾病患者的心血管事件风险。目前，全球还有 70 款 PCSK9 在研药物，以生物药居多，占 67%，主要有抗体类、疫苗类、siRNA 等。

第二节　HMG-CoA 还原酶抑制剂——他汀类

1976 年，远藤章研究组自桔青霉（*Penicillium citrinum*）培养液中分离获得他汀类（statins）药物，并发现具有抑制胆固醇生物合成的作用，后经证明其作用机制是通过抑制 HMG-CoA 还原酶而起到调血脂作用。美伐他汀（mevastatin）是第一个用于人体研究的他汀类药物。此外，洛伐他汀（lovastatin）除自 *Monascus ruber* 中分离获得外，1980 年美国 Merck 制药公司也自土曲霉（*Aspergillus terreus*）中分离获得，1987 年该药作为第一个他汀类药物经美国 FDA 批准上市。随后有 5 个他汀类药物获批准上市，其中普伐他汀（pravastatin）和辛伐他汀（simvastatin）是洛伐他汀经化学结构修饰后的衍生物。化学结构研究显示（图 25-3），真菌中分离获得的他汀类药均含有抑制 HMG-CoA 还原酶所必需的、与 HMG-CoA 相类似的侧链化学结构，为内酯型前药或具有羟酸型活性形式。近年获批准临床应用的氟伐他汀（fluvastatin）、阿托伐他汀（atorvastatin）均为人工合成含氟的具有羟酸型活性形式的他汀类药物。目前上市的他汀类药物还有瑞舒伐他汀（rosuvastatin）和匹伐他汀（pitavastatin）等。

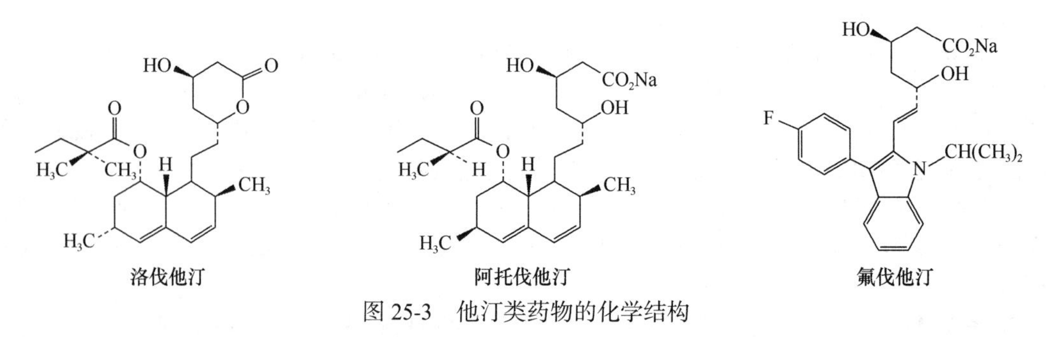

图 25-3　他汀类药物的化学结构

（一）药理作用及作用机制

1. 调血脂作用及机制　HMG-CoA 还原酶是固醇类生物合成的限速酶。活性型他汀类药物的结构（图 25-3）与 HMG-CoA 还原酶催化 HMG-CoA 合成甲羟戊酸过程中生成的中间产物的结构类似（图 25-4），因而可部分抑制 HMG-CoA 还原酶，并进一步阻碍类异戊二烯如泛醌和长醇的合成以及蛋白的异戊烯化。他汀类药物抑制 HMG-CoA 还原酶，使胆固醇合成减少，一方面，肝脏分泌 VLDL 减少；另一方面，显著增加高亲和力 LDL-R 的数量，摄取 LDL 速率加快，最终降低血浆 LDL 水平。因肝脏是摄取他汀类药物的首要器官，故他汀类药物的主要效应器官是肝脏。各类他汀类药物对肝脏选择性差异性，取决于组织摄取的特异性。在 LDL-R 缺乏的患者，他汀类降低 LDL 的作用有限，此时患者血胆固醇水平的降低是由胆固醇合成减少所致。此外，他汀类也可中度降低血 TG，并轻度增加 HDL。

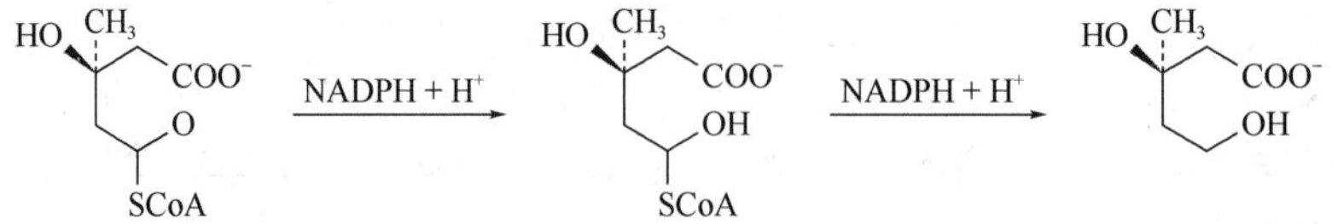

HMG-CoA ——NADPH + H⁺→ 中间产物 ——NADPH + H⁺→ 甲羟戊酸

图 25-4　胆固醇的合成限速酶 HMG-CoA 还原酶催化 HMG-CoA 生成甲羟戊酸

2. 非调血脂作用及机制　他汀类药物除降血脂作用外，尚通过以下非降血脂作用与机制，发挥对心血管系统的保护作用：①改善血管内皮功能，增进冠状动脉对乙酰胆碱等舒血管物质的反应；

②抑制单核细胞在血管壁的渗出，稳定粥样硬化斑块；抑制巨噬细胞分泌金属基质蛋白酶，减少其对血管基质的降解作用以及抑制平滑肌细胞增殖，并促进其凋亡；③具有抗炎作用，可降低动脉粥样硬化炎性标志物血浆 C-反应蛋白的水平；④具有抗氧作用，减少脂蛋白对氧化反应的敏感性；⑤具有抗凝血作用，抑制血小板的聚集及血栓的形成等。

（二）药代动力学

洛伐他汀和辛伐他汀是无活性内酯型前药，经胃肠道羟基化为有活性的β羟化产物，而普伐他汀为活性羟酸型。氟伐他汀、阿托伐他汀和西伐他汀均是含氟的活性羟酸型。口服给药，除氟伐他汀几乎完全吸收外，其余他汀类生物利用度为 40%～70%。大部分药物经胆汁排泄，约 5%～20%经肾脏排泄。除阿托伐他汀 $t_{1/2}$ 为 14h 和瑞舒伐他汀 $t_{1/2}$ 为 19h 外，其余他汀类血浆 $t_{1/2}$ 为 1～2h。

（三）不良反应

常见血清氨基转移酶升高，并可高达正常值的 3 倍以上，多为间歇性，与肝脏毒性无关。对2%有肝脏疾病或酗酒史的患者，则预示严重肝脏毒性，常见于 LDL 降低后出现不适、厌食和烦躁等症状。慎用于患有肝黄疸性疾病者。若氨基转移酶水平持续性升高并超过正常值 3 倍，应立即停药。

他汀类药物可使血浆肌酸磷酸激酶轻度升高，常与重体力活动有关；偶见肌酸磷酸激酶显著升高，伴有骨骼肌肌痛或无力，持续用药后，横纹肌溶解可致肌红蛋白尿，导致肾功能衰竭。肌病可出现于药物的单用，与其他一些药物合用后，其发生率提高。显著性肌痛并伴有肌酸磷酸激酶超过正常值时，应立即停药。此外，在严重疾病、创伤，或大手术期间，应停用他汀类药物。

（四）常用药物

洛伐他汀

洛伐他汀（lovastatin）是第一个上市使用的 HMG-CoA 还原酶抑制剂，需在体内水解为 β-羟酸为主的活性代谢产物后发挥作用。可降低 TC、TG、VLDL 和 LDL，升高 HDL。临床主要用于高胆固醇血症和混合型高脂血症患者的治疗，也用于冠心病的预防。用药期间需监测肝功能，因可增加肌病发生的危险，应避免与免疫抑制药、叶酸衍生物、烟酸和红霉素等合用。

辛伐他汀

辛伐他汀（simvastatin）为洛伐他汀羟基化产物，由于羟基的存在，与 HMG-CoA 还原酶亲和力增高，降脂作用强于洛伐他汀，升高 HDL 和 Apo AⅠ的作用强于阿托伐他汀，是目前治疗高脂血症首选的药物之一。

【适应证】

1. 高脂血症 ①辛伐他汀用于原发性高胆固醇血症、杂合子型家族性高胆固醇血症或混合型高胆固醇血症的患者，可降低升高的总胆固醇、LDL、Apo B 和 TG；并可升高 HDL，从而降低LDL/HDL 和 TC/HDL 的比率。②辛伐他汀用于纯合子型家族性高胆固醇血症的患者，可降低升高的 TC、LDL 和 Apo B。

2. 冠心病 辛伐他汀用于冠心病的患者，可减少冠心病死亡及非致死性心肌梗死的危险性；降低脑卒中和短暂性脑缺血的危险性；减少心肌血管再通手术的危险性；延缓动脉粥样硬化的进展。

【不良反应】 大部分不良反应轻微且为一过性，腹痛、便秘、胃肠胀气常见，一般耐受性良好；偶有恶心、腹泻、皮疹、消化不良、瘙痒、脱发、晕眩、肌肉痉挛、肌痛、胰腺炎、感觉异常、外周神经病变、呕吐和贫血等。

【注意事项】 慎用于大量饮酒和（或）有肝病史的患者；肌酸磷酸激酶可轻微的一过性升高，若该酶显著上升，诊断或怀疑肌痛时，应立即停药；纯合子型家族性高胆固醇血症的患者因 LDL-R完全缺乏，应用辛伐他汀的治疗效果不理想；辛伐他汀仅中等程度降低 TG，不适于治疗以 TG 升高为主的Ⅰ、Ⅳ及Ⅴ型高脂血症患者。

【用法用量】 治疗高胆固醇血症患者，起始口服剂量为10mg/d，晚间顿服。对于TC轻至中度升高的患者，起始口服剂量为5mg/d。若需调整剂量则应间隔4周以上，最大剂量为40mg/d，晚间顿服。治疗纯合子型家族性高胆固醇血症患者，建议辛伐他汀40mg/d晚间顿服。

阿托伐他汀

阿托伐他汀（atorvastatin）本身无活性，口服吸收后的水解产物在体内竞争性地抑制HMG-CoA还原酶，降脂作用与其他他汀类相似，降低TG作用强于辛伐他汀。

【适应证】

1. 高胆固醇血症 用于饮食和其他非药物控制不满意的原发性高胆固醇血症患者，包括家族性高胆固醇血症（杂合子型）或混合型高脂血症（Ⅱa和Ⅱb型）患者，阿托伐他汀可降低其升高的TC、LDL、Apo B和TG；对于纯合子型家族性高胆固醇血症患者，阿托伐他汀可与LDL血浆透析法等其他降脂疗法合用或单独使用，以降低TC和LDL。

2. 冠心病或冠心病危症等合并高胆固醇血症或混合型血脂异常的患者 阿托伐他汀可降低非致死性心肌梗死、致死性和非致死性脑卒中、血管重建术、因充血性心力衰竭而住院及心绞痛等的风险。

【不良反应】 胃肠道不适常见，其他还有头痛、皮疹、头晕、视物模糊和味觉障碍；偶可引起血氨基转移酶可逆性升高；阳痿、失眠少见；肌炎、肌痛、横纹肌溶解等罕见；与免疫抑制剂、叶酸衍生物、烟酸、吉非罗齐、红霉素等合用可增加肌病发生的危险。

【用法用量】 常用起始剂量为10mg/次，一日1次，剂量调整时间间隔应为4周或更长，最大剂量为80mg/次，一日1次，服药时间不受进餐影响。

【注意事项】 定期检查肝功能；用药过程中出现弥散性肌痛、肌肉触痛或无力，特别是伴有全身不适或发热时，和（或）肌酸磷酸激酶水平明显升高，如为肌病，应停药。

氟伐他汀

氟伐他汀（fluvastatin）为第一个全合成的他汀类药物，具有抑制内源性胆固醇的合成，降低肝细胞内胆固醇的含量，刺激LDL-R的合成，促进LDL的摄取，降低血浆TC浓度等作用。氟伐他汀结构中具有一个氟苯吲哚环的甲羟内酯衍生物，吲哚环拟似HMG-CoA还原酶的底物，甲羟戊酸内酯拟似产物MVA，通过同时阻断HMG-CoA还原酶的底物和产物而发挥调节血脂作用。同时，氟伐他汀尚能抑制血小板聚集，并改善胰岛素抵抗。

【适应证】 用于饮食未能完全控制的原发性高胆固醇血症和混合型血脂异常（Ⅱa及Ⅱb型）的患者。

【不良反应】 腹泻、胀气、眩晕、头痛、恶心、皮疹、食欲缺乏、便秘、腹痛等较多见；失眠、肌痛、背痛少见；未见有关肌炎、骨骼肌溶解的报道。

【用法用量】 氟伐他汀胶囊起始剂量20mg/次，一日一次或40mg/次，一日一次，睡前服用；对于严重的高胆固醇血症或者40mg/次，一日一次，治疗效果不满意的患者，可以使用氟伐他汀钠缓释片80mg/d，任一时间服用；轻度至中度肾功能不全的患者，无须调整剂量，但严重肾病患者应谨慎使用。

【注意事项】 在开始服用氟伐他汀之前及治疗期间定期检查肝功能，如果氨基转移酶持续升高＞正常上限3倍或以上，必须停药；如出现不明原因的肌肉疼痛、触痛或无力合并肌酸磷酸激酶水平＞正常上限10倍，必须停药；禁用于活动性肝病或无法解释的氨基转移酶持续升高的患者。

瑞舒伐他汀

瑞舒伐他汀（rosuvastatin）是20世纪80年代末合成筛选得到的被誉为“超级他汀”的高效药

物，能够降低 TC、LDL、TG，使血管内胆固醇浓度降低，并增加 HDL。降低 LDL 作用优于其他他汀类，增加 HDL 作用明显，强化治疗可使动脉粥样硬化病变消退。

【适应证】 适用于经饮食控制和其他非药物治疗仍不能适当控制血脂异常的原发性高胆固醇血症（Ⅱa 型，包括杂合子型家族性高胆固醇血症）或混合型血脂异常症（Ⅱb 型）；也适用于纯合子型家族性高胆固醇血症的患者，作为饮食控制和其他降脂措施（如 LDL 去除疗法）的辅助治疗，或在这些方法不适用时使用。

【不良反应】 同其他 HMG-CoA 还原酶抑制剂一样，本药的不良反应发生率有随剂量增加而增加的趋势。头痛、头晕、便秘、恶心、腹痛、肌痛、全身无力等常见；瘙痒、皮疹和荨麻疹等偶见；过敏反应（包括血管性水肿）、肌病和横纹肌溶解等罕见。

【用法用量】 常用起始剂量为 5mg，每日 1 次；当起始剂量为 10mg，每日 1 次，可显著降低患者 LDL 水平，并控制大多数患者的血脂水平；如有必要，可在治疗 4 周后调整剂量，最大剂量为 20mg，每日 1 次，可在进食或空腹时服用。

【注意事项】 慎用于肝脏疾病、肾功能损害、甲状腺功能减退、本人或家族史中有遗传性肌肉疾病、既往有其他 HMG-CoA 还原酶抑制剂或贝特类的肌肉毒性史、乙醇滥用、年龄＞70 岁或同时使用贝特类药的患者；注意个体化用药。

第三节　影响胆固醇吸收和转化的药物

本类药通过影响胆固醇在肠道的吸收或体内胆固醇向胆固醇酯的转化而发挥降低血胆固醇水平的作用。

一、胆汁酸螯合剂

胆汁酸在肝脏以胆固醇为原料进行合成，是胆汁的主要成分，为胆固醇代谢提供重要排泄途径，也是肠道内胆固醇吸收所必需。胆汁酸螯合剂（bile acid sequestrant）为大分子碱性阴离子交换树脂，不溶于水，在肠腔内不被重吸收，但可与带正电荷的胆汁酸结合，阻止胆汁酸经空肠和回肠重吸收，进而发挥降低血胆固醇及 LDL 的作用。主要药物有考来烯胺和考来替泊。

考来烯胺

考来烯胺（cholestyramine）又称消胆胺，为苯乙烯型强碱性阴离子交换树脂类。在肠道与胆汁酸结合后发挥其药理作用，主要是剂量依赖性降低 TC 和 LDL，同时也相应降低 Apo B，对 HDL、TG 和 VLDL 影响小。其作用机制主要包括：考来烯胺与胆汁酸结合后，一方面，胆汁酸活性丧失，使得经肠道吸收的胆固醇减少；另一方面，胆汁酸重吸收受阻而大量排泄，导致肝内胆固醇经 7-羟化酶作用向胆汁酸转化，进而降低肝胆固醇含量。肝胆固醇含量的降低，导致肝细胞 LDL-R 数量增加或活性增强，使得 LDL 的清除率增加而降低血浆胆固醇和 LDL 水平，这一作用可部分被 HMG-CoA 还原酶继发性活性增加作用所抵消，若与他汀类药物合用，可产生协同作用。

考来烯胺主要用于Ⅱa 及杂合子型家族性高脂血症。纯合子型高脂血症患者因肝细胞缺乏 LDL 受体而应用本药无效。用于Ⅱb 高脂血症患者时，应与降低 TG 和 VLDL 药物配伍。考来烯胺应用剂量较大，有特殊臭味和一定刺激性，可引起便秘、腹胀和食欲减退等，多数症状 2 周后消失，若便秘过久，应予停药。以氯化物形式给药，可引起高氯血症，应予注意。长期使用可影响脂溶性维生素 A、维生素 D、维生素 E、维生素 K 和叶酸以及弱酸性药物如保泰松、氯噻嗪和苯巴比妥等吸收，应避免与上述药物联合应用。此外，本药可引起肝脏 TG 合成增加，因此，严重高 TG 血症患者禁用。

考来替泊

考来替泊（colestipol）又称降胆宁，为二乙基五胺环氧氯丙烷聚合物，弱碱性阴离子交换树脂，呈淡黄色，无臭无味。有亲水性，含水分约 50%，但不溶于水。主要药理作用及不良反应与考来烯胺相似。

二、选择性胆固醇吸收抑制剂

依 折 麦 布

依折麦布（ezetimibe）是第一个选择性抑制肠道胆固醇吸收的新型药物，在肠道与葡萄糖醛酸结合后生成具有药理学活性的代谢产物，吸收后由肝脏经胆汁排泄，具有肠肝循环，$t_{1/2}$ 为 22h，近 80%经肠道排泄。

【药理作用】 依折麦布主要降低 LDL，并轻微升高 HDL。依折麦布和他汀类可分别降低外源性胆固醇的吸收和内源性胆固醇的生成，两药合用，可产生协同作用。

【作用机制】 尼曼-匹克 C1 型类似蛋白 1（Niemann-Pick C1-like 1，NPC1L1）是存在于小肠和肝细胞转运胆固醇进入体内的特殊蛋白，依折麦布选择性抑制小肠黏膜细胞绒毛刷状缘 NPC1L1 的活性，减少胆固醇经肠道的吸收，降低胆固醇向肝脏的转运，使肝脏胆固醇贮存量降低，血中胆固醇清除增加，肝细胞 LDL-R 数量增加或活性增强，进而降低 LDL 水平。

【适应证】 原发性高胆固醇血症；纯合子型家族性高胆固醇血症。

【不良反应】 不良反应轻，主要有头痛、腹痛、腹泻、恶心、呕吐、过敏反应、关节痛、肌痛等；偶见可逆性肝损伤；罕见横纹肌溶解。

【用法用量】 10mg，每日 1 次，单独服用或与他汀类联合应用。

【注意事项】 依折麦布与环孢素或非诺贝特合用，其血药浓度可升高；与他汀类合用，治疗前应进行肝功能测定，并告知患者肌病发生的危险性，原因不明肌痛、触痛或无力患者，如果诊断或怀疑为肌病时，应立即停用两类药物；与贝特类药物合用，可出现胆结石。

三、酰基辅酶 A 胆固醇酰基转移酶抑制剂

甲亚油酰胺（melinamide）是酰基辅酶 A 胆固醇酰基转移酶（ACAT）抑制剂，通过抑制 ACAT 阻滞细胞内胆固醇转化为胆固醇酯，使抑制肝细胞 VLDL 的生成与释放减少，血浆及组织胆固醇降低，导致血管壁胆固醇的蓄积和泡沫细胞的形成等影响动脉粥样硬化病变形成过程的关键环节受阻滞而发挥抗动脉粥样硬化的作用。服用甲亚油酰胺可有食欲减退或腹泻等轻微胃肠道不良反应。

第四节 降低 TG 和 VLDL 的药物

如前所述，体内 TG 在肝脏合成，并以 VLDL 形式转运并参与代谢，生成的 LDL 主要经肝脏水解为氨基酸、FFA 和 FC 等后被机体利用。因此，药物通过降低 TG 的生成和（或）加强 VLDL 的代谢，有助于高甘油三酯血症患者的治疗。

一、贝 特 类

20 世纪 60 年代，贝特类（fibrates）药物氯贝丁酯（clofibrate）因显著降低 TG 和 VLDL 而被广泛应用。后因发现氯贝丁酯可增加非心血管事件的发生和死亡率而少用。目前应用的新型贝特类药物包括苯扎贝特和非诺贝特等。

【药代动力学】 贝特类药物口服吸收迅速而完全，95%与血浆蛋白结合，主要分布于肝脏、肾脏和肠道，大部分与葡萄糖醛酸结合后经肾脏排泄。

【药理作用】 贝特类药物通过降低血浆 TG、VLDL、TC 和 LDL，升高 HDL 等调节血脂作用及抗凝血和抗血栓等非调节血脂作用共同发挥对心血管系统的保护作用。

【作用机制】 过氧化物酶体增殖物激活受体（peroxisome proliferators-activated receptor，PPAR）

主要分为 PPARα、PPARγ 和 PPARδ 三型，属于核受体基因家族的转录因子，通过调控相关基因的表达而调节血脂水平。贝特类药物可能通过激活 PPARα 而发挥调节血脂的作用，主要包括：加速脂肪酸的氧化，减少合成 TG 的原料；增加 LPL 合成，促进富含甘油三酯的 CM 和 VLDL 的分解代谢；减少 Apo CⅢ的表达，增强对 VLDL 的清除；促进 Apo AⅠ和 Apo AⅡ的表达，升高 HDL；提高 LDL 与受体的亲和力，促进 LDL 颗粒的清除。贝特类非调节血脂作用机制是通过降低某些凝血因子的活性和减少纤溶酶原激活物抑制物的产生等，抑制凝血并加强纤溶酶作用而具有潜在的抗动脉血栓形成的作用。

【禁忌证】 严重肝肾功能不全者；妊娠及哺乳期妇女。

【药物相互作用】 与抗凝血药竞争结合血浆蛋白而加强抗凝血作用；可增加降血糖药的作用；与他汀类或烟酸类合用，可增加肌病的发生；与免疫抑制剂（环孢素）或具有肾毒性的药物合用，可致肾功能不全。

【用药监护】 用药期间应定期检查全血象、血小板计数、肝肾功能、血脂和血肌酸磷酸激酶；若用药时出现不明原因的肌肉疼痛，应及时就诊；与抗凝血药、降血糖药等合用，注意调整药物的剂量。

吉非罗齐

吉非罗齐（gemfibrozil）具有活性酸形式，吸收后发挥作用快，$t_{1/2}$ 为 1.5～2h。可显著降低血浆 TG 和 VLDL，并升高 HDL。主要用于 TG 升高并伴有 LDL 升高或 HDL 降低的高脂血症患者，长期应用可明显减少冠心病的发生率和死亡率。

苯扎贝特

苯扎贝特（bezafibrate）属氯贝丁酸衍生物，具有活性酸形式，降低 TG、TC、LDL，减少 VLDL 分泌，其降低 TG 作用强于降低胆固醇，也可使 HDL 升高。除调节血脂作用外，还可降低空腹血糖，降低血浆 FFA、血浆纤维蛋白原和糖化血红蛋白，抑制血小板聚集。长期应用可使血浆 LP（a）水平降低。

【适应证】 用于治疗高甘油三酯血症、高胆固醇血症、混合型高脂血症，也可用于伴有血脂高的 2 型糖尿病患者。

【不良反应】 消化不良、厌食、恶心、呕吐、饱胀感、胃部不适等最常见；头痛、头晕、乏力、皮疹、瘙痒、阳痿、贫血及白细胞计数减少等较少见；偶有胆石症、氨基转移酶增高等；有可能引起肌炎、肌病和横纹肌溶解综合征，并可导致肾衰竭，在患有肾病综合征及其他肾损害而导致血白蛋白减少的患者或甲状腺功能亢进的患者，发生肌病的危险性增加。

【用法用量】 成人口服常用量为 200～400mg/次，3 次/日，饭后或与饭同服。维持量 400mg/次，2 次/日。肾功能障碍时按肌酐清除率调整剂量。

【注意事项】 定期检查全血象及血小板计数、肝肾功能、血脂和血肌酸磷酸激酶；用药后出现胆石症、肝功能显著异常、可疑肌病的症状（如肌痛、触痛、乏力等）或血肌酸磷酸激酶显著升高，应停药。

非诺贝特

非诺贝特（fenofibrate）为氯贝丁酸衍生物类血脂调节药，可显著降低血浆 TG 和 VLDL，其降低 TG 作用较降低胆固醇作用强，还使 Apo AⅠ和 Apo AⅡ生成增加，从而升高 HDL。除调节血脂作用外，还可降低血浆纤维蛋白原、尿酸和血浆黏稠度，改善血流动力学，阻止冠状动脉管腔的缩小。非诺贝特需经肠道或肝脏水解生成活性酸形式，$t_{1/2}$ 为 22h。

【适应证】 主要用于治疗高甘油三酯血症、高胆固醇血症、单纯型或混合型高脂血症，长期应用可明显减少冠心病的发生率和死亡率。

【不良反应】 用药初期可引起轻度至中度的血红蛋白、血细胞比积和白细胞降低等血液学改变；腹部不适、腹泻、便秘等胃肠道反应最常见；皮疹和乏力、头痛、性欲丧失、阳痿、眩晕、失眠等神经系统反应常见；有可能引起肌炎、肌病和横纹肌溶解综合征，在患有肾病综合征及其他肾损害而导致血白蛋白减少的患者或甲状腺功能亢进的患者，发生肌病的危险性增加；有使胆石增加的趋向，可引起胆囊疾病；偶有氨基转移酶增高；动物实验表明，本药具有致畸性和致癌性。

【用法用量】 成人口服常用量为一次 100mg/次，3 次/日，维持量 100mg/次，1～2 次/日。为减少胃部不适，可与饮食同服；肾功不全及老年患者用药应减量；用药 2 个月后无效者应停药。

【注意事项】 用药期间应定期检查全血象及血小板计数、肝功能、血胆固醇、TG 或 LDL 肌酸磷酸激酶等。如有可疑的肌病的症状（如肌痛、触痛、乏力等）或血肌酸磷酸激酶显著升高，应停药。

二、烟 酸 类

烟酸类为广谱调节血脂药，升高 HDL 并降低 TG 和 LDL。主要药物有烟酸和烟酸衍生物阿昔莫司。

烟 酸

烟酸（nicotinic acid）属水溶性维生素 B 族，在体内转化为烟酰胺，烟酰胺无降血脂作用，但可发挥补充维生素的作用。烟酸是可显著降低 LP（a）水平的降血脂药。

【药理作用】 可显著升高 HDL 并降低 TG（其作用与他汀类和贝特类降血脂药相当），进而降低 LDL。

【作用机制】 烟酸降血脂作用机制主要包括：①抑制脂肪组织中脂酶活性，使 TG 水解受抑制，从而减少 FFA 的生成，FFA 向肝脏的转运相应减少，合成 TG 原料不足；②抑制肝脏 FFA 生成和酯化，使肝 TG 合成受抑制，TG 合成减少，导致肝脏生成和分泌 VLDL 原料不足，因而 VLDL 降低，也使得 LDL 降低；③增强 LPL 活性，使 CM 和 LDL 消除加速；④升高 HDL，主要通过抑制转运 HDL 的主要载脂蛋白 Apo AⅠ的消除，使 Apo AⅠ血清浓度提高，促进胆固醇逆向转运。

【适应证】 高脂血症辅助治疗。

【不良反应】 皮肤潮红和消化道反应是影响患者依从性的主要原因。皮肤潮红主要表现为躯干上部和面部皮肤潮红、瘙痒，主要与 PG 介导的效应有关，初始或大剂量用药时症状较重，用药 1～2 周且剂量恒定后，多数患者症状消失，服用阿司匹林可缓解症状；消化道反应主要是消化不良，偶有恶心、呕吐、腹痛和腹泻等，可诱发和加重消化性溃疡；损害较为严重的是肝毒性，可致氨基转移酶升高和高血糖症。此外，老年患者易于产生心房扑动和心房颤动。

【禁忌证】 对本药过敏者；严重或原因未明肝功能损害和活动性消化溃疡的患者；糖尿病患者（可使糖尿病患者发生胰岛素抵抗）；儿童、妊娠及哺乳期妇女。

【药物相互作用】 与抗高血压药合用，可致直立性低血压；与他汀类合用，具有潜在横纹肌溶解的风险；与异烟肼合用，因可阻止烟酸与辅酶Ⅰ结合而致烟酸缺乏。

【用药监护】 控制烟酸所致皮肤潮红和消化道反应；慎与他汀类药物合用；定期监测肝功能、肌酸磷酸激酶、血糖和血尿酸水平。

【用法用量】 烟酸应整片吞服，服用前不得折断、碾碎或咀嚼；不可互换规格；4 周内日剂量的增加不得超过 500mg，最大用药剂量为 2000mg/d。

【注意事项】 慎用于大量饮酒、有肝病史、不稳定型心绞痛、急性心肌梗死、痛风、高尿酸血症、糖尿病和消化性溃疡的患者；监控肝功能、血糖、血清肌酸磷酸激酶和血钾的水平；与他汀类药物合用，有横纹肌溶解的个别报道。

阿 昔 莫 司

阿昔莫司（acipimox）是烟酸的衍生物，抑制游离脂肪酸从脂肪组织中的释放，降低 VLDL、LDL、TG 和 TC，并因抑制肝脂肪酶的活性而减少 HDL 分解。与胆汁酸螯合剂合用，可增强并持久降低 LDL。口服迅速吸收，$t_{1/2}$ 约为 2h，全身分布，不与血浆蛋白结合，体内不被代谢，以原形经尿排出。

【适应证】 高甘油三酯血症、高胆固醇血症和高甘油三酯合并高胆固醇血症。

【不良反应】 用药初期可引起皮肤变红、潮热感和瘙痒等皮肤血管扩张现象，但可在几天内迅速消失；偶有胃灼热感、上腹痛、头痛和哮喘；极少数患者有风疹、眼睑和（或）唇水肿、皮疹、哮喘样呼吸困难和低血压等局部和全身反应，有时很严重，可能与免疫变态反应有关，一旦发生，应立即停药，并采取适当的治疗措施。

【用法用量】 剂量可根据血浆 TG 和 TC 水平而定，一般用量为 250mg/次，2～3 次/日，饭后服用。对于特殊重症患者可增加剂量用量，总量可达 1200mg/日。肾功能不全的患者应根据肌酐清除率水平而调整剂量。

【注意事项】 肾功能不全患者根据肌酐清除率酌情减量；长期用药，应定期做血脂及肝肾功能检查；妊娠或可疑妊娠以及哺乳期的妇女禁用。

三、多烯脂肪酸类

多烯脂肪酸类（polyenoic fatty acids）又称多不饱和脂肪酸类（polyunsaturated fatty acids，PUFAs），依据不饱和键在脂肪酸链中开始出现的位置，分为 n-3（或 ω-3）型和 n-6（或 ω-6）型多烯脂肪酸两类。多烯脂肪酸类在人体内不能合成，必须由食物供给。目前研究认为，机体摄入的多烯脂肪酸类通过调血脂和非调血脂作用机制而发挥抗动脉粥样硬化作用。

n-3 型多烯脂肪酸

n-3 型多烯脂肪酸（n-3 polyenoic fatty acids）主要来源于海洋生物油脂，包括目前备受关注的二十碳五烯酸（eicosapentaenoic acid，EPA）和二十二碳六烯酸（docosahexaenoic acid，DHA）等。

EPA 和 DHA 具有调血脂作用，可显著降低 TG 和 VLDL，适度升高 HDL。其作用机制是通过抑制肝脏合成 TG 和 Apo B，增强脂蛋白脂酶（LPL）活性，促进 CM 和 VLDL 分解为脂肪酸，同时抑制肝脂肪酶而减少 HDL 的分解。

EPA 和 DHA 因广泛分布于细胞膜磷脂，可取代花生四烯酸（arachidonic acid），作为三烯前列腺素和五烯白三烯的前体产生相关活性物质而发挥非调血脂作用，主要包括：在血小板生成 TXA_3，减弱 TXA_2 收缩血管和促进血小板聚集作用，同时，抑制血小板生长因子的释放，阻止血管平滑肌细胞增殖与迁移；在血管壁形成 PGI_3，PGI_3 具有与 PGI_2 相似的扩张血管和抗血小板聚集作用；增加红细胞可塑性，降低血黏滞度；在白细胞，EPA 经 5-脂氧化酶代谢生成 LTB_5，而减弱 LTB_4 促白细胞向血管内皮黏附和趋化的作用等。

EPA 和 DHA 主要用于高甘油三酯性高脂血症患者，也适用于糖尿病并发高脂血症的患者，对心肌梗死患者可明显改善预后。

n-3 型多烯脂肪酸属人体必需脂肪酸，一般无不良反应。长期或大剂量应用，可引起出血时间延长和免疫力低下。

n-6 型多烯脂肪酸

n-6 型多烯脂肪酸（n-6 polyenoic fatty acids）主要来源于植物油脂，包括亚油酸（linoleic acid）和 γ-亚麻酸（γ-linolenic acid）等。可适度降低 TG、TC 和 LDL，升高 HDL，主要与其他调节血脂药配成多种复方制剂用于调血脂和防治动脉粥样硬化。

第五节　抗 氧 化 药

氧自由基（oxygen free radical）是机体氧代谢的产物，与动脉粥样硬化的形成密切相关。一方面，氧自由基引发脂质过氧化，直接损伤血管内皮细胞并致功能障碍；另一方面，氧自由基通过氧化修饰 LDL、VLDL、LP（a）和具有抗动脉粥样硬化作用的 HDL 等脂蛋白，而促进动脉粥样硬化的发生和进展。因此，防止氧自由基的形成以及阻止脂蛋白的氧化修饰，是抗动脉粥样硬化的重要措施。目前常用的代表药物有普罗布考和维生素 E。

普 罗 布 考

普罗布考（probucol）又称丙丁酚，为脂溶性抗氧化剂，分子结构中的两个酚羟基易被氧化，形成具有较强捕捉氧离子能力的酚氧基团；酚羟基具有脂溶性，易分布于脂蛋白的表面，因而，普罗布考可透过内皮细胞，到达血管壁和脂质斑块之间。

普罗布考可使 TC 和 LDL 的水平降低 25%以上，并对动脉粥样硬化斑块具有稳定和消退作用，其主要药理作用及作用机制：①抗氧化作用：抑制 ox-LDL 生成，增强 HDL 抗氧化作用。②降血脂作用：竞争抑制 HMG-CoA 还原酶，减少胆固醇合成；抑制 LDL 转运载体 Apo B 的合成，使 LDL 的生成减少；通过增加 LDL 受体数量，并增强其活性或促进 LDL 的分解及血中的胆固醇进入胆汁随粪便排出等作用，加速 LDL 消除；增加血浆中胆固醇酯转运蛋白（CETP）和 Apo E 的水平，增强胆固醇的逆运转。此外，本药虽可降低血清 HDL，但转运胆固醇酯的能力增强。

不良反应少而轻，主要为胃肠道反应，因能延长 Q-T 间期，故禁止与奎尼丁、胺碘酮等延长 Q-T 间期的药物合用，此外，心肌损伤者禁用。

维生素 E

维生素 E（vitamin E）为典型生物抗氧化剂，本身无降血脂作用。其化学结构中苯环上的羟基易失去电子（H^+），自由基结合 H^+后被中和，进而丧失氧化损伤的作用。维生素 E 可防止 LDL 在体内氧化修饰形成 ox-LDL，进而防止 ox-LDL 介导的系列动脉粥样硬化病理过程。维生素 E 口服易吸收，体内氧化生成生育醌后与葡萄糖醛酸结合经胆汁排出。生育醌可被维生素 C 或氧化还原系统复原而继续发挥作用。

第六节　调节血脂药的应用及研究进展

相关内容请扫描本书二维码进行阅读。

（李　炜）

第二十六章 治疗心力衰竭的药物

【案例 26-1】

患者，男，60岁。患有原发性高血压20余年，由于治疗不规律（使用药物不详），血压控制不理想。1年来在劳累、饱食或说话过多时感心悸、气喘、咳嗽，近1周症状逐渐加重，夜间时有憋醒，呼吸困难，咳粉红色泡沫样痰。体检：呼吸32次/分，心率102次/分，血压150/110mmHg，端坐呼吸，双肺底部湿性啰音。心界扩大，心尖搏动增强，主动脉瓣区第二心音亢进。影像学及超声检查显示左心室肥厚。

诊断：①原发性高血压（3级）；②高血压心脏病（心功能Ⅳ级）。

治疗：吸氧，治疗药物：氢氯噻嗪、卡托普利、毛花苷C（或地高辛）和硝酸甘油等。好转出院后继续使用卡托普利、氢氯噻嗪、螺内酯和卡维地洛。

问题：

1. 治疗心力衰竭的药物有几类？
2. 上述各种药物应用的依据是什么？
3. 卡托普利治疗心力衰竭的作用和机制是什么？
4. 地高辛治疗心力衰竭的作用和机制是什么？

第一节 概 述

心力衰竭（heart failure，HF）是指心脏因疾病、过劳、排血功能减弱，以致心排血量不能满足器官及组织代谢的需要而导致心脏循环障碍综合征，以呼吸困难、喘息、水肿等为临床表现。心力衰竭的原因是心脏的收缩功能和（或）舒张功能发生障碍，不能将静脉回心血量充分排出心脏，导致静脉系统血液淤积，动脉系统血液灌注不足，从而引起此种障碍综合征，集中表现为肺淤血、腔静脉淤血。心力衰竭并不是一个独立的疾病，而是心脏疾病发展的终末阶段。其中绝大多数的心力衰竭都是以左心力衰竭开始的，即首先表现为肺循环淤血。

心力衰竭可分为左心力衰竭、右心力衰竭和全心力衰竭，急性心力衰竭和慢性心力衰竭，收缩性心力衰竭和舒张性心力衰竭几种类型。心力衰竭还可以分为四期：前心力衰竭阶段、前临床心力衰竭阶段、临床心力衰竭阶段和难治性终末期心力衰竭阶段。心力衰竭的严重程度通常采用美国纽约心脏病学会（New York Heart Association，NYHA）的心功能分级方法。该方法将心力衰竭分为四级：①Ⅰ级：活动不受限制，日常体力活动不引起明显的气促、心悸和疲乏等症状；②Ⅱ级：活动轻度受限，休息时无症状，日常活动可引起明显的气促、疲乏或心悸等症状；③Ⅲ级：活动明显受限，休息时可无症状，轻微日常活动即引起显著气促、疲乏或心悸等症状；④Ⅳ级：休息时也有症状，稍有体力活动症状即加重，任何体力活动均可引起不适，如无需静脉给药，可在室内或床边活动者为Ⅳa级，不能下床并需静脉给药治疗者为Ⅳb。心力衰竭的严重程度还可以采用6分钟步行试验评价，即要求患者在平直走廊里尽快行走，测定6min的步行距离，根据US Carvedilol研究设定的标准，6min步行距离＜150m为重度心力衰竭，150～450m为中度心力衰竭，＞450m为轻度心力衰竭。

【心力衰竭的病理生理学改变】 请扫描本书二维码进行阅读。

【心力衰竭药物治疗目的】 请扫描本书二维码进行阅读。

【治疗心力衰竭的药物分类】

1. 正性肌力药

（1）强心苷类药：地高辛、毛花苷C、毒毛花苷K等。

（2）非苷类正性肌力药：多巴胺、多巴酚丁胺、米力农、维司力农、左西孟旦等。

2. 肾素-血管紧张素-醛固酮系统抑制药

（1）血管紧张素转化酶抑制药：卡托普利等。

（2）血管紧张素Ⅱ受体阻断药：氯沙坦等。

（3）血管紧张素受体 -脑啡肽酶抑制药：沙库巴曲缬沙坦等。

（4）醛固酮受体阻断药：螺内酯、依普利酮等。

（5）肾素抑制药：阿利吉仑等。

3. β 受体阻断药 美托洛尔、卡维地洛等。

4. 利尿药 呋塞米、氢氯噻嗪、螺内酯、氨苯蝶啶、阿米洛利等。

5. 扩血管药 硝酸甘油、硝普钠、肼屈嗪、哌唑嗪、奈西立肽、钙通道阻滞药等。

6. 其他治疗心力衰竭的药物

（1）钠-葡萄糖共转运体-2 抑制药：达格列净、恩格列净等。

（2）可溶性鸟苷酸环化酶激动药：维立西呱等。

（3）I_f通道阻滞药：伊伐布雷定等。

（4）非肽类血管加压素 V_2受体阻断药：托伐普坦等。

第二节 正性肌力药物

一、强 心 苷 类

强心苷（cardiac glycosides）是一类具有加强心肌收缩力（正性肌力）作用的苷类化合物，药用历史悠久。古埃及、希腊都有记载，1875 年英国医生维特宁（William Withering，1741～1799年）出版了《毛地黄的说明及其医药用途：浮肿病以及其他疾病的实用评价》一书，为洋地黄成为一种强心药开辟了道路并使用至今。维特宁出生于英国希罗普郡的惠灵顿，其父亲是一位著名的药剂师，他的家人大部分是医师，继承着家族的传统，维特宁就读于爱丁堡大学医学院，并在 1766年获得硕士学位。有一位水肿病患者，维特宁对她治疗了很久也没见好转，无奈放弃了对患者的治疗。几个月后那个患者回来告诉维特宁，她在绝望中从一个吉普赛女人那里得到了一种草药茶，喝了以后就奇迹般“痊愈”了。维特宁找到了那个吉普赛女人，并以三块金币（15 美元）价格购买了该草药茶的配方。经过对草药茶成分仔细研究分析，他在其中 20 多种成分中正确地推断出紫花毛地黄是其中的有效成分。维特宁在接下来的十年时间里探索了洋地黄药用效果。他对 150 多名患者施用了不同洋地黄调和物，并仔细记录下他们用药后的反应。洋地黄起初是从毛地黄叶粉末中得到的。现已从玄参科和夹竹桃科植物分离出 300 余种强心苷化合物。

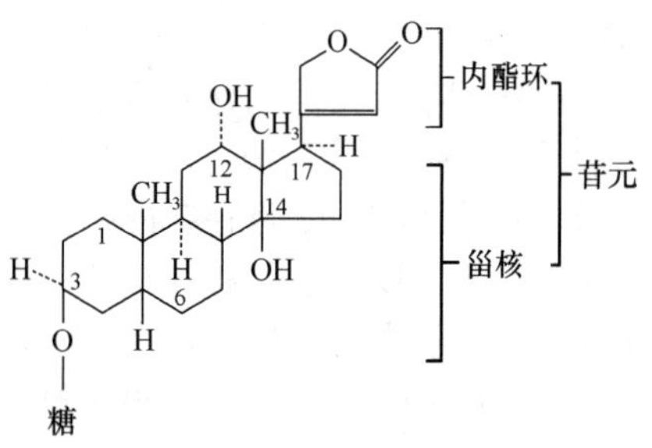

图 26-1 强心苷的基本结构

强心苷分为一级苷和二级苷，天然存在于植物中的是一级苷，如毛花苷 C；在提取过程中经水解而得的是二级苷，如地高辛和毒毛花苷 K。临床应用的强心苷主要有洋地黄毒苷（digitoxin）、地高辛（digoxin）、毛花苷 C（lanatoside）和毒毛花苷K（strophanthin K）。强心苷的化学结构是由糖和苷元组合而成（图 26-1），苷元由一甾核和不饱和内酯环构成，是发挥正性肌力的基本结构；糖的种类除葡萄糖外，多为稀有糖，如洋地黄毒糖，糖的不同改变了分子的极性和水溶性，影响强心苷的药动学特征。

强心苷类药物化学结构相似，作用性质基本相同，只是因结构上的某些取代基不同，导致它们在药物代谢动力学上的差异，而有作用强弱、快慢和久暂之分（表 26-1）。

表 26-1　各种强心苷的体内过程比较

分类	药物	口服吸收率（%）	蛋白结合率（%）	肝肠循环（%）	代谢转化（%）	原形肾排泄（%）	$t_{1/2}$
慢效、长效	洋地黄毒苷	90～100	97	26	70	10	5～7 天
中效	地高辛	60～85	25	7	20	60～90	36h
速效、短效	毛花苷 C	20～30	<20	少	少	90～100	33h
	毒毛花苷 K	2～5	5	少	0	100	19h

【药理作用与作用机制】

1. 对心脏的作用

（1）正性肌力作用（positive inotropic action）：强心苷对心肌细胞具有高度选择性，使心肌收缩敏捷有力，收缩时最高张力提高，左室压力上升最大速率（dP/dt_{max}）和心肌收缩速率（V_{max}）增大，在心脏前后负荷不变的情况下心排血量增加。强心苷的正性肌力作用特点如下：①加快心肌纤维缩短速度，舒张期相对延长；②加强衰竭心脏的收缩力，增加心排血量，从而解除心力衰竭症状；③增加心排血量时，并不增加心肌耗氧量，甚至使心肌耗氧量有所降低。

强心苷直接与心肌细胞膜上 Na^+-K^+-ATP 酶结合并抑制其活性，使"钠泵"的能量供应障碍，Na^+、K^+的主动转运被抑制，使细胞内 Na^+量增加，K^+减少。由于心肌细胞内 Na^+量增多，通过双向性 Na^+-Ca^{2+}交换机制，使 Na^+内流减少，Ca^{2+}外流减少，或使 Na^+外流增加，而 Ca^{2+}内流增加，最终导致心肌细胞内 Ca^{2+}量增加，使心肌收缩加强（图 26-2）。

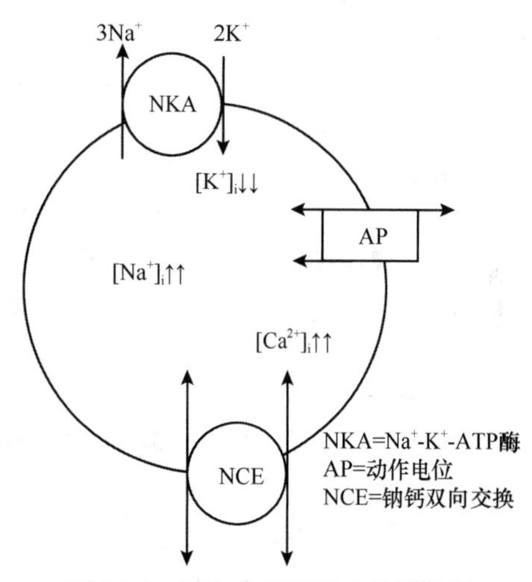

图 26-2　强心苷正性肌力作用机制

（2）负性频率作用（negative chronotropic action）：治疗量强心苷对正常心率影响小，但对心率加快及伴有房颤的心力衰竭患者则可显著减慢心率。心力衰竭患者，窦弓压力感受器细胞膜 Na^+-K^+- ATP 酶增加，感受器敏感性降低，正常减压反射减弱，体内交感活性增加，心率加快。强心苷能抑制 Na^+-K^+- ATP 酶，恢复窦弓压力感受器的敏感性，使过高的交感神经活性降低。强心苷还能增加迷走神经活性，是多方面作用的结果：①心排血量增加，反射性兴奋迷走神经；②敏化传入通路窦弓压力感受器；③兴奋迷走中枢，增进结状神经节的传递功能；④提高传出纤维的兴奋性；⑤增强心肌对乙酰胆碱的反应性。

（3）对心肌电生理特性的影响：强心苷对心肌电生理特性的影响比较复杂（表 26-2），有强心苷的直接作用，也有通过迷走神经的间接作用，其作用还随不同的心肌组织、不同剂量而有所不同。

1）自律性 ：①降低窦房结自律性，是因兴奋迷走神经加速细胞 K^+外流，细胞膜的最大舒张电位加大（负值更大），离阈电位的间距加大，窦房结自律性下降致窦性频率减慢；②提高浦肯野纤维自律性，强心苷直接抑制浦肯野纤维 Na^+-K^+- ATP 酶，细胞内 K^+减少，使细胞膜的最大舒张电位变小（负值减少），离阈电位的间距缩小，自律性增高，可引起室性心律失常。

2）传导性：减慢房室结传导速度，主要是因为兴奋迷走神经，减少房室结细胞的 Ca^{2+}内流，

0 相去极化减慢致传导速度减慢；部分也有抑制 Na^+-K^+-ATP 酶的作用参与，细胞内 K^+减少，细胞膜最大舒张电位变小（负值减少）而减慢传导。

3）有效不应期：①缩短心房有效不应期，是兴奋迷走神经促 K^+外流，缩短动作电位 3 相的结果；②延长房室结的不应期，是兴奋迷走神经，Ca^{2+}内流减慢的结果。

高浓度强心苷过度抑制 Na^+-K^+-ATP 酶，使细胞失钾，最大舒张电位减小（负值减小），心肌细胞自律性提高，细胞内 Ca^{2+}超载，引起 Ca^{2+}振荡、早后除极、迟后除极等；中毒剂量下，强心苷也可增强交感中枢的活动。故强心苷中毒时可出现各种心律失常，以室性期前收缩、室性心动过速多见。

表 26-2　强心苷对心肌电生理特性的影响

电生理特性	窦房结	心房	房室结	浦肯野纤维
自律性	降低			提高
传导性			减慢	
有效不应期		缩短	延长	

（4）对心电图的影响：治疗量就有心电图的变化，T 波幅度减小或倒置，ST 段压低呈鱼钩状，这是动作电位 2 相缩短的反映，也是临床判断是否继续服用强心苷的依据之一。P-P 间期和 P-R 间期延长，Q-T 间期缩短；中毒剂量强心苷的心电图可表现为各种心律失常。

2. 其他作用

（1）对神经-内分泌系统的作用：治疗量强心苷能改变心力衰竭患者异常的自主神经活性。降低交感神经活性，增加迷走神经活性。强心苷降低心力衰竭患者血浆中去甲肾上腺素水平；还能降低肾素活性，进而减少 AngⅡ及醛固酮水平，对心力衰竭时过度激活的 RAAS 产生拮抗作用。强心苷也增加严重心力衰竭患者体内脑钠肽水平。

中毒剂量的强心苷可兴奋延髓极后区催吐化学感受区而引起呕吐；兴奋交感神经中枢，明显增加交感神经冲动发放，引起快速型心律失常。

（2）利尿作用：强心苷对心力衰竭患者有明显的利尿作用。主要是心功能改善后增加肾血流量和肾小球滤过功能。此外，强心苷可直接抑制肾小管 Na^+-K^+-ATP 酶，减少肾小管对 Na^+的重吸收，促进钠和水排出，发挥利尿作用。

（3）血管作用：强心苷有直接收缩血管的作用，正常人用后外周阻力上升，血压升高；心力衰竭患者用药后，因交感神经活性降低，外周阻力降低，心排血量及组织灌流量增加，血压不变或略升。

【临床应用】

1. 治疗心力衰竭　用于心收缩功能障碍为主的急性和慢性心力衰竭。对慢性心力衰竭在使用利尿药、ACEI、β 受体阻断药和醛固酮受体阻断药后，患者 LVEF≤45%，仍持续有症状时，选用地高辛。该药尤为适合伴有快速心室率的房颤患者，已应用地高辛者不宜轻易停用。心功能 NYHA Ⅰ级患者不适宜应用地高辛。急性心力衰竭选用毛花苷 C 和毒毛花苷 K。

不同原因所致的心力衰竭，强心苷的疗效有差异。对高血压、瓣膜病、冠心病和先天性心脏病所导致的心力衰竭疗效较好；对肺源性心脏病、心肌炎、风湿活动期心力衰竭或严重心肌损伤心力衰竭患者疗效较差，此时因心肌缺氧，又有能量产生障碍，容易发生中毒；对继发于严重贫血、甲状腺功能亢进及维生素 B_1 缺乏症引起的心力衰竭，因能量产生障碍，强心苷疗效也差，应以治疗原发病为主。对严重的二尖瓣狭窄及缩窄性心包炎，强心苷疗效很差，甚至无效，此时，左心室舒张充盈受限。对扩张型心肌病，心肌肥厚、舒张性心力衰竭者不应选用强心苷，而应首选 β 受体阻断药和 ACEI。

2. 治疗某些心律失常

（1）心房纤颤：心房纤颤（心房率 400～600 次/分）的主要危害是心房过多的冲动下传至心室，

引起心室率过快，心搏出量减少。强心苷用药目的不在于终止心房纤颤，主要是通过兴奋迷走神经，或对房室结直接作用，减慢房室传导和延长房室结有效不应期，增加房室结中隐匿性传导、有效控制心室频率，增加心排血量。用药后多数患者心房纤颤并未消失，而循环障碍改善。

（2）心房扑动：心房扑动（心房率250～300次/分）的冲动较强，更容易传入心室，心室率过快而致循环障碍。强心苷能不均一地缩短心房有效不应期，引起心房折返激动，使心房扑动变为颤动，强心苷对心房纤颤比心房扑动更易发挥增加房室结隐匿性传导的作用，更好地控制心室率。对于部分转变为心房纤颤的病例，停用强心苷后常可恢复窦性节律，这是因为停用强心苷后取消了缩短心房不应期的作用，也就是相对延长心房有效不应期，从而使折返激动落于较长的不应期而终止，恢复窦性节律。

（3）阵发性室上性心动过速：强心苷既可减慢心室率，又可通过增强迷走神经功能，降低心房的兴奋性，终止阵发性室上性心动过速的发作。

【案例26-2】

患者，男，68岁，患有慢性支气管炎，阻塞性肺气肿10余年。1周前伤风感冒，发热、咳嗽、咳痰、胸闷、气短、心悸、乏力、双下肢浮肿，尿量减少，食欲减退。在当地卫生所诊治，静脉输液（药物不详），口服药物有氢氯噻嗪25mg（每天2次），地高辛0.25mg（每天3次）。近2天呼吸困难和心悸加重，头痛，眩晕，失眠；厌食、腹胀、恶心、呕吐；出现绿视及视物模糊不清等。急诊入院。体格检查：体温36.7℃，脉搏106次/分，不规则，呼吸32次/分，血压110/70mmHg。神志恍惚，发绀、颈静脉怒张，肺部有干湿啰音，杵状指，心界扩大，心律不齐，三尖瓣区闻及收缩期杂音，剑突下有明显心脏搏动，肝脏大、肝颈静脉回流征阳性，腹水征阳性，下肢水肿。心电图提示：频繁室性期前收缩。化验检查：地高辛血药浓度3.6ng/ml（正常值低于2ng/ml）。

诊断：①肺源性心脏病（心功能Ⅳ级）；②地高辛中毒。

治疗：立即停用地高辛，吸氧，补钾，给予苯妥英钠、地高辛抗体和扩血管药。

问题：

强心苷中毒反应有哪些表现？如何防治。

【毒性反应及防治】 强心苷治疗安全范围小，一般治疗量已接近中毒剂量的60%。由于患者对强心苷的敏感性个体差异较大，中毒发生率高达20%。特别是当低血钾、高血钙、低血镁、心肌缺血、酸碱平衡失调、体温升高、心肌损害、肾功能不全、老年人及合并用药等因素存在时更易发生。

1. 毒性反应的表现

（1）心脏毒性：强心苷引起的心脏毒性最严重、最危险，可以发生各种类型心律失常。

1）快速型心律失常：强心苷中毒最多见和最早见的是室性期前收缩，约占心脏毒性反应的三分之一，也可发生二联律、三联律及室性心动过速，甚至发生室颤。原因是Na^+-K^+-ATP酶高度抑制，细胞内失钾，自律性增加；细胞内Ca^{2+}超载又可导致后除极引起触发活动。

2）缓慢型心律失常：①房室传导阻滞：强心苷引起的房室传导阻滞除与提高迷走神经兴奋性有关外，还与高度抑制Na^+-K^+-ATP酶有关，细胞内失钾，静息膜电位变小（负值减少），0相除极幅度变小。②窦性心动过缓：强心苷可降低窦房结自律性而发生窦性心动过缓，心率低于60次/分是强心苷中毒的先兆症状。

（2）胃肠道反应：是最常见的早期中毒症状。主要表现为厌食、恶心、呕吐及腹泻等。剧烈呕吐可导致失钾而加重强心苷中毒。

（3）神经系统和视觉变化：主要表现有眩晕、头痛、失眠、疲倦和谵妄等症状及视觉障碍，如黄视、绿视症及视物模糊等。视觉异常通常是强心苷中毒的先兆。

2. 中毒预防 注意避免和纠正诱发因素，如低血钾、高血钙、低血镁、心肌缺血等；警惕先兆症状，如室性期前收缩，心率低于 60 次/分，黄视、绿视等，一旦出现中毒先兆，及时停用强心苷和排钾利尿药，进行中毒解救。

3. 中毒治疗

（1）补钾：氯化钾是治疗强心苷中毒所致快速型心律失常的有效药物。轻者可口服钾盐，重者宜静脉滴注钾盐，钾离子能与强心苷竞争心肌细胞膜上的 Na^+-K^+- ATP 酶，减少强心苷与 Na^+-K^+-ATP 酶的结合，从而减轻或阻止中毒的发展。补钾时不可过量，同时还要注意患者的肾功能情况，以防止高血钾发生。对并发传导阻滞的强心苷中毒不能补钾盐，否则可致心脏停搏。

（2）抗心律失常药：①快速型心律失常选用苯妥英钠和利多卡因。苯妥英钠不仅有抗心律失常作用，还能与强心苷竞争 Na^+-K^+-ATP 酶，恢复该酶的活性。利多卡因可用于治疗强心苷中毒所引起的室性心律失常；②缓慢型心律失常（心动过缓和房室传导阻滞）选用阿托品治疗。

（3）地高辛抗体：对严重危及生命的地高辛中毒，可用地高辛抗体 Fab 片段静脉注射救治，它对强心苷有高度选择性和强大亲和力，能使强心苷自 Na^+-K^+-ATP 酶的结合中解离出来。此抗体每 80mg 能拮抗 1mg 地高辛。

【给药方法】

1. 全效量法 分两步：即先在短期内给予较大剂量以达全效量（洋地黄化量），产生最大效应，然后逐日给予维持量以补充每日的消除量。全效量给予又分速给法和缓给法两种：①速给法，适用于病情紧急，2 周内未用过强心苷者，在 24h 内达全效量；②缓给法，适用于病情不急的病例，于 3～4 日内达全效量。地高辛的全效量是 1.25～1.5mg，洋地黄毒苷的全效量是 0.8～1.2mg，以后逐日给予维持量，常选用地高辛每日 0.25mg。

2. 每日维持量法 对于病情不急或 2 周内用过强心苷者，常选用每日维持量法给药，即逐日按恒定量给予（如地高辛 0.25～0.375mg/d），经过 4～5 个半衰期（6～7 日），血药浓度就达有效而稳定的水平，此给药法较安全，中毒发生率明显降低。

【药物相互作用】 奎尼丁能使地高辛的血药浓度增加一倍，原因是奎尼丁从组织结合处置换出地高辛，减少地高辛的分布容积；有些药物因降低肾对地高辛的清除，而提高地高辛的血药浓度，如胺碘酮、维拉帕米、硝苯地平、普罗帕酮、卡托普利等；苯妥英钠能降低地高辛血药浓度是因其增加地高辛的清除；拟肾上腺素药可提高心肌自律性，使心肌对强心苷的敏感性增高，易导致强心苷中毒；排钾利尿药可致低血钾而加重强心苷毒性，强心苷与排钾利尿药合用时，应根据患者的肾功能状况适量补钾。因此，地高辛当与上述药物合用时注意调整剂量。

【药物评价】 20 世纪 50 年代以前，强心苷是治疗心力衰竭的主要药物。近几十年临床研究对其疗效价值尚有争论。目前强心苷治疗的适应证确已较前为少，现已不用静脉注射毒毛花苷 K 治疗危急心力衰竭患者，也少用于急性心肌梗死后的左心衰竭。大多数仍认为强心苷治疗以收缩功能障碍为主的慢性心力衰竭能够改善血流动力学，改善症状和心室功能，增强运动耐力，提高患者的生活质量，降低总住院率及心力衰竭恶化的住院率，但不降低总病死率。

地 高 辛

地高辛（digoxin）为中效强心苷，能有效加强心肌收缩力、减慢心率、减慢房室传导。排泄快，蓄积性较小。

【临床应用】

1. 用于高血压、瓣膜性心脏病、先天性心脏病等所致急性和慢性心力衰竭。特别适用于伴有快速心室率的心房颤动的心力衰竭；对于肺源性心脏病、心肌严重缺血、活动性心肌炎及心外因素如严重贫血、甲状腺功能低下及维生素 B_1 缺乏症的心力衰竭疗效差。

2. 用于控制伴有快速心室率的心房颤动、心房扑动患者的心室率及室上性心动过速。

注意事项和用法用量，请扫描本书二维码进行阅读。

去乙酰毛花苷

去乙酰毛花苷（deslanoside）是一种速效强心苷，其作用较地高辛快，但比毒毛花苷K稍慢。静脉注射可迅速分布到各组织，10～30min 起效，1～3h 作用达高峰，作用持续时间为 2～5h。血浆蛋白结合率约为 25%。$t_{1/2}$ 为 33～36h。3～6 日作用完全消失，经肾脏排泄。由于排泄较快，蓄积性较小。

【临床应用】 ①适用于急性心力衰竭或慢性心力衰竭急性加重的患者；②亦可用于控制伴快速心室率的心房颤动、心房扑动患者的心室率；③终止室上性心动过速起效慢，现少用。

不良反应、注意事项和用法用量，请扫描本书二维码进行阅读。

二、非苷类正性肌力药物

非苷类正性肌力药包括 β 受体激动药、磷酸二酯酶抑制药及钙增敏药等。由于这类药物可能增加心力衰竭患者的病死率，故不宜作常规治疗用药。

1. β 受体激动药　相关内容请扫描本书二维码进行阅读。

2. 磷酸二酯酶抑制药　相关内容请扫描本书二维码进行阅读。

3. 钙增敏药　相关内容请扫描本书二维码进行阅读。

第三节　肾素-血管紧张素-醛固酮系统抑制药

20 世纪 80 年代以来，人们认识到心脏重构是心力衰竭重要的危险因素，其发生与 RAAS 激活有关，大规模、多中心、随机、双盲临床研究证实，RAAS 抑制药不仅能够改善血流动力学，缓解心力衰竭症状，提高患者运动耐受力和生活质量，还可延缓病程进展，改善预后，显著降低心力衰竭住院率和病死率。基础研究证实，血管紧张素转化酶抑制药（angiotensin-converting enzyme inhibitor，ACEI）和血管紧张素受体阻断药（angiotensin receptor blocker，ARB）能阻抑和逆转心脏肥厚和心血管重构，提高心脏及血管的顺应性等。

一、血管紧张素转化酶抑制药

血管紧张素转化酶抑制药（ACEI）目前作为心力衰竭治疗的一线药物广泛用于临床。临床常用药物有卡托普利（captopril）、依那普利（enalapril）、贝那普利（benazepril）、培哚普利（perindopril）、雷米普利（ramipril）、福辛普利（fosinopril）和咪达普利（imidapril）等（详见第 20 章）。ACEI 可抑制血管紧张素转化酶，减少 AngⅡ和醛固酮生成，抑制 RAAS；抑制缓激肽降解，使血中缓激肽水平增多，促进缓激肽介导的前列环素（PGI_2）和一氧化氮（NO）生成；降低交感神经活性；恢复 β 受体数目；增加 G_s 蛋白量；降低血中儿茶酚胺和 AVP 水平等。

【治疗心力衰竭的药理作用】

1. 改善血流动力学　ACEI 能够使血管扩张，血容量降低，降低心脏的前后负荷，降低左室充盈压、舒张末压和室壁张力，改善心脏舒张功能，增加心排血量，降低肾血管阻力，增加肾血流量。

2. 阻抑和逆转心血管肥厚与重构　心力衰竭时，ACE 基因蛋白表达与酶活性增加，体内 AngⅡ增多，AngⅡ促进原癌基因 c-fos、c-myc、c-sis 的转录和表达，增加细胞 DNA 和 RNA 的合成及代谢转换，增加细胞内蛋白质合成，引起心血管的增殖、肥厚和重构。ACEI 通过增加缓激肽水平，缓激肽激动 B_2 受体，促进 NO 和 PGI_2 的合成，后两者能抗细胞有丝分裂，也有助于阻抑和逆转心血管肥厚与重构，提高心血管的顺应性。

【临床应用】 ACEI 对各阶段心力衰竭均有益。临床研究证实 ACEI 早期足量应用，除可缓解心力衰竭症状，提高运动耐受力，提高生活质量；还可延缓心力衰竭进展，降低不同病因、不同程度，伴或不伴冠心病的心力衰竭患者的死亡率。ACEI 应用从小剂量开始，逐渐递增，直至达到目标剂量，一般每隔 1～2 周剂量倍增 1 次，剂量个体化，合适剂量应终身维持使用，避免突然撤药。

【不良反应及注意事项】 主要包括低血压、高血钾、干咳、血管性水肿和肾功能一过性恶化等。以下情况慎用：双侧肾动脉狭窄，血肌酐＞265μmol/L，血钾＞5.5mmol/L，伴症状性低血压（收缩压＜90mmHg），左心室流出道梗阻（如主动脉瓣狭窄、梗阻性肥厚型心肌病）等。肾功能不良者慎用，孕妇禁用。应用时监测血压、血钾和肾功能，如果肌酐增高＞30%，应减量，若仍继续升高，应停用。

二、血管紧张素受体阻断药

ARB 选择性阻断 AngⅡ与 AT_1 受体的结合，对 ACE 途径及非 ACE 途径产生的 AngⅡ激动 AT_1 受体都有阻断作用，对 AT_2 受体影响小。ARB 不影响缓激肽代谢，不易引起咳嗽、血管性水肿等。临床常用的有氯沙坦（losartan）、缬沙坦（valsartan）、厄贝沙坦（irbesartan）、依普沙坦（eprosartan）、坎地沙坦（candesartan）、替米沙坦（telmisartan）和奥美沙坦（olmesartan）等（详见第 20 章）。ARB 的适应证基本与 ACEI 相同，心力衰竭患者治疗首选 ACEI，当 ACEI 引起干咳、血管性水肿不能耐受患者可改用 ARB。也可用于经利尿药、ACEI 和 β 受体阻断药治疗后临床状况改善仍不满意，又不能耐受醛固酮受体阻断药的有症状心力衰竭患者。研究证实 ACEI 与 ARB 联用并不能使心力衰竭患者获益更多，反而增加不良反应，特别是低血压和肾功能损害的发生，因此，目前不主张 ACEI 和 ARB 联合应用治疗心力衰竭。

不良反应与注意事项与 ACEI 相似，此类药物也可引起低血压、肾功能不全和高血钾等，开始应用及改变剂量的 1～2 周内，应监测血压（包括不同体位血压）、肾功能和血钾。此类药物与 ACEI 相比，不良反应少，极少数患者也会发生血管性水肿。

三、血管紧张素受体-脑啡肽酶抑制药

沙库巴曲缬沙坦（sacubitril valsartan）是首个血管紧张素受体-脑啡肽酶抑制药（angiotensin receptor neprilysin inhibitor，ARNI），于 2015 年 7 月批准上市。该药是由 AT_1 受体阻断药缬沙坦和脑啡肽酶抑制药沙库巴曲按比例组合而成的复合物，口服吸收迅速，分解为沙库巴曲和缬沙坦。沙库巴曲是一种前体药物，在体内代谢为活性产物 LBQ657 后具有抑制脑啡肽酶作用；缬沙坦则阻断 AT_1 受体，抑制 RAAS 系统。慢性心力衰竭的神经内分泌变化主要有 RAAS 和利尿钠肽系统激活，前者加重患者病情，后者具有舒张血管、减少水钠潴留和拮抗 RAAS 的作用，对缓解心力衰竭有利。利尿钠肽主要被中性内肽酶（neutral endopeptidase，NEP）/脑啡肽酶降解，因此抑制脑啡肽酶可作为治疗慢性心力衰竭的一种策略。但脑啡肽酶也水解 AngⅡ，单独使用脑啡肽酶抑制药会导致 AngⅡ的积累，因此必须与 ARB 联合使用，以阻断过量 AngⅡ的不良影响。

沙库巴曲缬沙坦可替代 ACEI 或 ARB，与 β 受体阻断药、醛固酮受体阻断药联合使用，适用人群为纽约心脏病学会（NYHA） 心功能分类Ⅱ、Ⅲ或Ⅳ级射血分数降低者。相比于标准治疗药物依那普利，沙库巴曲缬沙坦可明显降低心力衰竭患者的住院率和死亡率，表现出更高的安全性，是近 10 年来慢性心力衰竭治疗的重要进展之一。不良反应主要有低血压、高钾血症、肾功能不全、血管神经性水肿、干咳等，使用时应进行严密的观察，对于容易发生低血压、血管性水肿的患者必要时应及时停药，并进行监测与治疗。此外，脑啡肽酶抑制药会引起缓激肽的积累，因此 ARNI 不能与 ACEI 一起使用，若同时使用或短时间内给药，会增加血管性水肿的风险。

四、醛固酮受体阻断药

心力衰竭时血中醛固酮浓度明显增高，且与心力衰竭严重程度成正比，可达正常时的 20 倍，大量的醛固酮除了引起水钠潴留外，还刺激蛋白质合成，包括钠通道蛋白、Na^+-K^+-ATP 酶和胶原蛋白，促进心肌细胞外基质沉积和成纤维细胞增殖，导致心肌纤维化及心脏重构，加速心力衰竭恶化；此外，醛固酮还可阻止心肌摄取去甲肾上腺素，使去甲肾上腺素游离浓度增加，而诱发冠状动脉痉挛及心律失常，又进一步促进心肌肥厚和重构，增加心脏性猝死率。长期应用 ACEI 或 ARB

时，初期醛固酮降低，随后即出现“逃逸现象”。因此，加用醛固酮受体阻断药，可阻断醛固酮的有害作用，减少水钠潴留，抑制心血管重构，改善心力衰竭预后。临床研究证明，在标准治疗的基础上，加用醛固酮受体阻断药（螺内酯）可降低室性心律失常的发生率，明显降低心力衰竭的病死率。常用药物有螺内酯和依普利酮（eplerenone），后者是一种新型选择性醛固酮受体阻断药，对醛固酮受体具有高度选择性，较少引起与性激素相关的副作用，可显著降低心力衰竭患者心血管事件的发生危险，减少住院率、降低病死率，且尤适用于老龄、糖尿病和肾功能不全患者。

五、肾素抑制药

血浆肾素活性是心力衰竭患者发生心血管事件和预测死亡率的独立危险因素。阿利吉仑（aliskiren）是新一代非肽类肾素抑制药，能在第一环节阻断 RAAS。降低肾素活性，减少 AngⅡ和醛固酮生成，不影响缓激肽和前列腺素代谢，起到治疗高血压和心力衰竭的作用。阿利吉仑是强效、高度选择性、口服有效、长效的新一代抗高血压药物。也可用于治疗高血压心脏病。但最新临床试验显示，慢性失代偿性心力衰竭患者，使用阿利吉仑治疗后，心血管病死率及心力衰竭住院率与安慰剂对照组相比无显著改善，且增加高钾血症、低血压、肾功能衰竭的风险。尤其不推荐在伴糖尿病心力衰竭患者中使用。

第四节　β受体阻断药

β受体阻断药对心功能的影响是双向的，短期效应表现为血压下降，心率减慢，充盈压上升，心排血量下降，心功能恶化。这种对心脏的立即抑制效应就是传统认为慢性心力衰竭时禁用 β 受体阻断药的依据。但长期用药后，可通过减慢心率，延长左心室充盈时间，增加心肌血流灌注，减少心肌耗氧量，明显改善心功能与血流动力学变化。大规模的临床试验证明，心力衰竭患者长期应用β受体阻断药能改善心力衰竭症状、提高生活质量、延缓病情进展、改善预后、降低住院率和死亡率，且与 ACEI 联合用具有协同作用。临床常用药物有美托洛尔（metoprolol）、比索洛尔（bisoprolol）和卡维地洛（carvedilol）。

【治疗心力衰竭的作用机制】

（1）阻断去甲肾上腺素对心肌的毒性，防止过量儿茶酚胺所致的大量 Ca^{2+}内流，并减轻由此导致的大量能量消耗与线粒体损伤，避免心肌细胞坏死。

（2）阻断肾脏 β_1受体，减少肾素释放，降低 RAAS 活性；同时防止和逆转由 AngⅡ和醛固酮介导的心肌和血管重构，有利于心功能改善。

（3）上调心脏 β_1受体数目，改善β受体对儿茶酚胺的敏感性，恢复其信号转导能力。

（4）抗心律失常和抗心肌缺血作用。

（5）卡维地洛兼有阻断 α_1受体、抗氧化等作用。

【临床应用】　所有病情稳定并无禁忌证的慢性心力衰竭患者，一经诊断均应立即以小剂量开始应用β受体阻断药，逐渐增加剂量，达最大耐受量并长期维持，通常以患者心率 55～60 次/分的剂量，作为β受体阻断药应用的目标剂量或最大可耐受剂量。有症状或曾经有症状的 NYHAⅡ～Ⅲ级病情稳定的慢性心力衰竭患者，除非有禁忌证或不能耐受，必须终身应用。β受体阻断药能降低慢性心力衰竭患者的死亡率，尤其降低心脏性猝死率，对伴糖尿病、慢性阻塞性肺疾病者以及老年患者均可应用，甚至既往有哮喘发作史患者仍可尝试。对于存在体液潴留的患者应与利尿药同时使用，对于严重水肿的心力衰竭患者，还是应待利尿药充分发挥作用，水肿消除或明显消退后再开始应用 ACEI 和（或）β受体阻断药。

【注意事项】

1. 正确选择适应证　以扩张型心肌病或缺血性心脏病导致的心力衰竭疗效最好。该类药物应在患者病情稳定时使用。

2. 小剂量开始及剂量个体化 β受体阻断药初始剂量应很低，以防止心功能恶化，从小剂量开始逐渐增加，至患者既能够耐受又不加重病情的剂量，剂量选择必须遵循个体化的原则。

3. 合并使用其他药物 应以利尿药、ACEI 作为基础治疗措施，再使用β受体阻断药。

4. 长期用药 一般心功能改善的平均奏效时间为 3 个月，心功能改善情况与治疗时间呈正相关。长期用药（治疗 4～12 个月），还能降低心室肌重量和容量、改善心室形状，提示能逆转心肌重构。

5. 避免突然停药 突然停用β受体阻滞剂可致临床症状恶化，应予避免。

6. 禁忌证 对急性心力衰竭，病情不稳定的心力衰竭和心功能Ⅳ级、严重的心动过缓、二度及二度以上房室传导阻滞、严重的周围血管疾病、低血压及阻塞性呼吸道疾病的患者慎用或禁用。

第五节 利 尿 药

利尿药用于有液体潴留证据的所有心力衰竭患者。这类药物能排钠利尿，降低血容量，扩张外周血管，降低心脏负荷，改善心功能，消除或缓解静脉淤血症状。螺内酯还能阻断醛固酮受体，有效拮抗醛固酮水平升高的危害，阻止心血管重构，还可降低心肌组织中游离去甲肾上腺素浓度。

1. 袢利尿药 以呋塞米（furosemide）为代表，作用于髓袢升支粗段，排钠排钾，为高效利尿药。常用呋塞米，宜先静脉注射 20～40mg，继以 5～40mg/h 静脉滴注，总剂量在起初 6h 不超过 80mg，起初 24h 不超过 160mg。主要用于急性心力衰竭、慢性心力衰竭急性发作和严重全身水肿。

2. 噻嗪类利尿药 以氢氯噻嗪（hydrochlorothiazide）为代表，作用于髓袢升支粗段皮质部和远曲小管近端，排钠排钾，为中效利尿药，对轻度心力衰竭单独应用噻嗪类利尿药，多能收到良好疗效，起始剂量 12.5～25mg，每日 1 次，逐渐可增至每日 75～100mg 分 2～3 次口服，对中、重度心力衰竭，常与保钾利尿药合用防止电解质紊乱。此类药物可引起高尿酸血症，长期大量应用可影响糖和脂代谢。

3. 保钾利尿药 作用于远曲小管远端和集合管，通过抑制 Na^+-K^+交换产生保钾利尿作用，为弱效利尿药，常用药物有：①醛固酮受体阻断药：螺内酯（spironolactone）和依普利酮（eplerenone）；②肾小管上皮细胞钠通道阻滞药：氨苯蝶啶和阿米洛利。

螺内酯和依普利酮能竞争性阻断醛固酮受体，作用于肾脏，抑制 Na^+-K^+交换，保钾利尿；作用于心血管，抑制心血管重构。醛固酮受体阻断药适用于所有伴有症状（NYHA Ⅱ～Ⅳ级）的心力衰竭患者。慢性收缩性心力衰竭已用 ACEI 和β受体阻断药之后，仍持续有症状需要加用药物时，醛固酮受体阻断药成为唯一选择，已证实醛固酮受体阻断药能显著降低心脏性猝死率，《中国心力衰竭诊断和治疗指南 2024》提出，心力衰竭的基本治疗方案为 ACEI、β受体阻断药和醛固酮受体阻断药组成的“金三角”。

氨苯蝶啶和阿米洛利是通过直接阻滞肾小管上皮细胞管腔膜的钠通道减少 Na^+吸收，管腔内的负电位降低，K^+分泌减少，产生保钾利尿作用。阿米洛利在高浓度时，阻滞 Na^+-H^+和 Na^+-Ca^{2+}反向转运子，可能抑制 H^+和 Ca^{2+}的排泄。

合理使用利尿药是其他药物治疗心力衰竭取得成功的关键因素之一。如利尿药用量不足造成液体潴留，会降低对 ACEI 的反应，增加使用β受体阻断药的风险。另一方面，不恰当大剂量使用利尿药则会导致血容量不足，增加发生低血压、肾功能不全和电解质紊乱的风险，利尿药引起的电解质平衡紊乱，尤其是排钾利尿药可引起低钾血症，是心力衰竭时诱发心律失常的常见原因之一，特别是与强心苷类合用时更易发生。恰当使用利尿药是各种有效治疗心力衰竭措施的基础。

第六节 扩 血 管 药

扩血管药治疗心力衰竭的机制是：扩张静脉，使回心血量减少，降低心脏的前负荷，进而降低肺动脉楔压和左心室舒张末压（LVEDP）等，减轻静脉淤血症状；扩张小动脉，降低外周阻力，降低心脏的后负荷，增加心排血量，增加动脉供血，缓解组织缺血症状。同时因心脏前后负荷减少，心肌耗氧量减少，有利于改善心功能。在慢性心力衰竭的治疗中无证据支持应用直接扩张血管的药物或 α 受体阻断药。硝酸酯类和肼屈嗪合用国外临床试验显示可能对非洲裔美国人有益；这两种药物对中国心力衰竭患者是否同样获益，尚无研究证据。

下列情况下禁用扩血管药：收缩压＜90 mmHg，或持续低血压伴有症状，尤其有肾功能不全的心力衰竭患者，以避免重要脏器灌注减少；严重阻塞性心瓣膜疾病，如主动脉瓣狭窄或肥厚型梗阻性心肌病，有可能出现显著低血压；二尖瓣狭窄患者也不宜应用，有可能造成心排血量明显降低。

广义的扩血管药包括硝酸甘油、硝普钠、肼屈嗪、哌唑嗪、奈西立肽、钙通道阻滞药等。

其他相关内容请扫描本书二维码进行阅读。

第七节　其他治疗心力衰竭的药物

一、钠-葡萄糖共转运体 2 抑制药

钠 -葡萄糖共转运体 2（sodium-glucose cotransporter 2，SGLT-2）是一种膜转运蛋白，主要分布于肾近端小管 S1 段，完成 90%的葡萄糖重吸收。SGLT-2 抑制药阻断葡萄糖和钠在近端肾小管的重吸收，促进尿糖排泄，发挥降血糖作用，是一种治疗 2 型糖尿病的新型口服降糖药（详见第 35 章）。SGLT-2 抑制药对心血管系统也有保护作用，可降低心血管疾病风险和慢性心力衰竭患者再住院率和死亡率。代表药有达格列净（dapagliflozin）、恩格列净（empagliflozin）、卡格列净（canagliflozin）等，其中达格列净是首个上市的 SGLT-2 抑制药，已被批准用于成人射血分数降低型慢性心力衰竭患者。

【治疗心力衰竭的作用机制】

1. 降低心脏负荷，改善心功能　SGLT-2 抑制药促进钠和葡萄糖排泄，通过渗透性利尿作用降低心脏前负荷，同时使血压下降，降低心脏后负荷。与利尿药不同的是，SGLT-2 抑制药不激活神经内分泌系统，不会导致反射性交感神经兴奋，具有改善心功能的作用。

2. 改善心肌细胞代谢　SGLT-2 抑制药促进 ATP 产生，减少线粒体损伤，为心肌细胞提供能量；抑制钠-氢交换体（sodium-hydrogen exchanger，NHE）活性，减少心肌细胞损伤，保护心脏。

3. 减少与 CHF 相关的危险因素　包括改善血管内皮功能、调节交感神经活性、减少心外膜脂肪组织、减少炎症因子产生等。

【临床应用】　SGLT-2 抑制药主要用于心功能分级Ⅱ～Ⅳ级的成人射血分数降低型慢性心力衰竭、伴或不伴有 2 型糖尿病患者，可减少心血管事件的住院率和死亡率。

【不良反应】　生殖道感染、尿路感染、骨折、低血糖、膀胱癌等，但发生率较低。

二、可溶性鸟苷酸环化酶激动药

一氧化氮（NO）-可溶性鸟苷酸环化酶（soluble guanylate cyclase，sGC）-环磷酸鸟苷（cyclic guanosine monophosphate，cGMP）信号通路是调节心脏功能的关键通路，具有扩张血管、增加冠脉血流、排钠、抗炎、抗心肌肥厚和抗纤维化的作用。慢性心力衰竭时内皮功能障碍、氧化应激和炎症反应等都影响 NO-sGC-cGMP 通路，导致心脏功能受损。sGC 激动药一方面稳定 NO-sGC 结合位点，增加 sGC 对内源性 NO 的敏感性；另一方面通过 NO 非依赖性的结合位点直接刺激 sGC，使 cGMP 上调，共同发挥心脏保护作用。

利奥西呱（riociguat）是首个获批上市用于治疗肺动脉高压的 sGC 激动药，该药半衰期短，限制了其在慢性心力衰竭中的应用。维立西呱（vericiguat）半衰期显著延长，具有生物利用度高、清除率低的特点，是新型的口服 sGC 激动药，临床推荐用于射血分数降低、发生心血管事件风险高的慢性心力衰竭患者，也适用于近期出现恶化或失代偿改变的慢性心力衰竭患者，特别是需静脉给

予利尿药或紧急治疗的心力衰竭患者。可有效降低再住院率且耐受性良好，但不延长患者的生存时间。已报道的不良反应有症状性低血压、晕厥和贫血等，可能与维立西呱的扩血管作用有关；此外，其松弛平滑肌的作用可能引起恶心、腹部不适和腹泻。

三、I_f 通道阻滞药

伊伐布雷定（ivabradine）是第一个用于治疗慢性心力衰竭的 I_f 通道阻滞药。其作用为特异性阻滞 I_f 通道，抑制心脏窦房结起搏电流，降低窦房结自律性，减慢窦性心律。由于心率减缓，舒张期延长，冠脉血流量增加，改善心肌缺血，产生抗心绞痛作用。临床推荐用于射血分数≤35%，心率≥70 次/分且为窦性心律的稳定型心力衰竭患者，可延缓病情进展、改善慢性心力衰竭患者的预后，降低再住院率和死亡率。与 β 受体阻断药相比，伊伐布雷定在减慢心率的同时不影响心肌收缩、舒张或心室复极，在心力衰竭治疗中有较好的临床应用价值。

常见的不良反应有心动过缓、心房颤动和光幻视（phosphene）。心动过缓可引起 Q-T 间期延长、尖端扭转型室性心动过速和其他心律失常；光幻视的产生可能与伊伐布雷定抑制视网膜 I_h 电流有关。其他不良反应有晕厥、低血压、血管性水肿、红斑、皮疹、眩晕瘙痒和复视等。

四、非肽类血管加压素 V_2 受体阻断药

托伐普坦（tolvaptan）是一种非肽类血管加压素 V_2 受体阻断药，可以升高血浆中 Na^+ 浓度，抑制肾脏集合管对水的重吸收，促进水从肾脏排出。推荐用于常规利尿药治疗效果不佳、有低钠血症或有肾功能损害倾向的心力衰竭患者，可显著改善充血相关症状。对心力衰竭伴低钠的患者能降低心血管病导致的病死率，建议剂量为 7.5～15mg/d 开始，疗效欠佳者逐渐加量至 30mg/d。也用于治疗肝硬化和抗利尿激素分泌异常综合征导致的低血钠症。无明显不良反应。

第八节　心力衰竭药物治疗及研究进展

各种抗心力衰竭药物治疗的主要目标是改善患者的血流动力学，缓解心力衰竭症状，阻抑和逆转心血管肥厚与重构，延缓病程进展，降低再住院率，提高患者生活质量，延长寿命，降低病死率。

一、慢性心力衰竭药物治疗

慢性心力衰竭规范化治疗有五步：①伴液体滞留的患者先应用利尿药；②继以 ACEI 或 β 受体阻断药；③并尽快使两药联用，形成“黄金搭档”；④无禁忌证者可再加用醛固酮受体阻断药，形成“金三角”；⑤如果这 3 种药已达循证剂量，患者仍有症状或效果不够满意，可再加用伊伐布雷定。慢性心力衰竭 NYHA Ⅱ～Ⅳ级药物治疗流程见图 26-3。

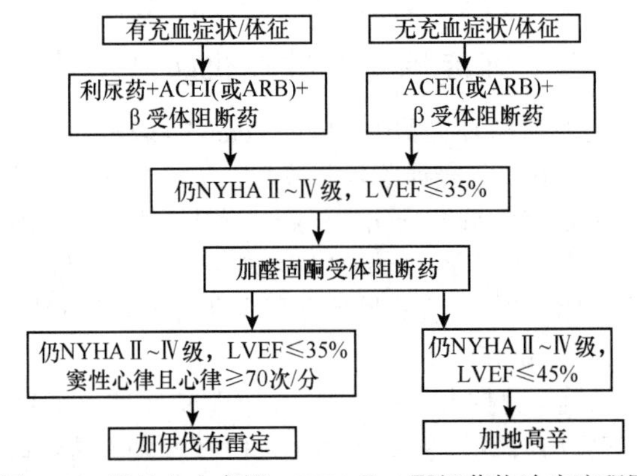

图 26-3　慢性心力衰竭 NYHA Ⅱ～Ⅳ级药物治疗流程图

二、急性心力衰竭药物治疗

急性心力衰竭常见的是急性左心衰竭，缺氧和严重的呼吸困难是致命的威胁，必须尽快缓解。急性心力衰竭应采取基本处理（如体位、吸氧和镇静等）、药物治疗、病因治疗和机械辅助治疗。药物治疗流程见图 26-4。

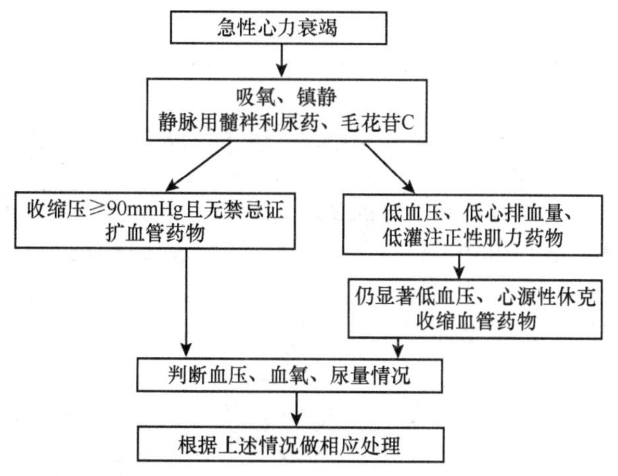

图 26-4　急性心力衰竭药物治疗流程图

三、联合用药

1. ACEI 和 β 受体阻断药的联用　两类药物联用称之为“黄金搭档”，可产生相加或协同的有益效应，使心力衰竭死亡危险性进一步下降。研究提示两药尽早合用，有较大益处。在用 β 受体阻断药治疗前，不应使用较大剂量的 ACEI。在一种药低剂量基础上，加用另一种药，比单纯加量获益更多。两药合用后可交替和逐步递加剂量，分别达到各自的目标剂量或最大耐受剂量。为避免低血压，β 受体阻断药与 ACEI 可在一天中不同的时间段服用。

2. ACEI 与醛固酮受体阻断药联用　临床研究证实，两类药物联用较为安全，能进一步降低慢性心力衰竭患者的病死率，但要严密监测血钾水平，通常与排钾利尿药合用以避免发生高钾血症。在上述 ACEI 和 β 受体阻断药“黄金搭档”基础上加用醛固酮受体阻断药，三药合用可称之为“金三角”，是慢性心力衰竭的基本治疗方案。

3. ACEI 与 ARB 联用　现有临床试验的结论不一致，两者能否合用治疗心力衰竭，仍有争论。两者联合使用时，不良反应如低血压、高钾血症、血肌酐水平升高，甚至肾功能损害发生率增高，应慎用。

4. ARB 与 β 受体阻断药或醛固酮受体阻断药联用　不能耐受 ACEI 的患者，可代替应用 ARB。此时，ARB 和 β 受体阻断药的合用，以及在此基础上再加用醛固酮受体阻断药，类似于“黄金搭档”和“金三角”。

四、研究进展

相关内容请扫描本书二维码进行阅读。

（胡长平）

第二十七章 利尿药

【案例 27-1】

肖某，男，58 岁，罹患高血压 20 年。近年来常有头痛、失眠、心悸。半年前因心悸、气促、下肢浮肿在某医院住院治疗，诊断为心脏病，经治疗好转后出院。近 2 个月来又感心悸、气促、胸痛，1 周来加剧，不能平卧，咳粉红色泡沫痰，并伴有下肢浮肿。体格检查：呼吸 28 次/分，心率 110 次/分，BP 180/110mmHg，神清，倦容，半卧位，口唇发绀，呼吸急促，肩胛间区有大水泡音，两肺底布满小水泡音，心率 120 次/分，心律不齐，心尖区有Ⅲ级收缩期吹风样杂音，肝大，肋下 3cm，腹水征阳性，两下肢有凹陷性水肿。心电图显示心房纤颤、室性早搏、左心室肌肥厚、冠脉供血不足。临床诊断：高血压心脏病、心力衰竭（Ⅲ级）、冠心病。药物治疗：10%葡萄糖 20ml+毛花苷 C 0.4mg，静脉注射；硝普钠 20μg/min，避光静脉滴注。12h 后病情缓解，停用硝普钠和毛花苷 C，改为每日口服地高辛 0.25mg；氢氯噻嗪 25mg/次，3 次/日；螺内酯 20mg/次，3 次/日；依那普利 20mg/次，2 次/日，水肿、气喘等临床症状逐渐消除，20 天后病情稳定出院。

问题：

1. 氢氯噻嗪在本病例治疗中发挥了什么样的药理学作用？
2. 有哪些利尿药可以用于减轻心源性水肿的症状？这些利尿药的作用机制是什么？

【药物研究简史】 利尿药（diuretic）是一类作用于肾脏，增加尿量的药物，临床上主要用于治疗各种原因引起的水肿，也常用于治疗其他非水肿性疾病，如高血压、慢性心功能不全、肾结石、尿崩症等。

早在 1937 年，有医生注意到服用一种磺胺类抗菌药氨基苯磺酰胺（aminobenzene sulfonamide，图 27-1）的患者可出现代谢性酸血症和严重的碱性尿液，经研究证实是由于磺胺类药物抑制了肾脏碳酸酐酶（carbonic anhydrase，CA）活性所致。此发现促使科学家们对磺胺类药物及衍生物的利尿作用进行了深入研究，终于在 1953 年发现噻二唑类衍生物乙酰唑胺（acetazolamide）可通过抑制碳酸酐酶活性产生利尿作用，开创了现代利尿药的新纪元。此后，人们为了寻找作用更强的碳酸酐酶抑制剂，合成了双氯非那胺（diclofenamide），然而，发现其排出的 NaCl 比 $NaHCO_3$ 多。进一步的分子修饰，产生了氯米非那胺（clomifinamide），这是第一个被环化形成的噻嗪类（thiazides），但研究发现该化合物对碳酸酐酶抑制作用很弱，其利尿作用主要是通过选择性抑制远曲小管近段 NaCl

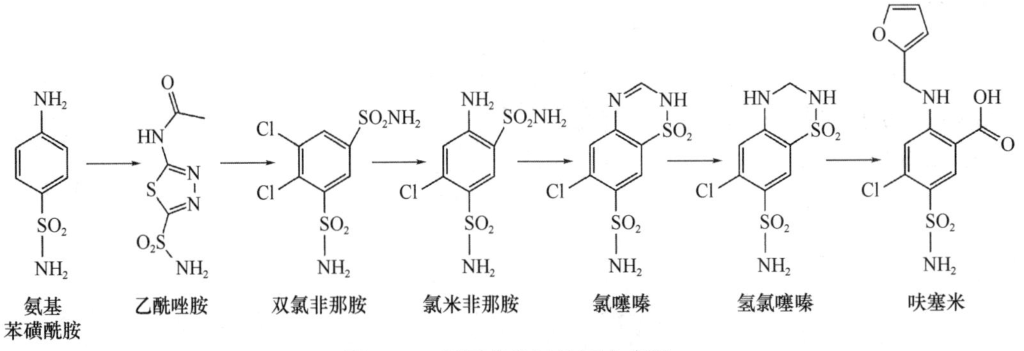

氨基苯磺酰胺 → 乙酰唑胺 → 双氯非那胺 → 氯米非那胺 → 氯噻嗪 → 氢氯噻嗪 → 呋塞米

图 27-1 利尿药发展的历史步骤

的重吸收。1957 年，第一个噻嗪类药氯噻嗪（chlorothiazide）问世，该药为水溶性，口服吸收较少，毒性低。若将氯噻嗪 3, 4-位双键还原成氢氯噻嗪，脂溶性增加，活性更强。之后以氯噻嗪和氢氯噻嗪为先导化合物合成了多个噻嗪类利尿药，并广泛应用于治疗水肿和高血压。噻嗪类药物的发现是 20 世纪 50 年代利尿药和降压药研究的重大突破。呋塞米等袢利尿药则是在研究开发作用更强、副作用更小的噻嗪类利尿药时发现的另一类作用于髓袢升支粗段的高效利尿药。

第一节 利尿药作用的生理学基础及药物分类

一、肾脏的泌尿生理

肾脏的泌尿生理过程是利尿药的药理作用基础。尿液生成包括肾小球滤过与肾小管和集合管重吸收过程。利尿药通过影响肾脏尿稀释和浓缩过程的特定环节而产生利尿作用。

（一）肾小球的滤过

血液流经肾小球时，除蛋白质和血细胞外其他成分均可经滤过膜滤入肾小囊形成原尿。正常人滤过率为 125ml/min，形成原尿 180L/日，但排出终尿约 1～2L/日，说明 99%原尿被重吸收。增加肾小球血流量和滤过率的药物可增加原尿量，但由于肾脏的球-管平衡调节机制，终尿量并不明显增加，因此，利尿作用微弱。

（二）肾小管和集合管重吸收

1. 近曲小管 重吸收 Na^+和水的量约占原尿的 65%～70%。由于基底侧膜上的 Na^+-K^+-ATP 酶（钠泵）将吸收进入细胞内的 Na^+转运至组织间液，使细胞内 Na^+浓度降低，小管液中的 Na^+和小管上皮细胞内的 H^+（来源于 H_2O 和 CO_2 在碳酸酐酶的催化下生成 H_2CO_3，再解离为 HCO_3^- + H^+）由管腔膜上的 H^+-Na^+交换体进行逆向转运，小管液中的 Na^+顺浓度梯度进入上皮细胞内，而 H^+则被分泌到小管液中，与 HCO_3^-形成 H_2CO_3，在碳酸酐酶的催化下脱水成为 CO_2 和 H_2O，CO_2 经过简单扩散方式进入细胞内，再水化成 H_2CO_3。该过程导致的 Na^+重吸收，水随 Na^+等溶质形成的小管内外微小渗透压差通过水通道蛋白（aquaporin，AQP）1 被重吸收。管腔内的脱水反应和细胞内的再水化反应均由碳酸酐酶催化（图 27-2），如果抑制碳酸酐酶的活性，H^+生成减少，H^+-Na^+交换减少，可抑制 Na^+的重吸收，产生利尿作用。但抑制近曲小管 Na^+重吸收后，原尿增加，肾小管被动扩张，吸收面积增加，尿流速度减慢，重吸收增加，同时以下各段肾小管出现代偿性重吸收增加，故作用于近曲小管的药物只能产生弱的利尿作用。

2. 髓袢降支细段 对 Na^+几乎不通透，对水通透性很高，约 15%的水被重吸收。因位于髓质高渗区，小管液和髓质间液存在渗透压差。渗透压差使管腔中水通过 AQP1 被动抽吸到髓质间液，小管液由等渗逐渐变为高渗。渗透性利尿药因增加小管液的渗透压，抵消髓质对水的渗透性“抽吸”作用，使较多的水流向远端肾小管而产生利尿作用。

3. 髓袢升支粗段 对 Na^+、K^+、Cl^-、Ca^{2+}、Mg^{2+}等离子通透，而对水不通透。原尿中 15%～25%的 Na^+在该段被重吸收，而且不伴有水的重吸收。此段对 NaCl 的重吸收依赖于管腔膜上的 Na^+-K^+-$2Cl^-$同向转运体，可将管腔内的一个 Na^+、一个 K^+、两个 Cl^-同向转运至上皮细胞内。进入细胞内的 Na^+由基底侧膜上的 Na^+-K^+-ATP 酶（钠泵）主动转运至组织间液，使细胞内的 Na^+浓度下降，形成肾小管管腔液与上皮细胞内 Na^+浓度差，促进 Na^+从管腔液向细胞内转运，因此，钠泵是 Na^+重吸收的驱动力；依据电位差 Cl^-进入组织间液；进入细胞内的 K^+大部分通过管腔膜侧钾通道顺浓度差返回管腔内，形成 K^+的再循环；K^+进入管腔内使正电位升高而促进 Ca^{2+}、Mg^{2+}的重吸收。随着小管液离子逐渐减少，渗透压也逐渐降低，原尿逐渐被稀释，即肾脏稀释功能（renal function of dilution）。与此同时，因大量 NaCl 进入髓质间液，使髓质间液渗透压逐渐提高，越近内髓部，渗透压越高，向皮质区域顺次递减，与尿素共同形成呈渗透压梯度的高渗区。如果抑制该段 Na^+

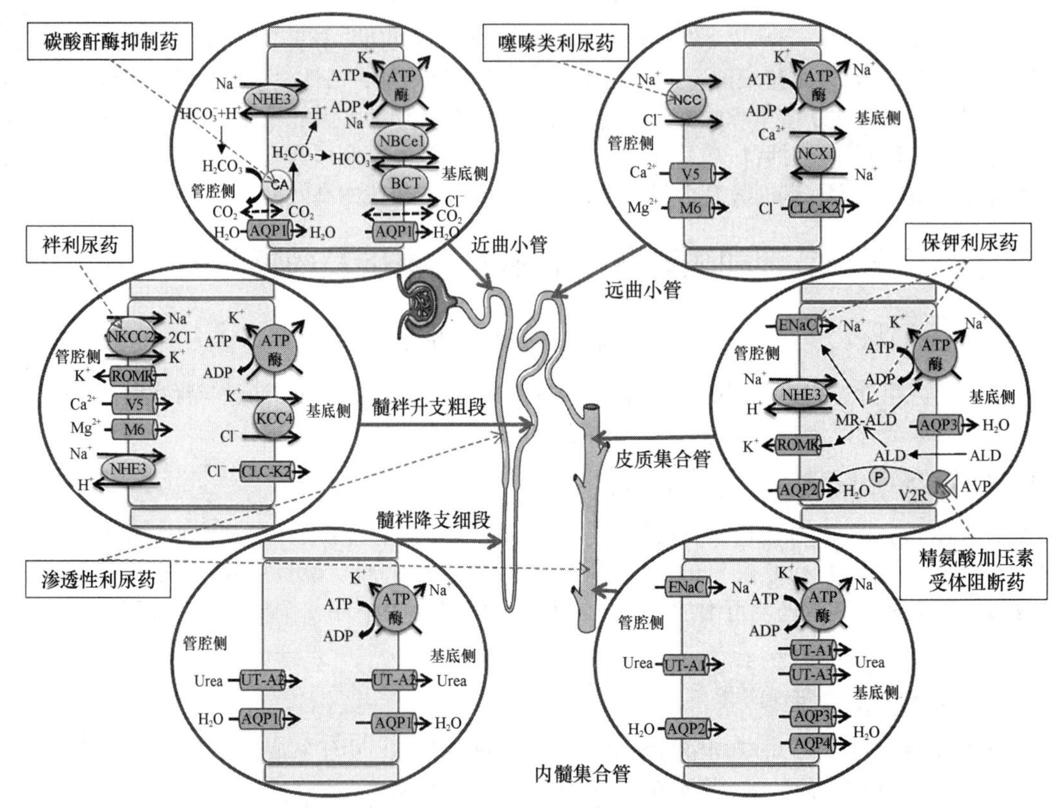

图 27-2 尿浓缩机制及利尿药作用靶点

的重吸收，一方面使肾脏的稀释功能降低，另一方面也使肾脏的浓缩功能降低，排出大量近于等渗的尿液，产生强大的利尿作用，袢利尿药即作用于此段的 Na^+-K^+-$2Cl^-$同向转运体。

4. 远曲小管近端 此段肾小管原尿中约 10%的 Na^+被重吸收，吸收方式依赖于 Na^+-Cl^-同向转运体，将 Na^+和 Cl^-从管腔内转运至上皮细胞内，此段对水通透性极低，使小管液进一步稀释。同时 Ca^{2+}通过管腔膜上的钙通道和基底侧膜上的 Na^+-Ca^{2+}交换体而被重吸收，甲状旁腺激素（parathyroid hormone，PTH）可调节该过程。如果阻断 Na^+-Cl^-同向转运体，可产生中等强度利尿作用，噻嗪类利尿药作用于该段肾小管的 Na^+-Cl^-同向转运体。

5. 远曲小管远端和集合管 重吸收原尿中 2%～5%的 Na^+，吸收方式有：①H^+-Na^+交换，受碳酸酐酶活性的影响；②K^+-Na^+交换，受醛固酮（aldosterone）的调节。醛固酮与胞质内受体结合，形成激素-受体复合物进入核内，调节多种醛固酮诱导蛋白的表达，其作用：①生成管腔膜钠通道，介导小管液中 Na^+向细胞内扩散；②增加 ATP 生成，为基底侧膜 Na^+-K^+-ATP 酶提供能量；③增强基底侧膜 Na^+泵活性，加速将细胞内的 Na^+泵出细胞和将 K^+泵入细胞，增大细胞内与小管液之间 K^+的浓度差，有利于 K^+的分泌。如果拮抗醛固酮的作用或阻滞钠通道，可产生利尿作用。当小管液流经集合管时，因小管液与髓质间液存在渗透压差，在抗利尿激素（ADH）作用下，小管液中的水依靠管腔内外渗透压差通过 AQP2、AQP3 和 AQP4 被大量重吸收，形成高渗尿。水在集合管被重吸收的量受 ADH 调控。

二、利尿药的分类

根据作用部位、化学结构或作用机制可将利尿药分为六大类：

1. 袢利尿药（loop diuretic） 又称为高效利尿药（high efficacy diuretic）。主要作用于髓袢升支粗段，抑制 Na^+-K^+-$2Cl^-$同向转运体，干扰肾脏的浓缩功能和稀释功能，产生强大的利尿作用。代表药物是呋塞米（furosemide），此外还有布美他尼（bumetanide）、托拉塞米（torasemide）、依他尼酸（etacrynic acid）、阿佐塞米（azosemide）等。

2. 噻嗪类利尿药（thiazide diuretic） 又称为中效利尿药（moderate efficacy diuretic），主要作用在远曲小管近端，抑制 Na^+-Cl^-同向转运体，干扰肾脏的稀释功能，产生中等强度的利尿作用。常用药物有：

（1）噻嗪类：氢氯噻嗪（hydrochlorothiazide）、苄氟噻嗪（bendrofluazide）、氢氟噻嗪（hydroflumethiazide）、三氯噻嗪（trichlormethiazide）、环戊噻嗪（cyclopenthiazide）等。

（2）非噻嗪类：吲达帕胺（indapamide）、氯噻酮（chlortalidone）、美托拉宗（metolazone）等。

3. 保钾利尿药（potassium-retaining diuretic） 又称为低效利尿药（low efficacy diuretic）。主要作用于远曲小管末段和集合管，影响尿液的浓缩功能。利尿作用弱，有减少 K^+排出的作用。根据作用机制分为：

（1）通过拮抗醛固酮的作用发挥效应，代表药物有螺内酯（spironolactone）和依普利酮（eplerenone）。

（2）通过抑制上皮细胞钠通道发挥效应，代表药物有氨苯蝶啶（triamterene）和阿米洛利（amiloride）。

4. 碳酸酐酶抑制药（carbonic anhydrase inhibitor） 主要作用于近曲小管，抑制碳酸酐酶活性，进而减少 H^+-Na^+交换及 HCO_3^-的重吸收，利尿作用弱。本类的代表药为乙酰唑胺（acetazolamide）。

5. 血管加压素受体阻断药（arginine vasopressin receptor antagonist） 特异性阻断精氨酸加压素受体，减少主细胞水通道 AQP2 表达，单纯抑制水的重吸收发挥利尿作用，其对电解质的排泄影响较小。本类的代表药为托伐普坦（tolvaptan）。

6. 渗透性利尿药（osmotic diuretic） 常称为脱水药（dehydrant agent）。主要作用于血管和肾小管。增高血浆及原尿渗透压，稀释血液，增加肾小球滤过，减少肾小管和集合管的水重吸收。本类的代表药为甘露醇（mannitol）。

各类利尿药的作用部位、作用机制、临床应用及不良反应比较参见表 27-1。

表 27-1 各类利尿药的特点比较

类别	代表药物	主要作用部位	主要作用机制	主要临床应用	主要不良反应
袢利尿药	呋塞米 布美他尼 托拉塞米 依他尼酸	髓袢升支粗段	抑制 Na^+-K^+-$2Cl^-$同向转运体	急性肺水肿、脑水肿、肾衰、严重水肿、高钙血症、药物中毒	水电解质平衡紊乱、耳毒性、高尿酸血症
噻嗪类利尿药	氢氯噻嗪 环戊噻嗪 吲达帕胺 美托拉宗	远曲小管近端	抑制 Na^+-Cl^-同向转运体	水肿、高血压、心力衰竭、尿崩症	电解质平衡紊乱、高尿酸血症、代谢异常、过敏反应
保钾利尿药	螺内酯 依普利酮 氨苯蝶啶 阿米洛利	远曲小管远端、集合管	拮抗醛固酮 阻滞钠通道	腹水、心力衰竭、辅助治疗各种顽固性水肿	高钾血症
碳酸酐酶抑制药	乙酰唑胺	近曲小管	抑制碳酸酐酶活性	青光眼、高山病、代谢性碱中毒	代谢性酸中毒、肾结石、失钾
血管加压素受体阻断药	托伐普坦	集合管	阻断血管加压素受体	高容性或等容性低钠血症、多囊肾病	口干、尿频、便秘、肝毒性
渗透性利尿药（脱水药）	甘露醇	血管、肾小管	提高血浆和尿液渗透压	脑水肿、青光眼、急性肾功能衰竭	头痛、眩晕、视物模糊、肾脏损害

第二节 常用利尿药

一、袢利尿药

本类药物利尿作用快速而强大，常用药物有呋塞米、布美他尼、托拉塞米、依他尼酸（利尿酸）、阿佐塞米等，它们的化学结构虽然不同，但药理作用相似，其中托拉塞米利尿作用强大，为呋塞米的 2～4 倍，不良反应小。

呋塞米

呋塞米又名速尿、呋喃苯胺酸、利尿磺胺，属于磺酰胺类利尿药，为邻氨基苯甲酸衍生物。

【体内过程】 呋塞米口服易吸收，生物利用度约为 53%，20～30min 起效，约 1～2h 达峰浓度，作用持续 6～8h；静脉注射 5～10min 起效。血浆蛋白结合率高达 98%，大部分药物以原形经肾小管有机酸分泌通道排泄。正常人 $t_{1/2}$ 为 1h，肾功能不良时可延长至 10h。

【药理作用与作用机制】

1. 利尿作用 呋塞米主要作用在髓袢升支粗段，特异性抑制管腔膜侧的 Na^+-K^+-$2Cl^-$同向转运体，因而减少 Na^+和 Cl^-的重吸收，既可降低肾脏的浓缩功能，也可降低肾脏的稀释功能，排出大量近于等渗的尿液。由于 K^+重吸收减少，导致管腔膜电位降低，减少了 Ca^{2+}、Mg^{2+}重吸收的驱动力，使 Ca^{2+}和 Mg^{2+}排泄增加，长期使用可导致低镁血症。因 Ca^{2+}在远曲小管可被重吸收，一般不引起低钙血症。由于输送至远曲小管和集合管的 Na^+增多又促使 Na^+-K^+交换增加，更进一步增加了 K^+的排泄。因为排 Cl^-多于排 Na^+，所以易导致低氯性碱血症。大剂量呋塞米也可抑制近曲小管碳酸酐酶活性，使 HCO_3^-排泄增加。呋塞米可使尿中 Na^+、K^+、Cl^-、Ca^{2+}、Mg^{2+}和 HCO_3^-排出增加。

2. 扩血管作用 呋塞米可直接扩张小静脉，减少回心血量，减轻肺淤血。还可扩张肾动脉，降低肾血管阻力，增加肾血流量，促进肾皮质内血流重新分布，改善肾脏的缺血、缺氧症状。不影响肾小球滤过率，在肾小球滤过率很低的情况下，其排尿量仍可增加 30%～40%，其作用机制尚未阐明，可能与促进前列腺素合成有关。

【临床应用】

1. 急性肺水肿和脑水肿 静脉注射呋塞米能迅速扩张容量血管，减少回心血量，降低左室充盈压，缓解急性肺水肿，对肺水肿合并左心衰者疗效更佳。由于强大的利尿作用，使血液浓缩，血浆渗透压升高，也有利于消除脑水肿。

2. 其他利尿药无效的严重水肿 如心、肝及肾性水肿。

3. 急、慢性肾功能衰竭 早期静脉注射呋塞米能降低肾血管阻力，使肾皮质血流量增加。强大的利尿作用，可使阻塞的肾小管得到冲刷，减少肾小管的萎缩和坏死。

4. 高钙血症 静脉滴注呋塞米+生理盐水，抑制 Ca^{2+}的重吸收，可增加 Ca^{2+}的排泄，使血 Ca^{2+}降低，迅速控制高钙血症。

5. 药物和毒物中毒 配合输液，使尿量增加，尽快排出体内毒物。

【不良反应】

1. 严重水电解质平衡紊乱 ①低血容量；②低血钾：表现为食欲减退、恶心、呕吐、腹胀、肌无力、心律失常等；③低血钠：表现为头晕、乏力、嗜睡等；④低氯性碱血症：因增加盐和水的排泄，故加强集合管 K^+和 H^+的分泌；⑤长期应用可致低血镁。因 Na^+-K^+-ATP 酶的激活需 Mg^{2+}，当低血钾和低血镁同时存在时，应注意纠正低血镁，否则补钾也不易纠正低血钾。

2. 耳毒性 呈剂量依赖性，表现为眩晕、耳鸣、听力减退或暂时性耳聋。

3. 高尿酸血症 因利尿后血容量减少，细胞外液浓缩，使尿酸经近曲小管重吸收增加。此外，该类药物能够与尿酸竞争有机酸分泌通道，使尿酸分泌减少，有可能诱发痛风。

4. 其他 恶心、呕吐等胃肠道反应；少数人可发生白细胞、血小板减少；也可发生过敏反应，表现为皮疹、嗜酸细胞增多，偶有间质性肾炎，停药后可恢复，对磺胺类药物过敏的人对呋塞米、布美他尼和托拉塞米可发生交叉过敏。本药还可升高血糖、低密度脂蛋白（LDL）、胆固醇、甘油三酯。

布 美 他 尼

布美他尼是间氨苯磺氨基衍生物，其最大利尿效应与呋塞米相同，但相同剂量时利尿作用强度为呋塞米的 20～40 倍。口服后 30～60min 起效，生物利用度为 80%～95%，95%与血浆蛋白结合，作用持续 4～6h；静脉注射后 5min 起效。部分经肝脏代谢，45%以原形经肾脏排泄，15%～23%经胆汁和粪便排泄。

适应证同呋塞米，对某些呋塞米无效的病例本药可能仍然有效，可用于治疗严重水肿、伴有肾功能不良的高血压或高血压危象，预防急性肾功能衰竭，促进药物或毒物的排泄。

不良反应基本同呋塞米，但低钾血症的发生率较呋塞米低，肾功能不全者大剂量使用时可出现肌肉疼痛和痉挛。

注意事项：严重肝肾功能不良、糖尿病、高尿酸血症、急性心梗、胰腺炎、低血钾、前列腺增生、哺乳期妇女、小儿及老人慎用，孕妇禁用。

【用药监护及禁忌证】

1. 长期应用本类药物应检查血电解质，适当补充钾盐，低血钾患者禁用。
2. 呋塞米可经乳汁排出并有致畸作用，孕妇及哺乳妇女禁用。
3. 肝性脑病及痛风患者禁用。
4. 长期应用需检查听力，对听力有缺陷者慎用，选择耳毒性较小的药物如布美他尼。
5. 对磺胺药过敏者慎用或禁用。

【药物相互作用】 与氨基糖苷类（aminoglycosides）抗菌药合用可增强药物的耳毒性；非甾体抗炎药可使该类药物的利尿和扩血管作用降低；该类药物还可与华法林（warfarin）等抗凝药（anticoagulant drug）竞争血浆蛋白结合部位，使抗凝药血药浓度增高，导致出血；丙磺舒（probenecid）因与袢利尿药在近曲小管竞争分泌通道可减弱呋塞米等药物的利尿作用。

其他常用袢利尿药

相关内容请扫描本书二维码进行阅读。

二、噻嗪类利尿药

噻嗪类利尿药作用及机制相似，效能相同，但效价强度不同，作用时间长短不同。常用药物：氢氯噻嗪、苄氟噻嗪、氢氟噻嗪、三氯噻嗪、环戊噻嗪等；氯噻酮、吲达帕胺、美托拉宗等虽无噻嗪环，但有磺胺结构，作用与噻嗪类相似。

氢 氯 噻 嗪

【体内过程】 氢氯噻嗪（双氢克尿噻）口服吸收迅速但不完全，1～2h 起效，t_{max} 约 2h，作用维持 12～18h，$t_{1/2}$ 为 12h。95%以原形经肾小管分泌，可与尿酸竞争分泌通道，减少尿酸分泌。可透过胎盘，并能从乳汁分泌。

【药理作用】

1. 利尿作用 ①抑制远曲小管近端 Na^+-Cl^-同向转运体，减少 Na^+和 Cl^-重吸收，降低肾脏对尿液的稀释功能。由于转运至远曲小管和集合管中的 Na^+增多，促使 Na^+-K^+交换增多，尿中 Na^+、Cl^-和 K^+排泄增加；②轻度抑制碳酸酐酶活性，使 H^+-Na^+交换减少，略增加 HCO_3^-的排泄，产生温和持久的利尿作用。

本类药物也可以舒张肾血管，增加肾血流量，可能与促进前列腺素的合成有关，也能被非甾体抗炎药所抑制。

与袢利尿药相反，本类药物在远曲小管能够促进甲状旁腺激素（PTH）调节 Ca^{2+}的重吸收，减少尿钙含量，减少钙在管腔内的沉积。

2. 抗利尿作用 可明显减少尿崩症患者的尿量和口渴症状，其机制未完全阐明，可能是：①由于排 Na^+增多，血浆渗透压降低，减轻了口渴感觉，饮水量减少，尿量减少；②抑制磷酸二酯酶，增加远曲小管和集合管细胞内 cAMP 的含量，提高远曲小管对水的通透性。

3. 降血压作用 用药早期通过利尿作用，使血容量减少而降低血压；长期用药则由于排 Na^+，血管壁中 Na^+含量降低，减少 Na^+-Ca^{2+}交换，降低血管对儿茶酚胺类物质的敏感性，诱导动脉壁产生激肽、前列腺素等扩血管物质，发挥降血压作用。

4. 抗慢性心功能不全作用 通过排钠利尿作用，降低心脏的前后负荷，缓解心衰症状。

【临床应用】

1. 水肿 可用于各种原因引起的水肿。对心源性水肿疗效较好，尤其适用于高血压、心衰患者；对肾性水肿与肾功能损害程度有关；对肝硬化腹水需与抗醛固酮药合用。

2. 高血压 本类药物为治疗高血压的一线药，常作为基础药与其他降压药合用，可增强降压效果，也可以减轻由于降压而引起的水钠潴留。

3. 慢性心功能不全 本类药物是治疗慢性心功能不全的主要药物之一。

4. 尿崩症 可用于治疗肾性尿崩症和血管加压素无效的垂体性尿崩症。

5. 高尿钙伴有肾结石 本类药物通过增强远曲小管对钙的重吸收，减少钙的排泄，防止肾结石的形成。

【不良反应】

1. 电解质平衡紊乱 长期大剂量应用可引起低血钾、低血钠、低血镁、低氯性碱血症等。

2. 高尿酸血症 因与尿酸竞争有机酸分泌通道，抑制尿酸的排泄而诱发痛风。

3. 代谢异常 长期使用可导致高血糖，可能因抑制了胰岛素的分泌并减少组织利用葡萄糖，使血糖升高，故糖尿病患者慎用。本类药物也可使血胆固醇增加 5%～15%，并增加低密度脂蛋白（LDL），导致高脂血症。

4. 过敏反应 与磺胺类药物有交叉过敏，可见皮疹、皮炎等，偶见溶血性贫血、血小板减少、坏死性胰腺炎等。

【用药监护及禁忌证】

1. 应从最小有效剂量开始用药，以减少副作用的发生。采用间歇给药，以减少电解质紊乱的发生。长期服用时多食用含钾丰富的食物，适当补充钾盐或与保钾利尿药合用，与强心苷合用时更应注意补钾，以免增加强心苷类药物的心脏毒性。

2. 痛风患者应慎用，以免诱发痛风；糖尿病、高脂血症患者应慎用。

3. 凡严重肝、肾功能不全，高钙血症、胰腺炎、孕妇、哺乳期妇女等应慎用。少尿或有严重肾功能障碍者用最大剂量后 24h 内如无利尿作用应停药。

4. 随访检查血电解质、血糖、血尿酸、血肌酐、尿素氮、血压。

5. 对磺胺类或其他含磺酰胺基类药物过敏者禁用。

其他常用噻嗪类利尿药

相关内容请扫描本书二维码进行阅读。

三、保钾利尿药

本类药物作用于远曲小管远端和集合管，轻度抑制 Na^+的重吸收，减少 K^+的分泌，有保钾排钠的作用，利尿作用弱，单用效果差，常与其他利尿药合用，可增加利尿效果，并平衡 K^+和 Mg^{2+}排泄。

螺 内 酯

螺内酯，又名安体舒通，是人工合成的甾体化合物，其化学结构与醛固酮相似（图 27-3），两者具有竞争性拮抗作用。

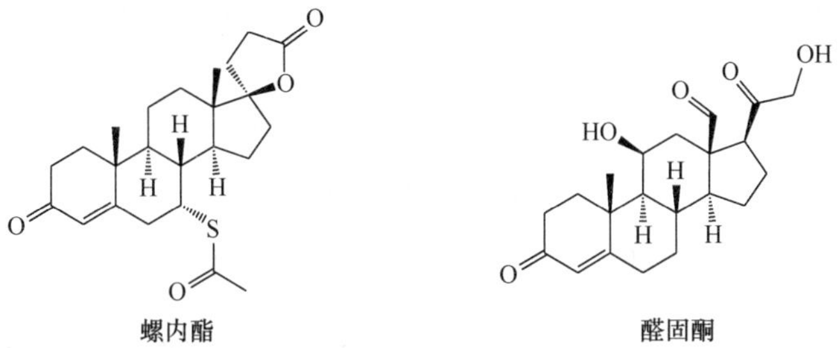

螺内酯　　醛固酮

图 27-3　螺内酯与醛固酮的化学结构

【药理作用】 螺内酯在远曲小管和集合管的细胞质中与醛固酮竞争醛固酮受体，阻止醛固酮-受体复合物的核转位，拮抗醛固酮的作用，抑制 Na^+-K^+交换，表现出排 Na^+留 K^+利尿作用。

【体内过程】 口服易吸收，其原形药无明显药理活性，需经肝代谢为有活性的坎利酮后才能发挥作用，所以起效缓慢，口服后 1 天左右起效，2～4 天出现最大利尿效应。因坎利酮的 $t_{1/2}$ 约 18h，所以作用时间长，停药后作用可持续 2～3 天。

【临床应用】 螺内酯利尿作用弱、起效慢而持久，其利尿作用与体内醛固酮浓度有关，仅在体内有醛固酮存在时才产生利尿作用。临床上多用于治疗伴有醛固酮增多的顽固性水肿，如肝硬化腹水、肾病综合征、慢性心功能不全、晚期肾性高血压水肿，常与噻嗪类或袢利尿药合用以增强利尿效果并减少 K^+的丢失。

近年来认识到醛固酮在慢性心衰发生发展中起重要作用，因而螺内酯用于慢性心衰的治疗不仅限于通过排钠利尿消除水肿，而且可以通过抑制心肌纤维化等多方面的作用改善患者的状况（见第二十六章）。

【不良反应及注意事项】

1. 高钾血症 久用可引起高血钾，肾功能不良的患者尤易发生，常表现为嗜睡、极度疲乏、心律失常等。

2. 性激素样作用 如男性乳腺发育、性功能障碍、女性多毛、月经不调等，停药后可消失。

3. 胃肠道反应 可见恶心、呕吐、腹痛、便秘、腹泻及胃溃疡、胃出血，溃疡病患者禁用。

4. 中枢神经系统反应 少数人可见头痛、倦怠、步态不稳及精神错乱。

依 普 利 酮

依普利酮是从螺内酯导入 9A, 11A-氧桥，用甲酯基取代 17α-硫代乙酰基而来，明显提高了对醛固酮受体的选择性，而不影响睾酮、孕酮及糖皮质激素的靶组织。口服依普利酮后，平均达峰时间约为 1.5h，表观分布容积为 43～90L，其血浆蛋白结合率为 50%，$t_{1/2}$ 为 4～6h。依普利酮抗醛固酮受体的作用强于螺内酯，而不影响雄激素和孕酮受体，可用于治疗慢性心功能不全和高血压。

氨苯蝶啶和阿米洛利

氨苯蝶啶和阿米洛利两药化学结构虽然不同，但药理作用相同。

【药理作用】 氨苯蝶啶和阿米洛利均作用于远曲小管远端和集合管，阻滞管腔钠通道而减少 Na^+的重吸收，管腔负电位减小，驱动 K^+分泌的动力降低，减少 K^+的分泌，产生排 Na^+留 K^+利尿作用，与体内醛固酮浓度无关。阿米洛利在高浓度时，阻滞 Na^+-H^+和 Na^+-Ca^{2+}反向转运体，可能抑制 H^+和 Ca^{2+}的排泄。

【体内过程】 氨苯蝶啶和阿米洛利口服均易吸收，生物利用度为 50%。氨苯蝶啶主要经肝脏代谢，其活性成分及代谢产物经肾脏排泄，$t_{1/2}$ 为 4.2h。阿米洛利主要以原形经肾脏排泄，$t_{1/2}$ 为 6～9h。

【临床应用】 临床上可以将氨苯蝶啶或者阿米洛利与袢利尿药或噻嗪类利尿药合用治疗顽固

性水肿，以减少K^+的丢失。

【不良反应及注意事项】 久用可致高血钾，肾功能不良患者、有高钾血症倾向者禁用。氨苯碟啶与吲哚美辛合用可引起急性肾衰。偶见嗜睡、恶心、呕吐、腹泻等。

四、碳酸酐酶抑制药

乙 酰 唑 胺

乙酰唑胺（diamox）又称醋唑磺胺，是磺胺类药物的衍生物，其化学结构中的磺胺基团是必需活性结构。

【药理作用】 乙酰唑胺通过抑制肾小管上皮细胞中的碳酸酐酶的活性，减少近曲小管85%的HCO_3^-重吸收，由于Na^+在近曲小管与HCO_3^-结合而排出，因此，可减少近曲小管内Na^+的重吸收。由于集合管内Na^+重吸收增加，相应增加K^+分泌（Na^+-K^+交换增多）。因此，乙酰唑胺使尿中HCO_3^-、Na^+、K^+和水的排出增加，产生弱的利尿作用，但易引起代谢性酸中毒，目前很少用于利尿。乙酰唑胺可抑制眼睫状体上皮细胞和中枢脉络丛细胞中的碳酸酐酶，进而抑制HCO_3^-向房水和脑脊液中转运，故可以减少房水和脑脊液的产生。

【体内过程】 乙酰唑胺口服吸收良好，口服后30min起效，2h作用达高峰，$t_{1/2}$约3h，作用可维持12h。主要经肾小管分泌排泄，肾功能不良时，排泄减慢。

【临床应用】

1. 治疗青光眼 乙酰唑胺通过减少房水的产生，降低眼内压，可用于治疗多种类型的青光眼。

2. 防治急性高山病 登山者在急速登上3000m以上时会出现无力、头晕、头痛等症状，严重时会出现肺水肿或脑水肿，乙酰唑胺能减少脑脊液的生成，降低脑脊液及脑组织的pH，减轻高山反应症状，改善机体功能，在开始攀登前24h口服可起预防作用。

3. 碱化尿液 可促进尿酸、胱氨酸和弱酸性物质的排泄，但只初期有效。长期服用应注意补充碳酸氢盐。

4. 纠正代谢性碱中毒 用于心力衰竭患者过多使用利尿药造成的代谢性碱中毒，或呼吸性酸中毒继发的代谢性碱中毒。

5. 其他 可用于癫痫的辅助治疗、预防伴有低血钾的周期性瘫痪。

【不良反应及禁忌证】

1. 代谢性酸中毒 长期用药，由于消耗了体内大量的HCO_3^-，可导致高氯性酸中毒。

2. 肾结石 由于HCO_3^-排泄增加，可引起磷酸盐尿和高尿钙症；长期用药能使肾脏排泄可溶性物质（如枸橼酸盐）的能力下降，在碱性环境下，钙盐相对难溶，易形成肾结石。

3. 失钾 由于集合管内HCO_3^-增加引起管腔内负电位升高并增加K^+的排泄，故应注意在用药的同时补钾。

4. 其他 大剂量可引起四肢及面部麻木感、嗜睡和感觉异常，肾功能衰竭患者可因药物蓄积而造成中枢神经系统毒性。也可发生过敏反应如骨髓抑制、皮疹、药热、间质性肾炎等。

肝硬化患者禁用，因尿液碱化后可减少NH_4^+的排泄，小管液流速减慢，易导致肝昏迷。

五、血管加压素受体阻断药

托 伐 普 坦

托伐普坦是选择性血管加压素V_2受体阻断药。

【药理作用与作用机制】 特异性拮抗血管加压素，减少主细胞膜水通道AQP2表达，单纯抑制水的重吸收发挥利尿作用，最终促使血钠浓度提高。

【临床应用】 本药用于治疗高容量性和正常容量性低钠血症，包括伴有心力衰竭、肝硬化以及抗利尿激素分泌失调综合征（syndrome of inappropriate secretion of antidiuretic hormone，SIADH）

的患者。托伐普坦也可用于治疗常染色体显性遗传性多囊肾病。

【不良反应】 不良反应包括口渴、口干、乏力、便秘、尿频或多尿以及高血糖。长期大剂量应用可引起肝毒性。

六、渗透性利尿药

渗透性利尿药（osmotic diuretic）常称为脱水药（dehydrant agents）。这类药物具有以下特征：大剂量静脉注射后，能提高血浆渗透压；对机体无明显毒性作用和变态反应；在体内不易被代谢，是低分子量的非盐类物质，能通过肾小球滤过，但不被肾小管重吸收，可迅速排出体外。

甘　露　醇

甘露醇为一种白色结晶粉末，可溶于水，一般配成 20%高渗水溶液静脉注射或静脉滴注。

【药理作用】

1. 脱水作用 甘露醇水溶性很高，静脉注射后不易通过毛细血管渗入组织，在体内不被代谢，因此，可迅速提高血浆渗透压，促使组织间液向血液转移（即组织脱水）。对脑、眼前房等具有屏障功能的组织，脱水作用更明显。静脉注射后 15min，颅内压、眼内压显著下降，2～3h 达最低水平，作用维持 6h 以上。甘露醇口服后不吸收，产生渗透性腹泻。

2. 利尿作用 因脱水作用组织间液进入血液，使循环血容量增加，肾小球滤过率增加。本药可经肾小球滤过，但几乎不被肾小管重吸收，使肾小管中尿液呈高渗状态，滞留足够的水分以维持其渗透压，即产生渗透性利尿作用。此外，由于排尿速度增加，减少了尿液与肾小管上皮细胞接触的时间，使电解质的重吸收减少，髓质高渗区渗透压下降，也有助于利尿。

【临床应用】

1. 脑水肿 甘露醇是治疗脑水肿、降低颅内压的首选药。

2. 青光眼 常用于青光眼患者急性发作时及术前应用，可降低眼内压。

3. 急性肾功能衰竭 在肾衰少尿期及时应用甘露醇，通过其脱水作用，可减轻肾间质水肿；同时渗透性利尿效应可维持足够的尿量，稀释肾小管内有害物质，从而保护肾小管，使其免于坏死。

【不良反应及禁忌证】 静脉注射过快可出现一过性头痛、眩晕、视物模糊。长期大剂量使用甘露醇可引起渗透性肾病，出现少尿、血尿、蛋白尿及血尿素氮升高等肾脏损害，甚至导致急性肾功能衰竭。凡有下列症状者应禁用：①颅内活动性出血（颅内手术时除外）；②急性肺水肿或严重肺淤血；③确诊为急性肾小球坏死的无尿患者，因甘露醇积聚引起血容量增多，加重心脏负担；④充血性心力衰竭、代谢性水肿、中枢神经器质性病变、严重失水者；⑤孕妇。

【注意事项及药学监护】 ①静脉注射切勿漏出血管外，否则可引起局部组织肿胀，严重时可致组织坏死，一旦外漏应及时给予热敷。②气温较低时，易析出结晶，可用热水浴（80℃）加温，振摇溶解后使用。③不能与 NaCl、KCl 等无机盐及强酸、强碱溶液配伍，以防引起甘露醇结晶析出。

其他渗透性利尿药

相关内容请扫描本书二维码进行阅读。

第三节　利尿药的临床应用及研究进展

一、利尿药的合理应用

合理应用利尿药不仅能消除水肿、治疗高血压、心力衰竭等疾病，还可避免利尿药所致的水、电解质、酸碱平衡紊乱。应用利尿药时首先需明确原发病，积极治疗原发病，其次根据病情及患者具体情况选择利尿药，最后注意观察药物的作用与不良反应。

1. 心性水肿 充血性心衰是水肿的重要病因之一，由于心衰患者心脏排血量减少，肾小球滤过率下降，尿量减少，并激活了肾素-血管紧张素-醛固酮系统，引起水钠潴留。同时心室舒张末压增高，导致肺循环和体循环淤血，后者参与外周水肿形成。对心衰患者主要应用强心药以改善心功能，利尿药可以消除水肿，降低心脏前后负荷，轻、中度水肿宜选用中效利尿药并合用保钾利尿药（螺内酯、依普利酮），一方面可以增强利尿效果，减少 K^+丢失，另一方面可拮抗醛固酮的作用，抑制心肌纤维化。对严重水肿宜选用呋塞米等袢利尿药，除强大的利尿作用外，还有扩张静脉，减轻心脏负荷作用，但应注意补钾，用量不宜过大，否则尿液排出速度超过水肿液进入血浆的速度，会导致继发性醛固酮增多而降低利尿作用。

2. 肝性水肿 主要是肝功能受损，肝合成蛋白质能力下降，导致血浆渗透压降低，此外，肝脏对醛固酮和抗利尿激素灭活能力下降，也促进水肿的形成。对肝硬化腹水，一般宜选用螺内酯等保钾利尿药加噻嗪类利尿药，效果不明显时可用袢利尿药。应注意调整好剂量，过度利尿易引起严重的水、电解质平衡紊乱，甚至因严重低钾血症而诱发肝昏迷。

3. 肾性水肿 急性肾炎时，一般不用利尿药，主要通过低钠膳食和卧床休息消除水肿，必要时可用噻嗪类利尿药。肾病综合征与大量蛋白尿引起低蛋白血症及继发性醛固酮增多有关，应限制钠、水的摄入，并给予白蛋白以提高血浆胶体渗透压。对高度水肿患者可选用噻嗪类和保钾利尿药，无效时可用袢利尿药。对急性肾功能衰竭早期及早使用袢利尿药，通过利尿、增加肾血流量及尿流速度，可以防止肾小管萎缩、坏死。呋塞米也可治疗慢性肾衰，但需大剂量。

4. 急性肺水肿和脑水肿 急性肺水肿在采取综合治疗的同时，静脉注射呋塞米等袢利尿药可明显减少血容量和细胞外液，并扩张静脉，使回心血量减少，降低左室充盈压和肺动脉楔压，消除肺水肿。因强大的利尿作用，血液浓缩，提高了血浆渗透压，也有利于脑水肿的消除，对脑水肿合并肺水肿者尤为适用。但对其他原因引起的脑水肿一般不作为首选药，可与甘露醇合用，增强降颅压效果。

5. 高血压 利尿药已经成为治疗高血压的一线药物，对轻、中度高血压常选用小剂量噻嗪类利尿药，尤其适合于收缩期高血压和高血压合并心功能不全者。已有研究表明，大剂量噻嗪类利尿药的降压作用与小剂量相同，而且与小剂量相比，大剂量使用有增加糖和脂质代谢异常以及电解质紊乱的风险。因此作为降压药的常用剂量为氢氯噻嗪 12.5mg/d。对合并有糖尿病、高脂血症的患者，宜选用吲达帕胺，因其对血糖和血脂没有影响，尚有一定扩血管作用，失 K^+作用弱。

6. 慢性心功能不全 一般噻嗪类利尿药适用于轻、中度心力衰竭而且肾功能正常的患者，对于重度心力衰竭，尤其是伴有肾脏功能不全的患者，多选择袢利尿药，合并小剂量螺内酯联合使用。近年研究发现，螺内酯除具有弱的保钾利尿作用外，尚有抗心肌纤维化，防止心室重构功能，因此在心力衰竭时常和袢利尿药或噻嗪类利尿药联合使用。由于心力衰竭时常伴有神经内分泌的激活，因此利尿药也常和血管紧张素转化酶抑制药合用，可产生协同作用。

7. 药物或食物急性中毒 在充分输液的基础上选用袢利尿药，加速毒物的排出，但只对以原形自尿排出的药物或毒物有效。

8. 青光眼 可口服乙酰唑胺，也可用多佐胺或布林唑胺点眼，因其可减少眼房水生成，降低眼内压。

二、利尿药研究进展

阿米洛利是常用的保钾利尿药，近年来发现它在心脏病（心力衰竭、缺血再灌注、心律失常）、肝纤维化、低氧肺动脉高压、肿瘤方面有潜在的前景。研究发现阿米洛利尚具有降低蛋白尿的作用。蛋白尿是肾脏疾病主要的临床表现之一，已知肾小球滤过屏障功能紊乱与蛋白尿发生有关，作为肾小球血液滤过的最后屏障，足细胞的改变几乎参与了所有的蛋白尿相关性肾病的发生。研究证实：尿激酶受体（urokinase receptor，uPAR）表达增加可导致足细胞活动增强并导致蛋白尿的产生。阿米洛利能通过抑制足细胞 uPAR 的表达，降低足细胞的活动力，稳定足细胞，从而起到降蛋白尿的作用，为针对足细胞靶向治疗提供一种新降蛋白尿的药物。

现有利尿药多为抑制 NaCl 的重吸收从而降低肾脏对尿的浓缩功能，排出大量接近于等渗的尿液。然而，这些利尿药存在一些令人担忧的不良反应。在大剂量、长疗程应用利尿药的情况下容易发生电解质平衡紊乱等，从而危及生命；老年人使用某些利尿药也容易导致血容量不足、血尿酸增高、糖耐量减低、脂代谢异常等。这些不良反应限制了利尿药在临床上的应用。寻找安全有效、不良反应少的利尿药一直是该领域的研究热点。针对与已有利尿药不同的药物靶点，通过不同机制发挥利尿作用的新型药物将为临床医生提供更大的用药选择空间和更好的治疗效果。研究已经证实在尿浓缩过程发挥重要作用，目前已在研究阶段的新型利尿药靶点包括尿素通道（urea transporter）、水通道蛋白（aquaporin）、肾外髓钾离子通道（renal outer medullary K^+ channel，ROMK）、肾脏氯离子通道（kidney-specific chloride channel，CLC-K）等，其特异性抑制药有可能研发成有效且不良反应少的新型利尿药。

附：利尿药的常用剂型、规格、用量及用法

相关内容请扫描本书二维码进行阅读。

（杨宝学）

第二十八章 呼吸系统药理学

呼吸系统的疾病包括上呼吸道感染、急慢性支气管炎、肺炎、哮喘等疾病。在临床药物治疗上，除应根据病因如抗感染、抗炎等针对性治疗外，为减轻患者痛苦，还要针对性地使用平喘、镇咳、祛痰药物，或将几种药物联合应用以解决咯痰、咳嗽、喘息等临床症状。

第一节 平 喘 药

【案例 28-1】

某患者，女，17 岁，因“反复喘憋 13 年加重 10 余天”入院。13 年前无明显诱因出现喘憋不适伴咳嗽咳白色泡沫痰，昼轻夜重，夜间咳喘严重出现青紫，活动时明显加重。在当地诊所给予抗生素、氨茶碱、激素治疗后很快缓解，但发作频繁，每次发作时家长均给予地塞米松和氨茶碱片，用药后缓解，停药则复发，10 天前再次严重发作，在当地诊所给予头孢菌素和氨茶碱等药物后缓解时间短暂，自服泼尼松每日 6～10 片可减轻症状。根据患者特应性体质、症状、体征及辅助检查，诊断为支气管哮喘。

问题：

1. 在上述病例中使用氨茶碱片、泼尼松的理由是什么？
2. 治疗哮喘有哪几类药物，其作用机制分别是什么？

一、平喘药的研究简史与药物分类

哮喘是呼吸系统疾病的常见症状之一，是支气管平滑肌痉挛和黏膜炎症及水肿所致的小气道阻塞的结果。哮喘的发病机制多与 I 型变态反应有关。哮喘患者接触抗原后，体内产生抗体，该抗体结合于肥大细胞，使肥大细胞致敏，当患者再次接触抗原后，肥大细胞脱颗粒，释放过敏介质。这些介质一方面引起血管通透性增加，黏膜下的多种致炎细胞浸润，刺激支气管平滑肌及黏膜水肿形成，进而导致气道狭窄、阻塞。另一方面，当支气管黏膜炎症时，多种细胞释放溶酶体酶、活性氧自由基，损伤上皮细胞，当患者遇冷空气，灰尘及致敏原刺激时，感觉传入神经通过轴索的反射，引起气道的高反应性。

对哮喘病的认识已有两千余年历史。哮喘病英文名称——Asthma 一词源于希腊语，意思是呼吸困难，至今已沿用数个世纪之久。早在 17 世纪印度人就有使用吸入曼陀罗叶烟雾治疗哮喘病的记载；这些方法虽然有一定效果，但均没有取得理想临床疗效。随着 20 世纪初发现 β 受体激动剂和吸入阿托品可以缓解哮喘症状，哮喘病治疗才有了快速发展。20 世纪 50 年代末期随着糖皮质激素广泛应用，哮喘病发病率一度明显下降。由于口服糖皮质激素可引起的诸多毒副作用甚至终身损害，医学家们就试图尝试利用吸入糖皮质激素治疗哮喘病，可由于氢化泼尼松、甲基氢化泼尼松、氢化可的松等在气道局部的作用微弱而全身作用大而失败。1965 年 Altounyan 等从埃及植物阿米芹（*Ammi visnaga*）的种子中发现并提取了色甘酸钠，色甘酸钠作为第一个预防哮喘病的药物而引起了临床重视，为哮喘病预防和治疗提供了重要药物。自 20 世纪 60 年代以来又相继开发了选择性更高的第一代（速效类）、第二代（中效）和第三代（长效）β_2 受体激动药，直到 20 世纪 70 年代末期，以辅舒酮、必可酮为代表的高脂溶性、局部抗炎活性强的吸入糖皮质激素等抗炎药物的广泛应用，开创了哮喘病抗炎治疗的新时代，使哮喘病防治进入了一个崭新阶段。

平喘药物是指缓解或预防哮喘发作的药物，根据药物作用机制的不同，常用的平喘药物分为以下六类：①β 肾上腺素受体激动药；②M 胆碱受体阻断药；③磷酸二酯酶抑制剂；④过敏介质阻释剂；⑤肾上腺皮质激素；⑥抗白三烯药物。

二、β 肾上腺素受体激动药

该类药包括非选择性的 β 肾上腺素受体激动药如肾上腺素、异丙肾上腺素、麻黄碱及选择性的 β_2 肾上腺素受体激动药如沙丁胺醇等。其主要作用机制是通过激动 β_2 受体而激活支气管平滑肌的腺苷酸环化酶，催化 cAMP 合成，激活 cAMP 依赖的蛋白激酶而松弛支气管平滑肌。同时抑制肥大细胞及中性粒细胞释放炎性介质，减少渗出，促进黏液分解，有利于哮喘的治疗。

早在两千年前中医就已知麻黄可用于发汗、平喘、止咳。追溯历史，1921 年我国著名药学家陈克恢在北京协和医院工作时，从麻黄中提取并纯化麻黄素，药理实验结果表明麻黄素对平滑肌、循环系统、中枢神经系统有着显著性的影响，并可利用其拟交感神经作用来缓解呼吸困难。但是这类药物，包括其他的非选择性的 β_2 受体激动药如肾上腺素、异丙肾上腺素等存在着很多无法克服的不良反应，如当兴奋支气管平滑 β_2 受体时，伴随着兴奋心脏的 β_1 受体及骨骼肌的受体，进而引起心悸，增加心肌的耗氧量及发生肌颤。

（一）非选择性的 β 肾上腺素受体激动药

本类药作用特点是作用迅速，强大而短暂，不良反应多，多数不能口服，常采用吸入给药。

（二）选择性的 β_2 肾上腺素受体激动药

本类药分为短效的 β_2 肾上腺素受体激动药和长效的 β_2 肾上腺素受体激动药。

由于非选择性的 β_2 受体激动药的不良反应较多，因而选择性的 β_2 受体激动药是治疗哮喘更为应用广泛一类药物。短效类如沙丁胺醇，长效类如沙美特罗及福莫特罗。

沙丁胺醇

沙丁胺醇（salbutamol，舒喘灵）化学结构与异丙肾上腺素近似，作用较异丙肾上腺素相当或略强。其在气管内吸收较慢，而且不易被体内的硫酸酶破坏，所以作用较强而持久，沙丁胺醇能有效地抑制组胺和致过敏性迟缓反应物质的释放，防止支气管痉挛。其作用特点为选择性激动支气管平滑肌的 β_2 受体，有较强的支气管扩张作用，其平喘作用与异丙肾上腺素相近，但对心脏 β_1 的作用仅为后者的 1/10。口服 30min 起效，雾化吸入 5min 起效，维持 4～6h。

【临床应用】 沙丁胺醇在临床上可用于控制支气管哮喘急性发作，而制止支气管哮喘发作多用气雾吸入的方式给药，预防支气管哮喘发作用口服给药。

【不良反应】 沙丁胺醇的血管系统不良反应有心率加快、心悸、肌震颤，长期应用可产生耐性，不仅疗效降低，而且可加重哮喘，因此不宜与 β 受体阻断药合用。心血管功能不全、高血压、糖尿病、甲状腺功能亢进患者慎用此药。

【用法与用量】 吸入：气雾剂，用于成人缓解症状，或运动前及接触过敏原之前，一次 100～200μg；长期治疗，最大剂量一次 200μg，一日 4 次。

特布他林

特布他林（terbutaline）为选择性的 β_2 受体激动药，可舒张支气管平滑肌。其支气管扩张作用比沙丁胺醇弱，临床用于治疗支气管哮喘、喘息性支气管炎、肺气肿等。

【临床应用】 支气管炎、慢性支气管炎、肺气肿和其他伴有支气管痉挛的肺部疾病。

不良反应及注意事项、用法与用量请扫描本书二维码进行阅读。

沙美特罗

沙美特罗（salmeterol）为沙丁胺醇的衍生物，为长效 β_2 受体激动药，作用可维持 8～12h。主要用于慢性哮喘与慢性阻塞性肺疾病缓解症状。

【临床应用】 用于防治支气管哮喘，包括夜间哮喘和运动引起的支气管痉挛；与支气管扩张药和吸入性糖皮质激素合用，用于哮喘等可逆性阻塞性气道疾病。

不良反应及注意事项、用法与用量请扫描本书二维码进行阅读。

三、其他常用平喘药物

（一）M 胆碱受体阻断药

呼吸道的感受器如牵张器、刺激感受器的传入和传出神经纤维均通过迷走神经，呼吸道内迷走神经支配 M 胆碱能受体分为三个亚型 M_1、M_2、M_3。哮喘患者的 M_3 受体功能亢进，使气管平滑肌收缩、黏液分泌、血管扩张及炎性细胞聚集，从而导致喘息发作。目前所用抗胆碱平喘药物均为阿托品的衍生物，如异丙托溴铵，可对呼吸道 M 胆碱受体具有一定的选择性的阻断作用，但对 M 胆碱受体亚型无明显选择性。

异丙托溴铵

异丙托溴铵（ipratropium bromide）为非选择性 M 胆碱受体阻断药。异丙托溴铵注射给药具有扩张支气管平滑肌作用，也有与阿托品类似的加快心率和抑制呼吸道腺体分泌作用。异丙托溴铵可用于气道疾病的治疗以减轻下呼吸道分泌物积累，但无中枢作用。在正常人群中，异丙托溴铵吸入给药时可预防吸入二氧化硫、臭氧和香烟等引起的支气管收缩，但对支气管哮喘或支气管高反应性患者疗效不满意。

【体内过程】 异丙托溴铵常以气雾吸入给药，吸入给药时，其 90%的药量可被吞服，这些药物可经粪便排泄，药物吸入 30～90min 后作用达高峰。异丙托溴铵作用可维持 4～6h。

【临床应用】 异丙托溴铵的主要临床用途为治疗慢性阻塞性肺疾病。近年来认为异丙托溴铵对大多数哮喘患者的疗效不够满意。

不良反应及注意事项、用法与用量请扫描本书二维码进行阅读。

噻托溴铵

噻托溴铵（tiotropium bromide）为长效 M 胆碱受体阻断药，与毒蕈碱受体亚型 M_1～M_5 有类似的亲和力，它通过抑制平滑肌 M_3 受体，产生支气管扩张作用。

【临床应用】 用于慢性阻塞性肺疾病相关的支气管痉挛的维持治疗，包括慢性支气管炎和肺气肿、伴随性呼吸困难的维持治疗及急性发作的预防。

不良反应及注意事项、用法与用量请扫描本书二维码进行阅读。

（二）磷酸二酯酶抑制剂

此类药物包括茶碱及其衍生物，其作用机制未完全阐明。除认为茶碱能抑制磷酸二酯酶外，还认为茶碱可拮抗内源性的腺苷，可抑制肾上腺髓质释放内源性儿茶酚胺，间接发挥拟肾上腺素作用，可增强膈肌和肋间肌的收缩力，消除呼吸肌疲劳，曾经作为哮喘治疗的一线药物。近年来，由于茶碱类药不良反应比较多，中毒浓度与治疗浓度比较接近，安全指数小，个体差异比较大，与许多药物存在不良的相互作用，现已降为二线药物。

茶 碱

相关内容请扫描本书二维码进行阅读。

氨　茶　碱

氨茶碱（aminophylline）为茶碱与二乙胺形成的复合物，含茶碱 77%～83%，可制成静脉给药的注射剂。同时具有如下作用：①通过抑制磷酸二酯酶（PDE）减少 cAMP 的水解，使细胞内 cAMP 含量升高，气道平滑肌舒张。②近来认为氨茶碱可促进内源性肾上腺素与去甲肾上腺素释放，使气道平滑肌 β 受体兴奋，间接舒张支气管。③拮抗腺苷作用：腺苷是哮喘发作时收缩气道递质之一，氨茶碱是嘌呤受体阻滞药，拮抗内源性腺苷诱发的支气管痉挛。④影响 Ca^{2+}的转运：抑制平滑肌内质网释放 Ca^{2+}，cAMP 增强内质网摄取 Ca^{2+}，降低胞内游离 Ca^{2+}浓度而舒张气道。⑤抗炎和免疫调节作用：氨茶碱具有抗炎和免疫调节作用，能稳定肥大细胞和嗜碱性粒细胞膜。⑥增强呼吸肌收缩力，氨茶碱能刺激肾上腺髓质和肾上腺以外的嗜铬细胞释放儿茶酚胺，增强膈肌的收缩力。⑦兴奋呼吸中枢，氨茶碱具有兴奋呼吸作用，可增强呼吸深度但不增强呼吸频率。⑧利尿作用，增加肾血流量和肾小球滤过率，抑制肾小球对 Na^{+}、Cl^{-}的重吸收。⑨强心作用，可直接作用于心脏，增强心输出量。可扩张冠状动脉和外周血管，缓解心绞痛。

【临床应用】　支气管哮喘、喘息性支气管炎、慢性阻塞性肺疾病，也可用于急性心功能不全和心源性哮喘；与 $β_2$受体激动药合用可提高疗效。

【不良反应】　本药药性强，口服后容易引起胃肠道不良反应，静脉滴注过快或浓度过高可兴奋心脏，引起失眠，剂量过大可引起心悸、心律失常，因此肝肾功能不全、甲状腺功能亢进、活动性消化溃疡慎用。

【注意事项】　茶碱可使青霉素灭活或失效，不宜合用。

【用法与用量】　①口服：成人，一次 0.1～0.2g，一日 3 次；极量：一次 0.5g，一日 1g。儿童一日 4～6mg/kg，分 2～3 次服。②静脉注射：成人一次 0.125～0.25g，用 25%葡萄糖注射液稀释后，缓慢静脉注射，注射时间不得短于 10min，极量一次 0.5g，一日 1g。儿童一次 2～4mg/kg。③静脉滴注：一次 0.25～0.5g，用 5%葡萄糖注射液 250ml 稀释后缓慢滴注。

（三）过敏介质阻释剂

该类药物的主要作用是稳定肺组织肥大细胞、抑制过敏介质的释放，对炎症细胞也有抑制作用。另外可阻断引起支气管痉挛的神经反射，降低哮喘患者的气道高反应性。

色甘酸钠（disodium cromoglycate）在临床上常用于预防哮喘发作，且必须在接触哮喘诱因前使用。作用特点及机制：色甘酸钠对外源性哮喘的预防效果较好。其作用机制包括三个环节：①稳定肥大细胞膜，抑制肺组织的肥大细胞由抗原诱发的过敏介质释放反应。其机制可能是在肥大细胞的细胞膜外侧的钙通道部位与 Ca^{2+}形成复合物，加速钙通道的关闭，使 Ca^{2+}内流受到抑制，从而阻止肥大细胞脱颗粒。②抑制气道感觉神经末梢功能与气道神经源性炎症，抑制二氧化硫、缓激肽、冷空气、甲苯二异氰酸盐、运动等引起的支气管痉挛。③既阻断肥大细胞介导的反应，也抑制巨噬细胞与嗜酸性粒细胞介导的反应，长期应用可减轻气道高反应性，需提前 7～10 天用药。本品可用于预防运动性哮喘，但需在运动前 15min 给药。对已知抗原的年轻患者效果更佳，且对内源性哮喘和慢性哮喘也有一定的疗效。不良反应：少数患者吸入色甘酸钠后有咽喉和气道刺激症状，出现胸部紧迫感，甚至诱发哮喘，因此必要时可吸入 $β_2$受体激动药缓解症状。

酮替芬（ketotifen）可以抑制过敏性介质的释放，同时具有 H_2受体阻断作用，还能加强 $β_2$受体激动药的平喘作用。本品在临床上对外源性、内源性和混合性哮喘均有效，且对儿童哮喘的疗效优于对成年哮喘，对外源性哮喘的疗效较内源性哮喘快。不良反应有镇静、疲倦、头晕、口干、胃肠不适，但持续用药可自行缓解。

（四）肾上腺皮质激素

肾上腺皮质激素以作为一线平喘药应用于临床。对重症哮喘及哮喘的持续状态，糖皮质激素仍然是最有效的药物。该类药物的主要作用环节：①抑制多种参与哮喘发病的炎症细胞的活性；②抑制多种炎症介质合成释放；③增加气道对儿茶酚胺的敏感性；④抑制气道的高反应性。

由于糖皮质激素的全身用药副作用较多，一般只在重症哮喘或哮喘持续状态下，才口服或注射给药。气雾剂的开发利用明显改善了使用糖皮质激素产生的全身用药的不良反应。气吸入性糖皮质激素的气雾剂会产生一定的局部不良反应，如一部分患者可发生口腔真菌感染及喉头水肿导致声音嘶哑。应在每次用药后漱口，以降低不良反应的产生。

倍氯米松

倍氯米松（beclomethasone）是地塞米松的衍生物，局部抗炎作用强，用于需长期全身应用糖皮质激素治疗无效的慢性支气管哮喘患者，以防止哮喘的急性发作，也可用于常年性、季节性过敏性鼻炎和血管收缩性鼻炎。

不良反应及注意事项、用法与用量请扫描本书二维码进行阅读。

氟替卡松

氟替卡松（fluticasone）为局部用强效肾上腺皮质激素药物，其脂溶性在目前已知吸入型糖皮质激素类药物中为最高，易于穿透细胞膜与细胞内糖皮质激素受体结合，与受体具有高度亲和力。用作持续性哮喘的长期治疗，季节性过敏性鼻炎（包括枯草热）和长年性过敏性鼻炎的预防和治疗。外用可缓解炎症性和瘙痒性皮肤病。吸入剂适用于12岁以上患者预防用药维持治疗哮喘。

不良反应及注意事项、用法与用量请扫描本书二维码进行阅读。

布地奈德

布地奈德（budesonide）是局部应用的不含卤素的肾上腺皮质激素类药物。

【临床应用】 用于支气管哮喘的症状和体征的长期控制。粉吸入剂用于需使用糖皮质激素维持治疗以控制基础炎症的支气管哮喘、慢性阻塞性肺疾病患者。鼻喷雾剂用于季节性和常年性过敏性鼻炎、血管运动性鼻炎；预防鼻息肉切除术后鼻息肉的再生，对症治疗鼻息肉。

不良反应及注意事项、用法与用量请扫描本书二维码进行阅读。

（五）抗白三烯药物

抗白三烯药物包括白三烯受体拮抗剂和 5-脂氧合酶活性抑制剂。前者通过与支气管平滑肌等部位上的白三烯受体选择性结合，竞争性地阻断白三烯的作用，进而阻断器官对白三烯的反应（如扎鲁司特、孟鲁司特等），后者通过抑制 5-脂氧合酶的活性，减少花生四烯酸转化为白三烯而抑制白三烯的合成，如齐留通。

孟鲁司特

孟鲁司特（montelukast）为高选择性半胱氨酰白三烯受体拮抗剂，通过抑制 LTC_4 与受体的结合，可缓解白三烯介导的支气管炎症和痉挛状态，改善肺功能。

【临床应用】 用于15岁及15岁以上哮喘患者的预防和长期治疗，包括预防白天和夜间的哮喘症状，治疗对阿司匹林敏感的哮喘以及预防运动诱发的支气管哮喘，用于减轻季节性过敏性鼻炎引起的症状。

不良反应及注意事项、用法与用量请扫描本书二维码进行阅读。

第二节 镇咳药

咳嗽是呼吸系统受到刺激时所产生的一种防御性反射活动。轻度的咳嗽有利于排痰，一般不需用镇咳药。但是严重的咳嗽，特别是剧烈的无痰干咳可影响休息与睡眠，甚至使病情加重或引起其他的并发症，故应在对因治疗的同时，加用镇咳药。

一、中枢性镇咳药

中枢性镇咳药，直接抑制延髓咳嗽中枢而产生镇咳作用。其中吗啡类生物碱及其衍生物如可待因等因具有成瘾性，又称为依赖性或成瘾性镇咳药，此类药物还有较强的呼吸抑制作用；而右美沙芬等，则属于非成瘾性或非依赖性中枢镇咳药。

可　待　因

【作用特点及临床应用】　可待因（codeine）的镇咳作用强而迅速，是最有效的镇咳药之一，主要用于剧烈有刺激性的干咳。可待因还能直接抑制延髓的咳嗽中枢，因此止咳作用迅速而强大，尤其是对伴有胸痛的剧烈干咳有很好的疗效。

【不良反应】　过量使用可待因可以导致中枢兴奋，久用可成瘾，多痰患者禁用。

右 美 沙 芬

右美沙芬（dexromethorphan）为吗啡类左吗喃甲基醚的右旋异构体，通过抑制延髓咳嗽中枢而发挥中枢性镇咳作用。其镇咳强度与可待因相等或略强。无镇痛作用，长期应用未见耐受性和成瘾性。治疗剂量不抑制呼吸。口服吸收好，15～30min 起效，作用可维持 3～6h。血浆中原形药物浓度很低。其主要活性代谢产物 3-甲氧吗啡烷在血浆中浓度高，$t_{1/2}$ 为 5h。主要用于干咳，适用于感冒、急性或慢性支气管炎、支气管哮喘、咽喉炎、肺结核以及其他上呼吸道感染时的咳嗽。本品适用于感冒、急性或慢性支气管炎、支气管哮喘以及其他上呼吸道感染造成的咳嗽。右美沙芬无成瘾性，不良反应有轻度口干、头晕、便秘等。

喷 托 维 林

喷托维林（pentoxyverine）对咳嗽中枢有选择性抑制作用，尚有轻度的阿托品样作用和局麻作用，大剂量对支气管平滑肌有解痉作用，故它兼有中枢性和末梢性镇咳作用。其镇咳作用的强度约为可待因的 1/3，但无成瘾性。一次给药作用可持续 4～6h。常用于上呼吸道感染引起的无痰干咳和百日咳，且对小儿的疗效优于成人。本品偶有轻度头痛、头晕、口干、便秘等，青光眼禁用。

二、外周性镇咳药

凡抑制咳嗽反射弧中枢感受器，传入神经、传出神经以及效应器中任何一环节而止咳者均属于此类。苯佐那酯的局麻作用可麻醉呼吸道黏膜上的牵张感受器而发挥镇咳作用。

苯丙哌林（benproperine）可阻断肺-胸膜的牵张感受器产生的肺迷走神经反射，并具有罂粟样平滑肌解痉作用。镇咳作用较强，为可待因的 2～4 倍。无麻醉作用，不抑制呼吸，不引起胆道和十二指肠痉挛，不引起便秘，无成瘾性，未发现耐受性。口服易吸收，服药后 15～20min 起效，镇咳作用维持 4～7h。

第三节　祛　痰　药

痰是呼吸道的炎性产物，可刺激呼吸道黏膜引起咳嗽加重。祛痰药根据作用机制的不同分为恶心性祛痰药、黏痰溶解药及黏液稀释剂。下面主要介绍黏痰溶解药及黏液稀释剂。

一、黏痰溶解药

本类药可分解痰液中黏多糖及黏蛋白，使黏痰液化，痰的黏滞性降低。如乙酰半胱氨酸、溴己新等。

乙酰半胱氨酸

乙酰半胱氨酸（acetylcysteine）为黏液溶解剂，其分子式中含有巯基（—SH），可使多肽链中的双硫键（—S—S—）断裂，降低痰的黏度，痰易排出，不仅能溶解白痰也能溶解脓性痰，适用于大量黏痰引起呼吸困难及咯痰困难的疾患。可防治术后咳嗽困难，以及各种疾病引起的痰液黏稠和咳嗽困难。适用于术后咯痰困难，急、慢性支气管炎，支气管扩张，肺炎，肺结核，肺气肿等引起痰液黏稠和咯痰困难者。现也多用于特发性间质性肺炎的治疗。乙酰半胱氨酸有特殊的臭味，且对呼吸道有刺激性，因此哮喘患者及呼吸功能不全的老年患者需慎用。

【临床应用】 用于浓稠痰液过多的急、慢性支气管炎急性发作、支气管扩张症。

不良反应及注意事项、用法与用量请扫描本书二维码进行阅读。

溴 己 新

溴己新（bromhexine）可以裂解黏痰中的黏多糖，并抑制其合成，稀化痰液，且有一定的镇咳作用。因此溴己新临床上常用于慢性支气管炎、哮喘及支气管扩张症痰液黏稠不易咳出的患者。本品的不良反应有胃部不适，偶见转氨酶升高，因此消化性溃疡、肝功能不全慎用。

不良反应及注意事项、用法与用量请扫描本书二维码进行阅读。

氨 溴 索

氨溴索（ambroxol）可抑制黏液腺和杯状细胞中酸性糖蛋白的合成，使痰液中的唾液酸（酸性黏多糖成分之一）含量减少，痰中的黏多糖纤维素裂解，痰液黏度下降、变薄，易于咳出；并促进呼吸道黏膜的纤毛运动，改善患者的通气状况。此外，还具有一定的镇咳作用，其镇咳强度相当于可待因的 1/2。氨溴索的祛痰作用比溴己新强，尚具有一定镇咳作用。口服吸收迅速，药物可进入脑脊液，也可透过胎盘屏障，生物利用度为 70%～80%，主要在肝脏代谢，90%代谢产物经肾脏消除。严重肾功能不全时消除半衰期延长。服用或雾化吸入后 1h 起效，作用持续 3～6h。

【临床应用】 用于痰液黏稠不易咳出者。

注意事项、用法与用量请扫描本书二维码进行阅读。

二、黏液稀释剂

该类药物主要作用气管、支气管的黏液产生细胞，促进分泌低黏性的分泌物，使呼吸道的流变性恢复正常，痰液由黏变稀。如羧甲司坦。

羧 甲 司 坦

羧甲司坦（Carbocisteine）为黏液调节剂，主要在细胞水平上影响支气管腺体分泌，使黏液中黏蛋白的双硫链断裂，使低黏度的涎液分泌增加，高黏度石岩藻黏蛋白分泌减少，从而使痰液的黏滞性降低，有利于痰液咳出。服后广泛分布到肺组织，起效快，服用 4h 可见明显疗效。

【临床应用】 用于慢性支气管炎、慢性阻塞性肺疾病及支气管哮喘等疾病引起的痰稠厚、咳痰或呼吸困难，以及痰阻气管所致的肺通气功能不全等，亦可用于防治手术后咳痰困难和肺部并发症及儿童非化脓性中耳炎。服用后起效快，4h 作用明显。

不良反应及注意事项、用法与用量请扫描本书二维码进行阅读。

第四节 呼吸系统药物的研究进展

相关内容请扫描本书二维码进行阅读。

（洪 铁）

第二十九章　消化系统疾病用药

【案例 29-1】

患者，男，54 岁，出租车司机，五年来经常反酸、嗳气，在季节变换、饮食不规律、受凉或饥饿时常出现上腹疼痛，进食后常能自行缓解。近一周因“疼痛加剧，且进食后亦不能完全缓解”来院就诊。经胃镜检查，诊断为十二指肠球部溃疡、幽门螺杆菌（+）。采用三联疗法给予治疗，口服奥美拉唑 20mg4 周，每日 1 次，克拉霉素 500mg、呋喃唑酮 100mg10 日，每日 2 次。治疗一个疗程后疼痛消失，其他症状缓解。疗程结束后第 2 周胃镜复查可见溃疡愈合，幽门螺杆菌（–），其他症状缓解。

问题：

1. 奥美拉唑治疗本例消化性溃疡的药理作用是什么？
2. 本患者为什么同时给予克拉霉素和呋喃唑酮治疗？

消化系统由消化道和消化腺组成。消化道是指自口腔至肛门的整个消化管道，包括口腔、咽、食管、胃、十二指肠、空肠、回肠、回盲部、盲肠、结肠、直肠、肛门；消化腺包括肝、胆、胰、唾液腺、胃肠腺等。消化系统的功能包括消化食物、吸收营养、排泄废物、防御、参与机体内分泌调节等。消化系统的这些功能受神经、内分泌系统的调控，如工作压力大，精神紧张或思虑过度等，均可导致胃肠道功能减弱甚至损伤，严重者可产生溃疡、出血甚至穿孔。因为消化道直接与外界相通，自然界中的灰尘、细菌、病毒、寄生虫、毒物等各种有害物质可通过口咽部进入胃肠道，也会对胃肠道产生损伤，引发胃肠道疾病甚至全身疾病，胃肠道肿瘤的高发病率也与此有关。消化系统疾病种类繁多，病因各异，但其临床表现最常见的是消化不良、腹胀、恶心、呕吐、腹痛、腹泻、溃疡、便秘、黄疸及肝功能不全等。治疗消化系统疾病的药物可缓解或消除上述症状和体征。这些药物根据其作用及机制的不同，可分为抗酸药与抑酸药、胃黏膜保护剂、助消化药、解痉药与促胃肠动力药、泻药与止泻药、肝胆疾病辅助用药等六种类型。

第一节　抗酸药与抑酸药

胃酸的分泌与调节相关内容、请扫描本书二维码进行阅读。

抗酸药（antacid）是能够降低胃内酸度，抑制胃蛋白酶活性，降低胃液消化作用的一类药物。一般均为口服难吸收的弱碱性盐类药物。抑酸药是能够抑制胃酸分泌的药物，包括 M 受体阻断药、H_2 受体阻断药和质子泵抑制剂，目前临床最常用的抑酸药是质子泵抑制剂。

抗酸药与抑酸药根据其作用机制不同，可分为弱碱性抗酸药、M 受体阻断药、H_2 受体阻断药、促胃液素受体阻断药和质子泵（H^+-K^+-ATP 酶）抑制剂五类。

一、弱碱性抗酸药

弱碱性抗酸药的作用特点是口服后在胃中与胃酸发生酸碱中和反应，使胃内容物 pH 升高，同时因胃内 pH 升高可抑制胃蛋白酶原的激活，降低胃蛋白酶的活性；部分药物如氢氧化铝（aluminum hydroxide）、三硅酸镁（magnesium trisilicate）等，在胃内尚可形成冻胶状物质，覆盖于溃疡面上，对胃黏膜和溃疡面起到保护作用，有利于溃疡的愈合；复方碳酸钙所含碳酸钙及氧化镁成分均能中和胃酸，提高胃内容物 pH，作用快而强，疗效持久，从而缓解疼痛，减轻胃烧灼感以及反酸等症状。常用抗酸药作用特点与不良反应比较，见表 29-1。

表 29-1 常用抗酸药作用特点与不良反应比较

常用药物	作用特点及不良反应							
	抗酸强度	显效速度	维持时间	黏膜保护作用	收敛作用	致碱血症*	产 CO_2 作用*	对排便的影响*
碳酸氢钠	弱	快	短	无	无	有	有	无
复方碳酸钙	强	较快	较长	无	有	有	有	便秘
氢氧化铝凝胶	中	慢	较长	有	有	无	无	便秘
三硅酸镁	弱	慢	较长	有	无	无	无	轻泻
氧化镁	强	慢	较长	无	无	无	无	轻泻

注：表中带*为不良反应内容。

复方碳酸钙

复方碳酸钙是指由碳酸钙及重质碳酸镁组成的制剂，二者均为抗酸药，口服后能中和胃酸，使胃内容物 pH 升高，从而缓解疼痛，减轻胃烧灼感及反酸等症状，临床常用制剂为复方碳酸钙咀嚼片，一次给药作用可维持 1h 左右。适用于因胃酸分泌过多引起的胃痛、胃灼热感（烧心）、反酸。

【适应证】 急、慢性胃炎，胃及十二指肠溃疡，与酸有关的胃部不适症状。

【用法用量】 片剂（每片内含碳酸钙 0.5g，氧化镁 0.1g）2～4 片/日，每日 3 次。咀嚼片（每片含碳酸钙 680mg，重质碳酸镁 80mg）含服或嚼碎服，每次 1～2 片，每日 2～3 次，也可在症状发作时服用。

【不良反应】 应用时可产生嗳气、便秘等不良反应。大剂量服用可导致高钙血症。若长期应用可致碱血症、钙质沉着，特别是与牛奶、奶油合用时，故应谨慎应用。本品连续使用不得超过 7 天，症状未缓解，请咨询医师或药师。心、肾功能不全者慎用，服用洋地黄类药物时禁用。本品如与含铝的抗酸药同用，可产生药物间相互作用，使铝的吸收增多。

由碳酸钙及重质碳酸镁组成的复方碳酸钙片或咀嚼片不能作为补钙剂使用。现市场推出了名称相同的品种——复方碳酸钙片，是由碳酸钙和维生素 D_3 组成，这是一种用于防治骨质疏松的维生素与矿物质类型的药物。同类产品还有复方碳酸钙颗粒（适用作妊娠和哺乳期妇女、更年期妇女、老年人、儿童等的钙补充剂，并帮助防治骨质疏松）和复方碳酸钙泡腾片（适用于预防和治疗钙缺乏症及老年人的骨质疏松）等产品，应用时要注意了解药物的配方及认真阅读药品说明书。

氢氧化铝凝胶

氢氧化铝凝胶含主要成分氢氧化铝（以氧化铝计）40mg/ml，具有吸着、收敛、抗酸、局部止血作用，氢氧化铝与胃酸作用可产生氯化铝，氯化铝可与蛋白结合形成一层保护膜，覆盖在溃疡面上，促使溃疡自行愈合。该药作用缓慢而持久，但效力较弱。临床主要用于缓解胃酸过多引起的胃痛、胃灼热感（烧心）、反酸。反流性食管炎为其适应证。

【不良反应】 ①老年人长期服用，可致骨质疏松；②肾功能不全患者长期应用可能会有铝蓄积中毒，出现精神症状。

【禁忌证】 ①骨折患者不宜服用，这是由于不溶性磷酸铝复合物的形成，导致血清磷酸盐浓度降低及磷自骨内移出；②阑尾炎或急腹症时，服用本品可使病情加重，可增加阑尾穿孔的危险，应禁用。

【药物间相互作用】 ①与四环素类药物有络合作用，同时服用可影响四环素的吸收；②与氯丙嗪、对氨基水杨酸等药物同时服用还可影响这些药物的吸收。

【应用注意】 ①本品能妨碍磷的吸收，长期服用能引起低磷血症；低磷血症（如吸收不良综合征）患者慎用；②本品还有导致便秘的作用，故长期便秘者应慎用；③本品连续使用不得超过7日，若症状未缓解，应停用并咨询医师。

相关内容请扫描本书二维码进行阅读。

本类药物目前主要用于消化性溃疡及胃酸过多症的辅助治疗。复方氢氧化铝片（胃舒平）：每片含氢氧化铝0.245g及三硅酸镁0.105g，颠茄流浸膏0.0026ml。氢氧化铝凝胶和三硅酸镁因兼有抗酸和胃黏膜保护作用，且在中和胃酸时不产气，故临床应用相对较多。

二、H_2受体阻断药

这类药物的共同特点是通过竞争性地阻断胃壁细胞上的H_2受体，产生抑制胃酸分泌的作用。其中对基础胃酸分泌的抑制作用最强，同时也能抑制因进食、胃泌素、迷走神经兴奋、低血糖等因素诱发的胃酸分泌。由于此类药物对基础胃酸分泌为主的夜间胃酸分泌具有良好的抑制作用，而夜间胃酸分泌减少对十二指肠溃疡的愈合尤为重要，故此类药物对十二指肠溃疡的疗效优于胃溃疡，是目前临床治疗十二指肠溃疡的首选药物。此外，本类药物也可用于治疗无并发症的胃食管反流和预防应激性溃疡的发生。常用H_2受体阻断药药理作用比较，如表29-2所示。

表29-2 常用H_2受体阻断药药理作用比较

药物	口服	T_{max}（h）	生物利用度（%）	$t_{1/2}$（h）	作用持续时间（h）	排泄方式	抑酸作用相对强度	抑制P450作用的相对强度	抗雄激素与促催乳素分泌作用
西咪替丁	吸收好	1.5	80	2	6	原形经肾	1	1	明显
雷尼替丁	吸收快、好	2	50	2～3	8	主要经肝代谢，部分原形经肾	5～10	0.1	弱
法莫替丁	易吸收	3	40	3	12	原形经肾	40	0	几乎没有
尼扎替丁	易吸收	3	>90	1.5	8	原形经肾	5～10	0	几乎没有

雷尼替丁

雷尼替丁（ranitidine），又名呋喃硝胺，为本类药物的代表药，属于第二代H_2受体阻断药，也是目前世界上治疗消化性溃疡用量最大的药物。

【体内过程】 口服吸收快，且不受食物的影响，T_{max}为1～2h，生物利用度约50%，血浆蛋白结合率为15%，V_d为1.87L/kg。主要经肝代谢，部分以原形经肾排出，$t_{1/2}$为2～3h，肝功能不全或肾功能不全均可使其半衰期延长。

【药理作用】 能与组胺竞争性地与胃壁细胞的H_2受体结合，从而阻断该受体，抑制胃酸分泌。其中对基础胃酸分泌的抑制作用最强，同时对因进食、胃泌素、迷走神经兴奋、低血糖等诱发的胃酸分泌也有抑制作用。由于本品对以基础胃酸分泌为主的夜间胃酸分泌具有良好的抑制作用，而夜间胃酸分泌减少对十二指肠溃疡的愈合非常重要，故本品对十二指肠溃疡的疗效优于胃溃疡，是目前治疗十二指肠溃疡的首选药物。

【临床应用】 治疗消化性溃疡，特别是十二指肠溃疡，也可用于治疗良性胃溃疡、应激性和药物性溃疡、吻合口溃疡、消化性溃疡并发出血、胃泌素瘤、无并发症的反流性食管炎等。预防消化性溃疡复发。

【不良反应】 发生率约1%。口服时较常见的有轻度腹泻、眩晕、乏力、便秘等，一般较轻微，不影响继续服药。静脉注射时，部分患者可出现出汗、发热、面部灼热及瘙痒等，大多可迅速消退。本品抑制肝药酶细胞色素P450作用很弱，故对其他药物的代谢影响较小，治疗量也不改变血中催乳素及雄激素的浓度。

【注意事项】

1. 用药期间应定期检查血常规、肝功能和肾功能。

2. 肝肾功能不全者和老年患者应慎用或酌情减量。

3. 患者应遵医嘱按时按量服药，坚持疗程。

4. 长期用药时，要补充维生素 B_{12}，定期做消化道肿瘤标志物血清学检查和便常规检查。

相关内容请扫描本书二维码进行阅读。

其他药物

1. 西咪替丁（cimetidine） 又名甲氰咪胍，主要作用于胃壁细胞上 H_2 受体，起竞争性抑制组胺刺激胃酸分泌的作用。可抑制基础胃酸分泌，也可抑制由食物、组胺、胃泌素、咖啡因及胰岛素等所刺激的胃酸分泌。可缓解胃酸过多引起的胃痛、胃灼热感（烧心）、反酸。临床适用于治疗十二指肠溃疡、胃溃疡、反流性食管炎、应激性溃疡及胃泌素瘤。不良反应较多，可引起腹胀、腹泻、肝损伤等消化系统反应，也可引起头痛、眩晕、嗜睡、精神紊乱等神经系统症状，还可引起心动过缓。此外，该药还有抗雄激素作用，并促进催乳素分泌，故可引起男性乳房发育、阳痿、精子减少及女性乳头溢液等内分泌系统的不良反应。西咪替丁能明显抑制肝药酶细胞色素 P450，从而抑制华法林、苯妥英钠、地西泮、普萘洛尔、茶碱、地高辛、奎尼丁等多种药物的代谢，合用时应调整给药剂量。严重肝肾功能不全者和老年患者慎用。妊娠期、哺乳期妇女及 8 岁以下儿童禁用。应用西咪替丁时应定期进行肝、肾功能检查，监测患者心率的变化，防止严重不良反应发生。

相关内容请扫描本书二维码进行阅读。

2. 法莫替丁（famotidine） 为 H_2 受体阻断药，能够抑制胃酸分泌，是继西咪替丁和雷尼替丁后出现的作用更强的 H_2 受体阻断剂，其作用强度比西咪替丁大 30～100 倍，比雷尼替丁大 6～10 倍。健康人及消化性溃疡患者口服本品 20mg 对基础分泌及因给予各种刺激而引起的胃酸及胃蛋白酶分泌增加有抑制作用。临床用于胃及十二指肠溃疡、应激性溃疡、急性胃黏膜出血、胃泌素瘤以及反流性食管炎等的治疗。不抑制肝药酶，无抗雄激素作用，也不影响催乳素的分泌，故不良反应少，常见的有头痛、头晕、便秘和腹泻，少数患者可有口干、头晕、失眠、便秘、腹泻、皮疹、面部潮红，偶有白细胞减少、轻度转氨酶升高等。

相关内容请扫描本书二维码进行阅读。

3. 尼扎替丁（nizatidine） 为 H_2 受体阻断药。抑制胃酸分泌的作用比西咪替丁强 8.9 倍，其抗溃疡作用比西咪替丁强 3～4 倍，而与雷尼替丁相当，其他药理特点与法莫替丁相似。临床用于活动性十二指肠溃疡和良性胃溃疡，疗程 8 周；也可用于十二指肠溃疡愈合后进行预防。不良反应发生率约 2%，主要有皮疹、瘙痒、便秘、腹泻、口渴、呕吐等。对本药过敏者禁用，对其他 H_2 受体阻断药过敏者慎用。

三、M 受体阻断药

M 受体阻断药（M-R blocker）通过阻断胃壁细胞上的 M_3 受体和（或）肠嗜铬细胞上的 M_1 受体，产生抑制胃酸分泌的作用。以阿托品（atropine）为代表的非选择性 M 受体阻断药，虽兼有解痉作用，但抑制胃酸分泌作用较弱且不良反应较多，典型的有口干、视力模糊、心率加快、瞳孔扩大及皮肤潮红等，并禁用于青光眼、幽门梗阻和前列腺肥大患者等，故不用于治疗消化性溃疡。

治疗消化性溃疡多用选择性 M_1 受体阻断药，这类药物有哌仑西平、替仑西平和唑仑西平。本类药物的主要特点是通过阻断肠嗜铬细胞上的 M_1 受体，能抑制迷走神经介导的组胺释放引起的胃酸分泌，抑制胃酸分泌作用比非选择性 M 受体阻断药强。在抑制胃酸分泌剂量时，对唾液分泌、心率、胃肠运动及眼内肌无明显影响，不良反应比非选择性 M 受体阻断药轻。在 H_2 受体阻断药及质子泵抑制剂上市前，曾广泛用于治疗消化性溃疡。但因其抑制胃酸分泌作用仍比 H_2 受体阻断药弱，故现已很少使用。

1. 哌仑西平（pirenzepine）　为本类药物的代表药。口服吸收可受食物的影响，生物利用度为20%～30%，T_{max}约3 h。血浆蛋白结合率为12%，不能透过血-脑屏障，体内分布较广泛。约85%以原形经肾和肠道排出，$t_{1/2}$为11h。哌仑西平在抑制胃酸分泌剂量时，不良反应少而轻，主要是口干、视物模糊、头痛等。

2. 替仑西平（telenzepine）　口服易吸收，T_{max}1～4h，主要以原形经肾排泄，$t_{1/2}$为14h。对M_1受体的选择性阻断作用较哌仑西平强而持久，其他均与哌仑西平相似。

3. 唑仑西平（zolenzepine）　基本药理学特性与哌仑西平相似，但口服生物利用度较高为其特点。

四、促胃液素受体阻断药

促胃液素受体阻断药（gastrin receptor blocker）通过竞争性阻断胃壁细胞上的促胃液素受体而直接抑制胃酸的分泌，也可通过阻断肠嗜铬细胞上的促胃液素受体，而抑制促胃液素介导的组胺释放引起的胃酸分泌。但因本类药抑制胃酸分泌作用较弱，故目前已少用。代表药是丙谷胺（proglumide）。

丙谷胺（proglumide）的化学结构类似于促胃液素。口服吸收快，T_{max}约为2h。主要分布于胃肠道、肝、肾等组织。经肾及胃肠道排泄，$t_{1/2}$约为33h。其作用特点是通过阻断促胃液素受体而抑制促胃液素介导的胃酸分泌，对组胺及胆碱能神经介导的胃酸分泌无明显抑制作用，故其抑制胃酸分泌作用弱于H_2受体阻断药。本药还能增加胃黏膜氨基己糖的含量，促进糖蛋白合成，因而对胃黏膜有保护和促进愈合作用。临床上可用于消化性溃疡、胃及十二指肠炎的治疗。丙谷胺的不良反应较少，偶见口干、失眠、腹胀、食欲下降等。

五、质子泵抑制剂

质子泵抑制剂（proton pump inhibitor,PPI）是继H_2受体阻断药后诞生的一类新的抑制胃酸分泌药，也是目前已知抑制胃酸分泌作用最强的药物。目前临床常用的有奥美拉唑（omeprazole），兰索拉唑(lansoprazole)，泮托拉唑(pantoprazole)，雷贝拉唑(rabeprazole)和埃索美拉唑(esomeprazole)等。这类药物在结构上均属苯并咪唑的衍生物。其主要特点是药物能不可逆地抑制质子泵，对H^+-K^+-ATP酶的抑制作用强而持久，抑制胃酸分泌的程度较深。一般短期用药就能治愈胃溃疡或十二指肠溃疡，但长期用药容易引起与胃酸缺乏有关的不良反应，发生率为1.1%～2.8%。典型的有消化不良、高胃泌素血症、肠嗜铬细胞增生、引发胃肠道内细菌感染等，但是否会引起胃类癌尚无定论。为安全起见，长期大量用药期间应注意定期检查胃内有无肿块出现。因这类药物大多要经肝代谢，故慢性肝病或肝功能减退者，应减量使用。质子泵（H^+-K^+-ATP酶）抑制剂可抑制肝药酶，降低华法林、地西泮、苯妥英钠等药物的代谢，合用时应注意调整剂量。用药期间要定期做肝功能和血常规检查，以便及时发现肝损伤和胃肠道细菌感染的发生。本部分详细讲解奥美拉唑、兰索拉唑、泮托拉唑的药理内容，其他常用质子泵抑制剂的比较，见表29-3。

奥美拉唑

奥美拉唑（omeprazole）又名洛赛克，为1988年第一个上市的质子泵抑制剂，也是本类药物的代表药。

【体内过程】　口服吸收快，生物利用度为15%～40%，但反复用药后可提高至60%～70%，T_{max}为1～3h。血浆蛋白结合率为95%，主要分布于细胞外，在胃、十二指肠等部位分布较多，V_d为0.3～0.4L/kg。主要经肝代谢后由肾及消化道排出，其代谢物仍有活性，$t_{1/2}$为1～2h。

【药理作用】

1. 抑制胃酸分泌　本品作为弱酸性苯并咪唑类化合物，能在酸性的胃壁细胞分泌小管内，转化为次磺酸和亚磺酰胺，并通过后两者以共价键方式与H^+-K^+-ATP酶的半胱氨酸的巯基结合，从

而不可逆地抑制 H^+-K^+-ATP 酶，抑制胃酸分泌的最后环节。产生强大而持久的抑制胃酸分泌作用，其作用持续时间取决于 H^+-K^+-ATP 酶的再生时间。用药后虽然可反馈性使血中胃泌素水平升高，但并不影响其抑制胃酸分泌作用。

2. 抑制胃蛋白酶分泌 本品在抑制胃酸分泌的同时，也能减少胃蛋白酶的分泌，同时因胃内 pH 的提高，也不利于胃蛋白酶产生作用。

3. 抗幽门螺杆菌作用 体内外实验均表明本品有抑制幽门螺杆菌作用，其作用机制可能涉及：①抑制幽门螺杆菌的 ATP 酶，从而干扰其代谢；②抑制胃酸分泌，提高胃内 pH，为其他抗菌药物发挥作用创造条件（有的抗菌药物在酸性环境中会失活）。

【临床应用】 主要用于治疗反流性食管炎、消化性溃疡、上消化道出血及胃酸过多症。其治疗消化性溃疡的疗效，无论是在疼痛缓解时间、溃疡愈合率，还是复发率上均优于 H_2 受体阻断药。

【不良反应】 本品不良反应发生率为 1.1%～2.8%，主要有以下几种不良反应。

1. 消化道反应 口干、恶心、呕吐、腹胀、腹泻等。

2. 神经系症状 头痛、头昏、嗜睡、肌肉及关节疼痛、外周神经炎等。

3. 长期用药，因持久抑制胃酸分泌，可使胃内 pH 持久提高，从而降低胃酸的抑菌作用，使胃肠道内细菌过度生长，可能引发感染。也可使胃内亚硝酸类物质浓度增高，肠嗜铬细胞增生，但是否会引起胃类癌尚无定论。为安全起见，长期大量用药期间应注意定期检查胃内有无肿块出现。

4. 其他 可见阳痿、男性乳房女性化、皮疹、白细胞减少、溶血性贫血等。

【注意事项】

1. 本品可抑制肝药酶，降低华法林、地西泮、苯妥英钠等药物的代谢，合用时应注意调整剂量。
2. 因本品主要经肝代谢，故慢性肝病或肝功能减退者，应减量使用。

相关内容请扫描本书二维码进行阅读。

兰 索 拉 唑

兰索拉唑（lansoprazole）是继奥美拉唑之后的第二代质子泵抑制剂，1992 年正式投放市场，1995 年通过美国 FDA 认证。

【体内过程】 兰索拉唑亲脂性强，口服易吸收。T_{max} 为 1.7h，C_{max} 为 0.75～1.15mg/L，生物利用度约为 85%，食物可减少药物的生物利用度。兰索拉唑的生物利用度具有个体差异性。在肝内被代谢为活性的代谢产物，主要经胆汁和尿排泄，尿中测不出原形药，全部为代谢产物，肾清除率为 14%～23%。还可通过乳汁排泄。兰索拉唑在体内无蓄积性。$t_{1/2}$ 约为 1.5h。

【药理作用】

1. 抑制胃酸分泌作用，强于奥美拉唑 兰索拉唑属苯并咪唑类，可作用于 H^+-K^+-ATP 酶的 3 个部位，即第 3 跨膜区的 Cys321、第 4～6 跨膜区的 Cys813（或 822）和第 7～8 跨膜区的 Cys892，亲脂性较强，可迅速透过壁细胞膜转变为次磺酸和次磺酰衍生物而发挥抑酸作用。能抑制胃酸分泌的最终阶段，抑酸效果确切。由于该药是在酸性环境下才能形成活性体，与 H^+-K^+-ATP 酶结合而发挥作用，所以不会出现抑酸过度的现象。与奥美拉唑不同的是，兰索拉唑分子结构中在吡啶环 4-位引入了三氟乙氧基（图 29-1），从而使其生物利用度增加至 85%，化学稳定性及脂溶性均增加，从而更快地出现活性作用，而且和质子泵有 3 个结合点，所以抑制 H^+-K^+-ATP 酶的作用更完全，抑制胃酸分泌更快、更明显。

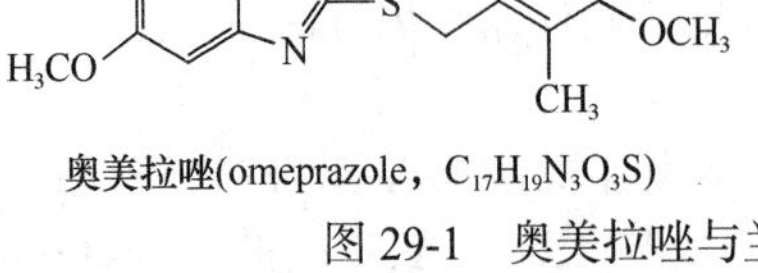

奥美拉唑(omeprazole，$C_{17}H_{19}N_3O_3S$) 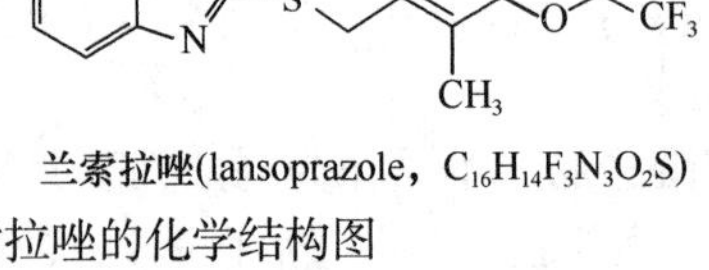　　兰索拉唑(lansoprazole，$C_{16}H_{14}F_3N_3O_2S$)

图 29-1 奥美拉唑与兰索拉唑的化学结构图

2. 抑制胃蛋白酶的分泌　本药还能刺激胃窦 G 细胞释放胃泌素，使血中胃泌素升高，胃黏膜血流量增加，增强黏膜的保护作用。

3. 抗幽门螺杆菌作用强于奥美拉唑　兰索拉唑有较好根除幽门螺杆菌的效果，并具有用量少、安全性高的优点。

【临床应用】　兰索拉唑可广泛用于治疗与酸分泌有关的各种消化功能紊乱性疾病，包括胃溃疡、十二指肠溃疡、反流性食管炎、胃泌素瘤等。兰索拉唑能够迅速控制溃疡症状以及使溃疡面尽快愈合，其疗效优于奥美拉唑和泮托拉唑的疗效，且安全性高，是目前国内外治疗十二指肠溃疡的有效药物之一。此外，兰索拉唑还可以与铝碳酸镁、抗生素联用，或与芍药、柴胡等多味中药、中成药联用，加快溃疡的愈合，促进疾病的恢复，治疗胃溃疡患者的临床效果优于单用兰索拉唑。

兰索拉唑还常与铝碳酸镁、莫沙比利、多潘立酮和阿莫西林等药物协同治疗反流性食管炎，其疗效均显著优于单用兰索拉唑。

【不良反应】　主要包括皮疹、瘙痒、发热、腹泻、便秘、头痛，其中最突出的不良反应就是腹泻。此药也有抑制肝药酶的作用，要注意药物间的相互作用引发的不良反应。但与其他质子泵抑制剂相比，兰索拉唑的不良反应较小。

【禁忌证】　对本品过敏者禁用。

【注意事项】　应排除癌性溃疡后再用药；肝功能不全和老年患者应慎用，妊娠期和哺乳期妇女也应慎用。

【药物间相互作用】　兰索拉唑会延迟地西泮及苯妥英钠的代谢与排泄，使对乙酰氨基酚的血药浓度峰值升高，达峰时间缩短。

相关内容请扫描本书二维码进行阅读。

泮 托 拉 唑

泮托拉唑（pantoprazole）为第三代质子泵抑制剂，1995 年上市，用于治疗胃食管反流等。它是美国 FDA 批准的第一个注射用质子泵抑制剂。

【体内过程】　药动学呈线性特征，静脉滴注或口服 10～80mg 后，AUC 和 C_{max} 均随剂量的增加而成比例上升。T_{max} 为 1.1～3.1h，C_{max} 为 1.1～3.1mg/L，生物利用度约为 77%，比奥美拉唑提高 7 倍。食物对药物的生物利用度无影响。其 V_d 约为 0.15L/kg，血浆蛋白结合率为 98%。几乎均在肝内经细胞色素 P450 酶系代谢，并另有Ⅱ期代谢的途径。主要代谢物为泮托拉唑去甲基硫酸酯，其大部分（71%～80%）由肾脏排出，其余由胆汁分泌并从粪便中排出。也可经乳汁排泄。药物清除率为 0.1L/（h · kg）。$t_{1/2}$ 为 1～1.9h。

【药理作用】　泮托拉唑为二烷基吡啶类化合物，对壁细胞的选择性更专一。在胃壁细胞的酸性环境下，泮托拉唑在吡啶环 4 位上去甲基并与磺酸盐结合，转化为环状次磺酰胺，再特异性地与质子泵上的巯基结合，发挥抑酸作用。抑酸效应呈剂量相关性，能够有效抑制基础、夜间胃酸分泌。与其他质子泵抑制剂和 H_2 受体阻断药一样，泮托拉唑可降低胃酸分泌，刺激胃泌素水平相应升高，这种效应是可逆的。由于特殊的构效关系，泮托拉唑与质子泵结合的选择性更高，稳定性也更高。

泮托拉唑抗幽门螺杆菌的机制除了直接抑制幽门螺杆菌，还可与抗菌药物产生协同作用。诸多抗菌药物在体外具有较强的抗幽门螺杆菌作用，但不耐酸，在胃液中易降解，不能充分发挥作用，质子泵抑制剂可明显减少胃液分泌量，间接增加抗菌药物浓度，增强抗菌效果。

【临床应用】　治疗十二指肠溃疡、胃溃疡、中重度反流性食管炎、消化性溃疡并发出血和胃泌素瘤。泮托拉唑不用于治疗病变轻微的胃肠道疾病，如神经性消化不良。在应用泮托拉唑治疗胃溃疡前，必须除外胃与食管的恶性病变，以免因症状缓解而延误诊断。反流性食管炎的诊断应经内镜检查核实。泮托拉唑治疗十二指肠溃疡的疗程通常为 2～4 周，治疗胃溃疡和反流性食管炎的疗程通常为 4～8 周。泮托拉唑与抗生素合用能根除幽门螺杆菌感染，防止复发。

【不良反应】　常见的有上腹痛、腹泻、便秘或腹胀，头痛等。可有过敏反应发生，如瘙痒、皮疹。有较小的抑制肝药酶的作用。

【禁忌证】 对本品过敏者，有中、重度肝肾功能障碍的患者禁用。

【注意事项】 ①应排除癌性溃疡后再用药，用药期间定期监测肝功能；②肝功能不全和老年患者应慎用或减量，肾功能不全者无须调整剂量，孕妇和哺乳期妇女酌情慎用；③当与其他药物联合应用时，必须遵守每种药物的用药原则。

【药物间相互作用】 泮托拉唑的活性成分在肝脏内通过细胞色素 P450 酶系代谢，因此凡通过该酶系代谢的其他药物均不能除外与之有相互作用的可能性。然而对许多这类药物进行专门检测，如卡马西平、咖啡因、安定、双氯芬酸、地高辛、乙醇、格列本脲、美托洛尔、萘普生、硝苯地平、苯丙香豆素、苯妥英钠、吡罗昔康、茶碱、华法林和口服避孕药等，却未观察到泮托拉唑与之有明显临床意义的相互作用。泮托拉唑与同时使用的抗酸药也没有相互作用。对泮托拉唑与同时服用的抗菌药物（如克拉霉素、甲硝唑、阿莫西林）进行人体动力学研究，未发现有临床意义的相互作用。

相关内容请扫描本书二维码进行阅读。

表 29-3 其他常用质子泵抑制剂比较

药物	上市时间	主要特点		
		体内过程	药理作用	抑制肝药酶作用
雷贝拉唑（rabeprazole）	1998 年	在肝内主要为非酶途径代谢，个体差异小，药物间相互作用少，服用安全	是个部分可逆的质子泵抑制剂，作用起效快、强而持久，疗效稳定	
埃索美拉唑（esomeprazole）	2000 年	奥美拉唑的左旋异构体，生物利用度高，半衰期长	药效强而持久，尤其适合特殊人群，如老年人，肾功能不全和轻、中度肝功能不全患者。余同奥美拉唑	同奥美拉唑

第二节 胃黏膜保护药物

人体的胃黏膜具有自我防御与修复机制，即黏膜的细胞屏障与黏液-碳酸氢盐屏障。这两种屏障对体内外各种有害因素损伤的胃黏膜具有非常重要的保护作用。如果任何一种屏障功能降低都可导致溃疡或其他疾病的发生。胃肠道疾病的发生是机体胃肠黏膜的自身防御能力与损伤胃肠黏膜的侵袭力之间的平衡失调所致。在机体自我防御功能正常时，损伤胃肠黏膜的侵袭力过强，如胃酸分泌过多、胃蛋白酶活性过强、各种细菌包括幽门螺杆菌或寄生虫的侵袭等，同样会导致溃疡和其他疾病的发生，因此降低各种有害因素对胃肠黏膜的侵袭力也是保护胃肠黏膜的一个重要方面。

根据药物的作用及其机制不同，胃黏膜保护药物可分为增强屏障功能的胃黏膜保护剂（gastric mucosal protective drug）和降低有害侵袭力、杀灭或抑制幽门螺杆菌的药物。前者即是临床常用的胃黏膜保护剂，后者包括抗菌药物和非抗菌药物。抗菌药物，如甲硝唑（metronidazole）、呋喃唑酮（furazolidone）、四环素（tetracycline）、氨苄西林（ampicillin）、阿莫西林（amoxicillin）、克拉霉素（clarithromycin）等，它们除能抑制或杀灭幽门螺杆菌，降低胃肠黏膜的有害侵袭力外，还有其他的抗菌作用，其抗菌作用及作用机制将在本书后续章节中详细介绍。本节中主要介绍非抗菌药物杀灭或抑制幽门螺杆菌的药物及其联合用药方案。

胃黏膜保护剂包括前列腺素衍生物（prostanoid derivants）、铋剂（bismuth preparation）、硫糖铝（sucralfate）、替普瑞酮（teprenone）等，它们对胃黏膜产生保护作用的机制有：①促进黏液和碳酸氢盐的分泌，加强胃的黏液-碳酸氢盐屏障。②促进内源性 PGs 合成与释放或直接产生拟内源性 PGs，促进黏液-碳酸氢盐的分泌，增加黏膜血流量，抑制胃酸与胃蛋白酶的分泌。③在胃内形成冻胶样物质，覆盖于黏膜及溃疡面，阻止胃酸、胃蛋白酶及反流入胃的胆汁等对黏膜的损伤。④促进黏膜上皮细胞的再生与修复，促进溃疡愈合。⑤吸附或结合胃蛋白酶、胆酸等，并抑制其活性，降低其对胃黏膜的损害作用。这些药物在临床上常用于治疗胃及十二指肠溃疡，急、慢性胃炎（包括伴消化道出血的患者）及反流性食管炎等。

一、胃黏膜保护剂

枸橼酸铋钾

枸橼酸铋钾（bismuth postassium citrate），又名胶体次枸橼酸铋，为胃黏膜保护剂，在胃酸条件下形成弥散性的保护层覆盖于溃疡面上，阻止胃酸、酶及食物对胃黏膜的侵袭，促进溃疡黏膜再生和溃疡愈合。本品还具有降低胃蛋白酶的活性、增加黏蛋白分泌、促进黏膜释放 PGE_2 等作用，从而保护胃黏膜。另外，本品对幽门螺杆菌有杀灭作用，因而可促进胃炎愈合。

【体内过程】 口服枸橼酸铋钾在胃内可迅速崩解，并在胃酸作用下水溶性胶体铋与溃疡面或炎症部位的蛋白质形成不溶性的含铋胶体沉淀，很难被消化道吸收，仅有痕量铋可被吸收。吸收入体内的铋约 4 周后达稳态浓度。枸橼酸铋钾的血药浓度与给药剂量有关，动物实验证明，以常规剂量给药，血铋稳态浓度在 5～14μg/L 之间。痕量铋被吸收后主要分布在肝、肾及其他组织中，以肾脏分布较多，且主要经肾脏排泄，清除率约为 50ml/min。血铋和尿铋的 $t_{1/2}$ 为 20～30 天。枸橼酸铋钾未被吸收的部分通过粪便排出体外。

【药理作用】 该药既不中和胃酸，也不抑制胃酸分泌，其药理作用如下。

1. 保护胃黏膜 在胃液 pH 条件下，水溶性胶体铋可在溃疡糜烂面上或溃疡基底肉芽组织上形成一种坚固的氧化铋胶体沉淀，形成保护性薄膜，抵制胃酸、胃蛋白酶及食物对溃疡黏膜的侵蚀。体外试验证明，枸橼酸铋钾在酸性条件下能与蛋白质及氨基酸发生络合作用而凝结，而溃疡部位的氨基酸残基较正常黏膜丰富得多，因此枸橼酸铋钾更易沉积在溃疡黏膜上，还可改善胃黏膜血流，促进溃疡的修复和愈合。

2. 根除幽门螺杆菌 能根除幽门螺杆菌，延缓幽门螺杆菌对抗菌药产生耐药性。枸橼酸铋钾与阿莫西林或甲硝唑或奥美拉唑合用时，可提高对幽门螺杆菌的根除率，防止溃疡复发。

3. 抗胃蛋白酶作用 能与胃蛋白酶络合而使其失活，减轻胃蛋白酶对溃疡黏膜的侵蚀与损伤作用。

4. 促进内源性 PGs 释放和胃黏液分泌 能提高胃及十二指肠黏膜中 PGE_2 浓度，并使涎腺分泌的上皮生长因子富集于溃疡部位并保护其不受胃酸灭活，从而起到保护胃黏膜及促进溃疡组织修复和愈合的作用。还可促进碳酸氢盐和黏液分泌，防止 H^+逆弥散和黏液糖蛋白被分解，增加胃黏膜屏障的保护能力。

【临床应用】 治疗胃及十二指肠溃疡。治疗复合溃疡、多发溃疡、吻合口溃疡和糜烂性胃炎等。本品与抗生素合用，可根除幽门螺杆菌。用于幽门螺杆菌相关的胃、十二指肠溃疡，慢性胃炎，胃黏膜相关淋巴组织的淋巴瘤，早期胃癌术后，胃食管反流病及功能性消化不良等。也可与抑制胃酸分泌的药（质子泵抑制剂和 H_2 受体阻断药）组成四联方案，作为根除幽门螺杆菌失败的补救治疗。

【不良反应】

1. 神经系统反应 少数患者可有轻微头痛、头晕、失眠及乏力等，但可耐受，停药后即可自行消失。重金属铋具有神经毒性，大量吸收入血后可引起急性中毒。当血铋浓度大于 100μg/L 时，可导致铋性脑病，主要表现为精神紊乱、运动失调等，严重者可致死亡，故用药期间应定期监测血铋浓度，以防发生中毒。

2. 消化系统反应 服用枸橼酸铋钾期间，口中可能带有氨味，可见舌、粪便被染成黑色，少数患者服用时可出现恶心、呕吐、食欲减退、腹泻、便秘等消化道症状，以上表现停药后均可消失。

3. 肾毒性 枸橼酸铋钾长期大剂量服用可引起肾毒性，导致可逆性肾衰竭。

4. 骨骼的不良反应 常发生在不同的部位，与骨内铋的浓度过高有关。较常见的是与铋性脑病相关的骨关节病，常以单侧或双侧肩部疼痛为先兆症状。

5. 过敏反应 个别患者可出现皮疹。

【禁忌证】 严重肾功能不全、肾病患者及孕妇禁用。

【药物相互作用】

1. 本品与四环素合用可影响四环素的吸收。

2. 抗酸药、碱性药物等可干扰本品的作用，不能同时服用。

【注意事项】

1. 服药前后半小时必须禁食。

2. 急性胃黏膜病变时最好不用。肝肾功能不全者应适当减量或慎用。儿童、哺乳期妇女遵医嘱。

3. 长期大量服用铋剂类药物，可造成重金属铋的蓄积，引起机体铋中毒。如果铋大量沉积于脑和肾，会导致记忆力变差、尿毒症等。更重要的是铋对脑和肾的损害是隐匿性进展的。因此，长期服用铋剂类药物的患者，如出现排尿异常、记忆力和判断力减退，应尽早到医院检查。若发生铋性脑病必须立即停药。

4. 本品不宜长期大量服用。服用本品期间不得服用其他铋剂。牛奶、饮料等可干扰本品的作用，不能同时服用。

相关内容请扫描本书二维码进行阅读。

胶体果胶铋

胶体果胶铋（colloidal bismuth pectin），又名碱式果胶酸铋钾，是一种新型胶态铋制剂，为生物大分子果胶酸（D-多聚半乳糖醛酸）与金属铋离子（Bi^+）及 K^+形成的盐。

【体内过程】 胶体果胶铋分子量大，胶体稳定，难以被人体吸收。口服后在肠道内吸收甚微，血药浓度极低，绝大部分随粪便排出体外。痕量铋吸收后主要分布于肝、肾等组织中，以肾脏居多，主要通过肾脏排泄。

【药理作用】

1. 胃黏膜保护作用 果胶酸与 Bi^+形成铋盐化合物，在酸性介质中具有较强的胶体特性，可在胃黏膜上形成一层牢固的保护膜，增强胃黏膜的屏障保护作用。胃镜下观察，果胶铋凝胶更趋向于沉积在有溃疡和出血的黏膜表面，具有极好的选择性和黏附性，且对消化道出血有止血作用。本品能刺激胃黏膜上皮细胞分泌黏液，增加对黏膜的保护作用，对消化性溃疡和慢性胃炎有较好的治疗作用。

2. 根除幽门螺杆菌 胶体果胶铋具有根除幽门螺杆菌的作用，有利于提高消化性溃疡的愈合率和降低复发率。

【临床应用】 用于治疗胃及十二指肠溃疡、慢性浅表性胃炎、慢性萎缩性胃炎、消化道出血等。与抗生素合用可根除幽门螺杆菌，预防溃疡复发。

【不良反应】 偶尔可出现恶心、便秘等消化道症状。胶体果胶铋不良反应较少，不影响肝、肾及神经系统，服药后血、尿、粪常规检查亦无改变，但服药期间本品可使大便呈黑褐色，但无其他不适。停药后 1～2 天内粪便色泽转为正常。本品无同类药物容易引起的不良反应。

【禁忌证】 对本品过敏者、孕妇、肾功能不全者禁用。

【注意事项】

1. 本品连续使用一个疗程后，若症状未缓解或消失，请咨询医师或药师。

2. 本品不宜长期大量服用。

3. 本品不得与牛奶同服。

【药物相互作用】 服用本品期间不得服用其他铋制剂。

相关内容请扫描本书二维码进行阅读。

二、胃黏膜保护的其他药物

1.米索前列醇（misoprostol） 前列腺素及其衍生物是近 20 年来发现并日益引起人们重视的一类抗消化性溃疡药。胃黏膜能合成 PGE_2、PGI_2，它们能防止有害因子引起的胃黏膜出血、糜烂与坏死，发挥细胞或黏膜保护作用。米索前列醇是最早进入临床的合成前列腺素的衍生物，是 PGE_1 的同系物，其抑制胃酸分泌和保护胃黏膜的作用均是通过与胃壁细胞基底侧的 PGE_2 受体（prostaglandin E_2 receptor）结合产生的。当药物与该受体结合后，一方面可以抑制壁细胞内的腺苷酸环化酶，使细胞内 cAMP 生成减少，从而抑制胃酸和胃蛋白酶的分泌。除了能抑制基础胃酸分泌外，该药还能抑制由组胺、胃泌素、食物刺激等介导的胃酸分泌。另一方面还可促进黏液及碳酸氢盐的分泌，增强黏膜的黏液-碳酸氢盐屏障功能，提高胃黏膜对损伤因子的抵抗力。此外，本药还能增加胃黏膜的血流量，促进胃黏膜受损上皮细胞的修复和增殖，从而促进溃疡愈合。临床主要应用于胃、十二指肠溃疡及急性胃炎引起的消化道出血。治疗十二指肠溃疡 4 周和 8 周的愈合率分别为 61%和 71%。尤其对非甾体抗炎药引起的胃肠黏膜损伤、溃疡、慢性胃出血疗效更好。其主要不良反应为稀便或腹泻。因本品能引起子宫收缩，故孕妇禁用。

2.硫糖铝（sucralfate） 是蔗糖硫酸酯的碱式铝盐。在 $pH<4$ 时，可聚合成胶冻，牢固地黏附于上皮细胞和溃疡基底，抵御胃酸和消化酶的侵蚀；能吸附胃蛋白酶和胆酸，减少胃酸和胆汁酸对胃黏膜的损伤；能促进 PGE_2 合成，促进胃黏液和碳酸氢盐分泌，增强黏液-碳酸氢盐屏障作用，从而发挥细胞保护效应；能抑制幽门螺杆菌的繁殖，增强抗菌药物的作用，对消化性溃疡、慢性糜烂性胃炎、反流性食管炎有较好疗效。硫糖铝在酸性环境中才发挥作用，所以不能与抗酸药、抑酸药同用。不良反应少而轻，主要为长期用药可致便秘，偶致恶心、胃部不适、腹泻、皮疹、瘙痒及头晕等。

其他常用胃黏膜保护剂的比较，如表 29-4 所示。

表 29-4　其他常用胃黏膜保护剂比较

药物	药理作用及主要特点
恩前列醇（enprostil）	①为 PGE_2 的同系物，其药理作用、用途及不良反应同米索前列醇，但作用比米索前列醇更强、更持久 ②能明显抑制胃泌素释放，可缓解质子泵抑制剂引起的高胃泌素血症
铝碳酸镁（hydrotalcite）	①中和胃酸 ②与胃蛋白酶及胆酸结合，并抑制其活性 ③能促进 PGE 生成 ④不良反应少而轻，主要是胃肠不适，大剂量时可致糊状便 ⑤因本药的胃黏膜屏障作用，可影响多种药物的吸收，降低其生物利用度 ⑥对高镁血症患者应慎用或禁用
替普瑞酮（teprenone）	①促进胃黏膜修复因子的合成 ②增加黏液中的磷脂，提高黏膜防御能力 ③促 PGs 的合成 ④促进黏液分泌，可明显降低溃疡复发率，尤其适用于与 H_2 受体阻断药合用 ⑤不良反应较轻，主要为便秘、腹痛、皮疹、皮肤瘙痒等

三、抗幽门螺杆菌药物

目前，临床上常用的抗幽门螺杆菌药包括抗菌药物和非抗菌药物两大类。

1. 抗菌药物 常用的有甲硝唑、呋喃唑酮、四环素、氨苄西林、阿莫西林、克拉霉素等，这些药物除能抑制或杀灭幽门螺杆菌外，还有其他抗菌作用，其抗菌作用及机制将在后面的章节中介绍。本类抗菌药物的抗幽门螺杆菌作用较强，是抗幽门螺杆菌联合用药中的主要成员。

2. 非抗菌药物 此类药物有质子泵抑制剂和铋制剂。这些药物抗幽门螺杆菌的作用虽然比抗菌药物弱，但由于其抗幽门螺杆菌的作用机制与抗菌药物不同，两者合用常能产生协同增强的作用，从而提高幽门螺杆菌的根除率，预防溃疡复发。故在抗幽门螺杆菌联合用药方案中仍是最常用的药物。

（1）质子泵抑制剂：其抗幽门螺杆菌的作用机制至少涉及两个方面：①抑制幽门螺杆菌的 ATP 酶，从而干扰其代谢；②抑制胃酸分泌，提高胃内 pH，为其他抗菌药物发挥作用创造条件（有的抗菌药在酸性环境中会失活）。关于质子泵抑制剂的内容请参考本章第一节。

（2）铋剂：如枸橼酸铋钾、胶体果胶铋。这类药物抗幽门螺杆菌的作用机制尚不清楚，但有人观察到本类药物能杀灭幽门螺杆菌，促进幽门螺杆菌迅速溶解死亡。

3. 抗幽门螺杆菌药物的联合应用 实践表明，无论是抗菌药物还是非抗菌药物中的任何一种药物单用时疗效均不能令人满意，且幽门螺杆菌容易产生耐药性，故难以达到根除幽门螺杆菌、使溃疡愈合后不再复发的效果。通过研究与临床实践，人们发现若将 3～4 个作用机制不同的药物联合应用，一般用 1 个质子泵抑制剂和（或）1 个铋剂再加 2 个抗菌药物，常能产生根除幽门螺杆菌、减少复发或不复发的临床效果，疗效令人满意。

临床常用的联合用药方案有三联疗法和四联疗法方案两种。

三联疗法方案包括：①质子泵抑制剂+阿莫西林+甲硝唑或呋喃唑酮。②质子泵抑制剂+克拉霉素+阿莫西林或甲硝唑或呋喃唑酮。③铋剂+四环素或阿莫西林+甲硝唑。④铋剂+克拉霉素+甲硝唑或呋喃唑酮。

四联疗法方案常用于三联疗法失败后，作为补救方案实施，也有直接采用四联疗法治疗的。鉴于幽门螺杆菌对常用抗菌药物已产生耐药性，目前临床上四联疗法应用得更多些。该方案是 1 个质子泵抑制剂+1 个铋剂+2 个抗菌药物，具体为奥美拉唑+甲硝唑或替硝唑+枸橼酸铋钾+四环素或阿莫西林，连续给药 14 天为一个疗程。

第三节 助 消 化 药

助消化药（digestant）是能促进食物化学消化、增强食欲的药物。多为消化液中的成分或促进消化液分泌的药物。

1. 胃蛋白酶（pepsin） 是一种消化性蛋白酶，由胃部中的胃黏膜主细胞（gastric chief cell）所分泌，其功能是将食物中的蛋白质分解为小的肽片段。主细胞分泌的是胃蛋白酶原，胃蛋白酶原经胃酸或具有活性的胃蛋白酶刺激后形成更多胃蛋白酶。药物的胃蛋白酶来自动物胃黏膜，能促进蛋白质的分解，辅助治疗胃酸分泌不足、消化酶分泌不足引起的消化不良和其他胃肠道疾病。在酸性环境中作用增强，遇碱可被破坏；常与稀盐酸组成胃蛋白酶合剂供临床使用，但消化性溃疡的患者禁用。该药也不能与抗酸药或硫糖铝合用。

2. 胰酶（pancreatic enzyme） 是自猪胰腺中提取的多种酶的混合物，主要是胰蛋白酶、胰淀粉酶、胰脂肪酶的混合物。在中性或弱碱性条件下活性较强，胰蛋白酶能使蛋白质转化为蛋白胨，胰淀粉酶能使淀粉转化为糖类，胰脂肪酶则能使脂肪分解为甘油及脂肪酸，从而促进消化、增进食欲。主要适用于消化不良，食欲不振及肝、胰腺疾病引起的消化障碍，同时也适用于先天性胰腺功能不全、腹部手术和外伤胰腺切除术后导致的胰功能不全，或未经手术切除的、后天引起的胰腺功能不全及酒精中毒引起的慢性胰腺炎等。相关内容请扫描本书二维码进行阅读。

3. 乳酶生（biofermin） 又称表飞鸣，是临床上最常用的一种助消化药。本品为干燥乳酸杆菌活菌制剂，能分解糖类、产生乳酸，使肠腔内酸度增高，从而抑制肠内病原菌的繁殖，减少肠内容物发酵和产气，有促进消化和止泻作用。主要用于治疗肠内异常发酵引起的消化不良、腹胀以及儿童饮食失调引起的腹泻、绿便等，也可用于治疗长期使用广谱抗菌药物所致的二重感染。应注意的是，乳酶生不宜空腹服用，以防被胃酸杀灭而失活，最好是餐后吞服，不要嚼碎或以开水溶化。本品宜放在冷暗处贮存，以免降低效力。用药前要查看有效期，如果超过有效期则不宜再用。相关内容请扫描本书二维码进行阅读。

4. 乳酸菌素（lacidophilin） 是在乳酸菌代谢过程中产生并分泌到胞外环境中的一类对革兰氏阳性菌（尤其是亲缘性较近的细菌）具有抑制作用的杀菌蛋白或多肽，大多对热稳定，能够通过在细胞膜上形成孔道或抑制细胞壁合成来达到溶菌目的。乳酸菌素的药理作用包括：①抑菌作用，乳酸菌素对致病的一些革兰氏阳性菌及阴性菌，如大肠埃希菌、金黄色葡萄球菌、铜绿假单胞菌、单核细胞增生李斯特菌、福氏志贺菌均有不同程度的抑制作用，故可治疗肠炎、胃炎。②改善肠道环境，乳酸菌素是多肽物质，在消化道可很快被蛋白酶吸收，不会影响肠道内的正常菌体存活，能选择性杀死肠道致病菌，保护和促进有益菌的生长，调节胃肠道菌群平衡，调节肠黏膜水电解质平衡，改善肠道微环境。③提高免疫力，微生态制剂的乳酸菌素可调节免疫，增强机体的特异性与非特异性免疫，激活吞噬细胞酶的活性，选择性杀死肠道致病菌，促进有益菌的生长，刺激肠道产生抗体，增强机体的体液免疫和细胞免疫，提高肠道免疫力。④乳酸菌素还可促进胃液分泌，增强胃肠蠕动，促进食物消化。临床用于治疗消化不良、肠炎和小儿腹泻等。相关内容请扫描本书二维码进行阅读。

5. 干酵母（dried yeast） 富含 B 族维生素、氨基酸和微量元素铬，是一种营养补充剂。维生素 B_1 可以增强人的食欲，促进消化液的分泌。充足的维生素 B_2 和 B_6，可增强人体免疫功能，对呕吐现象有明显的改善作用，还可防止出现口角炎、舌炎等皮肤疾病。故干酵母除可用于治疗消化不良、食欲不振外，还可用于治疗 B 族维生素缺乏性疾病。因含对氨基苯甲酸及酪胺，故可降低磺胺类药物的作用，不宜与磺胺类药物合用；也不宜与单胺氧化酶抑制剂合用，以防引起血压升高；本品也不宜与抗酸药合用。过量服用本品可致腹泻。妊娠期及哺乳期妇女应在医生指导下应用。相关内容请扫描本书二维码进行阅读。

第四节 解痉药与促胃肠动力药

由各种原因引起的胃肠道平滑肌强烈收缩乃至痉挛或者是收缩无力乃至麻痹，是临床上患者出现恶心、呕吐、食欲不振、厌食、腹胀、腹痛、腹泻、便秘等消化系统症状和体征的重要原因。这些症状和体征在一定程度上是机体自我防御机制产生的作用，是机体的自我保护措施。但如果过于强烈和持久，则是疾病严重的病理变化过程及表现，往往会引发严重后果甚至危及生命，因此要及时治疗和解救。

无论是机体的自我保护还是疾病的病理过程，患者出现的消化系统症状和体征常涉及机体内多个部位、多条神经通路及多种递质、内源性细胞因子、自体活性物质及其受体。所以治疗药物也因其作用及其机制不同而分为多种类型。根据药物是抑制胃肠道平滑肌收缩还是促进其收缩，可将药物分为解痉药（antispasmodic）和促胃肠动力药（gastrointestinal prokinetic agent）两大类。解痉药可产生止吐作用，根据药物产生解痉和止吐作用的机制不同又可分为四种，包括中枢多巴胺受体阻断药、外周 H_1 受体阻断药、M 受体阻断药和 5-HT_3 受体阻断药。促胃肠动力药根据药物作用机制不同也可分为四种，包括外周 M 受体激动药、外周胆碱酯酶抑制药、外周多巴胺受体阻断药和 5-HT_4 受体激动药。

一、解痉药和止吐药

（一）M 受体阻断药

颠　茄

颠茄（belladonna），属无限生长型多年生草本植物，或因栽培为一年生。颠茄植株味微苦、辛，以全草入药，误食有毒，有效成分为生物碱，该生物碱的主要成分是莨菪碱（hyoscyamine），并含有少量东莨菪碱（scopolamine）。莨菪碱在贮藏、加工、提制过程中逐渐转化为消旋生物碱阿托品（atropine），还含有其他微量生物碱。叶可做解痉及镇痛药；根可治盗汗，并有散瞳的效能。国内对颠茄提取物系列产品有稠膏、流浸膏、酊和复方颠茄片等。临床常用颠茄片，为胃肠解痉药类非处方药品。

【药理作用】 本品具有阻断 M 型乙酰胆碱受体作用，因而产生下列药理效应。

1. 腺体分泌 抑制汗腺及唾液腺的分泌，引起皮肤干燥及口干，也可减少呼吸道黏膜的分泌，常用于麻醉前给药。较大剂量能降低胃液分泌。

2. 平滑肌 对胃肠道正常运动影响不大，但对处于过度运动及痉挛状态的平滑肌则具有显著的解痉作用，对胃肠道、胆道、输尿管、支气管平滑肌痉挛都具有解痉作用。

3. 眼 使瞳孔括约肌和睫状肌舒张，产生扩瞳、升高眼内压和调节麻痹作用。

4. 心血管系统 小剂量可兴奋迷走神经中枢致短暂的心率减慢，稍大剂量则可取消迷走神经对心脏的控制而使心率加快，大剂量可直接扩张小血管及毛细血管平滑肌，改善微循环，用于治疗休克。

5. 中枢神经系统 小剂量轻微兴奋呼吸中枢，随着剂量增大到中毒量时可呈现明显的中枢兴奋、不安、激动、幻觉及谵妄等，更大剂量则由兴奋转入抑制，终致延髓麻痹而死亡。本品可抑制前庭神经元兴奋，因而具有止吐作用。

【临床应用】 常用于治疗消化性溃疡、胃肠道绞痛、胆绞痛及肾绞痛等，可解除贲门及幽门部痉挛，弛缓胃肠道平滑肌，制止因泻药引起的腹绞痛等症状，还可治疗严重盗汗、流涎、支气管分泌过多、胃酸过多等症状。

【不良反应】 临床较常见的有口干、便秘、出汗减少、口鼻咽喉及皮肤干燥、视力模糊、老年人排尿困难，还可出现眼睛痛、眼压升高、过敏性皮疹及疱疹等症状和体征。

【禁忌证】 高热、心动过速、胃肠道阻塞性疾病、前列腺肥大、青光眼和哺乳期妇女禁用。

【注意事项】 ①幼儿及儿童对颠茄的阿托品样毒性反应极为敏感，应慎用。②老年病患者应慎用。③本药与多种药物有相互作用，若合用可加重颠茄的不良反应。④本药与抗酸药、吸附性止泻药同用时，两药间隔时间应在 1h 以上。

相关内容请扫描本书二维码进行阅读。

阿 托 品

阿托品（atropine）自茄科植物颠茄与曼陀罗等提取而得，是莨菪碱的消旋品，现多为人工合成品。

【药理作用】 阿托品是可逆性、竞争性、选择性的 M 型乙酰胆碱受体阻断药，但对 M 受体的亚型没有选择性。小剂量主要阻断 M 受体，很大剂量（接近最小中毒量）时还可阻断 N_1 受体，但对 N_2 受体没有作用。因体内 M 受体分布广泛，故阿托品作用也较为广泛。

1. 平滑肌 阿托品具有松弛内脏平滑肌的作用，这种作用与平滑肌的功能状态有关。对处于过度兴奋或痉挛的内脏平滑肌有显著的松弛作用。对胃肠道平滑肌，阿托品可抑制其强烈的蠕动或痉挛，从而缓解或消除因平滑肌痉挛所致的胃肠绞痛。对膀胱逼尿肌、胆管、输尿管和支气管的痉挛，仅有较弱的松弛作用。胃肠道括约肌对阿托品类药物的反应，主要取决于当时的功能状态。当胃幽门括约肌痉挛时，阿托品有时能松弛之，但作用不显著也不恒定。阿托品对子宫平滑肌的影响较小。

2. 腺体分泌 阿托品可抑制腺体分泌，唾液腺与汗腺对阿托品最为敏感，一般治疗剂量时就可呈现抑制作用，引起口干和皮肤干燥的不良反应。泪腺和呼吸道的分泌也明显减少，较大剂量可减少胃液的分泌，但对胃酸的分泌影响较小，对胰腺的分泌作用影响甚少。

3. 眼 眼内平滑肌如瞳孔括约肌和睫状肌上存在有 M 受体，受胆碱能神经支配，当胆碱能神经兴奋时，眼内平滑肌收缩，产生扩瞳、升高眼内压和调节麻痹的作用，这些作用在眼科具有重要的临床意义。

4. 心血管系统　较大剂量阿托品可解除迷走神经对心脏的抑制而使心率加快。阿托品治疗量时对血管和血压无显著影响，大剂量时具有解除小血管痉挛及改善微循环的作用。此作用在临床上常用于治疗各种类型的休克。

5. 中枢神经系统　一般剂量对中枢神经系统无显著作用，仅对迷走神经中枢有轻度兴奋作用，大剂量可兴奋呼吸中枢，接近中毒剂量时可兴奋大脑，引起烦躁不安、幻觉、定向障碍、谵妄等症状，中毒严重时可由兴奋转入抑制，以致昏迷，中毒死亡常由呼吸麻痹所致。

【临床应用】　阿托品在临床上有广泛的应用。

1. 解除内脏平滑肌的痉挛，阿托品是临床上有效且常用的解痉剂。各种脏器的平滑肌痉挛，往往伴有疼痛，即绞痛。应用解痉药治疗后，平滑肌痉挛解除，绞痛随之缓解或消失。阿托品适用于治疗胃肠道痉挛引起的胃痛、肠绞痛、肾绞痛和膀胱刺激症状。疗效较好。但对胆绞痛和肾绞痛疗效差，与吗啡类镇痛药合用疗效佳。

2. 治疗严重盗汗及流涎，也可用于麻醉前给药，减少呼吸道及唾液分泌，减少术后并发症。

3. 眼科用药，阿托品可用于眼科中的扩瞳查眼底、验光配镜，它与缩瞳药交替使用时可用于治疗虹膜睫状体炎，以防止发生粘连。

4. 治疗迷走神经功能亢进所致缓慢型心律失常，阿托品常作为首选药物。阿托品还常用于治疗各种类型的休克，特别是抢救感染性休克，疗效较好。

5. 解救有机磷酸酯类毒物中毒，阿托品是重要的抢救药物之一，还可用于治疗帕金森病和晕动病。

【不良反应】　阿托品作用范围广，不良反应较多，常见有口干、视力障碍、心动过速、皮肤潮红等，极少数过敏者可发生皮疹反应。阿托品过量可导致中毒，严重者可因呼吸麻痹而死亡。阿托品中毒可用拟胆碱药解救及对症处理。

【禁忌证】　前列腺肥大、幽门梗阻和青光眼患者禁用。

【注意事项】　①婴幼儿对本品敏感性高，特别是高热、痉挛性麻痹与脑损伤的小儿用药时应慎重，必须密切观察。②心动过速者、高热患者、老人、妊娠期及哺乳期妇女均应慎用或不用。③本药与多种药物有相互作用，如金刚烷胺、美克洛嗪、吩噻嗪类抗精神病药、普鲁卡因胺和三环类抗抑郁药等，若合用可加重药物的不良反应。④本药不宜与抗酸药、吸附性止泻药同时应用。

相关内容请扫描本书二维码进行阅读。

山莨菪碱

山莨菪碱（anisodamine）是从茄科植物山莨菪（*Scopolia tangutica*）中提取的一种生物碱，又称654-2。与阿托品等莨菪烷类药物同属于M受体阻断药，其化学结构与阿托品相似。我国于1965年率先应用于临床。

【药理作用】　山莨菪碱的药理作用与阿托品相似，但其作用强度弱于阿托品，不良反应也较少。山莨菪碱能对抗M引起的平滑肌痉挛，可使平滑肌明显松弛。还能对抗ACh引起的血压下降，上述这些作用的强度类似或稍弱于阿托品。同时本药还有解除小血管痉挛，改善微循环的作用。但其抑制唾液分泌、散瞳、中枢兴奋作用的强度仅为阿托品的1/20～1/10。

与阿托品比较，山莨菪碱具有毒性低，对平滑肌选择性较高而不良反应较少的优点。

【临床应用】　自20世纪60年代初开始，山莨菪碱在临床大量用于治疗因平滑肌痉挛、胃溃疡、十二指肠溃疡和胆道痉挛导致的疼痛、感染、中毒性休克等疾病。

【不良反应】　本品毒性小，一般不良反应有口干、面红、轻度扩瞳、视近物模糊等，个别患者有心率加快及排尿困难等，多在1～3h内消失。对肝、肾等实质性脏器损害小。长期使用产生蓄积中毒的情况较少。

【禁忌证】　青光眼、幽门梗阻、肠梗阻、前列腺肥大、颅内压增高、脑出血者禁用。

【注意事项】　严重心力衰竭、心动过速、高热、反流性食管炎、老年人、儿童、妊娠期及哺乳期妇女慎用。本药不宜与抗酸药、吸附性止泻药同时使用。本药与多种药物有相互作用，若合用可加重不良反应。

相关内容请扫描本书二维码进行阅读。

东莨菪碱

东莨菪碱（scopolamine）是茄科植物曼陀罗中主要含有的生物碱，为叔胺抗毒蕈碱药。

【药理作用】 东莨菪碱在外周组织中阻断M受体的作用与阿托品类似，仅在作用强度上有所不同。

1. 松弛内脏平滑肌 东莨菪碱松弛胃肠道和支气管平滑肌的作用类似于阿托品，但不及阿托品作用强而持久。松弛瞳孔括约肌和睫状肌的作用，则比阿托品强1倍，但持续时间短。

2. 抑制腺体分泌 东莨菪碱对唾液腺、支气管腺、汗腺分泌的抑制作用比阿托品强得多，故常代替阿托品用于麻醉前给药。

3. 呼吸兴奋作用 东莨菪碱对正常人的呼吸兴奋作用较强，可增加呼吸频率及通气量，能对抗吗啡引起的呼吸抑制，但当呼吸严重抑制时，将东莨菪碱作为呼吸兴奋剂使用时则作用不可靠。

4. 中枢抑制作用 与阿托品兴奋大脑相反，东莨菪碱对中枢神经系统产生显著的镇静作用。治疗剂量时即引起困倦、欣快、遗忘、疲劳以至进入睡眠状态，若加大剂量可产生麻醉作用。本品较易透过血-脑屏障进入中枢，通过阻断中枢及外周M受体，可降低迷路感受器的敏感性并抑制前庭-小脑神经通路的传导，也能抑制胃肠蠕动，减轻逆蠕动，从而产生防晕、止吐作用。

【临床应用】

1. 麻醉前给药 因东莨菪碱抑制腺体分泌作用更强，在对中枢有显著镇静作用的同时还有兴奋呼吸的作用，故本品用于麻醉前给药比阿托品疗效更佳。

2. 防治晕动病 对晕车、晕船、晕飞机所致头晕、恶心、呕吐等症状，东莨菪碱是有效的防治药物之一，其抗眩晕作用比阿托品强。本品对妊娠呕吐及放射病呕吐也有防治效果。若与苯海拉明合用，防晕疗效更好。

3. 解除平滑肌痉挛 东莨菪碱也可用于治疗内脏绞痛，还可改善微循环用于治疗休克。

4. 全身麻醉 东莨菪碱是中药麻醉复方中的主要成分，可用于全身麻醉给药。

5. 治疗帕金森病 东莨菪碱治疗震颤麻痹的作用比阿托品强。

【不良反应】 长期用药或者用量较大时，可见心动过速、口干、便秘、眩晕、坐立不安、震颤、疲乏、运动困难、排尿困难和尿潴留、睫状体麻痹等不良反应，还可导致急性闭角型青光眼。临床中毒者可用拟胆碱药解救及对症处理。

【禁忌证】 青光眼、前列腺肥大、重症肌无力、严重心脏病、器质性幽门狭窄、胃肠道梗阻性疾病禁用。

【注意事项】 ①本药不宜与抗酸药、吸附性止泻药同时使用。不能与抗抑郁、治疗精神病和帕金森病的药物合用。②本药与多种药物有相互作用，若合用可加重不良反应。③用药期间应避免驾驶或从事有危险的活动。

相关内容请扫描本书二维码进行阅读。

此外，具有胃肠道平滑肌解痉作用的药物还有苯海索、溴丙胺太林、奥芬溴铵、贝那替嗪、甲卡拉芬等，也兼具止吐作用。但由于其特异性差、不良反应多，大多用于消化性溃疡的辅助治疗。外周M受体阻断药的不良反应有口干、厌食、恶心、呕吐等表现。详细内容请参考本书第九章。

（二）中枢多巴胺受体阻断药

氯丙嗪（chlorpromazine），又称冬眠灵（wintermine），能阻断中枢与外周的多巴胺受体、5-HT_2受体、α受体、M受体和H_1受体，该药作用广泛，不良反应较多且重，由于小剂量氯丙嗪通过阻断中枢催吐化学感受器的多巴胺D_2受体产生止吐作用，大剂量氯丙嗪则是通过直接抑制呕吐中枢产生强大的止吐作用，这种镇吐作用的特点是对多种化学物质引起的恶心、呕吐及顽固性呃逆效果较好，而对前庭刺激引起的晕动病的呕吐无效。故临床上主要用于治疗其他药物治疗无效的顽固性呃逆，而很少用于治疗呕吐。关于氯丙嗪的详细内容请参考本书第十四章的内容。

（三）外周 H_1 受体阻断药

这类药物有苯海拉明（diphenhydramine）、茶苯海明（dimenhydrinate）、美克洛嗪（meclozine）、异丙嗪（promethazine）等第一代 H_1 受体阻断药，这些药物易进入中枢，通过阻断中枢 H_1 受体而产生镇静作用，阻断中枢 M 受体而产生止吐作用。其特点是对前庭刺激引起的晕动病及内耳眩晕病出现的恶心、呕吐有较好的防治作用。故临床上常用于防治晕动病和内耳眩晕病。外周 H_1 受体阻断药中第一代药物的不良反应包括中枢神经系统抑制作用，如镇静、嗜睡、乏力等，驾驶员和高空作业人员工作时间不宜使用。第二代药物则没有中枢抑制作用。详细内容请见本书第三十八章。

（四）5-HT_3 受体阻断药

这类药物包括昂丹司琼（ondansetron）、格拉司琼（granisetron）、雷莫司琼（ramosetron）、托烷司琼（tropisetron）、阿扎司琼（azasetron）、阿洛司琼（alosetron）等，它们能选择性阻断中枢及迷走神经传入纤维的 5-HT_3 受体，从而有效对抗应用抗肿瘤药和放疗刺激肠嗜铬细胞释放 5-HT 而引起的恶心、呕吐。本类药物对此类呕吐具有强而快的止吐作用。临床上主要用于缓解放疗或化疗引起的恶心、呕吐等症状。此类药物与地塞米松合用可增强止吐效果。5-HT_3 受体阻断药的不良反应有头痛、疲乏、便秘、腹泻等，但一般较轻。有胃肠道梗阻的患者禁用此类药物。术后不宜应用此类药物，以防止掩盖回肠或胃扩张症状。

二、促胃肠动力药

促胃肠动力药是指能促进和协调胃肠运动，增强胃排空和肠内容推进的药物。胃肠运动的主要形式是分节运动和蠕动，它是食物机械性消化的动力。胃肠运动对胃的排空、食物残渣的推进与排泄有重要影响。若胃肠运动紊乱，则可引起呕吐、反流性食管炎、胆汁反流性胃炎等。胃肠运动受交感神经和副交感神经调控，副交感神经的节前纤维从中枢发出后与位于消化道纵行肌与环行肌之间的肌间神经丛构成复杂的神经联系，并通过肌间神经丛发出节后纤维来支配胃肠道平滑肌，从而实现对胃肠道平滑肌活动的调节作用。肌间神经丛由多种神经元构成繁杂的神经联系，因此其释放的神经递质及神经调质种类繁多，其中 ACh、多巴胺、5-HT 等最为重要。现已知阻断肌间神经丛处的 D_2 受体或 5-HT_3 受体或激动 5-HT_4 受体均可促进 ACh 释放，并通过激动胃肠道平滑肌上的 M 受体而产生增强胃肠运动的作用。因此，促胃肠动力药包括外周多巴胺受体阻断药、5-HT_4 受体激动药、外周 M 受体激动药和外周胆碱酯酶抑制药。本节主要介绍前两类药物，而后两类药的内容请参考本书第八章。

（一）外周多巴胺受体阻断药

这类药物有甲氧氯普胺、多潘立酮，其特点是药物通过阻断胃肠肌间神经丛多巴胺 D_2 受体，增强胃肠动力，促进并协调食管至近端小肠的运动，产生止吐、促进胃排空等效应。临床上多用于治疗胃肠功能紊乱引起的恶心、呕吐。

甲氧氯普胺

甲氧氯普胺（metoclopramide），又名胃复安、灭吐灵。为中枢性止吐药和胃肠动力药。

【药理作用】 甲氧氯普胺为外周多巴胺受体（DA_2-R）阻断药，同时还具有 5-HT_4 受体激动效应，大剂量时可阻断 5-HT_3 受体。

1. 止吐作用 甲氧氯普胺可作用于延髓催吐化学感受器中的 D_2 受体而提高催吐化学感受的阈值，具有强大的中枢性止吐作用。此外，本品还可阻断外周胃肠道上的 D_2 受体和 5-HT_3 受体，产生促进食管至小肠近端的胃肠蠕动作用，包括：①促进胃及上部肠段的运动，提高静息状态胃肠道括约肌的张力，增加下食管括约肌的张力和收缩的幅度，使食管下端压力增加，阻滞胃食管反流。②加强胃和食管蠕动，并增强对食管内容物的廓清能力，促进胃排空，促进幽门、十二指肠及上部空肠的松弛，形成胃窦、胃体与上部小肠间的功能协调。这些作用也可增强本品的止吐效果。

2. 催乳作用 本品能阻断下丘脑多巴胺受体，抑制催乳素抑制因子，促进催乳素的分泌，故有一定的催乳作用。

3. 安定作用 本品有较弱的安定作用，较少引起催眠。对中枢其他部位的抑制作用较微弱。

【临床应用】 主要治疗因胃肠功能失调引起的恶心、呕吐、腹胀以及因放射、药物、手术、内耳眩晕、前庭受刺激等引起的呕吐，也可用于反流性食管炎等。

【不良反应】 用药期间可见嗜睡、困倦、锥体外系反应、腹泻、直立性低血压、男性乳房发育、乳头溢液、月经紊乱等不良反应。

【禁忌证】 癫痫患者、胃肠道出血、机械性肠梗阻或穿孔、嗜铬细胞瘤患者，对普鲁卡因或普鲁卡因胺过敏者禁用此药。

【注意事项】 ①本药与西咪替丁合用时，可降低后者的生物利用度，不宜合用。若必须合用，两药的间隔时间应在 1h 以上。②本药与中枢抑制药、扑热息痛、四环素、左旋多巴、乙醇、环孢霉素合用时，可增强这些药的作用，应慎用。③本药与单胺氧化酶抑制剂、吩噻嗪类抗精神病药合用时，可加重其不良反应。④本药与抗胆碱药、麻醉止痛药、阿扑吗啡等合用时，可阻断这些药的作用，不宜合用。⑤醛固酮和血清催乳素的浓度可因应用甲氧氯普胺而升高。

相关内容请扫描本书二维码进行阅读。

多 潘 立 酮

多潘立酮（domperidone），又称吗丁林，是一种合成苯丙咪唑类衍生物，与丙基甲酮苯基的结构具有一定的相似性。于 1978 年首先在比利时上市，目前已在世界各国广泛使用。

【药理作用】 多潘立酮为选择性外周多巴胺受体阻断药。

1. 止吐作用 多潘立酮是一种强力的具有止吐作用的促动力药，止吐作用显著，剂量增大时作用随之增强，具有不良反应少、安全有效、耐受性好等优点。因其不易透过血-脑屏障，对脑内多巴胺受体无阻断作用，故无锥体外系、嗜睡等精神和神经不良反应。止吐作用是通过阻断位于血-脑屏障之外的第四脑室底部的化学感受器触发区的多巴胺受体而产生的。

2. 促进胃肠蠕动作用 多潘立酮不同于其他的促动力药，无胆碱能活性，并且不受阿托品抑制作用的影响，促动力作用与甲氧氯普胺有一定的相似性，但这些作用机制尚不完全清楚。研究表明，多巴胺受体是胃肠道主要的受体亚群，多潘立酮能与多巴胺受体，特别是胃肠道的多巴胺受体有较强的亲和力。多潘立酮通过阻断外周胃肠道上的 D_2 受体，阻断了多巴胺对胃肠道平滑肌的抑制作用，促进食管至小肠近端的胃肠运动，促进胃排空，防止食物反流，同时产生止吐作用。这种作用可能在结肠例外。

【临床应用】 多潘立酮为胃动力药物，其促动力作用仅限于胃，故对胃食管反流病和小肠动力障碍及便秘无效。临床上主要用于慢性胃炎、萎缩性胃炎、胃排空延缓引起的恶心、呕吐、腹痛、腹胀及消化不良，尤其适用于功能性、器质性、饮食性及药物引起的恶心、呕吐。对糖尿病和术后胃轻瘫疗效显著。

【不良反应】 多潘立酮的不良反应为男性乳房发育、阳痿，女性乳头溢液、月经紊乱等，偶见一过性腹痛，但不引起锥体外系反应、嗜睡等。

【禁忌证】 有胃肠道出血、穿孔、机械性肠梗阻的患者禁用本药。

【注意事项】 ①当本药与抗酸药或抑酸药合用时，后者不能在饭前服用，应于饭后服用，故不宜与本药同时服用。②本药与多种药物有相互作用，如酮康唑、红霉素、克林霉素、胺碘酮等，合用后可导致心脏 Q-Tc 间期延长，引发严重的心律失常，故禁止与这些药物合用。③心律失常患者、严重肝肾功能不全者、孕妇应慎用或不用，哺乳期妇女使用本药时应停止哺乳。

相关内容请扫描本书二维码进行阅读。

（二）5-HT_4受体激动药

5-HT_4受体激动药（5-HT_4 receptor agonist）有莫沙必利、西沙必利等，通过激动胃肠肌间神经丛的 5-HT_4受体，促进 ACh 的释放，产生从食管至肛门的全段胃肠促动力作用。其胃肠促动力作用强于外周多巴胺受体阻断药，且因能促进结肠的运动，所以本类药对排便也有促进作用。临床上主要用于胃肠功能低下引起的消化不良、胃潴留、便秘和胃肠功能紊乱引起的反流性食管炎、胆汁反流性胃炎等。5-HT_4受体激动药的不良反应有头晕、胃肠痉挛、心律失常、低血压等，其中心律失常可致死，故阻碍了本类药的广泛应用。心脏病伴有心律失常患者应禁用。

新的促胃肠动力药具有下列特点：①作用于神经元的 5-HT_1、5-HT_3或 5-HT_4受体，西沙比利直接作用于肠肌间神经丛，无多巴胺受体拮抗作用，不抑制乙酰胆碱酯酶活性，也不影响催乳素的血浓度，因此不会出现与抗多巴胺药物有关的泌乳、月经紊乱或锥体外系等不良反应。②是一种全消化道促动力药，作用范围大。③生物利用度提高。④临床应用范围更广泛。

莫沙必利

莫沙必利（mosapride）为苯甲酰胺类衍生物，是第四代新型促胃肠动力药，安全、有效，临床正在广泛使用。

【体内过程】 口服吸收快，T_{max}约为 0.8h。血浆蛋白结合率为 99%，几乎不分布于脑，V_d约为 3.5L/kg。主要经肝代谢后随粪便及尿排出，$t_{1/2}$约为 2h。

【药理作用】 莫沙必利是一个强效、高选择性 5-HT_4受体激动剂，也能拮抗 5-HT_3受体。它是第一个没有多巴胺受体拮抗作用的胃动力药。

莫沙必利通过兴奋胃肠肌间神经丛的 5-HT_4受体，刺激 ACh 释放，增强胃及十二指肠运动，防止食物滞留与反流。莫沙必利的这种作用不影响黏膜下神经丛，因此不改变黏膜的分泌，不影响胃酸分泌。其主要特点是能选择性地作用于上消化道，对小肠和结肠基本无作用。研究表明，尽管莫沙必利的结构是与西沙必利相似的苯甲酰胺类，但未见其引起与西沙必利相似的尖端扭转型室性心动过速，对心率、血压及心电图均无影响，故其因不良反应明显少于西沙必利而受到临床重视，应用范围更广泛。

【临床应用】 临床上主要用于治疗胃轻瘫、功能性消化不良、反流性食管炎、反流性胃炎等疾病。与多潘立酮相比，莫沙必利适用于各种原因所致胃轻瘫，尤其特发性胃轻瘫。

【不良反应】 常见有腹部痉挛、肠鸣、腹泻、腹痛、口干；偶见头晕，恶心，头痛，丙氨酸转氨酶、天冬氨酸转氨酶升高，瘙痒感，皮疹等过敏反应。偶见转氨酶升高、碱性磷酸酶、γ-谷氨酰转移酶升高等不良反应。

【禁忌证】 严重肝功能不全者慎用或禁用。患有胃肠道出血、机械性肠梗阻或穿孔者、妊娠初始 3 个月者或准备妊娠的妇女以及对本品过敏者禁用本药。

【应用注意】

1. 注意抗胆碱药（阿托品、颠茄、东莨菪碱）有降低促胃肠动力药作用的可能，本药与抗胆碱药合用可降低疗效，故不宜合用。必须合用时，应有适宜的间隔时间。

2. 用药前后及用药时应定期做血生化检查、有心血管病史者或合用抗心律失常药者应定期做心电图检查。

3. 本药主要经肝代谢失活，若长期用药应定期检查肝功能。

4. 1 岁以下儿童应慎用，青光眼患者慎用。

5. 莫沙必利在肝内由 CYP3A4 代谢，主要代谢产物为脱-4-氟苄基莫沙必利，后者具有 5-HT_3

受体的阻断作用。与主要被 CYP3A4 代谢的药物如阿普唑仑、阿米替林、阿立哌唑、卡马西平、西酞普兰、氯米帕明、氯氮平、地西泮、艾司唑仑、佐匹克隆、氟西汀、氟哌啶醇、咪达唑仑、喹硫平、利培酮、舍曲林、扎来普隆、齐拉西酮、唑吡坦、丁丙诺非、可卡因、芬太尼、氯胺酮、美沙酮、羟考酮、红霉素、罗红霉素、地红霉素、交沙霉素、克拉霉素、泰利霉素、酮康唑、氟康唑、咪康唑、伊曲康唑、卡马西平等联合应用必须谨慎。

相关内容请扫描本书二维码进行阅读。

西沙必利（cisapride）是苯甲酰胺类衍生物。口服吸收快，生物利用度约 50%，血浆蛋白结合率 98%，主要经肝代谢后随粪便和尿排出，$t_{1/2}$ 为 7～10h。本品既可激动 5-HT_4 受体，又可拮抗 5-HT_3 受体，因而其促胃肠运动作用较强，可增强并协调从食管至肛门的全段胃肠运动。但因其可致 Q-T 间期延长和尖端扭转型室性心动过速，美国 FDA 已于 2000 年 7 月将其撤出美国市场。

与其他促胃肠动力药相比，西沙必利不仅促进胃的动力和十二指肠协调，而且刺激小肠和大肠的蠕动。本品不易透过血-脑屏障，有着比多巴胺受体阻断药更小的不良反应，同时不影响调节正常胃排空的生理反馈机制，其不良反应有腹泻、腹鸣等。

临床上治疗胃食管反流病，首选西沙必利。该药改善食管和胃的动力障碍，促进胃排空，若与胃黏膜保护剂（如米索前列醇、恩前列醇）和抗酸药（如碳酸氢钠、复方碳酸钙、氢氧化铝凝胶、三硅酸镁等可减轻反流物对食管及胃黏膜的刺激）三者联用疗效更佳。但应禁用降低食管括约肌张力的食物及药物，如硝苯地平、硝酸甘油及一切抗胆碱药物（如阿托品、东莨菪碱、山莨菪碱等），以免增加胃向食管的反流。

第五节　泻药与止泻药

便秘与腹泻均是临床常见症状，可由多种原因引起，如不良的饮食习惯、排便习惯及胃肠道病变导致肠蠕动减弱或增强、机械性肠梗阻或功能失调等。长期便秘使肠内有毒物质不能及时排出，一方面毒物不断刺激肠黏膜，引发结肠或直肠的炎症或癌变，另一方面毒物被机体过多吸收而损害机体健康。而持久、剧烈的腹泻可引起机体脱水、电解质紊乱，严重的甚至危及生命。因此，对于便秘或腹泻的患者，在进行对因治疗的同时应给予适当的药物治疗。泻药和止泻药就是临床上常用于治疗便秘和腹泻的药物。

一、泻　　药

泻药（laxative，cathartic）是指能刺激肠蠕动或增加肠内水分，以软化粪便或润滑肠道而促进肠内容排出的药物。根据其作用机制的不同，常用泻药可分为容积性泻药、接触性泻药和润滑性泻药三类。

（一）容积性泻药

容积性泻药（bulk laxative），也称渗透性泻药（osmotic laxative），是一些口服难吸收的药物。口服后因不易被吸收而增加肠内的渗透压，阻止肠道对水分的吸收，使肠内容积增加而刺激肠壁，增加肠蠕动，从而产生泻下作用。

硫　酸　镁

硫酸镁（magnesium sulfate）是常用的容积性泻药。

【药理作用】　硫酸镁具有给药途径不同，其药理作用亦不同的特点。

1. 泻下利胆作用　硫酸镁口服给药，在消化道内难吸收，可产生泻下利胆的作用。其作用机制是硫酸镁中的 SO_4^{2-} 在胃肠道中几乎不被吸收，而 Mg^{2+} 只能吸收 20%左右，故口服后可增加肠内的渗透压，阻止肠道对水的吸收，从而增加肠腔容积，扩张肠道，刺激肠蠕动增强，产生泻下作用。另一方面，硫酸镁能促进胆囊收缩素和促胰液素的分泌，并通过后者促进胰液及肠液的分泌，进一步增加肠内容积，刺激肠蠕动增强，引起泻下。故口服硫酸镁后 1～4h 可发生较剧烈的腹泻。高渗硫酸镁通过刺激十二指肠，可反射性使胆囊收缩，奥狄（Oddi's）括约肌舒张，胆汁排入肠道。此外硫酸镁还能通过促进胆囊收缩素和促胰液素的分泌而产生利胆作用。

2. 降压和抗惊厥作用 硫酸镁注射给药易被吸收，可产生降压和抗惊厥的作用。其作用机制为注射硫酸镁后，Mg^{2+}可被大量吸收，从而使血镁浓度升高。Mg^{2+}与 Ca^{2+}同为二价阳离子，故其可与 Ca^{2+}竞争结合部位而拮抗 Ca^{2+}的生理作用，抑制神经递质的释放，降低中枢的兴奋性，松弛骨骼肌及血管平滑肌，从而产生降血压和抗惊厥作用。详情参见本书第十三章内容。

【临床应用】 临床上口服给药常用于急性便秘、外科手术前或结肠镜检查前排空肠内容物、辅助排出肠内寄生虫或毒物。还常用于慢性胆囊炎、胆结石、阻塞性黄疸等疾病的治疗。临床上注射给药常用于抢救高血压危象、缓解子痫及破伤风等引起的惊厥。故硫酸镁的药理作用和临床用途与给药途径密切相关。

【不良反应】 硫酸镁口服导泻的不良反应是泻下作用较强烈，可反射性引起盆腔充血及脱水，月经期和妊娠期妇女以及老年人慎用。

【禁忌证】 急腹症患者和孕妇禁用。

【应用注意】 硫酸镁注射给药吸收后的 Mg^{2+}可抑制中枢神经系统，Mg^{2+}吸收后主要经肾脏排泄，故肾功能不全者应慎用，中枢抑制药中毒或有中枢抑制症状者禁用。若注射硫酸镁过量引起中毒，可注射钙剂拮抗。

相关内容请扫描本书二维码进行阅读。

其他容积性泻药还有：

1. 硫酸钠（sodium sulfate） 主要特点是泻下作用不及硫酸镁，无利胆作用，也无中枢抑制作用、降血压和抗惊厥作用。临床上常用于中枢性抑制药中毒时的肠道排毒、伴中枢抑制症状者的泻下，治疗习惯性便秘和肝昏迷。

2. 纤维素类（cellulose） 主要特点是作用温和。人体内没有 β-糖苷酶，不能对纤维素类进行分解与利用，但纤维素类却具有吸附大量水分、增加粪便量、促进肠蠕动，加快粪便的排泄，使致癌物质在肠道内的停留时间缩短，减少对肠道的不良刺激的作用，从而可以预防肠癌发生，还能起到治疗便秘的功效。

3. 聚乙二醇 4000（Polyethylene glycol 4000，PEG4000）和乳果糖（lactulose） 均属于容积性泻药。临床上可用于治疗成人便秘的症状，但现已少用或不用。相关内容请扫描本书二维码进行阅读。

（二）接触性泻药

接触性泻药（contact cathartics）也称刺激性泻药（Irritant laxative）。本类药或其代谢产物通过刺激肠黏膜，促进肠蠕动，同时改变肠黏膜的通透性，使电解质及水分向肠腔扩散，从而增加肠内容积，引起泻下。

酚 酞

酚酞（phenolphthalein），又称果导，口服后约有 15%被吸收，吸收的药物主要经肝脏代谢后以葡萄糖醛酸结合物的形式经尿或粪便排出，部分形成肠肝循环，延长作用时间。用药后 4～8h 排出软便，一次给药排出需要 3～4 天。本品也可经乳汁分泌排泄。

【药理作用】 酚酞主要作用于结肠，作用强而迅速。口服后在小肠碱性肠液的作用下慢慢分解，形成可溶性钠盐刺激结肠壁内神经丛，直接作用于肠平滑肌，使肠蠕动增加并抑制肠内水分的吸收，使水和电解质在结肠蓄积，产生缓泻作用。口服后 6～8h 排出软便，其作用温和，很少引起肠道痉挛。因其口服药物中部分被吸收药物可随胆汁排泄，并可形成肠肝循环，故一次用药作用可持续 2～4 天。

【临床应用】 治疗慢性或习惯性便秘。

【不良反应】 偶尔可引起肠绞痛、结肠炎、出血倾向等。罕见皮疹等过敏反应，长期使用会损害肠壁神经，并可导致结肠黑变病。药物过量或长期滥用时可造成电解质紊乱，诱发心律失常、神志不清、肌痉挛以及倦怠无力等症状或疾病。

【禁忌证】 对本品过敏者禁用。阑尾炎、直肠出血未明确诊断、充血性心力衰竭、高血压、粪块阻塞、肠梗阻的患者禁用。婴儿与哺乳期妇女禁用。

【应用注意】

1. 因其约 15%被吸收后可随尿排出，并使碱性尿呈现红色，故应告知患者不必惊慌。

2. 长期应用可使血糖升高、血钾降低。

3. 酚酞与碳酸氢钠和氧化镁等碱性药物同时口服应用时，能引起粪便变红色，故应尽早告知患者不要惊慌。

4. 酚酞可干扰酚红排泄试验，使尿色变成品红或橘红色，同时酚红排泄加快。

5. 长期应用可引起对药物的依赖性。

6. 孕妇慎用。

相关内容请扫描本书二维码进行阅读。

比沙可啶（bisacodyl）与酚酞同属一类药。口服或直肠给药后经肠道细菌分解成有活性的代谢物而刺激肠黏膜，产生刺激性泻下作用。口服给药后 6h 内，直肠给药 15～60min 排出软便。临床上适用于急慢性便秘、习惯性便秘、肠道 X 线检查前或术前排空肠内容物。比沙可定因其刺激性较强，可引起直肠炎、肠痉挛及肠上皮细胞脱落等不良反应。比沙可定在急腹症患者和儿童中禁用，孕妇慎用。

蒽醌类（anthraquinones）药物，如大黄（rhubarb root and rhizome）、番泻叶（senna leaf）、芦荟（aloe）等植物中含有蒽醌苷类物质，它们在大肠内可被细菌分解而释出蒽醌，蒽醌则可刺激结肠黏膜，产生刺激性泻下作用。一般用药后 6～8h 内排软便或腹泻。适用于急慢性便秘及肠道 X 线检查或术前排空肠内容。

（三）润滑性泻药

润滑性泻药（emollient laxative）主要通过润滑肠壁、软化粪便而产生泻下作用。其泻下作用温和，较适于老年、儿童及有高血压、动脉瘤或痔疮的患者及术后排便困难的患者使用。

甘 油

甘油（glycerin），又名丙三醇，为无色澄明黏稠液体。无臭，食用对人体无毒，有暖甜味，能从空气中吸收潮气。对眼睛、皮肤没有刺激作用。

【药理作用】 甘油制剂有甘油栓和开塞露，后者在临床上应用得十分普遍。它是一种含甘油 50%的制剂。常经肛门局部用药，无全身作用。

1. 通过肛门给药，可促进胃肠反射，刺激直肠使人产生便意，促进排便。

2. 通过提高肠腔内容物的渗透压，抑制水分的吸收，增加肠容积，刺激肠壁蠕动增强而引起排便反射，产生泻下作用。

3. 通过局部润滑干燥的粪块，软化粪便，使其易排出，产生润滑性泻下作用。用药后数分钟内引起排便。

4. 本品不影响营养物质的吸收，方便快捷，且作用温和，不引起剧泻。

【临床应用】 主要用于治疗轻度便秘。对感觉阈值增高的出口梗阻性便秘有效。尤其适用于痔疮患者、大便嵌塞者、年老体弱者和长期卧床者。

【不良反应】 不良反应较少，用药过程中容易发生肛周渗漏。依赖性强，不宜长期使用。

【应用注意】 易产生依赖性，不宜长期使用。直肠给药有引起直肠黏膜坏死的危险。

液体石蜡

液体石蜡（liquid paraffin）为矿物油，口服肠道不吸收，通过局部润滑、软化粪便，使其易排出，产生润滑性泻下作用，但肠内脂溶性物质可溶解其中。适用于避免排便用力的患者，如年老体弱、伴有高血压、心力衰竭、动脉瘤以及痔、疝、肛瘘等便秘患者，但易发生脂质吸入性肺炎的不良反应。长期使用可影响脂溶性物质如维生素 A、D、K 及钙、磷的吸收。

二、止　泻　药

止泻药（antidiarrheal drug）是能抑制肠道蠕动或保护肠道免受刺激而制止腹泻的药物。根据其作用机制不同，常用止泻药可分为抑制肠蠕动药及收敛吸附药两类。

（一）抑制肠蠕动药

抑制肠蠕动药（enterokinesic inhibitor）主要通过激动肠道平滑肌上的阿片受体，提高肠道平滑肌张力，抑制其蠕动，使肠内容物通过缓慢，停留时间延长，肠内容物中的水分被充分吸收，而产生止泻作用。

阿片类制剂（opioid preparation）包括阿片酊（opium tincture）、复方樟脑酊（tincture camphor compound）等，这些药物的有效成分主要是阿片。阿片的止泻作用及机制与吗啡相同，详见本书第十五章。此类制剂的特点是止泻作用较强，但易成瘾而产生依赖性。故临床主要用于其他药物治疗无效的、较严重的非感染性腹泻。

地芬诺酯

地芬诺酯（diphenoxylate），又称苯乙哌啶，是地芬诺酯和阿托品的复方制剂，为人工合成的具有止泻作用的阿片生物碱，具有较弱的阿片样作用，现已代替阿片类制剂成为应用广泛而有效的非特异性止泻药。

【药理作用】　地芬诺酯对肠道作用类似于吗啡，直接作用于肠平滑肌。

1. 通过激活肠道神经系统的抑制性突触前受体，阻滞 ACh 释放，抑制肠环形或纵形肌收缩，消除局部黏膜的蠕动反射，推迟胃肠的传输过程，减少分泌，起收敛及减少肠蠕动的作用，缓解腹泻。

2. 通过抑制肠黏膜感受器，可增强肠的节段性收缩，使回盲瓣及肛门括约肌张力提高，延缓肠内容物的推进，有利于肠内容物水分的吸收。

3. 阿托品是 M 受体阻断药，能解除平滑肌痉挛，抑制腺体分泌。添加阿托品的目的是减少地芬诺酯的用量，减少成瘾性的发生，因此临床常用的是复方制剂。

【临床应用】　适用于急、慢性功能性腹泻，药物及慢性结肠炎所致的腹泻。

【不良反应】　地芬诺酯毒性甚小，成年人服用常规剂量，不良反应轻而少见。偶见口干、恶心、呕吐、头晕、头痛、嗜睡、失眠、抑郁、烦躁、皮疹、腹胀及肠梗阻等，减量或停药后消失。儿童对本药比较敏感，可能出现呼吸抑制等不良反应。长期大量使用可成瘾，产生欣快感及生理依赖性，过量可致中枢抑制，甚至昏迷，可用纳洛酮救治。与阿托品合用，可减少依赖性倾向。

【禁忌证】　禁用于 2 岁以下儿童、青光眼、严重肝病、脱水、对地芬诺酯或阿托品过敏者、梗阻性黄疸以及与假膜性结肠炎或产肠毒素细菌有关的腹泻等。

【应用注意】

1. 地芬诺酯过量可致中枢抑制，甚至昏迷，故不宜与巴比妥类、阿片类或其他中枢抑制药合用。

2. 不宜与单胺氧化酶抑制剂合用，因有可能引发高血压危象的潜在危险。

3. 本药可减慢肠蠕动，可影响其他药物的吸收。

相关内容请扫描本书二维码进行阅读。

洛哌丁胺

洛哌丁胺（loperamide），又称易蒙停，化学结构类似于氟哌啶醇和哌替啶，但治疗剂量对中枢神经系统无任何作用，属于长效止泻药。

【药理作用】 洛哌丁胺主要成分是苯丁哌胺，属于阿片受体激动剂。

1. 通过激动肠壁的阿片受体抑制肠道平滑肌的收缩和肠蠕动，降低肠内容物的转运速度，延长肠内液体与吸收上皮的接触时间，从而促进水、电解质及葡萄糖等肠内液体吸收。

2. 它还抑制前列腺素、霍乱毒素和 ACh 等其他肠毒素过度释放，具有抗肠蠕动和抗肠分泌的作用。

3. 还能结合钙调节蛋白、阻滞钙通道，抑制多种钙依赖酶的活性。

正是由于洛哌丁胺对肠道具有促吸收、抗分泌、抗转运三重作用，并且可以增加肛门括约肌的张力，从而抑制大便失禁和便急。因此，其止泻作用强（比吗啡强 40～50 倍）、快（口服 T_{max} 约为 4～6h）、持久（$t_{1/2}$ 约为 9～15h）。

【临床应用】 临床上洛哌丁胺可有效而安全控制多种病因引起的非感染性急慢性腹泻，尤其适用于其他止泻药效果不显著的慢性功能性腹泻和肠功能紊乱引起的腹泻,还适用于回肠造口术后患者，可增加大便稠度以减少排便次数与排便量。

【不良反应】 洛哌丁胺在临床应用中的不良反应轻微，偶见皮疹、瘙痒、口干、腹胀、食欲不振、嗜睡、倦怠、头晕、恶心、呕吐、便秘、胃肠不适和过敏反应。大量用药可产生阿片样欣快感，并抑制中枢，故应避免长期大量使用。过量中毒时可用纳洛酮救治。

【禁忌证】 禁用于感染性腹泻的基本药物治疗；对非感染性腹泻服用本品 48h 后临床症状无改善者；肠梗阻、便秘、胃肠胀气、严重脱水、溃疡性结肠炎的急性发作期及应用广谱抗生素引起的假膜性结肠炎以及 2 岁以下儿童。

【应用注意】 慎用于肝功能障碍者、妊娠期妇女及哺乳期妇女。

相关内容请扫描本书二维码进行阅读。

双八面体蒙脱石

双八面体蒙脱石（dioctahedral smectite）是从天然蒙脱石中提取而来，具有双八面体层纹结构的肠黏膜保护剂。

【药理作用】

1. 增强消化道黏膜屏障作用 本品对消化道黏膜具有极强的覆盖能力，与黏液糖蛋白结合，增强消化道黏液屏障，防止 H^+、胃蛋白酶、胆盐、溶血磷脂酶、非甾体抗炎药、乙醇以及各种病毒、细菌及毒素对消化道黏膜的侵害作用，可维护消化道的正常生理功能，同时还具有降低结肠过分敏感的作用。

2. 吸附消化道内气体和各种攻击因子 药物组成的层状结构，可吸附肠道内的水分和致病菌，将其固定在肠腔表面，使之失去致病作用，而后随肠蠕动排出体外，从而避免肠细胞被攻击因子损伤（攻击因子包括轮状病毒、致病性大肠埃希菌、霍乱弧菌、金黄色葡萄球菌、幽门螺杆菌、空肠弯曲菌以及它们所产生的毒素等），有助于保护肠道黏膜，调整肠道运动功能。本品还有抗酸、抗胃蛋白酶的作用，平衡消化道正常菌群，提高消化道的免疫功能。减少肠细胞的运动失调，恢复肠蠕动的正常节律，维持肠道的输送和吸收功能。从质和量两方面修复、提高黏膜屏障对攻击因子的防御功能。同时不改变大便颜色，也不改变正常肠蠕动。

3. 帮助恢复、再生消化道黏膜上皮组织 本品对消化道有局部止血作用（通过激活凝血因子Ⅶ和Ⅷ），可促进损伤的消化道黏膜上皮再生，修复损伤的细胞间桥，促使细胞紧密连接。促进肠黏膜细胞的吸收功能，减少其分泌，缓解幼儿由于双糖酶降低或缺乏造成糖脂消化不良而导致的渗透性腹泻。

【临床应用】 常用于治疗成人及儿童的急、慢性腹泻，对儿童急性腹泻效果尤佳。还可用于缓解肠易激综合征和肠道菌群失调所致腹痛、腹泻症状。双八面体蒙脱石用于婴幼儿安全性较好，使用时需要稀释至一定量才能充分覆盖肠黏膜达到更好的治疗效果，婴幼儿由于用药依从性较差，口服稀释后的本品有一定难度，因此越来越多的学者提出经肠道给药的理念，既提高了患儿依从性、减轻痛苦，又操作简单、效果显著。

【不良反应】 本品安全性好，对人体无任何不良反应。极少数患者可引起便秘，减量后可继续服用。

【应用注意】

1. 胃炎、结肠炎患者饭前服用，腹泻患者两餐之间服用，食管炎患者饭后服用。
2. 急性腹泻时立即服用双八面体蒙脱石，且剂量加倍，同时注意防止脱水。
3. 若需要服用其他药物，应与本药间隔一段时间。

相关内容请扫描本书二维码进行阅读。

地衣芽孢杆菌制剂

地衣芽孢杆菌（*Bacillus Licheniformis*）制剂是采用生物工程技术制成的含地衣芽孢杆菌活菌的微生态胶囊制剂。

【药理作用】 地衣芽孢杆菌以活菌形式进入肠道，对肠道菌群起到调节作用，对葡萄球菌、酵母菌等病菌的生长和繁殖起到抑制作用，拮抗致病菌的致病作用。对双歧杆菌、乳酸杆菌、拟杆菌、消化链球菌等有益菌具有促进生长的作用，从而促进肠道功能的恢复。

【临床应用】 常用于治疗急、慢性肠炎，急、慢性腹泻，急性菌痢、各种原因导致的肠道菌群失调症及由此引发的腹胀、腹泻等症状。

【应用注意】

1. 此药服用期间，可不停用其他抗生素，但不宜与环丙沙星、亚胺培南-西拉司丁钠同时使用。必要时可间隔 3h 再服用。
2. 此药为活菌制剂，勿将本药置于高温处，溶解时水温不宜超过 40℃。应避光于干燥处保存。
3. 此药不能与铋剂、鞣酸、药用活性炭、酊剂等抑制或吸附活菌的药物同时应用。
4. 服用此药剂量加倍时，可伴有便秘、腹胀等。

相关内容请扫描本书二维码进行阅读。

双歧三联活菌制剂

双歧三联活菌制剂（triple viable）由双歧杆菌、嗜酸乳杆菌、嗜热粪链球菌组合而成，是日常生活中常用的肠道黏膜保护剂，也是肠道菌群的调节剂。

【药理作用】 本品中的三种菌分别定植在肠道的上、中、下部位，三种菌各有特点，嗜热粪链球菌为需氧菌，繁殖速度最快，12h 达高峰，嗜酸乳杆菌为兼性需氧菌，24h 进入生长稳定期，双歧杆菌为厌氧菌，繁殖速度慢，48h 进入生长稳定期。这样本制剂就组成了一个在不同条件下都能生长、作用快而持久的联合菌群，释放出乙酸、乳酸、过氧化氢等微生物分子来补充肠道内的益生菌，在整个肠道黏膜表面形成一道生物学保护屏障，阻止致病菌（如沙门菌、志贺菌、致病大肠埃希菌及霍乱弧菌）对人体的侵袭，抑制有害菌产生的内毒素和致癌物质，维持肠道蠕动和人体正常的生理功能，达到治疗疾病的目的。

【临床应用】 常用于治疗由肠道菌群失调引起的肠功能紊乱，如急、慢性腹泻，便秘等症状。还可治疗消化不良、腹胀等。

【应用注意】

1. 本品为活菌制剂，请勿放置于高温处。
2. 要避免与抗酸药、抗生素合用。若必须合用，应分开服用，两药间隔 2h 以上。
3. 不能与铋剂、鞣酸、药用活性炭、酊剂等能抑制、吸附或杀灭活菌的药物合用。

相关内容请扫描本书二维码进行阅读。

（二）收敛吸附药

收敛药（astringent）是能沉淀组织内部分蛋白质的药物。吸附药（adsorbent）是能有效地从气体或液体中吸附其中某些成分的固体物质。本类药主要通过收敛作用（抑制肠壁炎性渗出）或吸附作用（吸附肠内毒物、毒素、细菌、水分、气体等），以阻止这些物质对肠壁的刺激作用，从而减少肠蠕动，发挥止泻作用，吸附药同时还可阻止毒物的吸收。

1. 鞣酸蛋白（tannalbin） 口服后在肠内分解释出鞣酸，后者使肠黏膜表面的蛋白质凝固、沉淀，形成保护膜，一方面阻止肠内毒物对肠黏膜的刺激，另一方面抑制炎性渗出物的渗出，从而产生收敛止泻作用。临床上可用于各种腹泻。类似的收敛止泻药还有次水杨酸铋（bismuth subsalicylate）、次碳酸铋（bismuth subcarbonate）等。

2. 药用活性炭（medicinal activated carbon）吸附药 口服后可吸附肠内细菌、气体及毒物，既可阻止其被吸收，又可阻止其对肠壁产生刺激作用，从而产生止泻和阻止毒物吸收的双重作用。临床上可用于腹泻、胃肠胀气及食物中毒等。

类似的吸附药尚有白陶土（koalin）、矽炭银（agysical）等。

第六节 肝胆疾病辅助用药

肝胆疾病辅助用药是指具有改善肝脏功能、增强肝脏的解毒功能、促进肝细胞再生等作用的药物。目前临床上使用的肝胆疾病辅助用药种类繁多、作用各异，确切的临床疗效尚有争论。肝胆系统疾病在临床上多表现为黄疸和肝功能异常。因此，肝胆疾病辅助用药主要包括利胆药和保肝药两大类。

一、利 胆 药

利胆药（choleretic）是一类能促进胆汁分泌或胆囊排空的药物。该类药物通过促进胆汁的分泌与胆囊排空作用，可用于辅助治疗胆囊炎、胆石症等疾病。胆汁的成分较为复杂，其有机固体成分主要包括胆盐、磷脂、胆固醇、胆色素等。其中胆盐是由胆汁酸与钠、钾等形成的盐，而胆汁酸是胆固醇经肝细胞转化而生成的。胆汁酸主要包括胆酸、鹅去氧胆酸、去氧胆酸、石胆酸等。胆汁酸有多种生理作用，包括：①调节胆固醇的合成；②促进食物中脂类物质及脂溶性维生素的吸收；③调节胆汁的分泌；④促进胆汁中胆固醇的溶解等。

去氢胆酸（dehydrocholic acid）为胆酸的氧化衍生物，可促进肝细胞分泌含水量高的胆汁，从而使胆汁变得稀薄，流动性增加，发挥胆道冲洗作用。临床上可用于胆石症、胆道感染等。去氢胆酸禁用于胆道梗阻及严重肝肾功能不全者。

熊去氧胆酸

熊去氧胆酸（ursodesoxycholic acid）是 20 世纪 70 年代以来治疗胆固醇型胆结石的有效药物，具有毒性小、剂量小的优点。近年发现其还有降血脂、降血糖、解痉、抗惊厥、溶血和脂酶促进作用。

【药理作用】

1. 促进胆汁酸的分泌 熊去氧胆酸主要是基于亲水性、有细胞保护作用和无细胞毒性的熊去氧胆酸替代或清除亲脂性、毒性的胆汁酸，从而保护肝细胞及胆管上皮细胞，改善肝功能和肝组织形态学改变。同时刺激肝细胞及胆管上皮细胞分泌胆酸，并抑制其重吸收，减轻肝脏胆汁淤积。此外，本品能松弛奥狄括约肌，两者效应均有利胆的作用。

2. 抑制肝脏胆固醇的合成 可显著降低胆汁中胆固醇及胆固醇酯的量，有利于胆结石中胆固醇的逐渐溶解。本品还能促进液态胆固醇晶体复合物的形成，该复合物可加速胆固醇从胆囊向肠道排泄清除。

3. 减少肝脏脂肪　增加肝脏过氧化氢酶的活性，促进肝糖原的蓄积，提高肝脏抗毒、解毒能力。还可降低肝脏和血清中三酰基甘油的浓度。

4. 免疫调节作用　本品在慢性肝脏疾病中具有免疫调节作用，能明显降低肝细胞 HLA Ⅰ类抗原的表达，降低活化 T 细胞的数目，以改善中毒肝受损症状。

5. 具有肾上腺皮质激素受体功能调节作用、清除自由基作用和抗氧化作用。

【临床应用】　治疗胆固醇性胆结石、原发性胆汁性肝硬化、原发性硬化性胆管炎、胆汁反流性胃炎等病症，也可用于预防药物性胆结石形成等。

【不良反应】　腹泻。

【禁忌证】　胆道完全阻塞、严重肝功能不全及妊娠期妇女禁用。

【应用注意】

1. 考来烯胺、考来替泊和含铝制酸剂都能减少熊去氧胆酸的吸收，不宜合用。若必须合用，两药间隔时间应在 2h 以上。

2. 熊去氧胆酸可增加环孢素在肠道的吸收，故合用时应监测环孢素的血药浓度。必要时需要调整环孢素的剂量。

3. 个别患者体内出现熊去氧胆酸降低环丙沙星吸收的现象，应注意调整剂量。

4. 长期使用本药可增加外周血小板的数量。

5. 此药不能溶解胆色素结石、混合性结石及不透 X 射线的结石。

相关内容请扫描本书二维码进行阅读。

桂美酸（cinametic acid）促进胆汁排泄作用强而持久，能松弛奥狄括约肌，解痉止痛，也能促使血中的胆固醇分解成胆酸排出，因此也能降低血中胆固醇含量。临床用作胆石症、胆囊炎、胆道感染的辅助用药。桂美酸的不良反应为轻度腹泻。

胆酸钠（sodium tauroglycocholate）能刺激肝细胞分泌含固体成分较多的胆汁，促进食物中脂肪的乳化，脂溶性维生素的吸收。临床用于胆瘘导致肠道内缺乏胆盐的患者，以补充其胆盐不足，也可用于脂肪消化不良、慢性胆囊炎等。

二、护　肝　药

护肝药（liver aid）也称保肝药（hepatoprotective），是指能够改善肝脏功能、促进肝细胞再生、增强肝脏解毒能力的药物。肝是人体的重要器官，也是人体内最重要的化工厂，许多内源性物质或进入体内的外源性物质都主要在肝内进行代谢转化，因此肝功能对维持机体内环境的稳定，清除进入机体的外源性物质具有十分重要的作用。然而肝也是易受损伤的器官，许多细菌、病毒、药物都可损伤肝脏，引起肝功能障碍。因此保护肝脏，对维持健康就显得格外重要。目前，临床上常用的保肝药种类繁多，包括保肝解毒类药、促肝细胞再生类药、促进肝细胞能量代谢类药、保肝降酶类药、利胆类保肝药和中草药及其提取物六大类，约有上百种，但疗效较确切的却为数不多。

多烯磷脂酰胆碱

多烯磷脂酰胆碱（polyene phosphatidyl choline）是从大豆中提取的一种磷脂，是富含多不饱和脂肪酸的磷脂酰胆碱。磷脂是人体所有细胞膜和亚细胞膜的主要组成部分。在肝细胞膜依赖性新陈代谢及解毒过程和细胞再生过程中具有重要作用。

【药理作用】

1. 补充细胞膜磷脂，促进肝细胞再生与修复　在肝脏疾病中，均不可避免地要发生肝实质细胞和细胞器的损伤，同时伴有磷脂的丢失。本药通过补充外源性磷脂成分，使得多不饱和磷脂酰胆碱以完整的分子结合到肝细胞膜结构中，对已破坏的肝细胞膜进行生理性修复，使细胞膜的完整性、稳定性和流动性增加，让受损的肝功能和酶活力恢复到正常状态，调节肝脏的能量代谢，促进肝细胞的再生与修复，并能明显改善营养物质和电解质的跨膜过程，增加磷脂依赖性酶类的活性。

2. 提供能量 高能量的必需磷脂分子与肝细胞膜或细胞器膜相结合，能为患病肝脏细胞提供大量的能量，这些能量是生物膜结构形成和功能发挥所必需的。

3. 抑制胆结石形成 多烯磷脂酰胆碱可以通过抑制肝星状细胞的活化，抑制胶原合成，加速胶原分解，从而抑制肝纤维化，与血清脂蛋白结合，从而提高高密度脂蛋白的摄取，增强胆固醇运转能力。多烯磷脂酰胆碱还可分泌入胆汁，改善胆汁中胆固醇和磷脂的比值，增加胆脂成分的水溶性，降低胆结石形成。

4. 多方面保护肝脏作用 多烯磷脂酰胆碱还可以从组成细胞骨架，抑制肝细胞凋亡和肝星状细胞活化，减少氧应激与脂质过氧化和降低炎症反应等多个方面保护肝脏免受损害。

【临床应用】 用于治疗各种类型的肝病，如肝炎、慢性肝炎、肝硬化、肝昏迷、脂肪肝、胆汁阻塞、中毒等。还可用于预防胆结石复发等。

【不良反应】 临床上本品用药量过大时偶尔会出现胃肠不适和腹泻等不良反应。极少数患者可出现过敏反应。

【禁忌证】 因注射剂中含有苯甲醇，故新生儿和早产儿禁用注射剂。

【应用注意】 如果忘服一次剂量，可在下次服用时将剂量加倍。如果一天都忘记服药，就不要再补服漏服的药物，转天接着服用第二天的剂量。本品的注射剂不可与其他任何注射剂混合注射。

相关内容请扫描本书二维码进行阅读。

谷胱甘肽

谷胱甘肽（glutathione，GSH）由谷氨酸、半胱氨酸和甘氨酸组成。含有巯基（-SH），主要在肝脏合成，广泛分布于各组织器官，对维持细胞的正常生物学功能具有重要作用。

【药理作用】

1. GSH 是人体细胞质中自然合成的一种肽，内含活性巯基，由谷氨酸、半胱氨酸、甘氨酸组成，参与体内多种重要的生化代谢。

2. GSH 是甘油醛磷酸脱氢酶的辅基，又是乙二醛酶及磷酸丙糖脱氢酶的辅酶，参与体内三羧酸循环及糖代谢，使人体获得高能量。

3. GSH 能激活多种酶，促进糖、脂肪及蛋白质的代谢，还能促进胆酸代谢，有利于消化道吸收脂肪及脂溶性维生素（如维生素 A、D、E、K），同时能影响细胞的代谢，是细胞内重要的调节代谢的物质。

4. GSH 能与自由基和过氧化物结合，对抗氧化剂对巯基的破坏，保护细胞膜中含巯基的蛋白质和含巯基的酶，也对抗自由基对重要脏器的损伤，从而起到解毒的作用，对维持细胞膜的完整性具有重要意义。

5. 对于组织炎症造成的低氧血症，GSH 可减轻组织损伤，促进细胞修复。

【临床应用】 临床用于治疗各种肝病，尤其对酒精性肝病、药物性肝损伤疗效好。对感染性肝病如病毒性肝炎的慢性活动性肝炎有改善症状、体征和恢复肝功能的疗效。

【应用注意】

1. 不能与维生素 B_{12}、甲萘醌、泛酸钙、乳清酸、抗组胺药、磺胺药及四环素类药物等混合使用。

2. 应在医院内医生的监护下使用本药。

相关内容请扫描本书二维码进行阅读。

甘草酸二铵

甘草酸二铵（diammonium glycyrrhizinate）是中药甘草中提取的有效成分，即 18α 体甘草酸二二铵盐，是中药甘草有效成分的第三代提取物，是一种药理活性较强的治疗慢性肝炎的药物。

【药理作用】 甘草酸二铵具有较强的抗炎、保护肝细胞膜及改善肝功能的药理作用，对多种肝毒剂所致肝损伤均有防治作用，并呈剂量依赖性。对复合致病因子引起的慢性肝损伤能明显提高存活率及改善肝功能，减轻肝细胞坏死，加速肝细胞恢复。

【临床应用】 主要用于治疗急、慢性病毒性肝炎，特别对慢性活动性乙型和丙型肝炎，可明显改善临床症状和肝功能，其疗效优于甘草酸单胺和肾上腺皮质激素。

【不良反应】 口服给药时多见胃肠道不良反应，如纳差、恶心、呕吐、腹胀等。静脉给药时多见心脑血管系统不良反应，如头痛、头晕、胸闷、心悸和血压升高等。其他不良反应可见皮肤瘙痒、荨麻疹、口干和浮肿等。

【禁忌证】 严重低钾血症、高钠血症、原发性高血压、心力衰竭、肾衰竭的患者禁用。妊娠期妇女、新生儿、婴幼儿不宜用。

【应用注意】 在使用本品治疗的过程中，应定期监测患者血压和血清钾、钠的浓度。使用甘草酸二铵时应注意未经稀释不得注射。

相关内容请扫描本书二维码进行阅读。

复方甘草酸苷

复方甘草酸苷（compound glycyrrhetate）为复方制剂，每毫升药液中含甘草酸单胺 1.80～2.20mg，盐酸半胱氨酸 1.45～1.65mg，甘氨酸 18～22mg。

【药理作用】

1. 抗炎作用 复方甘草酸苷对肝脏类固醇代谢酶有较强的亲和力，可阻碍皮质醇与醛固酮的灭活，使用后可出现明显的皮质激素样效应，如抑制应激反应、抗炎作用、抗过敏作用、保护膜结构等，但无明显皮质激素样副作用。此外，本品可以直接与磷脂酶 A_2 结合，还可与脂氧合酶结合，选择性地抑制这些酶的磷酸化而抑制其活性，减少 PLA_2 和 PGE_2 等炎性介质的形成和肉芽肿性反应而发挥抗炎作用。

2. 免疫调节作用 本品在体外具有免疫调节作用，表现为对 γ 干扰素的诱导作用、活化 NK 细胞作用、促进胸腺外 T 淋巴细胞分化作用、对 T 细胞活化的调节作用等。

3. 抑制肝细胞损伤，促进肝细胞增殖 在体外试验中证实，复方甘草酸苷有抑制由四氯化碳所致的肝细胞损伤作用，对肝细胞增殖有促进作用，还可抑制疱疹病毒的增殖及灭活病毒。

4. 盐酸半胱氨酸在体内可转换为甲硫氨酸 这是一种必需氨基酸，它对多种毒物引起的中毒性肝病有治疗和保护肝功能的作用，甲硫氨酸在人体内还可合成胆碱和肌酸，胆碱是一种具有抗脂肪肝作用的物质。甘氨酸和甲硫氨酸可抑制或减轻由于长期大量口服复方甘草酸苷所引起的尿量和钠排泄减少的不良反应。

【临床应用】 主要用于治疗急性、慢性、迁延性肝炎引起的肝功能异常，可有效降低血清胆红素、减少肝细胞死亡，促进变性肝细胞恢复，改善肝功能异常。对中毒性肝病、外伤性肝炎及肝癌有一定的辅助治疗作用。

【不良反应】 常见的胃肠道不良反应有纳差、恶心、呕吐、腹胀等，心脑血管系统不良反应有头痛、头晕、胸闷、心悸和血压增高等，这些症状一般较轻，不影响治疗。

【禁忌证】 严重低钾血症、高钠血症、高血压、心力衰竭、肾衰竭患者以及对本药过敏者禁用。

【应用注意】

1. 对高龄患者应慎重给药以防止低钾血症的发生。
2. 当本品与其他含甘草的制剂合用时应注意出现假性醛固酮增多症。
3. 妊娠期及哺乳期妇女也应慎重给药。

相关内容请扫描本书二维码进行阅读。

葡 醛 内 酯

葡醛内酯（glucurolactone）又称肝泰乐。它是一种肝脏解毒剂和免疫功能调节剂，是常规的保肝护肝辅助用药。

【药理作用】 葡醛内酯具有解毒和保护肝脏的作用。本品进入体内后，在酶的催化下内酯环被打开，转变为葡萄糖醛酸，葡萄糖醛酸是体内重要解毒物质之一，能与肝内或肠内含有酚基、羟基、羧基和氨基的代谢产物、毒物或药物结合，形成无毒的葡萄糖醛酸结合物随尿排出体外，从而减轻肝损伤症状，起到解毒的作用。同时，葡醛内酯可降低肝淀粉酶的活性，阻止糖原分解，使肝糖原增加，脂肪贮量降低，减少脂肪在肝内的蓄积，有保护肝脏的作用。

【临床应用】 主要用于治疗急、慢性肝炎，肝硬化等肝功能障碍患者，也可用于中毒性肝病的治疗。

【不良反应】 用药后偶尔出现面红、轻度胃肠不适等不良反应，减量或停药后可自行消失。

【应用注意】

1. 本药是肝胆疾病辅助治疗药物，第一次应用前应咨询医生，治疗期间应定期到医院检查。
2. 对本药过敏者禁用，过敏体质患者慎用。
3. 老人、妊娠期及哺乳期妇女应在医生指导下应用。

相关内容请扫描本书二维码进行阅读。

联苯双酯（bifendate）为我国创制的肝炎辅助治疗药物，属国家基本药物。本品能明显诱导细胞色素 P450，增强肝细胞的代谢能力，减轻多种肝毒性物质如四氯化碳、硫代乙酰胺等引起的肝损伤，保护肝细胞，使升高的谷氨酸转氨酶降低，并促进肝细胞的再生，从而改善肝功能。同时也可改善肝区疼痛、乏力、腹胀等症状。临床适用于急、慢性肝炎及长期单项谷氨酸转氨酶升高者。可改善肝病患者的肝区疼痛、乏力、腹胀等症状。联苯双酯的不良反应为轻度恶心，但也有报道用药后肝功能损害加重者，一旦出现，停药后可望恢复。

肝细胞生长因子（hepatocyte growth factor，HGF）是一种小分子多肽类活性物质。能刺激肝细胞合成 DNA，促进肝细胞再生，也能增强肝库普弗细胞的吞噬功能，阻止来自肠道的有毒物质对肝细胞的损害，还能抑制肿瘤坏死因子（tumor necrosis factor，TNF）的活性，拮抗 Na^+-K^+-ATP 酶活性抑制因子的作用，从而促进肝坏死后的再生修复。临床用于辅助治疗重症肝炎、慢性活动性肝炎、肝硬化等，可显著降低转氨酶，减轻黄疸，改善患者自觉症状。肝细胞生长因子偶可引起低热，过敏体质者慎用。

水飞蓟宾（silibinin），又称水飞蓟素、益肝灵，是从水飞蓟果实中提取出的一种黄酮类化合物，能明显保护和稳定肝细胞膜，阻止多种毒物对肝脏的损害，改善病毒性肝炎患者症状、促进肝功能恢复，也能参与多种生理生化过程，如促进胆汁分泌，排除体内废物等。适用于慢性迁延性肝炎、慢性活动性肝炎、早期肝硬化、中毒性肝病的辅助治疗。未见明显不良反应。

其他护肝药尚有齐墩果酸（oleanolic acid）、核糖核酸（ribonucleic acid，RNA）等。

将上述肝胆疾病辅助用药根据其药理作用不同可细分为六小类，列表如表 29-5 所示。

表 29-5 常见肝胆疾病辅助用药分类及其药理作用

序号	分类	药理作用	药名
1	促肝细胞再生类	促肝细胞的 DNA 合成	肝细胞生长因子
		修复肝细胞膜、抑制肝细胞凋亡	多烯磷脂酰胆碱
2	保肝解毒类	激活多种含巯基的酶、抗氧化、调节细胞膜代谢	谷胱甘肽
		结合酚基、羟基、羧基和氨基，减少脂肪在肝内沉积	葡醛内酯
		保护肝线粒体结构、升高肝细胞内 ATP 的含量、改善肝细胞功能	硫普罗宁
		络合铜、铁、汞、铅、砷等重金属、保护肝细胞	青霉胺

续表

序号	分类	药理作用	药名
3	保肝降酶类	对转氨酶升高有降低作用，不直接抑制肝酶活性	联苯双酯、双环醇
4	利胆类	促进肝脏分泌和排泄胆汁酸盐、保护肝细胞、抑制肝自身免疫反应	熊去氧胆酸
		促使胆汁酸经硫酸化途径转化、抗氧化自由基、防胆汁淤积	腺苷甲硫氨酸
		保护肝细胞膜、调节免疫、抗炎、解毒、抗氧化	水飞蓟素，异甘草酸镁、复方甘草酸苷、甘草酸二铵
5	促进肝细胞能量代谢	促进细胞除极化和细胞代谢	门冬氨酸钾镁
		清除自由基，促进糖类、脂肪和蛋白质的代谢	辅酶
6	其他中草药及其提取物	研究显示具有一定的保肝作用，但作用机制并不明确	甘草甜素、苦参素、五味子等

【案例 29-2】　药物不合理应用的病例分析

患者，女，58 岁，服装店售货员，3 年来经常反酸、嗳气、食欲不振、有时伴上腹胀痛，近 1 个月来上腹烧灼痛、胀痛发生频率增加，无论是否进食，腹部饱胀感明显、持续时间长，有时有腹泻。来院门诊就医。实验室检查提示：幽门螺杆菌（+），胃镜下见胃黏膜呈花斑状，红白相间，局灶性充血水肿，有少量出血点和糜烂。临床诊断为慢性胃炎、幽门螺杆菌感染。

医生给予如下的药物治疗方案，并嘱患者服用一个疗程后复查。

1. 泮托拉唑钠肠溶片 20mg，口服，每天 2 次。
2. 阿莫西林分散片 1g，口服，每天 2 次。
3. 克拉霉素缓释片 1g，口服，每天 1 次。
4. 枸橼酸莫沙必利片 5mg，口服，每天 3 次，餐前 30min 服。
5. 胶体果胶铋颗粒 0.15g，口服，每天 4 次，餐后 30min 服。

问题：

1. 此治疗方案是否适宜临床诊断疾病的治疗？
2. 此治疗方案中用药剂量、剂型、频次、数量是否适宜？如果你认为不适宜，请指出不适宜的地方，并给出你的建议。
3. 此治疗方案中是否存在有药物间的相互影响？这种影响的后果是什么？如何纠正？请给出你的建议。

案例 29-2 分析讨论：

相关内容请扫描本书二维码进行阅读。

（张京玲）

第三十章 血液系统疾病用药

【案例 30-1】

患者，男，50 岁。因“呼吸急促、胸痛”入院。呼吸困难在数周内进行性加重。胸痛较剧烈，部位明确，与呼吸运动有关，既往有心力衰竭病史，诊断为急性肺动脉栓塞。

先给予负荷量肝素 10000U 静脉注射，然后 15～20U/（kg·h）持续静脉滴注。给药速度根据体重调整，并在开始应用肝素后 4～6h 检测活化部分凝血酶原时间（APTT），以后每日 1 次，目标是维持 APTT 在正常值的 1.5～2.5 倍。但剂量不足时（APTT<1.5 倍），增加剂量后 4～6h 重复检测。连续 6 日后，患者呼吸平稳，胸痛症状明显减轻，体检胸部无干湿啰音及胸膜摩擦音等，APTT 值基本维持在正常值的 2 倍左右，提示肝素抗凝治疗有效。

问题：

1. 本病例采用肝素治疗的药理学依据是什么？肝素抗凝血的作用原理是什么？
2. 如果肝素过量出血应用何药解救？

血液是机体赖以生存的最重要物质之一。血液在血管内保持液态流动，维持血细胞数量和功能的稳定以及维持血容量，这些是正常发挥血液生理功能的重要条件。

作用于血液系统的药物是指可用于控制血液流动性的药物。血液流动性能或造血功能的改变可导致多种疾病，如凝血亢进或纤溶能力不足可引发血管内凝血，并形成血栓栓塞性疾病；凝血功能低下或纤溶亢进可引起出血性疾病；铁、铜、多种维生素及造血因子等造血必需物质的缺乏，将导致造血功能障碍而出现贫血；而各种原因引起大量失血造成的血容量降低，可导致休克，危及生命。

1916 年，麦克莱恩（Mclean）首次发现了具有抗凝血活性的物质——肝素，他在测定促凝血物质的效价时，意外地发现肝的提取物不但没有促进血液凝固，反而阻止血液凝固，进一步研究发现提取物中发挥抗凝血活性作用的物质是肝素。肝素具有强酸性，带负电荷，具有很好的抗凝血作用，抑制血小板，增加血管壁的通透性，并可以调控血管新生。肝素的发现使人类在药物抗凝领域取得了历史性的进展。20 世纪 30 年代，纤维蛋白溶解药开始应用于凝血中形成的纤维蛋白，可经纤溶酶作用从精氨酸-赖氨酸键上分解成可溶性产物，使血栓溶解。纤维蛋白溶解药激活纤溶酶而促进纤溶，也称溶栓药，在急性心肌梗死、脑梗死等血栓性疾病的治疗中发挥重要作用。随着对血小板血栓形成的深入认识，抗血小板药物逐渐成为研究的热点，进一步拓展了抗凝药物及抗凝机制的研究。20 世纪 70 年代，由于分子生物学技术的发展，基于基因工程的造血生长因子开始用于临床，治疗各种原因引起的血细胞数量减少和（或）功能的降低，开创了药物治疗血液和造血器官疾病的新纪元。

本章介绍血液系统疾病用药，主要包括：①抗凝血药：通过影响凝血过程中的某些凝血因子阻止凝血过程，主要用于防治血管内栓塞或血栓形成的疾病。②抗血小板药：又称血小板抑制药，抑制血小板黏附、聚集及释放等功能，从而防止血栓形成、延长已活化的血小板生存期，并且在治疗剂量范围内，不导致出血等不良反应。③纤维蛋白溶解药：也称溶栓药，对凝血中形成的纤维蛋白，可通过纤溶酶作用从精氨酸-赖氨酸键上分解成可溶性产物，使血栓溶解。④促凝血药：又称止血药，加速血液凝固、降低毛细血管通透性，使出血停止。⑤抗贫血药：促进血细胞形成，可用于贫血的治疗。⑥升白细胞药：促进中性粒细胞、嗜酸性粒细胞、嗜碱性粒细胞、淋巴细胞和单核细胞等白细胞生长。⑦血容量扩充药：为人工合成的血浆代用品，常用于抗休克的治疗（本章不作介绍）。

第一节　抗 凝 血 药

抗凝血药是指通过影响凝血过程中的某些凝血因子，阻止凝血过程，是用于防治血管内栓塞或血栓形成等疾病的药物。

血液凝固是由多种凝血因子参与的一系列蛋白质的有限水解活化过程。已知的凝血因子共 12 个，均为蛋白质，多数在肝脏合成。其中，凝血因子Ⅱ、Ⅶ、Ⅸ、Ⅹ的合成需要维生素 K 的参与，称为维生素 K 依赖性凝血因子。凝血因子国际通用名及其同义名，见表 30-1。

表 30-1　凝血因子国际通用名及其同义名

凝血因子	中文同义名	英文同义名
Ⅰ	纤维蛋白原	fibrinogen,FIB
Ⅱ	凝血酶原	prothrombin
Ⅲ	组织凝血激酶	tissue thromboplastin
Ⅳ	钙离子	Ca^{2+}
Ⅴ	前加速素	proaccelerin
Ⅶ	前转变素	proconvertin
Ⅷ	抗血友病因子	antihemophilic factor，AHF
Ⅸ	血浆凝血激酶	plasma thromboplastin component，PTC
Ⅹ	自体凝血酶原 C	autoprothrombin C
Ⅺ	血浆凝血激酶前质	plasma thromboplastin antecedent，PTA
Ⅻ	接触因子	hageman factor
XⅢ	纤维蛋白稳定因子	fibrin-stabilizing factor

凝血过程是指体内血液由流动的液体状态变成不能流动的凝胶状态的过程，可分为以下三个阶段：①凝血酶原激活物的形成：内源或外源凝血途径通过一系列凝血因子的相继激活，最后使因子Ⅹ激活为Ⅹa，凝血因子Ⅹa、Ⅴ、Ⅳ和血小板膜磷脂结合形成凝血酶原激活物。②凝血酶的形成：凝血因子Ⅱ（凝血酶原）被凝血酶原激活物激活成凝血因子Ⅱa（凝血酶）。③纤维蛋白的形成：凝血因子Ⅰ（纤维蛋白原）在凝血因子Ⅱa 作用下转变成凝血因子Ⅰa（纤维蛋白），进一步生成难溶的纤维蛋白多聚体而形成血凝块（图 30-1）。

抗凝系统是指抑制血液凝固的物质系统。体内组成抗凝系统的物质包括如下两种：①丝氨酸蛋白酶抑制物，如抗凝血酶Ⅲ（antithrombin-Ⅲ，AT-Ⅲ）、肝素、C_1 抑制物（C_1 inhibitor）及 α_2-巨球蛋白（α_2-macroglobulin）等。血浆中最重要的抗凝物质是 AT-Ⅲ和肝素，它们的作用约占血浆全部抗凝血酶活性的 75%。AT-Ⅲ主要由肝细胞合成，是一种丝氨酸蛋白酶抑制剂（serine proteinase inhibitor），其结构中含有精氨酸残基，能作用于以丝氨酸为活性中心的凝血因子Ⅱa、Ⅸa、Ⅹa、Ⅺa 和Ⅻa 等，与这些因子活性中心的丝氨酸残基结合，形成复合物，“封闭”了这些酶的活性中心而使上述凝血因子失活，产生抗凝作用。②辅助因子抑制物，这类抑制物通过对凝血辅助因子如凝血因子Ⅴ和Ⅷ活性的抑制而实现抗凝作用，如蛋白 C 和凝血酶调制素等。

抗凝血药（anticoagulant）是指能通过干扰机体生理性凝血过程的某些环节而阻止血液凝固的药物，主要用于防止血栓的形成和阻止血栓的扩大。临床常用的抗凝血药有肝素（heparin）、华法林（warfarin）、枸橼酸钠（sodium citrate）等，这些药物的化学结构如图 30-2。

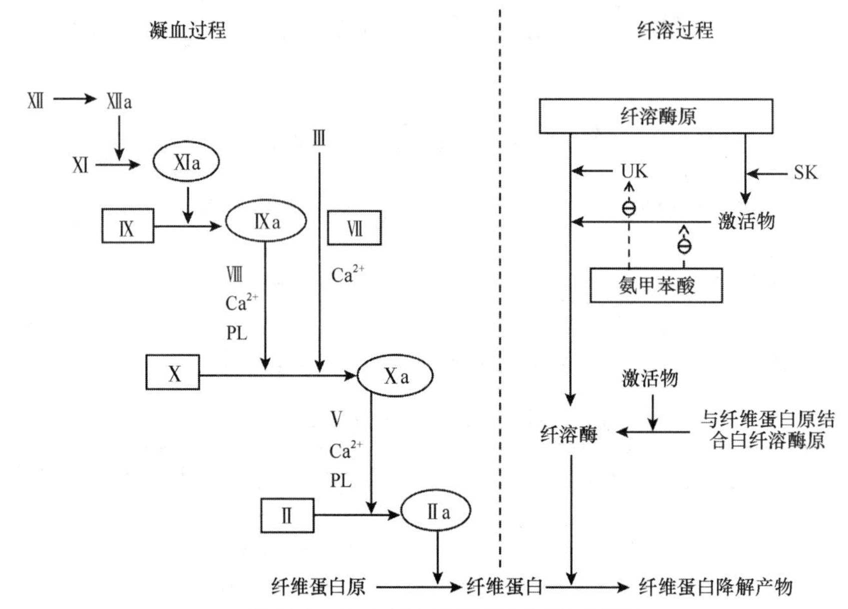

图 30-1 体内凝血及抗凝血过程示意图

PL：血小板膜磷脂；UK：尿激酶；SK：链激酶；□：内为维生素 K 促进生成的凝血因子；⟵激活或促进；⬭：内为肝素促进灭活的凝血因子；<-⊖---：抑制

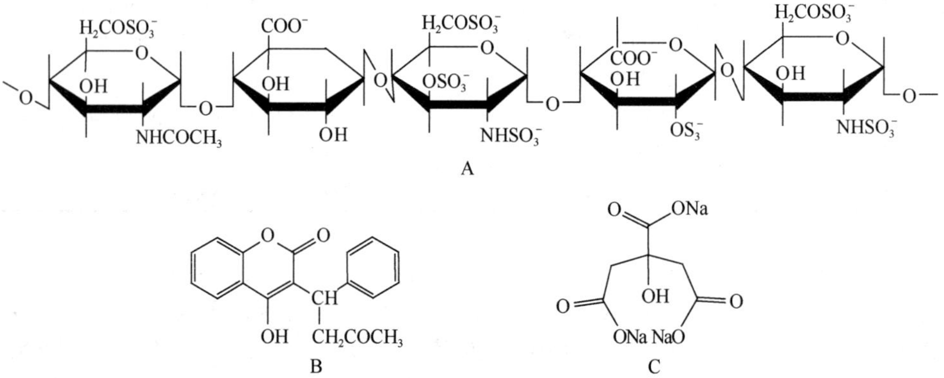

图 30-2 临床常用抗凝血药的化学结构

A：肝素的基本结构；B：华法林的基本结构；C：枸橼酸钠的基本结构

一、肝素与低分子肝素

肝 素

肝素（heparin，Hep），由 Mclean 在 1916 年首次发现。它是一种由 D-葡萄糖胺、L-艾杜糖醛苷、N-乙酰葡萄糖胺和 D-葡萄糖醛酸交替组成的糖胺聚糖硫酸脂。肝素具有强酸性，并带有高度的负电荷，属于水溶性物质，因首先从动物肝脏发现而得名。肝素是最有效的抗凝剂，能阻止血小板聚集和破坏，抑制凝血酶的形成及活性，并能促使纤维蛋白溶解。于 20 世纪 30 年代中期即被作为临床治疗血栓栓塞的药物，其抗血栓与抗凝血活性和分子量大小有关。目前药用肝素主要从牛肺或猪小肠黏膜中提取，普通肝素的分子质量为 5～30kDa，平均分子质量为 15kDa。

【体内过程】 肝素是带大量负电荷的大分子，不易通过生物膜，故口服和直肠给药不易吸收。肌内注射因吸收率不易预测，易引起局部出血和刺激症状，不予使用。临床上常静脉给药，静脉注射后 10min 内血液凝固时间、凝血酶时间（thrombin time,TT）和凝血酶原时间明显延长，作用维持 3～4h，80%与血浆蛋白结合，主要在肝脏中经肝素酶分解代谢，部分经肾排泄，极少以原形从尿排出，其余肝素经单核吞噬细胞系统清除。肝素 $t_{1/2}$ 与给药剂量有关，个体差异较大。肺气肿、肺栓塞患者 $t_{1/2}$ 缩短，肝、肾功能严重障碍者和肝硬化患者 $t_{1/2}$ 延长。

【药理作用】

1. 抗凝作用　肝素在体内外均具有强大的抗凝作用，且作用迅速。凝血因子Ⅱa、Ⅸa、Ⅹa、Ⅺa、Ⅻa 的活性中心含丝氨酸残基，都属于丝氨酸蛋白酶。生理情况下，AT-Ⅲ分子上的精氨酸残基与这些酶活性中心的丝氨酸残基结合，封闭酶的活性中心使酶失活，但在正常情况下该反应速度较慢。带负电荷的肝素可与带正电荷的 AT-Ⅲ的赖氨酸残基形成可逆性复合物，使 AT-Ⅲ发生构型改变，更充分地暴露出其活性中心，更易与凝血因子结合，从而加速 AT-Ⅲ对凝血因子Ⅱa、Ⅸa、Ⅹa、Ⅺa、Ⅻa 等的灭活。肝素可加速此过程达 1000 倍以上。

2. 抗血栓作用　肝素具有抗血小板聚集的作用，能抑制由凝血酶诱导的血小板聚集。

3. 抗炎作用　肝素能抑制炎症介质活性及炎症细胞活动，抑制血管平滑肌增生。

4. 调血脂作用　肝素可使血管内皮释放脂蛋白脂肪酶，水解血中乳糜微粒和 VLDL 而发挥调血脂作用。

【临床应用】

1. 血栓栓塞性疾病　肝素主要用于防治血栓形成和栓塞，如肺栓塞、脑栓塞、心肌梗死及深静脉血栓、心血管术中栓塞等，对已形成的血栓无溶解作用。

2. 弥散性血管内凝血（disseminated intravascular coagulation，DIC）　早期应用肝素，可防止因纤维蛋白原和其他凝血因子耗竭所致的继发性出血。

3. 缺血性心脏病　不稳定型心绞痛一般可由冠状动脉内血栓形成，肝素和抗血小板药有一定疗效；经皮冠状动脉腔内成形术（percutaneous transluminal coronary argiopla-sty，PTCA）术中给予肝素能防止急性冠脉闭塞的发生。

4. 体外抗凝　肝素可应用于体外抗凝，如用于体外循环、血液透析、输血及心导管检查时防止血栓形成。

【不良反应】

1. 自发性出血　肝素可导致自发性出血，表现为皮肤瘀点或瘀斑、血肿、关节腔积血、咯血、血尿、呕血、便血以及颅内出血等。严重出血需要缓慢静脉注射硫酸鱼精蛋白（protamine sulfate）解救，硫酸鱼精蛋白与肝素的硫酸基结合，使肝素很快失去抗凝活性，1mg 硫酸鱼精蛋白可中和约 100U 的肝素。

2. 血小板减少症　由肝素引起的循环系统血液中所含血小板数量异常减少，称肝素诱导血小板减少症（heparin-indued thrombocytopenia，HIT）。这一异常可分为两种类型：I 型较为常见，涉及非免疫机制的血小板数量轻度减少，通常出现在治疗开始的前 5 日内，且不严重；在Ⅱ型中，由 IgG 介导的与肝素-血小板因子Ⅳ复合物的反应可激活血小板，引起血小板聚集并释放内容物，由此导致血小板减少症和血栓形成，这是肝素治疗的危险并发症，发生在治疗的第 5～14 日，严重者可危及生命。

3. 其他　孕妇使用肝素可引起早产和死胎，长期应用肝素可引起脱发、骨质疏松和自发性骨折。偶见过敏反应、哮喘、皮疹、发热等。

【禁忌证】　具有出血倾向、严重肝肾功能不全、胆囊疾病、溃疡病、恶性高血压、内脏肿瘤、脑出血病史、DIC 的纤溶亢进期、血友病、急性细菌性心内膜炎、围产期妇女、近期外伤或手术者禁用肝素。不能与碱性药物合用。

低分子肝素

低分子肝素（low molecular weight heparin，LMWH）是普通肝素经化学分离方法制备的一种短链制剂，平均分子质量为 4.5kDa。低分子肝素分子链较短，不能与 AT-Ⅲ和凝血酶同时结合形成复合物。因此主要对凝血因子Xa发挥作用，对凝血酶及其他凝血因子影响较小。低分子肝素与凝血因子X抗凝血活性比值为1.5～4.0，而普通肝素为1左右，分子量越低，抗凝血因子Xa活性越强，这样就使抗血栓作用与致出血作用分离，保持肝素抗血栓作用的同时降低了出血的危险。

在临床应用中，低分子肝素有以下优点：①抗凝剂量易掌握，个体差异小；②一般无须实验室监测抗凝活性；③毒性小，安全；④作用时间长，皮下注射每日只需要1～2次；⑤可用于门诊患者。

【不良反应】 出血、血小板减少、低醛固酮血症伴高钾血症、过敏反应和暂时性转氨酶升高等。

肝素及低分子肝素的部分特点，见表30-2。

表30-2 肝素及低分子肝素的部分特点

药物特点	肝素	低分子肝素
静脉注射半衰期	2h	4h
抗凝反应	易变	可预知
生物利用度	20%	90%
主要不良反应	易出血	较少出血

目前临床常用的低分子量肝素有依诺肝素（enoxaparin）、替地肝素（tedelparin）、磺达肝素（fondaparinux）、弗希肝素（fraxiparin）、洛吉肝素（logiparin）及洛莫肝素（lomoparin）等，由于这些肝素的硫酸化程度和分子量不同，药动学特征不完全相同。

依诺肝素是第一个上市的低分子肝素，其分子质量小于6kDa，对凝血因子Xa与II活性比值为4.0以上，具有强大而持久的抗血栓形成作用。皮下注射后吸收迅速且完全。注射后3h出现血浆最高活性，而血浆中抗凝因子活性可持续24h。不易通过胎盘屏障，部分经肾排泄，$t_{1/2}$为4.4h。小剂量皮下注射有较好的生物利用度。临床常用于预防深静脉血栓形成及肺栓塞，治疗已形成的静脉血栓，预防血液透析时体外循环中血栓的形成，治疗不稳定型心绞痛和非Q波心肌梗死等，长期应用不易致体内蓄积而引起出血。与普通肝素相比，依诺肝素作用持久，引起血小板减少症较肝素少，引起出血的倾向也较小。偶见血小板减少和严重出血。过敏患者及严重肝肾功能障碍者禁用本品。

二、香豆素类

香豆素类（coumarin）是一类含有4-羟基香豆素（4-hydroxycoumarin）基本结构的口服抗凝血药，包括华法林（warfarin）（又称卞丙酮香豆素）、双香豆素（dicoumarol）和醋硝香豆素（acenocoumarol）（又称新抗凝）等，其药理作用与应用基本相同，但所用剂量、作用快慢和维持时间长短有所不同。

【体内过程】 华法林和醋硝香豆素口服吸收迅速且完全，双香豆素的吸收易受食物的影响，三药的血浆蛋白结合率高（99%），均经肾排泄，双香豆素和醋硝香豆素还可经乳腺排泄。$t_{1/2}$为8～60h，能通过胎盘屏障。

【药理作用】 肝脏合成含谷氨酸残基的凝血因子Ⅱ、Ⅶ、Ⅸ、Ⅹ的前体物质，在以氢醌型维生素K（hydroquinol vitamin K）为辅酶的γ羧化酶的作用下才能羧化成为凝血因子。经羧化反应，氢醌型维生素K转变为环氧型维生素K（epoxide vitamin K），后者可经维生素K环氧还原酶（vitamin K epoxide reductase）作用还原为氢醌型，继续参与羧化反应。本类药物结构与维生素K相似，可竞争性抑制维生素K环氧还原酶，阻止其还原为氢醌型维生素K，阻碍维生素K的再利用，阻止凝血因子Ⅱ、Ⅶ、Ⅸ、Ⅹ的前体转化为凝血因子而抗凝。肝脏存在两种维生素K的环氧还原酶，而香豆素类只能抑制其中一种，故给予大剂量维生素K，可使维生素K的转化继续进行，从而逆转香豆素类药物的抗凝作用。此外，该类药物还具有抑制凝血酶诱导的血小板聚集作用。

香豆素类药物的特点：①体内有抗凝作用，体外无抗凝作用；②起效缓慢，作用持久；③维生素 K 可逆转其作用。

【临床应用】 华法林和双香豆素等香豆素类药物口服主要用于防止血栓形成和扩大，如静脉血栓栓塞、外周动脉血栓栓塞、心房颤动伴有附壁血栓、肺栓塞、心脏外科手术和冠状动脉闭塞等，还可作为心肌梗死的辅助用药，也可用于风湿性心脏病、髋关节固定术、心脏瓣膜置换术后防止静脉血栓的发生。

【不良反应】

1. 过量可发生自发性出血，发生时可给予维生素 K 及输注新鲜全血、血浆或凝血酶原复合物治疗。

2. 可发生皮肤和软组织坏死、胃肠道反应、粒细胞增多等。

3. 偶见肝损伤和致畸作用。

【禁忌证】

严重肝肾功能不全、未控制的高血压、凝血功能障碍、近期颅内出血、活动性溃疡、感染性心内膜炎、心包炎或心包积液、过敏和外伤者禁用；先兆流产、妊娠期妇女禁用；近期手术和术后 3 日内者禁用。

【药物相互作用】

1. 维生素 K 缺乏时，合用阿司匹林可增加出血危险。

2. 水合氯醛、保泰松、甲磺丁脲、奎尼丁通过竞争血浆蛋白，水杨酸类、丙咪嗪、甲硝唑、西咪替丁等通过抑制肝药酶，均能增加该类药物的作用。

3. 巴比妥类、苯妥英钠等肝药酶诱导剂可减弱该类药物作用。

三、直接凝血酶抑制剂

达比加群酯（dabigatran etexilate）是直接凝血酶抑制剂。

【体内过程】 体内凝血酶的作用是使纤维蛋白原转化为纤维蛋白，同时激活凝血因子Ⅱ、Ⅴ、Ⅶ、Ⅹ、Ⅺ、Ⅷ和血小板蛋白酶激活受体（protease activated receptor，PAR）。直接凝血酶抑制剂主要抑制凝血因子Ⅱa 和Ⅹa 对抗凝血酶的作用。达比加群酯可与凝血酶的纤维蛋白特异位点结合，阻止纤维蛋白原裂解为纤维蛋白，从而阻止凝血瀑布反应的最后步骤及血栓形成。主要经肾排泄，应用时易致药物蓄积，可增加出血风险，故应重视对肾功能不全者的检测。

达比加群酯的特点：①选择性高，可作用于凝血途径单酶的某一部分；②其作用无须 AT-Ⅲ和肝素辅助因子Ⅱ的参与；③与肝素相比，该药不被血小板所灭活，有抑制凝血酶诱发的血小板聚集的作用，且不与血小板因子Ⅳ结合，在血栓附近仍有较好的抗凝作用，治疗剂量下不会引起血小板减少；④对凝血酶的灭活作用和凝血酶的纤维蛋白的结合点无关，与纤维蛋白结合的凝血酶仍可被灭活；⑤较少与血浆蛋白结合，抗凝效果与剂量有较好的线性关系；⑥长期口服安全性较好，抗凝作用与维生素 K 无关，与食物之间相互作用较少。

【不良反应】

1. 常见出血，尤其在大剂量应用时，出血的发生率更高。

2. 还可出现发热、恶心、呕吐、便秘、腹泻、低血压、失眠、水肿、贫血、继发性血肿、心动过速等症状。

3. 研究发现该药与心肌梗死或急性冠脉综合征的危险升高相关，提示应警惕其心血管不良事件的发生。

【禁忌证】 达比加群酯可被奎尼丁等药物抑制，因此，不能与奎尼丁类药物同时应用；与胺碘酮联合应用，可使达比加群酯血浆浓度提高约 50%；与阿司匹林联合应用可增加出血风险。有出血史、凝血功能异常、严重肝功能不全者、妊娠及哺乳期妇女禁用。

四、凝血因子X抑制剂

凝血因子X抑制剂（coagulation factor X inhibitor）可选择性地间接或直接抑制凝血因子Xa，并与AT-Ⅲ结合，形成一种构象改变，使凝血酶抗Xa活性至少增强270倍，阻碍凝血酶（凝血因子Ⅱa）的产生，减少血栓形成。直接抑制剂包括利伐沙班、阿哌沙班和贝替沙班；间接抑制剂包括依达肝素和磺达肝癸钠。与肝素相比，磺达肝癸钠不干扰血小板因子Ⅳ和血小板本身，因而发生血小板减少症的风险最低，$t_{1/2}$长达13～21h，极少引起出血，对多数患者无须检测，也不与肝药酶发生相互作用。

利伐沙班（rivaroxaban）高选择性和可竞争性地抑制游离和结合型凝血因子Xa以及凝血酶原活性，以剂量依赖方式延长活化部分凝血活酶时间（APTT）和凝血酶原时间（prothrombin time，PT）。利伐沙班与磺达肝癸钠或肝素的本质区别在于它无须AT-Ⅲ参与，可直接拮抗游离及结合的凝血因子Xa。而肝素则需要有AT-Ⅲ才能发挥作用，且对凝血酶原复合物中的凝血因子Xa无效。利伐沙班适用于择期髋关节或膝关节置换手术的成年患者，以预防静脉血栓形成（phlebothrombosis），也用于治疗成人静脉血栓栓塞（venous thromboembolism，VTE），可降低急性VTE后VTE复发和肺栓塞（pulmonary embolism，PE）的风险。其还用于具有一种或多种危险因素（如充血性心力衰竭、高血压、年龄≥75岁、糖尿病、卒中或短暂性脑缺血发作病史）的非瓣膜性心房颤动成年患者，以降低卒中和全身性栓塞的风险。应用利伐沙班时，要注意出血风险。另外，该药口服经肝代谢，对肝功能有一定影响，故应注意监测肝功能。另外，利伐沙班与非甾体抗炎药、抗凝血药联用，应注意监测出血和调整剂量。利伐沙班不宜与主要经肝药酶CYP3A4代谢的药物联用。对利伐沙班或片剂中任何辅料过敏的患者、有临床明显活动性出血的患者、具有凝血异常和临床相关出血风险的肝病患者以及妊娠期或哺乳期妇女禁用本药。

阿哌沙班（apixaban）是一种选择性活化凝血因子X抑制剂，能预防血栓，但出血的不良反应低于华法林，用于接受过择期髋关节或膝关节置换手术患者的血栓预防。阿哌沙班可口服，临床推荐剂量为每次2.5mg，每日2次，以水送服，不受进餐影响。与其他的抗凝药物一样，应用时应注意出血倾向，要严密监测出血征象，特别应慎用于伴有出血风险的患者。

依达肝素（idraparinux）为高度甲基化的磺达肝癸钠的衍生物，可选择性间接抑制凝血因子Xa，与AT-Ⅲ有极高的亲和力，阻碍凝血酶（凝血因子Ⅱa）的产生，减少血栓的形成。$t_{1/2}$长达130h，故每周给药1次即可。由于依达肝素$t_{1/2}$太长，且缺乏相应的阻滞剂，一旦发生出血将难以处理，故研发人员将依达肝素与生物素进行整合，开发出生物素化依达肝素（biotinylated idraparinux），是第一个长效的抗凝药，无须定期检测抗凝活性，不易受其他药物或食物的影响。

五、枸橼酸钠

相关内容请扫描本书二维码进行阅读。

六、常用抗凝血药临床应用特点

相关内容请扫描本书二维码进行阅读。

第二节 抗血小板药

血小板是血液中的有形成分之一，由骨髓造血组织中的巨核细胞产生，呈两面微凹、椭圆形或圆盘形，比红细胞和白细胞小得多，无细胞核，成年人血液中血小板数量为（100～300）$\times 10^9$/L。血小板寿命为7～14日，每日约更新总量的1/10，衰老的血小板大多在脾脏中被清除。血小板的主要功能是促进止血和加速凝血，同时还有维护毛细血管壁完整性的功能。血小板在止血和凝血过程中，具有形成血栓、堵塞伤口、释放与凝血有关的各种因子等功能。

抗血小板药主要有如下几种。

1. 磷酸二酯酶抑制药　通过抑制磷酸二酯酶（phosphodiesterase，PDE），减少 cAMP 降解，增加血小板内 cAMP 含量，如双嘧达莫。

2. 腺苷二磷酸 P2Y12 受体阻断药　通过阻断腺苷二磷酸 P2Y12 受体，选择性且特异性干扰腺苷二磷酸介导的血小板活化，不可逆地抑制血小板聚集和黏附，如氯吡格雷。

3. 凝血酶抑制药　通过抑制凝血酶活性，阻止纤维蛋白形成，如水蛭素。

4. 血小板膜糖蛋白受体阻断药　通过阻断血小板膜糖蛋白Ⅱb/Ⅲa 受体，抑制血小板聚集，如替罗非班。

5. 环氧酶抑制药　通过抑制环氧酶，减少血栓素 A_2（TXA_2）生成，如阿司匹林。

6. 血栓烷合成酶抑制药　可选择性抑制血栓烷合成酶，抑制 TXA_2 的产生，并促进前列环素（PGI_2）的产生，抑制血小板的聚集，如利多格雷。

一、磷酸二酯酶抑制药

双嘧达莫（dipyridamole）又称潘生丁（persantin），在体内外均有抗血栓作用。

【药理作用】　双嘧达莫通过抑制磷酸二酯酶，并抑制腺苷摄取而激活腺苷酸环化酶，使血小板内 cAMP 升高，防止血小板聚集和黏附于血管壁损伤部位；还可直接刺激血管内皮细胞产生 PGI_2、抑制 COX 减少 TXA_2 生成、激活腺苷酸环化酶（adenylyl cyclase，AC），从而抑制血小板聚集。

【临床应用】　双嘧达莫主要用于血栓栓塞性疾病，与华法林合用防止心脏瓣膜置换术后血栓形成，还可抑制动脉粥样硬化早期病变过程。

【不良反应】

1. 长期大量应用可致出血倾向，用于治疗缺血性心脏病时，可能发生“冠状动脉窃血”，导致病情恶化。

2. 可出现头晕、头痛、呕吐、腹泻、皮疹和瘙痒等症状。

3. 罕见心绞痛和肝功能减退。

【禁忌证】

1. 过敏者、休克患者、有出血史、妊娠及哺乳期妇女和计划妊娠者禁用。

2. 与抗凝血药（肝素，华法林）合用，可增加出血倾向；与阿司匹林合用可增强疗效，应减少本品剂量；与链激酶、尿激酶、丙戊酸钠、非甾体抗炎药同时使用，发生出血的危险性增加；与肝素、香豆素、头孢孟多、头孢替坦、普卡霉素（光辉霉素）、丙戊酸钠等联合应用，可加重低凝血酶原血症，或进一步抑制血小板聚集，引起出血。

二、腺苷二磷酸 P2Y12 受体阻断药

腺苷二磷酸（adenosine diphosphate，ADP）存在于血小板细胞内的高密度颗粒内。血小板膜上的 ADP 受体对血小板的形状以及生物学行为产生影响，可进一步加速血小板的凝聚过程。血小板膜上的 ADP 受体有 3 种亚型，即 P2Y1、P2Y12 和 P2X1。P2Y1 存在于血小板和血管内皮细胞，而 P2Y12 仅存在于血小板膜上，因此，腺苷二磷酸 P2Y12 受体阻断药可抑制血小板聚集而不影响 ADP 介导的血管反应。目前，临床使用的腺苷二磷酸 P2Y12 受体阻断药有氯吡格雷、阿那格雷、普拉格雷、噻氯匹定、替格瑞洛等。

氯吡格雷

氯吡格雷（clopidogrel）为一种前体药物，经氧化形成 2-氧基-氯吡格雷，后者经水解形成一种硫醇衍生物的活性代谢物而发挥作用。与阿司匹林相比，氯吡格雷可显著降低心血管意外事件的发生率，如心肌梗死、缺血性脑卒中等。

【体内过程】　氯吡格雷吸收迅速，母体化合物的血浆浓度很低，血浆蛋白结合率为 98%。

进入肝脏后在CYP3A4和CYP2B6的作用下生成无抗血小板作用的羧酸盐衍生物。50%由尿排出，46%由粪便排出。血浆中主要代谢产物的 $t_{1/2}$ 为 8h。个体差异大主要是由 CYP2C19 遗传多态性决定。

【药理作用】 氯吡格雷是血小板聚集抑制药，选择性地抑制 ADP 与血小板受体的结合及抑制 ADP 介导的血小板膜糖蛋白Ⅱb/Ⅲa 复合物的活化，发挥抑制血小板聚集的功能。氯吡格雷也可以抑制非 ADP 引起的血小板聚集，并不可逆 ADP 受体的功能。

【临床应用】 可用于防治心肌梗死、缺血性脑卒中、血栓闭塞性脉管炎和动脉粥样硬化及血栓栓塞引起的并发症。还可用于冠状动脉支架植入术后预防支架内血栓形成。对阿司匹林过敏或不耐受的患者，氯吡格雷可代替阿司匹林，也可与阿司匹林联合应用。

【不良反应及注意事项】 常见不良反应为消化道出血、中性粒细胞减少、腹痛、胃炎、便秘和皮疹。急性心肌梗死患者在发病最初几天不推荐进行氯吡格雷的治疗。对于有伤口（特别是胃肠道和眼内）易出血的患者慎用。

【禁忌证】 肝肾功能障碍者慎用。肾功能不全或有尿结石者、有血液病史者、活动性消化性溃疡者、过敏者、严重肝功能不全者、活动性出血者、哺乳期妇女禁用。

替格瑞洛（ticagrelor）为第 3 代 P2Y12 受体阻断药，替格瑞洛为非前体药物，直接作用于 P2Y12 受体，无须经肝代谢激活，可快速生成其主要循环代谢产物 AR-C124910XX。原药及其代谢产物均有活性，因此可快速、强效地抑制 ADP 介导的血小板聚集，且有效性不受肝脏 CYP2C19 基因多态性影响。原药主要通过肝代谢消除，$t_{1/2}$ 约为 7h，活性代谢产物的 $t_{1/2}$ 为 9h。本品适用于急性冠脉综合征（不稳定型心绞痛、非 ST 段抬高心肌梗死或 ST 段抬高心肌梗死）患者，包括接受药物治疗和经皮冠脉介入（percutaneous coronary intercention，PCI）治疗的患者，可降低血栓性心血管事件的发生率。与氯吡格雷相比，本品可以降低心血管死亡、心肌梗死或卒中复合终点的发生率，两治疗组之间的差异来源于心血管死亡和心肌梗死，而在卒中方面无差异。禁忌证包括有活动性出血（如消化性溃疡或颅内出血）的患者、有颅内出血病史者及中重度肝损伤患者。禁止替格瑞洛片与强效 CYP3A4 抑制剂（如酮康唑、克拉霉素、奈法唑酮、利托那韦和阿扎那韦）联合用药。

三、凝血酶抑制药

水蛭素（hirudin）是水蛭唾液中的抗凝成分，含 65 个氨基酸残基，分子质量为 7kDa。水蛭素对凝血酶有极强的抑制作用，是迄今为止发现的最强凝血酶天然特异抑制剂。目前已开发出的基因重组水蛭素（r-hirudin）是强效、特异性凝血酶抑制剂，与凝血酶以 1∶1 分子直接结合而抑制该酶活性，阻止纤维蛋白形成，也可抑制凝血酶诱导的血小板聚集。口服不易吸收，静脉注射 $t_{1/2}$ 为 1.7h，大部分以原形随尿排出。与肝素相比，水蛭素用量少，不易引起出血，也不依赖于内源性辅助因子。可用于预防血栓形成、血管成形术后再狭窄、急性 DIC、血液透析及体外循环等。

阿加曲班（argatroban）是人工合成的精氨酸衍生物，属小分子的直接凝血酶抑制剂，与凝血酶的催化部位结合而抑制凝血酶活性，阻碍纤维蛋白的裂解和纤维蛋白凝块形成，使某些凝血因子不活化，抑制凝血酶诱导的血小板聚集和分泌作用，从而抑制纤维蛋白的交联并促进纤维蛋白溶解。给药途径为静脉滴注，可迅速达到稳定的抗凝状态。主要经肝脏代谢、胆道排泄，经肾脏代谢少，因此，肾功能不全的患者也可以使用。$t_{1/2}$ 短、安全范围小，过量无对抗剂，应检测 APTT，使其保持在 55～85s 范围内。主要用于慢性闭塞性动脉硬化，局部用于移植物上，可防止血栓形成。阿加曲班引起的出血比肝素和水蛭素轻，其他不良反应还有头痛，眩晕等。

四、血小板膜糖蛋白受体阻断药

血小板膜糖蛋白Ⅱb/Ⅲa 受体阻断药（即血小板整合素受体阻断药）可抑制纤维蛋白原与血小板膜糖蛋白Ⅱb/Ⅲa 受体的结合，占据其结合位点，使血小板膜糖蛋白Ⅱb/Ⅲa 受体被阻断，不能与纤维蛋白结合，阻碍血小板相互结合并聚集成团，阻断血小板聚集的最后共同通路，抑制多种途径所诱导的血小板聚集。

替罗非班

【药理作用】 替罗非班（tirofiban）为一种高选择性非肽类血小板膜糖蛋白Ⅱb/Ⅲa受体阻断药。纤维蛋白原和血小板膜糖蛋白Ⅱb/Ⅲa 受体结合是血小板聚集的最终共同通路，血小板活化可诱导膜糖蛋白Ⅱb/Ⅲa 受体发生构象变化，导致受体与纤维蛋白原的亲和力明显增加，结合的纤维蛋白原可使血小板发生交联，引起血小板聚集。替罗非班竞争性抑制纤维蛋白原和血小板膜糖蛋白Ⅱb/Ⅲa 受体的结合，抑制血小板聚集、延长出血时间、抑制血栓形成。对各种刺激因素诱发的血小板聚集都有效，对急性冠脉综合征（不稳定型心绞痛、心肌梗死）和行冠状动脉内介入治疗的患者均有抑制血小板聚集的作用，其抑制作用与剂量成正比。因其强有力的抗血小板聚集作用，可延迟或抑制血栓形成，缩小形成血栓的大小；可减少血栓负荷和继发的远端微循环栓塞，改善心肌组织的灌注。

【临床应用】 替罗非班与肝素联用，适用于不稳定型心绞痛或非 Q 波心肌梗死患者，预防心脏缺血事件，同时也适用于冠脉缺血综合征患者进行冠脉血管成形术或冠脉内斑块切除术，以预防与经治冠脉突然闭塞有关的心脏缺血并发症。

【不良反应】 常引起出血，如动脉出血、颅内出血、胃肠出血、腹膜后出血、心包积血、肺出血、鼻出血、血尿、大便隐血、脊柱硬膜外血肿。另外还可引起血小板减少、血红蛋白减少、血细胞比容下降。偶见皮疹、荨麻疹及血压降低。

【禁忌证】 对本品任何成分过敏者，有活动性出血、颅内出血史，颅内肿瘤，动静脉畸形及动脉瘤，主动脉夹层，既往使用替罗非班出现血小板减少者禁用。

阿伯西马（abciximab）又名阿昔单抗，是血小板膜糖蛋白Ⅱb/Ⅲa受体的人/鼠嵌合单克隆抗体，可竞争性地阻断纤维蛋白原与血小板表面膜糖蛋白Ⅱb/Ⅲa 结合，抑制血小板聚集。ADP、TXA_2凝血酶等血小板诱导剂引起的血小板聚集，最终的共同通路是使血小板膜糖蛋白Ⅱb/Ⅲa受体暴露，该受体的配体有纤维蛋白原、血管性血友病因子（von Willebrand factor，vWF）、纤维连接蛋白（fibronectin）等。当血小板激活时，血小板膜糖蛋白Ⅱb/Ⅲa 受体转为高亲和力状态，并与这些配体结合导致血小板聚集。阿伯西马是第一个应用基因重组工程合成并上市的血小板膜糖蛋白Ⅱb/Ⅲa受体的单克隆抗体，临床主要用于治疗和预防血栓性疾病。目前国内尚未用于临床。

五、环氧酶抑制药

阿司匹林

阿司匹林（aspirin），又称乙酰水杨酸（acetylsalicylic acid），是花生四烯酸代谢中环氧酶抑制药，与 COX 活性部分的丝氨酸残基发生不可逆性乙酰化反应而抑制该酶活性，对血小板和血管内皮中 COX 均有抑制作用，可使 TXA_2合成减少。血管内皮细胞中 COX 的抑制可致 PGI_2生成减少。PGI_2是 TXA_2生理对抗剂，具有舒张血管和抑制血小板聚集而阻止血栓形成的作用。小剂量阿司匹林主要抑制血小板中的 COX 而使 TXA_2合成减少，大剂量则抑制 TXA_2和 PGI_2合成，可促进血栓形成。

【临床应用】 小剂量阿司匹林可用于心绞痛、心肌梗死的一级和二级预防，脑梗死、脑卒中或短暂性脑缺血发作后脑梗死的二级预防，瓣膜修补术或冠脉搭桥术后血栓形成的预防。治疗量常用于冠状动脉硬化性疾病、心肌梗死、脑梗死、深静脉血栓形成和肺梗死等。作为溶栓疗法的辅助抗栓治疗，能减少缺血性心脏病发作和复发的风险，也可降低一过性脑缺血发作患者的脑卒中发生率和病死率。

【不良反应】 长期大剂量服用，可抑制凝血酶的合成，增加出血倾向；同时增加消化道黏膜损伤；有溃疡的风险；少见特异体质患者出现荨麻疹、黏膜充血、哮喘等过敏反应，其中过敏性哮喘较多见，严重者可危及生命。

六、血栓烷合成酶抑制药

利多格雷（ridogrel）抑制 TXA_2 合成酶，减少 TXA_2 生成并阻断 TXA_2 受体。与阿司匹林相比，对血小板血栓和冠状动脉血栓作用强，对降低急性心肌梗死再栓塞、反复心绞痛及缺血性脑卒中发生率作用较强，但对急性心肌梗死的血管梗死率、复灌率及增强链激酶的纤溶作用等与阿司匹林相当。不良反应少，仅有轻度胃肠道反应，易耐受。

与利多格雷同类的抗血小板药还有奥扎格雷（ozagrel）、匹可托安（picotamide），作用均比利多格雷弱，但不良反应轻。

七、常用抗血小板药临床应用特点

常用抗血小板药及其临床适应证、剂量规格、用法用量及注意事项等相关内容，请扫描本书二维码进行阅读。

第三节　纤维蛋白溶解药

【案例 30-2】

患者，男，55 岁。于入院前 1h 酒后发病。主诉“四肢无力，写字歪斜，越写越小，语言不清”，CT 查左侧基底节阴影大约 13mm×27mm，诊断为脑血栓急性期。临床用药通过静脉给予组织型纤溶酶原激活剂（tissue-type plasminogen activator，t-PA）30mg/kg，先将剂量的 10%静脉注射，剩余剂量在 70min 内静脉注射完毕，治疗 2h 后患者语言功能基本恢复，视物清晰，肌张力增强，腱反射正常叩出，能独立行走，写字大致正常，肢体功能基本完全恢复正常。

问题：

1. 基因重组组织型纤溶酶原激活剂为什么能治疗急性期脑血栓？
2. 纤维蛋白溶解药有哪些特点？

在生理止血过程中，小血管内的血凝块常可以演变成为血栓，阻塞血管。出血停止、血管创伤愈合后，构成血栓的血纤维可逐渐溶解，先形成一些穿过血栓的通道，最后达到基本畅通。此血纤维溶解的过程，称为纤维蛋白溶解（fibrinolysis），简称纤溶。

纤溶系统包括纤维蛋白溶解酶原（plasminogen）、纤维蛋白溶解酶（fibrinolysin）、纤溶酶原激活物（plasminogen activaor）、纤溶抑制物（inhibitors of fibrinolysis）。正常情况下纤溶过程包括以下两个阶段：①纤溶酶原的激活：人体多种组织和体液中含有纤溶酶原激活物，如链激酶和葡激酶。在激活物的作用下，纤溶酶原在 Arg560～Val561 之间断裂生成纤溶酶。②纤维蛋白降解：纤溶酶特异催化纤维蛋白中由精氨酸-赖氨酸残基的羧基构成的肽键水解，生成一系列纤维蛋白降解产物，使血凝块溶解。

纤维蛋白溶解药（fibrinolytic drug）是内源性或外源性纤溶酶原激活物，可直接或间接激活纤溶酶原转化为纤溶酶，促进纤维蛋白溶解，故又称为溶栓药（thrombolytic drug）。纤维蛋白溶解药分为三代：第一代包括链激酶（streptokinase，SK）、尿激酶（urokinase，UK），对血栓和血浆中纤溶酶原没有选择性，易引起出血；第二代包括组织型纤溶酶原激活剂（tissue-type plasminogen activator，t-PA），阿替普酶（alteplase）、西替普酶（silteplase）、那替普酶（nateplase）、瑞替普酶（reteplase）、阿尼普酶（anistreplase）、沙芦普酶（saruplase）等，对血栓中纤溶酶原有一定选择性，较第一代不易引起出血；第三代旨在通过基因工程技术改良天然溶栓药结构，增强溶栓选择性，延长半衰期，减少出血，有葡萄球菌激酶（staphylokinase）等。

此类药物具有以下药理学特点：

1. 对血浆和血栓中纤溶酶原选择性低，溶解血栓的同时可呈现全身纤溶状态而易引起出血。其中组织型纤溶酶原激活剂、阿尼普酶和葡萄球菌激酶等第二、三代纤维蛋白溶解药对血栓中纤溶酶原选择性比链激酶和尿激酶相对强，但大剂量也可引起出血。

2. 作用时间短，$t_{1/2}$ 多在 25min 以下，但阿尼普酶因能在体内缓慢脱酰基而生效，故作用时间较长，$t_{1/2}$ 为 90～105min。

3. 临床主要用于血栓栓塞性疾病，如急性心肌梗死、脑栓塞、肺栓塞、深静脉血栓、眼底血栓等。其中尿激酶价格昂贵，仅用于对链激酶过敏或不耐受者。

4. 对新形成的血栓疗效好，对陈旧性血栓溶解作用差。

尿激酶是从健康人尿中分离的，或从人肾组织中培养获得的一种酶蛋白，可直接作用于内源性纤维蛋白溶解系统，能催化裂解纤溶酶原转化成纤溶酶，后者不仅能降解纤维蛋白凝块，亦能降解血液循环中的纤维蛋白原、凝血因子Ⅴ和凝血因子Ⅷ等，从而发挥溶栓作用。尿激酶对新形成的血栓起效快、效果好。尿激酶还能提高血管 ADP 酶活性，抑制 ADP 诱导的血小板聚集，预防血栓形成。本品在静脉滴注后，患者体内纤溶酶活性明显提高，停药几小时后，纤溶酶活性恢复原水平。

链激酶是从β-溶血性链球菌培养液中提纯精制而成的一种高纯度酶，本身没有酶活性，能与血浆纤溶酶原结合成复合物，引起纤溶酶原构象变化，暴露活性部位，进一步催化纤溶酶原转变为纤溶酶，使血栓溶解。临床用于急性心肌梗死、深静脉血栓、肺栓塞、脑栓塞、急性亚急性周围动脉血栓、中央视网膜动静脉栓塞、血液透析时的动静脉分流术中形成的凝血、溶血性和创伤性休克及并发 DIC 的败血症休克等。受链球菌感染过的患者，体内有链激酶抗体，可拮抗其作用，故需要加大首剂负荷量。新近链球菌感染的患者，体内链激酶抗体含量较高，在使用本品前，应先测定抗链激酶值，如大于 100 万 U，即不宜应用本品治疗。链球菌感染和亚急性心内膜炎患者禁用。

阿替普酶主要成分是糖蛋白，含 526 个氨基酸，可通过其赖氨酸残基与纤维蛋白结合，并激活与纤维蛋白结合的纤溶酶原转变为纤溶酶。当静脉给药时，本品在循环系统中表现出相对非活性状态。一旦与纤维蛋白结合后，本品被激活，诱导纤溶酶原转化为纤溶酶，导致纤维蛋白降解，血块溶解。因其选择性地激活纤溶酶原，因而不产生应用链激酶时常见的出血并发症。对于急性心肌梗死，静脉使用本药可使阻塞的冠状动脉再通。

常用纤维蛋白溶解药物来源、作用机制及作用特点与不良反应，见表 30-3。

常用纤维蛋白溶解药物的临床适应证、剂量规格、用法用量及注意事项等相关内容，请扫描本书二维码进行阅读。

表 30-3　常用纤维蛋白溶解药物来源、作用机制及作用特点与不良反应

药物	来源	作用机制	作用特点与不良反应
链激酶	从β-溶血性链球菌培养液中分离或基因重组技术制备	与纤溶酶原结合形成链激酶纤溶酶原复合物，促进纤溶酶原转变为纤溶酶	①具有抗原性，可引起发热、寒战、头痛等过敏反应 ②对血栓和血浆中纤溶酶原没有选择性，可引起出血 ③作用时间短，$t_{1/2}$ 为 23min
尿激酶	从胚胎肾细胞培养液分离或基因重组技术制备	使纤溶酶原从 Arg560～Val561 处断裂而生成纤溶酶	①不具有抗原性，没有过敏反应 ②对血栓和血浆中纤溶酶原无选择性，可引起出血 ③作用时间短，$t_{1/2}$ 为 15min
组织型纤溶酶原激活剂	从人胚胎中提取纯化或基因重组技术制备	使血栓中纤维蛋白构型发生改变，易于与纤溶酶原结合激活纤溶酶原成为纤溶酶	①选择性激活血栓中纤溶酶原 ②大剂量可引起出血 ③作用时间短，$t_{1/2}$ 为 3～8min
葡萄球菌激酶	从金黄色葡萄球菌培养液分离或基因重组技术制备	与纤溶酶原结合形成葡激酶-纤溶酶原激活物，促进纤溶酶原转变为纤溶酶	①选择性激活血栓中纤溶酶原 ②大剂量可引起出血 ③抗原作用弱于链激酶 ④对富含血小板的血栓和已收缩的血栓溶栓作用强

纤维蛋白溶解药与肝素或其他影响凝血的药物如与华法林、抗血小板药等合用，可增加出血风险。链激酶、尿激酶溶栓治疗应与阿司匹林联用，可增加疗效，且不显著增加严重出血的发生率。

应用纤维蛋白溶解药发生严重出血时应立即停药，必要时输注新鲜血液或红细胞、纤维蛋白原等。另外，还应监护纤维蛋白溶解药的治疗时间窗。急性脑卒中发作后，梗死将在1h内形成，梗死周边部分缺血组织可通过侧支循环得到部分血流，若这种不稳定的血流3～4h后仍不改善，则可能出现代谢衰竭。早期应用纤维蛋白溶解药治疗，可恢复组织供血、修复和缩小梗死面积。超过6h的缺血性脑卒中者可给予尿激酶。

第四节 促凝血药

【案例 30-3】

患儿，女，出生23h，孕39^{+6}周，顺娩，出生体重2.6kg，母亲体健。7h前无明显诱因出现恶心，反复呕吐鲜血，总量约50ml，有排胎粪，哭声减弱，在外院诊断不明，以“呕血原因待查”收入院。查体：T 36.7℃，P 120次/分，R 40次/分。新生儿貌：前囟平软，面色苍白，颈部软，无抵抗，双肺呼吸音稍粗，未闻及干湿啰音，心律齐，音有力，腹平软，肝右肋下0.5cm可扪及，质软，脾未及，神经系统检查正常。入院后即查血常规示：红细胞2.76×10^{12}/L，血红蛋白180g/L，血小板156×10^{9}/L，凝血像：PT 22.7s，APTT 40s，TT 20.4s，FIB 6g/L。胸片示：心肺未见明显异常。诊断为维生素K缺乏症。入院后立即给予禁食、静脉滴注维生素K_1、酚磺乙胺，抗血纤止血及输血等对症处理。治疗1日后，血止。病情平稳，排暗红色血便1次，无再呕吐鲜血，血常规恢复正常，吸吮有力，哭声嘹亮。

问题：

1. 患儿为什么会呕吐鲜血？为什么要静脉滴注维生素K_1、酚磺乙胺？
2. 维生素K_1、酚磺乙胺的药理机制是什么？

促凝血药是用于治疗凝血因子缺乏、纤溶功能亢进后血小板减少等原因所致出血的一类药物。按其作用机制可分为促凝血因子合成药、促凝血因子活性药、抗纤维蛋白溶解药、凝血因子制剂等。

一、促凝血因子合成药

维生素K

维生素K（vitamin K）是一类2-甲基1，4-萘醌衍生物，分为脂溶性维生素K和水溶性维生素K。其中，维生素K_1（phytomenadione）存在于苜蓿等绿色植物中，维生素K_2（menaquinone）来自肠道细菌或腐败鱼粉，两者是天然存在的，为脂溶性维生素，需要胆汁协助吸收；维生素K_3（menadione sodium bisulfate），又称亚硫酸氢钠甲萘醌；维生素K_4（menadiol），又称甲萘氢醌，由人工合成，是水溶性维生素。

【药理作用】

1. 促凝作用 维生素K是肝脏谷氨酸残基γ羧化酶的辅酶，参与凝血因子前体的谷氨酸残基γ羧化反应，使凝血因子前体转化为凝血因子Ⅱ、Ⅶ、Ⅸ、Ⅹ；同时，氢醌型维生素K转变为氧化型维生素K，后者又可经维生素K环氧还原酶的作用还原为氢醌型维生素K而循环再利用。香豆素类可抑制此酶活性。

2. 缓解平滑肌痉挛 肌内注射维生素K_1及K_3有解痉作用。

【临床应用】

1. 用于维生素K缺乏引起的出血 维生素K缺乏导致维生素K依赖的凝血因子活性低下，进而发生出血。主要用于口服抗凝血药、梗阻性黄疸、胆瘘、慢性腹泻和广泛肠段切除后因吸收不良所致维生素 K 吸收障碍，以及新生儿因维生素 K 产生不足、广谱抗生素抑制肠道细菌合成维生素 K 等引起的出血性疾病，但对先天性或严重肝病所致的低凝血酶原血症无效。可通过口服、肌内注射和静脉注射给药。

2. 缓解胃肠道平滑肌痉挛　如胆石症、胆道蛔虫引起的绞痛。

【不良反应与禁忌证】　静脉注射速度过快可出现颜面潮红、出汗、胸闷、支气管痉挛，甚至血压剧降，危及生命。偶见过敏反应。口服维生素 K_3、K_4 易出现胃肠道反应，肌内注射引起疼痛，较大剂量维生素 K_3 可引发新生儿、早产儿溶血性贫血和高胆红素血症等。对葡萄糖-6-磷酸脱氢酶缺乏的特异性患者也可诱发溶血性贫血。有血栓形成倾向、既往血栓病史、DIC 高凝期患者及血液病所致的出血者禁用。肝肾功能不全者慎用。

【药物相互作用】　两种促凝血药合用，应警惕血栓形成。两药使用间隔 8h 以上较为稳妥。用药期间应定期监测 PT，以调整促凝血药的剂量及给药间隔。妊娠期妇女出血时，避免使用维生素 K。

二、促凝血因子活性药

酚磺乙胺（etamsylate），别名止血敏、羟苯磺乙胺、止血定、氢醌磺乙胺。能收缩血管，降低毛细血管通透性，增强血小板聚集性和黏附性，促进血小板释放凝血活性物质，缩短凝血时间，达到止血效果。用于防治手术前后的出血，血小板功能不良、血管脆性增加引起的出血，亦可用于呕血、尿血等。本品毒性低，可有恶心、头痛、皮疹、暂时性低血压等不良反应，偶有静脉注射后发生过敏性休克的报道。用药过量可导致血栓形成。

三、抗纤维蛋白溶解药

氨甲环酸（tranexamic acid，AMCHA）、氨基己酸（aminocaproic acid，EACA）、氨甲苯酸（p-aminomethylbenzoic acid，PAMBA）是氨基酸类的抗纤维蛋白溶解药。此三药小剂量时能竞争性抑制纤溶酶原与纤维蛋白的结合，阻止纤溶酶原的活化；大剂量时则直接抑制纤溶酶的活性，减少纤维蛋白的降解而产生止血作用。主要用于防治由纤溶亢进而引起的出血，如含有纤溶酶原激活物的器官（肝、前列腺、尿道和肾上腺）手术或创伤后，t-PA 或纤溶药物使用过量等；还用于血友病患者术前的辅助治疗。由于该药主要经尿道排出，可抑制尿激酶对尿路中血凝块的作用，所以前列腺和泌尿系统手术时慎用。常见不良反应有胃肠道反应、头晕、耳鸣、瘙痒、红斑等。快速静脉给药可引起直立性低血压、多尿、心律失常、惊厥以及心脏或肝损伤。肾功能不全者慎用。该药可致血栓形成，DIC 早期和血栓形成者慎用。大剂量或疗程超过 4 周可产生肌痛、软弱、疲劳、肌红蛋白尿，甚至肾衰竭等，停药后可缓解和恢复。

四、凝血因子制剂

蛇毒血凝酶（hemocoagulase）是从巴西矛头蝮蛇的毒液中提取的酶，具有类凝血酶样作用，能促进血管破损部位的血小板聚集，并释放一系列凝血因子及血小板因子 3（platelet factor 3，PF3），使凝血因子Ⅰ降解生成纤维蛋白Ⅰ单体，进而交联聚合成难溶性纤维蛋白，促使出血部位的血栓形成和止血。在完整无损的血管内无促进血小板聚集的作用，也不激活血管内凝血因子，在体内容易被降解，而不致引起 DIC。可用于需要减少流血或止血的各种出血性疾病；也可用于预防出血，如术前用药，可避免或减少术中、术后出血。

凝血酶（thrombin）能催化纤维蛋白原水解为纤维蛋白，药用为从猪、牛血中提取的无菌制剂。主要用于局部止血，如术中不易结扎的小血管止血及外伤出血等，外科治疗常与明胶海绵同用；口服或局部灌注也用于治疗消化道出血，该药必须直接接触创面才能起止血作用，但因其具有抗原性，可产生过敏反应，严禁注射。

抗血友病球蛋白（antihemophilic globulin）又名人凝血因子Ⅷ。主要用于甲型血友病、溶血性血友病，也可用于严重肝病、DIC 和系统性红斑狼疮等所致的获得性凝血因子Ⅷ缺乏症。输注过快可引起头痛、眩晕、发热、荨麻疹、发绀和呼吸困难等症状。

凝血酶原复合物（prothrombin complex concentrate，PCC）是从健康人新鲜血浆中分离而得，为含有凝血因子Ⅱ、Ⅶ、Ⅸ、Ⅹ及少量其他血浆蛋白的混合制剂，用于补充凝血因子的缺乏，促进血液凝固。主要用于先天凝血因子Ⅸ缺乏的乙型血友病、严重肝脏疾病、香豆素类抗凝血药过量及维生素 K 依赖性凝血因子Ⅱ、Ⅶ、Ⅸ、Ⅹ缺乏所致的出血，也可用于预防出血。

抑蛋白酶多肽（aprotinin），为胰蛋白酶抑制剂，是从牛胰腺中提取制得的单链多肽，含有 58 个氨基酸，分子质量为 6.5kDa，属于天然多肽类抗纤溶药物。其多肽结构中第 15 位是赖氨酸，能与包括胰蛋白酶、纤溶酶、激肽释放酶和糜蛋白酶等各种丝氨酸蛋白酶结合，形成复合物而使之失活。此外，对纤溶酶原激活因子Ⅱa、Ⅶa、Ⅸa、Ⅹa 和凝血酶原的转化具有抑制作用。主要用于治疗各种纤溶亢进引起的出血，如创伤、手术或 DIC 等所致的继发性纤溶亢进等。不良反应较轻，常见皮疹、支气管痉挛、心动过速等过敏反应，偶见休克。

五、其　　他

鱼精蛋白（protamine）是碱性蛋白质，其强碱性基团可特异性与强酸性的肝素结合，形成稳定的复合物，使肝素失去抗凝活性。注射后半小时即可产生止血作用，作用持续 2h。主要用于肝素过量引起的出血和心脏术后的出血。少见心动过缓、面部潮红、血压降低、肺动脉高压或高血压。极个别对鱼类食物过敏者可发生过敏反应，偶见荨麻疹、血管神经性水肿、过敏性休克。

六、常用促凝血药临床应用特点

常用促凝血药及其临床适应证、剂量规格、用法用量及注意事项等相关内容，请扫描本书二维码进行阅读。

第五节　抗 贫 血 药

【案例 30-4】

患者，女，28 岁。因“近 1 年全身无力，活动后心悸、气短，近日加重”入院。主要症状为匙状甲、皮肤和黏膜颜色苍白，疲乏无力，头晕耳鸣，眼花，记忆力减退，恶心呕吐，食欲减退。实验室检查：血红蛋白小于 110g/L，平均红细胞体积小于 80fL，红细胞形态可有明显低色素表现，血清铁蛋白小于 14μg/L。诊断为缺铁性贫血。给予口服硫酸亚铁，每次 0.3g（含元素铁 54mg），每日 3 次，饭后服，治疗 8 周后症状缓解，实验室检查血红蛋白及平均红细胞体积均恢复到正常范围。

问题：

1. 硫酸亚铁治疗缺铁性贫血的药理学基础是什么？不良反应有哪些？
2. 影响硫酸亚铁吸收的因素有哪些？

贫血是指循环血液中的红细胞数量和（或）血红蛋白含量长期低于正常值的病理现象。主要分为如下几种：①缺铁性贫血：由血液损失过多或铁吸收不足所致，血红蛋白含量低，红细胞呈小细胞低色素性，在我国较多见；②巨幼红细胞贫血：由叶酸或维生素 B_{12} 缺乏所致，红细胞呈大细胞高色素性，血红蛋白含量高，白细胞及血小板亦有异常；③再生障碍性贫血：主要由感染、药物、放疗等因素致骨髓造血功能障碍引起，红细胞、白细胞和血小板数量减少；④自身免疫性溶血性贫血：由于体内免疫功能紊乱所产生自身抗体，结合在红细胞表面或游离在血清中，使红细胞致敏，或激活补体致红细胞过早破坏而发生溶血性贫血；⑤铁粒幼细胞贫血：是一组铁利用障碍性疾病，特征为骨髓中出现大量环状铁粒幼细胞，红细胞无效生成，组织铁储量过多和外周血呈小细胞低色素性贫血。以上贫血产生的原因不同，治疗的药物也不同。

根据贫血产生的原因，治疗贫血的药物分类如下：

1. 铁剂　仅用于缺铁性贫血的预防和辅助治疗。主要有硫酸亚铁、富马酸亚铁、葡萄糖酸亚铁、右旋糖酐铁、琥珀酸亚铁、多糖铁复合物等，其中硫酸亚铁属无机铁，其他均为有机铁。

2. 维生素类药物　包括维生素 B_{12}、叶酸等，对缺乏叶酸和维生素 B_{12} 所致的巨幼红细胞贫血有特效，对其他贫血无效；维生素 B_4（vitamin B_4），又称腺嘌呤，可用于白细胞减少症及急性粒细胞减少症；大剂量的维生素 B_6 治疗原发性或遗传性铁粒幼细胞贫血有效，对其他贫血无效。

3. 肾上腺糖皮质激素类药物　如泼尼松、地塞米松等。由于这类药物有免疫抑制作用，故对自身免疫性溶血性贫血有良好疗效；对阵发性睡眠性血红蛋白尿、球形红细胞增多症也有一定的疗效。

4. 雄性激素类药物　如丙酸睾酮、司坦唑、达那唑等。是治疗再生障碍性贫血的必需药物，对骨髓瘤、骨髓增生异常综合征伴发的贫血也有较好疗效。

5. 其他类　造血生长因子（如促红素）、粒细胞集落刺激因子、粒细胞-巨噬细胞集落刺激因子等。

一、铁和铁盐

常用的口服制剂有硫酸亚铁（ferrous sulfate）、琥珀酸亚铁（ferrous succinate）、蔗糖铁（iron sucrose）、枸橼酸铁铵（ferric ammonium citrate）、富马酸亚铁（ferrous fumarate），注射制剂有右旋糖酐铁（iron dextran）和山梨醇铁（iron sorbitex）。

【体内过程】　血红素铁比非血红素铁容易吸收，有机铁比无机铁容易吸收。因酸性环境有利于无机铁的溶解，而有助于吸收。相比 Fe^{3+}，大部分 Fe^{2+} 易以被动转运的方式在小肠上段吸收，少部分以主动转运的方式吸收，所以还原性物质，如维生素 C、果糖半胱氨酸等有助于铁的吸收。鞣酸、磷酸盐、抗酸药等可妨碍吸收。考来烯胺、四环素、喹诺酮等易形成难溶性络合铁，互相影响吸收。65%铁是以血红蛋白结合的形式经血液循环分布到全身，25%～30%以铁蛋白或含铁血黄素形式贮存在肝、脾、骨髓中，其余 5%铁广泛存在于肌红蛋白、细胞内的氧化还原酶中。铁剂主要通过肠黏膜脱落，也可经胆汁、尿、汗液等排出体外。

吸收入肠黏膜细胞的 Fe^{2+}，可被氧化成 Fe^{3+} 与去铁蛋白结合成铁蛋白而储存，也可与转铁蛋白结合成复合物，再与细胞膜上的转铁蛋白受体结合后通过受体介导的胞饮作用进入细胞内。而转铁蛋白则被释出到细胞外，恢复其转铁功能。

【药理作用】　铁是组成血红蛋白、肌红蛋白、血红素酶、金属黄素蛋白酶、过氧化氢酶等必需的元素。铁可吸附在骨髓有核红细胞膜上，进入细胞内与线粒体原卟啉结合形成血红素，再与珠蛋白结合形成血红蛋白。

【临床应用】　主要用于治疗铁的需要量增加、摄入不足、失血过多所致的缺铁性贫血。用药 10～15 日网织红细胞达高峰，4～8 周血红蛋白接近正常。血红蛋白正常后，减半继续服药 2～3 个月，可使体内铁储存恢复正常。硫酸亚铁吸收良好，胃肠刺激小，铁利用率高，作用温和，起效快且价格低廉，临床常用；枸橼酸铁铵为 Fe^{3+}，吸收差，但刺激性小、作用温和、易溶于水，可制成糖浆剂用；右旋糖酐铁供注射应用，仅限于少数严重贫血而又不能口服者应用。

【不良反应】　常见胃肠道反应，口服可出现胃肠刺激症状，引起恶心、呕吐、腹泻、上腹部不适等，宜餐后服用；由于 Fe^{2+} 与肠腔中硫化氢（H_2S）生成硫化亚铁（FeS），减少了 H_2S 对肠蠕动的刺激作用，可引起便秘、黑便；注射铁剂可引起局部疼痛、色素沉着，部分患者可出现畏寒、发热等过敏反应，严重时可致过敏性休克。小儿误服 1g 以上可致急性中毒，表现为坏死性胃肠炎、血性腹泻、休克、呼吸困难。急救可应用磷酸盐溶液或碳酸盐溶液洗胃，并以特殊解毒剂，如去铁胺（deferoxamine），经鼻饲管注入胃内以结合残存的铁。对铁剂过敏者，严重肝肾功能不全，尤其伴有未经治疗的尿路感染者，铁负荷过高、血色病或含铁血黄素沉着症患者以及非缺铁性贫血患者禁用。

临床常用铁制剂的比较，见表 30-4。

表 30-4 临床常用铁制剂的比较

药品名	规格	含元素铁量	备注
硫酸亚铁	300mg/片	60mg/片	
2.5%硫酸亚铁合剂	100ml/瓶	5mg：ml	含稀酸盐
硫酸亚铁控释片	525mg/片	100mg/片	含维生素 C
富马酸亚铁	200mg/片	60mg/片	
琥珀酸亚铁	100mg/片	30mg/片	
力蜚能-150	10 粒/盒	150mg/粒	多糖铁复合物
蔗糖铁注射液	100mg：5ml	20mg：ml	

二、维 生 素 类

叶 酸

叶酸（folic acid）属水溶性 B 族维生素，由蝶啶、对氨苯甲酸及谷氨酸组成。广泛存在于酵母、蛋黄、豆类、肝及绿叶蔬菜中，少量也可由结肠细菌合成，但吸收极微，故人体必须从食物中摄取叶酸。正常每日叶酸的最低需要量为 50～100μg。

【药理作用】 食物中的叶酸多以聚谷氨酸形式存在，吸收后在十二指肠黏膜上皮细胞被转化为 5-甲基四氢叶酸，进而经 N_5-甲基四氢叶酸甲基酶作用转化为四氢叶酸才能发挥作用。四氢叶酸作为辅酶，是一碳基团的传递体，参与嘌呤、嘧啶等物质的合成。当叶酸缺乏时，一碳基团代谢障碍，影响核苷酸的合成，其中最为明显的胸腺嘧啶核苷酸的合成受阻，导致细胞核中 DNA 合成减少，但对 RNA 和蛋白质合成影响较少，使细胞 DNA 与 RNA 的比值降低，出现细胞增大、胞质丰富、细胞核中染色质疏松分散的改变。这些改变在红细胞系最为明显，表现为巨幼红细胞贫血。对消化道黏膜细胞也有一定影响，可致舌炎、腹泻等。维生素 B_{12} 为同型半胱氨酸甲基转移酶的辅酶，当维生素 B_{12} 缺乏时，可使四氢叶酸合成受阻。维生素 C 可能抑制叶酸在胃肠道的吸收，导致叶酸活性降低。叶酸及其代谢物主要经肾脏排出，也可由胆汁和肠道排出。

【临床应用】 主要用于治疗各种原因所致的巨幼红细胞贫血，尤其对营养性贫血、妊娠期和婴儿期贫血等疗效好。一般可选用口服制剂，若因胃肠道因素而影响吸收时可采用肌内注射的方法，但不宜静脉注射。对叶酸拮抗剂甲氨蝶呤、肝脏因素等造成二氢叶酸还原酶功能或产生障碍所致的巨幼红细胞贫血，应用一般叶酸制剂无效，需要直接选用四氢叶酸制剂如亚叶酸钙（calcium folinate）治疗。对恶性贫血、维生素 B_{12} 缺乏所致的巨幼红细胞贫血，单用叶酸仅可改善血常规，但不能减轻甚至可加重神经症状。治疗前应确定患者缺乏叶酸后再进行治疗，服用叶酸时必须同时补充维生素 B_{12}，服用叶酸后宜补钾，妊娠期妇女叶酸用量尽量控制在每日 0.8mg 以内。

【不良反应】 偶见不良反应，可致皮疹、荨麻疹或哮喘等，长期用药可出现厌食、恶心、腹胀等胃肠道症状。非叶酸缺乏的贫血或诊断不明的贫血、对叶酸及其代谢物过敏者禁用叶酸。

维生素 B_{12}

维生素 B_{12}（vitamin B_{12}）为含钴复合物，广泛存在于动物内脏、牛奶、蛋黄中，但动物和植物均不能合成，仅细菌和古菌具有其合成酶。体内具有辅酶活性的维生素 B_{12} 为甲钴胺和 5′-脱氧腺苷钴胺。药用维生素 B_{12} 为氰钴胺、羟钴胺、硝钴胺等。

【体内过程】 维生素 B_{12} 必须与胃壁细胞分泌的糖蛋白即内因子结合，才能免受胃液消化而进入空肠吸收。胃黏膜萎缩所致内因子缺乏可影响维生素 B_{12} 吸收，引起恶性贫血。吸收后 90%贮存于肝。正常人每天需要 1μg 维生素 B_{12}，每天从食物中获取 2～3μg，即可满足需要。由于在肝内有大量贮存，食物即使无维生素 B_{12}，也不易造成缺乏。

【药理作用】 维生素 B_{12} 为细胞分裂和维持神经组织髓鞘完整所必需的辅酶，参与体内多种生化代谢。

1. 促进四氢叶酸的利用和某些氨基酸互变 维生素 B_{12} 为同型半胱氨酸甲基转移酶的辅酶，该酶催化 5-甲基四氢叶酸转甲基给维生素 B_{12} 后转化为四氢叶酸和甲基维生素 B_{12}。一方面促进四氢叶酸的利用，若转甲基反应受阻，会导致叶酸缺乏相同的症状，如巨幼红细胞贫血；另一方面，甲基维生素 B_{12} 可转甲基给同型半胱氨酸，生成甲硫氨酸。

2. 促进脂肪代谢 维生素 B_{12} 可以转变为脱氧腺苷维生素 B_{12}，其为甲基丙二酰辅酶 A 变位酶的辅酶，催化甲基丙二酰辅酶 A 变为琥珀酰辅酶 A 进入三羧酸循环而代谢。维生素 B_{12} 缺乏时，导致甲基丙二酰辅酶 A 堆积，由于其结构与丙二酰辅酶 A 相似，而合成了异常的脂肪酸，与神经鞘膜的类脂结合，造成鞘膜病变，引起周围神经炎。然而，也有证据表明维生素 B_{12} 缺乏的神经症状可能是由甲硫氨酸合成障碍所致。

【临床应用】 主要用于恶性贫血及巨幼红细胞贫血，也用于神经系统疾病、肝病等辅助治疗。

【不良反应】 少见低血压、高尿酸血症等，肌内注射偶见皮疹、瘙痒、腹泻、哮喘、过敏性休克。对维生素 B_{12} 有过敏史、有家族遗传性球后视神经炎及弱视者禁用。

三、促红素和重组人促红素

【体内过程】 促红素（erythropoietin，EPO）又称促红细胞生成素，是一种分子量为 34～39kDa 的糖蛋白，在成人中主要由肾脏近曲小管管周细胞分泌，胎儿和围生期新生儿主要由肝脏分泌。重组人促红素（recombinant human erythropoietin，rhEPO）是采用基因工程技术获得的红细胞生成素，其体内外生物学作用与天然产品基本一致。重组人促红素皮下注射给药吸收缓慢，2h 后可见血清促红素浓度升高，T_{max} 为 18h，主要被肝脏和肾脏摄取，骨髓为特异性摄取器官。促红素给药后大部分在体内被代谢，大鼠实验表明，除肝脏外，还有少部分药物在肾脏、骨髓和脾脏内被降解。肾脏不是促红素的主要排泄器官，使用促红素的贫血患者，药物以原形经肾脏排泄的量小于 10%。

【药理作用】 促红素与骨髓红系祖细胞表面特异性的促红素受体结合，刺激红系祖细胞的增殖与分化，也能促进网织红细胞从骨髓释放，还可引起血管收缩性高血压，增加铁吸收，刺激血管生成，保护神经元缺血性损伤。

【临床应用】 主要用于慢性肾衰竭性贫血及再生障碍性贫血，对尿毒症血液透析所致的贫血疗效显著，还可用于多发性骨髓瘤、骨髓增生异常、骨癌及结缔组织疾病所致的贫血。铁是合成血红蛋白的原料，因此伴有铁缺乏的患者不敏感。适当补充一定量的铁和叶酸，促红素的疗效会增加。

【不良反应】 偶见血压升高、脑出血、血栓形成、癫痫发作以及嗜酸性粒细胞及中性粒细胞增多、呼吸急促、类流感样综合征、肌痛、关节痛。对难以控制的高血压患者及生物制品过敏者，以及妊娠期及哺乳期妇女禁用。严重慢性铁负荷过重的患者，重组人促红素与大剂量维生素 C 合用可引起心功能受损，停用维生素 C 可恢复。促红素的二级结构可因不同储存条件而改变，致蛋白变性而降低效价，或使其产生抗原性，进而刺激人体产生抗体，出现纯红细胞再生障碍性贫血。因此，在储存和用药前切忌震荡。

常用抗贫血药及其临床适应证、剂量规格、用法用量及注意事项等，请扫描本书二维码进行阅读。

第六节　升白细胞药（促白细胞生成药）

血液中的白细胞分为中性粒细胞、嗜酸性粒细胞、嗜碱性粒细胞、淋巴细胞和单核细胞。外周血白细胞计数持续低于 4.0×10^9/L，称为白细胞减少症；外周血粒细胞计数，成人低于 2.0×10^9/L，

10 岁以上儿童低于 1.8×10^9/L，10 岁以下儿童低于 1.5×10^9/L，称为中性粒细胞减少症；而中性粒细胞低于 0.5×10^9/L，称为中性粒细胞缺乏症。

可以促进白细胞生长、提高白细胞计数的药物为升白细胞药。常用药物有肌苷、维生素 B_4 及粒细胞集落刺激因子非格司亭、重组人粒细胞-巨噬细胞集落刺激因子沙格司亭等。治疗白细胞减少症的药物主要分为以下几类：①兴奋骨髓造血功能药，用于造血功能不足者；②糖皮质激素，用于由免疫抗体形成而破坏中性粒细胞者；③粒细胞集落刺激因子，用于肿瘤化疗引起的中性粒细胞减少症；④粒细胞-巨噬细胞集落刺激因子，用于淋巴瘤、急性淋巴细胞白血病和骨髓移植后促进定位。

一、兴奋骨髓造血功能药

维生素 B_4（vitamin B_4），又称腺嘌呤（adenine），为核酸组成成分，参与 DNA 和 RNA 合成，当白细胞缺少时可促进白细胞增生。用于多种原因引起的白细胞减少，特别是肿瘤化疗、放疗以及苯类物质中毒所致白细胞减少，以及多种原因引起的急性中性粒细胞减少症。一般用药后 2～4 周，白细胞数量可以增加。偶见胃部不适、轻度腹泻、阵发性腹痛、腹胀、便秘、口干、肠鸣音亢进、皮疹。少见头痛、无力、发热。严重肝、肾、心、肺功能障碍者以及骨髓中幼稚细胞的髓细胞性白血病患者禁用本药。妊娠期及哺乳期妇女慎用本药。用药过程中还应规避可引起粒细胞计数减少的药品，如磺胺药、非甾体抗炎药、抗生素、抗甲状腺药、免疫抑制剂、抗肿瘤药、H_2 受体阻断药和质子泵抑制剂等。

肌苷（inosine）为人体的正常成分，为腺嘌呤的前体，能直接透过细胞膜进入人体细胞，参与体内核酸代谢、能量代谢和蛋白质合成，能提高辅酶 A 的活性，使处于低能缺氧状态下的组织细胞继续进行代谢，有利于受损干细胞功能的恢复。用于白细胞减少症、血小板减少症及各种急、慢性肝炎的辅助治疗。

小檗胺（berbamine）具有刺激髓细胞增殖作用，能提高造血干细胞集落因子的含量，促进骨髓造血干细胞和粒系祖细胞的增殖，并向粒系细胞分化，促进造血功能，增加末梢白细胞数量，还具有增强机体免疫力、抗结核、扩张血管、抗心肌缺氧、缺血、抗心律失常等作用。主要用于防治肿瘤化疗、放射性物质引起的白细胞减少症，治疗环磷酰胺引起的白细胞减少，并具有降压、抗心律失常、抗心肌缺血以及防治动物实验性硅肺等。

二、粒细胞集落刺激因子

粒细胞集落刺激因子（granulocyte colony-stimulating factor，G-CSF）是由血管内皮细胞、单核细胞和成纤维细胞合成的糖蛋白。主要作用于中性粒细胞系造血细胞的增殖、分化和活化。

非格司亭

非格司亭（filgrastim）为重组的人粒细胞集落刺激因子，是由大肠埃希菌产生的含有 175 个氨基酸残基的糖蛋白，主要刺激粒细胞集落形成单位（colony-forming unit-granulocyte，CFU-G），能促进中性粒细胞成熟；刺激成熟的粒细胞从骨髓释放；增强中性粒细胞趋化及吞噬功能。对巨噬细胞、巨核细胞影响小。可采用静脉滴注或皮下注射的方式给药。主要用于肿瘤化疗、放疗引起骨髓抑制，也用于自体骨髓移植及肿瘤化疗后的严重中性粒细胞缺乏，可缩短中性粒细胞缺乏时间，减少细菌和霉菌感染的发病率，可部分或完全逆转艾滋病患者中性粒细胞缺乏。

【不良反应】 非格司亭患者耐受良好。偶见白细胞计数增多、幼稚细胞增加。少见肌肉痛、骨痛、腰痛、皮疹、脱发及注射部位反应。罕见过敏性休克、间质性肺炎、急性呼吸窘迫综合征。

【禁忌证】

1. 对药品及对大肠埃希菌表达的其他制剂过敏者。
2. 严重肝、肾、心、肺功能障碍者。

3. 自身免疫性血小板减少性紫癜者。

4. 骨髓中幼稚细胞未显著减少的髓细胞性白血病及外周血中存在骨髓幼稚细胞的髓细胞性白血病患者。

【药物相互作用】

1. 非甾体抗炎药治疗非格司亭所致发热、头痛、肌肉痛及骨痛有效。

2. 非格司亭不宜与抗肿瘤药联合应用；与氟尿嘧啶合用可能加重中性粒细胞减少症。

三、粒细胞-巨噬细胞集落刺激因子

粒细胞-巨噬细胞集落刺激因子（granulocyte-macrophage colony-stimulating factor，GM-CSF），又称生白能，在 T 淋巴细胞、单核细胞、成纤维细胞、血管内皮细胞均有合成。它与白介素-3（interleukin-3，IL-3）共同作用于多能干细胞和多能祖细胞等细胞分化原始部位，可刺激粒细胞、单核细胞、巨噬细胞和巨核细胞等多种细胞的集落形成和增生。对红细胞增生也有间接影响。对成熟中性粒细胞可增加其吞噬功能和细胞毒素作用。主要用于预防恶性肿瘤放疗、化疗引起的白细胞减少及并发的感染等。不良反应有发热、骨痛及肌痛、皮下注射部位红斑。首次静脉滴注时可出现面色潮红、低血压等。严重的不良反应为心功能不全、支气管痉挛、室上性心动过速、颅内高压、肺水肿和晕厥等。

常用升白细胞药及其临床适应证、剂量规格、用法用量及注意事项等，请扫描本书二维码进行阅读。

第七节　作用于血液系统的药物进展

相关内容请扫描本书二维码进行阅读。

（李　飞）

第三十一章 作用于生殖系统的药物

生殖是在神经系统及体液激素的调控下，通过两性生殖器官的各项生命活动来实现的，包括生殖细胞的形成、受精、受精卵“着床”、胚胎发育及分娩、生长等过程。

生殖系统是与生殖密切相关的器官成分的总称。其功能是产生生殖细胞，繁殖新个体，分泌性激素和维持副性征。生殖器官包括内生殖器和外生殖器两个部分。女性内生殖器包括卵巢、输卵管、子宫和阴道，外生殖器包括大、小阴唇及阴道前庭、阴阜、阴蒂、会阴等；男性内生殖器包括睾丸、附睾、精索、精囊腺、前列腺和尿道球腺、尿道，外生殖器包括阴阜、阴茎、阴囊等。

第一节 作用于女性生殖系统的药物

一、调节子宫平滑肌活动的药物

【案例 31-1】

王某，女，26 岁，因“停经 42^{+4}周，超预产期 18 天”入院。患者末次月经：2007 年 11 月 4 日。预产期：2008 年 8 月 11 日。入院查体：生命体征平稳，心肺听诊无异常，腹膨隆，足月妊娠腹型，肝脾未触及，脊柱四肢未见异常。产科情况：宫高 36cm，腹围 109cm，胎位 LOA，胎心 142 次/分。肛查：宫口未开，胎膜未破。骨盆测量在正常范围。腹部彩超提示：头位，BPD9.1cm，股骨长 6.9cm，胎盘位于前壁Ⅲ°，羊水 3.2cm，超声提示：头位单活胎。化验：血、尿常规正常。入院后给予静脉滴注缩宫素后，有规律宫缩，进入产程顺利分娩一女活婴。

问题：

1. 应用缩宫素的依据是什么？
2. 缩宫素对子宫平滑肌有何影响？

（一）子宫平滑肌兴奋药

子宫平滑肌兴奋药（oxytocic）是一类选择性兴奋子宫平滑肌引起子宫收缩的药物。其作用强度可因子宫生理状态及用药剂量的不同而表现为节律性收缩或强直性收缩，用于催产、引产或产后子宫出血、子宫复旧。

子宫为女性内生殖器官。子宫体壁由三层组织构成，外层为浆膜层，中间层为肌层，内层为黏膜层。子宫肌层为子宫壁最厚的一层，由平滑肌束及弹性纤维所组成。肌束排列交错，大致可分为三层：外层多纵行，内层环行，中层交织。分娩时，子宫收缩，使胎儿及其附属物娩出。肌层中含血管，子宫收缩时，血管被压缩，故能有效地制止产后子宫出血。

催产是指产妇生产不顺利，如宫缩不够频繁或力度不足以使宫颈扩张或把胎儿推出产道，需要外加刺激产妇的宫缩，帮助产妇促进（或增进）产程。引产是指用人工的办法促使产妇分娩或终止妊娠。产后出血是指胎儿娩出后的 24h 内由于产妇宫缩乏力、软产道裂伤、胎盘因素及凝血功能障碍而引起的阴道流血量超过 500ml 的出血，包括胎儿娩出后至胎盘娩出前、胎盘娩出至产后 2h、产后 2～24h 三个时期，产后出血多发生在前两个时期，是目前我国孕产妇死亡的首要原因。产妇一旦发生严重产后出血，且休克较重、持续时间较长者，即使获救，仍有可能发生严重的继发性垂体前叶功能减退，即希恩综合征（Sheehan syndrome），故应重视做好产妇出血防治工作。子宫复旧是指分娩以后，子宫逐渐缩小，到产后6～8周就恢复到接近妊娠以前的大小，同时，子宫腔内胎盘附着部位的创伤面也逐渐缩小，子宫内膜完全恢复到妊娠以前的状态。

缩　宫　素

缩宫素（oxytocin）又名催产素（pitocin），它的前体物质（前激素）由丘脑下部产生，沿着下丘脑-垂体束转运至神经垂体，储存于神经末梢。在转运过程中前激素转化为脑垂体后叶激素，其中含有两种主要成分，即缩宫素（即催产素）和加压素（即抗利尿激素）。

临床的缩宫素是从牛、猪的脑垂体后叶中分离提纯而得，其效价以单位（U）计算，一个单位相当于2μg纯缩宫素。口服易被消化液所破坏，必须注射给药。

【药理作用】

1. 兴奋子宫　缩宫素可选择性地兴奋子宫平滑肌。其特点是小剂量加强子宫的节律性收缩，以对子宫底产生节律性收缩为主，对子宫颈作用极弱，有益于促进胎儿娩出；大剂量使子宫产生强直收缩，直至舒张不全，可致胎死宫内、胎盘早剥或子宫破裂。缩宫素兴奋子宫平滑肌的作用与雌激素及孕激素水平密切相关，雌激素提高子宫对缩宫素的敏感性，而孕激素则降低其敏感性。妊娠早期体内孕激素水平高，子宫对缩宫素不敏感，妊娠后期雌激素水平高，对缩宫素的敏感性大大增加，临产时最敏感，分娩后逐渐降低。

已证明人子宫平滑肌有缩宫素受体，认为缩宫素通过与受体结合而发挥作用。妊娠期间缩宫素受体数量增加。钙通道的开放引起 Ca^{2+}的内流也参与缩宫素的作用机制。也有研究认为缩宫素作用于蜕膜的受体，促进地诺前列腺素（$PGF_{2\alpha}$）及其代谢物13, 14-二氢-15-酮$PGF_{2\alpha}$（PGFM）的合成。前列腺素，尤其是PGFM能兴奋子宫并使子宫颈变软、展平及扩张。也有研究发现在缩宫素引产成功的孕妇血浆中PGF和PGFM含量明显升高。

2. 其他作用　缩宫素能使乳腺泡周围的肌上皮细胞（属平滑肌）收缩，促进排乳。大剂量还能短暂地松弛血管平滑肌，引起血压下降，并有抗利尿作用。

【临床应用】

1. 催产和引产　对胎位正常、产道无障碍而宫缩无力的产妇，可用小剂量的缩宫素催产。对于死胎、过期妊娠或因严重疾病必须终止妊娠的患者，可用其引产。

2. 产后止血　产后出血后应立即皮下或肌内注射较大剂量的缩宫素（5～10U），使子宫平滑肌强直收缩，压迫肌层内血管而止血。但作用不持久，应加用麦角制剂。

【不良反应及用药注意】　不良反应少见，偶见过敏反应，催产及引产时必须注意避免用药过量及滴注过快，以免因子宫强直收缩，而引发胎儿窒息或子宫破裂的危险。

垂体后叶素

垂体后叶素（hypophysin，posterior pituitary hormone）是从牛、猪的垂体后叶中提取的粗制品，内含缩宫素和加压素，故对子宫平滑肌的选择性不高，作为子宫兴奋药已逐渐被缩宫素所代替。其所含的加压素能与肾脏集合管的受体相结合，增加集合管对水分的再吸收，使尿量明显减少；可用于治疗尿崩症。加压素对未孕子宫有兴奋作用，但对妊娠子宫反而作用不强。加压素还能收缩血管，特别是毛细血管和小动脉，在肺出血时可用来收缩小动脉而止血。此外，还可以收缩冠状血管，故冠状动脉粥样硬化性心脏病（冠心病）者禁用。本品有升高血压的不良反应，很少用于催产和引产，临床主要用于肺咯血、食管及胃静脉曲张出血、尿崩症等疾病。冠心病、高血压、心力衰竭患者禁用。

麦角生物碱

【药物研究简史】　相关内容请扫描本书二维码进行阅读。

【化学结构与分类】 麦角中含有多种生物碱，均为麦角酸的衍生物。麦角生物碱(ergot alkaloid)包括麦角新碱（ergometrine）、麦角胺（ergotamine）和麦角毒（ergotoxine），以麦角新碱和麦角胺最常用。麦角生物碱按化学结构分为两类：一类为胺生物碱，以麦角新碱、甲基麦角新碱为代表，易溶于水，对子宫的兴奋作用强又快，但作用时间短；另一类为肽生物碱，以麦角胺、麦角毒为代表，难溶于水，对血管的作用较强，起效缓慢、维持时间长。

麦角新碱能直接兴奋子宫平滑肌，临产及产后子宫最敏感。本品与缩宫素的不同在于：①可引起强直性收缩；②作用强而持久，故不能用本品催产和引产，主要用于产后子宫出血和产后子宫复旧不良。

麦角胺收缩血管作用强，临床可用于治疗偏头痛。

麦角毒有阻断α受体作用，使肾上腺素升压作用反转。其氢化衍生物氢化麦角碱（hydergine）又称海得琴，有抑制中枢、扩张血管和降低血压作用，与哌替啶、异丙嗪组成冬眠合剂，用于人工冬眠。

益母草

益母草（motherwort herb）为唇形科植物，又名益母蒿，全草入药。其有效成分为生物碱，如益母草碱（leonurine）等，基本作用同麦角，可兴奋子宫平滑肌、增强节律性收缩、提高肌张力，但作用与脑垂体后叶制剂相比较弱。临床用于产后止血和促使产后子宫复原。

【案例 31-2】

赵某，女，26 岁，教师。第一胎妊娠 7 月余，下腹隐痛 2h，患者末次月经 2008 年 4 月 18 日，预产期为 2009 年 1 月 25 日。因“2h 前无明显诱因出现下腹隐痛，未破水，未见红”就诊。查体：身高 165cm，体重 60kg，发育正常，神清语利，自动体位。T 36.2℃，P 88 次/分，R 18 次/分，BP 120/80mmHg。宫底脐上二指，纵产式，先露头，胎心 142 次/分。血常规：WBC6.8×10^9/L，HGB12g/L，尿常规：（–），心电图正常。静脉滴注硫酸镁进行治疗，宫缩消失，病情稳定，嘱回家卧床休息。随访患者情况良好，无异常。

问题：

1. 硫酸镁为什么可以用于先兆早产的治疗？
2. 子宫平滑肌抑制药有哪些？

（二）子宫平滑肌抑制药

子宫平滑肌抑制药又称抗分娩药（tocolytic drug），主要用于痛经和防治早产。主要包括 β_2 肾上腺素受体激动药、硫酸镁、钙通道阻滞药（又称钙阻断药）、前列腺素合成酶抑制剂、催产素阻断药等。

人的子宫平滑肌上存在着β肾上腺素受体，且以 β_2 受体占优势。常见的 β_2 肾上腺素受体激动药，如沙丁胺醇（salbutamol）、克伦特罗（clenbuterol）、利托君（nitodrine）等均具有松弛子宫平滑肌作用。其中利托君化学结构与异丙肾上腺素相似，对未妊娠和妊娠子宫均有抑制作用，因而专门用于防治早产。

硫酸镁（magnesium sulfate）可明显抑制子宫平滑肌收缩。Mg^{2+}可抑制中枢神经的活动，抑制神经肌肉接点 ACh 的释放，阻断神经肌肉连接处的传导，降低或解除肌肉收缩作用；对血管平滑肌有舒张作用，使痉挛的外周血管扩张，降低血压，因而对子痫有预防和治疗作用；此外，对子宫平滑肌收缩具有抑制作用，用于治疗早产。妊娠期间应用硫酸镁可以防治早产和妊娠高血压综合征及子痫发作，本药可用于禁用 β_2 肾上腺素受体激动药的产妇。

二、调节妊娠和月经等相关药物

（一）终止妊娠和引产药

药物终止妊娠是指通过内服或外用药物，使妊娠自行结束的方法。在孕早期（孕7周内）采用米索前列醇等药物，刺激宫底收缩及松弛肌肉，软化子宫颈，使受抗孕激素作用而坏死的胚囊及绒毛排出宫腔外，以达到流产目的。

1. 缩宫素　对于死胎、过期妊娠或因严重疾病必须终止妊娠的患者，可用其引产。

2. 地诺前列酮（dinoprostone）和地诺前列腺素（dinoprost）　地诺前列酮即前列腺素 E_2（prostaglandin E_2，PGE_2），地诺前列腺素即前列腺素 $F_{2\alpha}$（prostaglandin $F_{2\alpha}$，$PGF_{2\alpha}$）。前列腺素对心血管、呼吸、消化及生殖系统有广泛的生理和药理作用，但作用又各有侧重。对子宫有影响的主要有 PGE_2 和 $PGF_{2\alpha}$，是一类具有广泛生理活性的不饱和脂肪酸，分布于全身各组织和体液，最早从人精液和羊精囊中获得，目前大都可以人工合成或半合成，它们对妊娠各期的子宫均有兴奋作用，妊娠末期子宫更为敏感。这类药物引起的子宫收缩与正常分娩非常相似，能增强子宫平滑肌的节律性收缩，同时还能松弛子宫颈肌肉，有利于胎儿娩出。主要用于足月引产、妊娠早期和中期需要终止妊娠时的引产。给药方法包括静脉滴注，阴道内、子宫腔或羊膜腔内给药。主要不良反应为恶心、呕吐、腹泻、发热等。PGE_2 禁用于青光眼患者，$PGF_{2\alpha}$ 禁用于哮喘患者。

（二）调经药、促排卵药和子宫内膜异位症用药

1. 调经药　指对月经失调有调整与治疗的药物，妇女月经不调是指与月经有关的多种疾病，包括月经的周期、经量、经色、经质的改变或以伴随月经周期前后出现的某些症状为特征的多种疾病的总称。许多全身性疾病如血液病、高血压、肝病、内分泌病、流产、异位妊娠、葡萄胎、生殖道感染、肿瘤（如卵巢肿瘤、子宫肌瘤）等均可引起月经失调。确诊为神经内分泌功能失调所致的月经失调，在治疗上应根据病情的轻重及患者的具体情况，采用不同的药物治疗。

（1）周期紊乱：可采用雌激素、孕激素单一或联合的周期治疗，也可用中药治疗（参见第三十三章内容）。

（2）下丘脑-垂体-卵巢轴中的一个或多个环节功能失调：引起无排卵，是月经失调的病理生理基础之一，也是不孕的原因之一，是许多患者迫切要求解决的问题。有些患者虽然排卵，但是黄体功能不足，也会引起不孕。可根据患者情况选择不同的促排卵药物，改善卵巢的功能或代替垂体及下丘脑的部分功能。

2. 促排卵药　是指可以促进排卵，增加受孕机会的药物，主要用于治疗不孕症。临床上目前常用的促排卵药物有低剂量雌激素、枸橼酸氯米芬（clomifene citrate）、促性腺激素（gonadotropin）、促性腺激素释放激素（gonadotropin- releasing hormone，GnRH）、溴隐亭（bromocriptine）等。

低剂量雌激素有调整脑垂体功能的作用，会影响黄体生成素（luteinizing hormone，LH）的分泌，常用己烯雌酚。雌、孕激素疗法为己烯雌酚 1mg，每晚口服 1 次，连续 20 日，于最后 5～7 日每日肌内注射黄体酮 10～20mg，3 个疗程，其作用为推动下丘脑-垂体-卵巢轴的正负反馈作用，使促性腺激素的分泌增加或恢复平衡，达到诱发排卵的目的。

枸橼酸氯米芬是一种合成的非类固醇化合物，具有强抗雌激素作用，其促排卵的机制主要是与雌激素竞争位于下丘脑的受体，阻断内源性雌激素对下丘脑的负反馈作用，从而增加促性腺激素的分泌，诱发排卵。应用时需要下丘脑-垂体-卵巢轴有一定的功能，卵巢能分泌适量的雌激素，方可使卵泡发育到一定的程度。一般可用于阴道雌激素水平为轻度影响以上的患者。枸橼酸氯米芬排卵恢复率可达到 70%～80%，妊娠率为 30%～40%，治疗范围为无排卵月经、黄体功能不足、闭经泌乳综合征、垂体肿瘤等。用枸橼酸氯米芬促排卵无严重并发症，少数患者可能出现卵巢增大、白带增多，停药后可逐渐消失。

促性腺激素作用可直接刺激卵泡生长发育和成熟，分泌大量雌激素。每支促性腺激素含促卵泡

激素（follicle-stimulating hormone，FSH）和 LH 各 75U，需要肌内注射，口服无效。若临床单用效果不佳，可合用人绒毛膜促性腺激素（human chorionic gonadotropin，HCG）促排卵。促性腺激素联合人绒毛膜促性腺激素促排卵法主要适用于内源性垂体促性腺激素缺乏或不足，如希恩综合征，也适用于下丘脑促性腺激素释放激素分泌不足或用枸橼酸氯米芬无效者。排卵率约为 90%，妊娠率为 50%～70%。

促性腺激素释放激素由下丘脑神经细胞分泌，通过垂体门脉系统进入垂体前叶，促使垂体促性腺细胞合成并释放 FSH 和 LH，刺激卵泡发育、成熟和排卵。正常月经周期中，GnRH 呈脉冲式释放，反映在 LH 的脉冲式分泌。脉冲的频率为 60～120 次/分。脉冲的频率和幅度在排卵周期中有规律性变化，对周期的调节起重要的作用。20 世纪 80 年代，国外学者就采取小剂量促黄体素释放激素（luteinizing hormone releasing hormone，LHRH）治疗下丘脑性闭经获得良效。脉冲式 GnRH 治疗法适合因精神紧张、营养不良、长期服用某些药物（如利血平、吩噻嗪类等）或避孕药，对下丘脑产生抑制作用而导致无排卵的患者。

溴隐亭为催乳素抑制药，作用于下丘脑和垂体催乳素细胞，使血催乳素下降，恢复性腺激素分泌功能，促使排卵，恢复月经，适用于高催乳素血症。

3. 子宫内膜异位症用药

【案例 31-3】

孙某，女，35 岁，因“进行性痛经加重 1 年”入院。患者平素月经规律，末次月经：2005 年 5 月 9 日，量中等、痛经（+），于 1 年前自觉月经来潮时痛经加重，在私人诊所口服中药治疗后效果不佳。给予丹那唑治疗，自月经第 1 天开始持续服用 6 个月，无腹痛。查体：身高 165cm，体重 60kg，发育正常，神清语利，自动体位，查体合作。T 36.2℃，P 88 次/分，R 18 次/分，BP 120/80mmHg。血常规：WBC 6.8×10^9/L，HGB 12g/L，余正常。妇科查体：外阴已婚经产型，阴毛分布均，阴道通畅，内有少量分泌物，色白无味，子宫水平位稍大于正常，表面光滑，活动度高，双附件增厚，触诊（+），子宫底韧带增厚，触痛（+）。诊断：子宫内膜异位症。

问题：

1. 为什么丹那唑能使子宫内膜异位症腹痛症状消失？
2. 为什么口服丹那唑导致不来月经？

正常情况下，子宫内膜覆盖于子宫体腔面，若因某种因素使子宫内膜在身体其他部位生长，即可成为子宫内膜异位症。子宫内膜异位症的症状与体征随异位内膜的部位而不同，并与月经周期有密切关系。症状主要有痛经、月经过多、不孕、性交痛、大便坠胀、膀胱症状（异位至膀胱者，有周期性尿频、尿痛症状；侵犯膀胱黏膜时，则可发生周期性血尿）等。药物治疗适用于病情较轻、无明显子宫内膜异位囊肿者。由于妊娠闭经和绝经可消除痛经及经血逆流，并能导致异位子宫内膜萎缩退化，故用激素类药物引起闭经，模拟妊娠（假孕疗法）和绝经（假绝经疗法）已成为临床上治疗子宫内膜异位症的主要方法。

丹那唑（danazol）是一种合成甾体 17α-乙炔睾丸酮的衍生物，其主要作用是抑制下丘脑 GnRH 产生，从而使 FSH、LH 合成及释放减少，导致卵巢功能受抑制，亦可直接抑制卵巢甾体激素的合成或竞争性与雌孕激素受体结合，从而导致异位内膜萎缩、不排卵及闭经。丹那唑还有轻度雄激素作用，产生毛发增多、声音变低沉、乳房变小及痤疮出现等男性化表现，还可导致水分潴留及体重增加，患有高血压、心脏病或肾功能不全者不宜应用。丹那唑主要通过肝脏代谢，并可能对肝细胞产生一定损伤，故患有肝脏疾病的妇女禁用。

内美通（nemestran）即 3-烯高诺酮（R2323），为 19-去甲睾丸酮衍生物，具有较高抗孕激素活性及中度抗雌激素作用，抑制 FSH、LH 分泌，使体内雌激素水平下降，异位内膜萎缩、吸收。

促性腺激素释放激素激动剂（gona-dotropin-releasing hormone agonist，GnRHa）可以模拟天然GnRH效应，通过抑制GnRH进而抑制各种相关激素的分泌。LHRH对垂体有双相作用，大量持续应用时，垂体细胞呈降调反应，即垂体细胞受体被激素占满无法合成释放FSH、LH而起反调节作用。不良反应为潮热、阴道干燥、头痛、阴道少量流血等。

三苯氧胺（tamoxifen，TMX）为双苯乙烯衍生物。剂量为10mg，每日2次，自月经第5日开始，20日为1疗程。

孕激素类药物可用异炔诺酮、炔诺酮或甲羟孕酮（安宫黄体酮）等做周期性治疗，使异位内膜退化。从月经周期第6日开始至第25日，每日口服上述一种药物5～10mg。疗程视治疗效果而定，此法可抑制排卵。因此，对希望生育者，可从月经周期第16日开始到第25日，每日应用异炔诺酮或炔诺酮10mg。这样既可控制子宫内膜异位症，又不致影响排卵。部分病例在治疗期有较重的不良反应，如恶心、呕吐、头痛发胀、子宫绞痛、乳房疼痛以及由于水分潴留及食欲改善而体重过度增加等，给予镇静剂、止吐剂、利尿药及低盐饮食可以减轻。

睾酮（testosterone）对本症也有一定疗效。应用剂量应随患者的耐受量而定。最好开始剂量为10mg，每日2次，于月经周期后2周开始口服。这种剂量很少影响月经周期及发生男性化的不良反应。但要达到止痛目的常需要持续服用几个周期。此后可减低剂量再维持治疗1周期后，停药观察。若能妊娠，则本病即能治愈。

手术是子宫内膜异位症的主要治疗方法。对于既不能耐受激素治疗又因病灶位于肠道、泌尿道及广泛盆腔粘连，尤其是合并心、肺或肾等严重疾病，本人又十分惧怕手术的个别患者，也可采用体外放疗，破坏卵巢功能，达到治疗目的。当然对于一些病例，也可采用中医常用经验处方进行治疗。

三、女性生殖调节药

女性生殖调节药主要是指避孕药，这部分内容请参见第三十三章。

第二节　作用于男性生殖系统的药物

【案例31-4】

患者，张某，男，69岁。主因“进行性排尿不畅2年”收入院。患者于2年前无明显诱因出现排尿不畅，伴尿无力、尿线变细，当时未引起重视，未予治疗。后上述症状进行性加重，排尿有时呈滴沥状，且伴尿频，以夜间小便次数增多为主，每晚4～5次，严重影响日常生活。门诊以“前列腺增生”收入院行进一步治疗。患者自发病以来，无肉眼血尿，无尿痛，无腹痛，精神尚可，食欲、睡眠尚可，大便正常。查体：指诊触及前列腺Ⅱ度增生，质韧，中央沟变浅，无触痛，无硬节，余全身查体未及异常阳性体征。实验室检查：TPSA 2.3ng/ml，FPSA 0.227ng/ml，均正常。彩超示：前列腺大小为47mm×42mm×36mm，内回声不均，未见占位性病变，膀胱残余尿量约106ml。诊断：前列腺增生。给予口服坦洛新，每日1次，每次0.2mg，嘱晚间睡前服。患者症状减轻，嘱继续服用药物。

问题：

1. 坦洛新为什么可以治疗前列腺增生？
2. 抗前列腺增生药的主要作用机制是什么？

一、抗前列腺增生药

男性前列腺增生是发生概率较高的常见病之一。前列腺与人体的其他器官一样，随着年龄的增长而逐渐老化，一般认为，男性成年后前列腺体每年增长 3%，45 岁以前增生的发病率极低，更年期后发病率逐渐升高，并产生轻重不同的尿路梗阻症状。据统计分析，良性前列腺增生（benign prostatic hyperplasia，BPH）患者占老年男性的 20%左右，一般有前列腺增生家族史的人群中发病率偏高，约占 1/2 以上。

多年来的研究表明良性前列腺增生发病机制与体内激素比例失调、双氢睾酮在前列腺内聚积有关，前列腺增生后，可压迫腺体中的尿道，引起排尿困难，长期不能缓解易发生双侧输尿管、肾盂积水，病症晚期肾实质萎缩，可引起尿毒症。在有效的治疗药物问世以前，手术是治疗该病的主要手段，也是病症严重者所选择的治疗方法，效果较好，但仍可能发生性功能障碍、尿失禁等不良预后。随着前列腺治疗药物的不断开发，非手术治疗受到多数人的青睐，已逐渐降低了手术的概率。

目前治疗良性前列腺增生的药物种类虽然较多，但是主要由 α 受体阻断药、抗雄性激素药物和植物性药物三大类组成。

（一）α 受体阻断药

男性排尿过程是在前列腺收缩反应协同作用下完成的，而 α 受体激动引起的前列腺紧张，是排尿困难的原因之一。通过药物抑制前列腺组织及膀胱颈部 α 受体，可达到松弛前列腺平滑肌的目的，使尿道闭合压力下降，改善排尿梗阻症状。临床应用的 α 受体阻断药主要有以下几种：

1. 盐酸酚苄明（phenoxybenzamie） 属于非选择性 α 肾上腺素受体阻断药，作用时间长，作用于节后 α 肾上腺素受体，防止或逆转内源性或外源性儿茶酚胺作用，使周围血管扩张，血流量增加。卧位时血压稍下降，直立时可显著下降，血压下降可反射性引起心率增快，使收缩的前列腺肌体组织松弛，尿路梗阻得到显著缓解，具有见效快、持续时间短，效果好的特点。在临床上主要用于治疗前列腺增生症引起的排尿困难，如昼夜尿频、尿急、尿线细、尿滴沥、排尿等待等症状，盐酸酚苄明对少数心血管患者有一定的影响，限制了部分老年人的使用。盐酸酚苄明也可用于防治尿潴留、嗜铬细胞瘤的治疗和术前准备及周围血管痉挛性疾病。

2. 特拉唑嗪（terazosin） 是第二代长效选择性 α_1 受体阻断药，它对心肌磷酸二酯酶具有一定的活性，通过抑制血管平滑肌，使全身小动脉和小静脉血管舒张，达到减小血管阻力的目的，同时兼有降低总胆固醇、低密度脂蛋白，调节血脂作用。特拉唑嗪通过抑制去羟肾上腺素，减少前列腺组织痉挛，使尿路梗阻得到改善。特拉唑嗪口服吸收良好，C_{max}、生物利用度和 $t_{1/2}$ 指标较高。目前已是治疗良性前列腺增生药物中的一线治疗药物。

3. 多沙唑嗪（doxazosin） 为长效选择性 α_1 受体阻断药，与特拉唑嗪作用机制相似，同时具有降压、调节血脂和治疗慢性心力衰竭作用，口服后 95%被吸收，C_{max} 为 2～3h，生物利用度为 65%，$t_{1/2}$ 为 11h。

4. 盐酸坦洛新（tamsulosin） 是第三代超选择性长效 α_1 受体阻断药，亦称坦索罗辛（amsulosin），特异地抑制前列腺平滑肌的收缩，迅速缓解良性前列腺增生的临床症状，疗效好，不良反应更少。

5. 阿夫唑嗪（alfuzosin） 是一种新的喹那啉衍生物，适用于轻中度前列腺增生症。本品能竞争性、选择性地作用于前列腺泌尿体系，松弛平滑肌，继而降低生殖泌尿道的张力，使膀胱出口梗阻得到改善，缓释片对血压影响较小。

（二）抗雄激素药物

抗雄激素药物主要包括 5α 还原酶抑制药和雄激素受体阻断药。该类药物能抑制双氢睾酮（dihydrotestosterone，DHT）浓度，提高 PG 水平，使上皮及基质细胞萎缩，能有效减小增生的前列腺体积，从根本上改善增生症状。主要品种是非那雄胺、依立雄胺和舍尼通。

1. 非那雄胺（finasteride） 又名保列治（proscar），是一种 4-氮甾体激素化合物，主要适用于良性前列腺增生的治疗，其疗效已得到充分肯定。通过抑制 5α-还原酶，降低体内双氢睾酮的合成水平，达到治疗前列腺增生的目的，而且不影响血浆内睾酮水平，对性功能无明显影响，是从根本上治疗良性前列腺增生的药物。该药口服后在胃肠道中吸收良好，具有很高的蛋白结合率，体内分布广泛，能通过血-脑屏障。经肝脏广泛代谢，氧化生成非活性代谢物质由肠道系统排出。临床疗效好，毒性小，安全可靠。非那雄胺还是治疗男性脱发的药物。

2. 依立雄胺（epristeride） 是一种新型甾-5α-还原酶选择性抑制药，亦称爱普列特（epristeride）。该药可抑制睾酮的转化过程，使前列腺体内双氢睾酮含量下降，导致增生的前列腺体萎缩，从而达到改善良性前列腺增生患者排尿困难等症状的目的，具有安全可靠性，总有效率为 81.29%，是一种较为理想的治疗良性前列腺增生的新药。

（三）植物来源的药物

1. 舍尼通（cernilton） 又称普适泰（prostat），为植物性药物，来源于瑞典裸麦花粉破壳提取得到的水溶性及脂溶性成分，其有效成分为水溶性花粉提取物 P5、脂溶性花粉提取物 EA10。其抗前列腺增生的作用机制可能与阻碍体内睾酮转化为二氢睾酮及抑制白三烯、前列腺素合成有关。长期使用可改善前列腺内源性炎症、收缩膀胱平滑肌、舒张尿道平滑肌、改善排尿症状。舍尼通所含的天然植物花粉提取物 P5 没有过敏原，无任何不良反应，且含有多种维生素、氨基酸和微量元素，对前列腺增生有一定缓解作用，并有增强体质、改善食欲和睡眠等保健作用。脂溶性花粉提取物 EA10 具有抗前列腺细胞增生和扩张尿道平滑肌的作用，植物生长素具有抗炎作用，患者长期服用时，未见性功能障碍影响。舍尼通主要用于良性前列腺增生，慢性、非细菌性前列腺炎。绝大多数患者对本品耐受，仅极少数人有轻微的腹胀、胃灼热和恶心，停药后症状消失。

2. 太德恩（tadenan） 又名通尿灵，主要成分是非洲臀果木的提取物——脂质甾醇复合物。太德恩是用于治疗良性前列腺增生的生长因子抑制剂，具有同时作用于前列腺和膀胱的双重功效。其能有效地抑制由碱性成纤维细胞生长因子所致的成纤维细胞的增生，因而能有效抑制前列腺中纤维组织的增生，从而抑制前列腺组织的增生。同时能抑制膀胱壁纤维化，改善膀胱壁弹性，对膀胱功能具有保护作用。另外，该药还具有抗炎和消除水肿的活性。本药起效迅速，平均用药 4 周后即出现症状改善，6～8 周症状改善达到最大程度。太德恩临床主要用于良性前列腺增生引起的排尿障碍。用药期间需要进行前列腺的常规医疗检查。本药不能替代必要时的外科手术。

二、促进精子发生和活力的药物

前列腺分泌的 PG，可促进精子生长成熟。每毫升精子中所含 PGE 低于 11mg 时，精子无法成熟。可以说如果没有前列腺，或罹患严重的前列腺疾病，就不可能有正常的精子活动，而生育也就无从谈起。前列腺液偏碱性，成年男性每日分泌 0.5～2.0ml，大多随尿排出。在性交活动达到顶点即将射精的几秒钟内，前列腺液由腺管释放出来，与精液混合，共同随射精活动排出体外。前列腺液占精液的 30%，对生育发挥重要作用。例如，前列腺液中的蛋白质分解酶、纤维蛋白分解酶特别是透明质酸酶，有助于精子穿过子宫颈的黏液栓及卵子的透明带，这样就能促进精子和卵子结合。另外，前列腺液中的胰凝乳蛋白酶对精液液化有重要的作用。前列腺液中的很多营养成分可为精子提供能量，从而增强精子的活动能力。偏碱性的前列腺液能缓冲阴道酸性分泌物，有助于精子在女性生殖道内的生存。另外，前列腺液内含有大量的 Zn^{2+}，具有强有力的杀菌作用。由此可见前列腺一旦发炎，前列腺液就会发生质的改变，会影响精液的液化、精子的活动能力和生存能力，造成不育。

在影响精子活力的诸多常见病因中，比较常见的有感染因素（如解脲支原体、沙眼衣原体、抗生殖支原体、人型支原体等）、微量元素缺乏（特别是锌缺乏）、免疫因素（抗精子抗体）、精索静脉曲张、不良生活习惯（酗酒、吸烟、熬夜）、药物因素、环境因素等。治疗的同时，一定要先去除相关病因，以便取得良好效果。

常用药物包括以下 9 种：①核苷酸系细胞能量剂：主要适用于精子活动力低下者；②精氨酸：为氨基酸制剂，有生精和增加精子活动力的作用；③硫酸锌糖浆：能增加精子活动力；④小剂量雄激素：能提高精子数量；⑤枸橼酸氯米芬：为一种类固醇雌激素，起改善精子数量作用；⑥人绒毛膜促性腺激素：有增加精子活动力和增精作用；⑦甲状腺素：有治疗少精子症和增加精子活动力的作用；⑧肾上腺皮质激素：对精子生成有一定的促进作用；⑨安纳咖：能使精子活动力、活动率增加，延长精子寿命。以上药物对男性不育有一定效果，但也有不良反应，所以必须在医生的指导下应用。

三、阳痿治疗药

阳痿（impotence），又称勃起功能障碍（erectile dysfunction，ED），是指男性不能持续获得和维持足够的阴茎勃起以完成满意的性生活。ED 是男性最常见的性功能障碍之一，现代社会随着人们的生活节奏加快、竞争激烈、精神压力大，使得男性性功能障碍的发病率大为增加。全世界范围内超过 1.5 亿的男性有不同程度的 ED。

西 地 那 非

【药物研究简史】 相关内容请扫描本书二维码进行阅读。

西地那非（sildenafil），别名伟哥（viagra）、万艾可、喜多芬，是高选择性磷酸二酯酶 5（phosphodiesterase5，PDE5）抑制剂。

阴茎勃起的生理机制涉及性刺激过程中阴茎海绵体内一氧化氮（NO）的释放。NO 激活鸟苷酸环化酶导致环磷酸鸟苷（cyclic guanosine monophosphate，cGMP）水平增高，使海绵体内平滑肌松弛，血液充盈。PDE5 在阴茎海绵体中高度表达，而在其他组织中（包括血小板、血管和内脏平滑肌、骨骼肌）低表达。西地那非通过选择性抑制 PDE5，增强 NO-cGMP 途径，升高 cGMP 水平而导致阴茎海绵体平滑肌松弛，使阳痿患者对性刺激产生自然的勃起反应。勃起反应一般随西地那非剂量和血浆浓度的增加而增强。实验显示，西地那非药效可持续至 4h，但反应较 2h 时弱。西地那非对心肌无正性肌力作用，不能直接影响心肌收缩功能。西地那非可导致卧位血压下降（平均最大幅度 8.4/5.5mmHg），服药后 1～2h 血压下降最明显，服药后 8h 与安慰剂组无差别。25mg、50mg、100mg 西地那非对血压的影响相似，似与药物剂量和血药浓度无关。西地那非对血压的最大作用发生在约给药后 1h，即与药物血浆峰值一致。因此，在西地那非的血浆药物峰值浓度时，性活动可能诱发心脏事件。虽然西地那非引起的低血压反应轻而短暂（一般 4h 内血压回到基线），但西地那非和硝酸酯类间的相互作用可产生明显的和更长时间的血压降低。西地那非 $t_{1/2}$ 短，24h 内（约 6 个半衰期）可洗脱药物。美国心脏病学会（American College of Cardiology，ACC）和美国心脏协会（American Heart Association，AHA）指出，24h 内使用过硝酸酯类药物者禁用西地那非。

西地那非对使用抗抑郁药、抗精神病药和抗高血压药引起的阳痿以及对手术或外伤后引起的阳痿均有效，是一种广谱的治疗阳痿药物。不良反应主要有头痛、面色潮红、消化不良、鼻塞及视觉异常等。视觉异常为轻度和一过性的，主要表现为视物色淡、光感增强或视物模糊。

其他治疗阳痿的药物

前列地尔（alprostadil，PGE_1）阴茎注射 10～20μg 用于诊断和治疗阳痿，能够直接扩张血管和抑制血小板聚集，可增加血流量，改善微循环。后经肺循环迅速被代谢，经肾脏排泄，$t_{1/2}$ 为 5～10min。PGE_1 与抗高血压和抑制血小板聚集有协同作用。不良反应有头痛、食欲减退、腹泻、低血压、心动过速、可逆性骨质增生和注射局部红肿热痛等。禁用于妊娠期和哺乳期妇女。

育亨宾（yohimbine）是一种吲哚生物碱，也是肾上腺素受体阻断药，以往仅作为一种催欲药。目前药理学研究认为，育亨宾是唯一的肾上腺素受体的选择性阻断药，由于其选择性地阻滞了突触前膜受体而不干扰突触后膜受体，因而使海绵体神经末梢释放较多的去甲肾上腺素，减少静脉回流，利于勃起。育亨宾使脊髓勃起反射阈降低，性行为能力增强。虽然很多治疗阳痿的药物研究证实育亨宾的作用有限，但是仍可作为治疗阳痿的首选药物。大剂量可能更有效。近年来经验证明，育亨宾与曲唑酮联合应用比单纯用育亨宾更有效。

士的宁（strychnine）能够选择性地提高脊髓兴奋功能，治疗剂量可使脊髓反射的应激性提高、反射时间缩短，神经冲动容易传导，骨骼肌同时收缩，发生强直性惊厥。士的宁用于治疗阳痿的机制是“解除抑制”，即阻断脊髓闰绍细胞返回抑制和交互抑制。

第三节　作用于生殖系统的药物研究进展

相关内容请扫描本书二维码进行阅读。

（贾平平　刘铮然　张晓京）

第三十二章 肾上腺皮质激素类药物

【案例 32-1】

患者林某，男，15 岁，因“反复水肿 4 个月，加重 2 天”入院。4 月前无诱因出现颜面及双下肢水肿，诊断为“肾病综合征”，给予抗凝、降脂、护肾并口服强的松治疗。病情好转后患者自行停药。2 天前病情复发，腰腹部水肿伴腹胀、少尿、乏力、纳差。查体：T 36.5℃，P 88 次/分，R 20 次/分，BP 130/80mmHg，满月脸，面部水肿，心肺听诊未见异常，腹部膨隆，移动性浊音阳性，双下肢中度凹陷性水肿。辅助检查：尿蛋白（++++），尿糖（+），24 小时尿蛋白定量 7920mg。肾功能显示血清总蛋白 36.4g/L，白蛋白 15.2g/L，血清钙 1.83mmol/L，血磷 1.37mmol/L，尿素氮 9.66mmol/L，血肌酐 79.4mmol/L，胆固醇 21.2mmol/L，甘油三酯 4.04mmol/L。诊断为“肾病综合征”。治疗过程：给予优质蛋白饮食，泼尼松 50mg qd，潘生丁 50mg tid，凯思立 D 1 片 qd，舒降之 40mg qn，肝素 25mg ih q12h。泼尼松治疗 8 周后症状明显好转，尿蛋白转阴。肾功能显示血清总蛋白 62g/L，白蛋白 38g/L，血清钙 2.53mmol/L，血磷 1.6mmol/L，尿素氮 6.76mmol/L，血肌酐 82.6μmol/L，胆固醇 8.2mmol/L，甘油三酯 2.7mmol/L。然后泼尼松逐渐减量，每 1～2 周减原剂量的 10%，2 个月后症状消失，4 个月后完全停药。

问题：

1. 泼尼松治疗肾病综合征的作用机制是什么？其在治疗此类疾病中的地位？
2. 糖皮质激素长期应用应注意哪些问题？

【药物研究简史】 相关内容请扫描本书二维码进行阅读。

第一节 概　述

【生理来源和效应】 肾上腺皮质分泌三种激素，按其结构与生理效应不同分别是：

1. 糖皮质激素 包括氢化可的松和可的松（cortisone）等，由肾上腺皮质的束状带合成和分泌，受促肾上腺皮质素（adrenocorticotropic hormone，ACTH）调节。主要影响机体正常物质代谢过程，特别是影响糖类、蛋白质和脂质代谢过程，并在应激状态下使机体能适应内外环境的变化所产生的强烈刺激。超生理剂量的糖皮质激素具有抗炎、免疫抑制和抗休克等药理作用。临床上应用的肾上腺皮质激素主要指糖皮质激素。

2. 盐皮质激素 包括醛固酮和脱氧皮质酮等，由肾上腺皮质的球状带分泌，受肾素-血管紧张素系统及血钠、血钾水平的调节。对维持机体的水、电解质代谢起重要作用，能促进肾远曲小管对 Na^+、Cl^-的重吸收和 K^+、H^+的排出，具有明显的保钠排钾作用。临床上主要用于慢性肾上腺皮质功能减退症，纠正水、电解质紊乱，恢复水、电解质的平衡。

3. 性激素 由肾上腺皮质的网状带所分泌，受下丘脑-垂体前叶的调节，主要生理学功能有促进性器官发育和维持性功能，以及促进人体的新陈代谢。

肾上腺皮质激素作用广泛，生理分泌量可调节机体内重要物质的代谢，调控多种器官的发育和功能以及参与机体的应激反应等，对维持机体稳态极为重要。

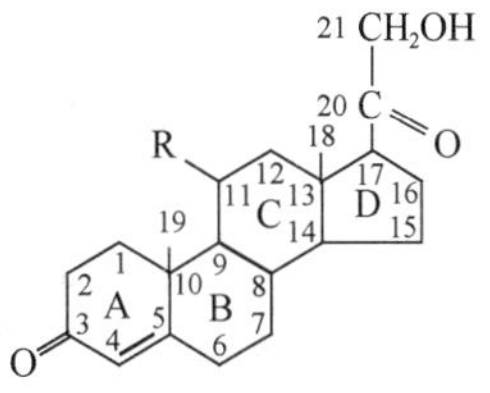

【构效关系】　肾上腺皮质激素类药物的基本结构是环戊烷多氢菲（甾核），以其为母核经过人工改造而合成了一系列具有与肾上腺皮质激素相似或相同生物活性的药物。肾上腺皮质激素的化学结构，见图 32-1。构效关系：①甾核 C_3 的酮基、C_{20} 的羰基及 $C_{4\sim5}$ 双键是保持糖皮质激素生理功能所必需的基团。②糖皮质激素的 C_{17} 上有—OH，C_{11} 上有═O 或—OH（如氢化可的松和可的松）；盐皮质激素的 C_{17} 上无—OH，C_{11} 上无═O 或有 O 与 C_{18} 相联（如醛固酮和脱氧皮质酮）。③$C_{1\sim2}$ 为双键以及 C_6 引入—CH_3，则抗炎作用增强、水盐代谢作用减弱，如泼尼松（prednisone）等。④C_9 引入氟基，C_{16} 引入—CH_3 或—OH 则抗炎作用更强、水盐代谢作用更弱，如地塞米松（dexamethasone）等。

图 32-1　肾上腺皮质激素的化学结构

为了提高糖皮质激素的临床疗效，降低其不良反应，药学工作者对甾核的结构不断进行改造，已获得了多种新型高效的药物。临床常用的糖皮质激素多为人工合成，如倍氯米松（beclomethasone dipropionate）、倍他米松（betamethasone）、地塞米松、泼尼松、泼尼松龙（prednisolone）、甲基泼尼松龙（methylprednisolone）、曲安西龙（triamcinolone）、曲安萘德（triamcinolone acetonide）和氟轻松（fluocinolone acetonide）等，这些激素根据其作用的半衰期（$t_{1/2}$）又分为短效、中效和长效类糖皮质激素（表 32-1），其中短效类的 $t_{1/2}$ 为 8～12h，中效类为 12～36h，而长效类为 36～54h。

表 32-1　常用糖皮质激素类药物的比较

药物	保 Na^+ 能力（比值）	抗炎作用的效价（比值）	相对受体亲和力*	半衰期（min）	半效期（h）	效价强度（mg）
氢化可的松	1.0	1.0	1	90	8～12	20
可的松	0.8	0.8	0.01	90	8～12	25
氟氢可的松	125.0	10.0	3	—	8～12	—
泼尼松	0.8	4.0	0.05	＞200	12～36	5
泼尼松龙	0.8	4.0	2.20	＞200	12～36	5
甲基泼尼松龙	0.5	5.0	12	＞200	12～36	4
曲安西龙	0	5.0	2～3	＞200	12～36	4
地塞米松	0	25.0	10	＞300	36～72	0.75
倍他米松	0	30.0	5.40	＞300	36～72	0.60
曲安奈德	0	25.0	—	＞120	12～36	4

*受体亲和力是指糖皮质激素类药物与其靶受体（糖皮质激素受体，GR）结合的强弱程度。相对亲和力比较是以氢化可的松（氢化可的松受体亲和力为 1）为参考进行对比。

常用糖皮质激素类药物的化学结构，见图 32-2。

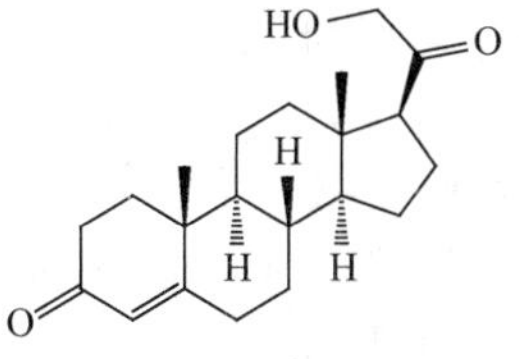

脱氧皮质酮 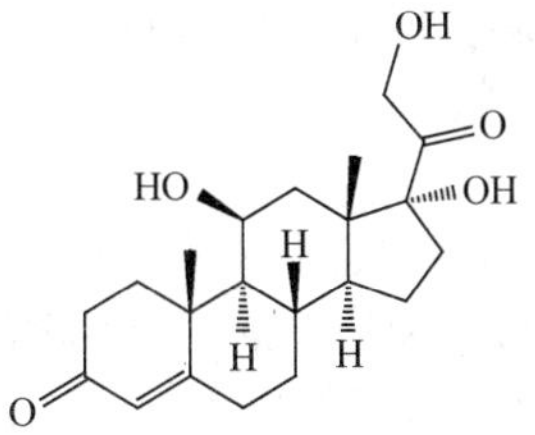　　氢化可的松 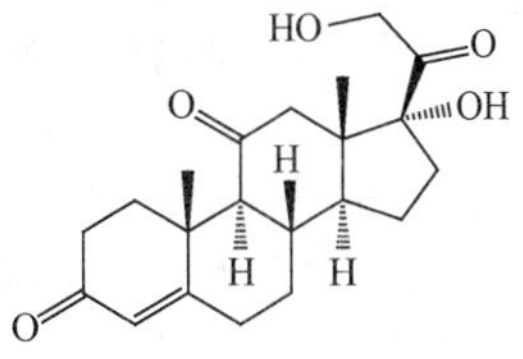　　可的松

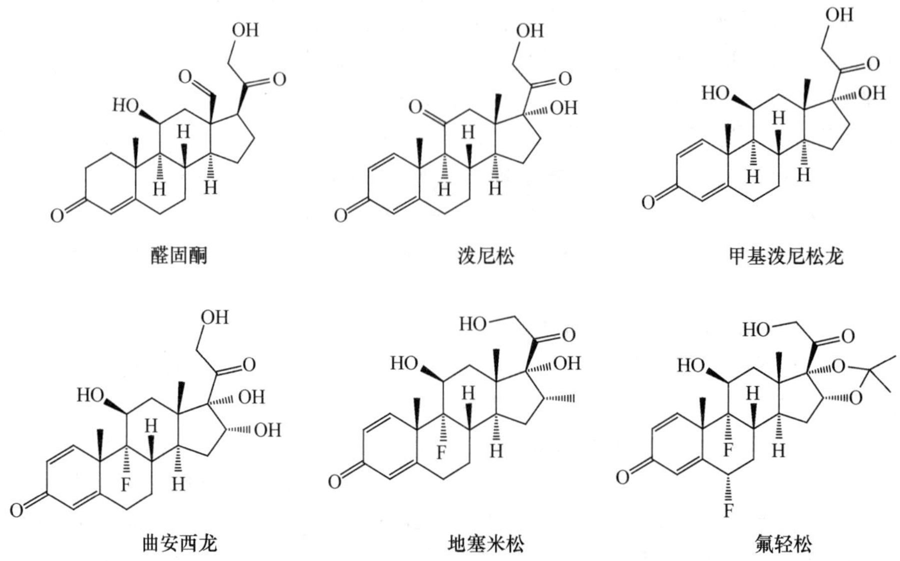

醛固酮　　泼尼松　　甲基泼尼松龙

曲安西龙　　地塞米松　　氟轻松

图 32-2　常用糖皮质激素类药物的化学结构

第二节　糖皮质激素类药物

【对物质代谢的影响】　糖皮质激素的生理作用主要表现为对糖类、蛋白质和脂肪等物质代谢的影响，维持水电解质平衡，维护免疫系统、心血管系统、内分泌系统、神经系统、泌尿系统，以及骨和骨骼肌的正常功能。糖皮质激素还赋予机体在有害的刺激和环境改变时抵抗应激状态的能力。糖皮质激素与其他激素的作用密切相关，肾上腺素（adrenaline）和去甲肾上腺素（noradrenaline）如果没有糖皮质激素的存在，就没有脂解作用，糖皮质激素的这些涉及调节其他激素效应的作用称为允许作用（permissive action）。

1. 促进糖异生　糖皮质激素对糖代谢的影响特点是促进糖异生，增加肝、肌糖原含量和升高血糖，可使机体更充分地利用蛋白质和脂肪提供能量，这是机体在饥饿、禁食等应激条件下的自我保护机制，使中枢神经系统等必须依赖葡萄糖供应能量的系统得以维持正常。但是超生理剂量应用时可出现糖尿，长期应用可致糖尿病。

2. 加速蛋白质的分解代谢　糖皮质激素能加速胸腺、淋巴结、肌肉、皮肤、骨等组织的蛋白质分解代谢，造成负氮平衡；药理剂量的糖皮质激素还能抑制蛋白质合成。长期用药可引起胸腺、淋巴结萎缩，肌肉消瘦，皮肤变薄，骨质疏松，生长缓慢和伤口愈合延缓等多种不良反应。

3. 促进脂肪分解　糖皮质激素能促进脂肪分解，使血中游离脂肪酸浓度升高，药理剂量糖皮质激素还能抑制脂肪合成。

4. 影响核酸代谢　糖皮质激素通过影响敏感组织中的核酸代谢来实现对各种代谢的影响。研究发现，氢化可的松可诱导淋巴细胞合成某种特殊的 mRNA，转录形成一种抑制细胞膜转运功能的蛋白质，从而抑制细胞对葡萄糖、氨基酸等能源物质的摄取，以致细胞合成代谢受抑制、分解代谢增强。

5. 影响水和电解质代谢　糖皮质激素也有一定盐皮质激素样作用，可保钠排钾，但作用较弱。它对水的平衡作用能增加肾小球滤过率和拮抗抗利尿激素的作用，减少肾小管对水的重吸收，有利尿作用。糖皮质激素水平过高时，还可引起低血钙，当肾上腺皮质功能不全时，常伴有高血钙。长期用药将造成骨质软化。

6. 对抗应激的适应作用　糖皮质激素是维持机体正常代谢和功能所必需的生理活性物质。机体缺乏糖皮质激素时，可引起代谢失调，甚至造成死亡。当机体受到缺氧、饥饿、寒冷、感染、手术、疼痛及精神紧张等有害刺激时，机体处于应激（stress）状态，并通过下丘脑引起血液中 ACTH 浓度迅速升高，进而大量分泌糖皮质激素，在其允许作用下影响肾上腺素、去甲肾上腺素及其他激素的水平与生物效应，从而通过自身调节适应内、外环境改变所产生的强烈刺激，保护机体免受损害。

长期大量应用糖皮质激素引起的不良反应主要表现为对代谢的生理影响，这种不良反应称为库欣（Cushing）综合征，表现为向心性肥胖、满月脸、水牛背、皮肤变薄、痤疮、多毛、骨质疏松、低血钾、肌无力、浮肿、高血压、糖尿等，见图 32-3。

此外，糖皮质激素由于抑制蛋白质的合成，可延缓创伤患者的伤口愈合。在儿童可因抑制生长激素的分泌而造成负氮平衡，使生长发育受到影响，可出现生长发育迟缓。成年人大剂量服用将会出现骨质疏松、中枢神经系统、消化系统的不良反应及继发细菌感染等。这些不良反应多是长期大剂量应用或应用不当引起，通常是糖皮质激素生理功能的延续和加强。

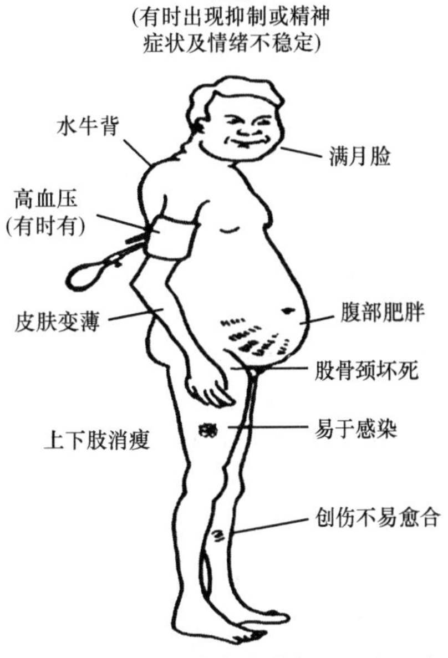

图 32-3　糖皮质激素类药物的不良反应

【体内过程】

1. 吸收　糖皮质激素类药物均有相当好的脂溶性，因而口服容易吸收，口服氢化可的松和可的松后 1～2h 血药浓度即达到峰值。静脉注射必须用水溶性酯制剂，如二丙酸倍他米松（betamethasone）等；要维持长久的作用时程可使用混悬液。局部给药也可吸收，如丁酸氢化可的松（hydrocortisone）等各种含抗感染药的皮肤外用制剂，长期大面积应用有可能达到足以引起全身作用的药量而引起全身作用及抑制垂体功能。

2. 分布　糖皮质激素类药物可分布于全身。肝内含量最高，其次为血浆，再次为脑脊液、胸腔积液和腹水，在肾和脾中含量较少。糖皮质激素类药物吸收后约有 90%与血浆蛋白结合，其中糖皮质激素类药物与其转运蛋白（transcortin，corticosteroid binding globulin，CBG）结合的约占 80%，10%与白蛋白结合，游离型糖皮质激素类药物约占 10%。结合型药物无生物活性。糖皮质激素转运蛋白与氢化可的松的亲和力高、结合容量低，当血中糖皮质激素类药物浓度过高，如氢化可的松超过 20～30μg/100ml 时，糖皮质激素转运蛋白易饱和而使游离型氢化可的松迅速增加。糖皮质激素转运蛋白在肝内合成，雄激素可促进其合成，妊娠期间或雌激素治疗时，血中糖皮质激素转运蛋白含量增加而游离的氢化可的松减少，但通过反馈调节，可使游离型的氢化可的松恢复正常水平。在一些病理和生理条件下，如甲状腺功能低下、肝肾疾病时，都可使糖皮质激素转运蛋白含量减少，游离型糖皮质激素类药物浓度增加，故肝肾疾病时糖皮质激素类药物的作用可能增强，且较易发生不良反应。泼尼松和地塞米松与糖皮质激素转运蛋白结合较少，约为 70%，这可能是人工合成品作用较强的原因之一。

3. 生物转化　糖皮质激素类药物主要在肝脏生物转化，但肝外组织如肾、小肠、肌肉、皮肤等也可使其代谢。糖皮质激素类药物在肝脏主要通过 A 环上 $C_{4\sim5}$ 间的双键加氢还原成无活性的代谢物。另外，C_3 位的酮基可转化为羟基，继而与葡萄糖醛酸或硫酸结合成水溶性代谢物从尿中排出。正常时氢化可的松的 $t_{1/2}$ 约 90min。肝肾功能不全者对 A 环还原作用减弱，可使 $t_{1/2}$ 延长；甲状腺功能亢进、妊娠或口服避孕药者肝内还原酶活性升高，糖皮质激素类药物灭活加速，$t_{1/2}$ 缩短。人工合成的糖皮质激素类药物的 A 环上 $C_{1\sim2}$ 是双键，使 $C_{4\sim5}$ 双键不易还原且灭活变慢，$t_{1/2}$ 可持续 5h 以上。苯巴比妥和苯妥英钠等肝药酶诱导药物能提高肝药酶的活性，从而加速糖皮质激素类药物的代谢，与上述药物合用需要加大糖皮质激素类药物剂量，而在停用这些酶诱导药时，则易出现糖皮质激素类药物过量而产生不良反应。应注意，C_{11}位的羟基是糖皮质激素类药物生物活性所必需的，没有该基团，如可的松，则必须在肝内经 11-羟基类固醇脱氢酶（11-hydroxysteroid dehydrogenase）催化，将C_{11}位的酮基还原为羟基后才能发挥作用。严重肝病不易发生这种转化，因此，对这些患者宜使用氢化可的松或甲基泼尼松龙。

4. 排泄 糖皮质激素类药物的代谢物主要经尿排泄，48h 内约有 90%以上出现于尿中。测定尿中糖皮质激素类药物代谢物，如 17-羟皮质素（17-hydroxycortin）、17-酮皮质素（17-ketocortin），可反映肾上腺-垂体系统的功能。

糖皮质激素类药物作用的钠保留强度（Na^+-retaining potency）、抗炎作用的效价（anti-inflammatory potency）、受体的亲和力（receptor affinity）、半衰期（half-life）、半效期（time of action）、效价强度（potency）等的比较，见表 32-1。钠保留强度反映的是肾脏的保纳能力，从表中可以看出，随着对药物结构改造的进行，药物的潴钠能力减弱。表中抗炎作用的效价和效价强度是相关的，效价强度指的是引起相同的抗炎效应所需要的药物剂量，效价强度越大则药物的效价越小，二者成反比。受体亲和力是药物与受体结合的能力。半衰期是指的是药物在血液中的半衰期，即血药浓度下降一半所需要的时间。半效期指的是生物效应下降一半所需要的时间。

【药理作用及作用机制】 糖皮质激素的药理作用是在超生理剂量时发生的，这些作用除了表现出对物质代谢的影响以外，还表现出广泛的药理作用。

1. 抗炎作用 糖皮质激素类药物有强大的抗炎作用，对各种原因引起的炎症（包括：①物理性损伤，如烧伤、创伤等；②化学性损伤，如酸、碱损伤；③生物性损伤，如细菌、病毒感染；④免疫性损伤，如各型变态反应；⑤无菌性炎症，如缺血性组织损伤等）和炎症的各个时期（急性炎症和慢性炎症）都有抑制作用。在急性炎症的早期，糖皮质激素类药物可减轻炎症的渗出、水肿、毛细血管扩张、白细胞浸润和吞噬等反应，从而改善炎症早期出现的红、肿、热、痛等临床症状；在炎症后期，糖皮质激素类药物可抑制毛细血管和成纤维细胞的增生，抑制胶原蛋白、黏多糖的合成及肉芽组织增生，从而防止炎症后期的粘连和瘢痕形成，减轻炎症的后遗症。

糖皮质激素类药物的抗炎作用机制和糖皮质激素受体有关内容，请扫描本书二维码进行阅读。

2. 免疫抑制与抗过敏作用 糖皮质激素有较强的免疫抑制作用，能抑制病理性免疫的各个阶段及免疫过程引起的炎症。能缓解许多过敏性疾病的症状，抑制因过敏反应而产生的病理变化，如过敏性充血、水肿、渗出、皮疹、平滑肌痉挛及细胞损害等，还能抑制组织器官的移植排斥反应，对于自身免疫性疾病可发挥一定的近期疗效。

糖皮质激素免疫抑制机制与下述因素有关：①抑制吞噬细胞对抗原的吞噬和处理。②抑制淋巴细胞的 DNA、RNA 和蛋白质的生物合成，使淋巴细胞破坏、解体，也可使淋巴细胞移行至血管外组织，从而使循环淋巴细胞数量减少。③诱导淋巴细胞凋亡。④干扰淋巴细胞在抗原作用下的分裂和增殖，与抑制核转录因子 NF-κB 有关。⑤干扰补体参与的免疫反应。动物实验表明，小剂量糖皮质激素类药物主要抑制细胞免疫；大剂量可干扰体液免疫，可能与大剂量糖皮质激素类药物抑制了 B 细胞转化成浆细胞的过程，使抗体生成减少有关。近年来，还有研究认为糖皮质激素类药物可抑制某些与慢性炎症有关的细胞因子（IL-2，IL-6 和 TNF-α 等）的基因表达。

3. 抗休克作用 超大剂量的糖皮质激素类药物已广泛用于各种严重休克，特别是中毒性休克的治疗。其作用可能与下列机制有关：①抑制某些炎症因子的产生，减轻炎症反应，改善微循环中的血流动力学。②稳定溶酶体膜，阻止或减少蛋白水解酶的释放，减少心肌抑制因子（myocardial depressant factor，MDF）的形成，避免或减轻了由心肌抑制因子引起的心肌收缩力下降、内脏血管收缩和网状内皮细胞吞噬功能降低等病理变化，阻断了休克的恶性循环。此外，水解酶释放的减少也可减轻组织细胞的损害。③降低血管对某些血管活性物质的敏感性，使微循环的血流动力学恢复正常。④增强心肌收缩力、增加心输出量、扩张痉挛血管、增加肾血流量。⑤提高机体对细菌内毒素的耐受能力。

4. 其他作用

（1）退热作用：糖皮质激素有迅速而良好的退热作用。可能与其能抑制体温中枢对致热原的反应、稳定溶酶体膜、减少内源性致热原的释放有关。

（2）对血液和造血系统的影响：糖皮质激素能刺激骨髓造血功能，使红细胞和血红蛋白含量增加，大剂量可使血小板增多，并提高纤维蛋白原浓度，缩短凝血时间；加快骨髓中性粒细胞释放入血，使血液内的中性粒细胞数量增加，但它们的游走、吞噬、消化异物和糖酵解等功能下降。另外，糖皮质激素类药物可使淋巴组织萎缩，导致血淋巴细胞、单核细胞和嗜酸性粒细胞计数明显减少。

（3）对骨骼的影响：糖皮质激素可以抑制成骨细胞的活性，减少骨胶原的合成，促进胶原和骨基质的分解，使骨盐不易沉着，骨形成抑制而导致骨质疏松。骨质疏松多见于皮质醇增多症患者或长期大剂量应用本类药物者。出现骨质疏松时，特别是在脊椎骨，可有腰背痛，严重者甚至发生压缩性骨折、鱼骨样及楔形畸形。大量糖皮质激素类药物还可促进钙、磷自尿中排泄，使骨盐进一步减少，这也是糖皮质激素类药物导致骨质疏松的原因之一。此外，糖皮质激素类药物还可以促进骨髓脂肪组织的分化、成骨细胞的凋亡，影响骨髓微循环的形成，引起糖皮质激素性骨坏死。一旦发生骨质疏松、骨坏死就应立即停药。

（4）对中枢神经系统的影响：糖皮质激素类药物能影响认知能力及精神行为，并能提高中枢神经系统兴奋性，可出现欣快、不安、行动增多、激动、失眠甚至产生焦虑、抑郁及不同程度的躁狂等异常行为，甚至诱发癫痫发作或精神失常。儿童用大剂量时易发生惊厥。糖皮质激素类药物的中枢作用可能与其减少脑中γ-氨基丁酸的浓度有关。

（5）对胃肠道的作用：糖皮质激素类药物可增加胃酸及胃蛋白酶的分泌，增强食欲，促进消化。同时，由于对蛋白质代谢的影响，胃黏液分泌减少，上皮细胞更换率降低，使胃黏膜自我保护与修复能力削弱。故长期应用超生理量的糖皮质激素类药物有诱发或加重消化性溃疡的危险。

【临床应用】

1. 替代治疗 生理剂量的糖皮质激素用于急、慢性肾上腺皮质功能不全，脑垂体前叶功能减退及肾上腺次全切除术后做糖皮质激素的补充治疗。还可用于肾上腺危象的抢救及治疗。

2. 严重急性感染 严重感染、病情危急、组织破坏严重，并伴有中毒或休克症状的急性感染的危重患者应首先考虑应用糖皮质激素类药物。大剂量应用糖皮质激素类药物常可迅速缓解症状，减轻炎症，减少组织损害，保护心、脑等重要器官，从而帮助患者度过危险期。必须明确，中毒性菌痢、中毒性肺炎等严重感染性炎症，要在应用足量有效的抗菌药物治疗的前提下，方可加上糖皮质激素类药物做辅助治疗。病毒性感染不应用糖皮质激素类药物治疗，但当严重病毒感染所致病变和症状已对生命构成严重威胁时，必须用糖皮质激素类药物迅速控制症状，防止或减轻并发症和后遗症，应用时要足量、短期（3～5天），达到目的后即可迅速撤药。

3. 严重慢性炎症与后遗症 糖皮质激素的应用可防止某些重要脏器炎症的后遗症。某些重要脏器的炎症，感染虽然不严重，但是炎症损害或恢复时产生粘连和瘢痕，将引起严重的功能障碍，如结核性脑膜炎、风湿性心瓣膜炎等，为了避免组织粘连或瘢痕形成，应早期应用糖皮质激素类药物，以减轻症状及防止后遗症的发生。

4. 自身免疫性疾病和过敏性疾病 自身免疫性疾病如风湿性及类风湿关节炎、系统性红斑狼疮、肾病综合征等自身免疫性疾病，糖皮质激素的抑制免疫作用可缓解症状，但对这类疾病的治疗应采用综合疗法，不宜单用，以免引起较严重的不良反应。过敏性疾病如药物过敏、接触性皮炎、过敏性鼻炎等过敏性疾病，当用肾上腺素受体激动药和抗组胺药治疗无效时，或病情特别严重时，也可考虑用糖皮质激素类药物做辅助治疗。

5. 休克 糖皮质激素适用于各种休克，主要用做感染性休克时的辅助治疗，在足量有效的抗菌药物治疗下，及早、短时间突击使用大剂量糖皮质激素，有利于维持血压和减轻毒血症，帮助患者度过危险期。对过敏性休克，糖皮质激素类药物是次选药，常与肾上腺素合用。对心源性休克和低血容量性休克的治疗价值尚难定论，要结合病因治疗。

6. 局部炎症

（1）眼部炎症：糖皮质激素局部用于眼部抗炎症作用明显强于全身应用，可采用局部点眼和结膜下注射方式给药，对眼前部的炎症如结膜炎、角膜炎和虹膜炎，能迅速奏效，对于眼后部的炎症如脉络膜炎、视网膜炎则需要全身或球后给药。有角膜溃疡者禁用。

（2）皮肤炎症与过敏：对接触性皮炎、湿疹、肛门瘙痒和银屑病等皮肤病，可用氢化可的松、甲基泼尼松龙、氟轻松、地塞米松和倍他米松等外用制剂，严重病例要配合全身用药。

7. 其他系统疾病

（1）支气管哮喘和慢性阻塞性肺疾病等呼吸系统疾病：糖皮质激素可用于支气管哮喘和慢性阻塞性肺疾病的急性加重。糖皮质激素的抗炎、免疫抑制及允许作用可以减轻炎症，降低呼吸道的高反应性，保护呼吸道的通畅，有效地控制哮喘症状。对慢性阻塞性肺疾病的急性加重或严重的呼吸窘迫综合征，也可应用短程糖皮质激素类药物辅助治疗，以减轻症状。

（2）慢性肾炎（肾病型）及肾病综合征等肾脏疾病：糖皮质激素是这些疾病的首选药物，应用时要维持治疗半年以上，停药前宜缓慢，逐步减少剂量，以免产生复发及反跳现象。

（3）严重心肌梗死、完全性房室传导阻滞、顽固性心力衰竭等心血管系统疾病的急症：用糖皮质激素可抑制心肌和心包的炎症和水肿，消除变态反应，减轻毒素等作用，可减轻和消除房室传导阻滞，加强心力，改善心功能。

（4）急性淋巴细胞白血病，尤其是儿童急性淋巴细胞白血病，糖皮质激素有较好的疗效；对再生障碍性贫血、粒细胞缺乏症和血小板减少症也有效，但疗效维持时间短，停药后易复发。

【不良反应】

1.长期大量应用引起的不良反应

（1）医源性肾上腺皮质功能亢进：长期过量使用糖皮质激素类药物可出现不同程度的类肾上腺皮质功能亢进，也称库欣综合征，如前所述。它是物质代谢和水盐代谢紊乱所致，这些症状的产生是糖皮质激素生理功能的延续和加强。不良反应的发生率及其严重程度常与所用糖皮质激素类药物的种类、剂量和疗程有关。一般停药后症状可自行消退，必要时对症治疗，如低盐、低糖、高蛋白饮食，适量应用降压药和降血糖药，补充氯化钾、钙盐和维生素 C 等。

（2）诱发或加重感染：糖皮质激素可抑制机体的免疫功能，且无抗菌作用，长期应用常可诱发感染或加重感染，可使体内潜在的感染灶扩散或静止感染灶复燃，特别是原有抵抗力下降者，如肾病综合征、肺结核、再生障碍性贫血患者等。由于用糖皮质激素类药物时患者往往自我感觉良好，可掩盖感染发展的症状，故在决定采用长程治疗之前应先检查身体，排除潜在的感染，应用过程中也宜提高警惕，必要时与有效抗菌药物合用，特别注意对潜在结核病灶的防治。

（3）消化系统并发症：糖皮质激素能刺激胃酸、胃蛋白酶的分泌并抑制胃黏液分泌，降低胃黏膜的抵抗力，故可诱发或加剧消化性溃疡，糖皮质激素也能掩盖溃疡的初期症状，以致出现突发出血和穿孔等严重并发症，应加以注意。长期使用时可使胃或十二指肠溃疡加重。在合用其他有胃刺激作用的药物（如阿司匹林、吲哚美辛、保泰松）时更易发生此不良反应。对少数患者可诱发胰腺炎或脂肪肝。

（4）心血管系统并发症：长期应用糖皮质激素类药物，可导致钠、水潴留和血脂升高，因此可诱发高血压和动脉粥样硬化。

（5）骨质疏松及椎骨压迫性骨折：骨质疏松及椎骨压迫性骨折是应用糖皮质激素类药物治疗中非常严重的并发症，它发生于所有年龄的患者，与治疗用量及持续时间相关，在接受糖皮质激素类药物长期治疗的患者有 30%～50%会发生骨质疏松性骨折。糖皮质激素易于影响小梁骨和椎体骨的皮质缘，肋骨及椎骨具有高度的梁柱结构，通常受影响最严重。糖皮质激素可以降低骨密度，其机制与糖皮质激素抑制性激素及肠内钙的吸收、增加钙磷排泄，以及抑制成骨细胞活性致骨形成受阻有关。此外，糖皮质激素可以诱发甲状旁腺素增高，因而增加骨吸收。由于与糖皮质激素类药物应用相关的骨质疏松发病率非常高，在治疗开始时要做好保护患者骨丢失的预防用药，一般每天宜补充 400IU 维生素 D 和 1500mg 钙盐。若发生骨质疏松则必须立即停用糖皮质激素，同时加以抗骨质疏松药物治疗。

（6）骨缺血性无感染坏死：糖皮质激素类药物引起的骨缺血性无感染坏死，是相当常见的并发症，常发生于股骨头和肱骨头，发病早期常局限于软骨下的局部小范围，关节痛和僵硬是最常见的早期症状，用 X 线诊断很容易发现。短期应用大剂量的糖皮质激素也可能发生骨坏死，要引起高度重视，骨坏死常是进展性的，大多数患者最终需要进行关节置换。

（7）神经精神异常：糖皮质激素类药物可引起多种形式的行为异常，包括紧张、失眠、情绪或精神改变以及明显的精神病。自杀倾向并不少见。行为异常，如欣快现象，常可掩盖某些疾病的症状而贻误诊断。某些患者还可能诱发癫痫发作。

（8）白内障和青光眼：能诱发白内障，全身或局部给药均可发生。白内障的产生可能与糖皮质激素抑制晶状体上皮 Na^+-K^+泵功能，导致晶体纤维积水和蛋白质凝集有关。糖皮质激素类药物还能使眼内压升高，诱发青光眼或使青光眼恶化，全身或局部给药均可发生，眼内压升高可能是由糖皮质激素使眼前房角小梁网结构的胶原束肿胀，阻碍房水流通所致。

2. 停药后引起的不良反应

（1）药源性肾上腺皮质萎缩和功能不全：长期应用超生理剂量糖皮质激素的患者，由于外源性糖皮质激素反馈性抑制腺垂体 ACTH 的分泌，使内源性皮质激素释放减少及肾上腺皮质萎缩。停药后，腺垂体分泌 ACTH 的功能一般需要 3～5 个月才恢复，肾上腺皮质功能的恢复需要 6～9 个月或更长时间，因而从减量到停药需要经过较长过程，不能骤然停药或减量过快，否则可出现药源性肾上腺皮质萎缩和功能不全。在撤药过程中或停药后一段时间内，若遇到感染、创伤和大手术等应激情况，有些患者可发生肾上腺危象，表现为恶心、呕吐、乏力和低血压，甚至休克，必须及时补充糖皮质激素。部分皮质萎缩和功能不全患者可无临床表现，但有食欲不振、恶心、体重减轻、肌无力、肌肉或关节痛、低血压、低血糖、心率加快、嗜睡、低热或颅内压增高等表现。若遇到应激，则症状加重，严重时出现肾上腺皮质危象。全身应用药理剂量糖皮质激素引起下丘脑-垂体-肾上腺轴的抑制程度与药物的作用持续时间、持续使用的时间及给药途径有关。糖皮质激素抑制下丘脑-垂体-肾上腺轴作用和各药物的抗炎活性呈正性相关。

（2）反跳现象：突然停药或减量过快可出现反跳现象而致原病复发或恶化，其原因是患者对糖皮质激素产生了依赖性，或减量导致糖皮质激素用量不足以控制病情。出现反跳现象常需要加大剂量再行治疗，待症状缓解后再逐渐减量、停药。

3. 禁忌证　下列情况禁用糖皮质激素类药物：①肾上腺皮质功能亢进；②当感染缺乏有效对因治疗药物时，如水痘和霉菌感染等；③病毒感染，如单纯疱疹性角膜炎、角膜溃疡及接种牛痘；④活动性消化性溃疡；⑤新近做过胃肠吻合术、骨折、创伤修复期；⑥中度以上糖尿病；⑦严重高血压（由系统性红斑狼疮等引起者例外）；⑧妊娠初期和产褥期；⑨严重骨质疏松。

当适应证和禁忌证并存时，应全面分析，权衡利弊，慎重决定。一般来说，当病情危急时，虽有禁忌证存在，又非使用激素不可时，可考虑使用，而当危急情况一旦过去，即应尽早减量或停药。

【临床用法及疗程】　糖皮质激素类药物的临床应用，应根据疾病和患者的具体情况并结合各糖皮质激素类药物制剂的作用特点，选择适当的制剂，确定适宜的给药方法与疗程。临床用法及疗程主要有以下 4 种。

1. 大剂量突击疗法　用于严重中毒性感染及中毒性休克。氢化可的松首剂可静脉滴注 200～300mg，每日用量可达 1g 以上，疗程不超过 3 天。也有人主张用超大剂量，每次静脉注射 1g，每日 4～6 次。此外，对于器官移植、难治性肾病综合征、全身性红斑狼疮危象，目前临床上推荐采用脉冲疗法，即每日 1 次静脉注射氢化可的松 3g，每疗程 3 天。

2. 一般剂量长期疗法　用于结缔组织病、肾病综合征、顽固性支气管哮喘、中心性视网膜炎、淋巴细胞白血病等。开始时，用泼尼松 10～20mg，每日 3 次，产生临床疗效后，逐渐减量，一般每 5～7 天减 5～10mg，直至找到一个合适的最小维持量，持续数月。疗程约为 6～12 个月。

3. 小剂量替代疗法 用于腺垂体功能减退、肾上腺皮质功能减退及肾上腺皮质次全切除术后等原发性或继发性皮质功能不全。一般每日给予维持量可的松 12.5～25mg 或氢化可的松 10～20mg。通常早上给全日量的 2/3，中午给全日量的 1/3，晚上一般不给，以模拟生理状态下的昼夜分泌规律给药。该疗法需要长期应用，必要时加用盐皮质激素，如脱氧皮质酮。

4. 隔日疗法 用于需要长期治疗的疾病。糖皮质激素的分泌具有晨高晚低的昼夜节律性，每日上午 8～10h 为分泌高峰，随后逐渐下降，午夜 12h 为分泌低谷，这一现象是由 ACTH 的昼夜节律所引起。根据这种节律性变化在分泌高峰给药，可最大程度地减少药物对皮质功能的影响。目前，一般采用两种维持量给药方法：①每晨给药法，即每日早晨 7～8h 给药 1 次，适用于可的松、氢化可的松等短效药物；②隔晨给药法，即每隔 1 日，早晨 7～8h 给两天总药量顿服 1 次，适用于泼尼松、甲基泼尼松龙等中效药物。如果采用长效糖皮质激素类药物，可造成下丘脑-垂体-肾上腺轴的抑制。然而，在长期应用糖皮质激素类药物的过程中，出现下列情形之一者，必须撤药或停药：①所需要的维持量已减低到正常基础需要量，可以撤药；②疗效较差，需要更换另一种抗炎药物；③出现严重不良反应或并发症，需要停药。

第三节 常用糖皮质激素类药物介绍

【案例 32-2】

患者李某，女，29 岁。因“发热、咳嗽 5 天，呼吸困难 3 天”入院。患者 5 天前受凉后突然出现寒战、高热，体温 40℃，为稽留热，咳嗽、咯少量暗红色血痰，右侧胸痛，深吸气及咳嗽时加重，3 天前出现呼吸困难，气促明显。近两天出现烦躁、出汗，四肢厥冷，纳差，尿少等症状。既往一向健康。T 39.6℃，P 116 次/分，R 29 次/分，BP 70/53mmHg。急性病容，神志模糊，面色苍白，眼结合膜、上腭、躯干及四肢均可见皮下出血点、出现淤斑，眼窝凹陷，唇发绀。左上肺叩诊呈浊音，语颤增强，可闻及支气管呼吸音，HR 116 次/分，心音弱，律整，无杂音。腹平软，无压痛，肝脾肋下未触及。四肢发凉，膝反射存在，病理神经反射未引出。胸片示：左上肺大片状致密影。血常规：WBC 21×10^9/L，N 93%。诊断：1.社区获得性肺炎（左上，重症）；2.感染性休克。治疗：①一般治疗：休息、面罩吸氧、营养支持；②抗休克治疗：扩容、使用血管活性药物；③控制感染（联合使用抗菌药物）；④应用甲基泼尼松龙 80mg 每日 2 次，连用 3 日。同时纠正水、电解质和酸碱紊乱。经以上措施治疗后患者病情明显好转，T 37.2℃，P 89 次/分，R 20 次/分，BP 115/67mmHg。神志清楚，皮下出血点、淤斑消失。双肺叩诊呈清音。胸片示：左上肺致密影消失。血常规：WBC 9×10^9/L，N 65%。

问题：

1. 本病例使用甲基泼尼松龙的药理作用和作用机制是什么？
2. 糖皮质激素在感染性休克治疗中如何发挥作用？

氢化可的松

氢化可的松（hydrocortisone）是从人体发现的天然糖皮质激素，现已人工合成，属短效类糖皮质激素，也是糖皮质激素类药物的代表药。氢化可的松具有抗炎、抗过敏和抑制免疫等多种药理作用。氢化可的松不溶于水，制成溶液稀释后，可用于静脉注射。因本药注射剂中含 50%乙醇，故必须充分稀释至 0.2mg/ml 后供静脉滴注用。有中枢抑制或肝功能不全的患者慎用。口服约 1h 血药浓度达峰值，血中 90%以上的氢化可的松与血浆蛋白相结合。作用可持续 1.25～1.5 日。大多数代谢产物结合成胆红素二葡糖醛酸酯，极少量以原形经尿排泄。

【适应证】

1. 用于肾上腺功能不全所引起的疾病、类风湿关节炎、风湿热、痛风、支气管哮喘等。

2. 用于过敏性皮炎、脂溢性皮炎、瘙痒症等。

3. 用于虹膜睫状体炎、角膜炎、巩膜炎、结膜炎等。

4. 用于神经性皮炎、结核性脑膜炎、胸膜炎、关节炎、腱鞘炎、急慢性捩伤、腱鞘劳损等。

【不良反应】　如前所述，应用生理剂量替代治疗时一般无明显不良反应。不良反应多发生在应用药理剂量时，而且与疗程、剂量、用药种类、用法及给药途径等有密切关系。常见不良反应参见本章第二节相关内容。

【制剂与用法】

1. 醋酸氢化可的松片　口服每次 1 片（含药 20mg），每日 1～2 次。

2. 醋酸氢化可的松软膏　1%软膏，外用。

3. 醋酸氢化可的松滴眼液　每瓶 5mg：3ml，滴眼，每次 1～2 滴。

【药物相互作用】

1. 非甾体抗炎药可加强本品致消化性溃疡作用。

2. 可增强对乙酰氨基酚的肝毒性。

3. 与两性霉素 B 或碳酸酐酶抑制剂合用，可加重低钾血症，长期与碳酸酐酶抑制剂合用，易发生低血钙和骨质疏松。

4. 与蛋白质同化激素合用，可增加水肿的发生率，使痤疮加重。

5. 与抗胆碱能药（如阿托品）长期合用，可致眼压增高。

6. 三环类抗抑郁药可使本品引起的精神症状加重。

7. 与降血糖药如胰岛素合用时，因本品可使糖尿病患者血糖升高，应适当调整降血糖药剂量。

8. 甲状腺激素可使本品代谢清除率增加，故与甲状腺激素或抗甲状腺药合用，应适当调整后者的剂量。

9. 与避孕药或雌激素制剂合用，可加强本品治疗作用和不良反应。

10. 与强心苷合用，可增加洋地黄毒性及心律失常的发生。

11. 与排钾利尿药合用，可致严重低钾血症，并由于水钠潴留而减弱利尿药的排钠利尿效应。

12. 与麻黄碱合用，可增强其代谢清除能力。

13. 与免疫抑制剂合用，可增加感染的危险性，并可能诱发淋巴瘤或其他淋巴细胞增生性疾病。

14. 可增加异烟肼在肝脏的代谢和排泄，降低异烟肼的血药浓度和疗效。

15. 可促进美西律在体内代谢，降低血药浓度。

16. 与水杨酸盐合用，可减少血浆水杨酸盐的浓度。

17. 与生长激素合用，可抑制后者的促生长作用。

泼 尼 松

泼尼松（prednisone）为人工合成的糖皮质激素，属中效类糖皮质激素，也是临床常用的糖皮质激素。其抗炎作用及对糖代谢的影响比氢化可的松强 4～5 倍，对水盐代谢影响比氢化可的松小，故比较常用。泼尼松必须在肝内将 C_{11}-位酮基还原为 C_{11}-位羟基后显药理活性，故肝功能不全者不宜使用。$t_{1/2}$ 为 60min。体内分布以肝内含量最高，依次为血浆、脑脊液、胸腔积液、腹水、肾，在血中泼尼松大部分与血浆蛋白结合，游离型和结合型的代谢物自尿中排出，部分以原形排出，小部分可经乳汁排出。

【药理作用】　具有抗炎及抗过敏作用，能抑制结缔组织的增生，降低毛细血管壁和细胞膜的通透性，减少炎性渗出，并能抑制组胺及其他毒性物质的形成与释放。本品还能促进蛋白质分解转变为糖，减少葡萄糖的利用。因而使血糖及肝糖原都增加，可出现糖尿，同时增加胃液分泌，增进食欲。当严重中毒性感染时，与大量抗菌药物配合使用，可有良好的降温、抗毒、抗炎、抗休克及促进症状缓解作用。其水钠潴留及排钾作用比可的松小，抗炎及抗过敏作用较强，不良反应较少，故比较常用。

【适应证】 主要用于炎症、过敏性与自身免疫性疾病，适用于各种急性严重细菌感染、严重过敏性疾病、结缔组织病（红斑狼疮、结节性多动脉炎等）、风湿病、类风湿关节炎、肾病综合征、严重支气管哮喘、血小板减少性紫癜、粒细胞减少症、急性淋巴细胞白血病、各种肾上腺皮质功能不全、剥脱性皮炎、天疱疮、神经性皮炎、湿疹等。带状疱疹的老年患者发病早期可加用少量强的松，以缩短病程和防止后遗神经痛的发生。

对Ⅰ、Ⅱ、Ⅲ、Ⅳ型变态反应性疾病具有程度不同的治疗效果：在Ⅰ型变态反应性疾病中，糖皮质激素应用广泛，可全身给药或局部用药，如用于过敏性鼻炎、异位性皮炎、过敏性哮喘等；用于治疗Ⅱ型的自身免疫性疾病往往有效，是寻常型天疱疮、自身免疫性溶血性贫血的首选药物，如泼尼松可使60%～80%的自身免疫性溶血性贫血缓解；糖皮质激素广泛应用于免疫复合物疾病（Ⅲ型变态反应性疾病），主要是依靠其抗炎作用，但仅可起到缓解症状的效果，无消除病因的作用。对全身性红斑狼疮，糖皮质激素往往可降低抗核抗体的滴度以及减少狼疮红细胞的出现，且有某些证据表明，对有肾损伤的患者大剂量糖皮质激素能改善肾功能并延长患者生命；皮质激素是Ⅳ型变态反应性疾病的强力抑制剂，临床上用于移植器官或组织的排斥反应、接触性皮炎等。

泼尼松临床还可用于急性白血病、恶性淋巴瘤，还可用于某些眼科疾病及某些疾病的辅助诊断。

泼尼松较大剂量易引起糖尿病、消化性溃疡、骨质疏松和医源性肾上腺皮质功能亢进，对下丘脑-垂体-肾上腺轴抑制作用较强。并发感染为主要的不良反应。

【制剂与用法】 醋酸泼尼松片：每片5mg。醋酸泼尼松眼膏：0.5%。

1. 补充替代治疗法 口服，1次5～10mg，每日10～60mg，早晨起床后服用2/3，下午服用1/3。

2. 抗炎 口服，每日5～60mg，疗程剂量根据病情不同而异。

3. 自身免疫性疾病 口服，每日40～60mg，病情稳定后酌减。

4. 过敏性疾病 每日20～40mg，症状减轻后每隔1～2日减少5mg。

5. 防止器官移植排斥反应 一般术前1～2天开始每日口服100mg，术后一周改为每日60mg。

6. 治疗急性白血病、恶性肿瘤等 每日口服60～80mg，症状缓解后减量。

其他糖皮质激素类药物的相关介绍，请扫描本书二维码进行阅读。

第四节 盐皮质激素与皮质激素抑制药

一、盐皮质激素

盐皮质激素（mineralocorticoid）主要为醛固酮（aldosterone）和脱氧皮质酮（deoxycorticosterone，DOC），可促进肾远曲小管、集合管重吸收 Na^+、Cl^-和排出 K^+、H^+，即有保钠排钾的作用。此外醛固酮还有比糖皮质激素更强的增强血管平滑肌对儿茶酚胺敏感性的作用。盐皮质激素的分泌受肾素-血管紧张素系统及血钠、血钾水平的调节。脱氧皮质酮的保钠作用只有醛固酮的1%～3%。醛固酮因易失活而无药用价值。脱氧皮质酮已在临床上长期使用，用于原发性肾上腺皮质功能不全的替代治疗，多用于糖皮质激素替代治疗后血钠和血压水平仍低者，还用于醛固酮缺乏症的治疗。该药在肠道吸收不良，且易被破坏，肌内注射吸收良好，$t_{1/2}$ 约为70min，在体内代谢为孕二酮，从尿中排出。

二、皮质激素抑制药

皮质激素抑制药能阻断皮质激素的生物合成，临床上可用于下丘脑-垂体-肾上腺轴的功能检查，替代外科的肾上腺皮质切除，用于肾上腺皮质癌或瘤的治疗。常用的有米托坦、美替拉酮，氨基导眠能。抗菌药物酮康唑（ketoconazole）和孕酮受体阻断药米非司酮（mifepristone）也有抑制皮质激素的作用。常用皮质激素抑制药的化学结构，见图 32-4。

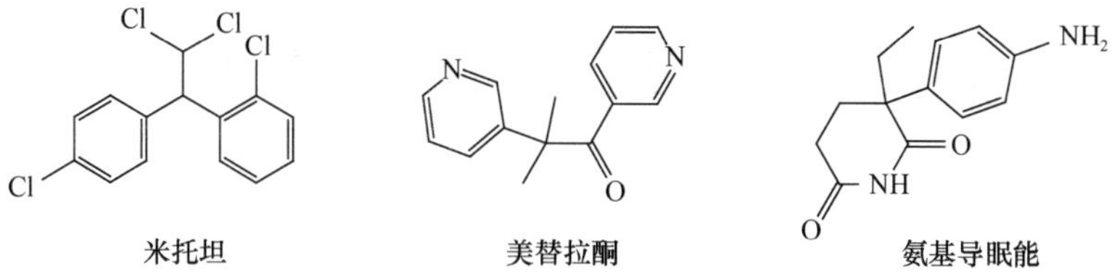

米托坦　　美替拉酮　　氨基导眠能

图 32-4 常用皮质激素抑制药的化学结构

米托坦（mitotane）又称双氯苯二氯乙烷（dichlorophenyl dichloroethane），能选择性作用于肾上腺皮质束状带和网状带，使细胞呈局灶性退行性变、坏死和萎缩，但不影响球状带，故不影响醛固酮分泌，用于治疗不能手术切除的皮质癌或已转移患者以及术后复发者，也可作为皮质癌切除后的辅助治疗。主要不良反应有恶心、呕吐和厌食（发生率 80%），嗜睡和困倦（发生率 34%），皮炎（发生率 20%），此外有头痛、眩晕、乏力、精神错乱、肌肉震颤等。过量会引起肾上腺皮质功能不全。不宜与螺内酯合用。

美替拉酮（metyrapone）主要作用是可干扰 11-脱氧皮质酮（11-deoxycorticosterone）及 11-脱氧皮质醇（11-deoxycortisol）分别转化为可的松和氢化可的松。若垂体功能正常，服用本品后 ACTH 分泌增多。通常用于皮质醇增多症的鉴别诊断和治疗。主要不良反应有胃肠道刺激、眩晕、头痛、嗜睡和皮疹。妊娠 6～9 个月的孕妇应用，可能损害新生儿的皮质类固醇的生物合成。

氨基导眠能（aminoglutethimide）主要作用是竞争性抑制碳链裂解酶，阻滞了胆固醇转变为各种类固醇激素的生物合成过程，主要用于肾上腺皮质腺瘤和腺癌、增生型皮质醇增多症、异位促肾上腺皮质激素综合征和乳腺癌。治疗剂量无明显不良反应，若口服日剂量 1.5g 以上可出现头晕、头痛、嗜睡、精神错乱、腹部不适、运动失调、皮疹、白细胞减少、甲状腺功能低下和男性化等症状。

第五节 糖皮质激素类药物的研究进展

相关内容请扫描本书二维码进行阅读。

（吕雄文）

第三十三章 性激素类药

【案例 33-1】

患者，女，38 岁，因“闭经 1 年”就诊。实验室检查：抗米勒管激素（AMH）0.1ng/ml，FSH 60mmol/L，LH 60mmol/L，E_2 0.2mmol/L。诊断为卵巢早衰。给予戊酸雌二醇片口服 21 天，每日 1 次，每次 1mg，第 11 天加黄体酮胶囊口服 10 天，每日 2 次，每次 50mg，停药 1 周后有阴道出血，出血第 5 天重复上述周期维持。

问题：

1. 戊酸雌二醇的临床应用主要是什么？
2. 黄体酮有哪些药理学作用？

第一节 概 述

性激素（gonadal hormone）为性腺分泌的激素，包括雌激素（estrogen）、孕激素（progestogen）和雄激素（androgen），均为甾体激素（steroid hormone）。临床应用的性激素类药是其人工合成品及衍生物。

一、性激素的分泌与调节

性激素的分泌受下丘脑-垂体轴的调节，下丘脑分泌 GnRH、FSH 和 LH。FSH 刺激卵巢滤泡的生长发育，在 FSH 和 LH 的共同作用下，使成熟的卵泡合成并分泌雌激素和孕激素。LH 对男性可促进睾丸间质细胞分泌雄激素。同时，性激素对下丘脑、垂体前叶的分泌功能也具有调节作用，包括正反馈和负反馈两方面的作用。在排卵前，雌激素水平较高可直接或通过下丘脑促进垂体分泌 LH，导致排卵（正反馈）。在月经周期的黄体期，血中雌激素、孕激素含量都高，从而减少 GnRH 的分泌，抑制排卵（负反馈）。这种性激素对下丘脑及垂体的反馈过程称为“长反馈”。垂体对下丘脑的激素分泌也有反馈作用，垂体促性腺激素（gonad-otrophic hormone,GTH）通过负反馈减少下丘脑 GnRH 的释放，这种反馈过程称为“短反馈”。还有一种调节过程称为“超短反馈”，指的是腺体内的自行正反馈调节。例如，雌激素可局部刺激成熟的卵泡，增加卵泡对 GTH 的敏感性，促进雌激素的合成；下丘脑分泌的 GnRH 又可反作用于自身，促进下丘脑分泌 GnRH。

二、性激素的作用机制

甾体激素具有脂溶性，主要通过扩散方式进入细胞并和受体结合发挥作用。现认为性激素的受体位于细胞核内，是一类可溶性的 DNA 结合蛋白，激素-核受体复合物调节基因转录，诱导合成功能不同的蛋白质，从而产生不同的生理作用及药理效应。

第二节 雌激素类药及抗雌激素类药

一、雌激素类药

雌二醇（estradiol，E_2）是卵巢和睾丸分泌的天然雌激素，其余的天然雌激素多为其代谢产物。天然雌激素活性较低，常用的雌激素类药是以雌二醇为母体，人工合成的高效和长效的衍生物，如强效的炔雌醇（ethinylestradiol，EE）、长效的炔雌醚（quinestrol）及戊酸雌二醇（estradiol valerate）等。替勃龙（tibolone）是人工合成的组织特异性甾体激素，它的代谢产物兼有雌、孕、雄激素活性。此外，根据雌激素的结构，也合成了非甾体类、结构简单的同型物，如己烯雌酚（diethylstilbestrol）、己烷雌酚（hexestrol）等。

【生理及药理作用】

1. 促进女性的第二性征和性器官发育成熟，如促进子宫肌细胞增生和肥大，子宫内膜增生，促进输卵管发育，促使乳腺管增生，促进其他第二性征的发育。

2. 可维持成年女性第二性征，并在孕激素协同下，使子宫内膜产生周期性变化，形成月经周期；还可使阴道上皮细胞增生和角化，黏膜变厚，并增加细胞内糖原含量，使阴道维持酸性环境。

3. 通过对下丘脑和垂体的正负反馈调节，控制促性腺激素的分泌。小剂量的雌激素，特别是在孕激素的共同作用下，刺激促性腺激素分泌，从而促进排卵。而大剂量的雌激素通过负反馈机制减少促性腺激素释放而抑制排卵。

4. 抗雄激素的作用。

5. 心血管保护作用，与其增加 NO 和 PG 的合成有关。

6. 代谢作用，促进水钠潴留；促进肝脏高密度脂蛋白合成，抑制低密度脂蛋白合成，降低循环中胆固醇水平；在儿童中可增加骨骼的钙盐沉积，加速骨骺闭合；雌激素有很强的抑制骨吸收的作用，绝经后补充雌激素可预防或减少骨量丢失。

【临床应用】

1. 卵巢功能不全引起的子宫、外生殖器及第二性征发育迟缓、闭经等。

2. 各种与卵巢激素分泌不足相关的疾病，如原发性闭经、功能性子宫出血，围绝经期综合征，也用于双侧卵巢切除术后等，还可用于萎缩性阴道炎、外阴干皱等。

3. 退乳　部分哺乳期妇女停止授乳后可发生乳房胀痛，可用大剂量雌激素抑制乳汁分泌，减轻胀痛。

4. 前列腺癌　大剂量雌激素可使症状改善。

5. 绝经后的晚期乳腺癌　可缓解绝经后晚期乳腺癌不宜手术者的症状。因绝经后的妇女停止分泌雌二醇，肾上腺分泌的雄烯二酮转化为雌酮，持续作用于乳腺，可能导致恶性肿瘤的发生。大剂量的雌激素可以反作用于垂体，减少 GTH 的释放，从而减少雌酮的产生。但绝经前的患者禁用，因为此时雌激素可促进肿瘤细胞的生长。

6. 痤疮　可用于青春期痤疮的治疗。

7. 骨质疏松（详见第三十七章）。

8. 避孕（与孕激素合用）（详见第三十四章）。

【体内过程】　雌二醇口服经胃肠道迅速吸收，但相当部分在肝内代谢成雌酮和雌三醇，所以口服吸收率低，需要注射给药。其代谢物大部分经肾排出，部分经胆汁排泄，并可形成肠肝循环。雌二醇透皮贴剂可通过皮肤缓慢吸收，很大程度上避免了首过效应。在血液中，天然雌激素与性激素结合球蛋白及血浆白蛋白结合，结合率 50%以上。炔雌醇和己烯雌酚等合成品在肝内破坏较慢，口服效果较好，作用较持久。天然雌激素的酯化物及其油溶液制剂肌内注射吸收缓慢，可延长作用时间。

【不良反应】

1. 常见恶心、食欲不振，早晨较多见，宜从小剂量开始，逐渐增加剂量。

2. 长期大剂量应用可引起子宫内膜过度增生及子宫出血，故有子宫出血倾向者、子宫内膜炎患者慎用。

3. 除前列腺癌及绝经后乳腺癌患者外，禁用于其他肿瘤患者。

4. 大剂量引起水钠潴留而导致水肿。因此高血压患者慎用。

5. 本药在肝脏灭活，肝功能不全者可致胆汁淤积性黄疸，故肝功能不全者慎用。

6. 妊娠期间不宜使用雌激素，以免影响胎儿发育。

二、抗雌激素类药

氯米芬（clomiphene），又称克罗米酚、氯底酚胺，是雌激素受体的部分激动药，具有较强的抗雌激素作用和较弱的雌激素活性，低剂量能促进垂体前叶分泌 GTH，诱发排卵。用于治疗不孕症和闭经，纤维囊性乳腺病和晚期乳腺癌等。长期大剂量使用时可引起卵巢肥大，故卵巢囊肿患者禁用。

他莫西芬（tamoxifen）是选择性的雌激素受体调节剂。能抑制乳腺癌肿瘤细胞的生长，其作用机制可能是他莫西芬在乳腺癌肿瘤细胞内能与雌激素竞争雌激素受体，抑制依赖雌激素才能持续生长的肿瘤细胞。临床常用于治疗乳腺癌，对绝经后晚期乳腺癌效果较好。常见的不良反应包括颜面潮红、恶心、呕吐等。

第三节　孕激素类药及抗孕激素类药

【案例 33-2】

患者，女，18 岁，因“不规则阴道出血半年”就诊。患者肥胖，否认性生活，妇科 B 超提示：多囊卵巢，子宫内膜 9mm，回声不均。实验室检查：AMH 12ng/ml，FSH 4mmol/L，LH 12mmol/L，甲状腺功能正常。诊断为多囊卵巢综合征。给予黄体酮胶囊口服 10 天，每日 2 次，每次 50mg，停药 1 周后有阴道出血，出血第 5 天予戊酸雌二醇片口服 21 天，每日 1 次，每次 1mg，第 11 天加黄体酮胶囊口服 10 天，每日 2 次，每次 50mg，出血第 5 天重复上述周期维持。

问题：

1. 孕激素的药理作用有哪些？
2. 在该疾病中，孕激素与雌激素联合使用的依据以及使用注意事项有哪些？

一、孕激素类药

天然孕激素是由黄体分泌的黄体酮（progesterone），又称孕酮。临床常用的多为人工合成品，按化学结构可分为两类：一类是孕烷系列的 17α-乙酰氧基黄体酮衍生物类，由黄体酮衍生而得，如醋酸甲羟孕酮（medroxyprogesterone acetate）、甲地孕酮（megestrol）、氯地孕酮（chlormadinone）以及长效的己酸羟孕酮（hydroxyprogesterone caproate）；另一类是甾烷系列的炔诺孕酮以及相关的化合物，由妊娠素衍生而得，如炔诺酮（norethisterone）、双醋炔诺酮（ethynodiol diacetate）、甲基炔诺酮（norgestrel）等。

【生理及药理作用】

1. 孕激素在雌激素作用的基础上，进一步促使女性生殖器和乳房的发育，为妊娠做准备。

2. 有拮抗雌激素的作用，可限制子宫内膜增生，并使增生期的子宫内膜转化为分泌期，抑制输卵管肌节律性收缩的振幅，加快阴道上皮细胞脱落等。

3. 保胎，可降低子宫平滑肌兴奋性及其对缩宫素的敏感性，抑制子宫收缩，有利于胚胎及胎儿宫内生长发育。

4. 可抑制 LH 的分泌，从而抑制排卵。

5. 兴奋下丘脑体温调节中枢，可使基础体温在排卵后轻度升高。临床上可以此作为判定排卵日期的标志之一。

6. 黄体酮的结构与醛固酮相似，竞争性拮抗醛固酮，引起水钠排出增加而利尿。

【临床应用】

1. 功能性子宫出血　用于黄体功能不足引起的子宫内膜不规则成熟或脱落，或因雌激素持续刺激子宫内膜过度增生引起的出血。本类药物能使内膜同步转化为分泌期。

2. 痛经和子宫内膜异位症　常用雌孕激素复合制剂，可抑制排卵而减轻子宫痉挛性收缩所致的疼痛，还可使异位子宫内膜萎缩退化。

3. 先兆流产和习惯性流产　大剂量孕激素类药物可抑制子宫活动而安胎。19-去甲睾酮类不宜用于先兆流产和习惯性流产的治疗，因其有雄激素样作用，可使女性胎儿男性化。

4. 子宫内膜腺癌　大剂量孕激素类药物可使子宫内膜瘤体萎缩退化，以缓解病情，改善症状。常用长效的己酸孕酮和甲地孕酮。

5. 前列腺肥大和前列腺癌　大剂量孕激素类药物可反馈地抑制腺垂体分泌 LH，减少睾酮分泌，使前列腺细胞萎缩退化。

【体内过程】　黄体酮口服后，经胃肠和肝内迅速破坏，吸收率低，故需要肌内注射或舌下给药。血浆中的黄体酮大部分与血浆蛋白结合。其代谢产物主要是孕二醇，多与葡萄糖醛酸结合，经肾排出。人工合成的炔诺酮、甲地孕酮等，在肝脏破坏较慢，可以口服。甲羟孕酮和甲地孕酮的微结晶混悬液和己酸孕酮的油溶液可用于肌内注射，由于局部吸收缓慢而使作用时间延长。

【不良反应】　较少，偶见恶心、呕吐、头痛、乳房胀痛、腹胀。大剂量的 19-去甲睾酮类可致肝功能障碍。大剂量黄体酮可引起胎儿生殖器畸形。

二、抗孕激素类药

抗孕激素类药物可干扰孕酮的合成，影响孕酮的代谢或者阻断孕激素受体从而阻断孕酮的作用，包括两类，一类是孕酮受体阻断药，如孕三烯酮（gestrinone）、米非司酮；另一类是 3β-羟甾脱氢酶（3β-SDH）抑制剂，如达那唑（danazol）、曲洛司坦（trilostane）、阿扎斯丁（azastene）和环氧司坦（epostane）等。

米非司酮是孕激素受体的阻断药，属炔诺酮的衍生物，由丙炔基取代炔诺酮的 17α 位上的乙炔基，提高与孕激素受体的亲和力；11β 位连接二甲胺苯基，与受体结合的稳定性进一步增强。米非司酮几乎无孕激素活性，不仅具有抗孕激素和抗糖皮质激素活性，还有较弱的雄激素样活性。米非司酮口服有效，生物利用度高，血浆蛋白结合率高，$t_{1/2}$ 长，连续用药可延长下个月经周期，故不宜持续给药。米非司酮可对抗孕酮的子宫内膜作用，具有抗着床作用，因此可口服作为房事后避孕的有效措施。具有抗早孕作用，可终止早期妊娠。不良反应少，偶有恶心、腹痛和腹泻。个别妇女可出现皮疹，还可引起阴道出血，但一般无须特殊处理。

第四节　雄激素类药和同化激素类药

一、雄激素类药

天然雄激素主要是由睾丸间质细胞分泌的睾酮（testosterone）。睾酮作为女性主要的雄激素，由黄体囊和肾上腺皮质通过相同的途径来合成。临床多用人工合成的衍生物，如甲睾酮（methyltestosterone）、丙酸睾酮（testosterone propionate）、苯乙酸睾酮（testosterone phenylacetate）和氟甲睾酮（fluoxymesterone）等。

【生理及药理作用】

1. 生殖系统　可促进男性性征和生殖器官发育，并保持其成熟状态。还可抑制垂体前叶分泌 GTH（负反馈），这种负反馈作用可减少女性分泌雌激素。雄激素还有抗雌激素作用。

2. 同化作用　能显著地促进蛋白质合成（同化作用），减少氨基酸分解（异化作用），使肌肉增长，体重增加，降低氮质血症，有利于生长发育和机体的恢复，同时出现水、钠、钙、磷潴留现象。

3. 提高骨髓造血功能 在骨髓功能低下时，较大剂量雄激素可刺激骨髓造血功能，促进红细胞的生长。这可能与促进肾脏分泌促红细胞生成素有关，也可能与直接刺激骨髓造血功能有关。

【临床应用】

1. 睾丸功能不全 无睾症或类无睾症可用雄激素类药做替代治疗。

2. 绝经期综合征、功能性子宫出血、晚期乳腺癌及卵巢癌 雄激素的抗雌激素作用、抑制促性腺激素分泌的作用及对抗催乳素刺激乳腺的作用，有利于症状的缓解。

3. 贫血 可用于再生障碍性贫血以及其他贫血性疾病，可改善骨髓的造血功能。目前多用同化激素。

4. 消耗性疾病、骨质疏松、生长延缓及长期卧床、放疗等所致体质虚弱者 可用小剂量雄激素进行治疗，利用其同化作用改善症状。目前常用同化激素。

【体内过程】 睾酮口服易吸收，但在肝内被迅速破坏，因此口服无效。在血液中，大部分与蛋白质结合。代谢物与葡萄糖醛酸或硫酸结合失去活性，经肾排出。制成片剂植于皮下，吸收缓慢，可延长作用时间。睾酮的酯类化合物极性较低，溶于油液中肌内注射，吸收缓慢，持续时间也较长，如丙酸睾酮 1 次肌内注射可维持 2～4 天。甲睾酮不易被肝脏破坏，口服有效，也可舌下给药。

【不良反应】 女性患者长期应用可引起痤疮、多毛等男性化现象。17α 位由烷基取代的睾酮类药物干扰肝内毛细胆管的排泄功能，对肝脏有一定的毒性，如发现黄疸应立即停药。肾炎、肾病综合征、高血压、心力衰竭和肝功能不全者慎用。孕妇及前列腺癌患者禁用。

二、同化激素类药

同化激素类药（anabolic hormone）是指同化作用（促进蛋白质合成）较好，男性化作用较弱的睾酮衍生物，如苯丙酸诺龙（nandrolone phenylpropionate）、美雄酮（methandienone）、司坦唑醇（stanozolol）等。这些药物能够明显促进蛋白质合成，减少蛋白质的分解与尿素合成，同时尿素排泄减少，从而导致正氮平衡，最终促进生长发育，促使肌肉发育，体重增加。

本类药物主要用于蛋白质同化或吸收不良，以及蛋白质分解亢进或损失过多等情况，如严重烧伤、术后慢性消耗性疾病、老年骨质疏松和肿瘤恶病质等患者。服用时应同时增加食物中的蛋白质成分。本品是体育竞赛的违禁药物。

长期应用可引起水钠潴留及女性轻微男性化现象，偶见胆汁淤积性黄疸。肾炎、心力衰竭和肝功能不全者慎用，孕妇及前列腺癌患者禁用。

（刘钰瑜）

第三十四章 避 孕 药

第一节 短效避孕药

大多数短效口服避孕药由孕激素和雌激素配伍组成，主要作用是抑制排卵。目前常用的有炔诺酮（norethisterone）、甲地孕酮、左炔诺孕酮（levonorgestrel）等孕激素。除一般复方片外，还有新型的双相片和三相片。新药去氧孕烯（desogestrel）、诺孕酯（norgestimate）、孕二烯酮（gestodene）并无雌激素作用，不降低血清高密度脂蛋白，故优于左炔诺孕酮，已被广泛使用。

炔 诺 酮

炔诺酮为19-去甲睾酮衍生物，是一种口服有效的孕激素。其孕激素作用为炔孕酮的5倍，并有轻度雄激素和雌激素活性。

口服易吸收，经0.5～4h血药浓度达峰值，$t_{1/2}$为5～14h，血浆蛋白结合率约80%，作用时间在24h以上，生物利用度平均为64%，大部分从尿中排泄。

【药理作用】

1. 抑制排卵 能抑制下丘脑LHRH的分泌，并作用于腺垂体，降低其对LHRH的敏感性，从而阻断GTH的释放，产生排卵抑制作用，因此主要与炔雌醇合用作为短效口服避孕药。

2. 增加子宫颈黏液的黏稠度 利于精子进入宫腔，单独作用较大剂量时，能使子宫颈黏液稠度增加，以防止精子穿透受精。

3. 抗着床 抑制子宫内膜腺体发育生长，影响孕卵着床，可作为速效探亲避孕药。

【临床应用】 除作为口服避孕药外，尚可用于治疗功能性子宫出血、不孕症、痛经、闭经、子宫内膜异位症、子宫内膜增生等。

【不良反应与禁忌】

1. 类早孕反应 少数妇女在用药初期可出现轻微的类早孕反应，如恶心、呕吐及择食等。坚持用药2～3个月后反应可减轻或消失。

2. 子宫不规则出血 较常见于用药后最初几个周期中，可加服炔雌醇。

3. 作为避孕药使用时应注意

（1）哺乳期妇女服药后可能乳汁减少，故应于产后半年开始服用；人工流产者应在来第1次月经的第5天时开始用药。

（2）漏服或迟服时避孕会失败，故必须每天定时服药，若漏服应在24h内补服1次。

（3）服药期间可能发生突破性出血，可每日加服炔雌醇0.005～0.015mg，一般会有经量减少、经期偏短现象，不必处理。

（4）服药22天后，一般过3～4天即来月经，如第7天仍未见月经，应开始服用下一个月的药。若连续发生2～3个月闭经，应停药，也可考虑加服炔雌醇每天0.005～0.010mg。

（5）肝病、肾病、乳房肿块患者禁用。有子宫肌瘤、高血压及肝、肾病史者慎用。

（6）服避孕药的吸烟妇女并发心血管疾病（脑卒中、心肌梗死等）较不吸烟者多，因此服避孕药妇女应停止吸烟，或吸烟妇女不宜服用避孕药。

4. 复方片剂的包衣如有变色、龟裂或剥落，则可能失效，不宜服用。

【药物相互作用】 注意本品与利福平、氯霉素、氨苄西林、苯巴比妥、苯妥英钠、扑米酮、甲丙氨酯、对乙酰氨基酚及吡唑酮类镇痛药（保泰松）等同服可产生肝微粒体酶效应，加速炔诺酮和炔雌醇在体内的代谢，导致避孕失败、突破性出血发生率增高，应予以注意；维生素 C 能增强口服避孕药的作用，每天口服 1g 维生素 C 可使炔雌醇生物利用度从 40%提高到 60%～70%。

【用法用量】 口服，每次 1.25～5mg，每日 1～2 次。

1. 短效口服避孕 包括复方炔诺酮片、膜或纸片以及口服避孕片（膜）0 号，从月经周期第 5 天开始服药，每天 1 片，晚饭后服用为宜（上夜班者早饭后服），连服 22 天，不能间断，服完等月经来后的第 5 天连续服药。

2. 探亲避孕 于同居当晚开始服用，每晚 1 丸（5mg）；同居 10 天之内，必须连服 10 丸；同居半个月，连服 14 丸；超过半个月者，服完 14 丸后接着改服短效口服避孕药，直至探亲期结束。

3. 治疗功能性子宫出血 每日 3 片炔诺酮片、膜或纸片（2.5mg）（紧急情况下每 3h 服药 1 次，待流血明显减少后改为每日 3 次），然后逐渐减量，直至维持量每天 1 次 1 片，再连服 20 天；也可在流血停止后，每天加服炔雌醇 0.05mg 或己烯雌酚 1mg，共 20 天。

4. 不孕症 口服炔诺酮 2.5mg 和炔雌醇 0.05mg，每天 1 次，连服 20 天，共 3 个周期。

5. 痛经、子宫内膜异位症 于月经第 5～7 天开始，每日 1 次，每次 2.5mg，连服 20 天。

甲地孕酮

甲地孕酮（megestrol）为高效孕激素，口服时孕激素作用约为黄体酮的 75 倍，注射时约为后者的 50 倍，并无雌激素和雄激素活性。主要以代谢物形式从尿中排出。

【药理作用】

1. 抑制排卵 具有显著的排卵抑制作用。

2. 影响子宫颈黏液稠度和子宫内膜正常发育 从而阻止精子穿透，使孕卵不易着床。

【临床应用】 主要用作短效口服避孕药，也可做肌内注射长效避孕药，还用于治疗痛经、闭经、功能性子宫出血、子宫内膜异位症及子宫内膜样腺癌等。由于其抗雌激素活性，近期亦用于乳腺癌的姑息治疗。

【不良反应与禁忌】 少数有头晕、恶心、呕吐等，偶有不规则出血。肝、肾病患者禁用。子宫肌瘤、血栓病史及高血压患者慎用。

【用法用量】

1. 短效口服避孕 从月经周期第 5 天起，每天口服 1 片复方甲地孕酮片、膜或纸片，连服 22 天为 1 个周期，停药后 2～4 天来月经；然后于第 5 天连续服下个月的药。

2. 探亲避孕 在探亲当日中午口服 1 片甲地孕酮（又称探亲避孕片 1 号），第二天上午加服 1 片，以后每天晚上服 1 片，直至探亲结束，次日再服 1 片。

3. 事后避孕 口服甲醚抗孕丸，于月经第 6～7 天服 1 粒，以后每次房事后服 1 粒；每次服 2 粒以上者效果较好。探亲避孕时，于探亲当日中午或傍晚先服 1 粒，以后每次房事后服 1 粒。甲醚抗孕膜可舌下含服，凡常住在一起者，第 1 次月经的第 6 天含服 1 片，以后每次房事后含服 1 片。探亲者，于探亲当天含服 1 片，以后每次房事后含服 1 片。

4. 功能性子宫出血 口服甲地孕酮片、膜或纸片，每日 3 次，每次 2mg（严重情况下，每 3h 服药 1 次，待流血明显减少后再改每日 3 次），然后将剂量每 3 天递减 1 次，直至维持量每天 4mg，连服 20 天。流血停止后，每天加服炔雌醇 0.05mg 或已烯雌酚 1mg，共 20 天。

5. 闭经 每次口服 1 片甲地孕酮片和 0.05mg 炔雌醇，共 20 天，连服 3 个月。

6. 痛经和子宫内膜增生 于月经第 5～7 天开始，每天口服 1 片甲地孕酮片，共 20 天。

7. 子宫内膜异位症 甲地孕酮片，每次 1 片，每日 2 次，共 7 天；然后每日 3 次，每次 1 片，共 7 天；再后，每日 2 次，每次 2 片，共 7 天；最后每天 20mg，共 6 周。

8. 子宫内膜癌 口服，每日 4 次，每次 10～80mg，连续 2 个月。

9. 乳腺癌 口服，每日 4 次，每次 40mg，连续 2 个月为 1 个疗程。

其他常见短效避孕药如炔诺孕酮、去氧孕烯、孕二烯酮、双炔失碳酯的相关内容，请扫描本书二维码进行阅读。

第二节　长效避孕药

长效避孕药是以长效雌激素类药炔雌醚与孕激素类药配伍或通过剂型改变而达到长效避孕目的的药物。

复方炔诺孕酮二号

复方炔诺孕酮二号是由口服长效雌激素类药炔雌醚和孕激素类药炔诺孕酮配伍组成，具有长效排卵抑制作用，服药 1 次可避孕 28 天，临床用作长效口服避孕药。应用时部分人服药后可出现恶心、呕吐、头晕、乳房胀痛、白带增多等症状，一般连续服药几次后不再出现或减轻。肝病、肾病、子宫肌瘤、高血压、乳房肿块、哺乳期妇女及有糖尿病史的患者禁用。于月经第 5 天口服 1 片，第 25 天口服第 2 片，以后每隔 28 天服 1 片。为保证避孕效果，服药开始 2 个月时，每次服药必须加服炔雌醚 0.3mg。

常用其醋酸酯制剂，为白色或微黄色结晶性粉末，无臭，无味。在氯仿中易溶，在甲醇中略溶，不溶于水。为口服强效孕激素，并无雌激素和雄激素活性。与炔雌醚配伍组成复方炔雌醚片可作为长效口服避孕药，服药 1 次可避孕 25 天。若增加氯地孕酮组成“三合一炔雌醚片”，临床效果较好，可以克服复方炔诺孕酮二号片产生的月经过多。开始可有恶心、呕吐、头晕、乏力、食欲减退、白带增多、乳房胀痛等不良反应，但随服药时间的延长，症状可减轻或消失；长期服药者，少数有血压升高、糖代谢轻度变化，故高血压和有糖尿病史者慎用。肝病、肾炎、子宫肌瘤、乳房肿块、哺乳期妇女禁用。如果服药两个周期，月经均未来潮，应停药，并排除妊娠的可能性。复方炔雌醚片应于月经周期第 5 天口服 1 片，以后每隔 25 天服 1 片。三合一炔雌醚片应于月经第 5 天口服 1 片，隔 5 天加服 1 片，以后每月按第一次服药日期服药。

其他长效避孕药如次甲氯地孕酮、甲孕环酯、羟孕酮、庚炔诺酮、左炔诺孕酮植入剂、甲地孕酮硅胶避孕环的相关内容，请扫描本书二维码进行阅读。

第三节　抗早孕药

这是一类新型的避孕药，第一个孕激素受体阻断药米非司酮已用做抗早孕和催经止孕等。3β-羟甾脱氢酶抑制剂环氧司坦能抑制孕酮的合成，用于抗早孕有效。它们与前列腺素并用，可使完全流产率显著提高。目前国内外都致力于抗早孕的研究，用药物作为避孕失败后节制生育的补救措施，以替代人工流产术，如催经止孕法等。这些方法安全、可靠、简便易行，将成为最理想的节育措施。

抗早孕药应用最多的为前列腺素类似物，如国内用 dl-15-甲基 PGF_{2a} 加天花粉，流产率达 90%～98%。目前，国内推广应用 15(S)-15-甲基 PGF_{2a} 甲基脂，效果满意。另外，前列腺素类似物与大剂量丙酸睾酮应用，能减少前列腺素用量，并使抗早孕效果提高至 90%～100%。

米非司酮

米非司酮（mifepristone），又称米那司酮、抗孕酮、息隐、RU486，为新型抗孕激素药，并无孕激素、雌激素、雄激素及抗雌激素活性，能与孕激素受体及糖皮质激素受体结合，对子宫内膜孕酮受体的亲和力比孕酮强 5 倍，对受孕动物各期妊娠均有引产效应，可作为非手术性抗早孕药。

【药理作用】　能阻断孕酮受体，使孕酮失去生理活性，具有终止早孕、抗着床、诱导月经和促进子宫颈成熟的作用，并促进子宫颈软化和扩张，有利于胎囊排出。本药无孕激素、雌激素和抗雌激素作用，但有抗糖皮质激素活性和微弱的抗雄激素活性。由于不能引发足够的子宫活性，单用于抗早孕时不全流产率较高，但能增加子宫对前列腺素的敏感性，增强子宫平滑肌的收缩。

【临床应用】

1. 抗早孕 与前列腺素类药物序贯使用，可终止停经 49 日内的早期妊娠。

2. 妇科手术操作 如放置或取出宫内节育器、取子宫内膜标本、刮宫术等。

3. 避孕补救措施 用做无防护性性生活或避孕失败后 72h 内预防意外妊娠的临床补救措施。

【不良反应与禁忌】 可出现恶心、呕吐、头晕、腹痛等症状。子宫痉挛所致疼痛，可用止痛药处理。有心、肝和肾脏疾病及肾上腺皮质功能不全者，长期接受糖皮质激素治疗、异位妊娠、出血紊乱、不顺应或不理解治疗作用者，卟啉症、宫内装置宫内节育器、过敏者等禁用。有前列腺素类药物禁忌证，如青光眼、哮喘、过敏体质时，不宜用米非司酮抗早孕。早孕有严重反应、恶心、呕吐频繁者不宜用。确诊为早孕者，停经时间不应超过 49 天，妊娠期越短，效果越好。35 岁以上孕妇避免使用。本药不能与利福平、卡马西平、灰黄霉素、巴比妥类、苯妥英钠、非甾体抗炎药、肾上腺皮质激素并用。

注意事项、用法用量相关内容，请扫描本书二维码进行阅读。

卡 前 列 素

【药理作用】 卡前列素产生子宫收缩作用，并能抑制内源性黄体激素的分泌。降低血浆孕酮水平，终止妊娠，肌内注射或阴道给药均有效，临床除用于抗早孕外，还可用于扩张子宫颈、中期引产及产后出血。

用法用量、不良反应与禁忌相关内容，请扫描本书二维码进行阅读。

卡前列甲酯

相关内容请扫描本书二维码进行阅读。

米索前列醇

米索前列醇为澄清无色或淡黄色吸湿的油状液，不溶于水，可溶于醇，微溶于丙酮。口服后 30min 可达到最大效应，$t_{1/2}$ 为 20～40min。为 PGE_1 类似物，对妊娠子宫有明显收缩作用，且口服有效；与米非司酮合用，抗早孕有良好效果，不良反应较硫前列酮，卡前列甲酯小，且使用方便。主要有腹泻、恶心、呕吐、头痛、眩晕、腹痛等不良反应。对本品过敏者及哺乳期妇女禁用。孕妇在服用米非司酮 36～48h 后，1 次口服 400μg 本品。

第四节 男用避孕药

男用避孕药目前并不成熟，尚无较安全可靠的药物供广泛使用。较常用的有棉酚（gossypol）、环丙孕酮（cyproterone）等。

棉酚（gossypol）是棉花根、茎和种子中含有的一种黄色酚类物质。男性服用棉酚 4 个月后均可出现精子极少或无精，且无活动力，停药后药效可持续 3～5 周，以后可逐渐恢复生精能力。用法是每天口服 1 次（20mg），连续两个月，然后每周 1 次（40mg），连服 4 周。不良反应有乏力、食欲减退、恶心、呕吐及肝功能变化等。约 1%服药者有低血钾症状。

醋酸环丙孕酮

醋酸环丙孕酮（cyproterone acetate）是一种强效孕激素，为抗雄激素药物，可在雄激素的靶器官产生竞争性对抗雄激素作用。大剂量时可抑制 GTH 的分泌，减少睾丸内雄激素结合蛋白的产生，抑制精子生成，干扰精子的成熟过程。

（洪 铁）

第三十五章 胰岛素及其他降血糖药

【案例 35-1】

患者，男，55 岁，身高 165cm，体重 95kg，患者由于长期饮食不节制，于 6 年前因高血压就诊，检查发现空腹血糖 8mmol/L 左右，餐后血糖 19mmol/L 左右，口服二甲双胍片。但由于饮食、运动控制欠佳，病情时有反复。1 周前上述症状加重。实验室检查：空腹血糖 8.0mmol/L、甘油三酯 4.6mmol/L、尿微量蛋白 75.20mg/L。

问题：

1. 二甲双胍的作用机制是什么？
2. 除二甲双胍外，还有哪几类降血糖药？其作用机制分别是什么？

糖尿病是一种以高血糖为特征的代谢性疾病，主要分为 1 型糖尿病（diabetes mellitus type 1），又称胰岛素依赖型糖尿病（insulin-dependent diabetes mellitus，IDDM）和 2 型糖尿病（diabetes mellitus type 2），又称非胰岛素依赖型糖尿病（noninsulin-dependent diabetes mellitus，NIDDM）。1 型糖尿病是指胰岛 β 细胞遭到严重破坏导致胰岛素分泌绝对不足所引起的糖尿病，需要用胰岛素进行治疗。2 型糖尿病是指以胰岛素抵抗为主伴胰岛素相对不足或以胰岛素分泌不足为主伴胰岛素抵抗的一类糖尿病。除胰岛素外，治疗 2 型糖尿病还有口服降血糖药以及其他类型的降血糖药。

口服降血糖药包括：①磺酰脲类：如甲苯磺丁脲、格列美脲、格列齐特等；②双胍类：如二甲双胍等；③α-葡萄糖苷酶抑制剂：如阿卡波糖及伏格列波糖；④噻唑烷二酮类胰岛素增敏剂：如吡格列酮、罗格列酮等；⑤餐时血糖调节药：如瑞格列奈、那格列奈。

其他新型的降血糖药包括胰高血糖素样肽-1 类似物，如艾塞那肽、利拉鲁肽；二肽基肽酶-Ⅳ抑制剂，如西格列汀、沙格列汀等；钠-葡萄糖耦联转运体 2 抑制剂，如达格列净；胰淀粉样多肽类似物，如普兰林肽。

第一节 胰岛素及其制剂

一、胰 岛 素

胰岛素（insulin）是由胰岛 β 细胞分泌，由 α、β 两条多肽链，中间由二硫键连接组成的酸性蛋白。人胰岛素分子量为 5808Da，但药用胰岛素多从猪、牛胰腺提取。胰岛素结构有种属差异，虽然不直接妨碍在人体中发挥作用，但是可成为抗原，引起过敏反应。目前可通过 DNA 重组技术人工合成胰岛素，还可将猪胰岛素 B 链第 30 位的丙氨酸用苏氨酸替代而获得人胰岛素。

【药理作用】 胰岛素可增加葡萄糖的利用，加速葡萄糖的无氧酵解和有氧氧化，促进肝糖原的合成和储存，并能促进葡萄糖转变为脂肪，抑制糖原分解和糖异生，因而降低血糖。胰岛素能促进脂肪的合成，抑制脂肪的分解，使酮体生成减少。胰岛素能够促进蛋白质的合成，抑制蛋白质的分解。

1. 对糖代谢的影响 增加葡萄糖的利用，促进肝糖原的合成和储存，加速葡萄糖的有氧氧化和无氧酵解，并能促进葡萄糖转变为脂肪，抑制糖原分解和糖异生，因而降低血糖。

2. 对脂肪代谢的影响 促进脂肪合成，抑制脂肪分解，降低游离脂肪酸及酮体的生成，增加脂肪酸利用率。

3. 对蛋白代谢的影响 促进肌细胞对氨基酸的摄取，促进蛋白质的合成，抑制蛋白质的分解。

4. 促进 K^+ 进入细胞 促进 K^+ 从细胞外液进入细胞内，故有降血钾作用。

【体内过程】 胰岛素普通制剂口服无效，必须注射给药。皮下注射吸收快，$t_{1/2}$ 约 10min，作用可维持数小时。主要在肝、肾灭活，因此，严重的肝、肾功能不全影响其灭活。

【作用机制】 胰岛素属多肽类激素，与细胞膜表面胰岛素受体结合而产生作用。胰岛素受体由两个 α 亚单位和两个 β 亚单位经二硫键连接而成。α 亚单位完全暴露在细胞膜外，β 亚单位是带有酪氨酸蛋白激酶活性的跨膜蛋白。胰岛素与受体 α 亚单位结合后激活 β 亚单位上的酪氨酸蛋白激酶，引起 β 亚单位的自身磷酸化，导致细胞内其他活性蛋白的一系列磷酸化，进而产生降血糖等生物效应。

【临床应用】

1. 糖尿病 胰岛素用于治疗胰岛素绝对或相对缺乏的各型糖尿病。主要用于以下情况：①1 型糖尿病或胰岛功能基本丧失的幼年型糖尿病。②经饮食或口服降血糖药未能控制的 2 型糖尿病。③发生各种急性或严重并发症，如糖尿病酮症酸中毒、高渗性昏迷或乳酸酸中毒。④合并重度感染、消耗性疾病、高热、妊娠、分娩及大手术前后。

2. 细胞内缺钾 胰岛素与葡萄糖、氯化钾合用可促进钾内流，纠正细胞内缺钾。

【不良反应】

1. 低血糖 是最常见的不良反应，由胰岛素过量所致。患者可出现面色苍白、出汗、心悸、震颤等症状，严重者可出现休克，甚至死亡。症状轻者可饮用糖水，严重者应立即静脉注射 50% 的葡萄糖。

2. 过敏反应 因胰岛素具有抗原性及其制剂含有杂质，可引起过敏反应。表现为注射部位瘙痒、红斑，偶见过敏性休克。

3. 胰岛素抵抗 ①急性：常由于并发感染、创伤、手术等应激状态，使血中的抗胰岛素物质增多，妨碍了葡萄糖的摄取，从而降低胰岛素的作用。②慢性：慢性抵抗的原因很多，可能是体内产生了抗胰岛素受体的抗体，使胰岛素的结合大大减少；也可能是胰岛素受体数目减少；或是靶细胞膜上葡萄糖转运系统失常。

4. 脂肪组织萎缩 见于注射部位。

二、胰岛素制剂

低精蛋白锌胰岛素

低精蛋白锌胰岛素（isophane insulin），也称中效胰岛素，作用与胰岛素相同，但较胰岛素慢，且维持时间长，持续时间达 18～24h，用于轻、中度糖尿病。治疗重度糖尿病必须与胰岛素合用，使作用出现快而维持时间长，也可与长效类胰岛素制剂合用，以延长作用时间。对于血糖波动较大，不易控制的患者适合选用本品。不良反应与普通胰岛素相同。

精蛋白锌胰岛素

精蛋白锌胰岛素（protamine zinc insulin），也称长效胰岛素，作用与胰岛素相同，较胰岛素吸收缓慢，但作用均匀，维持时间较低精蛋白锌胰岛素长，持续时间可达 24～36h，临床用于轻、中度糖尿病控制血糖，一般和短效胰岛素配合使用，提供胰岛素的日基础用量。不良反应为注射部位可有皮肤发红、皮下结节和皮下脂肪萎缩等局部反应，故必须经常更换注射部位。

甘精胰岛素

甘精胰岛素（glargine insulin）是一种有长效作用的胰岛素类似物，在中性 pH 溶液中溶解度低，在酸性 pH（pH 为 4）注射液中，完全溶解。注入皮下组织后，因酸性溶液被中和而形成的微细沉积物可持续释放少量甘精胰岛素，从而产生可预见的、有长效作用的、平稳且无峰值的血药浓度及时间特性。临床用于基础胰岛素替代治疗。一般也和短效胰岛素或口服降血糖药配合使用。

常见胰岛素制剂的特点，见表 35-1。

表 35-1　常见胰岛素制剂的特点

类别	制剂	作用时间（h）				给药时间
		注射途径	起效	高峰	维持	
短效	正规胰岛素	静脉注射	立即	0.5	2	急救糖尿病酮症酸中毒等
		皮下注射	0.5～1	2～4	5～8	餐前半小时，每日 3～4 次
中效	珠蛋白锌胰岛素	皮下注射	1～2	6～12	18～24	餐前 1h，每日 1～2 次
	低精蛋白锌胰岛素	皮下注射	3～4	8～12	18～24	同上
长效	精蛋白锌胰岛素	皮下注射	4～6	14～20	24～36	早或晚餐前 1h，每日 1 次

三、胰岛素新制剂的研究进展

相关内容请扫描本书二维码进行阅读。

第二节　口服降血糖药

1932 年，格哈德•多马克（Gerhart Domagk）发现了偶氮磺胺，磺胺类药物开始大量使用。1942 年，法国的蒙彼利埃大学的药理学教授简邦（Janbon）给士兵使用了一种磺胺类药以缓解因伤寒引起的发热，但服用该药后，患者血糖明显降低并感到疲惫及头晕，此后，甚至出现了因血糖过低而死亡的病例。简邦作出了敏锐的假设，即一些磺胺类药物可用于治疗糖尿病。为了证实他的理论，简邦让他的学生进一步研究磺胺类药物的影响，动物实验结果表明，异丙基噻二唑能够治疗糖尿病。此后，其他的磺酰脲类药，如甲苯磺丁脲，氯磺丙脲等被相继发现了降血糖作用。

一、磺 酰 脲 类

磺酰脲类药是最早治疗糖尿病的口服降血糖药，其共同结构是苯磺酰脲，根据两端侧链结构的不同分为第一代、第二代和第三代磺酰脲类药物。

第一代磺酰脲类主要有甲苯磺丁脲（tolbutamide）、氯磺丙脲（chlorpropamide）。甲苯磺丁脲是在磺胺类药物的基础上发展而来。

第二代磺酰脲类代表物有格列本脲、格列吡嗪、格列美脲等。第二代磺酰脲类主要是在第一代磺酰脲类苯环侧链上接一个芳香环的碳酰胺基，降血糖作用增加数十至上百倍。

第三代磺酰脲类代表物有格列齐特（gliclazide）等，主要是在磺酰脲的尿素部分增加一个二环杂环，其不仅能降血糖，还具有抑制血小板聚集作用，对糖尿病患者容易凝血和有血栓栓塞倾向的问题可能有益。

【体内过程】 磺酰脲类药在胃肠道吸收迅速而完全，血浆蛋白结合率高，多数药物在肝脏内氧化成羟基化合物，随尿排出。常用磺酰脲类药的药动学特点，见表 35-2。

表 35-2　常用磺酰脲类药的药动学特点

药	达峰时间（h）	作用持续时间（h）	血浆蛋白结合率（%）	半衰期（h）
甲苯磺丁脲	3～4	6～12	88	4～6
氯磺丙脲	10	36～60	>90	25～40
格列本脲	2～6	24	95	10
格列吡嗪	1～3	10～24	>90	5

续表

药	达峰时间（h）	作用持续时间（h）	血浆蛋白结合率（%）	半衰期（h）
格列喹酮	2～3	2～3	>90	1.5
格列美脲	2～3	24	99	5～8
格列齐特	3～4	24	92	10～12

【药理作用】

1. 降血糖作用 对正常人群和胰岛功能尚存的糖尿病患者均有效，但对 1 型糖尿病患者无作用。磺酰脲类药的降糖作用主要是通过刺激胰岛的 β 细胞释放胰岛素所致。磺酰脲类药与 β 细胞表面的磺酰脲类受体 1（sulfonylurea receptor 1，SUR1）的亚单位结合，阻滞与受体偶联的 ATP 敏感钾通道而阻止 K^+外流，致使细胞膜去极化，使电压敏感的钙通道开放，Ca^{2+}流入，引起胰岛素释放（图 35-1）。故胰岛中的 β 细胞是该类药降糖作用的必要条件。现代研究证明，胰岛中含有 30% 以上的 β 细胞，磺酰脲类药才能发挥其降糖作用。

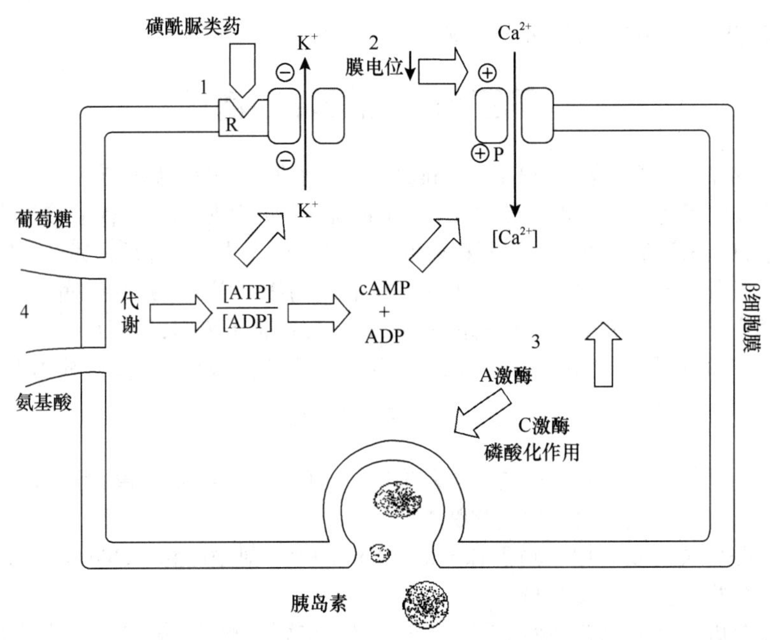

图 35-1 磺酰脲类药的作用机制示意图

1. 药物与受体结合抑制 ATP 敏感的钾通道，减少 K^+外流。2. 降低膜电位，开启电压敏感的钙通道，使细胞内 Ca^{2+}增加。3. 激活 A 激酶或 C 激酶，促进磷酸化作用，导致胰岛素分泌。4. 体内葡萄糖或氨基酸转运入细胞内，经代谢使 ATP/ADP 比例增加，同样可抑制 ATP 敏感的钾通道，沿上述 1、2、3 途径导致胰岛素分泌

2. 抗利尿作用 氯磺丙脲能促进抗利尿激素的分泌和增加肾小管对抗利尿激素的敏感性，可使尿崩症的患者尿量明显减少。

3. 对凝血功能的影响 第三代磺酰脲类药具有改善血小板的功能，降低血液黏度和改善微循环的作用，有助于防治糖尿病微血管病变。

【临床应用】

1. 糖尿病 主要用于胰岛功能尚存的 2 型糖尿病，且单用饮食控制无效者。

2. 尿崩症 氯磺丙脲用于治疗中枢性尿崩症，对肾性尿崩症无效。

【不良反应】

1. 胃肠道反应 较常见，可有恶心、呕吐、腹泻、胃痛等不适。偶见肝损伤和胆汁淤积性黄疸，氯磺丙脲尤较多见，因此需要定期检查肝功能。

2. 低血糖　用量过大可导致低血糖，严重者可引起持续性低血糖，必须反复注射葡萄糖解救。处理不当可引起不可逆损伤，甚至死亡。

3. 其他　少数患者可出现皮疹或红斑等过敏反应，骨髓抑制、粒细胞减少、血小板减少症等。

【药物相互作用】　由于磺酰脲类药的血浆蛋白结合率高，表观分布容积小，因此会与其他药物，如保泰松、水杨酸钠、吲哚美辛、青霉素、双香豆素等，发生竞争性结合血浆蛋白，使游离药物浓度升高而引起低血糖反应。消耗性患者血浆蛋白低，黄疸患者胆红素高，也能竞争血浆蛋白结合部位，更易发生低血糖。糖皮质激素、氯丙嗪、噻嗪类利尿药及口服避孕药均可降低磺酰脲类药的降血糖作用，必须注意高血糖的出现。

格列本脲

格列本脲（glyburide）又名优降糖，为第二代口服磺酰脲类降血糖药，可通过刺激胰岛β细胞释放胰岛素，增加门静脉胰岛素水平或对肝脏直接作用，抑制肝糖原分解和糖异生作用，肝生成和输出葡萄糖减少。临床用于轻、中度2型糖尿病的治疗。可见低血糖、发热、皮疹、恶心、皮肤过敏等不良反应。1型糖尿患者，2型糖尿患者伴有酮症酸中毒、昏迷、严重烧伤、感染、外伤和重大手术等应激情况，肝、肾功能不全者，对磺胺药过敏者及白细胞减少患者禁用。

格列喹酮

格列喹酮（gliquidone）为第二代口服磺酰脲类降血糖药，为高活性亲胰岛β细胞剂，与胰岛β细胞膜上的特异性受体结合，可诱导产生适量胰岛素，以降低血糖浓度。临床用于2型糖尿病。不良反应可见低血糖、发热、皮疹、恶心等及皮肤过敏反应。1型糖尿病、2型糖尿病合并酮症酸中毒及对磺胺类药物过敏者禁用。

格列吡嗪

格列吡嗪（glipizide）为第二代磺酰脲类口服降血糖药，作用机制为其既能促进胰岛β细胞分泌胰岛素，又能增强胰岛素对靶组织的作用。但先决条件是胰岛β细胞还有一定的合成及分泌胰岛素的功能。还能通过增加门静脉胰岛素水平或对肝脏直接作用，抑制糖原分解和糖异生作用，使肝输出及生成葡萄糖减少，还可能增加胰腺外组织对胰岛素的敏感性和对糖的利用，使血糖水平降低。临床仅用于单用饮食控制无满意效果的轻、中度2型糖尿病，并且无严重糖尿病并发症的患者。严重肝、肾功能不全，肾上腺功能不全及对本品过敏者禁用。在术中、外伤及严重感染时禁用。

格列美脲

格列美脲（glimepiride）是第二代磺酰脲类降血糖药，主要通过刺激胰岛β细胞释放胰岛素发挥作用，此外，其还具有促进肌肉组织对外周葡萄糖的摄取，抑制肝葡萄糖合成发挥降血糖作用。本品适用于单纯饮食控制、运动疗法及减轻体重均不能充分控制血糖的2型糖尿病患者。不适用于1型糖尿病，糖尿病昏迷，酮症酸中毒，严重的肝、肾损伤患者。治疗期间，必须定期监测血糖、尿糖、肝功能，进行血液学检查。

格列齐特

格列齐特（gliclazide）为第三代磺酰脲类降血糖药，对正常人和糖尿病患者均有降血糖作用。其作用机制是选择性地作用于胰岛β细胞，促进胰岛素分泌，并提高进食葡萄糖后的胰岛素释放，使肝糖原生成和输出受到抑制。其还能降低血小板的聚集和黏附力，有助于防治糖尿病微血管病变。临床用于食物、运动疗法及减轻体重均不能满意控制血糖的2型糖尿病。不良反应有轻度恶心、呕吐，上腹痛、便秘、腹泻，红斑、荨麻疹，血小板及粒细胞减少，贫血等。治疗期间，必须定期检查患者血糖、尿糖。肝、肾功能不全者禁用。应用本品时应及时进餐，注意防止发生低血糖。

二、餐时血糖调节药

餐时血糖调节药为非磺酰脲类促胰岛素分泌药，使用后可促进胰岛素分泌。该类药物的代表性药物主要有瑞格列奈和那格列奈。

瑞 格 列 奈

瑞格列奈（repaglinide）于 1998 年作为第一个餐时血糖调节药上市。它是非磺酰脲类短效胰岛素分泌促进剂。最大的优点是可以模仿胰岛素的生理性分泌，由此有效地控制餐后高血糖。

瑞格列奈的作用机制为其与胰岛 β 细胞膜上的特异性受体结合，促进与受体偶联的 ATP 敏感性钾通道关闭，抑制 K^+从 β 细胞外流，导致细胞膜去极化，引起钙通道开放，Ca^+内流，促进胰岛素分泌。口服吸收迅速，15min 起效，1h 内达峰浓度，$t_{1/2}$ 约 1h。其作用快于磺酰脲类，故餐后降血糖作用较快。临床用于 2 型糖尿病，与二甲双胍合用协同作用更好。因其结构中不含硫，故对磺酰脲类药过敏者仍可使用。不良反应为其可引起低血糖，与二甲双胍合用会增加发生低血糖的危险性。

那 格 列 奈

那格列奈（nateglinide），属于非磺酰脲类降血糖药，是一种新型的餐时血糖调节剂，能有效控制餐后血糖水平，具有起效快、作用时间短，引起心血管副作用和低血糖发生率低等特点。其作用机制为通过与胰岛 β 细胞上磺酰脲受体相结合，阻滞胰岛细胞 ATP 敏感性钾通道开放，导致细胞膜去极化，引起钙通道开放，Ca^+内流，促进胰岛素分泌。临床可单独用于经饮食和运动不能有效控制高血糖的 2 型糖尿病，也可用于二甲双胍不能有效控制高血糖的 2 型糖尿病。不适用于对磺酰脲类降血糖药治疗不理想的 2 型糖尿病患者。不良反应为服用本品可引起低血糖，与其他口服降血糖药合用会增加发生低血糖的危险性。

三、双 胍 类

国内常用药物有二甲双胍（metformin），又称甲福明和苯乙双胍（phenformin），又称苯乙福明。本类药物主要通过促进组织对葡萄糖的摄取和利用，增加组织的无氧酵解，抑制葡萄糖在肠道的吸收，抑制肝糖异生和拮抗胰高血糖素等。

二 甲 双 胍

【体内过程】 主要由小肠吸收，用药后约 1h 显效，2h 左右血药浓度达峰值，在体内不与血浆蛋白结合，以原形随尿排出。

【药理作用】 可明显降低糖尿病患者的血糖，但对正常人血糖无明显影响。降糖不依赖胰岛 β 细胞，其作用机制主要为增加外周组织对葡萄糖的摄取，减少葡萄糖在肠道的吸收，也减少肝脏葡萄糖的合成，抑制胰高血糖素释放。对胰岛功能丧失者仍有效。此外，二甲双胍还可增加肝脏和肌肉对胰岛素的敏感性，降低脂质异常、凝血异常等多种心血管危险因素。

【临床应用】 是 2 型糖尿病起始治疗的首选药物。主要用于轻度糖尿病患者，尤适用于肥胖及单纯饮食控制无效者。

【不良反应】 常见不良反应包括腹泻、恶心、呕吐、胃胀、乏力、消化不良、腹部不适及头痛。单独接受本品治疗的患者在正常情况下不会导致低血糖，但与其他降血糖药联合使用（如磺酰脲类和胰岛素）或饮酒等情况下会出现低血糖。

四、胰岛素增敏剂

胰岛素抵抗和胰岛 β 细胞功能受损是目前临床糖尿病治疗所面临的两大难题，改善患者的胰岛素抵抗状态对糖尿病治疗具有重要意义。胰岛素抵抗有获得性及遗传性两种，1 型糖尿病患者仅有获得性胰岛素抵抗，在控制血糖后胰岛素抵抗可消失；2 型糖尿病患者的胰岛素抵抗是遗传性的，需要给予提高机体胰岛素敏感性的药物进行治疗。目前对 2 型糖尿病的治疗从单纯增加胰岛素的数量转移到提高组织对胰岛素的敏感性上来。

胰岛素增敏剂主要为噻唑烷二酮类（thiazolidinedione，TZD）化合物，包括罗格列酮（rosiglitazone）、环格列酮（ciglitazone）、吡格列酮、曲格列酮（troglitazone）、恩格列酮（englitazone）等，能改善胰岛 β 细胞功能，显著改善胰岛素抵抗及相关代谢紊乱，对 2 型糖尿病及其心血管并发症均有明显疗效。

【药理作用】

1. 改善胰岛素抵抗、降低血糖　可增加骨骼肌及脂肪组织对胰岛素的敏感性而发挥降血糖作用。与磺酰脲类或二甲双胍联合治疗可显著降低胰岛素抵抗，改善胰岛 β 细胞功能的疗效更为明显。罗格列酮能明显降低患者空腹血糖、餐后血糖、血浆胰岛素及游离脂肪酸水平。对使用最大剂量二甲双胍后血糖仍控制较差的患者，加用罗格列酮或吡格列酮能显著改善血糖水平。在口服常规降血糖药无效而改用胰岛素仍控制欠佳的患者中，加用罗格列酮可明显减少每日所需要的胰岛素用量，使血糖和糖化血红蛋白稳定地维持在理想水平。

2. 改善脂肪代谢紊乱　能显著降低 2 型糖尿病患者血浆中脂肪酸、甘油三酯水平，增加高密度脂蛋白水平。

3. 防治 2 型糖尿病血管并发症　可抑制血小板聚集、炎症反应和内皮细胞增生。减轻肾小球的病理改变，延缓蛋白尿的发生。

4. 改善胰岛 β 细胞功能　可减少细胞死亡，阻止胰岛 β 细胞的衰退，增加胰腺胰岛的面积、密度和胰岛中胰岛素含量而对胰岛素的分泌无影响。降低血浆胰岛素水平和游离脂肪酸水平，减少其对胰腺的毒性作用，保护 β 细胞功能。

【作用机制】　噻唑烷二酮类化合物改善胰岛素抵抗及降血糖的机制与竞争性激活过氧化物酶增殖体受体-γ（peroxisome proliferator activated receptor-γ，PPAR-γ），调节胰岛素反应性基因的转录有关。PPAR-γ 激活后可通过多个途径增强靶组织对胰岛素的敏感性，减轻胰岛素抵抗。与核蛋白形成杂化二聚体复合物，增加脂肪细胞总量，提高和改善胰岛素的敏感性；增强胰岛素信号传递，阻止或逆转高血糖对酪氨酸蛋白激酶的毒性作用，促进胰岛素受体底物-1 的磷酸化；降低脂肪细胞瘦素和肿瘤坏死因子 α（tumor necrosis factor α，TNF-α）的表达，TNF-α 通过干扰胰岛素受体酪氨酸磷酸化和增加对丝氨酸磷酸化的作用，可引起对体内外胰岛素的抵抗；改善胰岛 β 细胞功能；增加外周组织葡萄糖转运体-1 及葡萄糖转运体-4 等的转录和蛋白合成，增加基础葡萄糖的摄取和转运，激活糖酵解关键酶、抑制 1, 6-二磷酸果糖激酶，使肝糖原生成减少，分解增强。

【临床应用】　本类药物具有良好的安全性和耐受性，且低血糖反应较少发生。临床主要用于 2 型糖尿病，尤其是产生胰岛素抵抗的患者。

【不良反应】　噻唑烷二酮类化合物具有良好的安全性和耐受性，低血糖发生率低。不良反应主要有肝毒性、心力衰竭、头痛、嗜睡、消化道症状和骨折风险增加等。曲格列酮由于肝毒性，现已不在临床上使用。噻唑烷二酮类化合物包括罗格列酮，在少数患者中有导致或加重充血性心力衰竭的危险。开始使用罗格列酮或用药剂量增加时，应严密监测患者心力衰竭的症状和体征，包括体重异常快速增加、呼吸困难和（或）水肿。如果出现心力衰竭的症状和体征，应按照标准心力衰竭治疗方案进行控制，此外应考虑停用罗格列酮或减少剂量。有心力衰竭病史或有心力衰竭危险因素的患者禁用罗格列酮。

吡 格 列 酮

吡格列酮（pioglitazone）是胰岛素增敏剂，药理作用与胰岛素的存在有关，可减少外周组织和肝脏对胰岛素的抵抗，增加依赖胰岛素的葡萄糖的处理，并减少肝糖原的输出。与磺酰脲类药不同，本品不是胰岛素促分泌药，其作用机制是高选择性地激动 PPAR-γ，其活化可调节许多控制葡萄糖及脂类代谢的胰岛素相关基因的转录。临床适用于 2 型糖尿病，不良反应主要有低血糖、贫血、浮肿、血浆容积增加、丙氨酸转氨酶升高等。

五、α-葡萄糖苷酶抑制药

α-葡萄糖苷酶抑制药主要有阿卡波糖、伏格列波糖（voglibose）和米格列醇（miglitol）等。其降糖机制是竞争性抑制小肠 α-葡萄糖苷酶，使碳水化合物分解为葡萄糖的速度减慢，延缓葡萄糖的吸收，使餐后血糖降低。临床可单独或联合应用于轻、中度 2 型糖尿病。

阿 卡 波 糖

阿卡波糖（acarbose）是 α-葡萄糖苷酶抑制药，口服较少吸收，生物利用度小于 2%。在肠道内竞争性抑制小肠 α-葡萄糖苷酶，抑制食物中碳水化合物分解，使葡萄糖的吸收减缓，从而降低餐后血糖。一般单用或与其他降血糖药合用。临床配合饮食控制可用于 2 型糖尿病，降低糖耐量异常者的餐后血糖。常见不良反应为胃肠功能紊乱。

第三节 其他降血糖药

一、胰高血糖素样肽-1 受体激动剂

胰高血糖素样肽-1（glucagon-like peptide-1，GLP-1）是一种肠促胰素，由人胰高血糖素基因编码，并由肠道 L 细胞分泌的一种肽类激素。其生理作用主要有：①增加葡萄糖依赖性胰岛素的合成和分泌；②刺激胰岛 β 细胞的增殖和分化，抑制凋亡，增加胰岛 β 细胞的数量；③抑制胰高血糖素的分泌；④抑制食欲和摄食，延缓胃内容物的排空等。

然而，GLP-1 在体内可迅速被二肽基肽酶-Ⅳ（dipeptidyl peptidase-Ⅳ，DPP-Ⅳ）降解而失去生物活性，半衰期不到 2min，大大限制了其临床应用。因此，长效 GLP-1 受体激动剂及 DPP-Ⅳ抑制剂目前已成为治疗 2 型糖尿病的新型药物。

艾 塞 那 肽

艾塞那肽（exenatide）是一种长效 GLP-1 类似物，具有肠促胰岛素分泌激素类似物效应。其可促进胰岛 β 细胞葡萄糖依赖性地分泌胰岛素，抑制胰高血糖素过量分泌，并且能够延缓胃排空。艾塞那肽的氨基酸序列与人 GLP-1 氨基酸序列部分重叠，其可与 GLP-1 受体结合并激活该受体，通过 cAMP 或其他细胞内信号传导通路的作用来增加葡萄糖依赖性的胰岛素合成和分泌。仅在血糖升高时，艾塞那肽可快速作用于胰岛 β 细胞的葡萄糖应答机制，促使胰岛素释放。当血糖浓度降低和接近正常时，胰岛素的分泌随之下降。其最大作用出现在用药后 3h，作用可持续 5h，主要经肾清除。临床应用于单用二甲双胍、磺酰脲类药及二甲双胍合用磺酰脲类药，但血糖仍控制不佳的 2 型糖尿病患者。

不良反应有低血糖反应，特别是与磺酰脲类促胰岛素分泌药联合应用可出现中度低血糖，且呈剂量依赖性，口服碳水化合物后症状解除。此外，胃肠道不适、呕吐、消化不良和腹泻也较常见。

利 拉 鲁 肽

利拉鲁肽（liraglutide）是一种 GLP-1 类似物，与人 GLP-1 具有 97%的序列源性。利拉鲁肽可作用于 GLP-1 受体，导致细胞内环磷酸腺苷（cAMP）的增加。利拉鲁肽能够以葡萄糖浓度依赖的模式刺激胰岛素分泌，同时以葡萄糖浓度依赖的模式降低过高的胰高血糖素的分泌。因此，当血糖升高时，胰岛素分泌受到刺激，同时胰高血糖素分泌受到抑制。与之相反，在低血糖时利拉鲁肽能够减少胰岛素分泌，且不影响胰高血糖素的分泌。利拉鲁肽的降血糖机制还包括轻微延长胃排空时间。利拉鲁肽能够通过减轻饥饿感和能量摄入降低体重和体脂量。其 $t_{1/2}$ 为 12～14h，每日 1 次皮

下注射就能起到良好降糖作用。临床用于单用二甲双胍或磺酰脲类药治疗后血糖仍控制不佳的 2 型糖病患者，应与二甲双胍或磺酰脲类药联合应用。

二、二肽基肽酶-Ⅳ抑制剂

当进食后血糖高时，人体的胃肠分泌细胞分泌两种肠促胰岛素，即 GLP-1 和葡萄糖依赖性胰岛素释放肽（glucose-dependent insulinotropic polypeptide，GIP），两种肽均可促进胰岛素分泌，从而控制血糖的升高，但两种肽均可迅速被 DPP-Ⅳ降解。而 DPP-Ⅳ抑制剂可高选择性抑制 DPP-Ⅳ，减少 GLP-1 的降解，延长其活性，促使胰岛素的分泌增加、胰高血糖素分泌减少，并能减少肝糖原的合成。单药或联合应用可控制对胰岛素敏感的糖尿病患者的血糖水平。代表药有西格列汀、维格列汀、沙格列汀、利格列汀和阿格列汀。

西 格 列 汀

西格列汀（sitagliptin）是一种选择性 DPP-Ⅳ抑制剂，能够防止 DPP-Ⅳ水解肠促胰岛激素，从而增加活性形式的 GLP-1 和 GIP 的血浆浓度，以葡萄糖依赖的方式增加胰岛素释放并降低胰高血糖素水平，降低 2 型糖尿病患者空腹血糖和餐后血糖水平。口服生物利用度约 87%，$t_{1/2}$ 约 12.4h，血浆蛋白结合率约 38%，主要经肾脏排泄。临床应用于经生活方式干预无法达标的 2 型糖尿病患者，可采用单药治疗或与其他口服降血糖药联合治疗。不良反应：①本品与磺酰脲类药联合应用时，为减少发生低血糖风险可考虑酌情减小磺酰脲类药的剂量。②本品通过肾脏排泄，肾功能不全患者应调整剂量并密切监测肾功能。③警惕持续性呕吐、严重腹痛等急性胰腺炎症状，应及时停用本药及其他可疑药物。有胰腺炎病史患者应密切监测。④注意过敏反应症状和体征。

三、钠-葡萄糖耦联转运体 2 抑制剂

钠-葡萄糖耦联转运体 2（sodium-glucose linked transporter 2，SGLT-2）主要分布在肾脏近曲小管，负责肾脏中 90%的葡萄糖吸收。SGLT-2 抑制剂是一类新型口服降血糖药，其作用机制为抑制葡萄糖转运蛋白控制肾小管附近的葡萄糖运送，减少肾脏的葡萄糖吸收，促进葡萄糖从尿中排出。SGLT-2 抑制剂不仅可有效降低血糖，还可显著降低 2 型糖尿病患者心力衰竭的进展和慢性肾病患者终末期肾病的进展。代表药有达格列净、卡格列净（canagliflozin）和恩格列净（empagliflozin）等。

达 格 列 净

达格列净（dapagliflozin）是一种 SGLT-2 抑制剂，口服后约 2h 血药浓度达高峰，$t_{1/2}$ 约 12.9h，主要经肾脏排泄。临床用于经饮食和运动控制不佳的 2 型糖尿病患者的血糖控制。不适用于 1 型糖尿病或糖尿病酮症酸中毒的患者。不良反应包括泌尿生殖道感染、低血糖、脱水和低血压等。

四、胰淀粉样多肽类似物

普兰林肽（pramlintide）是胰淀粉样多肽（胰淀素，淀粉不溶素）的一种合成类似物，也是至今为止继胰岛素之后第二个获准用于治疗 1 型糖尿病的药物。普兰林肽可以延缓葡萄糖的吸收，抑制胰高血糖素的分泌，减少肝糖原的生成和释放，因而具有降低糖尿病患者体内血糖波动频率和波动幅度，改善总体血糖控制的作用。普兰林肽生物利用度为 30%～40%，达峰时间约为 20min，$t_{1/2}$ 约为 50min，主要经肾脏代谢和排泄。临床用于 1 型和 2 型糖尿病的辅助治疗，主要用于单用胰岛素以及联合应用胰岛素和磺脲类药物和（或）二甲双胍仍无法取得预期疗效的糖尿病患者。普兰林肽可与胰岛素合用，但不能取代胰岛素。不良反应有关节痛、咳嗽、头晕、疲劳、头痛及咽炎等。

（徐道华）

第三十六章 甲状腺激素类药和抗甲状腺药

【案例 36-1】

患者，女，48 岁。因“焦虑、烦躁、怕热、多汗、多食、消瘦、心慌”入院，心率 105 次/分，眼球突出，眼裂增宽，双侧甲状腺可触及轻度肿大，经检查发现血中甲状腺激素水平升高。确诊为甲状腺功能亢进，给予甲巯咪唑治疗，3 周后患者病情开始好转。治疗 1 年后患者病情出现反复，故选择进行甲状腺次全切除手术治疗，术前首先加大甲巯咪唑与普萘洛尔剂量，使患者心率控制在 80 次/分左右，T_3、T_4恢复正常，并于术前 2 周加服大剂量碘剂，患者手术成功。

问题：

1. 甲巯咪唑为什么可以治疗该患者？为什么给予甲巯咪唑治疗 3 周后病情才开始好转？
2. 甲状腺功能亢进术前为什么要同时服用甲巯咪唑与大剂量碘剂？

甲状腺是人体重要的内分泌器官，其主要由甲状腺腺泡构成。甲状腺可以合成和分泌一种重要激素——甲状腺激素（thyroid hormone，TH）。甲状腺激素是维持机体正常代谢、促进生长发育所必需的激素。当甲状腺激素生成和分泌过少时，引起甲状腺功能减退症（hypothyroidism），简称甲减；当甲状腺激素分泌过多时，引起甲状腺功能亢进症（hyperthyroidism），简称甲亢。

【药物研究简史】 相关内容请扫描本书二维码进行阅读。

第一节 甲状腺激素类药

甲状腺激素由氨基酸和碘组合而成，包括三碘甲状腺原氨酸（triiodothyonine，T_3）和甲状腺素（thyroxine，T_{hx}），后者又称为四碘甲状腺原氨酸（tetraiodothyonine，T_4）。其中 T_3 的生物活性远大于 T_4。

【甲状腺激素的合成、分泌、释放与调节】 甲状腺腺泡细胞通过碘泵主动摄取血液中的碘离子（I^-），在过氧化物酶的作用下，I^-被氧化成活性碘（I^0）。活性碘与甲状腺球蛋白（thyroglobulin，TG）上的酪氨酸残基结合，生成一碘酪氨酸（monoiodotyrosine，MIT）和二碘酪氨酸（diioiodotyrosine，DIT），在过氧化物酶作用下，1 分子 MIT 和 1 分子 DIT 偶联成 T_3，2 分子 DIT 偶联成 T_4。生物合成的 T_3 和 T_4 仍与 TG 分子结合，贮存在腺泡细胞内的胶质中。在蛋白水解酶的作用下，与 TG 结合的 T_3 和 T_4 释放并分泌入血，通过血液运送至各组织发挥作用。甲状腺激素的合成与释放受下丘脑分泌的促甲状腺激素释放激素（thyrotropin releasing hormone，TRH）、垂体分泌的促甲状腺激素（thyroid stimulating hormone，TSH）的调节，而血液中 T_3 和 T_4 浓度过高时，可对 TRH 和 TSH 产生负反馈性调节作用（图 36-1）。

【体内过程】 甲状腺激素口服易吸收，T_4、T_3 生物利用度分别为 50%～70%和 90%～95%，且前者的吸收率因肠内容物等的影响而不恒定。两者与血浆蛋白的结合率均在 99%以上，但 T_3 与蛋白质的亲和力低于 T_4，其游离量可为 T_4 的 10 倍。T_3 作用快而强，维持时间短，$t_{1/2}$ 为 2 日；T_4 作用弱而慢，维持时间较长，$t_{1/2}$ 为 5 日。甲状腺激素主要在肝、肾的线粒体内脱碘，并与葡萄糖醛酸或硫酸结合而经肾排泄。甲状腺激素可通过胎盘屏障，也可进入乳汁，妊娠期和哺乳期妇女慎用。

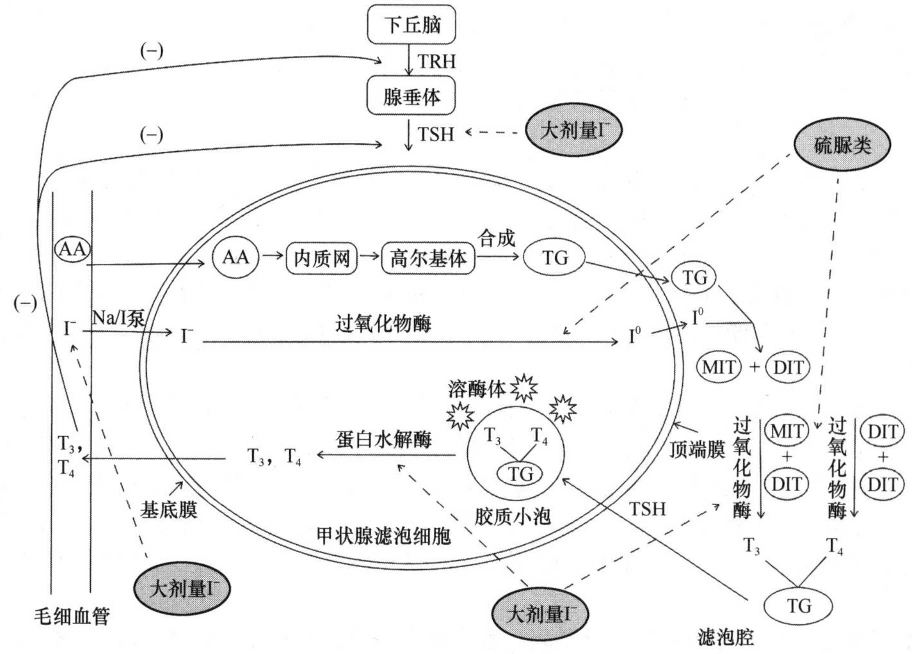

图 36-1　甲状腺激素的合成、分泌与调节及抗甲状腺药物的作用机制

TRH：促甲状腺激素释放激素；TSH：促甲状腺激素；MIT：一碘酪氨酸；DIT：二碘酪氨酸；TG：甲状腺球蛋白；AA：氨基酸；（–）：负反馈抑制

【药理作用】

1. 调控机体生长发育　甲状腺素能促进蛋白质合成，对神经系统和骨骼的生长发育非常重要。在神经系统发育期间，缺碘、应用抗甲状腺药或者甲状腺功能先天缺陷导致甲状腺功能不足，可引起神经细胞轴突和树突形成发生障碍，神经髓鞘形成延缓，由此产生智力低下、身材矮小的呆小病。T_3和T_4还加速胎肺发育，实验发现切除动物胚胎的甲状腺，可使胎肺发育不全。成年人甲减时，可引起黏液性水肿，出现中枢神经兴奋性降低、记忆力减退等。

2. 促进代谢和增加产热　T_4能促进物质氧化代谢，增加耗氧量，提高基础代谢率，使产热增多。甲状腺功能亢进时，由于基础代谢率显著提高，患者出现心悸、怕热、多汗等症状。而甲状腺功能低下时，基础代谢率降低，患者出现心率减慢、畏寒、怕冷等症状。

3. 增强机体交感肾上腺系统的感受性　甲状腺激素可提高机体对儿茶酚胺的敏感性，因而甲状腺功能亢进时出现神经过敏、急躁、震颤、心率加快、心输出量增加及血压升高等现象。

【作用机制】

1. 调节靶基因转录　甲状腺激素（T_3、T_4）通过与甲状腺激素受体结合而发挥作用，该受体是具有结合 DNA 能力的细胞核受体，在机体多种组织细胞的细胞膜、线粒体及核内均有分布。T_3和T_4可与受体结合，也可被动转运入胞内，与胞质结合蛋白（cytosol binding protein，CBP）结合并与游离的T_3、T_4形成动态平衡。由于T_3与核受体的亲和力比T_4大 10 倍，T_3占此受体结合激素的 85%～90%，因而此受体又称为T_3受体。它与T_3结合后所形成的复合物与靶基因 DNA 特殊序列甲状腺激素反应元件（thyroid hormone response element，TRE）结合，调节靶基因转录而发挥作用。T_4与受体亲和力低，也未观察到改变基因转录情况，故T_4作为“激素原”。

2. 非基因调节作用　甲状腺激素还有“非基因作用”，通过与核糖体、线粒体和细胞膜上的受体结合，影响转录后的过程、能量代谢以及膜的转运功能，增加葡萄糖、氨基酸等在细胞内的摄入，使多种酶和细胞活性加强。

【临床应用】

1. 呆小病　常发生于胎儿或者新生儿期，由于先天性甲减导致生长发育障碍，患者表现为身体矮小、肢体粗短、智力低下等。该病应尽量以预防为主，大力宣传优生优育知识，提高人口素质。新生儿的发育过程中，孕妇应加强甲状腺功能测试，孕妇摄取足量的碘化物可预防此病。一旦发现此病，应及早治疗，开始使用小剂量的 T_3 和 T_4，逐渐增加至症状明显好转，并根据临床表现随时调整剂量。

2. 黏液性水肿 是由成人甲减导致甲状腺激素分泌不足所致，临床表现为皮肤非凹陷性水肿，并出现中枢神经兴奋性降低，记忆力减退等。可采用甲状腺激素替代疗法，小剂量开始，逐渐增至足量。垂体功能不良患者宜先用糖皮质激素，再使用甲状腺激素，以防止急性肾上腺皮质功能减退。

3. 单纯性甲状腺肿 其治疗方案的选择主要取决于病因，缺碘所致者应补碘，临床无明显原因者可给予适量甲状腺激素，以补充内源性激素的不足，并可抑制 TSH 分泌过多，以缓解或减少腺体代偿性增生肥大。

4. T_3 抑制试验 正常人下丘脑-垂体-甲状腺轴呈反馈性调节关系，故甲状腺功能正常者连续服用外源性 T_3 后，血中 T_3 浓度升高，通过负反馈抑制垂体前叶内源性 TSH 合成与分泌，使甲状腺摄取 ^{131}I 率较服药前明显降低（可被抑制），抑制率在 45%以上；但甲亢者，由于存在病理性甲状腺刺激物，刺激甲状腺摄取 ^{131}I 增高，甲状腺摄取 ^{131}I 不受 T_3 抑制，故对摄碘率高者可作鉴别诊断用。服用 T_3 后摄碘率比用药前对照值下降超过 50%者为单纯性甲状腺肿，摄碘率下降小于 50%者为甲亢。

【不良反应】 甲状腺激素过量可引起一系列临床表现，如心悸、震颤、多汗、体重减轻、失眠等甲亢症状，重者可引起呕吐、腹泻、发热、脉搏快而不规则，甚至可发生心绞痛、心肌梗死、心力衰竭、肌肉震颤或痉挛。一旦出现上述现象应立即停药，必要时用 β 受体阻滞药对抗，停药 1 周后再从小剂量开始应用。

常用甲状腺激素药物

临床常用的甲状腺激素药物主要包括左甲状腺素，甲状腺片，碘塞罗宁等。

相关内容请扫描本书二维码进行阅读。

第二节 抗甲状腺药

甲状腺激素分泌过多可引发甲亢，典型表现为高代谢、弥漫性甲状腺肿、突眼以及神经、心血管、胃肠等系统受累。治疗甲亢可用手术切除，也可用药物暂时或长期消除甲亢症状，这类药物统称为抗甲状腺药，目前常用的有硫脲类、碘及碘化物、放射性碘和 β 肾上腺素受体阻滞药等。

一、硫 脲 类

根据化学结构不同，硫脲类（thiourea）可分为两类：①咪唑类：包括甲巯咪唑（thiamazole）和卡比马唑（carbimazole）；②硫氧嘧啶类，包括甲硫氧嘧啶（methylthiouracil，MTU）和丙硫氧嘧啶（propylthiouracil，PTU）。

【体内过程】 硫脲类药物口服吸收快，20～30min 开始起效，约 2h 达峰浓度。其生物利用度约 80%，血浆蛋白结合率约 75%。吸收后广泛分布于全身组织，但浓集于甲状腺组织。本类药物主要在肝脏代谢，约占 60%；其余部分可结合葡萄糖醛酸经尿排出。

【药理作用与作用机制】

1. 抑制甲状腺激素的合成 甲状腺过氧化物酶的主要生物学作用是使碘活化，酪氨酸碘化和促进碘化酪氨酸的偶联，是甲状腺激素合成的关键酶。硫脲类药物通过抑制甲状腺过氧化物酶所介导的酪氨酸碘化及偶联，使氧化碘不能结合到甲状腺球蛋白上，从而抑制甲状腺激素的生物合成。由于其不影响甲状腺激素的释放，亦不能直接拮抗甲状腺激素发挥作用，必须待体内已合成的甲状腺激素被消耗到一定程度后才能生效，故起效缓慢，一般甲亢症状改善常需要 2～3 周，基础代谢率需要 1～2 个月才能恢复正常。

2. 免疫抑制作用 甲状腺刺激性免疫球蛋白的化学结构和功能均与 TSH 相似，并可与 TSH 竞争甲状腺腺泡细胞膜上的受体，从而刺激甲状腺分泌，使 T_3、T_4 释放增加。目前认为甲亢的发病与自身免疫机制异常有关，此类药物能轻度抑制免疫球蛋白的生成，降低血液循环中甲状腺刺激性免疫球蛋白水平，故对甲亢患者除能控制高代谢症状外，对病因也有一定的治疗作用。

3. 抑制 T_4 转化为 T_3 丙硫氧嘧啶能抑制外周组织中 T_4 脱碘转化为 T_3，从而迅速控制血中生物活性较强的 T_3 水平，故在重症甲亢、甲状腺危象时，可首选此药。

【临床应用】

1. 甲亢的内科治疗 适用于轻症、不宜手术或 ^{131}I 治疗的患者，如儿童、青少年、年老体弱、术后复发而不适合 ^{131}I 治疗者或兼有心、肝、肾、出血性疾病等。初始采用较大剂量可达到最大程度地抑制甲状腺激素的合成，用药 1～2 个月患者基础代谢率下降接近正常时，可逐渐减至维持量，疗程为 1～2 年，约半数患者可治愈，疗程过短易复发。因碘剂延缓硫脲类药物起效时间，一般不宜合用。

2. 甲亢手术的术前准备 为减少甲状腺次全切除手术患者在麻醉和术后的并发症，防止术后发生甲状腺危象，在择期手术前 3～4 周开始服用硫脲类药物，使甲状腺功能恢复或接近正常。但硫脲类药物可使 TSH 分泌增多，使腺体增生，组织变脆、充血，不利于手术进行，需要在术前 2 周左右加服大量碘剂，使腺体缩小、变硬，以减少术中出血，利于手术进行。

3. 甲状腺危象的治疗 感染、外伤、手术、情绪激动等诱因可致大量甲状腺激素突然释放入血，使患者产生高热、虚脱、心力衰竭、肺水肿、水电解质紊乱等症状，严重时可致死亡，称之为甲状腺危象。对此，除消除诱因、对症治疗外，主要给大剂量碘剂以抑制甲状腺激素释放并立即应用硫脲类药物阻止甲状腺激素合成，剂量约为治疗量的 2 倍，一般应用不超过 1 周。

【不良反应】

1. 过敏反应 最常见，一般为皮肤瘙痒、药疹，少数伴有发热，一般无须停药即可消失。极少数患者可发生剥脱性皮炎等严重反应，可采用糖皮质激素处理。

2. 消化道反应 包括厌食、呕吐、腹痛、腹泻等，罕见黄疸和中毒性肝炎。

3. 粒细胞缺乏症 为最严重的不良反应，发生率为 0.3%～0.6%。一般发生在治疗后的 2～3 个月内，粒细胞减少发生较快，故应定期检查血常规。若用药后患者产生咽痛、发热等症状，应立即停药进行相应的检查。注意与甲亢本身引起的白细胞计数偏低相区别。罕见再生障碍性贫血及血小板减少症。

4. 甲状腺肿及甲减 剂量过大或者长期用药后，可使血清甲状腺激素水平显著下降，反馈性增加 TSH 分泌而引起腺体代偿性增生、肿大、充血和甲减，及时发现并停药常可自愈。

【药物相互作用】 磺胺类、对氨基水杨酸、磺酰脲类、酚妥拉明、巴比妥类、维生素 B_{12} 等药物有抑制甲状腺功能和引起甲状腺肿大的作用，故和硫脲类联合使用时应注意。

硫脲类常用药物

硫脲类药物是临床上最常用的抗甲状腺药。常用药物主要包括甲巯咪唑、丙硫氧嘧啶、甲硫氧嘧啶、卡比马唑。

相关内容请扫描本书二维码进行阅读。

二、碘及碘化物

临床常用药物包括碘化钾（potassium iodide）、碘化钠（sodium iodide）和复方碘溶液（compound iodine solution）等，其中，复方碘溶液最常用。口服后都以碘化物形式经胃肠道吸收，以无机 I^- 形式存在于血液中，除大部分被甲状腺摄取外，也可见于胆汁、唾液、汗液及乳汁中。我国《神农本草经》记载用海带治“瘿瘤”，是最早用含碘食物治疗甲状腺病的文献。

【药理作用与作用机制】 不同剂量的碘化物对甲状腺产生不同的药理作用。

1. 小剂量碘 小剂量的碘是合成甲状腺激素的原料，可增加甲状腺激素的合成。临床应用于防治单纯性甲状腺肿。

2. 大剂量碘 大剂量的碘具有抗甲状腺作用，且作用快而强，用药1～2日起效，10～15日达最大效应。其作用机制如下：①抑制甲状腺激素的释放。TG 水解时需要足够的还原型谷胱甘肽（GSH）使 TG 中的二硫键还原，大剂量碘能抑制谷胱甘肽还原酶，从而使 TG 对蛋白水解酶不敏感。②减少甲状腺激素的合成。大剂量碘能抑制甲状腺过氧化物酶，影响酪氨酸碘化和碘化酪氨酸偶联，减少甲状腺激素的合成。但是长期使用大剂量碘导致腺泡内 I^-浓度升高到一定程度，细胞摄碘即自动降低，胞内 I^-浓度降低，从而失去抑制甲状腺激素合成的效应，所以碘化物不能单独用于甲亢内科治疗。

【临床应用】

1. 防治单纯性甲状腺肿 临床应用小剂量碘防治单纯性甲状腺肿。常用复方碘溶液每 10ml 含碘 0.5g、碘化钾 1g，每次 0.1～0.5ml，每日 0.3～0.8ml，2 周为 1 个疗程，连用 2 个疗程，疗程间隔 30～40 日。缺碘地区在食盐中按 1∶100 000～1∶10 000 的比例加入碘化钾或碘化钠，早期患者疗效显著，晚期疗效差。若腺体太大或已有压迫症状者应考虑手术治疗。

2. 甲亢的术前准备 一般在术前 2 周给予复方碘溶液，每次 0.1～0.5ml，每日 3 次，因为大剂量碘能抑制 TSH 使腺体增生的作用，能使腺体缩小变韧、血管减少、利于手术进行及减少出血。

3. 甲状腺危象的治疗 可将碘化物加到 10%葡萄糖溶液中静脉滴注，也可服用复方碘溶液，首次服用 2～4ml，随后每 4 小时 1～2ml，其抗甲状腺作用发生迅速，一般 24h 即可发挥疗效。症状缓解后应注意逐渐停服，需要同时配合服用硫脲类药物。

【不良反应】

1. 急性过敏反应 用药后立即或几小时内发生，表现为发热、皮疹、皮炎，也可有血管神经性水肿，严重者有喉头水肿、窒息。一般停药可消退，加服食盐和增加饮水量可促进碘排泄。重症患者应采取抗过敏措施。

2. 慢性碘中毒 一般表现为口内金属味、咽喉不适、呼吸道刺激、鼻窦炎和眼结膜炎症状及唾液分泌增多、唾液腺良性肥大等，停药后可消退。

3. 诱发甲状腺功能紊乱 一方面，长期或过量服用碘剂可能诱发甲亢；另一方面，原有甲状腺炎患者可能诱发甲减和甲状腺肿。碘能进入乳汁和通过胎盘，可能引起新生儿和婴儿甲状腺功能异常或甲状腺肿，严重者可压迫气管而致命，故妊娠期和哺乳期妇女应慎用。

三、放射性碘

临床应用的放射性碘（radioactive iodine）是 ^{131}I，其 $t_{1/2}$ 为 8 天，用药后 1 个月放射性消除约 90%，56 天可消除 99%以上。

【药理作用与作用机制】 由于甲状腺具有高度摄碘能力，^{131}I 口服或者静脉注射后可被甲状腺摄取、浓集。^{131}I 主要产生 β 射线（占 99%）和 γ 射线（占 1%）。β 射线在组织内射程仅 0.5～2mm，并且增生组织对辐射作用较敏感，因此 β 射线辐射损伤一般仅限于甲状腺内，很少波及周围其他组织。^{131}I 起到类似手术切除部分甲状腺的作用，具有简便、安全、疗效明显等优点。此外，γ 射线射程较远，其在体外测得，可用作甲状腺摄碘功能测定。

【临床应用】

1. 甲状腺功能亢进 由于放射性物质对人体的影响广泛且复杂，故甲状腺功能亢进时采用 ^{131}I 治疗需要慎重考虑，严格限制适应证，^{131}I 仅适用于不宜手术、术后复发、硫脲类药物无效或过敏者。^{131}I 作用缓慢，一般用药后 1 个月见效，3～4 个月后甲状腺功能恢复正常。因个体对射线作用的敏感性差异较大，部分患者需要做第二次或第三次治疗，但每次治疗后至少观察半年才可考虑下一次治疗。由于儿童甲状腺组织处于生长期，对辐射效应较敏感；卵巢也是碘浓集之处，放射性碘可能对遗传产生影响，因此 20 岁以下患者、妊娠期和哺乳期的妇女及肾功能不全者不宜使用。此外，甲状腺危象、重症浸润性突眼症及甲状腺不能摄碘者禁用。

2. 甲状腺摄碘功能检查　口服 ^{131}I 后 1、3、24h 分别测定甲状腺放射性，计算摄碘的百分率。甲亢时 3h 摄碘率超过 30%～50%，24h 超过 45%～50%，摄碘高峰时间前移；而甲减时，摄碘率低，摄碘高峰时间后延。

3. 甲状腺癌　^{131}I、碘化钠可用于清除甲状腺癌术后的残余组织（简称为清甲）和治疗甲状腺癌转移病灶。

【不良反应】　剂量过大易致甲减，故应严格掌握剂量，密切观察有无不良反应，一旦发现甲减症状，可补充甲状腺激素对抗。^{131}I 是否有致癌和诱发白血病作用尚待确定。

四、β 受体阻滞药

【药理作用与作用机制】　β 受体阻滞药能改善甲亢所致的心率加快、心收缩力增加等交感神经活性增强的症状，适用于不宜用抗甲状腺药、不宜手术及 ^{131}I 治疗的甲亢患者。但其单用时控制症状的作用有限，若与硫脲类药物合用则疗效迅速而显著。β 受体阻滞药主要机制如下：①阻断心脏 β 肾上腺素受体，降低心率；②阻断中枢 β 肾上腺素受体，减轻焦虑；③抑制 5′-脱碘酶，减少外周组织 T_4 脱碘转化为 T_3。

【临床应用】

1. 甲亢辅助治疗　β 受体阻滞药可用于甲亢确诊前，或者硫脲类药物、放射性碘发挥疗效前，以控制心率加快、焦虑等症状。

2. 甲亢术前准备　应用较大剂量 β 受体阻滞药做甲状腺术前准备，不会致腺体增大变脆，两周后即可进行手术，临床广泛应用本类药物与硫脲类药物联合做术前准备。甲亢患者如因故需要紧急手术（甲状腺或其他手术）时也可用 β 受体阻滞药保护患者。

3. 甲状腺危象的辅助治疗　静脉注射 β 受体阻滞药，能帮助患者度过危险期。

常用 β 受体阻滞药物

一般选用无内在拟交感活性的药物，如普萘洛尔、比索洛尔等。具体药物介绍见第七章的相关内容。

五、研究进展与展望

相关内容请扫描本书二维码进行阅读。

（左长清）

第三十七章 抗骨质疏松药物

【案例 37-1】

患者，女，64 岁，因“腰背痛 10 年，加重 2 周”入院。患者 43 岁绝经，平时活动少，无其他用药史。实验室检查：β-crossl（E）0.98ng/ml（↑），BGP（R）1.1ng/ml（↓），晨尿尿素氮肌酐比：0.5mmol/L（↑），血清钙、磷均正常。骨密度（BMD）示：前臂 0.460g/cm^2，腰椎 0.524g/cm^2，左侧股骨 0.487g/cm^2，X 线示：骨质疏松症，腰椎 3、4 椎体压缩性骨折。无其他代谢性疾病，无激素等药物使用史。诊断为原发性骨质疏松症。

治疗过程：①一般治疗：嘱患者适量运动，多饮牛奶，吃绿色蔬菜、骨头汤。②药物治疗：倍美力 0.625mg，每日 1 次（3 周服用，1 周停用）；罗盖全 0.25mg，每日 1 次；钙尔奇-D 片 600mg，每日 1 次；密钙息鼻喷剂，隔日 1 次。4 周后复诊，患者诉腰痛减轻，改用罗盖全 0.25mg，每日 1 次；钙尔奇-D 片 600mg，每日 1 次；密钙息鼻喷剂，隔日 1 次。12 周后患者诉腰痛明显好转，复查骨密度示：前臂 0.561g/cm^2，腰椎 0.720g/cm^2，左侧股骨 0.511g/cm^2。24 周后患者复诊，查骨密度示：前臂 0.589g/cm^2，腰椎 0.776g/cm^2，左侧股骨 0.636g/cm^2，现患者使用罗盖全每日 0.25mg；钙尔奇-D 片，每片 2.5g，每日 1 片；福善美 70mg，每周 1 次，继续治疗。

问题：

1. 该患者治疗后症状明显改善，特别是骨密度明显增高，为什么？
2. 倍美力、罗盖全和密钙息分别是什么药？如何起作用？
3. 福善美是什么药？如何起作用？后期治疗改为福善美，停用密钙息，为什么？
4. 钙尔奇-D 片对本患者起什么作用？

【案例 37-2】

患者，女，49 岁，2 年前被诊断为类风湿关节炎。在医院给予扶他林、甲胺蝶呤和叶酸治疗，嘱其 2 周后复诊。患者出院后未复诊，一直于当地用中药制剂（含地塞米松）治疗。4 月前出现全身骨痛，骨密度显示：腰椎正位 1-4 总 T 值：–4.3，Z 值：–2.5，BMD：0.473g/cm^2，X 线示：腰 2、3 椎体压缩性骨折，血骨钙素：1.3ng/ml。诊断为糖皮质激素性骨质疏松。

治疗过程：给予密钙息鼻喷剂、阿仑膦酸钠、钙尔奇-D 片治疗。3 月后患者诉骨痛好转，复查骨密度腰椎正位 1-4 总 T 值：–3.2，Z 值：–1.8，BMD：0.521g/cm^2。给予阿仑膦酸钠、活性维生素 D_3（罗盖全、骨化三醇）及钙制剂治疗。3 月后患者诉骨痛明显好转，复查骨密度腰椎正位 1-4 总 T 值：–1.5，Z 值：–0.9，BMD：0.699g/cm^2，血骨钙素：4.6ng/ml。

问题：

1. 该患者为什么出现骨质疏松症？其用药与病例 37-1 有何异同？
2. 为什么开始用密钙息，好转后改用活性维生素 D_3 治疗？

【药物简史】 1865 年德国人亚历山大·米哈伊洛维奇·门舒特金（Alexandr Mikhailovich Menshutkin）首次合成一种叫双膦酸盐类（bisphosphonate）化合物，由于它可以抑制碳酸钙的沉积，在当时应用于纺织、化肥和石油工业的保质。而真正认识到双膦酸盐生物活性的是 20 世纪 60 年代初首次报道的 Fleisch（弗莱什）。20 世纪 60 年代，Fleisch 等发现体内的一种无机物焦磷酸（pyrophosphoric acid，PPi）可防止异位钙化，体外试验发现 PPi 可以抑制磷酸钙的合成与溶解，而这种 PPi 在人体内的血和尿中可以被检测到，这说明 PPi 是体内调节骨矿化代谢的生理性物质。但由于 PPi 所含的 P-O-P 结构可以迅速被水解，当时应用于闪烁扫描术或把它加入牙膏中以防止牙石症。Fleisch 的发现促进了 PPi 同类衍生物（如双膦酸盐）的研究，使它们具有相似的化学生物特性而又可以抵抗酶的水解。双膦酸盐有 P-C-P 结构，与 P-O-P 结构相似，与骨的羟基磷灰石结晶有很强的特异亲和力，但又不易被酶水解，作用持久。只有这种成对出现的 P-C-P 对骨骼有强烈的活性，故称为双膦酸盐类。由于双膦酸盐与骨组织结合，强烈抑制了骨的吸收，在溶解性骨病，如佩吉特（Paget's）病、肿瘤性骨溶解和骨质疏松，有很好的作用。从 20 世纪 80 年代起，分别合成了各种双膦酸盐的化合物，形成了第一、第二和第三代的药物，它们克服了前一代药物的缺点，提高了疗效，被广泛应用于上述疾病。

第一节　骨质疏松的发病机制及药物治疗

骨质疏松症（osteoporosis）是一种常见的老年病，其特点是骨量减少、骨微结构受损，导致骨脆性增加，从而增加骨折风险。这种全身性代谢性骨病的主要并发症是由于骨强度下降而引发的骨折。骨质疏松在全球被认为是发病率、致残率及医疗支出较高的疾病。妇女在绝经后 5～10 年或年龄超过 70 岁的老年人一般容易罹患骨质疏松。我国卫生健康委发布的数字显示，至 2021 年末，我国 60 岁及以上老年人口达 2.67 亿，占总人口的 18.9%。因此骨质疏松易发人群的基数很大。随着老龄人口的增加，骨质疏松及骨质疏松性骨折的发生率呈逐年上升的趋势，骨质疏松防治十分迫切。

临床上骨质疏松分为原发性骨质疏松、继发性骨质疏松和特发性骨质疏松三大类。原发性骨质疏松属于衰老相关的骨组织退行性病变，又可分为两个型：Ⅰ型为绝经后骨质疏松（postmenopausal osteoporosis，PMOP），因妇女绝经期后雌激素减少导致；Ⅱ型为老年性骨质疏松，多为 65 岁以上的男性和 70 岁以上的女性患者，因衰老等因素造成骨重建增加和骨代谢平衡失调而导致。继发性骨质疏松由其他疾病或药物等因素所致。特发性骨质疏松常见于 8～14 岁的青少年或妊娠期及哺乳期妇女。

在人体发育和成熟过程中，骨组织的形状、骨量及其内部结构在不断地自我调整和自我更新，使其本身在骨的质量、数量、分布、结构和微结构完整性等方面都以最佳状况来适应不断增加的生物学和力学环境需要。骨量的调节是通过其功能单位——骨单位进行调节的。其中骨建造（bone modeling）和骨重建（bone remodeling）是骨组织更新和代谢的两个基本调控机制。骨建造阶段基本到 18～20 岁，此时骨量不断增加；成年期以后骨组织主要进行骨重建。骨重建仅仅是骨的转换，不能改变骨构筑、大小，不能增加骨量。随着骨重建周期增加，如年龄的增长，骨重建的结果最终引起骨丢失。骨重建的过程是一个有序的活动，最先是激活（activation），随之出现骨吸收（resorption），然后为骨形成（formation），简称 ARF 现象。这一过程由基本多细胞单位（basic multicellular unit，BMU）来完成。这些细胞群包括破骨细胞（osteoclast，OC）、成骨细胞（osteoblast，OB）、骨细胞（osteocyte）、骨祖细胞（osteoprogenitor cell）和骨衬细胞（lining cell）。BMU 呈现周期性活动，包括破骨细胞激活及骨吸收活动，成骨细胞激活及骨形成活动，这是两个动态平衡的过程，该动态平衡的过程导致骨的新旧交替。这种骨质的更新替代常称为骨转换（bone turnover）。任何原因由破骨细胞激活骨吸收活动增强，导致骨量的丢失增加，可产生骨质疏松。或由成骨细胞功能受到抑制，骨形成活动降低，形成骨量不足，也可导致骨质疏松。

有多种激素和细胞因子调节破骨细胞和成骨细胞的功能，它们与骨质疏松的产生密切相关。雌激素缺乏可直接导致破骨细胞增殖分化，破骨细胞功能活跃，同时抑制破骨细胞凋亡。由成骨细胞或骨髓基质细胞产生破骨细胞分化因子（osteoclast differentiation factor，ODF）、$VitD_3[1,25\text{-}(OH)_2D_3]$ 受体通路、甲状旁腺激素（parathyroid hormone，PTH）、前列腺素（PG），白介素-1（IL-1）、白介素-6（IL-6）、巨噬细胞集落刺激因子（M-CSF）和肿瘤坏死因子（TNF），是刺激破骨细胞增殖与分化、激活成熟破骨细胞和抑制破骨细胞凋亡的激素和细胞因子。甲状旁腺激素、$VitD_3[1,25\text{-}(OH)_2D_3]$和雌激素同时也调节成骨细胞的分化、成熟。这些激素通过调节转化生长因子-β（TGF-β）、胰岛素样生长因子-1（IGF-1）、胰岛素样生长因子结合蛋白-5（IGFBP-5）等，刺激成骨细胞的增殖分化，增加Ⅰ型胶原的合成、碱性磷酸酶的活性以及骨钙素的产生，抑制胶原降解，从而促进骨基质和骨矿化的形成。

根据骨质疏松的发病机制，骨质疏松的药物治疗可通过抑制骨吸收、促进骨形成和骨矿化，来达到缓解骨痛、增加骨量、降低骨折发生率的治疗效果。早期防治比晚期（骨量严重丢失）治疗有更好的疗效。目前防治骨质疏松的药物主要分为骨吸收抑制药、骨形成促进药和骨矿化促进药三类。骨吸收抑制药包括双膦酸盐（bisphosphonate）、降钙素（calcitonin）、雌激素（estrogen）类药物和新型生物制剂 RANK/RANKL 抑制剂——地诺单抗（denosumab），又称狄诺塞麦、地舒单抗等；骨形成促进药主要有甲状旁腺激素（parathyroid hormone，PTH）及其类似物特立帕肽（teriparatide）、锶盐、维生素 K_2 和活性维生素 D_3 及其类似物；骨矿化促进药包括钙剂和活性维生素 D_3 等。目前，在国内外临床应用中较为常用的抗骨质疏松药物主要有双膦酸盐、降钙素、雌激素类、活性维生素 D_3、特立帕肽和地诺单抗等。近年来，成骨细胞 Wnt/β-catenin 信号通路对骨代谢的调节日益受到重视，以其作为药靶的骨硬化蛋白（sclerostin）的单克隆抗体在治疗骨质疏松方面具有很大潜力。

第二节　骨吸收抑制药

骨吸收抑制药是指具有抑制破骨细胞的骨吸收功能的药物，该类药物能够抑制破骨细胞的激活过程，或可以降低破骨细胞异常升高的活性，从而使其对骨质的吸收减少，进而防止骨量丢失。该类药物可降低骨转换率，维持骨量，但不能高效刺激骨形成和大幅增加骨量。

一、双膦酸盐类

双膦酸盐是一类与含钙晶体有高度亲和力的人工合成化合物，是目前临床应用较广泛、较重要的一类骨吸收抑制药物。双膦酸盐的结构与内源性骨代谢调节剂焦磷酸盐（pyrophosphate，PAP）P-O-P 类似，但双膦酸盐（P-C-P）与两个磷相连的是碳原子而不是氧（图 37-1）。它与焦磷酸盐具有共同的性能，均能抑制破骨细胞介导的骨吸收，但与焦磷酸盐不同的是双膦酸盐可抵抗酶的水解，稳定地吸附于骨表面，不仅能抑制内源性的骨吸收，还能抑制由甲状旁腺激素、前列腺素、维生素 $D_3[1,25\text{-}(OH)_2D_3]$等诱导的破骨细胞骨吸收。

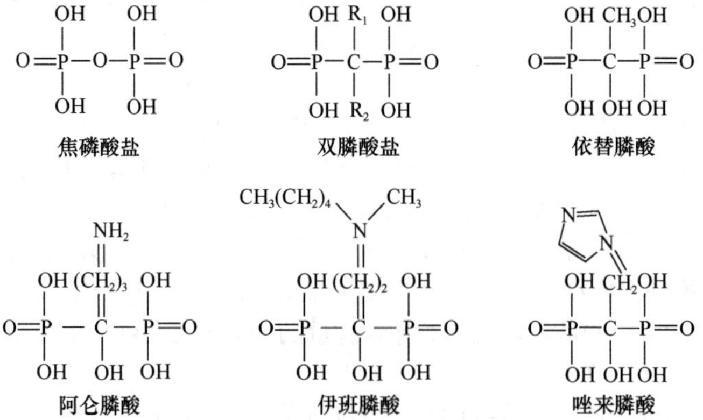

焦磷酸盐　双膦酸盐　依替膦酸

阿仑膦酸　伊班膦酸　唑来膦酸

图 37-1　双膦酸盐类药物的化学结构

双膦酸盐类药物经历四代。第一代依替膦酸二钠是 1977 年批准上市的第一个不含氮原子的双膦酸盐类药物，国内仍旧将其作为骨吸收抑制药使用。其后上市的不含氮原子的双膦酸盐类药物（第二代）还有氯屈膦酸二钠（clodronate disodium）和帕米膦酸二钠。目前，FDA 不推荐这三种药物用于骨质疏松的治疗，仅用于佩吉特病、恶性肿瘤导致的高钙血症（hypercalcemia）和骨化性肌炎（myositis ossificans）等其他类型的骨骼疾病。1993 年，第三代药物阿仑膦酸钠，又名福善美（Fosamax）首次上市，这种含氮原子的双膦酸盐作用更强、不良反应发生率更低、患者耐受性更好，是目前常用抗骨质疏松的双膦酸盐类口服药物。2009 年，FDA 批准唑来膦酸（zoledronic acid）注射液用于妇女绝经后骨质疏松的防治，作用更强，效果更持久，1 年仅需给药 1 次。目前，国际上常用的含氮原子双膦酸盐用于治疗骨质疏松，主要包括阿仑膦酸钠、伊班膦酸钠（ibandronate）、利塞膦酸钠（risedronate）和唑来膦酸注射液。

【药理作用与作用机制】 双膦酸盐是一类骨吸收抑制药，对成骨细胞和破骨细胞均有抑制，在发挥抗骨吸收作用的同时也抑制骨的形成和矿化。

1. 抑制骨吸收 双膦酸盐是骨吸收的强抑制药。它与羟磷灰石有很强的亲和力，在骨表面形成一个浓度梯度，阻止磷酸盐晶体的生长和溶解，干扰其他细胞对破骨细胞的激活。双膦酸盐也可改变骨基质的活性，影响骨基质对破骨细胞的激活，并直接干扰成熟的破骨细胞功能，抑制破骨细胞活性，减少骨吸收和减慢骨丢失的速度。也有研究认为双膦酸盐可通过细胞毒效应直接损伤破骨细胞，在低浓度时可导致破骨细胞凋亡。另有研究发现，含氮原子双膦酸盐的作用强于不含氮原子的双膦酸盐，前者主要通过影响甲羟戊酸代谢途径抑制破骨细胞活性，后者通过其代谢产物（ATP 的底物类似物—$AppCH_2$）干扰能量代谢途径抑制破骨细胞活性。然而，不同的双膦酸盐抑制骨吸收的效力差别较大，因此，各种双膦酸盐在临床上使用的剂量和用法也相应地有所差别。

2. 对骨形成的影响 第一代依替膦酸二钠长期使用可能会干扰正常的骨矿化过程，抑制骨的形成。然而，双膦酸盐类药物在停药后，其导致的矿化障碍通常是可逆的。最近的研究显示，某些双膦酸盐药物能够通过抑制骨吸收，部分补偿骨重建过程中骨量的丢失，从而促进骨量的增加，最终提升骨密度。但需注意的是，这种作用并非直接刺激骨形成，与骨形成促进药物的机制有所不同。例如，阿仑膦酸钠可以通过提高骨质疏松患者骨组织的平均矿化水平，增强骨的强度，进而降低骨折的风险。

【临床应用】 临床用于高转换型骨质疏松，特别适用于绝经后骨质疏松有雌激素替代治疗禁忌证的患者。对男性骨质疏松、儿童期发病的特发性骨质疏松，可作为候选药物。部分第三代双膦酸盐类药物也可用于糖皮质激素性骨质疏松患者。还可用于多发性骨髓瘤，各种恶性肿瘤骨转移造成的骨痛和高钙血症等。

【作用特点】 双膦酸盐类的药效主要取决于其对骨矿的亲和力和对破骨细胞法尼基焦磷酸合酶（farnesyl pyrophosphate synthase，FPPS）的抑制活性。骨矿亲和力的大小，直接决定其显效时间、作用强度和持续作用时间。双膦酸盐类药物与羟磷灰石结合动力学的结果表明，结合能力从小到大的顺序是：氯屈膦酸二钠＜依替膦酸二钠＜利塞膦酸钠＜依班膦酸钠＜阿仑膦酸钠＜帕米膦酸二钠＜唑来膦酸。FPPS 与双膦酸盐的亲和能力从小到大的顺序是：依替膦酸二钠＝氯屈膦酸二钠（属极其弱的酶抑制剂）＜帕米膦酸二钠＜阿仑膦酸钠＜依班膦酸钠＜利塞膦酸钠＜唑来膦酸。

双膦酸盐与骨矿的亲和力较高，进入体内后易被摄取和滞留在骨组织中。双膦酸盐与骨矿的亲和力越高，骨表面吸附的药量越多；药物的解吸能力越低，再吸附能力越强。因此，双膦酸盐的亲和力越高，降低骨转换的药效越持久，如唑来膦酸的药效可持续 1 年之久。此外，骨重建部位双膦酸盐的浓度还与骨吸收活动和骨转换率呈正相关。双膦酸盐可被化学解吸或通过破骨细胞的骨吸收活动释放进入血液循环，而血液中的药物也能够通过再摄取进入并继续滞留在骨组织。因此，双膦酸盐可持续发挥药效，但不同结构的双膦酸盐之间的药效与作用时间各异。由于双膦酸盐类药物可从骨组织中持续释放，在停止治疗后数月甚至数年后，尿中尚能检测到少量的药物。

依替膦酸二钠

依替膦酸二钠（etidronate disodium），又名羟乙基膦酸钠，依膦，是第一代双膦酸盐类药物，也是骨吸收抑制药，在低剂量时，通过抑制破骨细胞活性，防止骨吸收，降低骨转换率，从而达到骨钙调节作用。服用依替膦酸二钠后骨密度可增加或维持现状不变，停药后骨密度仍保持不变。其治疗骨质疏松的作用机制主要是作用于破骨细胞，抑制骨吸收。药理作用包括以下几方面：①干扰成熟破骨细胞的功能，抑制新生破骨细胞的形成；②在骨表面维持足够的浓度，影响破骨细胞活动启动；③作用于成骨细胞，减少其对破骨细胞的刺激；④针对破骨细胞及其前体，使细胞凋亡增加，骨吸收速度降低。

依替膦酸二钠小剂量（每日 5mg/kg）时抑制骨吸收活动，大剂量（每天 20mg/kg）时通过抑制钙化和骨化影响骨形成功能。在体外试验可抑制磷酸钙沉淀形成，抑制磷灰石晶体的聚集与生长；在体内可抑制雏鸡骨矿化，明显减少植入骨的灰分，对主动脉钙化、肾钙盐沉积、心脏生物瓣膜钙化等均有显著的抑制作用。

【体内过程】 口服后经胃肠道吸收，吸收率为 1%～6%，食物或钙制剂可使其吸收率降低。血浆蛋白结合率 5%，绝大部分和骨组织亲和，分布到骨间隙和肾中。在体内不被代谢，经尿排泄率为 8%～16%，未吸收物经粪便排出。肾清除率为 1.5ml/（kg・min），24h 排出吸收的 50%。平均稳态时表观分布容积为 1370ml/kg，$t_{1/2}$ 为 2～6h，在骨中消除缓慢，$t_{1/2}$ 长达 90 天。

【临床应用】 可用于治疗妇女绝经后骨质疏松，原发性及各种继发性骨质疏松。但由于其对骨形成和骨矿化抑制明显，主要用于骨吸收活性很高的一些疾病，如佩吉特病和恶性肿瘤导致的高钙血症等。

【不良反应】 主要有腹部不适、腹泻、便软、呕吐、口炎、咽喉灼热感、皮肤瘙痒、皮疹等，尚有黄疸和严重肝损伤。若出现皮肤瘙痒、皮疹等过敏症状时应停药。

【剂型、规格和用法用量】 片剂：0.2g。口服，0.2g/次，每日 2 次，两餐间服用。

【注意事项】

1. 需要间歇、周期服药，服药 2 周后停药 11 周，停药期间需要补充钙剂及维生素 D_3。
2. 肾功能不全患者、妊娠期及哺乳期妇女慎用。
3. 服药 2h 内，避免食用高钙食品（如牛奶或奶制品）以及含矿物质的维生素或抗酸药。

帕米膦酸二钠

帕米膦酸二钠（pamidronate disodium），又名丙氨膦酸钠、阿可达、博宁等，为第二代双膦酸盐类药物。本药是破骨细胞性骨吸收抑制药，能牢固地吸附在骨小梁表面，形成一层保护膜，选择性地阻挡破骨细胞的骨溶解作用，并有抑制破骨细胞发育成熟，抑制其向骨表面移动的作用，其抗骨溶解效力为依替膦酸二钠的 100 倍、氯屈膦酸二钠的 10 倍，可强烈抑制羟磷灰石的溶解和破骨细胞的活性，对骨质的吸收具有十分显著的抑制作用，是目前常用的有修复骨溶解病灶作用的双膦酸盐制剂，对恶性肿瘤的溶骨性骨转移所致的疼痛有止痛作用，亦可用于治疗恶性肿瘤所致的高钙血症。

【适应证】 适用于恶性肿瘤并发的高钙血症和溶骨性骨转移引起的骨痛。

【不良反应】 少数患者可出现轻度恶心、胸痛、胸闷、头晕、乏力及轻微肝肾功能改变等，偶见发热反应。

【用法用量】 静脉给药：①治疗骨转移性疼痛：临用前稀释于不含 Ca^{2+}的 0.9%生理盐水或 5%葡萄糖液中。静脉缓慢滴注 4h 以上，浓度不得超过 15mg：125ml，滴速不得大于 15～30mg/2h。一次用药 30～60mg。②治疗高钙血症：应严格按照血钙浓度，在医生指导下酌情用药。

对本品和双膦酸盐制剂有过敏史者禁用。偶可发生过敏反应和静脉滴注部位的局部反应。淋巴细胞、血小板减少和低钙血症也有发生。严重肾功能不全患者、心血管疾病患者及驾驶员慎用。

阿仑膦酸钠

阿仑膦酸钠（alendronate sodium），又名福善美，固邦，天可等，是第三代双膦酸盐类药物。

阿仑膦酸钠是破骨细胞介导的骨吸收抑制药，而对骨矿化没有抑制作用。

【药理作用与作用机制】

1. 直接抑制破骨细胞　对破骨细胞具有直接抑制作用，同时还可以作用于成骨细胞分泌的抑制破骨细胞的活化因子，阻断破骨细胞的骨吸收作用。阿仑膦酸钠主要通过降低成熟破骨细胞溶酶体酶的释放，干扰其骨吸收作用。破骨细胞在阿仑膦酸钠作用下发生细胞骨架和形态改变，具有破骨细胞能力的皱褶缘消失，特别是与破骨细胞功能密切相关的纹状缘消失，破骨细胞脱离骨面，骨吸收能力大大降低，细胞缩小，与周围组织的黏附力下降，最终凋亡。

2. 增强健康骨小梁结构特性　阿仑膦酸钠治疗后能增加骨小梁的体积分数，骨小梁厚度显著增加，但骨小梁间距保持恒定；骨小梁各向异性下降，骨表面积与体积比率显著降低，而骨表面密度增高。

阿仑膦酸钠影响破骨细胞功能的机制为其可通过细胞膜表面受体和（或）被细胞吞噬，进入细胞，与细胞内的酶或分子作用，影响细胞代谢。目前，已知阿仑膦酸钠能够对三种与破骨细胞功能相关的酶产生抑制作用：①H^+-ATP 酶是破骨细胞发挥破骨作用时需要骨吸收部位呈酸性环境的重要酶，阿仑膦酸钠抑制破骨细胞 H^+-ATP 酶，H^+不能逆浓度梯度泵到破骨部位，骨吸收功能降低。②鲨烯合成酶（squalene synthase，SQS）是异戊二烯代谢途径另一种关键的分支酶，此酶控制胆固醇的合成，鲨烯合成酶受到抑制后，细胞膜韧性降低。③编码磷酸化酶的 *C-src* 基因敲除小鼠的破骨细胞无活力，也缺少细胞皱褶缘。因此，磷酸化酶对破骨细胞的功能非常重要。在阿仑膦酸钠抑制两种酶的活性后，破骨细胞的展平面积下降，伴随细胞内 Ca^{2+}增高，导致破骨细胞功能被抑制。

阿仑膦酸钠作用下骨吸收减少的机制为破骨细胞能在其皱褶缘的吸收区内通过质子泵的作用，使局部 pH 低于 4，而在 pH 降到 3.5 时，约 50%的阿仑膦酸钠从骨中游离出来，使局部药物浓度增高，在该浓度下，阿仑膦酸钠引起破骨细胞与皱褶缘对 Ca^{2+}的漏出增加，致使皱褶缘退缩，从而导致骨吸收的终止。然而，阿仑膦酸钠并不产生细胞毒作用，可能是由于破骨细胞活性被抑制后，其酸化作用即停止，局部双膦酸盐浓度也随之下降，细胞膜又恢复完整，因此不会引起破骨细胞的死亡。

阿仑膦酸钠抗骨吸收作用较依替膦酸二钠强 1000 倍，并且没有骨矿化抑制作用。使用本药治疗的患者中，96%的患者脊椎的骨量增加，绝经后骨质疏松妇女的椎体畸变、身高缩短、骨折发病率（包括骶骨、脊椎骨、腕骨）等均获得改善。

【体内过程】　口服后主要在小肠内吸收，吸收程度较差。食物和矿物质可显著减少其吸收。本品血浆蛋白结合率约为 80%，半衰期短。吸收后的药物 20%～60%被骨组织迅速摄取，骨中达峰时间约为用药后 2h，其余部分迅速以原形经肾脏排泄消除。服药后 24h 内 99%以上的体内存留药物集中于骨组织，在骨内的半衰期约为 10 年以上。

【临床应用】　临床主要用于绝经后骨质疏松，预防骶骨和脊椎骨折（椎骨压缩性骨折）。也适用于治疗男性骨质疏松以增加骨量。

【不良反应】　少数患者可见胃肠道反应，如恶心、腹胀、腹痛、便秘、消化不良，若不按规定方法服用可有食管溃疡，偶有血钙降低，短暂白细胞升高，尿红细胞、白细胞升高。偶有头痛，骨骼肌疼痛，罕见皮疹或红斑。

【剂型、规格与用法用量】　片剂，每片 70mg。

治疗妇女绝经后骨质疏松：每周 1 次，每次 70mg；治疗男性骨质疏松以增加骨量：每周 1 次，每次 70mg。

饮料（包括矿泉水）、食物和一些药物可降低阿仑膦酸钠的吸收，故必须在服药当天第一次进食、喝饮料或应用其他药物治疗之前的至少半小时，用白水送服，同时，每周应固定的一天晨起时使用。为降低药品对食管的刺激，本品应在清晨用一满杯白水送服，并且在服药后至少 30min 之内和当天第一次进食前，应避免躺卧。本品不应在就寝时及清早起床前服用，否则会增加发生食管不良反应的危险。骨质疏松患者应同时补充钙和维生素 D。

唑 来 膦 酸

唑来膦酸（zoledronic acid）也是第三代双膦酸盐类骨吸收抑制药。唑来膦酸是与羟磷灰石结合力最强的一种，以 5mg 的剂量静脉注射给药，每年仅需注射 1 次，每次注射时间不得低于 15min，连续用药 3 年。

【药理作用与作用机制】

1. 抑制破骨细胞活性 唑来膦酸与骨矿化表面尤其是骨转换活跃区有高度亲和力，能优先被转运到骨形成或骨吸收加速的部位，一旦沉积到骨表面，就会被破骨细胞摄取。通过抑制破骨细胞的活化和活化破骨细胞的增生来抑制骨吸收，减少骨基质生长因子的释放或抑制细胞黏附于骨基质。

2. 诱导破骨细胞凋亡 唑来膦酸通过抑制 FPPS，阻断甲羟戊酸代谢途径，阻抑破骨细胞活性所需要的小分子信号蛋白，影响破骨细胞的形成、分化、生长及其介导的骨吸收活动，并引起细胞周期阻滞，最终诱导破骨细胞凋亡。

3. 降低骨转换率 对于高转换型骨质疏松患者，唑来膦酸可引起Ⅰ型胶原羧基末端肽（β-CTX）、骨特异性碱性磷酸酶（BSAP）和前胶原氨基端前肽（PINP）等骨转换标志物水平下降，从而能够提高骨密度。因此，唑来膦酸能够显著降低绝经后骨质疏松妇女骨折的风险，且能够预防既往病史的患者再次发生骶骨骨折。在各种双膦酸盐中，唑来膦酸降低椎体骨折发生率的速度更快。

4. 减轻骨性疼痛 唑来膦酸抑制破骨细胞对骨小梁的溶解和破坏，阻止恶性肿瘤引起的溶骨性病变，从而减少骨吸收、减轻疼痛，并能够降低由骨转移所致的高钙血症及其他并发症的发生率。

5. 降低恶性肿瘤骨转移的发生率 唑来膦酸能阻断恶性肿瘤产生的各种刺激因子介导的 Ca^{2+} 释放，从而减慢骨转移的发生和发展，并可导致某些肿瘤细胞死亡。

唑来膦酸的化学结构决定其药理作用，主要有两个方面：①与骨矿的亲和力：含氮原子的双膦酸盐中 P-C-P 基团和含氮的基团是其与羟磷灰石结合所必需的部位，前者与钙原子结合，后者可与羟基结合形成氢键。由于唑来膦酸的结构中有咪唑基，两个 N-H-O 键角均超过 125°，最适合与结合在相邻 2 个钙原子上的水分子以不同角度形成 2 个氢键。因此，唑来膦酸与骨矿的结合能力很强。②对 FPPS 的抑制活性：所有的双膦酸盐的 2 个磷酸基团通过 Mg^{2+} 与 FPPS 的天冬氨酸残基结合，而含氮双膦酸盐的氮原子也能与 EPPS 中赖氨酸和苏氨酸残基的氧原子形成 2 个氢键，进一步增强其对 EPPS 的抑制活性。由于唑来膦酸与 EPPS 具有最适的 N-O 距离，因此其具有更大的 FPPS 抑制活性。

【体内过程】 唑来膦酸的药动学不受年龄、性别、体重和种族的影响。唑来膦酸与血细胞没有亲和力，与血浆蛋白的结合性也较低（22%），唑来膦酸快速聚集在骨组织，与骨组织中羟磷灰石高效结合，而且这种结合不受唑来膦酸浓度变化的影响。给药后 24h 内，给药量的（44±18）% 可从尿中检测到，其余大部分迅速与骨矿结合，然后缓慢释放，进入全身血液循环，从而维持一定的血药浓度。唑来膦酸以原形的形式经肾脏消除，$t_{1/2}$ 至少为 167h，全身清除率为（5.6±2.5）L/h。

【临床应用】 除用于治疗绝经后骨质疏松外，唑来膦酸还用于治疗佩吉特病、高钙血症、多发性骨髓瘤，前列腺癌骨转移和溶骨性骨转移。

【不良反应】 患者初次注射唑来膦酸后，常发生轻度到中度的一过性急性不良反应，包括低钙血症、发热、肌痛、流感样症状、头痛和关节痛等，再次注射后发生率明显降低。短期应用偶有肾功能变化，但对肾功能无长期影响。在使用超过 90 天时偶可发生心房颤动。多发性骨髓瘤和骨转移患者注射唑来膦酸可能发生颌骨骨质疏松性坏死，病因不明。

二、降钙素类

降钙素

降钙素（calcitonin，CT），别名密钙息、金尔力，是一种含有 32 个氨基酸的直线型多肽类激素，在人体内由甲状腺的滤泡旁细胞（parafollicular cell）制造。1964 年，赫什（Hirsh）首次发现并证明其有钙-磷代谢调节功能。1975 年，降钙素开始应用于临床。当血 Ca^{2+}升高时，降钙素即被释放，血浆降钙素浓度也升高；相反，血 Ca^{2+}降低时，降钙素的分泌减少，血降钙素水平降低。目前，临床上常用的降钙素是鲑鱼降钙素（sCT）和鳗鱼降钙素（cCT），均为人工合成品，其活性比人降钙素强数十倍，主要是注射剂和鼻喷剂。此外，将鲑鱼降钙素中的二硫键以稳定的 1，2-亚乙基代替制成的 31 个氨基酸组成的降钙素衍生物，即依降钙素（elcatonin），作用与降钙素相同。

【药理作用与作用机制】

1. 降血钙作用 降钙素主要参与钙及骨质代谢。生理上能对抗甲状旁腺激素引起的血钙升高。在正常情况下，降钙素对血钙的影响很弱，但高钙血症时降钙素分泌增加，降钙素能抑制骨钙释放入血液和细胞外液，而血钙仍继续进入骨内，从而降低血钙。

2. 抑制破骨细胞活性 破骨细胞具有丰富的降钙素受体，降钙素能够直接与受体结合，刺激 cAMP 的产生，再激活蛋白激酶，短时间内迅速抑制破骨细胞的活性，长期作用则抑制破骨细胞增殖并减少破骨细胞数目，强烈抑制成熟破骨细胞的骨吸收和溶骨作用，从而降低骨转换，对骨骼起保护作用。

3. 调节钙磷代谢 抑制肾脏近曲小管对钙、磷的重吸收，使尿钙、磷排泄增加，血钙、磷降低。还可以增加钠、镁和氯的排泄；小剂量可抑制肠钙的吸收，而大剂量则能增加肠钙吸收。此外，已证明降钙素可以刺激 1α-羟化酶，增加 1, 25-双羟维生素 D_3 生成。

4. 止痛作用 降钙素具有止痛作用，特别是对于与骨骼相关的疼痛，如骨质疏松骨折、恶性肿瘤骨转移等的效果较好。降钙素止痛的机制目前尚不清楚。

5. 对成骨细胞的作用 目前还不能证明成骨细胞上有降钙素受体，但研究显示降钙素可直接作用于人成骨细胞，刺激成骨细胞增殖和分化。研究还显示人成骨肉瘤细胞和人成骨细胞可表达降钙素、降钙素基因相关肽（CGRP）。

6. 对骨代谢其他作用 降钙素可增加大鼠生长板厚度、生长板细胞柱的软骨细胞数目，胫骨长度及体重。降钙素能刺激软骨内骨化，增加软骨性骨痂并加快成熟，临床应用于治疗四肢骨骨折，X 线显示骨痂形成加快。对骨移植、骨囊肿充填植骨及骨折延迟愈合局部注射能取得一定疗效，特别是对发生不久的椎体骨折止痛效果更为明显。

【体内过程】 肌内注射或皮下注射 1h 内血药浓度达到峰值，$t_{1/2}$ 为 70～90min，血浆蛋白结合率 30%～40%，在肾分解，大部分以代谢物形式从肾排泄。

【临床应用】 主要用于骨质疏松的预防和治疗，并发挥镇痛、降低骨质疏松骨折的发生率等作用。预防绝经期的骨小梁的丢失，延缓绝经后骨质疏松的发生，治疗高骨转换型的骨质疏松、各种高钙血症及其危象和变性骨炎等。

【药物规格】

1. 注射液 每支 50U∶1ml、100U∶1ml、400U∶1ml。

2. 注射用降钙素 每瓶 0.25mg。

3. 喷鼻剂 每瓶 2ml，含 12 次喷射量，每次喷量 50U、100U。

【用法用量】 骨质疏松患者每日 20μg 或隔日 40μg，一次或分次给药；伴有骨质溶解和（或）骨质减少的骨痛，视个体的需要而调整剂量，每日 40～80μg，40μg 可以一次性给药，当需要大剂量时，应分次给药。

【不良反应】 有面部潮红、发热感、恶心、呕吐、食欲减退、口干、头晕等。非人源性的降钙素可引起过敏性皮疹。有过敏史的患者使用前应做皮试。

依 降 钙 素

依降钙素注射液（elcatonin injection），又名益盖宁，为人工合成的鳗鱼降钙素多肽衍生物的无菌水溶液，其主要作用是抑制破骨细胞活性、减少骨吸收、防止骨钙丢失，同时可降低正常动物和高钙血症动物的血清钙，对实验性骨质疏松有改善骨强度、骨皮质厚度、骨钙质含量、骨密度等作用，适用于骨质疏松引起的骨痛。用法用量为骨质疏松患者肌内注射 1 次 10U，每周 2 次或遵医嘱，不良反应较多，对本品过敏者禁用。

三、雌激素和雌激素激动/拮抗剂

雌激素（estrogen）是较早用于治疗骨质疏松的药物。1941 年富勒·奥尔布莱特（Fuller Albright）根据骨质疏松的病情在自然或人工绝经后立即加速，提出骨质疏松与卵巢功能低落有关，并开始用雌激素治疗骨质疏松。大量的临床实验研究已证明，雌激素缺乏是妇女绝经后骨质疏松的首要病因。目前，雌激素/激素疗法（ET/HT）可以抑制妇女绝经后出现的骨转换加快，减少破骨细胞数量和抑制其破骨活性，是防治骨质疏松的有效措施，在各国指南中均被明确列入预防和治疗绝经后骨质疏松的有效措施。研究显示，雌激素可防止 80%～90%的绝经后妇女的骨流失，保持骨量，预防骨质疏松。然而随着应用病例的增多，疗程较长，需要 5～10 年或更久，ET/HT 的不良反应逐渐暴露，罹患子宫内膜癌和乳腺癌的风险增加，乳腺癌的发病率提高了 26%，使脑卒中和心脏病的发病率提高了 40%和 29%，下肢和肺部发生血管栓塞的概率增加了 1 倍。为了减轻雌激素对子宫内膜的刺激作用，常加用孕激素，也叫激素替代疗法（ERT）。由于天然雌激素的不良反应，近年来，人工合成的非激素类化合物雷洛昔芬，属雌激素激动/拮抗剂（estrogen agonist/antagonist），旧称选择性雌激素受体调节剂（selective estrogen receptor modulator，SERM），可消除生殖系统的不良反应并保留骨组织的药理作用。目前，常用的雌激素类药物主要有尼尔雌醇、替勃龙、雌激素激动/拮抗剂、组织选择性雌激素复合物等。

【药理作用与作用机制】

1. 通过对骨吸收因子的影响，抑制骨吸收过程 雌激素缺乏时某些生长因子和白介素激活。IL-6 是骨吸收的高效刺激剂，参与破骨细胞的形成及活化，并可促进 PGE_2 的释放；IL-6、TNF 可募集破骨细胞，刺激骨吸收。雌激素抑制破骨细胞的 IL-6 的合成，阻断 IL-6 受体，降低 PGE_2 活性，抑制 IL-1、IL-6 和 TNF 的释放等，从而抑制由细胞因子激活引起的骨吸收增加。

2. 通过对钙调节激素的影响，间接减少骨吸收 雌激素可抑制甲状旁腺激素对血钙波动的反应性，抑制甲状旁腺激素分泌，延缓甲状旁腺激素的骨吸收效应；雌激素可促进降钙素分泌，抑制骨吸收；雌激素还可增强肝 25-羟化酶、肾 1α-羟化酶活性，提高 $1\alpha, 25\text{-}(OH)_2D_3$ 水平，促进肠钙吸收。

3. 直接作用于雌激素受体，增加破骨细胞凋亡 现已证明人类成骨细胞和破骨细胞有雌激素受体，雌激素可通过对骨的靶细胞雌激素受体作用于破骨细胞，缩短破骨细胞的寿命，增加破骨细胞凋亡，减少破骨活动，进而维持骨钙含量。据报道，绝经后立即使用雌激素可使妇女骨质减少延迟约 5 年，同时也相应地延迟骨质疏松的发生，然而只有在持续使用时才有效。终止用药后立即出现骨质损失，有人给仅短期使用雌激素（少于 5 年）的 70 岁以上妇女的骨骼状态进行评估，结果证实雌激素效果不持久，因此，必须长时间应用雌激素，甚至终身使用。

尼 尔 雌 醇

尼尔雌醇（nylestriol）是我国自主研制的雌激素制剂，具有强效、长效、服用方便和不良反应小等优点。尼尔雌醇为雌三醇的衍生物，是雌二醇的代谢产物，但作用较后者稍弱，且对子宫体和子宫内膜影响较小。本药口服吸收良好，在体内通过酶的代谢分解成乙炔雌三醇和雌三醇，最后从尿排出，$t_{1/2}$为20h。该药每月服用1次即可，是绝经期、更年期妇女激素替代疗法的首选药物。尼尔雌醇的主要不良反应包括胃肠道反应、乳房胀痛等，偶发肝损伤、突破性出血等，长期应用可能增加罹患乳腺癌、子宫内膜癌、深静脉血栓的危险性，因此，可使用最低有效剂量并辅以适量的孕激素。

替勃龙

替勃龙（tibolone）是一种人工合成的组织特异性的新型拟雌激素药物，针对不同的靶组织器官分别具有雌、孕、雄三种激素样活性。能够防止骨量丢失，减少绝经后综合征。目前，替勃龙广泛用于防治绝经后骨质疏松，并用于缓解更年期综合征，尤其是潮热、出汗、头痛等绝经后血管舒缩症状。偶见体重增加、胃肠道不适、阴道出血、面部汗毛增生、胫骨前水肿等不良反应。严重肝、肾功能障碍、癫痫、偏头痛患者慎用。妊娠期、心脑血管病史者、怀疑有激素依赖性肿瘤、不明原因阴道出血者禁用。

普瑞马林

普瑞马林（premarin），商品名倍美力，又名结合雌激素（conjugated estrogen），是从妊娠马的尿中提取的一种水溶性天然结合型雌激素，含有雌酮硫酸钠与马烯雌酮硫酸钠。作用与雌激素相似，能促进降钙素分泌，降低骨对甲状旁腺激素的反应，提高1, 25-$(OH)_2D_3$浓度，改善肠对钙、磷的吸收和肾小管对钙、磷的重吸收；抑制骨吸收因子（如IL-1、IL-6、TNF-α）的释放；刺激局部骨生长因子（如胰岛素样生长因子-1、转化生长因子）的分泌；直接与成骨细胞和破骨细胞表面的性激素受体结合，分别起到促进骨胶原形成和抑制骨吸收作用，具有与雌激素相似的不良反应。

雷洛昔芬

雷洛昔芬（raloxifene）属于雌激素激动/拮抗剂，是一类人工合成的非激素类制剂，兼有雌激素受体激动剂和拮抗剂的双重作用，其作用取决于作用的靶组织，并与体内雌激素水平有关。该类药物可选择性地结合于不同组织的雌激素受体（ER），分别产生类雌激素（如骨骼、心脏）或抗雌激素（如子宫、乳腺）的作用，在抑制绝经后妇女骨吸收的同时，不刺激乳腺和子宫，能够提高骨量和保护骨质量。雷洛昔芬是此类药物的代表药，也称易维特（evista），是第一个被美国FDA批准用于预防和治疗绝经后骨质疏松的选择性雌激素受体调节剂（SERM）。

雷洛昔芬主要用于预防和治疗妇女的绝经后骨质疏松，能显著降低椎体骨折发生率，临床研究发现此药还有预防浸润性乳腺癌的作用。推荐用法每日1次，每次60mg/片口服，用于预防或治疗妇女绝经后骨质疏松，可以在一天中任何时候服用且不受饮食的限制，如果饮食中钙和（或）维生素D摄入不足，应当补充，并且可以同时服用。

常见的不良反应主要有流感样症状、潮热、小腿痉挛、外周水肿、宫腔积液及胆囊疾病等，长期使用雷洛昔芬治疗对冠心病患者的突发事件危险无显著影响，也不会增加患子宫内膜癌的风险。严重的不良反应有静脉血栓栓塞和致死性卒中。禁用于有活动性或陈旧性静脉血栓事件的患者，其中包括深静脉栓塞、肺栓塞和视网膜静脉栓塞。

结合雌激素/巴多昔芬

结合雌激素/巴多昔芬（conjugated estrogen/bazedoxifene）也叫组织选择性雌激素复合物（tissue selective estrogen complex，TSEC），是FDA批准的唯一的组织选择性雌激素复合物。其中，结合雌激素是从妊娠马的尿中提取的天然雌激素，而巴多昔芬是第三代雌激素激动/拮抗剂。结合雌激素/巴多昔芬主要用于预防绝经后骨质疏松和改善中度到重度潮热等绝经后血管舒缩的症状，并可促进椎体平均骨密度和髋骨总骨密度水平的增加。然而，建议本品仅在高危骨质疏松风险的绝经后妇女中使用。由于巴多昔芬能够减轻药物中雌激素引起的子宫内膜增生的风险，因此，在用药过程中不必加服孕激素，更为重要的是，结合雌激素/巴多昔芬的不良反应较雌孕激素联合应用更小。

四、植物雌激素

植物雌激素（phytoestrogen）来源于植物，其结构与雌激素相似，主要包括三类化合物：异黄酮类（isoflavone）、香豆素类（coumestan）和木脂素类（lignan）。由于异黄酮类化合物是植物雌激素的主要组成成分，目前研究较多，其中，依普黄酮（ipriflavone）已被证明是一种骨吸收抑制药和骨形成增强药，已广泛应用于骨质疏松的防治。淫羊藿总黄酮于2014年在国内上市，用于治疗原发性骨质疏松；染料木素（genistein）作为大豆异黄酮中的主要活性成分，是FDA认为安全但尚需进一步临床数据的防治绝经后骨质疏松的药物。尽管如此，在饮食中增加大豆及其制品的摄入量，必定有益于绝经后妇女的骨骼健康。

依普黄酮

依普黄酮（ipriflavone）为7-异丙氧基异黄酮，是20世纪60年代后期匈牙利合成的一种异黄酮衍生物。依普黄酮在动物和人体中均不具有雌激素对生殖系统的影响，但却能增加雌激素的活性，具有雌激素样的抗骨质疏松作用，对各种实验性骨质疏松均能减少骨丢失。依普黄酮的作用机制主要是促进成骨细胞的增殖，促进骨胶原合成和骨基质的矿化，增加骨量；减少破骨细胞及其前体细胞的增殖和分化，抑制破骨细胞的活性，降低骨吸收；通过雌激素样作用增加降钙素的分泌，间接产生抗骨吸收作用。依普黄酮口服在小肠形成7种代谢物与原形药一起吸收，其中4种代谢物具有生物效能，原形药的达峰时间约1.3h，吸收后主要分布在胃、肠、肝和骨中，主要在肝脏代谢。单剂量200mg口服，$t_{1/2}$为9.8h。连续服药后原形及代谢物无体内蓄积，血药浓度不再升高。

临床适用于改善原发性骨质疏松的症状，提高骨量减少者的骨密度。餐后口服。每日3次，每次0.2g（1片），或遵医嘱。

不良反应为少数患者可见食欲不振、胃部不适、恶心、呕吐、口腔炎、口干、舌炎、味觉异常、腹胀、腹痛、腹泻和便秘等；可出现消化性溃疡、胃肠道出血或原有消化道症状恶化。偶见红细胞、白细胞减少，血胆红素、乳酸脱氢酶、血清氨基转移酶和血尿素氮升高，皮疹和瘙痒，眩晕、倦怠和舌唇麻木等。

五、RANK/RANKL抑制剂：狄诺塞麦

狄诺塞麦（denosumab）属于生物制剂，也叫地舒单抗，是FDA批准用于治疗高骨折风险的妇女绝经后骨质疏松的第一个人源化单克隆抗体。破骨细胞及其前体细胞表面的核因子κB受体活化因子（RANK）和核因子κB受体活化因子配体（RANKL）相互作用，继而促进破骨细胞的形成、存活和功能。在成骨细胞谱系当中的各种细胞均可产生护骨因子（osteoprotegerin，OPG），作为诱骗受体与RANKL结合，致使破骨细胞介导的骨吸收功能受到抑制。狄诺塞麦的功能与骨保护素相似，与RANKL具有高亲和力，二者特异性结合阻断破骨细胞信号，从而减缓骨吸收过程，增加骨密度和骨强度，有效降低骨折发生的风险。其不良反应与双膦酸类药物相当。应用本品时应适当予以钙和维生素D以预防低钙血症。

第三节　骨形成促进药

骨形成促进药指通过促进成骨细胞的活性，进而促进骨形成的药物。骨形成促进药增加成骨细胞数量，阻止成骨细胞的凋亡，延长成骨细胞的生命周期，提高成骨细胞活性与功能，从而促进骨胶原分泌、骨质形成，增加骨量。骨形成促进药包括甲状旁腺激素及甲状旁腺激素类似物、活性维生素D_3及其类似物，锶制剂及维生素K_2等。此外，一些合成代谢激素和生长因子有骨合成促进的作用，如胰岛素样生长因子、碱性成纤维细胞生长因子（basic fibroblast growth factor，bFGF）等。

一、甲状旁腺激素及其类似物

甲状旁腺激素在甲状旁腺内生成前体，通过甲状旁腺的主细胞分泌。甲状旁腺激素是一种由84个氨基酸组成的单链多肽，N末端1～34个氨基酸片段是其活性部位。目前，应用于临床的有甲状旁腺激素（1～34）和甲状旁腺激素（1～84）。其中，特立帕肽（teriparatide）是重组DNA来源的甲状旁腺激素[rhPTH（1～34）]，在全球64个国家被批准用于治疗骨质疏松，2011年已在中国上市。

【生理功能】 甲状旁腺激素的生理功能主要对低钙血症做出反应，并抵抗降钙素作用，升高血钙。甲状旁腺激素可激活肾远曲小管细胞基底膜侧的二氢吡啶敏感的钙通道，增强管腔侧Na^+-Ca^{2+}交换，增加Ca^{2+}的重吸收，甲状旁腺激素还能显著抑制肾远端近曲小管对磷的重吸收，减少肾脏对Ca^{2+}的排泄。甲状旁腺激素还促进近曲小管1, 25-$(OH)_2D_3$的合成，降低其代谢降解和减少失活，1, 25-$(OH)_2D_3$能促进肠道吸收Ca^{2+}，升高血钙。当血钙低时，刺激甲状旁腺分泌甲状旁腺激素；而当血钙高时，能负反馈抑制甲状旁腺激素释放。血钙水平对甲状旁腺激素分泌负反馈调控是维持血钙浓度相对恒定的主要机制。

【对骨代谢作用】 甲状旁腺激素对骨代谢的作用是首先作用于成骨细胞，成骨细胞膜和肾小管细胞膜均有甲状旁腺激素受体，能与甲状旁腺激素（1～84）和甲状旁腺激素（1～34）片段结合。甲状旁腺激素通过成骨细胞调节成骨基因表达，通过后者分泌各种细胞因子，向破骨细胞传递信号。例如，成骨细胞受甲状旁腺激素刺激分泌的IL-1、IL-6，能通过成骨细胞与破骨细胞之间的联系，活化破骨细胞。破骨细胞骨吸收增多，使骨组织的钙进入血液，血钙升高。因此，甲状旁腺激素既作用于成骨细胞又作用于破骨细胞，小剂量甲状旁腺激素激动成骨细胞膜甲状旁腺激素受体，通过腺苷酸环化酶系统，促进骨骼重建，使新的骨组织沉积在骨膜、表皮内层和小梁的表面，增加骨强度，改善骨的微观结构，减少骨折。大剂量甲状旁腺激素通过甲状旁腺激素受体激活磷脂酶C（phospholipase C，PLC）系统，加强破骨细胞功能，使骨吸收效应超过成骨效应，导致骨量丢失。

【药理作用】 甲状旁腺激素能增加成骨细胞的数目，促进成骨细胞释放骨生长因子，促进骨基质形成和骨矿化，从而促进骨形成，增加骨量，这是甲状旁腺激素治疗骨质疏松的作用基础。另外，甲状旁腺激素也能增加破骨细胞的数目及活力，促进骨吸收，升高血钙，因此甲状旁腺激素治疗骨质疏松作用机制异于破骨细胞抑制药（如双膦酸盐、雌激素和降钙素）。甲状旁腺激素促进正常骨的形成，而破骨细胞抑制药抑制破骨细胞活性，防止骨质疏松的发展。破骨细胞抑制药不能使已被破坏的骨重建，联合应用甲状旁腺激素可提高骨量、改善骨质量。

特立帕肽

特立帕肽（teriparatide）是重组人甲状旁腺激素（1～34），其注射剂是2003年美国第一个被FDA批准的刺激骨形成的促进药，用于治疗骨折高危的绝经后骨质疏松女性患者和骨折高危的男性患者。在欧洲使用的是重组甲状旁腺激素（1～84）。

【药理作用与作用机制】 特立帕肽的作用与甲状旁腺激素相似，其药理作用主要有两个方面：①促进前成骨细胞分化形成有活性的成骨细胞，并能够防止成骨细胞凋亡，进而促进骨形成；②与成骨细胞膜上的甲状旁腺激素受体结合，通过上调RANKL和OPG的表达，提高RANKL和OPG的比值，进而间接刺激破骨细胞的骨吸收活性。因此，特立帕肽与前述骨吸收抑制不同，可同时刺激骨形成与骨吸收，由于骨形成大于骨吸收，产生骨量的正平衡。特立帕肽维持正常的骨重建功能，从而促进骨形成活动，而不会产生过度的骨吸收活动，最终形成力学性能较好的额外新骨，因而能使患者骨密度增加和骨骼脆性降低。此外，特立帕肽与其他抗骨质疏松药具有协同作用。然而，特立帕肽的疗效呈剂量依赖和给药方式依赖：高剂量甲状旁腺激素持续给药可导致分解代谢，引起骨吸收增加，导致骨密度下降；低剂量间歇给药可导致单纯的合成代谢，促进骨质形成，促使骨量和骨强度均明显增加。

【体内过程】 特立帕肽的体内过程与甲状旁腺激素相似，皮下注射良好，剂量是每日 20μg，使用时间一般不超过 2 年，其生物利用度为 95%，在股外侧或腹部皮下注射特立帕肽 30min 后，血药浓度达到峰值，血浆中钙的浓度在给药后 4～6h 达到峰值，皮下注射的半衰期为 1h，3h 后基本检测不到。该药经肝代谢，经肾排泄。

【临床应用】 治疗妇女绝经后骨质疏松且骨折风险较高的患者，也用于治疗男性原发性和次发性性腺功能低下的骨质疏松且骨折风险较高的患者。

【不良反应】 患者对特立帕肽治疗的总体耐受性较好，部分患者可能有头晕或下肢抽搐的不良反应。动物实验表明，应用特立帕肽存在骨肉瘤的风险，尽管骨肉瘤的发病率极低，但是对于合并佩吉特病、骨骼疾病放射治疗史、恶性肿瘤骨转移及合并高钙血症的患者，应当避免使用特立帕肽。

二、活性维生素 D_3

维生素 D 的化学结构与胆固醇相似，主要包括以下几种形式：维生素 D_2，也称为骨化醇（calciferol），主要来源于植物；维生素 D_3，也称为胆骨化醇（cholecalciferol），主要来自动物组织。此外，还有骨化二醇（calcifediol），别名为阿法骨化醇，其化学结构为 1, 25-(OH)D_3，以及骨化三醇，即活性维生素 D_3，化学结构为 1, 25-$(OH)_2D_3$。在阳光中紫外光照射后，皮肤中的 7-脱氢胆固醇可转化为维生素 D_3 前体，后变构为维生素 D_3，维生素 D_3 在肝脏中被 25-羟化酶催化形成骨化二醇，$t_{1/2}$ 为 2～3 周。骨化二醇在肾脏经 1α-羟化酶的作用，转化为具有生物活性的骨化三醇，$t_{1/2}$ 约 6h。骨化三醇受血钙或血磷的调节，当低血钙或低血磷时，可刺激骨化三醇产生。相反，高血钙和高血磷则抑制骨化三醇的产生。骨化二醇和骨化三醇又称活性维生素 D 代谢物，他们通过促进胃肠道钙吸收，直接和间接抑制甲状旁腺激素的释放，抑制骨吸收，同时刺激成骨细胞，促进骨形成，增加骨量和骨强度，因此活性维生素 D_3 又被称为抗骨分解、促骨合成药。目前，临床上常用活性维生素 D_3 药物是阿法骨化醇和骨化三醇。

骨 化 三 醇

骨化三醇（calcitriol）别名钙三醇（calcitriol）、罗钙全（rocalirol），是人体内维生素 D_3 最重要的代谢活性产物之一，正常情况下，骨化三醇由它的前体 25-羟胆固化醇在肾脏合成。人体每日生理合成的骨化三醇约为 0.5～1.0μg。在骨形成活跃期（如生长或妊娠期），其合成量也略有增加。骨化三醇能促进肠道对钙的吸收，并且调节骨质的钙化。对于严重肾衰竭，特别是长期接受血液透析治疗的患者，内源性骨化三醇的合成明显减少甚至完全停止。骨化三醇的缺乏对于肾性骨营养不良的形成起着关键作用。

【药理作用与作用机制】

1. 调节钙、磷平衡 增加肠道和肾小管对钙、磷的吸收，促进骨矿形成，调整血浆中甲状旁腺激素水平和减少骨钙的溶解，解除骨骼、肌肉的疼痛，改善因绝经、衰老或类固醇引起的骨质疏松。

2. 刺激生长因子的合成 增加转化生长因子 β 和胰岛素样生长因子-1 的合成，进而促进胶原和骨基质蛋白的合成。

3. 增强肌肉功能 调节肌肉钙代谢，促进肌细胞分化，增强肌力，增加神经肌肉协调性。

【体内过程】 骨化三醇口服后可在肠道内被迅速吸收，3～6h 内达血药峰浓度。多次用药后，在 7 日内血清骨化三醇浓度达到稳态。血中骨化三醇的 $t_{1/2}$ 为 3～6h。

【临床应用】 主要用于治疗绝经后骨质疏松和慢性肾功能不全所致的肾性骨病，特别是需要长期血液透析的患者；对糖皮质激素导致骨质疏松的患者来说，骨化三醇是基本用药；也适用于甲状腺功能低下和维生素 D 代谢异常引发的佝偻病患者。

【不良反应】　小剂量单独使用（<0.25μg/d，每日 3 次）一般无不良反应，但长期大剂量服用或与钙剂合用可能会引起高钙血症和高钙尿症，及时停药即可恢复。

阿法骨化醇

阿法骨化醇（alfacalcidol）是一种作用较强的活性维生素 D_3 的协同剂，其结构中除缺失一个 25-OH 外，均与天然品相同。阿法骨化醇在体内代谢为活性维生素 D_3，后者的药理作用和作用机制与骨化三醇一致。

【体内过程】　阿法骨化醇口服经小肠吸收，并在肝脏经肝细胞羟化酶迅速代谢为具有活性的骨化三醇，后者在服药后 8～12h 达血药峰浓度，$t_{1/2}$ 为 17.6h。大部分随尿和粪便排出，其余分布于小肠和骨等靶组织。

【临床应用】　改善患者的骨量减少和骨痛等骨质疏松症状；治疗低血钙、痉挛、骨痛和骨骼病变等慢性肾功能不全致维生素 D 代谢异常引起的各种症状；改善维生素 D 代谢异常导致的维生素 D 抵抗性佝偻病和软骨病等多种症状；治疗甲减。

【不良反应】　小剂量单独使用（<1.0μg/d）一般无不良反应，长期大剂量服用或与钙剂合用后其不良反应与骨化三醇类似。

三、锶　制　剂

锶是一种与钙代谢密切相关的微量元素，锶具有钙类似的化学性质，在肠道钙吸收和钙运输的研究中被用作钙的标志物。研究表明，在骨重建的部位锶的含量最高。由于锶在骨代谢中的作用，目前已被应用于骨质疏松的治疗。

雷尼酸锶（strontium ranelate），又称普特罗思，是一种有机锶制剂。作为一类抗骨质疏松新药，2004 年 11 月在爱尔兰首次上市，随后在欧洲、澳大利亚等国被批准作为治疗绝经后骨质疏松的药物，以降低椎体和髋骨骨折的危险。锶盐的特点是可以保持骨更新的速度，在保持骨形成的同时减少骨吸收，改善骨骼的机械强度，但不影响骨骼的矿化及不改变骨结构的晶体。所以锶盐是一种对骨代谢具有双向调节作用的药物，也称为解偶联剂。

【药理作用】　锶具有双向调节作用，能诱导骨重建的解偶联，增加骨形成，减少骨吸收，具有双重药理作用。

1. 对骨细胞作用　雷尼酸锶一方面在成骨细胞富集的细胞中，能增强胶原蛋白与非胶原蛋白的合成，通过增强前成骨细胞的增殖而促进成骨细胞介导的骨形成；另一方面，能剂量依赖地抑制前破骨细胞的分化，从而抑制破骨细胞介导的骨吸收。目前，锶对骨细胞的作用机制尚未完全阐明。

2. 对骨量与骨强度的影响　锶盐对正常动物有抗骨吸收与增加骨形成的作用。锶盐可以增加腰椎骨与股骨的骨量，增加胫骨干骺端骨小梁的厚度和数量，减少骨小梁分离度，改善骨的微结构，提高骨的机械性能。对于卵巢切除的大鼠，锶盐减少了由于雌激素缺乏而导致的松质骨丢失。这是由于锶盐在减少骨吸收的同时维持了骨的形成。锶盐还可以减少由于制动而引起的骨吸收增加和松质骨的丢失。研究表明，锶盐对正常的骨组织或骨质丢失都有增加骨量与骨强度的作用。

【临床用途】　雷尼酸锶主要用于预防和治疗妇女绝经后骨质疏松，可提高腰椎和其他部位的骨密度。

【不良反应】　常见的不良反应有恶心、腹泻，与安慰剂组无明显差异，且一般为轻度、暂时性的。这些症状大约在开始治疗 3 个月就会自行消失。服用雷尼酸锶与静脉血栓栓塞事件增多有关，包括肺部血栓栓塞事件，但原因未明，因此使用时应注意发生静脉血栓的危险性。本品不宜用于严重肾损伤患者。

四、维生素 K_2（四烯甲萘醌）

四烯甲萘醌是维生素 K_2 的一种同型物，是 γ-羧化酶的辅酶，在 γ-羧基谷氨酸的形成过程中起着重要的作用。其促骨形成的主要机制如下：①将骨钙素中的谷氨酸残基羧化成 γ-羧基谷氨酸残基，跟羟基磷灰石结合，促进骨质矿化；②参与类固醇和异生素受体（steroid and xenobiotic receptor，SXR）介导的转录调节，上调细胞外基质蛋白的表达，增加骨胶原的聚集和酶性交联，促进骨基质的形成，诱导成骨细胞的生成及活化。此外，四烯甲萘醌还具有一定的抑制骨吸收的作用，在骨代谢的多个环节中发挥作用。临床上采用四烯甲萘醌口服制剂，用于改善骨质疏松患者的骨密度，并可防治骨质疏松性骨折。其主要不良反应有胃部不适、腹痛、皮肤瘙痒、水肿等。服用华法林的患者禁用。

第四节　骨矿化促进药

骨矿化促进药主要包括钙剂和维生素 D，这两者是人体钙磷代谢的重要物质。钙是构成人体矿物质的重要元素，是骨矿的主要组成成分，而维生素 D 是调节钙的吸收和代谢的必要激素。两者在预防和治疗骨质疏松时主要发挥补充骨矿物质、促进骨矿物质沉积的作用，这些作用有利于骨的形成。

维生素 D 在体内经代谢生成活性维生素 D_3。维生素 D_3 能增加小肠吸收食物中的钙和磷，维持钙磷平衡。在骨重建过程中，维生素 D_3 可增加成骨细胞活性。足量钙和维生素 D 的摄入能补充矿物质，预防骨量丢失和减少骨折的发生。但单纯补钙和维生素 D 对已确诊的骨质疏松的治疗是不够的。骨质疏松的发病原因是体内激素调节紊乱导致内分泌代谢异常，使骨骼对钙的摄取、吸收和利用能力下降，以致出现骨骼的病变。骨质疏松的治疗应以有效提高骨骼对钙的摄取、利用能力，减少钙流失为主，仅通过单纯补钙无法纠正骨骼对钙的利用障碍。钙剂和维生素 D 只是作为一种与不同的促骨形成药物或抗骨吸收药物合用的基础治疗。维生素 D 有蓄积作用，长期服用可导致高钙血症及高钙尿症，必须定期测量血钙以及时调节药量。

钙制剂

钙制剂（calcium）是构成人体矿物质的重要元素，正常人需钙量每日 500mg 以上，儿童及妊娠期、哺乳期妇女需要得更多。钙的吸收部位主要在空肠，在最适条件下吸收率为食物中含钙率的 60%，酸性环境利于钙的吸收，食物中多的磷酸盐、草酸盐、大量脂肪会影响钙吸收。为摄取足量的钙，不少国家建议每天食物供给元素钙 1000mg，而儿童、青少年，妊娠期、哺乳期妇女，骨质疏松高危人群推荐增至 1500mg。目前临床应用的钙很多，含元素钙的量也相差甚远，应强调不管补充何种钙剂，均应以每日所服的元素钙为准。

【药理作用】

1. 补充骨矿物质，促进骨矿化，利于骨和牙齿的形成。
2. 维持神经、肌肉组织的正常兴奋性，增强心肌收缩力。
3. 降低毛细血管通透性，并有消炎抗过敏作用。

【体内过程】　钙只有经过肠道吸收才能被利用，进入细胞内外液，沉积于骨组织。钙的吸收通过主动转运和被动转运两个途径。前者依赖维生素 D 存在，后者主要通过钙的浓度梯度扩散。钙的生物利用度受很多因素影响，一方面与人体本身状况有关，如婴儿的吸收率高于成人，而老年人的吸收率较差；另一方面与摄入钙的剂量、体内钙的状况和同服的食物成分有关。一般来说，钙摄入量低，机体吸收钙比例高；体内缺钙时吸收率高；食物中含草酸多（如菠菜、笋、荠菜等），钙与草酸形成难溶性草酸钙，就使钙吸收率降低。

【临床用途】

1. 可用于急慢性低钙血症、手足抽搐症。

2. 预防和治疗各种原因所致的佝偻病，骨软化症，骨质疏松，肾性骨病，甲状旁腺功能减退和假性甲状旁腺功能减退。

3. 钙剂是预防和治疗骨质疏松的基础药物。

4. 还可作为镁中毒的抗毒剂。

【不良反应】 口服大量钙可致轻度胃部不适，严重者可引起胃酸增多、厌食。过量可导致高钙血症，而出现相应症状如恶心、呕吐、腹泻等。静脉注射时，有全身发热感，过快可引起心律失常，甚至心室颤动或心脏停搏。

碳酸钙及其复方制剂

碳酸钙（calcium carbonate）为不溶解的、细微的白色微晶粉末，含有40%的钙。口服后，在肠内转化成为可溶性的钙盐，从而被吸收利用。碳酸钙在酸性环境下容易被吸收，胃酸缺乏的患者不能吸收该制剂。碳酸钙的制剂众多，各有特点，临床应用有以下几种。

1. 钙尔奇 D 为碳酸钙与维生素 D_3 的复方制剂，每片含元素钙 600mg、维生素 $D_3$125IU（分别占推荐量的 60%及 30%）。组方中的维生素 D_3 可促进钙的吸收，辅助钙蛋白的形成，参与钙、磷的代谢。本品不含钾、钠、胆固醇、色素及防腐剂，pH 接近中性，胃肠道反应小，宜用于孕产妇、老年人及慢性病（如高血压、糖尿病、胃病）患者。

2. 凯思立及凯思立 D 是碳酸钙微细粉与 3 种辅料制成的咀嚼片。两种药每片各含元素钙 500mg，后者每片加有 200IU 维生素 D。因其剂量理想，含钙量高，口感好（橘味），易咀嚼或含服，胃肠道耐受性良好，适用范围广。除用于骨质疏松、骨透析等患者的治疗外，也用于各年龄组人群，妊娠期、哺乳期妇女，绝经后妇女作补钙剂。胃酸缺乏的患者应在餐中服用。本品因含天冬甜精，苯丙酮尿症患者不宜应用。

3. 纳米钙 是碳酸钙经高能物理技术处理的超微粉末，粒径纳米级（10^{-9}m）。由于粒细，增加了药物的比表面积，从而增加了与胃肠的接触面，溶解度也相应增加，有利于吸收，所以纳米钙的颗粒剂和咀嚼片的相对生物利用度分别为葡萄糖酸钙片的（138%±28.9%）和（121%±34.3%）；且含钙量高，咀嚼片为 500mg/片及 125mg/片，颗粒剂为 250mg/袋。

4. 健骨钙片 是碳酸钙微粉的白色异型片，粒径 1～3μm（微米级），每片含元素钙 300mg。

5. 巨能钙（L-苏糖酸钙） 是由抗坏血酸、过氧化氢、碳酸钙为原料合成的钙剂，具有良好的脂溶性，能主动吸收，$t_{1/2}$ 长达 5.45h（为其他钙剂的 10 倍以上），故吸收率高达 95%，净利用率可达 84%，且其胃肠刺激性小，为安全有效的补钙剂。本品还能促进维生素 C 在体内的吸收并延缓其代谢，可达到补钙、补维生素 C 的双重效果，适合老年人、孕妇及婴幼儿补钙。

葡萄糖酸钙

葡萄糖酸钙（calcium gluconate）为补钙剂，可降低毛细血管渗透性，增加致密度，维持神经与肌肉的正常兴奋性，加强心肌收缩力，并具有促进骨骼及牙齿的钙化形成。适用于过敏性疾病，如荨麻疹、湿疹、皮肤瘙痒、接触性皮炎及血清病，也作为血管神经性水肿的辅助治疗，还适用于血钙过低所致的抽搐和镁中毒、用于预防和治疗缺钙症等。本品易吸收，对胃肠道无刺激性。常用葡萄糖酸钙片，每片含元素钙 45mg，生物利用度达 30%，水溶性较好，适合需钙量较高、时间较长者使用。

【新型抗骨质疏松药物研究进展】 随着骨质疏松发病机制的深入研究和不断认识，分子水平研究手段的不断深入，抗骨质疏松药物不仅只对终端细胞破骨细胞和成骨细胞单一靶点作用，还从骨髓基质细胞、骨髓微环境及调节骨代谢的信号通道如 NF-κB、Wnt 信号通路等多靶点途径，发现多肽、激素、细胞因子等靶点药物，以及从天然产物如中药、海洋生物等发现新型药物，是寻找高效、低毒、患者耐受性好的抗骨质疏松药物的新思路、新途径。

目前新药物研究主要有：①RANKL/RANK 信号转导通路抑制剂，如 OPG、抗 RANKL 抗体。

②选择性组织蛋白酶K抑制剂。③Wnt信号通路中Dkkl（dickkopf1）和Sost（sclerostin）抑制剂。④甲状旁腺激素及甲状旁腺激素相关蛋白。⑤BMP-2信号通路中BMP-2/Smads/Runx2/Osterix通路和BMP-2/Smads/Msx2/Osterix，以及BMP-2的促进物。⑥人源化骨硬化蛋白单克隆抗体，如罗莫佐单抗（romosozumab）和布罗索尤单抗（blosozumab）。罗莫佐单抗能够增加脊柱、全髋关节和股骨颈骨密度，疗效优于特立帕肽，还能够增加骨形成标志物，减少骨吸收标志物。⑦天然产物、多肽。⑧中药及其有效成分。

（崔 燎 刘钰瑜）

第三十八章　组胺与其他影响自体活性物质的药物

【案例 38-1】

患者，男，32 岁，出租车驾驶员。因“近 2 个月内皮肤反复出现风团，一般 2～3h 消失后而在其他部位皮肤处新出现，常伴皮肤剧烈痒感，有时为针刺感，偶尔还出现头疼、发热感觉”入院。临床诊断为慢性荨麻疹，实验室检查发现患者肝、肾功能正常。医师考虑给予该患者处方地氯雷他定，每日 1 次,每次 5mg。

问题：

1. 慢性荨麻疹治疗有哪些药物可选用？
2. 本患者使用地氯雷他定的药理学依据及合理性是什么？

荨麻疹是常见的皮肤病之一，荨麻疹特别是慢性荨麻疹的病因并不完全清楚，可能与多种因素导致机体组胺（histamine）释放增加有关。组胺属于自体活性物质（autacoid）。自体活性物质是由机体多个组织局部产生、作用于局部、代谢于局部、产生特定的生理或病理作用的一大类内源性活性物质，又称局部激素（local hormone）。其部分也可进入血液循环产生全身作用。除组胺外，自体活性物质主要还包括 5-羟色胺、前列腺素、白三烯、激肽类、血管紧张素、利尿钠肽、P 物质、降钙素基因相关肽、血管活性肠肽、神经肽 Y、一氧化氮、腺苷等，某些尚具有一定的递质、激素等功能。

第一节　组胺及作用于组胺受体的药物

【药物研究简史】　请扫描本书二维码进行阅读。

一、组胺及组胺受体激动药

组胺由组氨酸在组氨酸脱羧酶催化下生成，人体肥大细胞、嗜碱性粒细胞、嗜酸性粒细胞、肠嗜铬细胞、神经元等有高浓度存在。存在于肥大细胞和嗜碱性粒细胞的颗粒中的组胺，当抗原与肥大细胞等细胞膜表面的 IgE 结合时，细胞即可脱颗粒释放组胺，参与机体免疫反应，增加毛细血管的通透性。组胺主要经组胺-N-甲基转移酶或二胺氧化酶代谢后，进一步由单胺氧化酶 B（MAO-B）和醛脱氢酶转化。存在于胃肠嗜铬细胞和脑神经元的组胺则主要起神经递质的作用，主要被组胺-N-甲基转移酶代谢失活。

组胺主要通过激动组胺受体而发挥作用，组胺受体有 H_1、H_2、H_3 和 H_4 四种亚型。H_1 为 G_q 偶联的受体，主要存在于内皮细胞、平滑肌、感觉神经和中枢神经系统，2-甲基组胺（2-methylhistamine）为其激动剂，H_1 激动，激活 PLC，增加三磷酸肌醇（inositol triphosphate，IP3）和甘油二酯（diacylglycerol，DG）水平，导致支气管平滑肌收缩、血管扩张，致瘙痒和风团，引起晕动病和睡眠抑制、调节体温和食欲。H_2 为 G_s 偶联的受体，主要存在于胃壁细胞、心肌和血管平滑肌细胞，英普咪定（impromidine）为其特异性的激动剂，H_2 激动，激活腺苷酸环化酶（adenylyl cyclase，AC），增加 cAMP 水平，促进胃酸分泌、血管扩张、兴奋心脏和负反馈抑制肥大细胞释放组胺。

H_3为 G_i偶联的受体，主要存在于中枢和外周神经系统神经末梢的突触前膜，α-甲基组胺（α-methylhistamine）为其激动剂，H_3激动，抑制腺苷酸环化酶，降低 cAMP 水平，调控中枢和外周组胺、ACh 及其他递质的释放，调节痛觉、胃酸释放和食欲。H_4为 G_i偶联的受体，主要存在于骨髓嗜酸性粒细胞，其次为胸腺、脾脏、结肠和小肠（特别是嗜酸性粒细胞）和肥大细胞，4-甲基组胺（4-methylhistamine）为其激动剂，H_4激动，抑制腺苷酸环化酶，降低 cAMP 水平，主要与肥大细胞的趋化、瘙痒、细胞因子释放有关。最新研究表明，组胺尚能激活大脑和肠道上皮细胞的配体门控的氯通道，产生快速抑制性突触后电位、肠道氯离子（Cl^-）分泌。

目前，组胺主要作为真假胃酸缺乏症的诊断药物。倍他司汀（betahistine）为人工合成的弱 H_1受体激动剂，有较强的激动 H_1受体作用，主要用于内耳眩晕病、慢性缺血性脑血管病和头痛等；培他唑（betazole）为 H_2受体激动剂，主要用于胃酸分泌功能检查。抗组胺药在临床上则有重大价值，根据组胺受体亚型有 H_1、H_2、H_3和 H_4受体阻断药，但目前只有前两类药物广泛应用于临床。

二、H_1受体阻断药

H_1受体阻断药多为人工合成，具有与组胺相似的乙基胺结构，对 H_1受体有较强亲和力，但多数无内在活性，故能竞争性拮抗 H_1受体。根据体内过程与药理作用特点分为第一代 H_1受体阻断药和第二代 H_1受体阻断药。前者主要包括苯海拉明（diphenhydramine）、异丙嗪（promethazine）、吡拉明（pyrilamine）、曲吡那敏（tripelennamine）、氯苯那敏（chlorphenamine）等；后者如阿司咪唑（astemizole）、特非那定（terfenadine）、氯雷他定（loratadine）、地氯雷他定（desloratadine）、西替利嗪（cetirizine）、左西替利嗪（levocetirizine）、非索非拉定（fexofenadine）、左卡巴斯汀（levocabastine）和阿伐斯汀（acrivastine）等。其中吡拉明、地氯雷他定、西替利嗪、左西替利嗪为 H_1受体的反向激动剂。

【体内过程】 多数 H_1受体阻断药口服吸收良好，血药浓度 2h 左右达到高峰，大多数第一代 H_1受体阻断药作用持续 4～6h，异丙嗪 6～12h，布克利嗪 16～18h，美克洛嗪 12～24h，组织分布广，易通过血-脑屏障，肝代谢后，经尿排泄。第二代 H_1受体阻断药特非那定、阿司咪唑和氯雷他定肝代谢产物具有活性，作用持续时间超过 12h，不易通过血-脑屏障，而超过 60%的西替利嗪以原形从肾排泄。

【药理作用】

1. 抗外周组胺 H_1受体效应 H_1受体阻断药可拮抗组胺引起的胃、肠、气管、支气管和子宫平滑肌收缩；能部分拮抗组胺因激动 H_1受体导致的血管扩张、通透性增加、组织水肿和血压下降。

2. 中枢作用 第一代 H_1受体阻断药有镇静与嗜睡作用，以苯海拉明、异丙嗪作用最强；赛庚啶和曲吡那敏次之，氯苯那敏最小，而苯茚胺略有中枢兴奋作用。第二代 H_1受体阻断药较少透过血-脑屏障，没有明显中枢作用，其中地氯雷他定、西替利嗪中枢作用更弱。

3. 其他作用 多数第一代 H_1受体阻断药有抗胆碱样作用，如苯海拉明、异丙嗪、美克洛嗪和布克利嗪等，从而产生抗晕、止吐作用，而第二代 H_1受体阻断药不明显。

常见 H_1受体阻断药的作用特点，见表 38-1。

表 38-1 常见 H1 受体阻断药的作用特点

药物	镇静、催眠	抗晕、止吐	抗胆碱
异丙嗪	+++	++	+++
曲吡那敏	++	–	–
氯苯那敏	+	–	++
苯海拉明	+++	++	+++
赛庚啶	++	+	++

续表

药物	镇静、催眠	抗晕、止吐	抗胆碱
美克洛嗪	+	+++	+
苯茚胺	略兴奋	–	++
特非那定	–	–	–
阿司咪唑	–	–	–
西替利嗪	–	–	–
氯雷他定	–	–	–
左卡巴斯汀	–	–	–
氮䓬斯汀	–	–	–

注：+++：作用强；++：作用中等；+：作用弱；–：无作用。

【临床应用】

1. 皮肤黏膜变态反应性疾病　用于由组胺释放所引起的过敏性鼻炎、荨麻疹和枯草热等皮肤黏膜变态反应性疾病。对昆虫咬伤引起的皮肤瘙痒和水肿也有良效。对药疹和接触性皮炎有止痒效果。对慢性过敏性荨麻疹与 H_2 受体阻断药合用效果比单用好。第二代的氮卓斯汀等尚能发挥拮抗5-羟色胺、白三烯的作用，因而可用于支气管哮喘的预防。

2. 晕动病及呕吐　苯海拉明、异丙嗪、布克利嗪、美克洛嗪对晕动病、妊娠呕吐及放射病呕吐有止吐作用。

3. 失眠　对中枢有明显抑制作用的异丙嗪、苯海拉明可用于失眠的治疗。

【不良反应】　第一代 H_1 受体阻断药常见乏力、镇静、嗜睡等，故服药期间应避免驾车、船及进行高空作业。第二代 H_1 受体阻断药在大剂量下也可产生中枢抑制作用，从事注意力高度集中工作的患者仍需警惕。此外尚有消化道反应及头痛、口干、排便及排尿困难和视力模糊等。美克洛嗪可致动物畸胎，妊娠早期禁用。第二代 H_1 受体阻断药特非那定和阿司咪唑可阻断心肌细胞膜的钾通道，致 QTc 间期延长，引起尖端扭转型室性心动过速，可致晕厥、心脏停搏。由于两药主要由肝 CYP3A4 代谢，在与 CYP3A4 抑制剂合用时更易发生，因而两药已在中国、美国等部分国家撤市。氯雷他定、西替利嗪以及非索非拉定无此明显不良反应。

三、H_2 受体阻断药

H_2 受体阻断药以含有甲硫乙胍的侧链代替 H_1 受体阻断药的乙基胺链，能拮抗组胺激动 H_2 受体引起的胃酸分泌，对 H_1 受体无作用。目前临床常用的有西咪替丁（cimetidine）、雷尼替丁（ranitidine）、法莫替丁（famotidine）、尼扎替丁（nizatidine）、罗沙替丁（roxatidine）和乙嗅替丁（ebrotidine）等，主要用于消化性溃疡的治疗，具体内容详见第二十九章。

四、作用于组胺受体的药物研究进展

相关内容请扫描本书二维码进行阅读。

第二节　5-羟色胺和影响 5-羟色胺的药物

【药物研究简史】　请扫描本书二维码进行阅读。

一、5-羟色胺及其生理功能

5-羟色胺（5-hydroxytryptamine，5-HT），又名血清素（serotonin），主要分布于人体胃肠道、血小板和中枢神经系统。人体约 90%的 5-HT 作为自体活性物质由消化道肠嗜铬细胞颗粒释放，主要调节肠道运动；其释放的部分 5-HT 弥散到血液，可被血小板摄取和储存，参与凝血和伤口愈合。

5-HT 也属于单胺类神经递质之一，分布于中枢神经系统和肠道神经丛，通过作用于相应受体而调节机体食欲、情绪、睡眠和认知等多种生理功能。

1. 5-HT 受体及其分布 5-HT 受体有 7 个亚型，除 5-HT_3 亚型为与离子通道偶联的受体外，其余为与 G 蛋白偶联的受体。

（1）5-HT_1 受体：包括 5-HT_{1A}、5-HT_{1B}、5-HT_{1D}、5-HT_{1E}、5-HT_{1F} 和 5-HT_{1p} 等。前 5 者为 G_i 偶联的受体，其中 5-HT_{1A} 主要分布在脑皮层、中缝核、海马、隔板和扁桃体，在基底节和丘脑低密度表达；5-HT_{1B} 主要分布在前额皮层、黑质、基底神经节、海马回和苍白球；5-HT_{1D} 主要分布在黑质、颅内血管和苍白球；5-HT_{1E} 主要分布在皮层和纹状体；5-HT_{1F} 主要分布在皮层和海马。而 5-HT_{1p} 为 G_0 偶联的受体，主要分布在肠道神经丛。

（2）5-HT_2 受体：主要包括 5-HT_{2A}、5-HT_{2B} 和 5-HT_{2C} 等，均为 G_q 偶联的受体。5-HT_{2A} 主要分布在血小板、平滑肌和大脑皮层；5-HT_{2B} 主要分布在胃底；5-HT_{2C} 主要分布在黑质、脉络膜、下丘脑和海马。

（3）5-HT_3 受体：为离子通道偶联的受体，主要分布在内界最后区、副交感神经和孤束核。

（4）5-HT_4 受体：为 G_s 偶联的受体，主要分布在中枢神经系统和肠肌神经元、平滑肌。

（5）5-HT_5 受体：为 G_i 偶联的受体，主要分布在中枢神经系统，如海马。

（6）5-HT_6 受体：为 G_s 偶联的受体，主要分布在海马、纹状体。

（7）5-HT_7 受体：为 G_s 偶联的受体，主要分布在海马、下丘脑和胃肠道。

2. 5-HT 受体介导的生理作用

（1）心血管系统：5-HT_2 受体激动，大多数内脏血管平滑肌收缩，尤其是肾、肺和脑血管，而内皮完整的血管平滑肌则表现为舒张。5-HT 静脉注射后，实验动物血压首先通过化学感受器 5-HT_3 受体使心率减慢、输出量减少、血压短暂下降；而后，其缩血管效应导致血压持续数分钟的升高；最后，由于骨骼肌血管舒张，产生长时间的血压降低。此外，5-HT_2 受体激动，可引起血小板聚集。

（2）内脏平滑肌：胃肠道平滑肌 5-HT_2 受体和肠神经系统的神经节细胞上的 5-HT_4 受体激动，使胃肠道平滑肌收缩、胃肠道张力增加、肠蠕动加快；激动肠神经系统 5-HT_4 受体使 ACh 释放增加。支气管平滑肌 5-HT_2 受体激动，加上促进支气管迷走神经末梢释放 ACh，使支气管平滑肌收缩。

（3）神经系统：5-HT 不能通过血-脑屏障，但多个脑区分布 5-HT。5-HT 为褪黑素和促黑色素细胞因子的前体。5-HT 可参与食欲、睡眠、体温、痛觉和血压等多种生理功能的调节，与焦虑、抑郁、偏头痛等疾病可能有关。胃肠道和延髓呕吐中枢 5-HT_3 受体激动参与调节呕吐反射，而 5-HT_4 和 5-HT_{1p} 受体也参与了肠道神经系统功能的调节。5-HT 也是瘙痒、疼痛等感觉神经末梢的强刺激剂，植物刺伤和昆虫叮咬致局部 5-HT 释放，引起瘙痒、疼痛等。

二、5-羟色胺受体激动药

1. 伊沙匹隆（ipsapirone）和丁螺环酮（buspirone） 选择性部分激动 5-HT_{1A} 受体，为非苯二氮䓬类抗焦虑药，无明显镇静与抗癫痫作用，无明显依赖性。用于轻度到中度的不伴惊恐发作的一般性焦虑患者。主要不良反应为头晕、困倦、短暂记忆丢失和兴奋。$t_{1/2}$ 短，需要每日服药 3 次。

2. 舒马曲普坦（sumatriptan） 为 5-HT_{1B} 和 5-HT_{1D} 受体激动剂的代表药物，能选择性激动脑和脑脊膜血管平滑肌 5-HT_{1B} 和 5-HT_{1D} 受体，导致血管收缩，对其他受体没有明显作用。已成为最主要的抗偏头痛药物，主要用于急性偏头痛发作治疗，其作用与麦角类相当或更强，在急性发作后要尽早使用，但不推荐用于预防。舒马曲普坦口服生物利用度约 15%，1.5h 起效，$t_{1/2}$ 约 2h；同类药物那拉普坦（naratriptan）口服生物利用度 70%，2h 起效，$t_{1/2}$ 约 5.5h；佐米曲普坦（zolmitriptan）口服生物利用度 40%，1.5h 起效，$t_{1/2}$ 约 3h，代谢产物活性更强；夫罗曲普坦（frovatriptan）3h 起效，$t_{1/2}$ 为 27h。普坦类药物的主要不良反应包括硫化血红蛋白血症，冠脉痉挛性胸闷和不适、感觉异常、肌无力、颈痛、心律失常，禁用于缺血性心脏病患者。此外，肝、肾功能不全、外周血管疾病患者禁用那拉普坦，外周血管疾病患者禁用夫罗曲普坦。

3. 西沙必利（cisapride） 为 5-HT_4 受体激动剂，选择性激动肠壁神经节丛神经细胞的 5-HT_4 受体，促进神经末梢 ACh 的释放，增加上消化道胃肠动力，提高食管括约肌张力，促进胃排空，临床用于治疗胃食管反流和胃肠动力失调疾病。主要经肝 CYP3A4 代谢，$t_{1/2}$ 约 10h，由于可致 QT 间期明显延长，目前在美国为限制性使用。同类药物伦扎必利（renzapride），还能拮抗 5-HT_3 受体，主要用于伴便秘的应激性结肠综合征。替加色罗（tegaserod）为 5-HT_4 受体部分激动剂，主要用于应激性结肠综合征以及慢性便秘患者，由于其心血管不良反应，已从美国和印度撤市。

4. 氟西汀（fluoxetine）、西酞普兰（citalopram）、舍曲林（sertraline）、帕罗西汀（paroxetine）和氟伏草胺（fluvoxamine） 为选择性 5-HT 再摄取抑制剂，能选择性抑制 5-HT 再摄取，增加中枢神经末梢突触间隙 5-HT 的水平，间接激动 5-HT 受体。广泛应用于抑郁症治疗，能明显改善抑郁症症状，而无明显的心脏毒性和抗胆碱不良反应。

5. 麦角生物碱（ergot alkaloid） 按化学结构分为胺生物碱和肽生物碱两类，可影响 5-HT、α 受体和多巴胺受体。美西麦角（methysergide）（又称二甲基麦角新碱）和麦角新碱（ergonovine）属于胺生物碱。美西麦角主要拮抗 5-HT_{2B} 受体，其次为 5-HT_{2C} 受体、5-HT_{1A} 受体，对子宫平滑肌影响小，用于偏头痛的预防和反复发作的搏动性头痛的治疗，但不用于急性偏头痛的治疗。主要不良反应为腹膜后、胸膜等组织纤维化。麦角新碱主要激动 5-HT_2 受体，其次是 α 受体，为多巴胺受体部分激动剂，明显兴奋子宫平滑肌而被广泛用于产后出血。麦角胺（ergotamine）属肽生物碱，其结构与多巴胺、5-HT 和去甲肾上腺素相似，为 α 受体、5-HT_2 受体的部分激动剂，能明显收缩血管，减少动脉搏动，可显著缓解偏头痛，用于偏头痛的诊断、频繁发作的中度偏头痛和非频繁发作的重度偏头痛急性发作时的治疗，有时合用咖啡因。

三、5-羟色胺受体阻断药

1. 赛庚啶（cyproheptadine）和苯噻啶（pizotifen） 为选择性拮抗 5-HT_2 受体，兼具 H_1 受体拮抗作用和较弱的抗胆碱作用。可用于荨麻疹、湿疹、接触性皮炎、皮肤瘙痒和过敏性鼻炎等的治疗。也可用于预防偏头痛发作，其作用机制尚不清楚。不良反应主要为口干、恶心、乏力、嗜睡。由于兴奋下丘脑摄食中枢，使食欲增加，体重增加。青光眼、前列腺肥大及尿闭患者禁用，驾驶员及高空作业者慎用。

2. 酮色林（ketanserin） 为选择性拮抗平滑肌等组织的 5-HT_2 受体（5-HT_{2A} 强、5-HT_{2C} 弱），兼具 H_1 受体拮抗和较弱的血管 $α_1$ 受体拮抗作用。可对抗 5-HT 引起的血小板聚集。主要用于治疗高血压和血管痉挛性疾病。同类药物利坦色林（ritanserin）仅有较强的 5-HT_2 受体拮抗作用（5-HT_{2A} 强于 5-HT_{2C}），几乎无 H_1 和 $α_1$ 受体作用。与抗精神病药合用，以减轻阴性症状。

四、5-HT_3 受体阻断药研究进展

相关内容请扫描本书二维码进行阅读。

第三节　膜磷脂代谢及影响药物

【药物研究简史】 请扫描本书二维码进行阅读。

一、膜磷脂-花生四烯酸代谢通路

相关内容请扫描本书二维码进行阅读。

二、前列腺素类药物

（一）前列腺素类药物的主要药理作用

环氧酶（cyclooxygenase，COX）可能存在多种异构酶，COX-1 和 COX-2 是其最主要形式，

COX-3 是 COX-1 的剪接变体，也称为 COX-1b 或 COX-1v。COX 催化花生四烯酸形成不稳定的环内过氧化物前列腺素 G_2（PGG_2），然后在过氧化物酶作用下生成前列腺素 H_2（PGH_2）。PGH_2 在异构酶和合成酶作用下，形成较稳定的 PGE_2、$PGF_{2α}$ 和 PGD_2；而在前列环素合成酶催化下生成 PGI_2，在血栓素合成酶催化下生成 TXA_2。不同组织花生四烯酸的终产物可能不同，如血管壁内皮细胞富含 PGI_2 合成酶，主要生成 PGI_2；而血小板富含 TXA_2 合成酶，主要合成 TXA_2；肾脏主要生成 PGE_2 及 $PGF_{2α}$。这些前列腺素和血栓烷主要影响血管及内脏平滑肌的功能，并对血小板、单核细胞、肾脏、传出神经和中枢神经系统、内分泌器官、脂肪组织和眼等均有明显作用。

1. 平滑肌

（1）血管平滑肌：$PGF_{2α}$ 和 TXA_2 能强烈收缩血管，以静脉血管更明显；在睾酮参与下，TXA_2 能促进血管平滑肌细胞分裂和增殖。PGI_2 和 PGE_2 可激活腺苷酸环化酶，升高 cAMP 水平，使平滑肌细胞内 Ca^{2+}浓度降低，松弛小动脉平滑肌。

（2）呼吸道平滑肌：PGE_2 和 PGI_2 使其松弛，而 PGD_2、TXA_2 和 PGF_2 则使其收缩。

（3）胃肠道平滑肌：可由于受体亚型的不同对胃肠平滑肌作用可能相反，如 PGE_2 收缩纵肌、松弛环肌，$PGF_{2α}$ 强烈收缩纵肌和环肌，PGI_2 仅有弱的环肌收缩作用。

（4）子宫平滑肌：低浓度 PGE_2、$PGF_{2α}$ 和 TXA_2 收缩子宫平滑肌，而 PGI_2 和高浓度 PGE_2 导致其松弛。

2. 血小板 低浓度 PGE_2 促进血小板聚集，而高浓度则抑制血小板聚集；TXA_2 促进其聚集；PGD_2 和 PGI_2 抑制血小板聚集。

3. 中枢和外周神经系统

（1）睡眠：动物下丘脑后部注射 PGE_2 可致失眠，脑室注射 PGD_2 可产生生理性睡眠。

（2）发热：致热原促使 IL-1 释放，IL-1 又使 PGE_2 的合成和释放增加，而 PGE_2 增加使体温升高，此途径可被阿司匹林类解热镇痛药物阻断。外源性 $PGF_{2α}$ 和 PGI_2 也可诱导体温升高，而 PGD_2 和 TXA_2 无明显作用。

（3）神经传递：PGE_2 抑制交感神经节后神经末梢释放去甲肾上腺素，此效应可被非甾体抗炎药抑制。

4. 炎症与免疫 COX-2 催化生成的 PGE_2 和 PGI_2 能增加炎症区域血流，增加血管通透性，促进白细胞移出和水肿的形成。TXA_2 和 PGE_2 抑制 B 淋巴细胞转化为浆细胞，抑制丝裂原导致的 T 淋巴细胞增殖而抑制免疫应答。

5. 骨代谢 PGs 在骨组织中含量丰富，并受成骨细胞诱导，主要是刺激骨转化，如骨再吸收和成骨，以 PGE_2 作用为主。抑制 PGs 合成将影响骨折愈合。

6. 肿瘤 动物肿瘤模型研究表明，多种肿瘤如结肠癌、乳腺癌和肺癌等的发生、发展与 COX-2 的表达有关。

（二）常用前列腺素类药物

1. 米索前列醇 为人工合成的 $PGE_1$15-脱氧，16-羟基化的衍生物，能抑制组胺、五肽胃泌素等引起的胃酸分泌以及基础胃酸分泌。治疗胃溃疡和十二指肠溃疡的治愈率与 H_2 受体阻断药近似，可用于 H_2 受体阻断药无效者。对吸烟者的溃疡愈合也有良好疗效。其不升高血清胃泌素水平，对防止溃疡复发较其他抗溃疡药更佳。也可用于诱导宫缩和治疗勃起功能障碍。同类药物恩前列素则为 PGE_2 衍生物，可抑制胃酸分泌，有细胞保护作用，能增加结肠和子宫的收缩，孕妇慎用或不用。人工合成的罗沙前列醇（rosaprostol）能减少胃液分泌，保护胃、十二指肠黏膜，对心血管功能、子宫、胃肠道活动和血小板功能几乎无影响。

2. 前列地尔 可直接扩张血管、抑制血小板聚集、增加血流量，改善微循环。主要分布在肝、肺、肾等，经肾脏排泄，$t_{1/2}$ 为 5～10min。静脉或动脉注射可维持新生儿动脉导管未闭和治疗严重肢体缺血。与抗高血压药和血小板聚集抑制药有协同作用。阴茎注射可用于诊断和治疗阳痿。不良反应有颜面潮红、腹泻、头痛、低血压、呼吸停止、心动过速、可逆性骨质增生和注射局部红肿热痛等。妊娠期和哺乳期妇女禁用。

3. 依前列醇（epoprostenol，PGI_2） 能明显舒张血管和抑制血小板聚集。$t_{1/2}$ 为 2～3min，经肺循环时不被代谢。依前列醇可替代肝素用于体外循环和肾透析时防止血栓形成，也可用于缺血性心脏病、多器官功能衰竭、外周血管痉挛性疾病和肺动脉高压。不良反应主要为血压下降、低剂量引起心动过缓而高剂量产生继发性心动过速、颜面潮红、头痛和胃肠道反应等。伊洛前列素（iloprost）是 PGI_2 衍生物，作用和应用与 PGI_2 相同，但性质稳定。

4. 地诺前列酮 为天然 PGE_2 制剂，在整个妊娠期均可引起子宫收缩，其阴道栓剂可用于 2～3 个月妊娠的流产。主要不良反应为头痛、恶心、呕吐、腹泻、发热等，有急性盆腔炎、心、肺、肾脏和肝脏疾病者慎用。

5. 卡前列素（carboprost） 又称 15-甲基 $PGF_{2\alpha}$，为人工合成 PGF_2 的衍生物，活性强于 $PGF_{2\alpha}$，作用时间长，不良反应小，使用方便，终止妊娠后能很快恢复月经和生育功能，对下丘脑-垂体-卵巢轴没有明显影响，主要用于其他药物无效的宫缩无力导致的产后顽固性出血，以及终止早孕。有恶心、呕吐、头晕、腹泻等不良反应。有哮喘、高血压、肝、肾疾病者慎用。

6. 硫前列酮（sulprostone） 为 PGE_2 类似物，高选择性收缩子宫平滑肌，作用强而持久。软化和扩张子宫颈管作用优于卡前列素。临床用于抗早孕、扩张子宫颈及中期引产；对产后宫缩乏力所致出血也良效。

三、白三烯及其阻断药

（一）白三烯的药理作用

脂氧合酶（lipoxygenase，LOX）包括 5-LOX、12-LOX 和 15-LOX 三种，其中 5-LOX 是最重要的代谢途径。5-LOX 主要表达于白细胞和其他免疫细胞，主要分布于白细胞、肺和气管等细胞和组织。5-LOX 结合 5-LOX 激活蛋白，催化花生四烯酸生成一系列具有共轭三烯结构的二十碳不饱和酸，即白三烯（leukotriene，LT），包括 LTA_4、LTB_4、LTC_4、LTD_4、LTE_4、LTF_4 和 LTG_4 等，后五者又称为半胱氨酸白三烯（CysLT），LTD_4 和 LTF_4 为 LTC_4 的代谢产物，而 LTG_4 为 LTE_4 的代谢产物。LT 作用于 G 蛋白偶联受体，引起支气管平滑肌收缩和增加血管通透性，LTB_4 还是白细胞的趋化因子。

1. 呼吸系统 LT 尤其是 LTD_4 和 LTC_4，强烈收缩支气管，增加呼吸道微血管通透性、导致黏膜水肿，增加黏液分泌，其作用超过组胺的 1000 倍。

2. 心血管系统 LT 可抑制心肌收缩力，收缩冠状动脉，减少冠状动脉血流量，从而抑制心肌。也收缩肺、肾和肠系膜血管，但可扩张毛细血管后微静脉，引起明显渗出，其作用超过组胺的 1000 倍。

3. 炎症和过敏反应 LT 增加血管内皮细胞通透性，促使炎症细胞向炎症区域游走和移行，从而参与急性炎症反应。LT 与慢性炎症的发病密切相关，如哮喘、炎症性肠病等。LT 是引起变态反应的重要介质。LTD_4 和 LTC_4 是最重要的过敏性慢反应物质，LT 是强的 T 淋巴细胞、单核细胞和巨噬细胞趋化因子，促进白细胞向炎症部位游走聚集。较高浓度下还能使嗜酸性粒细胞黏附、脱颗粒，释放细胞因子和化学因子，产生氧自由基。

4. 胃肠道 炎症性肠病患者结黏膜上皮细胞 LTB_4 表达明显增加。

（二）白三烯阻断药

LT 受体包括 $CysLT_1$ 和 $CysLT_2$ 受体。$CysLT_1$ 对 LTD_4 受体的亲和力高于 LTC_4 和 LTE_4。$CysLT_1$ 受体主要分布在肺和肠道平滑肌、脾脏和外周血白细胞，$CysLT_2$ 主要分布在心、脾脏、外周白细胞、肾上腺髓质和脑。LT 激动 CysLT 受体，促进内皮细胞黏附、肥大细胞释放趋化因子，介导哮喘、炎症反应和过敏性休克的产生。LTB_4 受体包括 BLT_1 和 BLT_2 受体，其中 BLT_1 对 LTB_4 受体的亲和力较高，主要表达在白细胞、胸腺和脾脏，参与白细胞趋化，介导炎症反应和变态反应；BLT_2 组织分布广泛，如脾脏、白细胞、卵巢、肝脏和肠道，其功能尚不清楚，可能与免疫有关。白三烯阻断药主要包括 5-LOX 抑制药和 LT 受体阻断药，可用于鼻炎、风湿性关节炎、哮喘、银屑病、肠炎等多种炎症性疾病。

1. 扎鲁司特（zafirlukast）、孟鲁司特（montelukast）和普鲁司特（pranlukast）为 LTD_4 结构类似物，竞争性拮抗 $CysLT_1$ 受体，松弛支气管平滑肌，用于季节性过敏性鼻炎、荨麻疹和哮喘的治疗。

2. LTB_4 受体阻断药能抑制白细胞趋化、游走和聚集，兼有抗氧化和减轻细胞损伤作用。而艾他洛西（etalocib）（LY-293111）拮抗 LTB_4 和激动 PPARγ，对非小细胞肺癌、胰腺癌等多种恶性肿瘤有效，正处于临床试验阶段。

3. 齐留通（zileuton）口服吸收迅速，血浆蛋白结合率 93%，$t_{1/2}$ 为 2.5h，经肝 CYP1A2、CYP2C8/9 和 CYP3A4 代谢。通过抑制 5-LOX，减少 LTB_4 和 CysLT 的生成。主要用于支气管哮喘发作的预防和轻中度慢性支气管哮喘的治疗，可减少糖皮质激素的用量。动物研究表明，齐留通单用或与伊马替尼合用对慢性白血病的控制有益。不良反应主要为肝损伤、鼻窦炎、恶心和咽喉部疼痛。

四、膜磷脂代谢影响药物研究进展

相关内容请扫描本书二维码进行阅读。

第四节　多肽类药物

多肽（polypeptide）是一类生物活性多肽，大多分布于神经组织，在自主神经系统和中枢神经系统起着重要作用。有的直接作用于血管平滑肌，收缩血管，如血管紧张素Ⅱ（angiotensin Ⅱ）、内皮素（endothelin）、抗利尿激素（antidiuretic hormone，ADH）、神经肽 Y（neuropeptide Y）和尾升压素（urotensin），有的则产生血管舒张作用，如激肽类（kinins）、血管活性肠肽（vasoactive intestinal peptide）、利尿钠肽（natriuretic peptide）、神经降压肽（neurotensin）、P 物质（substance P）、降钙素基因相关肽（calcitonin gene-related peptide）和肾上腺髓质素（adrenomedullin）等。

【药物研究简史】 请扫描本书二维码进行阅读。

一、激肽类化合物

1. 激肽的生物合成和代谢 激肽（kinin）是一类强力扩血管肽，由激肽原（kininogen）在激肽释放酶（kallikrein）作用下生成，包括胰激肽（kallidin）、甲二磺酰赖氨酰缓激肽（methionyl-lysyl-bradykinin）和缓激肽（bradykinin），前两者均含缓激肽结构。激肽释放酶存在于血浆，以及肾、胰、肠汗腺和唾液腺等组织，能被胰蛋白酶、因子Ⅻ和其自身激活。血中激肽释放酶的生物学特性与组织中不同。血浆中存在高分子量激肽原（HMWK）和低分子量的激肽原（LMWK），前者在激肽释放酶的催化下生成缓激肽，是血中激肽的主要形式；后者透过毛细血管壁后在组织激肽释放酶催化下生成胰激肽，是尿中激肽的主要形式；而经胃蛋白酶或胃蛋白酶样物质催化生成甲二磺酰赖氨酰缓激肽。

激肽被激肽酶水解而失活。激肽酶包括激肽酶Ⅰ和激肽酶Ⅱ，前者主要水解羧基末端精氨酸残基，其合成于肝脏，存在于血液；后者即血管紧张素Ⅰ转化酶（ACE），存在于血液和组织当中，主要水解羧基末端-苯丙氨酸-精氨酸残基，水解激肽和血管紧张素Ⅰ。

2. 激肽的生理及药理作用 激肽受体包括 B_1 和 B_2 两型。B_1 分布局限，可能参与炎症反应过程；B_2 为 G 蛋白偶联受体（G_q 和 G_i），分布广泛，与 Cl^- 转运、NO 生成以及磷脂酶 C、钙动员、PLA_2 和腺苷酸环化酶的激活有关。激肽可能直接作用于动脉血管平滑肌，或促进 NO、PGI_2、PGE_2 释放，导致扩张动脉、增加毛细血管通透性，其强度是组胺的 10 倍；收缩静脉，其机制可能与促

进 $PGF_{2\alpha}$ 释放或直接刺激静脉血管平滑肌有关。组织损伤时激肽迅速释放，引起红、肿、热、痛症状。可导致内脏平滑肌收缩，诱发哮喘。

3. 影响激肽释放酶-激肽系统的药物

（1）抑蛋白酶多肽（aprotinin）：主要自牛肺提取，由 58 个氨基酸组成的丝氨酸蛋白酶抑制剂，抑制激肽释放酶、胰蛋白酶、糜蛋白酶、纤溶酶等蛋白水解酶。用于减少动脉搭桥手术患者对血液制品的需求，治疗血浆激肽过高的急性胰腺炎、中毒性休克等，改善肿瘤症状。由于可致高死亡率和肾坏死而于 2007 年撤市，但 2012 年北欧重新销售此药。

艾卡拉肽（ecallantide）为人工合成的 60 个氨基酸多肽，皮下注射的半衰期为 1.5～2.5h，经肾排泄。抑制激肽释放酶，减少缓激肽生成。主要用于 16 岁以上的急性遗传性血管性水肿，但不宜用于 ACEI 所致的血管性水肿。主要不良反应为乏力、头痛、恶心、腹泻等，严重的不良反应为过敏反应。

（2）激肽酶Ⅱ抑制剂（ACEI）：卡托普利等抑制激肽酶Ⅱ，减少缓激肽的降解，增强缓激肽的作用，主要用于高血压、心力衰竭和糖尿病肾病的治疗。具体介绍见抗高血压药物和治疗心力衰竭的药物等章节。

（3）作用于 B_2 激肽受体的药物：第一代 B_2 受体阻断药主要用于动物实验，几乎没有临床价值。第二代 B_2 受体阻断药艾替班特（icatibant）为人工合成的 10 肽，具有 B_2 受体选择性高、作用强、作用时间长（大于 1h）、口服有效等特点，可用于控制 16 岁以上患者遗传性血管性水肿的急性发作。

二、内　皮　素

相关内容请扫描本书二维码进行阅读。

三、P　物　质

相关内容请扫描本书二维码进行阅读。

四、利　尿　钠　肽

相关内容请扫描本书二维码进行阅读。

五、血管紧张素

相关内容请扫描本书二维码进行阅读。

六、肽类药物研究进展

相关内容请扫描本书二维码进行阅读。

（杨俊卿）

第三十九章 抗菌药物概论

对于所有病原体（包括微生物、寄生虫）及肿瘤细胞所致疾病的药物治疗统称为化学治疗（chemotherapy）。抗微生物药（antimicrobial drug）是指用于治疗病原微生物所致感染性疾病的药物。此类药物选择性地抑制或杀灭病原微生物而对人体细胞几乎没有损害，主要包括抗菌药物（antimicrobial agent）、抗真菌药（antifungal drug）和抗病毒药（antiviral drug）。

应用各类抗菌药物治疗细菌所致疾病过程中，应注意机体、细菌和抗菌药物三者之间在防治疾病中的相互关系（图 39-1）。

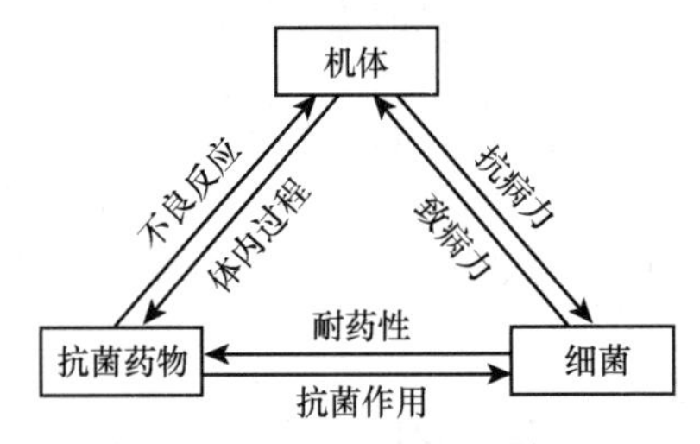

图 39-1 机体、细菌和抗菌药物三者之间的相互关系

抗菌药物的研究史和根据药物作用机制的分类，请扫描本书二维码进行阅读。

第一节 抗菌药物的常用术语

1. 抗菌药物 对病原菌有抑制或杀灭作用，用于防治细菌感染性疾病的药物，包括抗生素及人工合成抗菌药物。抗生素（antibiotic）是微生物代谢产生的，能杀灭或抑制其他病原微生物的物质，包括天然和人工半合成两类。抗菌药物的研发史请扫描本书二维码进行阅读。

2. 抗菌谱（antimicrobial spectrum） 抗菌药物抑制或杀灭病原微生物的范围，有广谱和窄谱之分。广谱抗菌药物指对多种病原微生物有效的抗菌药物，如四环素、氯霉素、氟喹诺酮类、广谱青霉素类和广谱头孢菌素类。窄谱抗菌药物指仅对一种或少数几种细菌有抗菌作用的抗菌药，如异烟肼仅对结核杆菌有效。抗菌药物的抗菌谱是临床用药的基础。

3. 抑菌药物（bacteriostatic drug） 是指仅具有抑制细菌生长繁殖而无杀灭细菌作用的抗菌药物，如四环素类、红霉素类、磺胺类等。

4. 杀菌药物（bactericidal drug） 是指具有杀灭细菌作用的抗菌药物，如青霉素类、头孢菌素类、氨基糖苷类等。

5. 抗菌活性（antibacterial activity） 药物抑制或杀灭病原菌的能力。常以体外试验中最低抑菌浓度（minimum inhibitory concentration，MIC）或最低杀菌浓度（minimum bactericidal concentration，MBC）衡量抗菌药物的抗菌活性大小。MIC 指在体外培养细菌 18～24h 后能抑制培养基内细菌生长的最低药物浓度；MBC 指能杀灭培养基内细菌或使细菌数减少 99.9%的最低药物浓度。

6. 耐药性（resistance） 也称抗药性，是指病原体或肿瘤细胞对反复应用的化学治疗药物的敏感性降低甚至消失的现象。

7. 化学治疗指数（chemotherapeutic index，CI） 化学治疗药物的半数动物致死量（LD50）与治疗感染动物的半数有效量（ED50）之比，即 LD50/ED50，是衡量化学治疗药物临床应用价值和安全性的重要参数。但应注意，某些药物如青霉素虽然化学治疗指数大，几乎对机体无毒性，但可能发生过敏性休克这种严重不良反应。

8. 抗菌药后效应（postantibiotic effect，PAE） 指细菌与抗菌药物短暂接触，当抗菌药物浓度下降，低于 MIC 或消失后，细菌生长仍受到持续抑制的效应。这类药物主要包括氨基糖苷类和喹诺酮类等浓度依赖性抗菌药物，而时间依赖性抗菌药物（如β-内酰胺类抗菌药）则无明显的 PAE。

9. 首次接触效应（first expose effect） 是指抗菌药物在初次接触细菌时有强大的抗菌效应，再度接触时不再出现该强大作用，或连续与细菌接触后抗菌效应不再明显增强，需要间隔相当时间（数小时）以后，才会再起作用。氨基糖苷类抗生素有明显的首次接触效应。

第二节　抗菌药物的作用机制

药物产生强大特异性的抗菌作用归结于它们对高度特异靶分子的选择性作用，适合成为抗菌药物作用的靶位应符合 2 个基本条件：①必须是细菌存活的关键；②必须为细菌所特有或与人的同源性低。根据细菌结构特点和代谢特点，有大量抗菌药物作用靶位（图 39-2），如细胞壁合成酶、核糖体、叶酸代谢和核酸代谢过程所必需的酶类。药物通过影响细菌的结构和功能，干扰细菌的生化代谢过程而产生抗菌作用。

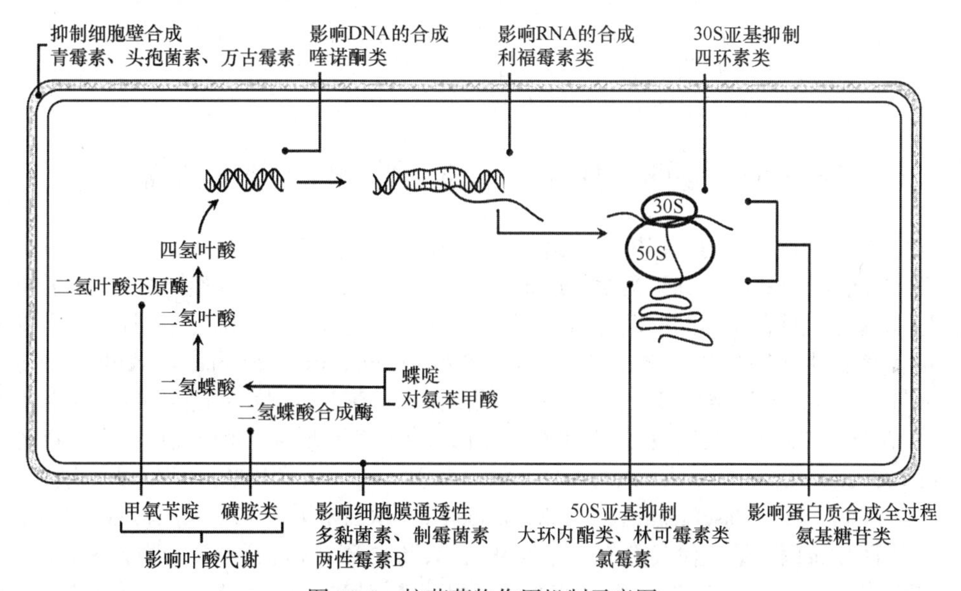

图 39-2　抗菌药物作用机制示意图

1. 抑制细胞壁合成 例如，β-内酰胺类抗生素通过与具有转肽酶、羧肽酶、糖基转移酶等功能的青霉素结合蛋白（penicillin-binding protein，PBP）结合，影响细菌细胞壁合成。细胞壁是细菌特有结构，位于细胞膜之外，坚韧而有弹性，能维持细菌外形和保护细菌免受低渗破坏，并与细胞膜共同进行细菌与外周环境的物质交换。细胞壁的主要成分为肽聚糖（peptidoglycan），由肽和聚糖两部分组成。众多肽聚糖分子以糖苷键和肽键交织成网格状覆盖在整个细胞上。而哺乳动物细胞无细胞壁，因此，参与细菌肽聚糖合成和交联过程的一些关键酶以及肽聚糖的中间产物均可成为药物选择性作用的靶点。

2. 影响细胞膜通透性 例如，多黏菌素通过与细菌细胞膜中的磷脂结合，使细胞膜通透性增加而发挥抗菌作用。细菌细胞膜位于细胞壁的内侧，紧密包绕在细胞质的外面，由脂质双层分子组成。细胞膜能将氨基酸、嘧啶、嘌呤、磷脂、无机盐和核苷酸等浓集在细胞内，防止外漏；还有许多酶和核糖体等也黏附在细胞膜上。因此，细胞膜具有选择性输送营养物质和催化重要生化代谢过程的作用。膜的结构成分及其合成过程为某些药物作用的目标。

3. 影响蛋白质合成 例如，氨基糖苷类作用于核糖体30S亚基，干扰蛋白质合成。细菌细胞合成蛋白质的过程与哺乳动物细胞基本相同，两者最大的区别在于核糖体的不同，细菌核糖体的沉降系数为70S，可解离为50S亚基和30S亚基，而哺乳细胞的核糖体的沉降系数为80S亚基，可解离为60S亚基和40S亚基。因此，细菌核糖体可成为药物选择性作用的靶点，药物能选择性影响细菌蛋白质的合成而一般不影响人体细胞的功能。但哺乳动物线粒体中的核糖体与细菌比较接近，有些药物在高剂量下可能因此而引起毒性反应。

4. 影响核酸代谢 例如，喹诺酮类抑制细菌DNA回旋酶而影响DNA复制。细菌的染色体是一个共价闭合环状双链DNA分子，其长度是细菌自身的1000倍，DNA的复制、翻译过程中均需要DNA回旋酶调节其超螺旋结构。细菌细胞DNA回旋酶为2个A亚基和2个B亚基组成的四聚体，哺乳动物细胞的DNA回旋酶只含两个亚基，其结构和功能与细菌不同，因而细菌的DNA回旋酶可成为药物作用的靶点。此外，DNA的结构及以DNA为模板转录成RNA的过程均可受药物作用的影响。

5. 影响叶酸代谢 例如，磺胺类和甲氧苄啶分别抑制二氢蝶酸合成酶和二氢叶酸还原酶，影响细菌体内的叶酸代谢。叶酸是细菌合成核酸所必需的物质，但由于叶酸难以进入某些细菌体内，所以细菌不能利用环境中的叶酸，而是利用对氨苯甲酸、蝶啶在二氢蝶酸合成酶的作用下生成二氢蝶酸，二氢蝶酸与谷氨酸生成二氢叶酸，再经二氢叶酸还原酶的作用形成四氢叶酸。而人类不能合成叶酸，只能从食物中摄取已合成的叶酸，因此，细菌叶酸合成过程可成为药物作用的环节。

抗菌药物按照作用机制的分类，请扫描本书二维码进行阅读。

第三节 细菌对抗菌药物的耐药性及预防措施

在人类与传染病做斗争的历程中，抗菌药物被公认为20世纪最伟大的医学发现，其出现使曾被认为是致命的感染性疾病得到了治愈，成就了一段辉煌的历史纪录。但遗憾的是，随着抗菌药物的不断问世以及在全球范围内的广泛应用，药物的临床疗效却在不断下降，主要原因是药物的使用导致细菌耐药性产生。2023年，中国细菌耐药监测网（China Antimicrobial Surveillance Network，CHINET）细菌耐药性监测结果显示：纳入分析的细菌中，革兰氏阴性菌占72.4%，革兰氏阳性菌占27.6%；在分离率较高的细菌中，其耐药全国平均检出率情况为：耐甲氧西林金黄色葡萄球菌（methicillin resistant Staphylococcus aureus，MRSA）为29.1%，耐甲氧西林凝固酶阴性葡萄球菌（methicillin-resistant coagulase-negative Staphylococcus，MRCNS）为73.8%，肺炎链球菌耐红霉素为96.1%，大肠埃希菌耐第三代头孢菌素为48.9%，大肠埃希菌耐喹诺酮类药物为50.7%，肺炎克雷伯菌耐第三代头孢菌素为27.7%，肺炎克雷伯菌耐碳青霉烯类药物为10.8%，铜绿假单胞菌耐碳青霉烯类药物为16.3%，鲍曼不动杆菌对碳青霉烯类药物的耐药率全国平均为55.5%，由此可见细菌耐药性产生的情况是比较严重的。

一、细菌耐药性的产生及种类

细菌耐药性可分为固有耐药（intrinsic resistance）和获得性耐药（acquired resistance）。固有耐药又称天然耐药，是由细菌染色体基因决定，代代相传。例如，链球菌对氨基糖苷类抗生素、肠杆菌对青霉素、铜绿假单胞菌对多种抗生素天然耐药。获得性耐药是由于细菌基因突变或获得耐药基因而形成，抗菌药物的选择压力则在于耐药克隆的扩增。细菌的获得性耐药可因不再接触抗生素而消失，也可由质粒将耐药基因转移给染色体而代代相传，成为固有耐药。

耐药基因的转移可以在细菌繁殖过程中垂直传递，而获得性耐药基因还可以在同种或不同种属细菌之间进行水平转移，即携带耐药基因的质粒、转座子、整合子，通过转导、转化、接合等方式将耐药基因在菌株间传递。整合子（integron）与质粒和转座子一样，为可移动的基因元件，具有同时整合和表达多种耐药基因的能力，使细菌对多种药物产生耐药性。

二、细菌对抗菌药物产生耐药的机制

1. 细菌产生灭活药物的酶　细菌产生灭活抗菌药物的酶使抗菌药物失活是耐药性产生的最重要机制之一，使抗菌药物在作用于细菌之前即被酶破坏而失去抗菌作用。这些灭活酶可由质粒和染色体基因表达。①β-内酰胺酶：由染色体或质粒介导。对 β-内酰胺类抗生素耐药，使 β-内酰胺环裂解，导致该抗生素丧失抗菌作用。②氨基糖苷类抗生素钝化酶：细菌在接触氨基糖苷类抗生素后产生钝化酶使后者失去抗菌作用，常见的氨基糖苷类钝化酶有乙酰化酶、腺苷化酶和磷酸化酶，这些酶的基因经质粒介导合成，可以将乙酰基、腺苷酰基和磷酰基连接到氨基糖苷类的氨基或羟基上，使氨基糖苷类的结构改变或者失去活性。③其他酶类：细菌可产生氯霉素乙酰转移酶灭活氯霉素，产生酯酶灭活大环内酯类抗菌药物，金黄色葡萄球菌产生核苷转移酶灭活林可霉素。

2. 细菌体内药物作用靶位改变　固有耐药与作用靶位完全缺失或其对药物呈天然低亲和力有关，如支原体缺乏肽聚糖而对β-内酰胺类耐药，肠球菌的青霉素结合蛋白与头孢菌素亲和力低而对其耐药。获得性耐药则与靶位的改变、靶位的代谢旁路或靶位的高产有关。例如，细菌 DNA 回旋酶 A 亚基变异而对氟喹诺酮类耐药，核糖体 50S 亚基中的 23S rRNA 的腺嘌呤甲基化而对大环内酯类、林可霉素类和链阳霉素耐药，青霉素结合蛋白-2a 产生而对β-内酰胺类耐药，二氢叶酸还原酶高产而对甲氧苄啶耐药。

3. 细菌通透性改变　细菌细胞壁、细胞膜以及革兰氏阴性菌外膜的通透性均可影响作用靶位的药物量。革兰氏阳性菌细胞壁厚实，有些药物如多黏菌素因难以透过而不能发挥作用。有些革兰氏阴性菌外膜上的通道蛋白较少或较小，使某些抗菌药物不能进入细菌内部而呈现固有耐药；有些细菌具有较高渗透性外膜且对抗菌药物敏感，但接触抗菌药物后菌株发生突变，产生通道蛋白的结构基因失活而发生障碍，改变了通道蛋白的性质和数量导致药物进入菌体减少而发展成为耐药菌。细菌细胞膜通透性改变则与四环素类、氯霉素、磺胺类和氨基糖苷类的耐药性有关。近年亦有研究表明，组成非特异性通道的 OmpF 蛋白的丢失可导致 β-内酰胺类、喹诺酮类等药物进入菌体减少；铜绿假单胞菌的特异蛋白通道 OprD 丢失时，产生了其对亚胺培南的特异性耐药。

4. 细菌加强主动外排　细菌存在针对抗菌药物的外排泵系统（efflux pump system）。外排泵系统由转运子（efflux transporter）、附加蛋白（accessory protein）和外膜通道蛋白（outer membrane channel protein）三种蛋白组成，三者连接在一起形成连续通道，能将扩散入细菌细胞内的抗菌药物主动外排。有些药物能诱导细菌细胞膜上外排泵系统的表达水平不断提高，使抗菌药物难以在细胞内积聚到有效浓度，因而细菌获得耐药性。由于许多外排泵系统底物特异性低，能够泵出多类化学结构的抗菌药物，导致多重耐药性。例如，在铜绿假单胞菌上已发现了几种介导对β-内酰胺类、氨基糖苷类、喹诺酮类、大环内酯类、四环素类及氯霉素等抗菌药物的固有或获得性耐药的主动外排泵系统，包括 MexAB-OprM、MexCD-OprJ 和 MexEF-OprN 等。

5. 细菌改变代谢途径　细菌可产生对药物具有拮抗作用的正常底物或改变代谢途径而产生耐药性。如细菌通过选择或突变，产生更多的对氨苯甲酸削弱磺胺类对二氢蝶酸合成酶的抑制作用或细菌直接利用外源性叶酸而对磺胺类耐药。

6. 耐药基因在病原菌之间转移　获得性耐药可通过突变或垂直传递，更多见的是水平转移，即通过转导、转化、接合等方式将耐药性供体细胞转移给其他细菌。突变（mutation）是指对抗生素敏感的细菌因编码某个蛋白的基因发生突变，导致蛋白质结构的改变，不能与相应的药物结合或结合能力降低。突变也可能发生在负责转运药物的蛋白质的基因、某个调节基因和启动子，从而改变靶位、转运蛋白或灭活酶的表达。喹诺酮类（回旋酶基因突变）、利福平（RNA 聚合酶基因突变）的耐药性产生都是通过突变引起的。转导（transduction）是由噬菌体完成，由于噬菌体的蛋白外壳上掺有细菌 DNA，若这些遗传物质含有药物耐受基因，则新感染的细菌将获得耐药，并将此特点传递给后代。转化（transformation）是指细菌将环境中的游离 DNA（来自其他细菌）掺进敏感细菌的DNA中，使其表达的蛋白质发生部分改变，这种转移遗传信息的方式叫作转化。肺炎球菌耐青霉素的分子基础即是转化的典型表现，耐青霉素的肺炎球菌产生不同的PBP，该PBP与青霉素的亲和力低。对编码这些不同的PBP的基因进行核酸序列分析，发现有一段外来的DNA。接合（conjugation）是细胞间通过性菌毛或桥接进行基因传递的过程。编码多重耐药基因的DNA可能经此途径转移，它是耐药扩散的极其重要的机制之一。可转移的遗传物质中含有质粒的两个不同的基因编码部位，一个编码耐药部分，叫耐药决定质粒（R-determinant plasmid）；另一个质粒称为耐药转移因子（resistance transfer factor），含有细菌结合所必需的基因。两个质粒可单独存在，也可结合成一个完整的R因子。某些编码耐药性蛋白的基因位于转座子，可在细菌基因组或质粒DNA的不同位置间跳动，即从质粒到质粒、从质粒到染色体、从染色体到质粒。

由于耐药基因以多种方式在同种和不同种细菌之间转移，促进了耐药性及多重耐药（multidrug resistant，MDR）性的发展。多重耐药性已成为一个世界范围内的问题，致使新的抗菌药物不断涌现，但仍追不上耐药性的产生。因此，临床医生必须严格掌握使用抗菌药物的适应证，合理地使用抗菌药物可降低耐药的发生率和危害性。

三、避免细菌耐药性产生的措施及研究进展

（一）避免细菌耐药性产生的措施

1. 防止滥用，合理应用 细菌产生耐药性是使用抗菌药物的必然结果，而不合理使用抗菌药物又大大加快了细菌产生耐药性的速度。近年的相关报道表明，抗菌药物的用量与细菌的耐药水平之间存在一种宏观的量化关系，一定剂量范围内的抗菌药物使用可以导致病原菌整体耐药水平以及耐药菌感染率的变化。目前，我国已经成为世界上滥用抗菌药物较严重的国家之一。抗菌药物的滥用，不可避免地导致细菌耐药机制不断演化、变异菌株优势生长，从而助长耐药菌株的扩增和传播。其中，我国临床上耐甲氧西林金黄色葡萄球菌、耐甲氧西林凝固酶阴性葡萄球菌、耐红霉素肺炎链球菌、喹诺酮类耐药大肠埃希菌等的检出率均居全球首列。由于细菌耐药基因可以多种方式在同种和不同种细菌之间转移，促进了耐药性及多重耐药性的发展，若不加以控制，终有一天将会导致细菌对所有抗菌药物都有耐药性，人们将会回到无抗菌药物的年代。因此，控制抗菌药物的使用，可以降低耐药的发生率和危害性。临床医务人员必须严格掌握使用抗菌药物的适应证，根据药动学、药效学参数制定个体化用药方案，高效用药使在感染部位达到防突变浓度。要避免长期使用一种或某几种抗菌药物，对不同耐药率等级的抗菌药物采取不同的干预措施。特别应限制或谨慎使用三代头孢菌素、碳青霉烯类等广谱抗菌药物和有可能会诱导细菌产生耐药性的药物，以减轻抗菌药物的选择压力。对于耐药性强的品种可采取限用、停用、轮换使用等措施，以恢复其敏感性。使用抗菌药物的过程中，可用一种抗菌药物控制的感染绝不联合使用多种抗菌药物；窄谱抗菌药可控制的感染不用广谱抗菌药物；严格掌握抗菌药物的预防使用、局部使用的适应证，避免滥用；医院内应对耐药感染的患者采取相应的消毒隔离措施，防止细菌的院内交叉感染。

2. 加强细菌耐药的监测 为了掌握临床感染菌群的分布及耐药性的变迁趋势，应重视采集感染标本进行微生物检验和药物敏感性试验，其结果有助于明确病原诊断、发现耐药菌株和正确选用药物。随着分子生物学技术的发展，某些分子生物学技术利用耐药基因检测耐药菌取得了可观的成绩，常见的有聚合酶链式反应、基因芯片、微流体芯片、飞行质谱和全基因组测序等。目前国内外纷纷成立了国际、国家级以及地区性的细菌耐药性监测数据库和网络，这对于更好地研究耐药机制、建立抗菌药物临床预警机制、制定治疗指南和干预对策，起到了非常重要的作用。

3. 加强抗菌药物使用的监管 我国卫生部规定，从2004年7月起购买抗菌药物必须有医生的处方，任何人不得在药店随意购买。为保障患者用药安全及减少细菌耐药性，卫生部在2004年制定《抗菌药物临床应用指导原则》，提出了抗菌药物临床应用的管理办法，对抗菌药物实行非限制、限制和特殊使用的分级管理制度，阐述了对感染性疾病中最重要的细菌性感染进行抗菌治疗的原则，应用抗菌药物进行治疗和预防的指征以及制定合理给药方案的原则，是我国制定的第一部关于

抗菌药物临床应用的指导性文件。后期相关部门进一步修订，在2015年版的基础上形成了目前临床在用的《抗菌物临床应用指导原则（2022年版）》。

（二）研究进展

1. 加强抗菌药物用量变化与细菌耐药性的相关性研究　进行大样本的抗菌药物用量变化与多菌种的细菌耐药性的相关研究，目前各国在这方面已开展工作，以此为依据建立地区性的细菌耐药预警系统和抗菌药物合理使用保障体系，通过调整抗菌药物使用的种类和消耗量，防止病原菌耐药水平的升高或耐药菌株比例的升高，并已取得令人鼓舞的结果，对抑制抗菌药物的滥用具有指导意义。

2. 开发新作用靶点的药物　细菌对作用机制相同的或化学结构相似的药物有交叉耐药性，开发针对新靶标的全新结构化合物及作用于多靶标的药物，成为避开细菌耐药机制的有效途径之一。科学家们正在利用微生物基因克隆、基因组测序、蛋白表达、高通量筛选和组合化学库发现了许多新的抗菌靶点和有抗菌活性的化合物。噁唑烷酮（oxazolidinone）类抗菌药物由于具有独特的作用机制，可抑制蛋白质合成的起始阶段并很少出现交叉耐药性而备受人们关注。新报道的还包括作用于细胞壁合成过程所需酶，如MurA～F、转糖基酶等的抑制剂；作用于蛋白质合成过程的关键酶，如肽脱甲酰基酶（peptide deformylase，PDF）、氨酰-tRNA合成酶的抑制剂；作用于核酸代谢过程的 RNA 解旋酶抑制剂；影响细菌脂肪酸合成途径Ⅱ中最终步骤所需的脂烯酰基载体蛋白还原酶（enoyl-ace carrier protein reductase）抑制剂；细菌细胞分裂抑制剂等。这些后起之秀的化合物虽然尚无产品正式上市，但是相信经深入研究，可再创抗菌药物的辉煌，造福于人类。

3. 保护已有的药物　①对已有药物进行结构改造或修饰，引入对酶稳定的结构或剔除易被酶修饰的基团；或设计更大的脂溶性药物，使进入细胞内的速度远远高于泵出速度；②开发新剂型，改善药物的靶向性；③开发新型“抗菌药物增效剂”来提高对付耐药细菌的能力，如灭活酶抑制剂（β-内酰胺酶抑制剂等）、外排系统抑制剂或外排系统能量来源的抑制剂、耐药基因复制过程解链酶抑制剂、生物膜形成抑制剂等。还有一些偶然发现也不断提供机遇，如植物中的儿茶素可恢复耐甲氧西林金黄色葡萄球菌对甲氧西林的敏感性。

4. 近年还有人提出了防突变浓度（mutant prevention concentration，MPC）和突变选择窗（mutant selection window，MSW）的概念。MPC是指防止耐药突变菌株被选择性富集扩增所需的最低抗菌药物浓度，MPC与MIC之间的浓度范围为MSW。当药物浓度高于MPC时，由于细菌必须同时产生两种及以上耐药突变才能生长，因而不仅治疗成功而且也很难出现耐药突变体的选择性扩增。如果通过动物体内实验及人体试验能够验证MPC及MSW理论，将会彻底改变目前的用药方案及药效学评价理论，同时也为解决临床耐药难题提供一种新的思路和方法。

5. 其他　探索影响细菌化学信号启动系统、阻断细菌的交流网络或使用带外部引导序列（extermal guide segumence，EGC）的质粒破坏细菌的耐药基因的研究也正在进行中。

第四节　抗菌药物合理应用原则

抗菌药物的应用涉及临床各科，正确合理应用抗菌药物是提高疗效、降低不良反应以及减少或延缓细菌耐药性发生的关键。近年来的监测显示，我国各感染性疾病的致病原组成与耐药性发生了变化。我国目前临床应用抗菌药物时应参照《抗菌药物临床应用指导原则（2022年版）》。

一、治疗性应用的基本原则

1. 诊断为细菌性感染者，方有指征应用抗菌药物　有细菌及真菌感染时有指征应用抗菌药物；有结核分枝杆菌、非结核分枝杆菌、支原体、衣原体、螺旋体、立克次体及部分原虫等病原微生物所致的感染亦有指征应用抗菌药物。缺乏细菌及上述病原微生物感染的证据，诊断不能成立者以及病毒性感染者，均无指征应用抗菌药。

2. 尽早查明感染病原，根据病原种类及细菌药物敏感试验结果选用抗菌药物 抗菌药物品种的选用，原则上应根据病原菌种类及病原菌对抗菌药物敏感性的结果而定。有条件的医疗机构，对住院患者应在开始抗菌治疗前及时留取其相应标本，送病原学检测，以尽早明确病原菌和药敏结果，并据此调整抗菌药物治疗方案。

在制定治疗方案时应遵循以下原则：

给药途径：①轻症感染可接受口服给药者，应选用口服吸收完全的抗菌药物，不必采用静脉或肌内注射给药。重症感染、全身性感染患者初始治疗应予以静脉给药，以确保药效，病情好转后能口服时应及早转为口服给药。②抗菌药物的局部应用宜尽量避免：治疗全身性感染或脏器感染时，应防止局部应用抗菌药物。局部用药宜采用刺激性小、不易吸收、不易导致耐药性和不易致过敏反应的杀菌药，青霉素类、头孢菌素类等易产生过敏反应的药物不可局部应用，氨基糖苷类等耳毒性药物不可局部滴耳。

给药次数：青霉素类、头孢菌素类和其他 β-内酰胺类、红霉素及克林霉素等半衰期短者应一日多次给药，喹诺酮类、氨基糖苷类等可一日给药 1 次（重症感染者例外）。

药物的联合应用：药物的联合应用要有明确指征，单一药物可有效治疗的感染无须联合用药，仅在以下情况时有指征联合用药：①病原菌尚未查明的严重感染，包括免疫缺陷者的严重感染；②单一抗菌药物不能控制的需氧菌及厌氧菌混合感染，两种及以上病原菌感染；③单一抗菌药物不能有效控制的感染性心内膜炎或败血症等重症感染；④需要长程治疗，但病原菌易对某些抗菌药物产生耐药性的感染，如结核病、深部真菌病；⑤由于药物协同抗菌作用，联合用药时应将毒性大的抗菌药物剂量减少，如两性霉素 B 与氟胞嘧啶联合治疗隐球菌脑膜炎时，前者的剂量可适当减少，从而减少其毒性反应。

联合用药时，宜选用抗菌作用具有协同或者相加作用的药物联合。根据抗菌药物的作用性质，将联合应用的可能效果分为四大类型：第一类为繁殖期杀菌药（Ⅰ），如 β-内酰胺类抗生素；第二类为静止期杀菌药（Ⅱ），如氨基糖苷类、多黏菌素类抗生素等，它们对繁殖期、静止期细菌都有杀菌作用；第三类为快速抑菌药（Ⅲ），如四环素、大环内酯类；第四类为慢速抑菌药（Ⅳ），如磺胺类药物等。

在体外试验或动物实验中可以证明。联合应用上述两类抗菌药时，可产生协同（Ⅰ+Ⅱ）、拮抗（Ⅰ+Ⅲ）、相加（Ⅲ+Ⅳ）、无关或相加（Ⅰ+Ⅳ）四种效果。为达到联合用药的目的，需要根据抗菌药物的作用性质进行恰当的配伍。

Ⅰ、Ⅱ类药物联合应用可获协同作用，如青霉素与链霉素或庆大霉素配伍治疗肠球菌心内膜炎是由于Ⅰ类抗菌药青霉素破坏细胞壁而使Ⅱ类抗菌药链霉素、庆大霉素易进入细菌细胞内靶位的缘故；Ⅰ、Ⅲ类药物联合应用时，由于Ⅲ类抗菌药迅速抑制蛋白质合成而使细菌处于静止状态，造成Ⅰ类抗菌药的抗菌活性减弱的拮抗作用，如青霉素与四环素类合用；若Ⅰ、Ⅳ类抗菌药合用，Ⅳ类抗菌药对Ⅰ类抗菌药不会产生重要影响，通常会产生相加作用，如青霉素与磺胺合用治疗流行性脑膜炎可提高疗效；Ⅱ、Ⅲ类抗菌药合用，可产生相加和协同作用；Ⅲ、Ⅳ类抗菌药物合用也可获得相加作用。

二、抗菌药物在特殊病理、生理状况患者中应用的指导原则

1. 肝功能减退时抗菌药物的应用有以下几种情况 ①主要由肝脏清除的药物，肝功能减退时清除明显减少，但并无明显毒性反应发生，肝病时仍可正常应用，但需谨慎，必要时减量给药，治疗过程中需严密监测肝功能，红霉素等大环内酯类（不包括酯化合物）、林可霉素及克林霉素属此类。②药物主要经肝脏或有相当量经肝脏清除或代谢，肝功能减退时清除减少，并可导致毒性反应的发生，肝功能减退患者应避免使用此类药物，氯霉素、利福平及红霉素酯化物等属此类。③药物经肝、肾两途径清除，肝功能减退者药物清除减少，血药浓度升高，同时有肾功能减退的患者血药

浓度升高尤为明显，但药物本身的毒性不大。严重肝病患者，尤其肝、肾功能同时减退的患者在使用此类药物时需减量应用。经肾、肝两途径排出的青霉素类、头孢菌素类均属此种情况。④药物主要由肾排泄，肝功能减退者无须调整剂量，氨基糖苷类抗生素属此类。

2. 老年患者抗菌药物的应用　可用正常治疗量的 1/2～2/3，宜选用青霉素类、头孢菌素类和其他 β-内酰胺类，毒性大的氨基糖苷类、万古霉素、去甲万古霉素等药物应尽可能避免应用。

3. 新生儿患者抗菌药物的应用　防止应用氨基糖苷类、万古霉素、去甲万古霉素、氯霉素。禁用四环素类、喹诺酮类、磺胺类药物和呋喃类药。

4. 妊娠期和哺乳期患者抗菌药物的应用　避免使用四环素类、喹诺酮类、氨基糖苷类、万古霉素、去甲万古霉素等药物。妊娠可用青霉素类、头孢菌素类、β-内酰胺类和磷霉素等药物。

（董淑英）

第四十章　青霉素类抗菌药物

【案例 40-1】

世界上第一例应用青霉素的患者是一位 33 岁的女性，1942 年 2 月 14 日该患者因难免流产（妊娠 4 个月）而入院。取出胎儿后，出现寒战、体温急剧升高，给予磺胺嘧啶（sulfadiazine）、反复输血和采用支持疗法，但高热仍持续不退。细菌培养分离出乙型溶血性链球菌。诊断为流产感染、链球菌性败血症和盆腔静脉血栓性静脉炎。经结扎右侧髂总静脉和左侧髂内静脉、子宫切除和两侧输卵管-卵巢切除术后，患者情况仍然十分危险。按当时的医疗水平，对链球菌性败血症除了磺胺类药物之外，再也没有任何药物可以治疗了，医院建议试用当时还没有问世的新药“青霉素”，经患者同意后，在住院第 29 天，给患者第一次静脉注射小剂量青霉素（每日 10 万～20 万 U），结果出现了惊人的效果，几小时内患者体温降至正常，血培养链球菌转为阴性，继续应用 2 周，患者奇迹般地起死回生，很快恢复了健康。这是青霉素首次临床试用的案例，该案例震动了整个医学界，启动了药学专家对抗生素的研究，开创了人类战胜细菌的历史里程碑。

【案例 40-2】

患者，女，因“左上唇溃疡 1 个月”就诊。患者 1 个月前发现左上唇溃疡，无疼痛，10 天前溃疡表面结痂，随后形成硬结，因硬结一直未消就诊于我科。否认反复口腔溃疡史及生殖器溃疡史，既往体健，否认药物过敏史。家族史：无特殊，个人史：有口交史，否认冶游史，丈夫有性病史。实验室检查：梅毒螺旋体抗体初筛阳性；梅毒螺旋体明胶颗粒凝集试验阳性；快速血浆反应素环状卡片试验阳性；白细胞、乙肝五项、人类免疫缺陷病毒抗体（HIV-Ab）均未见异常。诊断为一期梅毒（硬下疳）。治疗仍首选青霉素。部分患者对青霉素有过敏反应、药物耐受等问题，可服用四环素、多西环素、阿奇霉素或头孢曲松。硬下疳约在 3～8 周内不治自愈，因此不应根据病损是否愈合判定疗效，应结合血清学检查。

问题：

1. 常用的青霉素有哪些？
2. 青霉素类抗菌药物主要的不良反应是什么？使用时应注意哪些问题？
3. 青霉素过敏急救措施有哪些？

【研究简史】　首先发现青霉素的是英国细菌学家亚历山大·弗莱明（Alexander Fleming），后经英国病理学家弗洛里（Florey）、德国生物化学家钱恩（Chain）进一步研究改进，重新对青霉菌培养物进行分离、提纯及动物实验，确定了青霉素的抗菌作用并成功地用于医治人的疾病，三人共获诺贝尔生理学或医学奖。1942 年青霉素开始用于临床，为第一个用于临床的高效、低毒抗生素，迄今对敏感菌株感染仍是首选药物。青霉素的发现，使人类找到了一种具有强大杀菌作用的药物，结束了传染病几乎无法治疗的时代，从此出现了寻找新抗菌药物的高潮，人类进入了合成新药的新时代。

但是由于青霉素抗菌谱较窄，对常见的革兰氏阴性杆菌无效，以及耐药菌株的出现，特别是耐药性金黄色葡萄球菌感染曾一度造成临床上的严重问题，加上易引起过敏性休克、对酸不稳定、只能注射给药等缺点，使其应用受到一定的限制。20 世纪 50 年代末，由于青霉素母核 6-氨基青霉烷酸（6-aminopenicillanic acid，6-APA）的发现和生产，以及对天然青霉素的深入研究，为广泛进行青霉素的结构改造提供了重要的物质基础和理论依据，并取得了划时代的进展。在对用于临床的另一种天然青霉素——青霉素 V（penicillin V）的研究发现，其侧链结构中由于负电性氧原子的存在，阻止了侧链羰基电子向 β-内酰胺环的转移，因此对酸的稳定性比青霉素高，可供口服，使人们对耐酸青霉素的结构特征有了较充分的认识，开发出 6 位侧链的（碳上有吸电子性的取代基的半合成耐酸青霉素类（acid-resistant penicillin）药物。另外，以金黄色葡萄球菌为代表的耐药菌株因产生了 β-内酰胺酶（青霉素酶）使青霉素的 β-内酰胺开环而失活，鉴于三苯甲基青霉素有耐酶的特性，考虑三苯甲基有较大的空间位阻可保护邻近的 β-内酰胺环免受青霉素酶的作用，开发出一系列在青霉素侧链酰胺基上的（碳原子邻位引入了位阻较大的芳香环的耐青霉素酶青霉素类（penicillinase-resistant penicillin）。此外，在对天然青霉素 N 的研究中发现，其侧链氨基是药物穿透革兰氏阴性菌的外膜所必需的，在此基础上，设计了侧链带氨基的广谱青霉素类（extended spectrum penicillin）；进一步研究发现，用极性较氨基更强的基团，如羧基、磺基或脲基等，替代氨基引入侧链得到了对铜绿假单胞菌有作用的抗假单胞菌青霉素类（antipseudomonal penicillin）药物。如今，作为最古老的抗生素，青霉素类经过将近八十年的发展，不管是药物的结构还是抗菌作用效果都已经发生了很大的变化。通过改变侧链结构，青霉素类已由原来的不稳定、窄抗菌谱的天然青霉素发展成有耐酸、耐酶、广谱、抗假单胞菌等多种半合成青霉素。除过敏反应外，青霉素其他方面的问题因各种半合成青霉素的问世都获得较为满意的解决。

正是青霉素的发现，引发了人们有意识、有目的地从真菌和其他微生物中筛选抗生素的高潮。各类抗菌药物的迅速崛起，创造了人类历史上药物发展的神话。但与此同时，抗菌药物也成了临床医生普遍滥用的药物，其后果造成了细菌耐药性的出现和日益增强，从而导致对新药的需求不断增加。因此，抗菌药物的历史是发展变化着的，随着新的需求不断出现而迫使人类去研究、发现和生产新的抗菌药物，药学工作者仍然任重道远。当前，各国学者正致力于将传统的随机筛选转变为目标明确的理性筛选，运用抗生素作用机制、耐药机制和分子药理学与病理学等方面的新成就，创建新的筛选模型，利用高新技术建立自动、快速、高通量的筛选程序；广开菌源，并采用基因工程、细胞工程等技术构建生物工程菌株，运用电子计算机辅助设计和组合化学等手段大量获取新化合物。

青霉素（penicillin），又被称为青霉素 G、盘尼西林、配尼西林。青霉素是抗生素的一种，是指分子中含有青霉烷、能破坏细菌的细胞壁并在细菌细胞的繁殖期起杀菌作用的一类抗生素，是从青霉菌中提炼出的抗生素。青霉素属于 β-内酰胺类抗生素（β-lactam），后者包括青霉素、头孢菌素、碳青霉烯类、单环类、头霉素类等。青霉素是较为常用的抗菌药物。

第一节　天然青霉素

天然青霉素是从青霉菌的培养液提取而得，含 G、K、X、F 和双氢 F 等，其中 G 产量高，有应用价值。青霉素又名苄青霉素（benzylpenicillin），是天然青霉素。常用其钠盐或钾盐，其晶粉在室温中稳定，易溶于水，水溶液在室温中不稳定，20℃可放置 24h，抗菌活性迅速下降，且可生成有抗原性的降解产物，故青霉素应现配现用。

【体内过程】　青霉素遇酸易被分解，口服吸收差，肌内注射 100 万 U 后吸收快且完全，30min 达血药浓度峰值，约为 20U/ml，$t_{1/2}$ 为 30min。青霉素的血清蛋白结合率为 46%～58%。青霉素主要分布于细胞外液，并能广泛分布于各种关节腔、浆膜腔、间质液、淋巴液、胎盘、肝、肾、肺、横纹肌、中耳液等。青霉素几乎全部以原形迅速经尿排泄，约 10%经肾小球过滤，90%经肾小管分泌。丙磺舒与青霉素合用时能提高青霉素血药浓度，延长其半衰期。无尿患者 $t_{1/2}$ 可长达 10h。

【抗菌作用】　青霉素为繁殖期杀菌药物，通过抑制细菌的青霉素结合蛋白-2 的转肽酶发挥抑制细菌细胞壁合成的作用。青霉素主要作用于革兰氏阳性菌、革兰氏阴性球菌、嗜血杆菌属以及各种致病螺旋体等。革兰氏阳性杆菌、白喉杆菌、炭疽杆菌及革兰氏阳性厌氧杆菌如产气荚膜杆菌、破伤风杆菌、难辨梭菌、丙酸杆菌、真杆菌、乳酸杆菌等皆对青霉素敏感。革兰氏阴性菌中脑膜炎球菌、百日咳杆菌对青霉素高度敏感，耐药者罕见。致病螺旋体，如梅毒螺旋体、钩端螺旋体亦对之高度敏感。青霉素对溶血性链球菌、草绿色链球菌、肺炎球菌等作用强，但对肠球菌敏感性较差。对产生青霉素酶的金黄色葡萄球菌高度耐药。

细菌对青霉素类产生耐药性的主要机制：①细菌产生 β-内酰胺酶，使青霉素类水解灭活；②细菌体内青霉素类作用靶位-PBP 发生改变，导致药物不能与之结合而产生抗菌作用；③细菌细胞壁对青霉素类的渗透性减低。其中以第一种机制为最常见，也最重要。

【临床应用】 青霉素是治疗 A 组和 B 组溶血性链球菌感染、敏感葡萄球菌感染、气性坏疽、梅毒、鼠咬热等的首选药。肺炎球菌感染和脑膜炎时也可采用，当病原菌比较耐药时，可改用万古霉素或利福平。青霉素和氨基糖苷类药物联合应用，是治疗草绿色链球菌心内膜炎的首选。还可作为放线菌病、钩端螺旋体病、梅毒、回归热等及预防感染性心内膜炎发生的首选药。破伤风、白喉患者采用青霉素时应与抗毒素合用。

【不良反应】 青霉素的毒性很低，因为其作用机制在于破坏细胞壁形成过程和结构，而人体没有细胞壁。除其钾盐大量静脉注射易引起高钾血症、肌内注射易引起注射部位疼痛外，最常见的不良反应为过敏反应，有过敏性休克、药疹、血清病型反应、溶血性贫血及粒细胞减少等。青霉素制剂中的青霉噻唑蛋白、青霉烯酸等降解物、青霉素或 6-APA 高分子聚合物均可成为致敏原。

为防止各种过敏反应，应详细询问病史，包括用药史、药物过敏史、家属过敏史，并进行青霉素皮肤过敏试验。应用青霉素及皮试时应做好急救准备，如肾上腺素、氢化可的松等药物和注射器，以便一旦发生过敏性休克，能及时治疗。必要时，加入抗组胺药和进行心电监护，同时采取吸氧、补充血容量等其他急救措施。

在青霉素治疗梅毒或钩端螺旋体病时可有症状加剧现象，称为赫氏反应（Herxheimer reaction），此反应一般发生于青霉素开始治疗后 6～8h，于 12～24h 消失，表现为全身不适、寒战、高热、咽痛、肌痛、心跳加快等；同时可有原有症状加重现象，甚至危及生命。此反应可能为螺旋体抗原与相应抗体形成免疫复合物的结果，或与螺旋体释放内毒素致热原有关。

用青霉素治疗期间可出现二重感染，就是指可出现耐青霉素金黄色葡萄球菌、革兰氏阴性杆菌或白念珠菌感染，念珠菌过度繁殖可使舌苔呈棕色甚至黑色。

肌内注射局部可发生周围神经炎，鞘内注射和全身大剂量应用可引起青霉素脑痛。严重感染宜静脉滴注给药，大剂量静脉注射应监测血清离子浓度，以防发生高钠血症、高钾血症。

【过敏后急救措施】

1. 立即停药，平卧，就地抢救，采用头低足高位。

2. 皮下注射 0.1%盐酸肾上腺素 0.5～1ml，儿童酌减，每隔半小时可再皮下注射 0.5ml，直至脱离危险期，必要时加糖皮质激素或抗组胺药。

3. 心脏停搏者，行胸外心脏按压术或心内注射 0.1%的盐酸肾上腺素 1ml。

4. 吸氧，呼吸抑制时口对口人工呼吸，并肌内注射尼可刹米或山莨菪碱等呼吸中枢兴奋剂。喉头水肿影响呼吸时行气管切开术。

5. 用氢化可的松 200mg，或地塞米松 5～10mg 加入 50%的葡萄糖中静脉注射，或加入 5%～10%的葡萄糖 500ml 中静脉滴注。

6. 根据病情需要可用血管活性药物如多巴胺，间羟胺等。

7. 纠正酸中毒，必要时应用抗组胺药物。

8. 注意保暖，防止感冒，要做好护理记录，不要搬动。

9. 可针刺人中、内关、印堂、合谷、涌泉等急救穴位。

10. 可用艾条灸内关、合谷、涌泉、关元、中脘等穴位。

【药物相互作用】

1. 青霉素不可与同类抗生素联用　由于它们的抗菌谱和抗菌机制大部分相似，联用效果并不相加。相反，合并用药会加重肾损伤，还会引起呼吸困难或呼吸停止。它们之间有交叉抗药性，不主张两种β-内酰胺类抗生素联合应用。

2. 青霉素不可与磺胺类药物和四环素类药物联合使用　青霉素属繁殖期杀菌剂，阻碍细菌细胞壁的合成，四环素类药物属抑菌剂，影响菌体蛋白质的合成，二者联合属拮抗作用，一般情况下不应联合用药。临床资料表明单用青霉素抗菌效力为 90%，单用磺胺类药物效力为 81%，两者联合用药抗菌效力为 75%，若非特殊情况不可联合使用。

3. 氯霉素、红霉素、四环素类、磺胺类等抑菌剂可干扰青霉素的杀菌活性，不宜与青霉素类合用，尤其是在治疗脑膜炎或需要迅速杀菌的严重感染时。

4. 丙磺舒、阿司匹林、吲哚美辛、保泰松、磺胺类药物可减少青霉素在肾小管的排泄，因而使青霉素的血药浓度增高，而且维持较久，半衰期延长，毒性也可能增加。

5. 青霉素钾或钠与重金属，特别是铜、锌和汞有配伍禁忌，因后者可破坏青霉素的氧化噻唑环。由锌化合物制造的橡胶管或瓶塞也可影响青霉素活力。呈酸性的葡萄糖注射液或四环素注射液皆可破坏青霉素的活性。青霉素也可为氧化剂或还原剂或羟基化合物灭活。

6. 青霉素静脉滴注加入头孢噻吩、林可霉素、四环素类、万古霉素、琥乙红霉素、两性霉素B、去甲肾上腺素、间羟胺、苯妥英钠、盐酸羟嗪、丙氯拉嗪、异丙嗪、维生素 B 族、维生素 C 等后将出现混浊，故不宜与其他药物同时滴注。

7. 青霉素可增强华法林的作用。

8. 青霉素与氨基糖苷类抗生素混合后，两者的抗菌活性明显减弱，因此两药不能置于同一容器内给药。青霉素的β-内酰胺可使庆大霉素产生灭活作用，其机制为两者之间发生化学相互作用，故严禁混合应用，应采用青霉素静脉滴注，庆大霉素肌内注射。

第二节　半合成青霉素

由于天然青霉素有不耐酸而不能口服、不耐青霉素酶、抗菌谱窄和容易引起过敏反应等缺点，其临床应用受到一定限制。为了克服上述缺点，1959 年以来人们不断研究得到许多半合成青霉素。

根据临床细菌流行病学变化和细菌耐药性的变化，对青霉素进行化学改造得到许多半合成的青霉素并应用于临床。因此，半合成青霉素是满足临床对药物剂型的要求和细菌流行病学变化、细菌耐药性变化的产物。

1. 耐酸青霉素　如青霉素 V，最大的特点是耐酸，口服吸收好。抗菌谱与青霉素相似。主要用于轻、中度的上呼吸道、外伤、皮肤等感染。

2. 耐酸耐酶青霉素　包括苯唑西林（oxacillin）、氯唑西林（cloxacillin）、氟氯西林（flucloxacillin）等。抗菌谱与青霉素相似，但对耐青霉素的金黄色葡萄球菌甚至耐甲氧西林金黄色葡萄球菌有一定作用，可口服。

苯唑西林、氯唑西林、氟氯西林系半合成的异唑类耐酸耐酶青霉素，抗菌作用依次为：苯唑西林＜氯唑西林＜氟氯西林。对青霉素酶稳定，为耐青霉素酶青霉素，其抗菌作用机制与青霉素相同。

可口服与注射给药，对革兰氏阳性球菌和奈瑟菌属菌有抗菌活性。对产酶金黄色葡萄球菌有效（氯唑西林强于苯唑西林），对青霉素敏感的阳性球菌的抗菌作用不如青霉素。用于耐青霉素的金黄色葡萄球菌和表皮葡萄球菌的周围感染，对中枢感染一般不适用。主要用于耐青霉素葡萄球菌所致的各种感染，如脓毒症、心内膜炎、烧伤、骨髓炎、呼吸道感染、脑膜炎、软组织感染等，也可用于化脓性链球菌或肺炎球菌与耐青霉素的金黄色葡萄球菌所致的混合感染。萘夫西林是治疗耐青霉素金黄色葡萄球菌引起骨髓炎的首选药物，对耐甲氧西林金黄色葡萄球菌无效。

3. 广谱青霉素　包括氨苄西林、阿莫西林等。抗菌谱较青霉素扩大，对革兰氏阴性杆菌有较强作用，可口服或注射。

氨苄西林、阿莫西林均为广谱半合成青霉素。其抗菌作用机制与青霉素相同，但由于氨苄西林系青霉素苄基上的氢被氨基取代、阿莫西林为对位羟基氨苄西林，易于透过革兰氏阴性杆菌的细胞外膜而进入细胞内，阻止肽聚糖的合成，因此对革兰氏阴性杆菌有较强的抗菌作用。

阿莫西林口服吸收好，但受食物影响。蛋白结合率为20%～25%；体内分布良好，胸腔积液、腹水、关节腔积液、眼房水、胆汁、乳汁中皆达到较高浓度，细菌性脑膜炎患者脑脊液中浓度也较高。12%～50%在肝内代谢。肾清除率较青霉素略缓，部分通过肾小球滤过，部分通过肾小管分泌。口服后24小时尿中排出的氨苄西林为给药量的20%～60%，肌内注射为50%，静脉注射为70%。丙磺舒可使氨苄西林的肾清除率降低。口服 $t_{1/2}$ 为1.5h，新生儿和早产儿 $t_{1/2}$ 为1.7～4h。

氨苄西林对溶血性链球菌、肺炎链球菌和不产青霉素酶葡萄球菌具有较强抗菌作用。其对草绿色链球菌亦有良好抗菌作用，对肠球菌属和李斯特菌属的作用优于青霉素。对白喉棒状杆菌、炭疽芽孢杆菌、放线菌属、流感嗜血杆菌、百日咳鲍特菌、奈瑟菌属和除脆弱拟杆菌外的厌氧菌均具抗菌活性，对部分奇异变形杆菌、大肠埃希菌、沙门菌属和志贺菌属细菌也有效。

氨苄西林主要用于敏感菌所致的泌尿系统、呼吸系统、胆道、肠道感染以及脑膜炎、心内膜炎、脓毒症等，对伤寒、副伤寒的治疗效果也较好。对革兰氏阴性菌有效，但易产生耐药性。对耐甲氧西林金黄色葡萄球菌及其他能产生青霉素酶的细菌均无抗菌作用。

氨苄西林注射给药的不良反应发生率高于口服者。过敏反应发生率较高，以皮疹最为常见，偶可发生过敏性休克。

4. 抗铜绿假单胞菌青霉素 包括磺苄西林（sulbenicillin）、哌拉西林（piperacillin）、美洛西林（mezlocillin）、阿洛西林（azlocillin）、替卡西林（ticarcillin）、羧苄西林（carbenicillin）。该类药物的特点为对革兰氏阴性杆菌尤其是铜绿假单胞菌有较强作用，部分药物可口服。

哌拉西林抗菌谱广，抗菌作用较强，对各种厌氧菌均有一定作用。与氨基糖苷类合用对铜绿假单胞菌和某些脆弱拟杆菌及肠杆菌科细菌有协同作用。除产青霉素酶的金黄色葡萄球菌外，对其他革兰氏阴性球菌和炭疽杆菌等均甚敏感。不良反应较少，可供肌内注射及静脉给药。目前在临床已广泛应用。肾功能不全患者应用本品可导致出血。

阿洛西林、美洛西林抗菌谱、抗菌活性与哌拉西林相近。对多数肠杆菌科细菌和肠球菌、铜绿假单胞菌均有较强作用。对耐羧苄西林和庆大霉素的铜绿假单胞菌也有较好作用。主要用于治疗铜绿假单胞菌、大肠埃希菌及其他肠杆菌科细菌所致的感染。

羧苄西林、替卡西林具有广谱抗菌作用，对铜绿假单胞菌有显著的抗菌活性，但目前耐药性也较严重。

5. 抗革兰氏阴性杆菌青霉素 包括美西林（mecillinam）、替莫西林（temocillin）等。该类药物的特点为对革兰氏阴性杆菌有较强作用，对革兰氏阳性菌作用较弱。

第三节　常用青霉素类抗菌药物介绍

氨苄西林类由半合成制取，具有抑制某些革兰氏阴性杆菌的作用，但对假单胞属无效，并可为金黄色葡萄球菌β-内酰胺酶所分解。常用的有氨苄西林及阿莫西林等。

氨 苄 西 林

氨苄西林（ampicillin），又名氨苄青霉素，为广谱半合成青霉素，抗菌谱较青霉素扩大，对革兰氏阳性菌的作用与青霉素G近似，对绿色链球菌和肠球菌的作用较优，对其他菌的作用则较差。空腹口服吸收较好，T_{max} 为2h。肌内注射后，T_{max} 为0.5～1h。体内分布良好，脑脊液、胸腔积液、腹水、眼房水、乳汁中均可达有效药物浓度，尿及胆汁中药物浓度较高。蛋白结合率（protein binding，PB）为25%，$t_{1/2}$ 为0.5～1h。

【适应证】 临床用于敏感菌所致的感染，如菌血症、呼吸系统感染、心内膜炎、脑膜炎、泌尿系统感染、胆管或肠道感染等。

【不良反应】 以变态反应多见，与其他青霉素类药物有交叉变态反应，应用前应做本药或青霉素钠过敏实验。其次是胃肠功能紊乱，耐药菌或念珠菌属所致二重感染。大剂量静脉给药可致青霉素脑病，偶见血清转氨酶升高、血小板或中性粒细胞减少、间质性肾炎等。

【药物相互作用】 丙磺舒可提高本品血药浓度，延长半衰期。与头孢菌素类、氨基糖苷类药物合用于耐药金黄色葡萄球菌引起的感染，有协同作用。别嘌醇可增加本品皮疹发生率；本品可降低口服避孕药的效果。舒巴坦（sulbactam）可通过抑制β-内酰胺酶来增强本品作用，参见舒他西林。不可与脂肪乳、氨基糖苷类抗生素、林可霉素、克林霉素、琥珀氯霉素、红霉素、多黏菌素 B、葡萄糖酸钙、氯化钙、阿托品、去甲肾上腺素、多巴胺、间羟胺、维生素 C、氨基酸注射液等同时混合。

【注意事项】 妊娠期在医生指导下使用。过敏者禁用。肾功能减退，必须及时调整给药剂量和间隔时间。口服宜在餐前 1～2h 服用。静脉给药时以注射用水、氯化钠注射液稀释为宜。

【用法用量】 口服：成人每日 2～6g，3～4 次/日；儿童每日 0.1g/kg，3～4 次/日。肌内注射或静脉注射：成人每日 2～4g，2～4 次/日；儿童每日 0.05～0.1g/kg，2～4 次/日。本品亦可用于腹腔、胸腔或关节腔内注射。重症可加大剂量。制剂规格：粉针剂（钠盐）：0.5g、1g；胶囊剂：0.25g；干糖浆剂：1.5g：60ml。

阿莫西林

阿莫西林（amoxicillin），又名羟氨苄青霉素，为广谱半合成青霉素，抗菌谱及抗菌活性与氨苄西林基本相同，但其耐酸性较氨苄西林强，其杀菌作用较后者强而迅速。口服吸收好，T_{max} 为 1h，血药浓度高于同剂量的氨苄西林。$t_{1/2}$ 为 1h。临床适用于敏感菌所致呼吸系统感染，如支气管炎、肺炎，泌尿系统感染，软组织感染等，亦用于治疗伤寒。不良反应可见变态反应（皮疹）、胃肠道反应、血清转氨酶升高、嗜酸性粒细胞增多，白细胞下降及耐药菌或念珠菌属引起的二重感染等。

【药物相互作用】 丙磺舒可提高本品血药浓度，延长半衰期。与氟氯西林、克拉维酸钾（棒酸钾）可产生协同作用。参见氨苄西林。

【注意事项】 妊娠期在医生指导下使用。过敏者禁用。血液透析可降低血药浓度。参见氨苄西林。

【用法用量】 口服：成人每日 1～3g，3～4 次/日；儿童每日 40～80mg/kg，3～4 次/日。肌内注射或静脉滴注：成人每日 1.5～4g，3～4 次/日；儿童每日 50～100mg/kg，3～4 次/日。

【用法用量】 片剂、胶囊剂、颗粒剂：0.125g、0.25g；粉针剂：0.5g。

哌拉西林钠

哌拉西林钠（piperacillin sodium），又名氧哌嗪青霉素钠（pipracil），为抗铜绿假单胞菌青霉素。对革兰氏阳性菌的作用与氨苄西林相似，对肠球菌有较好的抗菌作用，对于某些拟杆菌和梭菌也有一定作用。肌内注射 T_{max} 为 0.5～1h，体内各组织器官分布广，可透过炎症脑膜，血清、肾、肝中药物浓度最高，尿及胆汁中药物浓度较高。$t_{1/2}$ 为 1h。

【适应证】 适用于绿脓假单胞菌和敏感革兰氏阴性菌所致的菌血症、呼吸系统感染、泌尿系统感染、胆管感染、腹腔感染、妇科感染、软组织感染及化脓性脑膜炎等。

【不良反应】 偶见变态反应，可有血栓性静脉炎、头痛、头晕，亦有腹泻、恶心、呕吐等胃肠道反应，皮疹、嗜酸性粒细胞增多、中性粒细胞减少、血清转氨酶升高及耐药菌或念珠菌属引起的二重感染，还可进入母乳，使婴儿致敏。

【药物相互作用】 与氨基糖苷类抗生素合用，对铜绿假单胞菌、沙雷菌、克雷伯菌、吲哚阳性变形杆菌及其他肠杆菌有协同作用，与某些头孢菌素合用亦可实现上述协同作用，但与头孢西丁钠合用对上述细菌则出现拮抗作用。可升高甲氨蝶呤的血药浓度。与肝素、香豆素类、茚满二酮等抗凝药物及干扰凝血的药物合用，可增加出血倾向。与三唑巴坦（tazobactam）合用有协同作用。参见氨苄西林。

【注意事项】 妊娠期在医生指导下使用。过敏者禁用。哺乳期妇女慎用。肾功能减退患者，必须及时调整剂量，药物合用亦可出现与预期相反的结果。应用本品前和过程中要测定凝血时间。

【用法用量】 肌内注射或静脉滴注：成人每日 4～8g，2～4 次/日；12 岁以下儿童，推荐剂量为每日 0.1～0.2g/kg，2～4 次/日。

【制剂规格】 粉针剂：0.5g、1g。

苄星青霉素

苄星青霉素（benzathine benzylpenicillin），又名长效西林（benzathine penicillin G）、比西林（bicillin），为长效青霉素，抗菌谱与青霉素相似。在细菌繁殖期起杀菌作用，对革兰氏阳性球菌及革兰氏阴性球菌的抗菌作用较强。血药浓度较低，维持时间较长。单次剂量 120 万 U，可维持 4 周。

【适应证】 临床适用于风湿热、风湿性心脏病患者长期预防给药。

【不良反应】 肌内注射区局部可发生周围神经炎，其他参见青霉素。

【注意事项】 妊娠期在医生指导下使用。过敏者禁用。不可静脉给药。其余参见青霉素。

【用法用量】 深部肌内注射：成人每次 60 万～120 万 U，2～4 周给药 1 次。儿童剂量酌减。

【制剂规格】 粉针剂：30 万 U、60 万 U、120 万 U、300 万 U。

阿莫西林克拉维酸钾

阿莫西林克拉维酸钾（amoxicillin and potassium clavulanate），又名复方阿莫西林（amoxicillin clavulanic acid）、奥格门汀、安美汀等。本药是由阿莫西林和克拉维酸钾以 7∶1 配比组成的复方制剂，其中阿莫西林与氨苄西林的抗敏感微生物作用类似，主要作用在微生物的繁殖阶段，通过抑制细胞壁黏多肽的生物合成而起作用。克拉维酸钾具有青霉素类似的 β-内酰胺结构，抗菌作用很弱，但具有强效广谱抑酶作用。它与 β-内酰胺类抗生素阿莫西林联合，制成酶抑制剂联合制剂，可在不同程度保护阿莫西林不被 β-内酰胺酶灭活，从而提高后者的抗产酶耐药菌的作用，提高临床疗效。

【适应证】 临床适用于敏感菌所致呼吸系统感染，如支气管炎、肺炎、泌尿系统感染、软组织感染等。本药对单用阿莫西林无效的或疗效不明显的克雷伯杆菌属、耐药葡萄球菌包括低水平的耐甲氧西林金黄色葡萄球菌、布兰汉球菌、淋球菌等感染也都有一定的疗效，但对高度耐药的肠杆菌属、铜绿假单胞菌及高度耐甲氧西林金黄色葡萄球菌无抗菌活性。

【不良反应】 患者大都耐受性良好。绝大多数不良反应轻微而短暂。皮疹、荨麻疹等过敏反应发生率低于单独使用阿莫西林，可有腹泻或稀便、恶心、头痛、变态反应等。二重感染长期用药时可致菌群失调，发生二重感染。

【注意事项】 妊娠期在医生指导下使用。过敏者禁用。血液透析可降低血药浓度。用药前需要做青霉素钠的皮内敏感试验，阳性反应者禁用。溶解后的药液应立即给药，任何剩余药液都应废弃，不可再用。制备好的阿莫西林克拉维酸钾溶液不应冷冻保存。本品不宜肌内注射。孕妇不宜使用，其余参见氨苄西林。

【用法用量】 空腹口服：按制剂总量计，成人及体重 40kg 以上儿童，0.375～0.75g/次，每日 3 次。儿童（40kg 以下）每日 20～40mg/kg，每日 3 次。静脉注射或静脉滴注，成人及体重 40kg 以上儿童，1.2g/次，每日 3～4 次。儿童（40kg 以下）每次 20～30mg/kg，每日 3～4 次。

【制剂规格】 片剂：0.375g、0.75g；粉针剂：1.2g（含阿莫西林 1g，克拉维酸钾 0.2g）。

（吴 红）

第四十一章　头孢菌素类抗菌药物和其他β-内酰胺类抗菌药物

【案例 41-1】

患者赵某，男，35岁，因“上呼吸道感染，咽痛”就诊，在个体门诊给予头孢哌酮/舒巴坦3g静滴，每日2次。用药3天均无不良反应，自我感觉症状明显好转。于第4天晚饮白酒约20ml，30分钟后即感胸闷、心慌、气急、有窒息感、继而发生晕厥。拨打了“120”急救电话，10min后送至医院急诊科，查体：血压80/50mmHg，心率120次/分，呼之能应，呈朦胧状态，面红，少量出汗。心电图显示：窦性心动过速，ST段改变，询问病史，疑诊为双硫仑样反应，立即吸氧，平卧，开通静脉通路，给药抢救约1h后患者症状好转，查血压100/60mmHg，各项指标正常，痊愈出院。因诊断明确未发生较明显的并发症和后遗症。

问题：

1. 第四代头孢菌素类抗生素有何特点？
2. 头孢菌素有哪些不良反应？临床应用时应注意哪些问题？

【案例 41-2】

患者张某，男，33岁。临床诊断：急性单纯性胰腺炎，高脂血症，脂肪肝。患者既往体健，暴饮暴食2h后腹痛难忍，门诊考虑胰腺炎收住院。

用药医嘱

注射用头孢哌酮舒巴坦钠2g+0.9%氯化钠注射液100ml　静脉滴注　每日2次

奥曲肽注射液	0.1mg	皮下注射	每日3次
奥美拉唑注射液	20mg	静脉注射	每日2次
阿伐他汀片	10mg	口服	每日1次

问题：请分析上述处方存在的问题。

第一节　头孢菌素类抗菌药物

一、概　述

头孢菌素类抗生素（cephalosporin antibiotics）是一类分子中含有头孢烯的半合成抗生素，是β-内酰胺类抗生素中的7-氨基头孢烷酸（7-ACA）的衍生物（图41-1）。头孢菌素类与青霉素类均属于β-内酰胺类抗生素，两类药物均具有活性基团β-内酰胺环，具有相似的理化性质、作用机制和临床应用。头孢菌素类抗生素具有抗菌谱广、杀菌力强、对β-内酰胺酶稳定性高、过敏反应少等优点，该类抗生素自20世纪60年代初开始上市至今，广泛用于临床。

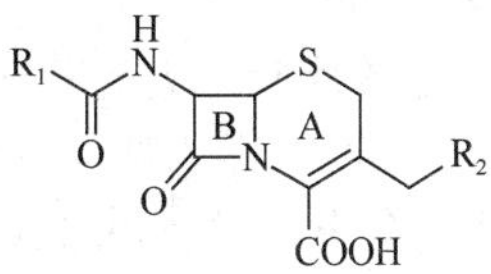

图41-1　头孢菌素的基本结构：7-氨基头孢烷酸（7-ACA）

1945年，意大利科学家朱塞佩·布罗楚（Giuseppe Brotzu）

发现头孢菌素（cephalosporin）。1959 年，亚伯拉罕报道称，头孢菌素 C 的 N-苯基乙酰基衍生物在抗金黄色葡萄球菌活性上比母体更有效，这个衍生物后来被命名为头孢苄，即头孢罗兰，由此出现了第一代头孢菌素。由于青霉素在使用过程中陆续出现过敏反应、耐药性、抗菌谱窄以及性质不稳定等缺点，世界各国投入对青霉素的结构改造修饰，以提高其应用性能。与此同时，头孢菌素类抗生素也得到了飞速发展，目前头孢菌素药物种类多达 60 种，产量占世界上抗生素产量的 60%以上，按其发明年代的先后和抗菌性能的不同而分为五代。

二、药理作用和临床评价

头孢菌素的抗菌谱比较广，广泛用于临床中大多数致病菌所致的感染性疾病。对产生 β-内酰胺酶的耐青霉素细菌，对头孢菌素仍然敏感，表明其对细菌产生的 β-内酰胺酶大多比较稳定。

头孢菌素类抗生素的抗菌原理与青霉素类相同，其机制是通过抑制 D-丙氨酰-D-丙氨酸转肽酶，亦称为黏肽转肽酶（peptidoglycan transpeptidase），从而阻断细菌细胞壁的合成过程。细菌的细胞壁是一个严密的共价键合和交联的肽聚糖网，黏肽是细菌细胞壁的主要成分，是一些具有网状结构的含糖多肽，是由 N-乙酰葡糖胺（N-acetylglucosamine）和 N-乙酰胞壁酸（N-acetylmuramic acid）交替组成的线状聚糖链短肽，这些高聚物需要在黏肽转肽酶的催化下进行转肽（交联）反应，使线状高聚物转化为交联结构，完成细胞壁的合成。头孢菌素类药物是 D-丙氨酰-D-丙氨酸的结构类似物，两者互相竞争转肽酶的活性中心，故该转肽作用可被头孢菌素类抗生素所抑制。由于缺乏酶的催化，短肽不能转变为链状结构而无法合成细胞壁。由于无细胞壁导致细胞不能定型和承受细胞内的高渗透压，引起溶菌，细菌死亡。由于人体细胞没有细胞壁，因此头孢菌素类抗生素对人体几乎没有毒性。

近年来发现许多细胞的细胞壁上存在一些能与青霉素类或头孢菌素类相结合的特殊蛋白分子，它们被统称为青霉素结合蛋白（PBP）。不同细菌的细胞膜上 PBP 数量和组成不同，不同的 β-内酰胺类抗生素有不同的 PBP 结合部位，造成各种药物的抗菌敏感性不同，产生不同的抗菌作用。此外，药物对 PBP 的结合率下降，或产生新的 PBP，也是引起耐药性的原因之一。

（一）分类和作用特点

头孢菌素由于母核 7 位取代基的不同，其抗菌谱和对 β-内酰胺酶的稳定性出现差异。根据药物的抗菌谱、抗菌活性、对 β-内酰胺酶的稳定性以及肾毒 β 性的不同，按其发明顺序的先后和抗菌作用的不同，可分为五代（表 41-1）。

表 41-1 代表性头孢菌素及其分类

第一代	第二代	第三代	第四代	第五代
头孢唑林（cefazolin）	头孢呋辛（cefuroxim）	头孢曲松（ceftriaxone）	头孢吡肟（cefepime）	头孢洛林
头孢氨苄（cefalexin）	头孢尼西（cefonicid）	头孢哌酮（cefoperazone）	头孢匹罗（cefpirome）	（ceftaroline）
头孢噻吩（cefalothin）	头孢克洛（cefaclor）	头孢他啶（ceftazidime）	头孢噻利（cefoselis）	头孢吡普
头孢拉定（cefradine）	头孢孟多（cefamandole）	头孢噻肟（cefotaxime）	头孢唑兰（cefozopran）	（ceftobiprole）

（二）典型不良反应和禁忌证

【不良反应】

1. 过敏反应 头孢菌素类抗生素可致皮疹、荨麻疹、哮喘、药物热、血清病样反应、血管神经性水肿、过敏性休克等不良反应。头孢菌素与青霉素间存在一定程度的交叉过敏反应，对青霉素过敏者约有 5%～10%可能对头孢菌素过敏。因此，用药前应进行药敏试验。

2. 肾毒性 第一代头孢菌素有一定程度的肾毒性，可致血液尿素氮、血肌酐值升高以及少尿、蛋白尿等，如头孢氨苄大剂量使用时可出现肾毒性，与高效利尿药或氨基糖苷类抗生素合用时肾毒性显著增强。第二代头孢菌素的肾毒性较第一代降低，第三、四代基本无肾毒性。

3. 二重感染　长期或大剂量使用头孢菌素类抗生素可致二重感染，尤其是耐药菌株感染，如白念珠菌、肠球菌感染以及假膜性结肠炎等。

4. 凝血功能障碍　头孢孟多、头孢哌酮大剂量应用可出现低凝血酶原血症或血小板减少，从而导致出血。

5. 双硫仑样反应　某些头孢类药物可能引发双硫仑样反应（disulfiram-like reaction），又称戒酒硫样反应。其机制是药物结构中含有甲硫四氮唑侧链，抑制肝细胞微粒体内乙醛脱氢酶的活性，阻断乙醛的氧化代谢，导致乙醛蓄积，引发中毒反应。临床表现包括面部潮红、头痛、腹痛、出汗、心悸、呼吸困难，严重者可能致命。治疗期间患者应严格避免饮酒。

6. 其他　头孢曲松可诱发胆结石和肾结石。

【禁忌证】　有青霉素过敏史者及肾功能不全者慎用。禁止与氨基糖苷类或者高效利尿药合用。

（三）具有临床意义的药物相互作用

1. 头孢菌素类抗生素与氨基糖苷类抗生素会相互灭活，所以不能在同一部位给药，不能混入同一注射器里边。

2. 与抗凝血药、溶栓药、非甾体抗炎药联合使用时，可增加出血风险。

3. 头孢菌素类抗生素与乙醇或含乙醇的药物一起服用时，可产生双硫仑样反，故本类药物在治疗期间或停药 5 天内应忌酒。

三、用药监护

1. 用药前必须询问患者药物过敏反应史并做药敏试验。

2. 长期应用头孢菌素类药物时应注意监测凝血功能　本类药物干扰体内维生素 K 的代谢，大剂量可造成出血倾向。为了预防凝血机制异常，应用中必须注意：①临床应用时，尤其围手术期预防性应用时，应注意监测血常规、凝血功能及出血症状。②长期应用（10 日以上）需要补充维生素 K、复方维生素 B。③不宜与抗凝血药联合应用。

3. 警惕双硫仑样反应　使用头孢菌素类抗生素时，应告诉患者饮酒可能带来的严重危害。

四、常用药品的作用及临床应用

第一代头孢菌素于 20 世纪 60 年代和 70 年代初开发，对革兰氏阳性菌作用强，对革兰氏阴性菌作用弱，仅对少数革兰氏阴性杆菌如流感嗜血杆菌、奇异变形杆菌、大肠埃希菌等有一定抗菌活性，对铜绿假单胞菌和脆弱拟杆菌无效。虽然对青霉素酶稳定，但是对革兰氏阴性菌的 β-内酰胺酶的抵抗力较弱，因此，革兰氏阴性菌对其较易耐药。第一代头孢菌素在脑脊液内不能达到有效治疗浓度，有一定肾毒性。第一代头孢菌素的临床应用，见表 41-2。

表 41-2　第一代头孢菌素的临床应用

	头孢唑林	头孢氨苄	头孢噻吩	头孢拉定
适应证	治疗敏感菌所致的支气管炎和肺炎等呼吸道感染、皮肤软组织感染、骨和关节感染、败血症、感染性心内膜炎、肝胆系统感染、尿路感染及耳鼻喉等感染	治疗敏感菌所致急性扁桃体炎、咽峡炎、中耳炎、鼻窦炎、支气管炎等呼吸系统感染；泌尿系统感染；皮肤及软组织感染	治疗敏感菌所致的呼吸道、尿路、皮肤及软组织感染、败血症、感染性心内膜炎等，亦可用于预防手术切口感染	治疗敏感菌所致的急性咽炎、扁桃体炎、支气管炎、肺炎等呼吸系统感染；泌尿系统感染；皮肤及软组织感染，亦可用于术后伤口感染

续表

	头孢唑林	头孢氨苄	头孢噻吩	头孢拉定
常用剂型与规格	注射剂： （1）0.5g （2）1g （3）2g	胶囊、片剂： （1）125mg （2）250mg 颗粒剂： （1）50mg （2）125mg （3）250mg 干混悬剂： （1）500mg （2）1.5g 泡腾剂：125mg	注射剂： （1）0.5g （2）1g （3）1.5g （4）2g	胶囊、片剂： （1）0.25g （2）0.5g 颗粒剂： （1）0.125 （2）0.25g 干混悬剂、分散片： （1）0.25g （2）1.5g （3）3g 注射剂： （1）0.5g （2）1g （3）1.5g （4）2g
用法用量	成人剂量：静脉给药，每 6～12 小时 0.5～1g，病情严重可增至每日 6g	成人剂量：口服给药，每次 250～500mg，每 6 小时 1 次，每日最高剂量为 4g	成人剂量：静脉给药，每次 0.5～1g，每日 4 次，严重感染者每日可增加至 6～8g	成人剂量：口服给药，每次 0.25～0.5g，每日 4 次，每日最高剂量 4g 静脉给药：每次 0.5～1g，每日 4 次，每日最高剂量 8g

第一代头孢菌素的主要代表药物中供注射用的有头孢噻吩（先锋霉素Ⅰ）、头孢唑林（先锋霉素Ⅴ）、头孢替唑、头孢硫脒等；供口服用的有头孢氨苄（先锋霉素Ⅳ）、头孢羟氨苄等。供口服和注射用的有头孢拉定（先锋霉素Ⅵ）。

头孢氨苄

头孢氨苄口服吸收完全，体内分布广，在胆汁内可达有效浓度，但不能进入脑脊液，主要以原形由肾脏排泄，少量由胆汁排泄。头孢氨苄对除肠球菌属和耐甲氧西林金黄色葡萄球菌外的多数革兰氏阳性球菌如葡萄球菌、溶血性链球菌、肺炎链球菌等有良好的抗菌作用。对奈瑟菌属和部分革兰氏阴性杆菌如大肠埃希菌、奇异变形杆菌、肺炎克雷伯菌、沙门菌属等也有一定抗菌作用，对流感嗜血杆菌的作用较差，其他肠杆菌科细菌、不动杆菌属、铜绿假单胞菌及脆弱拟杆菌均对本品耐药。头孢氨苄对青霉素酶稳定，但可被革兰氏阴性杆菌的 β-内酰胺酶破坏。

头孢氨苄适用于敏感细菌所致急性扁桃体炎、咽峡炎、中耳炎、鼻窦炎、支气管炎、肺炎等呼吸道、泌尿系统和皮肤软组织感染等。

同类药物中头孢唑林对革兰氏阴性杆菌的作用居第一代头孢菌素之首，半衰期和峰浓度为其他第一代注射头孢菌素的 2～3 倍，对肾脏有一定毒性作用。

第二代头孢菌素

第二代头孢菌素于 20 世纪 70 年代中期开发，比第一代药物的抗菌谱广、抗菌活性稍强。多数对耐第一代头孢菌素的肠杆菌、吲哚阳性变形杆菌、流感杆菌、淋球杆菌及一些拟杆菌有抑制作用，但对铜绿假单胞菌活性弱（头孢磺啶除外），对 β-内酰胺酶的稳定性增强，肾毒性一般较小。第二代头孢菌素仅头孢呋辛在脑脊液中可达到有效治疗浓度。第二代头孢菌素的临床应用，见表 41-3。

表 41-3　第二代头孢菌素的临床应用

	头孢呋辛	头孢尼西	头孢克洛	头孢孟多
适应证	适用于呼吸道、耳、鼻、喉、泌尿系、软组织、骨骼、关节、妇产科感染、淋病等治疗，不宜使用青霉素治疗者，术后感染危险预防用药	适用于敏感菌引起下呼吸道、尿路、皮肤软组织、骨、关节等的感染，也用作有术后感染危险的预防用药	适用于中耳炎、下呼吸道和尿道感染、鼻窦炎、淋球菌性尿道炎	适用于敏感细菌所致的肺部、尿路、胆道、皮肤软组织感染、骨和关节感染以及败血症、腹腔感染等
常用剂型与规格	片剂： （1）0.125g （2）0.25g （3）0.5g 分散片、混悬剂、胶囊：0.125g 注射剂： （1）0.25g （2）0.5g （3）0.75g （4）1.5g	注射剂： （1）0.5g （2）1g （3）2g	胶囊、片剂：0.25g 缓释制剂： （1）187.5mg （2）375mg 咀嚼片、分散片：125mg 混悬液、干混悬剂：1.5g	注射剂： （1）0.5g （2）1g （3）2g
用法用量	成人剂量：静脉给药，每次750mg，每日3次；感染较严重的患者，剂量可增至每次1.5g，每日3次	成人剂量：肌内注射、静脉注射和静脉滴注给药，每24小时1g。较严重感染患者可增加剂量至2g	成人剂量：口服，每次0.25g，每日3次，严重感染剂量可加倍，日最高剂量不可超过4g	成人剂量：肌内注射、静脉注射和静脉滴注给药，每次0.5g～1g，每4～8h给药1次，重症感染患者可增至每4～6h给药1g。极量可至2g/4h（或12g/天）

第二代头孢菌素中供注射用的有头孢呋辛、头孢孟多、头孢西丁、头孢美唑、头孢尼西等；供口服用的有头孢呋辛酯、头孢克洛、头孢丙烯等。

头孢呋辛

头孢呋辛口服不吸收，肌内注射吸收完全。在骨和房水中可达到有效浓度，当脑膜炎时本药可通过血-脑屏障。主要以原形由肾脏排泄。

头孢呋辛对革兰氏阳性菌如甲氧西林敏感金黄色葡萄球菌、链球菌属、肺炎链球菌等的抗菌作用低于或接近于第一代头孢菌素；对革兰氏阴性的流感嗜血杆菌和奈瑟菌属作用强，对淋球菌、大肠埃希菌、克雷伯杆菌、奇异变形杆菌有良好作用，对沙门菌属、志贺菌属以及某些吲哚阳性变形杆菌也有一定作用。普通变形杆菌、柠檬酸杆菌属、不动杆菌属对本品的敏感性差，沙雷菌属、阴沟杆菌、铜绿假单胞菌和肠球菌则对其耐药。厌氧菌多数敏感，但脆弱类杆菌和难辨梭菌耐药。头孢呋辛对葡萄球菌、肠杆科细菌、流感嗜血杆菌和奈瑟菌属产生的β-内酰胺酶较稳定。

头孢呋辛适用于敏感菌所致的呼吸道感染、耳、鼻、喉科感染、淋病、泌尿道感染、皮肤和软组织感染、败血症、骨、关节感染和腹腔、盆腔感染。用于腹腔感染和盆腔感染时需要与抗厌氧菌药合用。尚可用于对磺胺类、青霉素或氨苄西林耐药的脑膜炎奈瑟菌、流感嗜血杆菌所致脑膜炎的治疗，特别是不适宜使用青霉素治疗者，也用作术前预防用药。

第三代头孢菌素

第三代头孢菌素于20世纪70年代及80年代初开发，对革兰氏阳性菌的抗菌作用普遍弱于第一代和第二代；对革兰氏阴性杆菌如肠杆菌科细菌等具有强大抗菌作用，对铜绿假单胞菌有不同程度的作用，对多数β-内酰胺酶的稳定性高，组织穿透力强，体内分布广泛，可在组织、体腔、体液中达到有效浓度。第三代头孢菌素的临床应用，见表41-4。

表 41-4 第三代头孢菌素的临床应用

	头孢曲松	头孢哌酮	头孢他啶	头孢噻肟
适应证	适用于敏感肠杆菌科细菌等革兰氏阴性杆菌所致下呼吸道感染、败血症、腹腔感染、泌尿系统感染、胆道感染、骨关节感染、复杂性皮肤软组织等严重感染	适用于敏感菌所致下呼吸道感染、尿路感染、胆道感染、皮肤软组织感染、败血症、腹膜炎、盆腔感染等，后两者宜与抗厌氧菌药联合应用	适用于由敏感细菌所引起的全身性的严重感染、呼吸道、耳、鼻和喉、尿路、皮肤及软组织、胃肠、胆及腹部、骨骼及关节等感染	适用于敏感细菌所致的下呼吸道感染、尿路感染、脑膜炎、败血症、腹腔感染、盆腔感染、皮肤软组织感染、生殖道感染、骨和关节的感染等，也可作为小儿脑膜炎的选用药物
常用剂型与规格	注射剂： （1）0.25g （2）0.5g （3）0.75g （4）1g （5）1.5g （6）2g	注射剂： （1）0.25g （2）0.5g （3）1g （4）2g	注射剂： （1）0.25g （2）0.5g （3）1g （4）1.5g （5）2g （6）3g	注射剂： （1）0.5g （2）1g （3）2g （4）3g
用法用量	成人剂量：每次 1～2g，每日 1 次，危重病例可增至 4g	成人剂量：每次 1～2g，每日 2 次，严重感染者每次 2～3g，每日 3 次	成人剂量：通常每次 1g，每日 2～3 次给药，严重感染可以每次 2g，每日 2～3 次给药	成人剂量：每日 2～6g，分 2～3 次使用，严重感染者每次 2～3g，每 6～8 小时 1 次

第三代头孢菌素中供注射用的有头孢噻肟、头孢唑肟、头孢曲松、头孢他啶、头孢哌酮、头孢米诺、头孢地嗪等；供口服用的有头孢克肟、头孢泊肟酯、头孢地尼等。

头孢曲松

头孢曲松口服不吸收。注射给药后体内分布广，在脑脊液、脓性痰、胸腔积液、滑膜液、前列腺液、骨组织液中均可达有效浓度，其透过血-脑屏障的药物浓度居头孢菌素首位，主要经胆汁（约 40%）和肾脏（约 60%）排泄，$t_{1/2}$ 长达 8h。

头孢曲松对革兰氏阴性菌如大肠埃希菌、弗氏柠檬酸杆菌、吲哚阳性变形杆菌、普罗威登斯菌属和沙雷菌属作用强，而对铜绿假单胞菌、阴沟杆菌和不动杆菌作用较差，对流感嗜血杆菌、淋病奈瑟球菌和脑膜炎奈瑟菌的抗菌活性则为第三代头孢菌素中最强；对革兰氏阳性菌如甲氧西林敏感金黄色葡萄球菌、溶血性链球菌和肺炎链球菌作用中等，对青霉素耐药的肺炎链球菌仍有效。但肠球菌、多数脆弱拟杆菌和梭状芽孢杆菌对头孢曲松耐药，其他厌氧菌和放线菌属对头孢曲松尚敏感。头孢曲松对多数 β-内酰胺酶稳定。

头孢曲松适用于敏感肠杆菌科细菌等革兰氏阴性杆菌所致严重感染，如下呼吸道感染、败血症、腹腔感染、肾盂肾炎和复杂性尿路感染、胆道感染、盆腔炎性疾病、骨关节感染、复杂性皮肤软组织感染、中枢神经系统感染等。治疗腹腔、盆腔感染时需要与抗厌氧菌药如甲硝唑合用。本品对化脓性链球菌、肺炎链球菌、甲氧西林敏感金黄色葡萄球菌所致的各种感染亦有效，但并非首选用药。

同类药物头孢他啶对铜绿假单胞菌的作用最强，其次为头孢哌酮，而头孢曲松、头孢噻肟和头孢唑肟作用较弱，口服品种如头孢克肟、头孢地尼等对铜绿假单胞菌感染无效。头孢他啶对革兰氏阳性菌的活性比同类其他药物弱。头孢哌酮有约 70%的药物自胆汁排泄，更适用于肝胆系统感染，但头孢哌酮对 β-内酰胺酶不稳定。此类药物对肾脏基本无毒。

第四代头孢菌素

第四代头孢菌素容易穿透革兰氏阴性菌细胞膜、对 PBP 的亲和力强，对 β-内酰胺酶高度稳定，抗菌谱广。对革兰氏阳性菌的作用较第三代头孢菌素略强，对肠杆菌科细菌作用与第三代头孢菌素大致相仿，对铜绿假单胞菌的作用与头孢他啶接近。第四代头孢菌素的临床应用，见表 41-5。

表 41-5　第四代头孢菌素的临床应用

	头孢吡肟	头孢匹罗	头孢噻利	头孢唑兰
适应证	用于治疗敏感细菌引起的下呼吸道感染、尿路感染、皮肤软组织感染、腹腔内感染、妇产科感染、败血症等中重度感染以及中性粒细胞减少伴发热患者的经验治疗	用于治疗支气管肺炎及大叶性肺炎；肾盂肾炎及下泌尿道感染；蜂窝织炎，皮肤脓肿及伤口感染；中性粒细胞减少患者的感染；菌血症及败血症	用于治疗败血症、丹毒、肛门周围脓肿、外伤外在性二次感染、骨髓炎、关节炎、肺炎、肺化脓症、肾盂肾炎、前列腺炎、胆囊炎、胆管炎等	治疗包括新生儿感染在内的各种感染、败血症、外伤窗口感染
常用剂型与规格	注射剂： （1）0.5g （2）1g （3）2g	注射剂：1g	注射剂：0.5g	注射剂：1g
用法用量	成人剂量：每次 1～2g，每日 2 次	成人剂量：每次 1g，每日 2 次，严重感染可增至 2g，每日 2 次.	成人剂量：每次 1g，每日 2 次.，严重感染者每日剂量可增至 4g	成人剂量：每次 1g，每日 2 次

第四代头孢菌素中供注射用的有头孢吡肟、头孢匹罗、头孢噻利、头孢唑兰、头孢克定等；供口服用的有头孢利定。无肾毒性。

头 孢 吡 肟

头孢吡肟肌内注射吸收完全，在尿、胆汁、腹膜液、水疱液、气管黏膜、痰液、前列腺液、阑尾、胆囊中均能达到治疗浓度，并可通过炎性血-脑屏障，药物原形（85%）和代谢产物主要经肾排泄。

头孢吡肟的抗菌谱广，对革兰氏阳性菌的作用较第三代头孢菌素强，对肺炎链球菌（包括耐青霉素菌株）、溶血性链球菌、化脓性链球菌、无乳链球菌、草绿色链球菌、甲氧西林敏感金黄色葡萄球菌和表皮葡萄球菌有良好抗菌作用，但耐甲氧西林金黄色葡萄球菌和多数肠球菌对本品耐药。头孢吡肟容易穿透革兰氏阴性菌细胞膜，对肠杆菌科细菌作用与第三代头孢菌素大致相仿，其中对阴沟肠杆菌、产气肠杆菌、柠檬酸菌属等的部分菌株作用优于第三代头孢菌素；对铜绿假单胞菌的作用与头孢他啶相仿，对其他假单胞杆菌也有一定抗菌作用，但黄杆菌属、嗜麦芽窄食单胞菌等对本品耐药；流感嗜血杆菌、淋病奈瑟球菌对头孢吡肟高度敏感。厌氧菌中的类杆菌、产气荚膜梭状菌，消化链球菌和丙酸杆菌对头孢吡肟敏感，但脆弱拟杆菌和艰难梭菌对头孢吡肟耐药。头孢吡肟对多种β-内酰胺酶（包括头孢菌素酶）稳定，但对超广谱β-内酰胺酶（ESBL）的稳定性仍不理想。

头孢吡肟主要用于各种中、重度的细菌感染，包括对第三代头孢菌素耐药而对其敏感的革兰氏阴性菌感染、下呼吸道感染（肺炎和支气管炎）、单纯性尿路感染和复杂性尿路感染、非复杂性皮肤和皮肤软组织感染、复杂性腹腔内感染（包括腹膜炎和胆道感染）、妇产科感染、败血症以及中性粒细胞减少伴发热患者的治疗。

第五代头孢菌素类药物

第五代头孢菌素类药物包括头孢吡普和头孢洛林。1961 年，耐甲氧西林金黄色葡萄球菌（methicillin resistant Staphylococcus aureus，MRSA）首次被发现，已成为医院常见致病菌，且多重耐药现象日益严重，已有的头孢菌素类药物大多对其无效。2008 年 6 月 30 日，第一个抗耐甲氧西林金黄色葡萄球菌的头孢菌素——头孢吡普在加拿大上市。

头孢吡普可用于静脉注射。它的抗菌谱覆盖耐甲氧西林金黄色葡萄球菌、万古霉素中度耐药金黄色葡萄球菌和万古霉素耐药金黄色葡萄球菌等。与第四代的头孢吡肟相比，头孢吡普对革兰氏阳性菌的抗菌谱更广。头孢吡普可以快速与耐甲氧西林金黄色葡萄球菌所产的 PBP2a 结合，形成一个稳定的酰基酶复合物。肺炎链球菌的 PBP2x 发生变异时可成为青霉素耐药肺炎链球菌（PRSP），而头孢吡普可以快速地与已突变的 PBP2x 结合，形成一个稳定的抑制复合物，从而表现出对 PRSP 的抗菌活性。头孢吡普与 PBP 的高亲和力形成的稳定的酰基酶复合物这一特点正是其对耐药革兰氏阳性球菌表现出强效抗菌活性的原因。

头孢吡普由于对包括耐甲氧西林金黄色葡萄球菌等在内的广谱抗菌活性,已广泛应用于皮肤及软组织的感染，也是单用治疗医疗保健相关性肺炎（healthcare-associated pneumonia，HCAP）的首选药物。

头孢菌素类药物发展的另一个重要方向就是通过对头孢菌素的结构改造将其制备成前药。头孢洛林是由日本武田制药公司开发的一种新型、广谱的前药型头孢菌素类药物，于 2009 年 10 月 29 日经 FDA 批准上市。头孢洛林的前药是头孢洛林。它是一种新型的 N-膦酰基水溶性前体药物，进入体内后经脱磷酸化作用成为头孢洛林。体外研究证实，头孢洛林对耐青霉素肺炎链球菌和耐万古霉素金黄色葡萄球菌具有杀菌作用。头孢洛林能快速高效地与 PBP2a 结合，快速改变 PBP2a 的构象，使其活性位点始终打开。头孢洛林对 PBP2a 高亲和力正是其对耐甲氧西林金黄色葡萄球菌等多重耐药菌具有良好抗菌活性的原因。此外，头孢洛林对肺炎链球菌中抗菌作用也是其对 PBP2x 的高亲和力所致。

五、头孢菌素类药物的现状及展望

相关内容请扫描本书二维码阅读

第二节 其他 β-内酰胺类抗菌药物

【案例 41-3】

患儿，男，出生 25 天。因“新生儿肺炎、足月小样儿”入院。给予先锋霉素 V 0.25g 及青霉素 80 万 U 静脉滴注。3 天后，患者症状无明显缓解且加重，体温由 38.8℃升至 39.5℃。出现黄疸，腹胀，心率增快（170 次/分），双下肢浮肿，腹壁静脉怒张，肝功能（转氨酸、总蛋白、直接胆素、总胆红素）异常。因而除原诊断外，考虑同时有新生儿败血症的存在。故将原用的抗生素换为泰能 75mg，每日 2 次，静脉滴注。2 天后患儿体温降至正常，其他症状也随之逐渐减轻。6 天后，除患儿吃奶时偶有口周发绀外，其他症状全部消失。继续留院治疗 3 天，一切如常。查尿常规阴性，临床治愈出院。

问题：

1. “先锋霉素 V 及青霉素”对本例患者为什么疗效不佳?
2. 该病例为什么要选用泰能？与青霉素类和头孢类相比有什么特点?

一、概　　述

青霉素类、头孢菌素类以外的其他 β-内酰胺类统称为非典型 β-内酰胺类抗菌药物。在 β-内酰胺母核上把“S”改为“O”或“C”或者在单键变为双键以及变为单环。它包括碳青霉烯、青霉烯、单环 β-内酰胺类、氧头孢烯类及 β-内酰胺酶抑制剂等。

二、药理作用和临床评价

几十年来，各种抗菌药物在临床上长期广泛使用，致使许多致病菌对 β-内酞胺类抗菌药物产生耐药，其耐药原因之一是细菌产生各种青霉素酶和头孢菌素酶的 β-内酞胺酶，破坏对酶不稳定

的 β-内酰胺类抗菌药物，使其失去活性，造成治疗上的困难，尤其是对 β-内酰胺酶不稳定的抗菌药物的临床治疗受到限制。此后许多药物工作者，根据对酶不稳定的 β-内酰胺类抗菌药物的化学结构，研制出一系列对酶稳定或其本身就是 β-内酰胺酶抑制剂，众多的药物已在临床上广泛应用，在抗感染中发挥重要作用，尤其对耐药菌感染，获得满意疗效。

（一）分类和作用特点

1. 碳青霉烯类　是抗菌谱最广的一类 β-内酰胺类，抗菌活性强，对铜绿假单胞菌外膜的透过性大，最低抑菌浓度（MIC）与最低杀菌浓度（MBC）非常接近，对革兰氏阴性菌有一定抗菌药后效应（PAE），与第三代头孢菌素无交叉耐药性，对大多数 β-内酰胺酶稳定。

2. 青霉烯类　与碳青霉烯作用相似，抗菌谱广、抗菌活性强，对 β-内酰胺酶有抑制作用，化学性质不如碳青霉烯稳定，对超广谱 β-内酰胺酶产生菌、枸橼酸杆菌、肠球菌与厌氧菌等也有良好作用，但可被嗜麦芽黄单孢菌的金属头孢菌素酶分解。对金黄色葡萄球菌、粪链球菌等革兰氏阳性菌与脆弱拟杆菌等厌氧菌的抗菌作用明显优于头孢替安酯、头孢特仑酯、头孢克肟和头孢克洛等，抗革兰氏阴性菌活性与其他头孢菌素相似，但对铜绿假单胞菌无效。在体内易代谢产生低分子硫化物，有恶臭。鉴于青霉烯在 β-内酰胺中，是唯一对静止状态细菌也有杀菌作用的一类抗生素，故研究与开发仍在继续。

3. 氧头孢烯类　具有与第三代头孢菌素相似的抗菌谱广和抗菌作用强等特点。对 β-内酰胺酶稳定，对大肠埃希菌、流感嗜血杆菌、克雷伯杆菌属、变形杆菌属、肠杆菌属、枸橼酸杆菌、沙雷杆菌属等具有较强的抗菌活性；对厌氧菌（拟杆菌）亦有良好的抗菌作用；对假单胞菌和不动杆菌抗菌作用较差；对肠球菌无抗菌活性。此类药物在脑脊液中含量高，在痰液中浓度高，血药浓度维持持久。

4. 单环 β-内酰胺类　对革兰氏阴性需氧菌有强大的抗菌作用，抗铜绿假单胞菌活性优于头孢噻肟和头孢哌酮，略低于头孢他啶；对 β-内酰胺酶稳定。对大肠埃希菌、克雷伯杆菌、沙雷杆菌、奇异变形杆菌、吲哚阳性变形杆菌、枸橼酸杆菌、流感嗜血杆菌、铜绿假单胞菌，以及其他假单孢菌、某些肠杆菌属、淋球菌等均有较强抗菌活性，但对葡萄球菌属、链球菌属等需氧革兰氏阳性菌，以及厌氧菌无抗菌活性。

5. β-内酰胺酶抑制剂　细菌通过质粒传递产生 β-内酰胺酶，β-内酰胺酶的产生是细菌对 β-内酰胺类抗菌药物产生耐药的主要机制。多年来，人们试图从多方面寻找解决细菌产酶耐药问题。β-内酰胺酶抑制剂的作用机制是与细菌产生的酶结合并使之灭活。这类酶抑制剂与不耐酶的 β-内酰胺类抗菌药物联合应用，充分发挥了原有抗菌药物的抗菌作用，从而提高 β-内酰胺类抗菌药物的疗效。目前，临床常用的 β-内酰胺酶抑制剂主要包括克拉维酸、舒巴坦和他唑巴坦三种。

（二）典型不良反应和禁忌证

1. 变态反应　碳青霉烯类、青霉烯类及氨曲南可导致皮疹、瘙痒、发热、休克等过敏反应，因此对过敏体质者应禁用或慎用。

2. 中枢神经系统反应　碳青霉烯类超剂量使用时可出现神经系统毒性，如头痛、耳鸣、听觉暂时丧失、肌肉痉挛、精神错乱、癫痫等，尤其是肾功能不全伴癫痫者。所以，一旦出现震颤、肌肉痉挛或癫痫，应立即减量或停药。

3. 消化系统反应　碳青霉烯类和氧头孢烯类药物可能引起消化系统不良反应，主要表现为恶心、呕吐、腹痛、腹泻等胃肠道症状。

4. 血液系统反应　碳青霉烯类药物可致嗜酸性细胞增多、白细胞减少、中性粒细胞减少、血小板减少或增多、血红蛋白减少等，并可致抗人球蛋白试验阳性，丙氨酸转氨酶或天冬氨酸转移酶升高，血胆红素或碱性磷酸酶的升高，但一般能为患者所耐受，少数应用氧头孢烯及氨曲南后偶见血小板降低，凝血时间延长、出血等。

（三）具有临床意义的药物相互作用

1. 与叔胺类药物如吩噻嗪类及三环抗抑郁剂混合可形成混浊或生成少许沉淀。

2. 亚胺培南-西司他汀不可与含乳酸钠的液体或其他碱性药物相配伍。丙磺舒可延长帕尼培南半衰期，提高其血药浓度。帕尼培南-倍他米隆可促进丙戊酸代谢，降低丙戊酸的血药浓度而导致癫痫发作，因此不可与丙磺舒或丙戊酸合用。氨曲南与头孢西丁联用可发生拮抗，两药不可联合应用。

三、用 药 监 护

1. 必须进行变态反应试验 变态反应为此类抗菌药物最常见的反应，其中以过敏性休克最为严重。过敏性休克多在注射后数分钟内发生，其他给药途径包括局部用药和口服均可能引起过敏性休克。因此，应用此类药物前，必须进行变态反应试验。

2. 注意稳定性 此类药物临床多以生理盐水和葡萄糖溶液为溶媒，但溶解后其药效随时间推移而下降。例如，亚胺培南-西司他汀用盐水作溶媒只能在室温存放10h，用5%葡萄糖作溶媒只能存放4h；美罗培南用生理盐水溶解，只能在室温存放4h内或4℃存放24h，用5%葡萄糖溶解，只能在室温存放1h或4℃存放4h。因此，该类药物应在溶解后尽快使用。

四、常用药品介绍

1. 头孢美唑 适应证：用于敏感的金黄色葡萄球菌、大肠埃希菌、肺炎杆菌、变形杆菌、摩氏摩根菌、普罗威登斯菌属、消化链球菌属、拟杆菌属、普雷沃菌属所致感染。注意事项：过敏体质或有 β-内酰胺类抗菌药物过敏史者慎用；妊娠、即将妊娠和老年人慎用。用法：静脉注射时，用注射用水、氯化钠注射液或葡萄糖注射液溶解；静脉滴注时，不得用注射用水溶解。

2. 头孢西丁 适应证：用于敏感菌所致的上下呼吸道、泌尿道、腹腔和盆腔感染；败血症及骨、关节和软组织感染。注意事项：过敏、3月龄以内婴儿、哺乳期妇女和老人慎用；与氨基糖苷类合用可增加肾毒性。用法：肌内注射时，用盐酸利多卡因溶解；静脉注射时，溶于注射用水；静脉滴注时，用生理盐水、5%或10%葡萄糖注射液溶解。

3. 头孢米偌 适应证：用于敏感菌所致的上下呼吸道、泌尿道、腹腔、盆腔感染和败血症。注意事项：有过敏史、严重肾功能不全、经口摄食不足或全身状态不良患者、哺乳期或妊娠期妇女慎用。用法：静脉注射时用注射用水、葡萄糖水或生理盐水溶解；静脉滴注时用葡萄糖水或生理盐水溶解。

4. 拉氧头孢 适应证：用于敏感菌所致的上下呼吸道、泌尿道、腹腔和盆腔感染；败血症及骨、关节和软组织感染。注意事项：过敏、肾损伤者、妊娠及哺乳期妇女、早产儿、新生儿、老年患者慎用；静脉内大量注射应选择合适部位，缓慢注射。用法：静脉注射时用注射用水、葡萄糖水或生理盐水溶解；静脉滴注时用生理盐水或生理盐水溶解；肌内注射用利多卡因溶解。

5. 氨曲南 适应证：用于敏感需氧革兰氏阴性菌所致的尿路感染、下呼吸道感染、败血症、腹腔内感染、妇科感染、术后伤口及烧伤、溃疡等皮肤软组织感染等。注意事项：与青霉素之间无交叉过敏反应；与萘夫西林、头孢拉定、甲硝唑有配伍禁忌；婴幼儿慎用。用法：静脉滴注，先用注射用水溶解，再用生理盐水或葡萄糖水稀释；静脉注射，用注射用水溶解；肌内注射，用注射用水或生理盐水溶解。

6. 亚胺培南西司他丁 适应证：用于多种病原菌所致和需氧、厌氧菌引起的混合感染以及病原菌未确定时的早期治疗。注意事项：不能与其他抗生素混合或直接加入其他抗生素中使用；患过胃肠道疾病尤其是结肠炎的人慎用；静脉滴注可产生中枢神经系统的不良反应。

7. 美罗培南 适应证：用于由单一或多种敏感细菌引起的成人及儿童的肺炎、尿路感染、腹腔内感染、妇科感染、皮肤及软组织感染、脑膜炎及败血症。

注意事项：过敏及肝、肾功能障碍者慎用。

8. 厄他培南 适应证：由大肠埃希菌、梭状芽孢杆菌、迟缓真杆菌、消化链球菌属、脆弱拟杆菌等引起的严重继发性腹腔感染；复杂性皮肤及附属器感染；社区获得性肺炎；复杂性尿道感染；急性盆腔感染；菌血症等。注意事项：肌内注射应避免误将药物注入血管；患有神经系统疾病、肾损伤及过敏者慎用。用法：静脉滴注，不得与其他药物混合滴注，不得使用含有葡萄糖的稀释液，药物溶解后6h内用毕；肌内注射，用利多卡因溶解后立即做深部肌内注射。药物溶解后1h内使用，此溶液不得静脉给药。

（周平正）

第四十二章　氨基糖苷类抗菌药物

【案例 42-1】

患者，女，24 岁，因“尿频、尿急、尿痛”入院，诊断为急性膀胱炎。给予硫酸阿米卡星 0.4g 加 10%葡萄糖 250ml 静脉滴注，用药 5min 后患者诉腹痛，立即出现呼吸困难，喉头痉挛，不能发声，口唇、四肢发绀及末梢发凉，脉弱，摸不清，血压 70/40mmHg。立即给予 0.1%肾上腺素 1mg 皮下注射，地塞米松 10mg 静脉注射。经上述处理 5min 后症状缓解，10min 后患者能发声说话，但仍诉腹痛，后又将 10%葡萄糖酸钙注射液 20ml 加 10%葡萄糖 250ml 静脉滴注，30min 后患者腹痛缓解，1h 后患者腹痛消失，过敏症状消失。

问题：

1. 请问本案例中患者为何出现呼吸困难、血压下降、不能发声和发绀等症状？
2. 静滴 10%葡萄糖酸钙的主要功效有哪些？

一、概　　述

氨基糖苷类（aminoglycoside）抗生素是由氨基糖与氨还基环醇通过氧桥连接而成的苷类抗生素。有来自链霉菌的链霉素、小单孢菌的庆大霉素等天然氨基糖苷类，有阿米卡星等半合成氨基糖苷类。虽然大多数具有抑制微生物蛋白质合成的抗生素为抑菌药，但氨基糖苷类抗生素却可起到杀菌作用，属静止期杀菌药物。

【研究简史】　据文献记载，肺结核夺走地球上近七分之一人类的生命，即在过去的两个世纪中有近 20 亿人死于肺结核，它又被称为“白色瘟疫”。青霉素的发现是一个奇迹，它开创了抗生素时代，它对大部分革兰氏阳性菌感染有效，但对结核杆菌感染却不起作用，由于没有治愈的方法，对大部分人来说患肺结核意味着死亡判决。德国乡村医生 R.柯赫（Robert Koch）用自己发明的染色剂发现了引起肺结核的细菌，即结核杆菌。1943 年 10 月 19 日，S.A.瓦克斯曼（Selman Abraham Waksman）和他的学生阿尔伯特·斯卡兹（Albert Schatz）从土壤灰色链霉菌中分离到了链霉素，一个氨基糖苷类抗生素。默克公司原研生产，梅奥诊所通过动物实验和临床试验发现链霉素是治疗肺结核的特效药，同时，链霉素还可杀灭大多数革兰氏阴性菌。在随后的几十年中，其他氨基糖苷类抗生素家族被大量发现并广泛应用，一度成为抗革兰氏阴性菌感染的首选抗生素。1952 年，瓦克斯曼获得诺贝尔生理学或医学奖，并给具有抗菌作用的微生物代谢物命名为抗生素（antibiotic）。氨基糖苷类抗生素毒性较大，并且细菌对其不断产生耐药性，加上其他结构类别的新型抗生素的不断发现，其一度几乎退出历史舞台。然而随着多重耐药细菌引起的感染率急剧上升，人们开始关注氨基糖苷类抗生素作为几种重要的治疗革兰氏阴性病原体的方案之一，并且发掘了其在治疗感染性疾病、艾滋病和遗传性疾病的潜力，使这个“老牌”抗生素重焕生机。

二、药理作用和临床评价

（一）构效关系和分类

氨基糖苷类抗生素是临床常用的广谱抗生素，其分子结构的基本骨架为氨基糖与氨基环醇通过氧桥连接而成的苷类，其化学特征是具有环状氨基。部分氨基糖苷类抗生素的结构式，如图 42-1 所示。

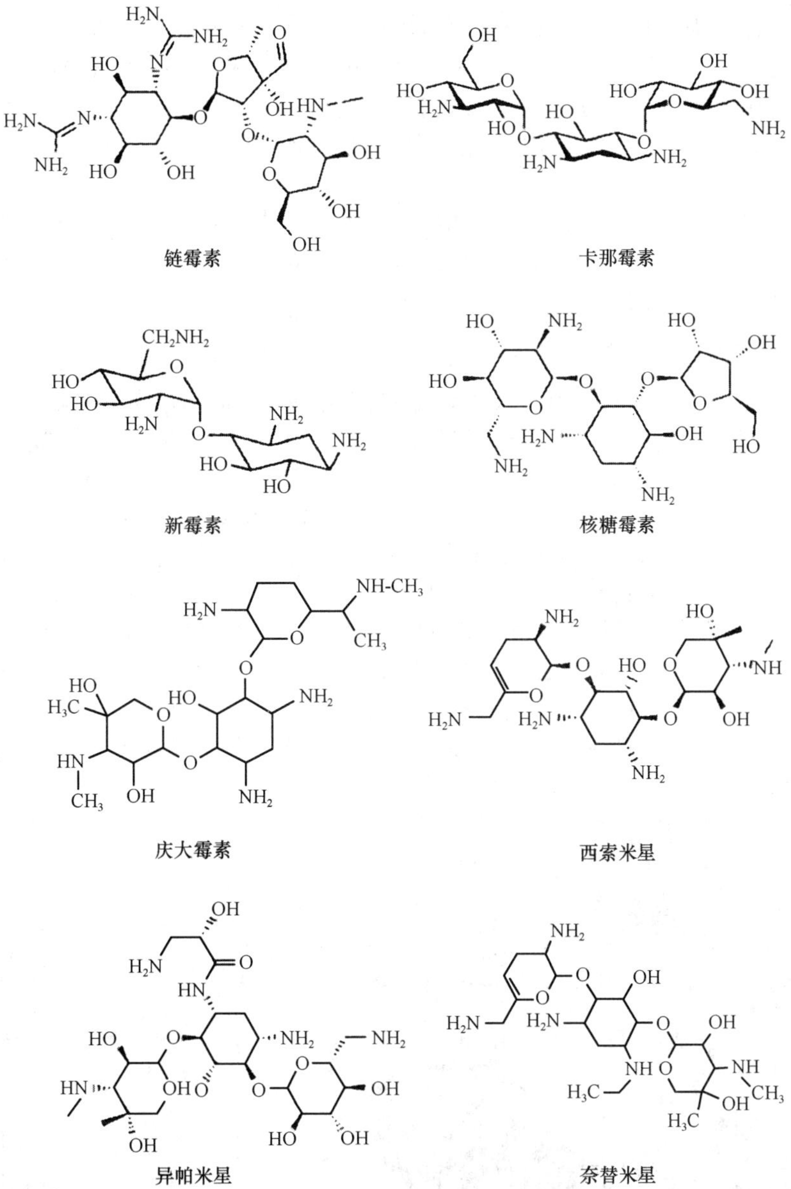

链霉素　卡那霉素

新霉素　核糖霉素

庆大霉素　西索米星

异帕米星　奈替米星

图 42-1　部分氨基糖苷类抗生素的结构式

氨基糖苷类抗生素可分为天然来源的和半合成两大类。

天然来源：①链霉菌产生链霉素（streptomycin）、卡那霉素（kanamycin）、妥布霉素（tobramycin）、巴龙霉素（paromomycin）、大观霉素（spectinomycin）、核霉素（ribostamycin）、新霉素（neomycin）等。②小单孢菌产生庆大霉素（gentamicin）、西索米星（sisomicin）、小诺霉素（micronomicin）、阿司米星（福提米星）（astromicin，fortimicin）等。

半合成：①庆大霉素半合成品：依替米星（etimicin）和异帕米星（isepamicin）。②西索米星半合成品：奈替米星（netimicin）。③卡那霉素半合成品：阿米卡星（amikacin）和卡那霉素 B（bekanamycin）。④卡那霉素 B 衍生物：地贝卡星（dibekacin）和阿贝卡星（arbekacin）。

（二）体内过程

1. 吸收　氨基糖苷类抗生素的极性和解离度均较大，口服很难吸收。多采用注射给药，肌内注射吸收迅速且完全，T_{max} 约为 0.5～2h。

2. 分布 氨基糖苷类抗生素的血浆蛋白结合率均低（0%～25%），多数在 10%以下。氨基糖苷类抗生素穿透力很弱，主要分布于细胞外液，在肾皮质和内耳内、外淋巴液有高浓度聚积，且在内耳外淋巴液中浓度下降很慢，这可以解释它们的肾毒性和耳毒性。可透过胎盘屏障并聚集在胎儿血浆和羊水中，但不能渗入机体细胞内，也不能透过血-脑屏障，甚至脑膜发炎时也难在脑脊液达到有效浓度。

3. 代谢与排泄 氨基糖苷类抗生素在体内并不代谢。主要以原形经肾小球滤过，肾皮质内药物浓度可超过血药浓度的 20～100 倍，除奈替米星外，也都不在肾小管重吸收，可迅速排泄到尿中，其肾清除率等于肌酐清除率。$t_{1/2}$ 为 2～3h。

（三）抗菌作用机制

1. 与细菌核糖体 30S 亚基的 16S rRNA 结合抑制细菌蛋白质的合成而杀菌 现代生物化学与分子生物学的研究表明 30S 核糖体亚基与 tRNA 的结合是蛋白质合成的关键步骤之一。从细菌核糖体 30S 亚基的晶体结构中能清楚地辨析出与 tRNA 结合的 3 个位点：A（aminoacyl）、P（peptide）、E（exit）位点（图 42-2A）。其中解码区 A 位点是由腺嘌呤 A1408、A1492、A1493 在 Helix44 处通过 2 个 G-C 碱基对组成的一个不对称内环（图 42-2B）。在翻译过程中，核糖体在与 mRNA 及其匹配的 tRNA 结合后，其构象会发生特定的变化：①当 mRNA 未与 tRNA 结合时，A 位点处于静止空闲状态（“OFF”），此时 A1492 和 A1493 隐藏于 Helix44 的内部；②当 mRNA 与互补配对的 tRNA 结合时，A 位点构象则翻转为解码状态（“ON”），此时 A1492 和 A1493 翻出内环与 mRNA 及 tRNA 相互结合（图 42-2C），完成解码过程后再恢复至“OFF”状态。正是这种被严格控制的有序的构象变化使核糖体在解码过程中精确识别并结合与 mRNA 互补配对的 tRNA，从而保持蛋白质翻译的准确性。

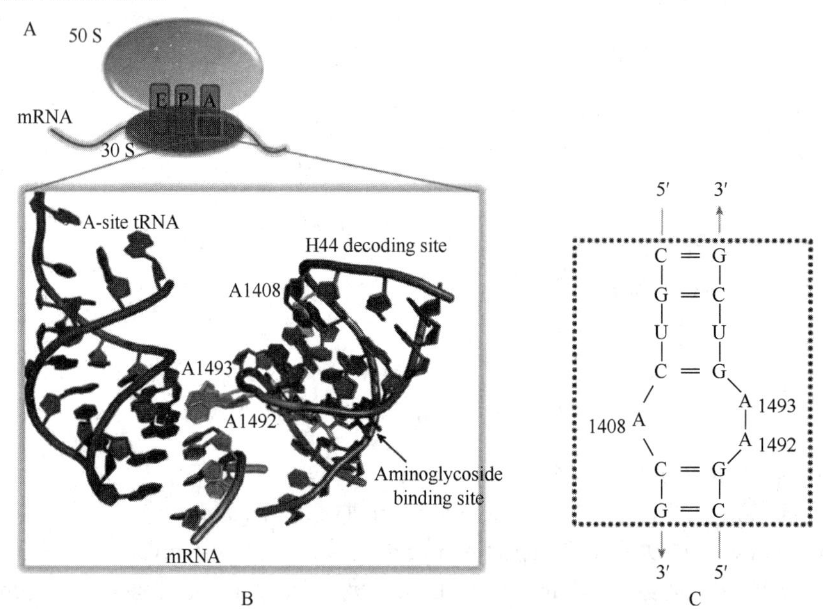

图 42-2 细菌 30S 亚基 16S rRNA 氨基糖苷类抗生素结合位点

A：细菌核糖体结构；B：细菌 30S 亚 16S rRNA 氨基糖苷类抗生素结合位点；C：细菌核糖体 16S rRNA 的 A 位点二级结构

1. A-site tRNA：tRNA（结合）A 位点；2. H44 decoding site：H44 解码位点；3. Aminoglycosde binding site：氨基糖苷结合位点

氨基糖苷类抗生素正是通过与细菌核糖体 30S 亚基的 16S rRNA 解码区 A 位点特异性结合来发挥杀菌作用。以庆大霉素为例，其分子中的环Ⅱ能与 A 位点保守的 G1494 和 U1495 发生强烈的氢键作用；其环Ⅰ能插入 16S rRNA 的 Helix44 内部，主要与 A1408、A1492 和 A1493 形成氢键。这些特异性的相互作用都能帮助 16S rRNA 形成稳定内环结构，这与“ON”状态的 A1492 和 A1493

翻出内环结构类（图 42-2C），长期处于“ON”状态使得非互补配对的 tRNA 也能够通过 A 位点，最终导致错误蛋白质的形成。

2. 破坏细菌细胞膜的结构增加通透性　①由于这类抗生素具有阳离子的性质，所以首先与细菌表面的阴离子化合物结合。在革兰氏阴性菌中，阴离子化合物包括脂多糖、磷脂和外膜蛋白，在革兰氏阳性菌中，主要是磷壁酸和磷脂。阴阳离子相互作用使细菌表面渗透性增加，从而导致一些氨基糖苷分子渗透到细菌的周质空间中。②少数抗生素分子在功能性电子传递系统的参与下到达细胞质并与细菌 30S 亚基 16S rRNA 结合，从而产生错误翻译的蛋白质。异常的细胞膜蛋白破坏细胞膜完整性，从而促进氨基糖苷类分子的大量进入。③细胞内的大量氨基糖苷分子使蛋白质合成过程中产生大量错误，导致细胞膜中更多的损伤，允许更高的抗生素摄取速率，最终导致细胞死亡（图 42-3）。

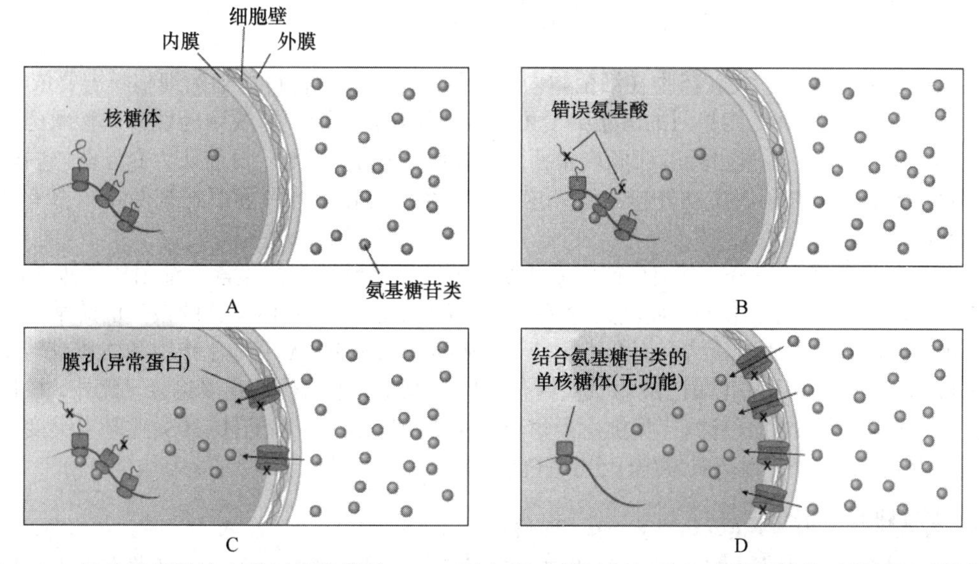

图 42-3　氨基糖苷类抗生素干扰核糖体 30S 亚基解码功能破坏细菌细胞膜的结构而增加通透性的抗菌机制示意图

A. 初期由于氨基糖苷类抗生素极性大，即使剂量较高，也仅有少量药物进入细胞内；B.进入细胞质的药物与核糖体结合引起错译，合成无义或错误的蛋白质；C.错译的蛋白质插入细胞膜形成孔道或损害细胞膜，细胞膜通透性增加；D.通过通透性增加的细胞膜大量药物进入细胞质，完全抑制核糖体功能。由于药物被限位在胞内，抑制作用变得不可逆，菌体不能合成正确的新蛋白，细胞膜的损害不可修复，细菌很快死亡

3. 其他作用机制　有研究发现氨基糖苷类等杀菌性抗生素作用于细菌后，都产生了大量的羟基自由基，促使细菌胞内 DNA、蛋白质和脂质损伤，最终导致细胞死亡；一些氨基糖苷类抗生素抑制核糖核酸酶 P 的活性改变细菌转录率和抑制细菌分裂。核糖核酸酶 P（RNase P）是一种 Mg^{2+} 依赖性核糖核酸内切酶，负责 tRNA 5′端的成熟。

（四）细菌耐药机制

1. 细菌产生氨基糖苷钝化酶（aminoglycoside modifying enzyme，AME）　氨基糖苷类抗生素以氨基和羟基作为氢键的供体与细菌的核糖体发生一系列的相互作用，而它们同时也是病原菌中氨基糖苷钝化酶的作用靶点，被修饰后的氨基糖苷类抗生素对于细菌核糖体的亲和力减弱，从而产生耐药性。现已发现的氨基糖苷钝化酶分为以下 3 种：*N*-乙酰转移酶（*N*-acetyltransferases，AAC）、*O*-磷酸转移酶（*O*-phosphotransferase，APH）和 O-核苷转移酶（O-adenyltransferase，ANT），它们根据其作用位点的不同又分为了多个亚型，其作用位点见图 42-4。

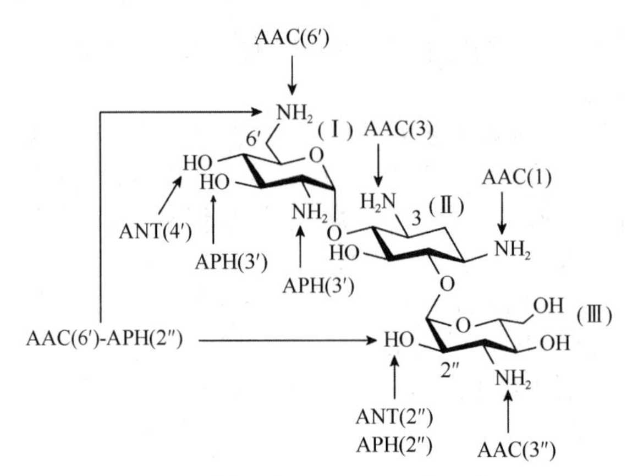

图 42-4 氨基糖苷钝化酶的作用位点

2. 减少药物吸收和（或）药物在细菌体内的积累 因本类药物跨过细菌细胞膜需要依靠 ATP 供能，故由 ATP 合成酶功能基因的碱基突变可导致药物跨膜失败，形成耐药性，这种耐药方式最早出现在氨基糖苷类抗生素耐药的大肠埃希菌及铜绿假单胞菌。此外，目前认为介导菌体内药物蓄积减少的主要机制为细菌的主动外排系统，这些外排系统可在条件致病菌长期药物压力下过量表达，从而导致高水平耐药。

3. 作用靶位改变 细菌通过突变或甲基化修饰改变氨基糖苷类抗生素在细菌核糖体 30S 亚基中 16S rRNA 上的结合作用位点，使其某些碱基发生突变或使与核糖体结合的核蛋白的某些氨基酸发生突变，导致药物无法与其结合而产生耐药性。例如，16S rRNA 甲基化作用和质粒或转座子携带的外源性 16S rRNA 甲基化酶已成为氨基糖苷类抗生素高水平耐药的主要途径。此外，核糖体靶位突变是分枝杆菌属中对氨基糖苷类抗生素耐药的主要原因之一。核糖体 30S 亚基点突变介导的 2-脱氧链霉胺类氨基糖苷耐药只发生于分枝杆菌属中。

（五）抗菌作用特点

1. 氨基糖苷类抗生素为静止期杀菌药物，抗菌谱广，对多数革兰氏阴性杆菌有强大的抗菌作用，包括铜绿假单胞菌、不动杆菌属在内的各种革兰氏阴性杆菌有良好抗菌活性，特别是对需氧革兰氏阴性杆菌的抗菌活性显著强于其他类药物；对包括耐甲氧西林金黄色葡萄球菌在内的革兰氏阳性球菌有良好抗菌活性；部分药物对分枝杆菌敏感，但对厌氧菌无效。对革兰氏阴性球菌如淋球菌、脑膜炎球菌的作用较差。在碱性条件下抗菌作用增强，对革兰氏阴性杆菌和阳性球菌均有明显的抗生素后效应，与 β-内酰胺类抗生素配伍使用可产生协同作用。

2. 杀菌速率与时程呈浓度依赖性。

3. 首次接触效应，氨基糖苷类抗生素首次与细菌接触时，细菌能被迅速杀死，有强大的抗菌作用，再次接触或连续接触同一种抗生素，抗菌效果明显下降，需要间隔相当时间（6～24h）以后，才会再起作用。

（六）临床应用

氨基糖苷类抗生素主要用于敏感需氧革兰氏阴性杆菌所致的全身感染。虽然，近年来有多种头孢菌素类和喹诺酮类抗生素在临床广泛应用，细菌对本类抗生素也有一定耐药性，但大多数革兰氏阴性杆菌对氨基糖苷类多数品种仍有 60%～70%的敏感率，如肺炎克雷伯杆菌、变形杆菌、阴沟杆菌、枸橼酸杆菌、不动杆菌、铜绿假单胞菌等。沙门菌属、志贺菌属、产气肠杆菌对庆大霉素的敏感率仍在 80%以上。故本类药物仍是需氧革兰氏阴性杆菌所致的严重感染，如脑膜炎、呼吸道、泌尿道、皮肤软组织、胃肠道、烧伤、创伤及骨关节感染等常用药。

氨基糖苷类抗生素对革兰氏阳性菌中葡萄球菌属抗菌作用较强，对金黄色葡萄球菌、表皮葡萄球菌敏感率均在60%以上，甲氧西林敏感金黄色葡萄球菌对庆大霉素敏感率仍然高达88.6%。但链球菌与肠球菌对氨基糖苷类均不敏感。由于氨基糖苷类与 β-内酰胺类抗生素呈良好协同作用，当链球菌属如肺炎链球菌或肠球菌引起重症感染而致病菌对青霉素类的敏感度下降，或致病菌不明，常将氨基糖苷类如庆大霉素、妥布霉素与青霉素类合用，利用二者的协同作用来提高细菌对青霉素类的敏感性。

（七）典型不良反应和禁忌证

1. 耳毒性 包括前庭功能障碍和听神经损害。氨基糖苷类抗生素能损害耳蜗柯蒂器毛细胞导致听力损害，或损害前庭细胞引起平衡失调和视运动协调障碍。①前庭功能损害：有眩晕、恶心、呕吐、眼球震颤及平衡障碍。发生率依次为：新霉素（已少用）＞卡那霉素＞链霉素＞庆大霉素＞妥布霉素＞奈替米星。②耳蜗损害：表现为耳鸣及感音神经性聋，对听力损害的发生率依次为：新霉素＞卡那霉素＞阿米卡星＞庆大霉素＞妥布霉素＞链霉素。必须指出的是，耳毒性的许多症状并不明显，经过仪器监测显示有前庭和（或）听功能损害的亚临床耳毒性反应发生率高达 20%。为防止或减少耳毒性反应，在应用氨基糖苷类抗生素过程中，应密切观察是否出现耳鸣、耳聋、眩晕、平衡障碍、口周麻木等早期症状，并进行听力监测，一旦发生上述症状，应及时停用氨基糖苷类抗生素，并采取治疗措施，以制止耳聋的发展。

2. 肾毒性 氨基糖苷类抗生素由肾小球滤过排泄，由于药物主要经过肾脏排泄，肾皮质浓度高，可引起肾皮质和近曲小管损害，导致肾小管肿胀坏死，临床可见蛋白尿、血尿、血清肌酐升高，重者可引起急性肾衰竭。氨基糖苷类抗生素的肾毒性取决于各药在肾皮质中的聚积量和对肾小管的损伤能力，其发生率依次为：新霉素＞卡那霉素＞庆大霉素＞妥布霉素＞阿米卡星＞奈替米星＞链霉素。为防止和减少肾毒性的发生，临床用药时应定期进行肾功能检查，如出现管型尿、蛋白尿、血液尿素氮、肌酐升高，尿量每 8 小时少于 240ml 等现象应立即停药。有条件的地方应做血药浓度监测。肾功能减退可使氨基糖苷类抗生素排泄减慢，血药浓度升高，从而进一步加重肾损伤、耳毒性，故肾功能减退患者慎用或调整给药方案。氨基糖苷类抗生素排泄速率可随年龄的增加而逐渐减慢，如年轻患者的半衰期为 2～3 小时，在年龄超过 40 岁的患者延长至 9 小时，故应根据患者具体情况调整用药剂量。避免合用有肾毒性的药物，如强效利尿药、顺铂、第一代头孢菌素类、万古霉素等药物。

3. 神经肌肉麻痹 与给药剂量和给药途径有关，最常见于大剂量腹膜内或胸膜内应用后或静脉滴注速度过快，也偶见于肌内注射后。可引起心肌抑制、血压下降、肢体瘫痪和呼吸衰竭。可能是由于药物与突触前膜钙结合部位结合，抑制神经末梢 ACh 释放，造成神经肌肉接头处传递阻断而出现上述症状。不同氨基糖苷类抗生素引起神经肌肉麻痹的严重程度顺序依次为：新霉素＞链霉素＞卡那霉素＞奈替米星＞阿米卡星＞庆大霉素＞妥布霉素。此毒性反应临床上常被误诊为过敏性休克，抢救时应立即静脉注射新斯的明和钙剂，其他措施同抢救休克。临床用药时避免合用肌肉松弛药、全麻药等。血钙过低、重症肌无力患者禁用或慎用该类药。本案例中患者使用阿米卡星后出现不能发声和发绀等症状等就是阿米卡星所致的神经肌肉阻滞引起。静脉滴注 10%葡萄糖酸钙可以维持神经、肌肉的正常兴奋性，能够促进神经末梢分泌 ACh；Ca^{2+}还可以改善细胞膜的通透性，使渗出减少，起到抗过敏的作用。

4. 过敏反应 氨基糖苷类抗生素多为微生物代谢产物提取物，发生变态反应的概率比合成药物高。使用氨基糖苷类抗生素常发生皮疹、发热、血管神经性水肿、口周发麻等，个别严重者会引起过敏性休克。接触性皮炎是局部应用新霉素最常见的反应。链霉素可引起过敏性休克，其发生率仅次于青霉素，防治措施同青霉素。庆大霉素为常用的氨基糖苷类抗生素，不良反应与链霉素相似，对第Ⅷ对脑神经及肾脏有损害作用，偶见过敏反应，甚至过敏性休克。为避免庆大霉素过敏反应，静脉滴注时浓度不宜过高，速度不宜过快，而且要加强监护，一旦有异常反应，应立即停止输液，并对症处理。本案例中患者使用阿米卡星后出现呼吸困难、血压下降等就是阿米卡星所致的过敏性休克。

（八）氨基糖苷类抗生素给药方案

氨基糖苷类抗生素属于浓度依赖性抗生素，评价浓度依赖性抗生素的 PK/PD 相关参数及其指标为 AUC/MIC（AUIC）≥125，C_{max}/MIC≥10～12.5，因此，在制定氨基糖苷类抗生素的治疗方案时应设法满足这两类指标，至少要满足二者之一。一般临床容易获得的是 C_{max}/MIC，要达到满意疗效最好设法使该比值≥10。氨基糖苷类抗生素给药方法以静脉滴注 20～30min 最为常用。临床给药方案采用：①间歇给药法，即每日剂量等分 2～3 次静脉滴注，如每日 3 次给药，间隔 8 小时，每日 2 次给药，间隔 12 小时。由于本类药物的首次接触效应，氨基糖苷 1 日多次给药（如 8～12h 给药 1 次）是在首次暴露效应之后恰好在“适应性耐药期”给药，不产生杀菌作用，反而强化适应性耐药。适应性耐药给药后 2h 开始，6～16h 耐药性最高，24h 药效部分恢复。②每日给药 1 次，二次给药间隔 24、36、48 或 72h，间隔时间依据肾功能状况而定。氨基糖苷类抗生素给药方案选择 1 日 1 次疗法有利于 C_{max}/MIC≥10～12，疗效好，防止耐药性的产生。每日 1 次给药，耳、肾毒性小于等于多次给药，1 次给药消除加快 $dC/dt=-kC$，多次给药体内积累多。

三、常用药品的作用及临床应用

链霉素

链霉素（streptomycin）为第一个氨基糖苷类抗生素，也是第一个应用于治疗肺结核的抗生素。是从革兰氏阳性的放线菌灰色链霉菌中分离出来的。目前仅用于某些不常见感染，首选用于治疗鼠疫和兔热病。通常与其他抗菌药物合用，如细菌性心内膜炎（由肠球菌、D 组链球菌及各类口腔链球菌引起）采用青霉素 G 与链霉素治疗有协同作用，但现已完全由青霉素联合庆大霉素取代。与其他药物联合还用于结核病早期治疗。链霉素最易引起过敏反应，以皮疹、发热、血管神经性水肿较为多见。也可引起过敏性休克，通常于注射后 10 分钟内出现，死亡率较青霉素高。耳毒性常见，且前庭反应较耳蜗反应出现为早，发生率亦高；其次为神经肌肉麻痹；肾毒性少见，其发生率较其他氨基糖苷类抗生素低。毒性反应与用药剂量大小和疗程长短有关，如果每日剂量不超过 1g，疗程不超过 1 个月，一般是安全的。

庆大霉素

庆大霉素（gentamicin）对大肠埃希菌、产气杆菌、克雷伯杆菌、奇异变形杆菌、某些吲哚变形杆菌、绿脓杆菌、某些奈瑟菌、某些无色素沙雷杆菌和志贺菌等革兰氏阴性菌有抗菌作用。革兰氏阳性菌中，金黄色葡萄球菌对本品敏感，链球菌对本品耐药。厌氧菌、结核杆菌、立克次体、病毒和真菌亦对本品耐药。近年来，由于本品的广泛应用，耐药菌株逐渐增多，绿脓杆菌、克雷伯杆菌和沙雷杆菌、吲哚阳性变形杆菌对本品的耐药率甚高。对金黄色葡萄球菌及大肠埃希菌、产气杆菌、奇异变形杆菌、绿脓杆菌等革兰氏阴性菌作用较强。是治疗各种革兰氏阴性杆菌感染的主要抗菌药物，尤其对沙雷菌属作用更强，为氨基糖苷类中的首选药。可与青霉素或其他抗生素合用，协同治疗严重的肺炎球菌、铜绿假单胞菌、肠球菌、葡萄球菌或草绿色链球菌感染，亦可用于术前预防和术后感染，还可局部用于皮肤、黏膜表面感染和眼、耳、鼻部感染。青霉素的 β-内酰胺环可使庆大霉素部分失活，从而使庆大霉素的疗效显著降低。凡氨基糖苷类抗生素如链霉素、庆大霉素、卡那霉素等与青霉素、羧苄西林、氨苄西林等在体外混合时，均产生类似结果。

不良反应主要有耳毒性、肾毒性和神经肌肉阻滞，偶可发生过敏反应。现代研究认为，口服庆大霉素在肠道健康的情况下的确很少吸收，而当肠道发生炎症，特别是广泛地出现充血、水肿、糜烂、溃疡、出血时，口服后吸收入血的量就会增加，当增加到一定程度时就可能产生耳毒性导致听力下降甚至耳聋。氨基糖苷类药物只要吸收入血到达内耳或经中耳局部应用到达内耳，就可造成内耳的毒性损害。目前庆大霉素除静脉滴注、口服以外，还有肌内注射、外伤换药、雾化吸入和膀胱冲洗等多种途径，不管采取何种途径给药，都要警惕其耳毒性、肾毒性的出现。因此，选用庆大霉素还是要十分慎重，尤其是对儿童应该列为禁忌。

卡那霉素

卡那霉素（kanamycin）由于抗菌谱较窄已很少使用。一直与其他有效药合并用于治疗结核。由于耳、肾毒性危险性，仅用于治疗对第一线药物均有耐药性的多种耐药菌患者。还可口服作为肝昏迷的辅助治疗药。

妥布霉素

妥布霉素（tobramycin）是从链霉菌培养液中分离获得，也可由卡那霉素B脱氧获得。口服难吸收，肌内注射吸收迅速，T_{max} 为 0.5～1h。可渗入胸腔、腹腔、滑膜腔并达有效治疗浓度。24h内约有 93%以原形由肾脏排出。$t_{1/2}$ 为 1～6h，可在肾脏中大量积聚，在肾皮质中 $t_{1/2}$ 达 74h。对肺炎杆菌、肠杆菌属、变形杆菌属的抑菌或杀菌作用分别较庆大霉素强 4 倍和 2 倍；对铜绿假单胞菌的作用是庆大霉素的 2～5 倍，且对耐庆大霉素菌株仍有效，适合治疗铜绿假单胞菌所致的各种感染，通常应与能抗铜绿假单胞菌的青霉素类或头孢菌素类药物合用。对其他革兰氏阴性杆菌的抗菌活性不如庆大霉素。在革兰氏阳性菌中仅对葡萄球菌有效。不良反应较庆大霉素轻。

奈替米星

奈替米星（netilmicin）是西索米星（sisomicin）的半合成衍生物，具有广谱抗菌作用，抗菌谱与庆大霉素近似，本品的特点是对氨基糖苷乙酰转移酶 AAC（3）稳定。对产生该酶而使卡那霉素、庆大霉素、妥布霉素、西索米星等耐药的菌株，本品可敏感。主要用于大肠埃希菌、克雷伯杆菌、变形杆菌、肠杆菌属、枸橼酸杆菌、沙雷杆菌、流感嗜血杆菌、沙门杆菌、志贺杆菌、奈瑟球菌等革兰氏阴性菌所致呼吸道、消化道、泌尿生殖系、皮肤和软组织、骨和关节、腹腔、创伤等部位感染，也适用于败血症。其耳、肾毒性是本类抗生素中最低者。

阿米卡星

阿米卡星（amikacin）是抗菌谱最广的氨基糖苷类抗生素，对革兰氏阴性杆菌和金黄色葡萄球菌均有较强的抗菌活性，但作用较庆大霉素弱。其突出优点是对肠道革兰氏阴性杆菌和铜绿假单胞菌所产生的多种氨基糖苷类灭活酶稳定，故对一些氨基糖苷类耐药菌感染仍能有效控制，常作为首选药。本品的另一个优点是它与 β-内酰胺类联合可获协同作用，当粒细胞缺乏或其他免疫缺陷患者合并严重革兰氏阴性杆菌感染时，合用药比阿米卡星单独使用效果更好。不良反应中耳毒性强于庆大霉素，肾毒性低于庆大霉素。

大观霉素

大观霉素（spectimycin）是由链霉菌所产生的一种氨基环醇类（aminocyclitol）抗生素，主要对淋球菌有很强的抗菌活性，6～3mg/L 可抑制大多数淋球菌。肌内注射 2g，1h 达血药峰浓度100mg/L，$t_{1/2}$ 为 2～5h，药物主要经尿排泄。临床唯一适应证是无并发症的淋病，并仅用于对第一线药物如青霉素、四环素等耐药的淋病，或对 β-内酰胺类、喹诺酮类不能耐受或过敏患者，不良反应极少。

四、氨基糖苷类药物现状及展望

自 1944 年赛尔曼・A.瓦克斯曼等报道了链霉菌产生的链霉素以来，已报道的天然和半合成氨基糖苷类抗生素的总数已超过 3000 种，其中微生物产生的天然氨基糖苷类抗生素有近两百种。氨基糖苷类抗生素具有抗菌谱广、杀菌完全、与 β-内酰胺等抗生素有很好的协同作用、对许多致病菌有抗菌药后效应等特点。近几年，由于多药耐药病原菌感染的治疗遇到越来越大的挑战，氨基糖苷类抗生素在临床上的应用热情重新被燃起，科学家也显现出了比以往更浓的研究兴趣。随着国家对抗生素药物的选择及治疗剂量的监管力度不断增强，血药浓度检测和抗生素药敏实验的开展和推广，使氨基糖苷类抗生素精准化用药水平得到提高，在提高疗效的同时，安全性也得到了保证，但此类抗生素在应用中存在的耳、肾毒性等不良反应仍然是关注的焦点。

目前，我们对此类抗生素的耐药性机制和抗菌模式都比以往更了解。随着对氨基糖苷类抗生素研究的深入，对其不断地进行结构优化修饰，其抗菌活性的构效关系规律性的认识也越来越高，氨基糖苷类抗生素实现全人工合成也将成为可能。随着生物学、化学、化学生物学及药理学研究的不断深入，第三代氨基糖苷类抗生素的研究将进入一个全新的时代，面对目前临床应用严重缺少新抗生素药物，特别是抗革兰氏阴性菌药物的缺乏，我们有必要重新审视这类古老的抗生素，并寄希望于它能担负起对抗多药耐药性病原菌的重任。

（许云禄）

第四十三章 大环内酯类与林可霉素类抗菌药物

【案例 43-1】

某患儿，男，11 岁，因“间断发热 5 天，伴鼻塞、流涕 3 天，病情加重出现剧烈咳嗽 1 天”就诊入院。患儿于 5 天前受凉后发热，鼻塞、流涕，家人认为是“普通感冒”，给予口服“感冒药”治疗，体温一直高于正常，最高 39.1℃，口服布洛芬混悬液 10ml 后体温可暂时降至正常，但 1～2h 后体温会再次升高。服药后病情不见好转，近 1 天出现阵发性、刺激性咳嗽，少痰。咳嗽剧烈，不能平卧，故来院就诊。查体：体温 37.3℃，呼吸 33 次/分，脉搏 96 次/分，神志清楚，精神尚可，颈部无抵抗，全身未见皮疹、出血点，咽部稍红，双侧颈部、颌下可扪及多个轻度肿大淋巴结，活动度好，无触痛，双侧扁桃体无明显肿大，右肺呼吸音减低，左肺呼吸音清，未闻及干湿啰音；心音有力，心律齐，心前区未闻及杂音；腹平触软，肝脾不大，肠鸣音活跃，神经系统查体无异常。辅助检查：血常规正常，胸部 X 线检查提示：双肺纹理增粗，右上肺有片状影。经查肺炎支原体 IgM 抗体（+）。后行肺部 CT 检查提示：右肺上叶及下叶见大片状密度增高影，密度欠均，边界欠清，所见气管及支气管通畅未见受阻塞征象，气管及纵隔略右移，心影如常，右侧胸腔见条形液性密度影，纵隔内见肿大的淋巴结影。考虑右肺炎症，右侧胸腔少量积液。诊断为支原体肺炎。

问题：

1. 支原体肺炎首选哪类药物进行治疗？
2. 该患儿最好选用什么药物治疗？

第一节 大环内酯类抗菌药物

大环内酯类抗菌药物是从链霉菌培养液中提得或再经加工合成的一类弱碱性抗菌药物，因分子中含有一个内酯结构的 14 或 16 元环而得名，红霉素是本类药物的代表。大环内酯类抗菌药物作用于细菌细胞核糖体 50S 亚基，阻碍细菌蛋白质合成，属于生长期抑制剂。

1952 年，马奎尔（McGuire）等人从菲律宾群岛土样中分离到红霉素链霉菌，经发酵获得红霉素 A、B、C 的混合物，后研究发现最主要的活性成分是红霉素 A。后来，美国礼来（Lilly）公司最先开发红霉素获得成功，主要发现它对耐药的金黄色葡萄球菌、肺炎球菌、溶血性链球菌等感染有效而被推荐用于临床。多年来，红霉素（erythromycin，EM）作为第一个大环内酯类抗菌药物，临床广泛用于治疗呼吸道、皮肤以及软组织感染。1965 年，哈里斯（Harris）等报道了红霉素的绝对立体构型。1979 年艾里亚斯・詹姆斯・科里（Elias James Corey）等首先完成了该化合物的全合成，并最终确定了其化学结构。人们对红霉素衍生物的研发做了大量工作，但早期研究大多局限于制备各种红霉素 A 的酯化衍生物，以提高红霉素 A 的血药浓度、延长药物的半衰期。红霉素存在化学性质不稳定（酸性条件易发生苷键水解，碱性条件内酯环易破裂）、抗菌谱窄、耐药率高、胃肠道刺激严重等问题。随着 20 世纪 70 年代初期红霉素 A 作用机制的阐明，红霉素 A 的酸稳定性及其药动学性质、引起胃肠道刺激的原因等问题相继被研究，红霉素衍生物的化学合成也随即进入了一个崭新的阶段。尤其是 20 世纪 80 年代以来，发现红霉素及其衍生物对一些日益流行的病原体，如支原体、衣原体、流感嗜血杆菌、变形杆菌、弓形虫、螺旋体等有特殊疗效，开发新的有效的红霉素衍生物成为药物研究的热点，这大大推动了新型大环内酯类抗菌药物的发展，使得此类药物的抗菌活性增强，抗菌谱不断扩大。

目前，大环内酯类药物已有五十余种，在临床使用的有二十余种，因该类药物安全、有效，与β-内酰胺类、氟喹诺酮类抗菌药物形成抗感染治疗的鼎足之势。辉瑞公司的阿奇霉素（Zithromax），又称希舒美和雅培公司的克拉霉素（Clarithromycin），又称克拉仙都是畅销全球多年的品牌药物。

大环内酯类抗菌药物是当今药理开发与临床研究最为活跃的一类药物，研究者们通过提高其对酸的稳定性、改进抗耐药性、扩展抗菌谱、增强抗菌活性，研制开发出多种新型大环内酯类抗菌药物，常用药物及其特点，见表 43-1。另外，研究者们还发现了其促进胃动力、抑制细胞因子生成、免疫调节、抗肿瘤、抗寄生虫等抗感染以外的多种应用。藤霉素（fujmycin）、雷帕霉素（rapamycin）等大环内酯类免疫抑制剂的开发成功，为该类抗菌药物再添新彩。随着研究的不断深入，应用领域的逐渐拓宽，大环内酯类药物显现出越来越广阔的市场前景。

一、大环内酯类抗菌药物的共性

大环内酯类抗菌药物活性强，特别对耐药金黄色葡萄球菌、部分厌氧菌、支原体、衣原体、军团菌、螺旋体和立克次体等均有抗菌活性；不良反应低于氨基糖苷类和多肽类，且无严重过敏反应。

新型大环内酯类抗菌药物多数口服吸收好、组织分布和细胞内移行性良好，组织浓度高、半衰期长、不良反应少，并且对 β-内酰胺类抗生素无法控制的支原体、衣原体和弯曲杆菌等有特效，是治疗军团菌病的首选药，还可用于艾滋病患者的弓形虫感染治疗，因而获得了广泛的临床应用。目前，该类抗生素市场高度集中于阿奇霉素、罗红霉素和克拉霉素三大新型大环内酯类产品，三大品种所占大环内酯类抗菌药物市场份额达 90%以上，且阿奇霉素占据了一半以上的市场份额，成为该类药物最常应用的品种。

1. 药理作用

（1）抗菌作用：大环内酯类抗菌药物抗菌谱广，对大多数革兰氏阳性菌、部分革兰氏阴性菌及一些非典型致病菌均有较强的抗菌作用。主要对大多数经呼吸系统传播的病原微生物有强抗菌活性，如金黄色葡萄球菌（包括耐药菌）、表面葡萄球菌、乙型溶血性链球菌、肺炎链球菌、脑膜炎奈瑟菌、肺炎支原体、白喉棒状杆菌、百日咳鲍特菌、嗜肺军团菌、肺炎克雷伯菌、肺炎衣原体；另对部分其他途径传播的病原微生物也有较强的抑制作用，如肠球菌、空肠弯曲菌、破伤风梭菌、杜克嗜血杆菌、炭疽芽孢杆菌、淋病奈瑟球菌、沙眼衣原体、立克次体、弓形虫等。新型大环内酯类抗菌药物的抗菌范围进一步扩大，除原有敏感菌外，主要增加了抵抗革兰氏阴性菌、非典型致病菌甚至寄生虫活性的作用，如铜绿假单胞菌、肺炎衣原体、疟原虫、卡氏肺囊虫、隐孢子虫等。另据报道，新型大环内酯类抗菌药物与其他药物联用还用于幽门螺杆菌、黏膜炎莫拉菌、结核分枝杆菌、麻风分枝杆菌所致疾病的治疗，效果显著。在新型大环内酯类抗菌药物研发取得重大进展的同时，其抗感染以外的药理作用以及临床新用途也日益受到人们的关注并成为研究热点。

（2）促进胃动力的作用：大环内酯类抗菌药物分子糖苷链上的二甲胺基团和 14 元内酯环中性糖分子电荷分布与胃动素相似，可激动胃动素受体和胆碱受体，提高食管下端括约肌张力，影响胃肠电生理活动，促进胃和胆囊排空，并加速结肠运动。红霉素 A、罗红霉素、阿奇霉素、克拉霉素等可用于功能性消化不良、糖尿病性胃轻瘫、新生儿喂养困难等疾病的治疗；用于促进术后胃肠功能恢复、预防术后肠黏连等的同时还可以抗感染。老年性便秘、慢性动力性肠梗阻、直肠扩张、多种假性结肠梗阻等，也可使用红霉素治疗。

表 43-1　大环内酯类抗菌药物常用药物及其特点

阶段	结构改进	药物名称	特点	特点
第一代（1950～1979 年）	以红霉素为代表，基本以发酵产品原药、制剂使用	红霉素（erythromycin）（1952 年上市）	抗菌谱相对较窄，主要对革兰氏阳性菌有效，对军团菌、支原体、衣原体有一定的抗菌活性，但对革兰氏阴性菌作用弱。对酸不稳定，胃肠反应严重	①抗菌谱较窄，主要对革兰氏阳性菌与阴性球菌、部分厌氧菌、军团菌、支原体、衣原体等有抗菌活性。②对金黄色葡萄球菌等革兰氏阳性菌有抗生素后效应。③细菌对不同品种药物有不完全交叉耐药性
		交沙霉素（josamycin）（1970 年上市） 麦迪霉素（midecamycin）（1985 年上市） 乙酰螺旋霉素（acetylspiramycin）	多数药物血药浓度低，不易透过血-脑屏障。但组织分布和细胞内移行良好。抗菌活性不如红霉素，但不良反应较红霉素少	
第二代（1980～1989 年）	红霉素 A 的 6，9 位结构改造为代表，能有效阻止酸催化引起的内酯环的缩酮化，稳定性增强。但抗耐药性无明显增强	罗红霉素（roxithromycin，RM）（1990 年首先在西班牙上市）	改善了药物的生物利用度，血药浓度最高。对酸稳定，抗菌活性增强	①较第一代对酸稳定性增强，血药浓度、组织和细胞内药物浓度高且持久，半衰期延长。②增强了对流感嗜血杆菌、黏膜炎莫拉菌等革兰氏阴性菌的作用。并增加了对厌氧菌、空肠弯曲杆菌、军团菌、衣原体、分枝杆菌和弓形虫等的抗菌作用。③对需氧革兰氏阳性菌有较强的抗生素后效应；对流感嗜血杆菌等革兰氏阴性菌也具有抗生素后效应
		阿奇霉素（azithromycin，AM）（1988 年首先在南斯拉夫上市）	半衰期延长、组织渗透性好，对酸稳定，抗菌活性增强，不良反应减少	
		氟红霉素（flurithromycin，FM，21-12）（1989 年首先在意大利上市）	对酸稳定，血药浓度高，抗菌活性强，肝毒性小	
		克拉霉素（clarithromycin，CM）（1991 年首先在美国上市）	稳定性增强，也可用于分枝杆菌感染的治疗	
		地红霉素（dirithromycin，DM）（1993 年首先在西班牙上市）	对酸稳定，抗菌活性与红霉素相当	
		米卡霉素（miokamycin，21-131） 罗他霉素（rokitamycin，21-139）	抗菌谱与红霉素相似，对酸稳定，血药浓度高，半衰期长，不良反应小	
第三代（1990 年至今）	3 位脱克拉定糖后氧化形成酮内酯，6 位的取代；11，12 位的结构改造；在此基础上的糖基修饰、卤化、酯化等	酮内酯：泰利霉素（telithromycin）（2001 年首先在法国上市）	对耐青霉素和红霉素的肺炎链球菌引起的呼吸道感染可获得良好疗效。口服生物利用度高，不影响其他药物的吸收和利用，半衰期长	抗菌谱广，具有突出的抗耐药菌株活性。①克服了 14 元大环内酯类所共有的诱导耐药性，对大环内酯耐药菌有较强的抗菌活性；②对耐甲氧西林金葡菌、多重耐药肺炎链球菌和呼吸道感染细菌有优异的抗菌活性；③对肠球菌和嗜血杆菌属亦有显著活性
		酮内酯：赛红霉素（cethromycin，ABT-773）（2001 年进入Ⅲ期临床研究）	对大环内酯敏感及耐药呼吸道致病菌有很好的抗菌活性，对肺炎链球菌、流感嗜血杆菌具有更长的抗生素后效应，对具有主动外排耐药机制的肺炎链球菌更有效。口服吸收良好，食物不影响其吸收，生物利用度高，半衰期长，组织渗透性良好	
		酰内酯：TEA-0769 FMA-1082 FMA-0713 （处于临床期研究）	酰内酯类对红霉素敏感菌和耐药菌均有较好的抗菌活性，化合物 FMA-1082 对红霉素耐药肺炎链球菌的活性优于泰利霉素，α-甲氧基肟酰内酯化合物 FMA-0713 对链球菌、葡萄球菌属具有很强的抗菌活性，尤其是抗 erm（B）介导耐药链球菌活性优于或相当于泰利霉素	

（3）免疫调节作用：20 世纪 70 年代就发现红霉素可调节免疫系统的作用，之后又发现红霉素可抑制嗜酸性粒细胞释放白介素-8（IL-8），阻止嗜酸性粒细胞在气管内的聚集；并可降低弥漫性泛细支气管炎患者支气管肺泡灌洗液中的中性粒细胞的数量及 IL-1、IL-8 的水平。克拉霉素可降低中性粒细胞的氧化爆发以及减少前炎性细胞因子的产生和释放，具有免疫抑制作用，可用作生物反应调节剂。大环内酯类抗菌药物还可预防由磷酸敏感吞噬细胞引起的气道上皮组织的氧化损伤，降低黏液的高分泌。大环内酯类药物对鼻窦炎、咳痰、气道受阻、呼吸困难等症状的弥漫性泛细支气管炎均可有效。1984 年成功开发上市的具有大环内酯结构的免疫抑制剂他克莫司（tacrolimus），对 T 细胞有更为明显的抑制作用。红霉素、罗红霉素、阿奇霉素、克拉霉素等在临床用于慢性鼻窦炎、鼻息肉，支气管哮喘，支气管扩张，特发性肺纤维等疾病的治疗，均获得较好疗效。

（4）抗肿瘤作用：红霉素、克拉霉素、罗红霉素等大环内酯类抗菌药物通过与体内阿糖腺苷、放线菌素 D、高三尖杉醋碱、柔红霉素等抗肿瘤药物竞争性结合肿瘤细胞膜 P-糖蛋白的通道，抑制上述化疗药物在肿瘤细胞内的主动排出过程，使之高浓度聚集于恶变细胞局部，提高细胞内化疗药物的浓度，增强抗癌作用。另可逆转或延缓化疗药物的耐药性。该类药物用于化疗的增敏和延缓耐药出现，不仅不良反应小，还可预防化疗期间感染的发生。

另有研究表明，红霉素、克拉霉素等可在体内增加白介素 IL-4、IL-12 等多种细胞因子的抗癌活性，并可促进因化疗抑制的 T 细胞亚群功能恢复；抑制肿瘤血管生成、抑制肿瘤细胞黏附、化学粘连硬化作用等。克拉霉素对肿瘤供血血管的内皮细胞生长有显著的抑制作用。动物实验提示，其可抑制小鼠 B16 黑色素瘤细胞的血管生成、生长和转移。经克拉霉素处理后的荷瘤大鼠脾脏细胞具有很强的抗肿瘤作用。近年来，这些药物在良、恶性肿瘤如多发性骨髓瘤、黏膜相关淋巴组织淋巴瘤、胃癌、控制癌性疼痛、恶性胸腔积液等方面发挥了治疗作用。

2. 抗菌机制 大环内酯类抗菌药物的抗菌作用机制是抑制细菌蛋白质的合成，即与细菌核糖体 50S 亚基发生可逆性结合，阻止其 50S 与 30S 亚基形成 70S 亚基始动复合体。该类药物可结合到细菌核糖体 50S 亚基 23S rRNA 的特殊靶位上，阻止肽酰基 tRNA 和 mRNA 移位，致使肽链延长受阻，进而阻止细菌蛋白质合成；也可与 50S 亚基靶位上的 L27 和 L22 蛋白质结合，造成细菌核糖体结构改变，促使肽酰基 t-RNA 过早从核糖体上解离。由于哺乳动物核糖体是由 60S 和 40S 亚基构成的 80S 亚基始动复合体，故大环内酯类药物对哺乳动物核糖体几乎无影响。

另外，由于该类药物在 50S 亚基上的结合位点与林可霉素、克林霉素以及氯霉素的作用位点相同或相近，故这些药物合用时会发生竞争性拮抗，影响药效。细菌也会针对该作用靶点产生耐药，故这些药物间存在交叉耐药现象。细菌还可对大环内酯类、林可霉素类、链阳菌素同时耐药（macrolides-lincomycins- streptogramin resistance，MLSR），简称 MLS 耐药。

3. 耐药性 细菌对大环内酯类抗菌药物产生耐药的机制主要有以下几种。

（1）耐药基因介导的靶位结构修饰：细菌可在大环内酯类抗菌药物存在的环境中产生耐药基因，该基因编码的核糖体甲基化酶可使细菌核糖体的药物结合靶位点甲基化，进而影响药物与结合位点的接触或影响结合位点的形成。*erm* 基因介导的核糖体甲基化修饰一直是肺炎链球菌对红霉素耐药的最主要机制，MLS 耐药也主要是由于几种药物的结合位点重叠所致。

（2）靶位结构突变：细菌 23S rRNA 结构域Ⅴ区和Ⅱ区与药物直接结合的碱基发生点突变，或 23S rRNA 结构域Ⅰ区上的 L4 和 L22 发生突变，都会造成 23S rRNA 整体结构的改变，进而导致抗生素结合力下降而引起细菌耐药。

（3）主动外排或阻止进入：细菌可以形成一种新的膜蛋白，通过耗能过程将药物排出体外而阻止药物作用于靶位结构，该膜蛋白称为药物的主动外排系统，由外膜通道蛋白、融合蛋白和胞质膜外排蛋白三部分组成。另外，革兰氏阴性菌还可通过脂多糖外膜屏障使药物难以进入菌体内而产生耐药。介导大环内酯外排耐药的膜蛋白编码基因主要有 *mef*，*mrs* 和 mac^{AB} 等，其介导的外排作用通常只对 14、15 元大环内酯有效，对 16 元大环内酯的作用很弱，而在无乳链球菌中发现的耐药基因 mre^{A}，它对 14、15 和 16 元大环内酯类抗菌药物都具有耐药性。

（4）产生钝化酶：耐药菌可产生多种钝化酶，如酯酶（esterase）、葡萄糖酶（glycosidase）、磷酸化酶（phosphorylase）、乙酰转移酶（acetyl transferase）和核苷转移酶（nucleotidyl transferase）等，使大环内酯类抗菌药物发生水解、磷酸化、乙酰化或核苷化而失活。

另外，根据微生物对大环内酯类及相关抗生素的敏感性不同，可将常见耐药表型分为 M 型耐药、ML 型耐药、MS 型耐药和 MSL 耐药四种（相关内容请扫描本书二维码进行阅读，见 QR 表 43-1）。

4. 临床应用

（1）军团菌病：（军团菌病简史相关内容请扫描本书二维码进行阅读）目前国内外公认，大环内酯类抗菌药物是治疗嗜肺军团菌、麦克达德军团菌或其他军团菌引起的肺炎及社区获得性肺炎的首选药物。

（2）链球菌感染：用于溶血性链球菌、肺炎链球菌、化脓性链球菌引起的急性扁桃体炎、急性咽炎、鼻窦炎、猩红热、蜂窝织炎等的治疗，也可抑制抗链球菌抗体的形成。

（3）衣原体、支原体感染：该类药物是治疗支原体肺炎的首选。另可用于肺炎支原体、肺炎衣原体所致急性支气管炎、慢性支气管炎急性发作的治疗；用于沙眼衣原体所致眼部感染（包括新生儿结膜炎）的治疗；用于支原体和衣原体所致泌尿生殖系感染的治疗。

（4）作为青霉素的替代品：用于对青霉素过敏的葡萄球菌、链球菌或肺炎球菌感染患者。或用于耐青霉素的金黄色葡萄球菌感染患者，也可替代青霉素用于炭疽、气性坏疽、放线菌病、梅毒等的治疗。

（5）其他：该类药物还是治疗百日咳、空肠弯曲菌肠炎、白喉带菌者的首选药物，是治疗隐孢子虫病以及弓形虫病的备选药物，也用于敏感菌所致皮肤软组织感染的治疗。

5. 不良反应　该类药物不良反应少而轻，最主要的是胃肠道反应，患者可出现恶心、呕吐、厌食、腹泻等症状。可能与结构中含有的双甲基氨结构诱发胃肠蠕动素释放，进而促进胃肠蠕动有关，16 元环的麦白霉素、交沙霉素、乙酰螺旋霉素等较少引起胃肠道反应。

少数患者可有肝损伤，表现为转氨酶升高、肝肿大及胆汁淤积性黄疸等，一般于停药数日后可自行恢复。肝功能不全者禁用该类药物。个别患者还可有药疹、药热等过敏反应，偶有耳鸣、暂时性耳聋等。

二、常用的大环内酯类药物

1. 红霉素　由于红霉素味苦，对酸不稳定，易分解，血药浓度低，故临床口服红霉素多为无味的肠溶片——依托红霉素或红霉素酯化物，如琥乙红霉素、硬脂酸红霉素（erythromycin stearate）等。另有供注射用药乳糖酸红霉素（erythromycin lactobionate）和眼膏制剂、外用制剂。

红霉素价格低廉、口服方便、体内组织分布好、组织浓度高，作为临床一线药物广泛使用。该药吸收后可广泛分布于各种组织及体液中，但不易透过血-脑屏障。主要以活性形式聚积和分泌在胆汁中，经肝脏代谢，大部分自胆汁排泄，小部分从尿排泄。

红霉素抗菌谱较窄，主要对革兰氏阳性菌、部分革兰氏阴性球菌作用强，对某些厌氧菌、螺旋体、肺炎支原体、衣原体、立克次体也有抗菌活性。作为耐药的金黄色葡萄球菌和溶血性链球菌感染治疗首选药物，临床应用近 50 年，对呼吸系统疾病、儿科、内科、其他系统的感染治疗发挥了重要的作用。但因其耐药问题严重（金黄色葡萄球菌和链球菌对其耐药率已增至 60%～70%），现已少用，仅做眼部、皮肤等局部应用。临床可用于敏感菌所致眼部、皮肤、软组织感染的治疗。

依托红霉素（erythromycin estolate）在肠道吸收迅速而完全，在胃肠道水解为红霉素丙酸酯，部分在血液中解离为红霉素。

琥乙红霉素（erythromycin ethylsuccinate），又称红霉素琥珀酸乙酯，属酯化红霉素碱。无味，口服吸收迅速，对胃酸稳定，在体内释放出红霉素。体内分布广泛，肺、肝、肾等器官药物浓度均高于血药浓度，胆汁中的药物浓度是血药浓度的 30 倍。抗菌谱和抗菌活性与红霉素相似，临床应用广泛。不良反应少而轻，未见有肝毒性报道，尤其适合小儿及对青霉素过敏和耐药的患者。但能通过胎盘屏障，也能经乳汁分泌，故孕妇和哺乳期妇女慎用。

2. 罗红霉素 是红霉素 C_9 位结构改造的醚肟类衍生物，属 14 元环半合成大环内酯类抗菌药物。口服吸收迅速，生物利用度高，对胃酸的稳定性较好，组织分布广且组织穿透性强，肺组织药物浓度高。半衰期长，约为 8～16h。对革兰氏阳性菌和厌氧菌的作用与红霉素相近，对肺炎支原体和衣原体作用较强，是肺部感染尤其是军团菌、支原体肺炎、衣原体肺炎较好的治疗药物。临床主要用于敏感菌所致呼吸道感染及皮肤、软组织感染的治疗，也可用于治疗非淋菌性尿道炎。不良反应发生率较低，多用于儿科。不良反应主要是胃肠道刺激症状，偶见皮疹、皮肤瘙痒、头痛、头昏等。

3. 阿奇霉素 又称希舒美，是第一个含氮的 15 元环半合成大环内酯类抗菌药物。口服对胃酸稳定且易吸收，生物利用度为 37%，因食物会影响其吸收，应在饭前 1h 或饭后 2h 服用。体内分布广泛，组织内药物浓度高，可达同期血药浓度的 10～100 倍，另可在巨噬细胞及成纤维细胞中达到高浓度，并随之到达炎症部位发挥强抗菌作用。感染部位的组织浓度可比细胞外浓度高 300 倍。半衰期长，单剂给药半衰期为 35～48h，连续给药半衰期可达 68～76h，具有明显的抗菌药后效应，可达 2.3～4.7h，优于 β-内酰胺类。每日仅需给药 1 次。阿奇霉素不在肝内代谢，大部分以原形经胆道排泄，小部分经尿排泄。

阿奇霉素抗菌谱广，对大多数革兰氏阳性菌、多数革兰氏阴性菌、厌氧菌、支原体、衣原体、弓形虫及螺旋体等均有较强抗菌活性，特别是对革兰氏阴性菌（流感嗜血杆菌、淋病奈瑟球菌、杜氏嗜血杆菌、大肠埃希菌、肺炎克雷伯菌、百日咳杆菌、军团菌等）明显强于红霉素，对肺炎支原体的作用是大环内酯类中最强的，对流感嗜血杆菌、淋病奈瑟球菌和弯曲菌的作用也较强。

临床主要用于敏感微生物所致的呼吸道、皮肤和软组织感染。例如，化脓性链球菌引起的急性咽炎、急性扁桃体炎；肺炎链球菌、流感嗜血杆菌以及肺炎支原体所致的肺炎；敏感菌引起的鼻窦炎、中耳炎、急性支气管炎、慢性支气管炎急性发作；沙眼衣原体及非多种耐药淋病奈瑟球菌所致的尿道炎和宫颈炎；敏感菌引起的皮肤软组织感染等。对沙眼衣原体所致尿道炎、宫颈炎、结缔组织炎及直肠炎等，本品可作为首选药物。另可口服用于沙眼、急性细菌性鼻窦炎的治疗，疗效显著且服用方便。

不良反应少而轻，绝大多数患者均能耐受，可出现胃肠道反应，如腹痛、腹泻（稀便）、上腹部不适（疼痛或痉挛）、恶心、呕吐等，其发生率明显低于红霉素。偶可出现过敏反应，如轻中度腹胀、头昏、头痛及发热、皮疹、关节痛等。轻、中度肝、肾功能不全者不影响使用本药。

4. 克拉霉素 又名克拉仙、甲红霉素，是红霉素 6 位羟基甲基化得到的产物，可防止分子内环合作用，又称 6-*O*-甲基红霉素。属 14 元环半合成大环内酯类抗菌药物。具有口服易吸收、对胃酸稳定、组织穿透性强、半衰期长、抗菌谱广、抗菌活性强等特点。临床证明体内抗菌活性是红霉素的 6～10 倍，是交沙霉素的 14～5 倍。克拉霉素首过效应明显，食物可促进其吸收，生物利用度 55%。分布广泛，且组织中浓度明显高于血中浓度。其中，肺、肝、肾、心、脾浓度最高，中性粒细胞、巨噬细胞、痰液、皮下组织、胆汁和前列腺等部位也有较高药物浓度。该药物对肺组织有高亲和力，肺药物浓度是血中药物浓度的 50 倍。半衰期长，经肝脏代谢，代谢产物有 8 种，14-羟基克拉霉素占多数，且该代谢产物可增强克拉霉素抗流感嗜血杆菌的作用。

该药对革兰氏阳性菌、嗜肺军团菌、肺炎衣原体的抑制作用是大环内酯类抗菌药物中最强的，对沙眼衣原体、肺炎支原体、流感嗜血杆菌、厌氧菌的作用也强于红霉素。

临床主要用于呼吸道、泌尿生殖道及皮肤、软组织感染的治疗。例如，敏感菌引起的支气管炎、咽喉炎、扁桃体炎、肺炎、中耳炎、牙周炎、百日咳、猩红热等。此外，美国 FDA 已批准将克拉霉素与洛赛克（奥美拉唑）合用，作为幽门螺杆菌引起的胃及十二指肠溃疡的治疗方案。该药也可用于艾滋病患者鸟型结核分枝杆菌复合体感染的治疗。

不良反应发生率仅为 3%，主要是胃肠道反应，偶可发生皮疹、皮肤瘙痒及头痛等。

5. 泰利霉素　是一种新型半合成酮内酯类（ketolide）抗生素。是把14元大环内酯类药物分子结构中的6位羟基改为甲氧基，在C_{11}和C_{12}之间引入一个氨基甲酸而得到。该结构改造不仅增强了对酸的稳定性，而且显著增强了药物对青霉素类和大环内酯类耐药菌株的抗菌活性。

口服吸收好，组织和细胞穿透力强，在扁桃体、支气管、中耳、鼻窦、肺、皮肤软组织及体液中的药物浓度均显著高于血药浓度。$t_{1/2}$约10h，主经肝脏代谢。排泄呈多种途径，其中13%以原形经尿排出，3%以原形经粪便排出，代谢产物的33%由肝排泄。

其抗菌谱同其他大环内酯类抗菌药物，抗菌作用强于阿奇霉素。特别是其酮内酯结构使其对细菌23S rRNA的Ⅱ和Ⅴ结构区的核苷酸结合力及野生型细菌核糖体结合力强于其他大环内酯类抗菌药物，因此，该药物对许多大环内酯类抗菌药物耐药（包括对MLS耐药）的菌株仍有较强抗菌活性。研究发现3位的酮基是其对抗耐药菌的关键基团。该药已成为当前抗生素新药研发的重点。

三、有关大环内酯类抗菌药物耐药问题的研究进展

相关内容请扫描本书二维码进行阅读。

第二节　林可霉素类抗菌药物

林可霉素类抗生素包括林可霉素（lincomycin），又名洁霉素、林肯霉素和克林霉素（clindamycin）、氯林可霉素、氯洁霉素。

林可霉素是从美国的尼布拉斯加林肯市州附近土壤中分离到的一种由链霉菌林肯变种所产生的林可胺类（lincosamide）碱性抗生素。1962年首先由美国研发。工业上，林可霉素主要用林可链霉菌、玫瑰色链霉菌、钙土链霉菌和适盐小单孢菌发酵得到。1963年，普强公司发表第一篇林可霉素的专利，详细地讲述了林可霉素的发酵方法。林可霉素包括A、B两组分，B只有林可霉素A25%的抗菌活性。研究者一直致力于纯化林可霉素的研究，试图尽量减少林可霉素B的含量。1965年，首次从林可链霉菌的发酵物中分离得到林可霉素B。研究发现放线链霉菌可用来产生林可霉素A而不含林可霉素B。另外的大量研究发现，用轻相鼓泡塔进行萃取，及用重相滴流塔进行洗涤和反萃取，并进一步结晶而提取林可霉素和用有机酸萃取体系进行萃取，并用丁醇共沸结晶，可达到降低B组分和简化工艺的目的。

林可霉素衍生物的化学改造主要是羟基被杂原子取代，取代主要在2、3、4和7位进行。林可霉素可与有机酸（从乙酸到硬脂酸）或无机酸（磷酸碳酸）形成脂，或林可霉素的烷基衍生物与之形成脂。置换侧链的羟基（即辛糖的C-7位）是林可霉素的另一种化学结构改造。1963年梅森（Mason）等首先提出这一设想，直到1967年由麦格莱林（Magerlein）等用Cl^-将林可霉素分子中第7位羟基取代，得到其半合成衍生物克林霉素（clindamcin），又称氯洁霉素。克林霉素最早由美国普强公司首先开发成功，并于1969年取得美国专利权。1968年率先在瑞士上市，商品名为特丽仙（Dalacin）。我国是对林可霉素及其衍生物研究较早的国家之一，1975年开发研制克林霉素获得成功。

两个药物抗菌谱和抗菌作用机制相同，血药浓度高，分布广泛，尤其骨组织药物浓度高是其突出特点。只是克林霉素由于作用强、口服易吸收、不良反应少，在临床更常用。

【抗菌作用机制】　该类药物的抗菌谱与大环内酯类药物相似，属抑菌药，克林霉素抗菌活性比林可霉素强4～8倍。最主要特点是对各类厌氧菌有强大抗菌活性，包括梭状芽孢杆菌属、双歧杆菌属、丙酸杆菌属、类杆菌属、放线菌属以及奴卡菌属，尤其是对产黑素类杆菌、消化球菌、消化链球菌、产气荚膜梭菌以及梭杆菌的作用更为突出。对革兰氏阳性球菌有显著抗菌活性，对部分革兰氏阴性球菌、人型支原体和沙眼衣原体也有抑制作用，但对肠球菌、多数革兰氏阴性杆菌、肺炎支原体不敏感，对真菌和病毒无效。

作用机制与大环内酯类相同，抑制细菌蛋白质合成。能与细菌核糖体50S亚基上的L16蛋白

结合，阻断肽链的延长；也可作用于细菌核糖体 50S 亚基，阻止 70S 亚基始动复合体形成；还能清除细菌表面的 A 蛋白和绒毛状外衣，使细菌易被吞噬和杀灭。本类药物与核糖体的结合需要有 K^+或 NH_4^+与 Ca^{2+}或 Mg^{2+}的参与。由于在细菌核糖体 50S 亚基上的结合位点与大环内酯类和氯霉素相同或相近，故应避免这些药物合用，以免产生竞争性拮抗作用。且上述各类药物间有交叉耐药。

【体内过程】 可静脉注射、肌内注射和口服给药。克林霉素磷酸酯在体外无活性，进入体内后迅速水解为克林霉素而起抗菌作用。口服吸收快而完全，克林霉素较林可霉素的口服吸收更好，不受食物影响。组织分布广，在骨组织尤其是骨髓中浓度高，但不透过血-脑屏障。肝代谢、部分代谢物可保留抗菌活性。代谢物由胆汁和尿排泄。$t_{1/2}$为 2.4～3h。

【临床应用】 临床多用于青霉素过敏替代，是治疗金黄色葡萄球菌引起的急、慢性骨髓炎的首选药物；也可用于其他革兰氏阳性敏感菌所致的感染；各种厌氧菌引起的感染，如口腔感染、妇科盆腔炎和细菌性阴道炎等。

【不良反应】 不良反应发生率低，主要见于口服药物时出现的胃肠道反应，长期口服可致菌群失调而发生假膜性结肠炎，可用万古霉素或甲硝唑治疗，偶见皮疹、骨髓抑制、肝损伤。严重者有腹绞痛、水样或血样便，偶见潜在致死性假膜性结肠炎，这是由大量繁殖的难辨梭形芽孢杆菌产生的坏死性毒素引起的，临床表现为发热、腹胀、腹痛、腹泻等。口服给药发生假膜性结肠炎的机会比注射给药高 3～4 倍，口服甲硝唑或万古霉素通常可有效地控制此严重反应。

【研究进展】 近年来，国内外对克林霉素制剂方面研究活跃，特别是国外对其制剂方面的研究已进入分子水平。目前国外已有克林霉素颗粒剂、口服溶液剂、输液剂、凝胶剂、膜剂、栓剂等多个品种上市，第四代缓控释制剂的相关研究也有报道，如迟释植入剂。国内也有克林霉素喷雾剂、泡腾片、凝胶剂、霜剂等多种剂型的报道。这些剂型的研发，为口腔、皮肤、妇科、眼科等特殊用药提供了方便，同时也增加了药物的吸收，提高了疗效。

（张丹参）

第四十四章　四环素类与氯霉素类抗菌药物

【案例 44-1】

患者，女，32 岁，因“持续畏寒、发热 10 日”入院。自诉约 10 日前无明显诱因突起畏寒、发热，体温达 39～40℃，伴有头痛、全身酸痛不适。约 5 日前自躯干至四肢逐渐发现散在皮疹，无明显疼痛感。病程中患者未行特殊处理，目前皮疹较前稍消退，右颈部可见典型焦痂，余症状无明显缓解。有间断咳嗽、咳痰，偶有心慌、胸闷，无明显呼吸困难，无腹痛、腹泻。起病以来精神、饮食、睡眠欠佳，大小便无明显异常。入院查体：T39.6℃，P82 次/分，R20 次/分，BP130/80mmHg，右颌下及腹股沟可触及肿大淋巴结，有压痛，活动度可，眼结膜轻度充血，躯干及四肢可见散在溃疡型焦痂，心脏听诊无明显异常，双肺呼吸音粗，可闻及少量湿啰音，肝脾肋下未触及，腹软，无压痛及反跳痛。自述半月前有外出公园草地玩耍史，无高血压等特殊病史。入院查血常规示：WBC 3.6×10^{12}/L，N 78%，L 60%，变形杆菌（+）；肝功能示：AST 130U/L，ALT 158U/L；尿常规示：尿蛋白（+），肾功能、电解质、大便常规无明显异常，结合症状、体征及实验室检查结果，考虑诊断为恙虫病。医生使用本章介绍的其中一种药物治疗，自给药的第 2 日起，患者发热渐退，第 3 日体温恢复正常，5 日后焦痂脱落愈合，治愈出院。

问题：

1. 恙虫病的治疗，哪种抗生素是首选？
2. 如果你是医生，你选哪一个药物？为什么？它的作用机制是什么？

第一节　四环素类药物

一、概　述

美国植物学家本杰明 · M.达格尔（Benjamin Minge Duggar）于 1948 年首次发现灰色链霉菌可以分泌产生一种广谱的抗生素。两年后，劳埃德 · 科诺菲尔（Lloyd Conover）鉴定出其成分为四环素，并申请了专利。四环素曾为大规模消除霍乱立下大功，现在主要用来治疗痤疮等疾病。四环素（tetracycline，TC）是临床处方药里抗菌谱最广的抗生素，因其能很好地抑制革兰氏阳性菌（如肺炎球菌、溶血性链球菌）、革兰氏阴性菌（如脑膜炎球菌、痢疾杆菌）、立克次体、幽门螺杆菌、衣原体及螺旋体属和原虫类，高浓度时还具有杀菌作用。但其对结核菌、变形菌等则无效。此外，由于四环素的不良反应多且严重，以及细菌耐药性问题越来越突出，其使用受到比较严格的控制。

四环素类抗菌药物是一组结构非常相近的化合物，结构上由双键共轭系统的四个环所构成，不同的取代基决定该类药物的抗菌活性及肌酐清除率。四环素类药物的分子结构式，如图 44-1 所示。

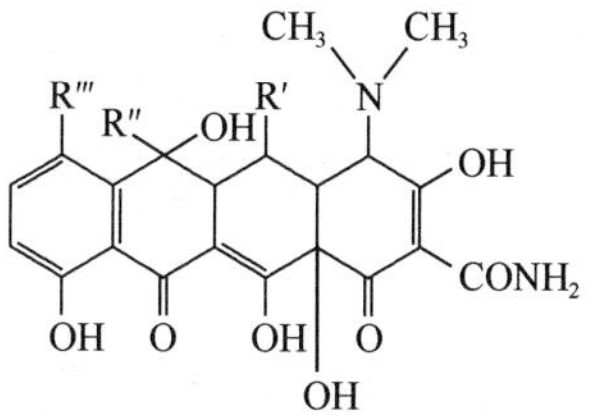

R′=R″=H, R‴=CH_3： tetracycline
R′=O, R″=CH_3, R‴=H：oxytetracycline
R′=R″=H, R‴=Cl：demethylchlortetracycline

tetracycline	四环素
oxytetracycline	氧四环素(土霉素)
demethylchlortetracycline	去甲金霉素

图 44-1　四环素类药物分子结构式

二、药理作用和耐药机制

【药理作用】 四环素类为广谱抑菌药，用于治疗落基山斑点热、斑疹伤寒、蜱传回归热、Q热、立克次体感染复发性斑疹伤寒。可治疗由衣原体属、伯氏疏螺旋体（莱姆病）引起的感染，以及由典型（肺炎链球菌、流感嗜血杆菌和黏膜炎杆菌）和非典型微生物（肺炎衣原体）引起的感染，也可用于治疗痤疮。对于青霉素过敏人群，四环素可以作为一种治疗替代药物。对革兰氏阳性菌和革兰氏阴性菌所致的感染，则一般不作为首选药。此外，四环素类对绿脓杆菌、病毒与真菌无效。

【抗菌作用机制】

1. 四环素类药物抗菌机制主要是其可与细菌核糖体30S亚基在A位特异性可逆结合，阻止氨基酰tRNA在该位置上的联结，从而阻止肽链延伸和细菌蛋白质合成。氯霉素则主要是与细菌核糖体50S亚基结合，在肽酰转移酶反应阶段抑制蛋白质合成（图44-2）。

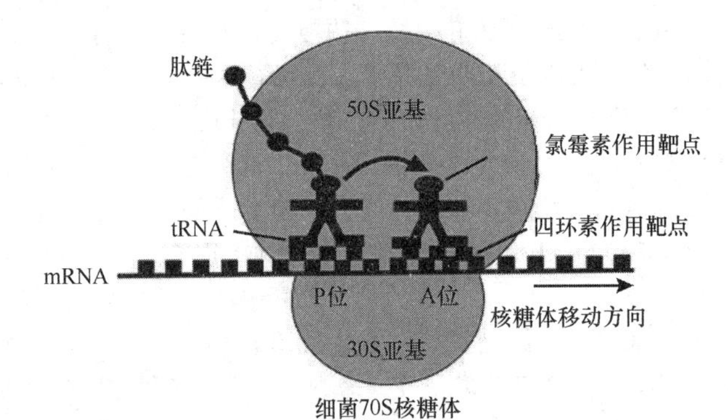

图44-2 四环素类及氯霉素类药物抗菌作用示意图

2. 四环素类药物可以改变细胞膜通透性，使细胞内核苷酸和其他重要成分外漏，从而抑制DNA复制，起到抑菌作用。

3. 四环素类药物可以通过主动转运进入革兰氏阴性菌体内产生抑菌作用，高浓度时可杀菌。

【细菌的耐药机制】 细菌对四环素类药物有广泛的耐药性，因此限制了其临床应用。如果细菌对一种四环素类抗生素产生了耐药性，那么它对同类型其他抗生素也会具有耐药性。

1. 排出机制 是指细菌具有能将进入细胞内部的四环素排到胞外，抑制四环素发挥抑菌功能。这类耐药机制是由细菌质粒编码的抗性蛋白TetA介导的、Mg^{2+}依赖的药物主动外流完成，包括质粒介导或转座子的排出泵系统的作用。当四环素进入细胞后，遇到二价阳离子如Mg^{2+}就会与之结合形成四环素-Mg^{2+}复合物。TetA蛋白将四环素-Mg^{2+}复合物泵出细胞外，同时泵入H^+，使菌体内药物浓度降低。

2. 核糖体保护机制 核糖体保护最早是在具有核糖体保护基因的链球菌对四环素、米诺环素、多西环素中度耐药的情况下发现的。该机制主要是由质粒或转座子编码的核糖体保护因子发挥作用。目前在革兰氏阳性和革兰氏阴性菌中已鉴别出八类核糖体保护基因，使得带耐药质粒细菌的细胞膜对四环素类药物摄入减少或泵出增加，使药物不能发挥药效。

三、临床常用药物介绍

四 环 素

四环素（tetracycline），化学名为6-甲基-4-（二甲氨基）-3, 6, 10, 12, 12α-五羟基-1, 11-二氧代-1, 4, 4α, 5, 5α, , 11, 12α-八氢-2-并四苯甲酰胺。

【体内过程】

吸收 四环素口服易吸收，吸收率为60%～80%，2～4h后血药浓度可达高峰，$t_{1/2}$为8～10h。与含钙、镁、铝、铁等离子的食物同服时，可使血药浓度降低到空腹时的50%左右，胃酸高可促进药物的吸收。另外，四环素口服吸收量有一定限度，当服药量超过 0.5g 时，增加口服量对吸收量并无影响，只是增加了粪便中的排泄量。

分布 四环素分布广泛，与血浆蛋白结合率为 20%～30%，易进入胸腔、腹腔，并能沉积于骨及牙组织内。此外，四环素不易透过血-脑屏障，脑脊液中的药物浓度一般仅为血药浓度的 1/10。药物在肝中浓度偏高，胆汁中的药物浓度为血药浓度的 5～10 倍。

排泄 四环素经尿及粪便排泄，口服后 50%以上的药物以原形经尿排出体外，故尿药浓度较高，这有利于治疗尿路感染。

【适应证】 四环素广泛用于治疗各种细菌感染，特别是尿路感染。随着其耐药作用的日益明显及新抗菌药物的应用，四环素的临床使用已明显减少。但是，四环素仍是立克次体感染、斑疹伤寒、恙虫病、支原体和衣原体感染、螺旋体感染的首选或次选药物。也可用于治疗痤疮。

【不良反应及禁忌证】

1. 胃肠道反应 药物口服后会直接刺激胃肠道，从而引起恶心、呕吐、上腹不适、腹胀、腹泻等症状。不良反应的程度与药物浓度明显相关，与食物同服可以减轻症状（乳制品除外）。

2. 严重的肝、肾毒性 大剂量服用后能引起明显的肝毒性，孕妇和患有肾盂肾炎者尤为明显。引起的急性肝炎表现呈进行性发展，严重者引起肝性脑病、出血倾向或早产和死婴等严重后果。肾功能不全者用药后可加重病情发展。

3. 对骨、牙生长的影响 四环素类药物能与新形成的骨、牙中所沉积的钙相结合。孕妇及儿童服用四环素后，可使婴幼儿牙齿黄染及发育不全。因而妊娠期、哺乳期妇女以及不满 8 岁的儿童禁用四环素类药物。

【案例 44-2】

患者，女，39 岁，因牙齿色素沉积来牙科就诊，该患者全口多数牙齿呈黄色、灰棕色和黄褐色，无自觉症状。紫外线下有特有荧光，前牙光泽度差、表面粗糙，外观欠佳。自述小时候曾较长时间服用四环素药物来治疗上呼吸道感染，之后就出现了牙齿色素沉积（图 44-3）。

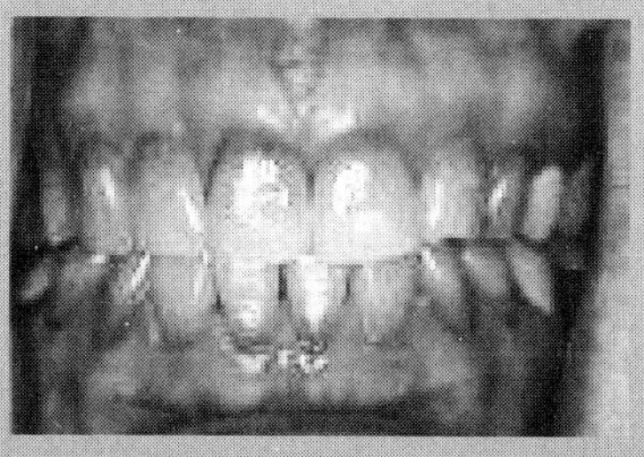

问题：

1. 该患者为什么会出现这样的牙齿表现?
2. 此类药物的临床应用和不良反应是什么?

4. 二重感染 当长期应用广谱抗生素时，敏感菌生长受到抑制，而不敏感菌乘机在体内繁殖生长，这种平衡被打破，菌群失调，造成的二重感染，又称肠道菌群失调症。二重感染多见于老幼和体质衰弱、抵抗力低的患者。四环素引起的二重感染常见的有：①真菌病，表现为口腔鹅口疮和肠炎，致病菌以白念珠菌最为多见，可用抗真菌药物治疗；②假膜性肠炎，由葡萄球菌产生的强烈外毒素引起，表现为肠壁坏死，体液渗出、剧烈腹泻、导致失水或休克等症状，有死亡危险。此种情况必须停药并口服万古霉素。

5. 其他 四环素类药物还可引起药物热和皮疹等过敏反应。

多 西 环 素

多西环素（doxycycline）的抗菌谱与四环素类似，抗菌活性强于四环素，可对耐四环素的金黄色葡萄球菌起作用。口服后，吸收迅速完全、吸收率为 90%～95%，且不受食物的影响。并且能维持 24h 以上，但同时服用肝药酶诱导剂可使半衰期缩短到 7h。脂溶性高，组织分布广，以胆汁为主要排泄途径。主要用于敏感的革兰氏阳性菌和革兰氏阴性杆菌所致的上呼吸道感染、扁桃体炎、胆道感染、淋巴结炎等，还能用于治疗斑疹伤寒、恙虫病、支原体肺炎以及进行恶性疟疾和钩端螺旋体感染的预防。常见的不良反应是胃肠道反应，如恶心、呕吐、上腹不适等，易致光敏反应，皮疹及腹泻较少见。其余不良反应较四环素少，8 岁以下儿童不宜服用。

米诺环素

米诺环素（minocycline）的抗菌活性是四环素类药物中最强的，肾清除率为四环素中最低的。其抗菌谱与四环素类似，并且对耐四环素的细菌株有良好的作用。其脂溶性强于其他四环素类药物，且口服吸收率高，抗菌活性大大增强，为四环素的 2～4 倍。对革兰氏阳性菌的作用强于革兰氏阴性菌的作用，对葡萄球菌的作用尤其好，对沙眼衣原体、肺炎衣原体、立克次体等也有较好的作用。临床上用于由上述病原体引起的败血症、菌血症、浅表性化脓性感染、深部化脓性疾病、痢疾、肠炎、性病等。由于其极易透过皮肤，因此对痤疮效果佳。与其他四环素类药物不同，米诺环素的不良反应主要是可引起前庭功能紊乱，女性多于男性，停药后可恢复。长期使用可出现皮肤色素沉着，停药后可复原，其他不良反应和四环素相同。

四、其他四环素类药物特点及应用

其他四环素类药物还有土霉素、美他环素、替加环素等，作用特点、不良反应、适应证与用法用量，见表 44-1。

表 44-1 其他四环素类药物特点

药名	作用特点	不良反应	适应证与用法用量
土霉素（oxytetracycline）	抗菌活性比四环素差。口服吸收率 58%，尿中排出原形 10%～35%	与四环素相似，但抗菌活性和安全性差	立克次体病、支原体感染、衣原体感染等。口服：成人 0.25～0.5g/次，3～4 次/日。儿童（8 岁以上）每日 30～40mg/kg，3～4 次/日
美他环素（metacycline）	抗菌作用和四环素类似但抗菌活性强于四环素。口服吸收 60%，血中有效浓度维持时间长，以原形从尿中排出量占服用量的 60%	与四环素相似	与四环素相似，成人每 12h 口服 300mg，8 岁以上小儿每 12h 按体重 5mg/kg 口服
地美环素（demeclocycline）	与四环素相同，但对淋病奈瑟球菌、流感嗜血杆菌、布鲁氏菌的抗菌活性比四环素强。口服吸收 66%，与 Ca^{2+}亲和率大，食物、牛奶、抗酸剂可明显减少其吸收，药物排泄较慢，尿排出量约 39%	该药物在四环素中最易引起光敏反应，此外还可引起肾性尿崩症、肾性糖尿病，停药一般可以恢复	与四环素相似，口服，成人一般首次剂量 200mg，以后每 12h 口服 100mg
金霉素（chlortetracycline）	作用比四环素略差	外用可有轻微刺激感。偶见过敏反应，出现充血，眼痒，水肿等症状	外用：涂于眼睑内，每日 1～2 次，最后一次宜在睡前使用
替加环素（tigecycline）	与四环素相似，且对耐药株敏感	恶心、呕吐、腹泻	替加环素的推荐初始剂量为 100mg，维持剂量为 50mg，每 12h 经静脉滴注 1 次
甲氯环素（meclocycline）	与四环素相似	肝肾损伤时慎用，四环素过敏者禁用	1%霜剂，供外用，除外眼、耳及口腔，适用于痤疮

由于四环素类药物存在不良反应以及耐药性问题，使其作为抗菌药物使用率越来越低，近年有报道表示其抗肿瘤活性值得关注。有报道显示，四环素类化合物既可通过抑制基质金属蛋白酶（matrix metalloproteinase，MMP）降解细胞外基质（Extracellular matrix，ECM），从而抑制肿瘤细胞侵袭和转移；还能通过抑制肿瘤细胞线粒体蛋白质的合成，减少三磷酸腺苷（aenosine triphosphate，ATP）供给，使细胞能量代谢紊乱，抑制肿瘤细胞的增殖，起到抗肿瘤的作用。Chow等的研究结果显示，多西环素对MMP的抑制作用最强，在血浆中分布浓度低于其抗菌活性所需浓度时，对MMP仍有抑制作用。尽管其对MMP的作用机制尚未阐明，MMP抑制剂多西环素海克酸盐可口服吸收，已获得FDA批准，能有效抑制MMP-1。替加环素作为新一代甘氨酰四环素类药物，具有强效、广谱抗菌活性。它不仅对四环素耐药菌株有效，有研究报道其对肿瘤干细胞（cancer stem cell，CSC）也有效，作用机制可能与其抑制肿瘤细胞线粒体蛋白质的合成有关。

第二节　氯霉素类抗菌药物

【案例44-3】

患者，女，22岁，以“反复发热伴咳嗽2周”入院，自述于2周前开始出现发热，自测体温38℃，咳嗽，无痰，无咽痒、咽痛，无鼻塞、流涕，未见皮疹，未予重视。2月5日发热伴有咳嗽，来医院就诊。考虑患者反复高热，血培养提示：沙门菌属，志贺菌属。综合其他检查结果，诊断为伤寒。与家属沟通病情，知情同意下改为氯霉素1.5g，每日2次，静脉注射。动态检测血常规，肝、肾功能。2天后体温逐渐下降至正常水平。

问题：

1. 该病为何经氯霉素的治疗有效？
2. 氯霉素的临床适应证是什么？
3. 氯霉素的不良反应是什么？

一、概　述

氯霉素（chloramphenicol）最初是从委内瑞拉的链霉菌中分离提取出来，因其分子中含氯而得名。目前，氯霉素可通过化学合成的方法大量合成，成本很低。氯霉素是广谱强效抗生素，其对革兰氏阴性菌和革兰氏阳性菌均有作用，对革兰氏阴性菌的抑菌作用强于革兰氏阳性菌，但由于其有再生障碍性贫血和灰婴综合征等严重不良反应而影响了其临床应用。氯霉素化学名为D-苏式-(-)-N-（α-羟基甲基-β-羟基-对硝基苯乙基）-2, 2-二氯乙酰胺，分子式为$C_{11}H_{12}Cl_2N_2O_5$，化学结构简单（图44-4），其右旋体无抗菌活性，具有左旋光学活性，临床大量使用左旋体。本品为白色至微黄色细针状或片状结晶，无臭，味极苦，难溶于水，易溶于有机溶液。氯霉素琥珀酸酯的钠盐在水中溶解度大，宜作为注射制剂，其余酯化物因除去苦味，可制成宜于儿童服用的混悬剂或粉剂。

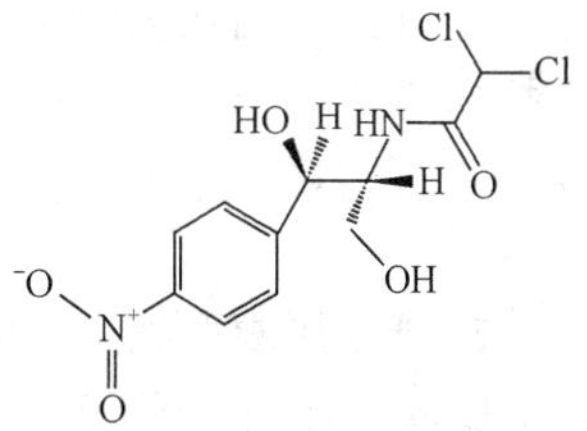

Cl　Cl　HO　H　HN　H　O　OH　^{-}O　N^{+}　O

图44-4　氯霉素化学结构式

二、药理作用和耐药机制

【药理作用】　氯霉素类药物是一类广谱强效抗生素，对革兰氏阳性菌和革兰氏阴性菌都有作用，对革兰氏阴性菌的抑菌作用强于革兰氏阳性菌。低浓度时，对流感杆菌、百日咳杆菌、淋球菌及脑膜炎球菌等需氧革兰氏阴性菌有良好抗菌作用；对沙门菌属（伤寒、副伤寒）、大肠埃希菌属、奇异变形杆菌、霍乱弧菌等亦高度敏感；对草绿色链球菌、白喉杆菌、炭疽杆菌、金黄色葡萄球菌、溶血性链球菌、肺炎链球菌等亦敏感；消化球菌、消化链球菌、产气荚膜杆菌、梭形杆菌属、脆弱拟杆菌等厌氧菌也能被其抑制。另外，氯霉素对衣原体、支原体、立克次体、螺旋体均有效，对绿脓菌、结核菌、真菌、病毒及原虫菌无效。

【抗菌作用机制】 氯霉素通过可逆地与 50S 亚基结合，阻断肽酰基转移酶的作用，干扰带有氨基酸的氨基酰-tRNA 终端转运到相应的氨基酸 A 位上，从而使新肽链的形成受阻，抑制蛋白质合成，从而起到抑菌作用（图 44-5）。其是一种抑菌性抗生素，但在高药物浓度时对某些细菌亦可产生杀菌作用，对流感杆菌甚至在较低浓度时即可产生杀菌作用。

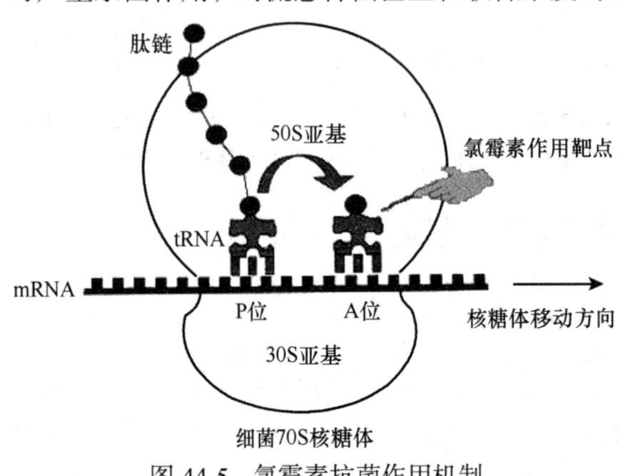

图 44-5 氯霉素抗菌作用机制

【耐药性】 氯霉素的结合位点与大环内酯类和克林霉素的作用位点十分接近，与这些药物合用可产生拮抗作用。敏感细菌主要通过产生氯霉素乙酰转移酶，这种酶能将氯霉素转化成无活性的乙酰基代谢物，从而产生耐药，此种耐药性产生缓慢。部分革兰氏阴性菌还可通过染色体突变使外膜特异性蛋白缺失，造成外膜对氯霉素通透性降低，药物无法进入胞内发挥抗菌作用。

【体内过程】 口服吸收良好，2～3h 在血中可达峰浓度，有效血药浓度维持 6～8h。氯霉素分布广泛，正常脑脊液内的药物浓度可达血药浓度的 40%～65%，当脑脊液有炎症时其浓度可接近血药浓度。因此，氯霉素特别宜于治疗细菌性脑膜炎与脑脓肿。眼局部滴用可使房水内药物达到有效抑菌浓度，故氯霉素常制成滴眼剂使用。体内药物 90%以上在肝内与葡萄糖醛酸结合形成代谢产物，主要由肾脏分泌排出。10%原形随尿排泄，可在尿中达到有效浓度，故可用于治疗泌尿系统感染。

三、临床应用及不良反应

【临床应用】 由于氯霉素可引起严重的不良反应，故临床仅用于脑膜炎和脑脓肿、敏感伤寒菌株引起的伤寒感染、流感杆菌感染、重症脆弱拟杆菌感染、肺炎链球菌感染等严重感染。

1. 伤寒杆菌和其他沙门菌属感染 适用于敏感菌所致散发病例，用药后 6 日左右即可退热，退热后要继续用药 10 日才能有效控制。对于流行期病例，敏感性喹诺酮类和头孢菌素类抗菌药物优于氯霉素。近年来，随着氯霉素不良反应的报道增多，本药在伤寒和副伤寒治疗中的使用率有所降低。

2. 严重厌氧菌感染 由于本药血-脑屏障的穿透性强，可以广泛分布于脑脊液中，且浓度较高，故对脑膜炎球菌、流感杆菌及肺炎球菌引起的脑膜炎、脑脓肿或病变累及中枢神经系统且无法使用青霉素的患者适用，并常与氨基糖苷类抗生素联合应用治疗需氧和厌氧菌混合引起的腹腔和盆腔感染；氯霉素和青霉素联用是治疗脑脓肿的首选。

3. 其他 用于治疗严重立克次体感染（斑疹伤寒、Q 热和恙虫病）的 8 岁以下儿童、妊娠期妇女或对其他药物过敏者可使用，也可用于敏感菌引起的眼内炎、全眼球炎、沙眼和结膜炎。除此之外可与其他药物联合使用治疗腹腔和盆腔感染。

【不良反应】

1. 血液系统毒性 表现在以下两个方面：①再生障碍性贫血：一般由口服引起，发生率低、死亡性较高，多在用药后 2～8 周发生，死亡率超过 50%。表现为不可逆的血细胞减少。其发生与用药剂量无关，发病机制尚不清，可能与遗传有关。②中毒性骨髓抑制：较为常见，临床表现为贫血或伴有白细胞、血小板减少。其发生与用药剂量密切相关，其发病机制是骨髓细胞线粒体合成蛋白质减少，儿童多于成人。当血药浓度过高可发生此不良反应，但停药后可恢复。

2. 灰婴综合征 主要发生于早产儿及新生儿，临床表现为接受大剂量氯霉素后引起全身循环衰竭，出现腹胀、呕吐、皮肤苍白、发绀、循环及呼吸障碍，常在发病数小时或数日后死亡、来势十分凶险。其发病机制是早产儿或新生儿的肝脏葡萄糖醛酸的结合能力不足和肾小球滤过氯霉素的能力低下，导致药物在体内蓄积中毒。

3. 其他不良反应　服药后有些人可出现恶心、呕吐等胃肠道反应，偶尔出现末梢神经炎、视力障碍、失眠、幻听等神经系统症状；此外还可出现溶血性贫血、二重感染和变态反应等。

【案例 44-4】

患儿，女，出生 10 天，因“少食、呕吐、皮肤苍白”就诊，入院后发现该患儿呼吸不规则而快，体温下降，发绀。经询问 24h 前静脉给过氯霉素，治疗脑膜炎，之后就出现了上述症状（图 44-6）。

问题：

1. 该患儿为什么出现这样的症状？
2. 该药物的临床应用是什么？不良反应有哪些？

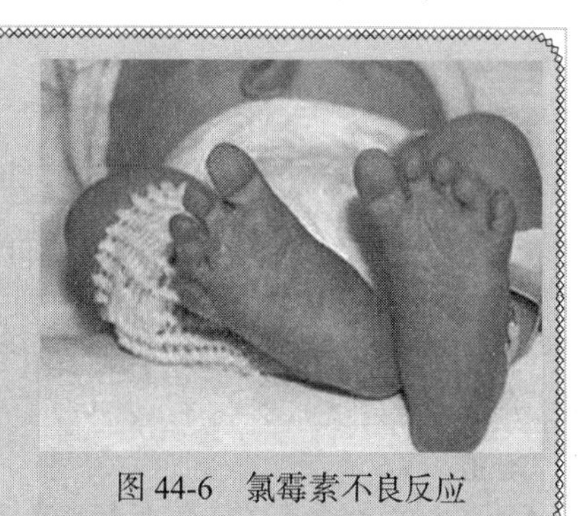

图 44-6　氯霉素不良反应

【注意事项】　琥珀氯霉素静脉滴注后在体内水解释放出氯霉素，但其水解率极不恒定，血药浓度变异范围较大，本品不宜用于肌内注射给药，局部易结成硬块，吸收缓慢，血药浓度为等量口服氯霉素的一半。肝功能不全者如老年人、妊娠及哺乳、早产及婴幼儿易引起氯霉素蓄积中毒。应用氯霉素可使硫酸铜试验测定尿糖的结果产生假阳性反应。

【药物相互作用】　氯霉素与药酶诱导剂如苯巴比妥合用可使氯霉素的代谢加速，血药浓度降低；与降血糖药合用由于蛋白结合位点被取代，可增加降血糖药的作用，因此需要调整该类药物的剂量；林可霉素类、红霉素类药物合用可竞争与细菌核糖体 50S 亚基的结合产生拮抗作用。

【用法及用量】　琥珀氯霉素注射剂，按氯霉素计算，0.125g/支，0.25g/支，0.5g/支，用法：肌内注射或静脉滴注，0.5～1g/次，每日 1～2g；小儿，按体重 25～50mg/（kg・d），分次静脉滴注。片剂 0.25g/片，用法：成人每日 1.5～3g，分 3～4 次服用；小儿按体重 25～50mg/（kg・d），分 3～4 次服用，新生儿不超过 25mg/（kg・d），分 4 次服用。滴眼剂：0.25%。

四、氯霉素的研究进展及其他相关药物

相关内容请扫描本书二维码进行阅读。

（段小群）

第四十五章 多肽类抗菌药物

【案例 45-1】

前不久广州一位患者做腰椎间盘突出手术，为了预防感染，医生给他用了大剂量的广谱抗生素，结果广谱抗生素的过量使用引起了患者腹泻。医生又用抗生素止泻，然而患者的腹泻不仅没有好转，反而越来越严重，致生命垂危。专家会诊后，诊断是滥用广谱抗生素导致的“假膜性肠炎”。于是立即停用抗生素，并采用万古霉素控制症状，随后又给予微生物生态平衡治疗，患者的病情很快得到控制。

问题：

1. 患者使用广谱抗生素后为什么出现腹泻？是什么因素导致的腹泻？
2. 为什么使用万古霉素和微生物生态平衡治疗后患者的病情很快得到控制？

案例 45-1 分析讨论：

相关内容请扫描本书二维码进行阅读。

【药物研究简史】 20 世纪 80 年代，瑞典科学家 Boman 研究小组用蜡状芽孢杆菌（*Bacillus cereus*）、阴沟肠杆菌及大肠埃希菌诱导惜古比天蚕蛹（Hyalophora cecropia）产生了抗菌活性多肽类物质，发现了第一个抗菌肽——天蚕素（cecropins）。人们最初把这类具有抗菌活性的多肽称为“antibacterial peptides”，原意为“抗细菌肽”；随着研究工作的深入开展，人们发现某些抗细菌肽对部分真菌、原虫、病毒及癌细胞等均具有强有力的杀伤作用，因而许多学者倾向于命名这类活性多肽为“peptide antibiotics”——多肽抗生素。

抗菌肽（antimicrobial peptide）原指昆虫体内经诱导而产生的一类具有抗菌活性的碱性多肽物质，分子量在 2000～7000，由 20～60 个氨基酸残基组成。近年来，在临床用药中缺乏结构新颖、疗效显著的抗生素，使得某些感染性疾病成为临床治疗的难题，因此新的抗菌策略问题亟须解决。抗菌肽是天然免疫系统的组成成分，具有广谱性、高选择性、高效性、高安全性及不易产生抗药性的特点，被认为是现有抗生素的最佳替代品。

目前不同类型的抗菌肽已从各种生物包括细菌、真菌、植物、昆虫、两栖类动物、鱼类、鸟类、哺乳类动物和人体中分离出来并得到鉴定，迄今为止，国内外已报道有 2000 多种抗菌肽得以鉴定、分离，以天然抗菌肽为模板进行人工合成的模拟肽已达数千种。

第一节 抗菌肽的抗菌机制

抗菌肽的确切作用机制目前还在深入研究中，研究人员提出多种理论假设来解释抗菌肽抑制或杀灭微生物的过程。但是抗菌肽的抗菌机制研究只针对个别几种抗菌肽，所以目前还没有一个能够涵盖所有种类抗菌肽作用机制的假说，且不确定哪种假说更接近真实情况。

抗菌肽能够选择性抑制细菌生长并杀死细菌。细菌细胞膜脂质富含如磷脂酰甘油、心肌磷脂或丝氨酸磷脂之类的磷脂基团而带有负电荷，与之相反，哺乳动物细胞膜则主要由两性离子磷脂如脑磷脂、磷酸卵磷脂、鞘磷脂等组成，因此细胞膜成分的不同是抗菌肽选择性杀伤细菌的一个主要因素。目前多数研究者主要用膜磷脂模型体系来研究抗菌肽与细胞膜的相互作用，也有些研究者利用膜潜在的敏感染料和荧光标记肽段来研究抗菌肽与细胞的相互作用。关于抗菌肽的抗菌机制目前还没有在研究者中达成一致意见，根据现有的研究报道，可以大致将其分为 4 个阶段（如图 45-1 所示）：①抗菌肽与细胞膜的初级接触阶段；②抗菌肽阈浓度及构象变化阶段；③膜透化阶段；④细胞死亡阶段。

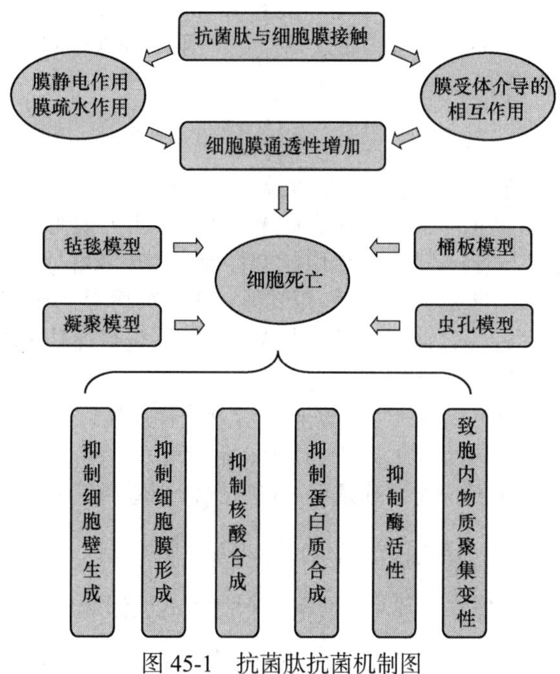

图 45-1　抗菌肽抗菌机制图

1. 抗菌肽与细胞膜初期接触　关于抗菌肽与细胞膜的相互作用，目前主要存在两种证据，分别是静电相互作用及受体介导的相互作用。大量实验普遍认可抗菌肽通过静电作用与微生物的细胞膜结合。

2. 抗菌肽与膜结合之后的主要变化　抗菌肽与细胞膜表面结合后，进入第 2 个作用阶段，可称为阈浓度阶段。这个阶段首先包括了抗菌肽在细菌细胞膜表面的积累，如抗菌肽浓度自我聚集的倾向，进而影响了膜磷脂的组成成分和流动性，从而导致抗菌肽与细胞膜结合之后细胞膜发生结构或构象的转变。

膜通透性变化机制请扫描本书二维码进行阅读。

第二节　糖肽类抗菌肽

一、药理作用和临床评价

（一）分类和作用特点

糖肽类是一类在结构上具有七肽的抗生素。目前在我国临床上应用的为第一代糖肽类抗生素万古霉素（vancomycin）、去甲万古霉素（norvancomycin）、替考拉宁（teicoplanin，又称壁霉素），均直接来源于微生物的代谢产物，后者在抗菌活性、药物动力学特性及安全性方面均优于前两者。特拉万星（telavancin）、奥利万星（oritavancin）和达巴万星（dalbavancin）为第二代糖肽类抗生素。

【药理作用】　糖肽类抗菌药物对革兰氏阳性菌具有强大的杀灭作用，尤其是对耐甲氧西林和氨基糖苷抗生素的金黄色葡萄球菌（methicillin-and aminoglycoside-resistant m\staphylococcus aureus，MRSA）和耐甲氧西林表皮葡萄球菌（methicillin resistant staphylococcus epidermidis，MRSE），

对厌氧菌和革兰氏阴性细菌无效，其抗菌作用具有时间依赖性和较长的抗生素后效应，对耐药金黄色葡萄球菌的杀灭作用呈非剂量依赖性，提高血药浓度并不能增强药物的杀菌力。

【作用机制】 糖肽类为繁殖期杀菌剂，与β-内酰胺类抗生素不同，该类药物不与青霉素结合蛋白结合，而是直接与细菌细胞壁（UDP-胞壁酸五肽）前体 D-丙氨酰-D-丙氨酸结合，阻断肽聚糖合成中的转糖酶、转肽酶及 D, D-羧肽酶的作用，从而阻断细胞壁的合成，导致细菌死亡，对正在分裂增殖的细菌显现出快速杀菌的作用。

（二）典型不良反应

万古霉素、去甲万古霉素的毒性较大，替考拉宁毒性较小。

1. 耳毒性 血药浓度过高可导致可逆性的耳聋、耳鸣、听力损伤，甚至耳聋。

2. 肾毒性 肾小管损害，轻者可出现蛋白尿、管型尿，重者可见血尿、少尿、肾衰竭。万古霉素的肾毒性与过高的谷浓度有关，对合并使用其他肾毒性药物者、烧伤患者、中枢神经系统感染或脑膜炎者、静脉药物滥用者、脓毒症患者、老年患者需要进行血药浓度监测，但疗程不足 72h 和口服万古霉素者不主张监测血药浓度。

3. 过敏反应 输入速度过快，可产生红斑样或荨麻疹样反应，皮肤发红（称为红人综合征），尤以躯干上部为甚。采用抗组胺药和肾上腺皮质激素治疗有效。

4. 血栓性静脉炎 因输入药液过浓或速度过快所致，应适当控制药液浓度和滴注速度。

二、常用药品的临床应用

（一）第一代糖肽类抗菌肽

万古霉素

万古霉素是一种糖肽类抗生素，属窄谱抗生素，血浆 $t_{1/2}$ 为 4～8h。

【药理作用】 本品可抑制细菌细胞壁的合成，对金黄色葡萄球菌、溶血性链球菌、肺炎链球菌等作用强，对难辨梭状芽孢杆菌、炭疽杆菌、白喉杆菌等作用也良好。与其他抗生素无交叉耐药性，极少出现耐药菌株。主要用于葡萄球菌（包括耐青霉素株和耐新青霉素株）、难辨梭状芽孢杆菌等所致的系统感染和肠道感染，如心内膜炎、败血症、假膜性肠炎等。万古霉素的药力较强，但有肾毒性，当其他抗生素对病菌无效时才会被使用。传统上，被作为“最后一线药物”，用来治疗所有抗生素均无效的严重感染。近年来，由于抗生素的过度使用，已经出现了可抵抗万古霉素的细菌，如耐万古霉素肠球菌（VRE），这给感染性疾病的防治带来了隐忧。

【临床应用】 万古霉素类仅对革兰氏阳性菌，特别是革兰氏阳性球菌（包括 MRSA、MRSE）产生强大的抗菌作用，适用于耐甲氧西林金黄色葡萄球菌及其他细菌所致的感染、败血症、感染性心内膜炎、骨髓炎、关节炎、烧伤、手术创伤等浅表性继发感染、肺炎、肺脓肿、脓胸、腹膜炎、脑膜炎。

【不良反应】 耳毒性和肾损害的严重程度与剂量大小密切相关。大剂量使用时，肾功能不全患者和老年人更易发生这些不良反应，因此应进行血药浓度监测。偶见过敏反应。对血管有刺激性，静脉滴注时可发生恶心、寒战、高热，所以药物浓度不宜过高、速度不宜过快，另外听力减退、耳聋、肾功能不全者禁用。静脉输入速度过快，可产生红斑样或荨麻疹样反应，皮肤发红（称为红人综合征），尤以躯干上部为甚，输入药液过浓，可致血栓性静脉炎，应适当控制药液浓度和滴注速度。

药物的禁忌证、用法与用量请扫描本书二维码进行阅读。

去甲万古霉素

去甲万古霉素由放线菌所得，为去甲基的万古霉素，其药理作用、抗菌谱与万古霉素相似，主要用于葡萄球菌（包括产酶株和耐甲氧西林株）引起的心内膜炎、败血症等，口服还可治疗难辨梭状芽孢杆菌引起的假膜性肠炎；主要不良反应红人综合征的发生率较万古霉素低，耳毒性和肾损害较万古霉素轻。

替考拉宁

替考拉宁（teicoplanin）又名壁霉素，是放线菌经发酵、提取后得到的一种糖肽类抗生素，为多个化学结构非常相似的化合物组成的抗生素混合物。其结构上与万古霉素不同的是，在肽骨架上多了脂肪酸侧链，提高了亲脂性，更易于渗入组织和细胞，因此替考拉宁表现出比万古霉素更多的治疗优势：①具有较低肾毒性；②半衰期长，每天仅需注射一次；③对肺炎球菌、化脓性链球菌、金黄色葡萄球菌（包括产酶及 MRSA、MRSE）、粪肠球菌、梭状芽孢杆菌属、棒状杆菌属和李斯特菌属的抗菌作用为万古霉素的数倍，与其他抗生素联用的安全性高，且具有较长的抗生素后效应。

【不良反应】 不良反应较万古霉素轻微且短暂，很少需要中断治疗。但是也会出现变态反应，皮疹、瘙痒、发热、僵直、支气管痉挛、过敏反应等。血液系统出现可逆性的粒细胞缺乏、血小板减少、嗜酸性粒细胞增多。偶见血清转氨酶、血清碱性磷酸酶增高。血清肌酐升高。中枢神经系统：头晕、头痛、心室内注射时癫痫发作。听觉及前庭功能：听力丧失，耳鸣和前庭功能紊乱。也可以出现二重感染（不敏感菌生长过度）。

药物的禁忌证、用法与用量请扫描本书二维码进行阅读。

（二）第二代糖肽类抗菌肽

近半个世纪以来，以万古霉素和去甲万古霉素为代表的糖肽类抗生素一直是人类对抗细菌感染的最有力武器，是治疗 MRSA 感染的首选药物。但随着万古霉素耐药菌，如耐万古霉素肠球菌（VRE）、中等耐万古霉素金黄色葡萄球菌（vancomycin-intermidiate staphylococcus aureus，VISA），以及耐万古霉素金黄色葡萄球菌（vancomycin-resistant staphylococcus aureus，VRSA）等的不断出现，人类对新型抗生素的需求更加迫切。

特拉万星、奥利万星和达巴万星是新型的半合成脂糖肽类抗生素，这 3 种抗生素对多重耐药（MDR）的葡萄球菌、肠球菌及链球菌都有着良好的活性，同时较长的半衰期使得它们可以采用每日一次、每周一次甚至全疗程单次的给药方式。

特拉万星

【药理作用】 特拉万星（telavancin）为亲水性的万古霉素衍生物，对 MRSA、MRSE 和 VanA 型肠球菌的活力均高于万古霉素和替考拉宁，在第二代糖肽类抗生素中活力中等，但其作用机制有显著特点：通过干扰细菌细胞壁合成，同时使细胞膜破裂，破坏细胞膜的完整性而提高其对金黄色葡萄球菌、肺炎链球菌以及 VanA 型金黄色葡萄球菌或肠球菌的杀菌能力。

结构中的极性基团，改善了药物在体内的分配，在肝肾组织中分布率低。缩短了半衰期，但仍比万古霉素长，临床上可一日一次给药。有较长的抗生素后效应，抗菌活力为浓度依赖性。

【临床应用】 临床上用于治疗因革兰氏阳性菌（包括 MRSA）引起急性细菌皮肤和皮肤结构感染（acute bacterial skin and skin structure infections，ABSSSI）及医院获得性细菌性肺炎（hospital-acquired bacterial pneumonia，HABP）的成年患者。

【不良反应】 常见不良反应包括寒战、恶心、呕吐、腹泻、食欲降低、味觉障碍、泡沫尿。Q-T 间期延长、肾毒性、过敏反应和难辨梭状芽孢杆菌相关性腹泻。

药物的禁忌证、用法与用量请扫描本书二维码进行阅读。

其他第二代糖肽类抗菌药物请扫描本书二维码进行阅读。

第三节　环脂肽类抗菌肽

环脂肽类抗生素是一类分子中具有环状结构的脂肽类化合物，其结构特征为，分子中包括一个十肽环和一个 1～3 个氨基酸组成的尾链，在尾链的 N 端还连有脂肪酸。随着高致病耐药菌，如 MRSA、VRE 和耐青霉素肺炎链球菌（PSP）等的不断出现，临床上对新抗生素的需求变得十分迫切。达托霉素作为环脂肽类抗生素家族的第一个产品，其化学结构和作用机制不同于已有所有类别的抗生素，对以上耐药菌均有很好的杀菌效果，且制剂用药方便，毒副作用较小。环脂肽类抗生素是近 40 年来继噁唑烷酮类抗生素后，应用到临床的唯一新结构类别的抗生素。

达 托 霉 素

达托霉素（daptomycin）是由玫瑰孢链霉菌（streptomyces roseosporus）生产的一种环脂肽类抗生素，具有强大的抗革兰氏阳性致病菌的作用，是继“抗生素最后一道防线”万古霉素后的新型抗生素，20 世纪 80 年代末由美国礼来公司发现。

【药理作用】 达托霉素对于革兰氏阳性菌和革兰氏阴性菌均具有快速杀菌作用，对于耐万古霉素肠球菌感染和万古霉素治疗失败的革兰氏阳性球菌如金黄色葡萄球菌感染都有显著治疗效果。

静脉给药，1 次/日。血清蛋白结合率约为 92%，不能透过血脑屏障，可在肺组织表面被破坏。不在肝脏代谢，余约 2/3 的药物以完整的状态被排泄。达托霉素具有较高的肾清除率，24h 尿排出给药量的 60%，$t_{1/2}$ 为 7.7～8.1h。

【作用机制】 目前尚未完全阐明其抗菌作用机制，但可能与阻断细菌细胞壁合成和细胞膜功能，抑制蛋白质、RNA 和 DNA 合成等作用有关：①达托霉素与 Ca^{2+}结合，发挥阳离子肽样作用：通过静电作用与细胞膜上的酸性脂质结合而插入细胞膜，导致细胞膜脂质寡聚化，形成离子通道或更大孔隙，使细胞内离子如 K^+外溢，导致细胞死亡。②耗散膜电位，干扰合成肽聚糖的前体物质摄取；抑制革兰氏阳性菌细胞膜特有组成部分磷壁酸（LTA）合成。③与细菌表面的膜结合，产生快速的膜去极化，最终引起细菌死亡。

【临床应用】 用于治疗成年人由革兰氏阳性菌（包括耐甲氧西林金黄色葡萄球菌与耐万古霉素肠球菌等）所致的心内膜炎及复杂性皮肤和软组织感染，特别是恶性血液病所致粒细胞缺乏、免疫功能缺陷、长期使用抗菌药物、化疗后黏膜破损、深静脉导管留置等革兰氏阳性菌感染的高危情况。

【不良反应】 胃肠道的反应（恶心、腹泻与呕吐）。一过性肌无力、肌酸磷酸激酶（CPK）升高及横纹肌溶解，在中止用药后自行消失或部分逆转。与肺泡表面活性物质结合，导致肺泡表面局部药物浓度较高，诱发机体过度免疫应答导致嗜酸性粒细胞性肺炎。长期应用可能出现二重感染，尤其可出现严重的革兰氏阴性菌感染。

药物的禁忌证、用法与用量请扫描本书二维码进行阅读。

第四节　多黏菌素类抗菌肽

多黏菌素类是由多黏杆菌培养液中分离获得的一组多肽类抗生素，包括 A、B、C、D、E、M 六种，由不同的菌株产生。多黏菌素 A、多黏菌素 C 和多黏菌素 D 毒性较大，已淘汰，临床常用者为多黏菌素 E 和多黏菌素 B。现临床仅用多黏菌素 B（polymyxin B）、多黏菌素 E（polymyxin E；colistin，黏菌素）。由于静脉给药可致严重肾毒性和神经毒性，此前已少用。但是随着细菌耐药性日益严重，多黏菌素 B 和多黏菌素 E 又被重新重视。2010 年从印度和巴基斯坦携带金属酶 NDM-1 的大肠埃希菌和肺炎克雷伯菌对多黏菌素 E 较敏感。

多黏菌素 B

多黏菌素类为窄谱慢效杀菌药，对繁殖期和静止期细菌均有杀菌作用。

【药理作用】　多黏菌素 B 的抗菌活性稍高于多黏菌素 E。几乎对所有革兰氏阴性杆菌均有抗菌作用，抗菌谱包括鲍曼不动杆菌、流感杆菌、流感嗜血杆菌、百日咳杆菌、铜绿假单胞菌、克雷伯菌属、产气杆菌、大肠埃希菌、痢疾杆菌、霍乱杆菌等，对梭状杆菌及部分拟杆菌亦有抗菌活性。

口服不吸收，肌内注射吸收迅速，个体差异较大。在体内分布不广泛，但可分布至肝、肾、肺、心、脑或肌肉组织，因分子量较大不易透过血脑脊液屏障至脑脊液或体液，血浆 $t_{1/2}$ 为 6h，肾功能不全者半衰期可延长，并在体内蓄积，给药量的 60%从尿中排出。

【作用机制】　多黏菌素类的化学结构很像去垢剂，其亲水基团与细胞外膜磷脂上的亲水性阴离子磷酸根形成复合物，而亲脂链插入膜内脂肪链之间，解聚细胞膜结构，导致膜通透性增加，使细菌细胞内重要物质外漏而造成细胞死亡。同时，本类药物进入细菌体内也影响核质和核糖体的功能。与两性霉素 B、四环素类药合用可增强其抗菌作用。

【临床应用】　临床主要用于铜绿假单胞菌及其他假单胞菌引起的创面感染、尿路感染、呼吸道感染，以及眼、耳等部位感染，也可用于败血症、腹膜炎等。

【不良反应】　对肾脏的损害较多见，可出现蛋白尿、管型尿等，严重者可出现急性肾小管坏死。神经系统的毒性有眩晕、外周感觉异常，神经肌肉接头阻滞导致呼吸麻痹等。出现上述反应时应停药。此外，可能还会出现白细胞和粒细胞减少以及过敏反应等情况。

药物的禁忌证、用法与用量请扫描本书二维码进行阅读。

第五节　多肽类抗菌药物研究进展

多肽类抗菌药物研究进展请扫描本书二维码进行阅读。

（王桂香）

第四十六章 人工合成抗菌药物

【案例 46-1】

患者，男，29 岁，结婚 3 个月，主诉有排尿困难，尿痛，大量黄色尿道分泌物，勃起功能异常，曾有支原体感染，患者为此特别苦恼来我院就诊。经检查：尿道分泌物涂片经革兰氏染色后查到了多形核细胞内有典型形态的革兰氏阴性双球菌（即淋球菌），通过进一步培养分泌物诊断为淋菌性尿道炎。用青霉素进行抗感染治疗，数日后症状没有好转，经过调整治疗方案，用环丙沙星治疗后，症状好转，继续用药 3 周患者恢复了健康。

问题：

1. 本例为何首选青霉素治疗无效？
2. 为什么在改用环丙沙星后淋性尿道炎得到了治愈？喹诺酮类药物的抗菌作用和作用机制是什么？

人工合成的抗菌药物是一类对病原菌具有抑制和杀灭作用，能防治感染性疾病的化学合成药物。主要有喹诺酮类（quinolone）、磺胺类（sulfonamide）和甲氧苄啶（trimethoprim）、硝基咪唑类（nitroimidazole）及硝基呋喃类（nitrofuran）。其中喹诺酮类药物是发展最快、上市品种最多、临床应用最为普遍的一类人工合成的抗菌药物。

第一节 氟喹诺酮类抗菌药物

【案例 46-2】

患者，男，57 岁，因间断性发热、寒战伴咳嗽咳痰 3 天就诊。患者 3 天前受凉后出现寒战、发热伴咳嗽，咳白色黏痰，略感气短，自服感冒药后体温下降不明显。门诊测体温最高 40.0℃，查血常规：WBC 16.80×10^9/L[正常值为（4.0～9.0）$\times10^9$/L]，中性粒细胞百分比（NEUT%）91.0%（30%～70%）；胸部 CT 提示右肺下叶大面积渗出影。给予头孢呋辛抗感染、止咳、退热、补液等对症治疗 3 天，体温仍控制不佳；查体：T 38.2℃，P 104 次/分，R 22 次/分，BP 130/70 mmHg。患者既往有慢性萎缩性胃窦炎 2 年，无药物食物过敏史。更换抗感染治疗方案为乳酸左氧氟沙星注射液 500 mg 静脉滴注，每日 1 次，连续 5 天治疗。今复诊，患者体温正常，咳嗽咳痰明显改善。复查血常规：WBC 7.8×10^9/L，NEUT% 78.0%。给予乳酸左氧氟沙星口服序贯治疗 4 天患者康复。

问题：

1. 本病例中选择头孢呋辛抗感染治疗效果不佳的原因是什么？
2. 请阐述该病例中治疗方案更换为乳酸左氧氟沙星的理由。

一、概　　述

喹诺酮类，又称吡啶酮酸类，是一类含有 4-喹诺酮基本结构的人工合成类抗菌药物。由于该类药物中均具有喹诺酮的基本结构，故由此而命名。本类药物具有抗菌谱广、抗菌作用强、药物动力学特征好、作用机制独特、毒副作用低等特点，按其发明先后、结构及抗菌谱的不同，分为一、

二、三代。临床用于治疗尿道、肠道、呼吸道及皮肤软组织、腹腔、骨关节等感染，取得良好疗效，不良反应轻微。

【药物研究简史】 请扫描本书二维码进行阅读。

二、药理作用和临床评价

【药理作用】 氟喹诺酮类为广谱杀菌药，对大多数革兰氏阳性菌和革兰氏阴性菌有良好的抗菌活性，尤其是对革兰氏阴性菌包括铜绿假单胞菌具有很强的杀菌作用；对革兰氏阳性菌、结核分枝杆菌、军团菌、支原体和衣原体有杀灭作用，对厌氧菌如脆弱类杆菌、梭杆菌属、消化链球菌属和厌氧芽孢梭菌属等也有较强的抗菌活性。

【作用机制】 氟喹诺酮类药物的作用靶点是 DNA 促旋酶（DNA gyrase）和拓扑异构酶Ⅳ（topoisomerase Ⅳ）。其中 DNA 回旋酶是喹诺酮类抗革兰氏阴性菌的重要靶点。一般认为，DNA 回旋酶的 A 亚单位是喹诺酮类的作用靶点，但是二者不能直接结合，药物需嵌入断裂的 DNA 链，形成喹诺酮类-DNA-回旋酶复合物，通过抑制 DNA 回旋酶的切口和封口功能而阻碍细菌 DNA 合成，起到杀菌的作用（图 46-1A）。

拓扑异构酶Ⅳ是喹诺酮类药物抗革兰氏阳性菌的重要靶点。拓扑异构酶Ⅳ是由 2 个 C 亚基和 2 个 E 亚基组成的四聚体，具有解除 DNA 结节、解开 DNA 环连体（图 46-1B）等作用。喹诺酮类药物通过抑制拓扑异构酶Ⅳ而干扰 DNA 复制。

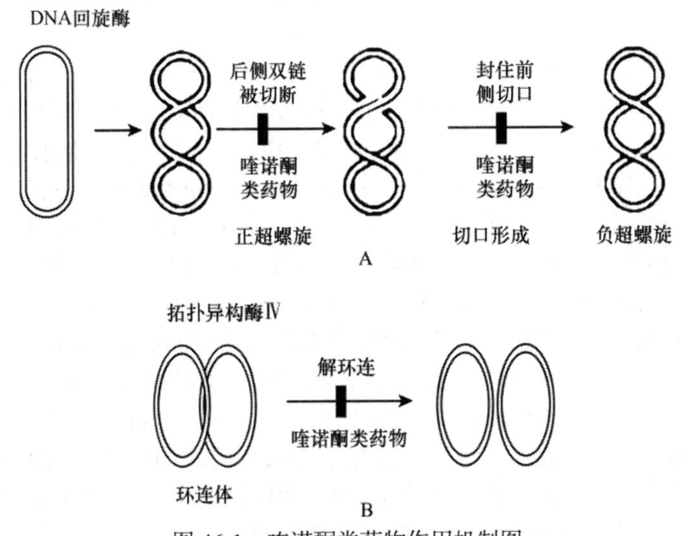

图 46-1　喹诺酮类药物作用机制图

氟喹诺酮类的抗菌作用机制可能还包括诱导细菌 DNA 的应急反应系统（SOS）修复，引起 DNA 错误复制而导致细菌死亡；抑制细菌 RNA 和蛋白质的合成及抗生素后效应等。

【临床应用】 本类药物具有抗菌谱广、抗菌作用强、口服吸收良好、与其他抗菌药物之间较少交叉耐药、在机体内分布比较广泛、不良反应较少等特点。

1. 伤寒沙门菌感染 为治疗成人患者的首选药。

2. 呼吸系统感染 环丙沙星、左氧氟沙星等主要适用于肺炎克雷伯菌、肠杆菌属、假单胞菌属等革兰氏阴性杆菌所致的下呼吸道感染。左氧氟沙星、莫西沙星等可用于肺炎链球菌和 A 组溶血性链球菌所致的急性咽炎和扁桃体炎、中耳炎和鼻窦炎等，以及肺炎链球菌、支原体、衣原体等所致社区获得性肺炎，此外，亦可用于敏感革兰氏阴性杆菌所致下呼吸道感染。

3. 泌尿生殖系统感染 用于肠杆菌科细菌和铜绿假单胞菌等所致的尿路感染、细菌性前列腺炎和非淋菌性尿道炎及宫颈炎。目前国内尿路感染的主要病原菌大肠埃希菌中，耐药株已达半数以上。本类药物已不再推荐用于淋球菌感染。

4. 消化系统感染 用于志贺菌属、非伤寒沙门菌属、副溶血弧菌等所致成人肠道感染。

5. 腹腔感染、胆道感染及盆腔感染 需与甲硝唑等抗厌氧菌药物合用。

6. 甲氧西林敏感葡萄球菌属感染 MRSA对本类药物耐药率高。

7. 骨、关节和软组织感染 用于革兰氏阴性杆菌所致的骨髓炎、骨关节、五官科和外科伤口感染。

【耐药性】 氟喹诺酮类药物之间有交叉耐药，常见耐药菌为金黄色葡萄球菌、表皮葡萄球菌、肺炎链球菌、肠球菌、铜绿假单胞菌等。耐药性产生的机制如下：

1. DNA回旋酶或拓扑异构酶Ⅳ变异，使酶与药物的亲和力下降。

2. 细菌细胞膜渗透性改变，减少细菌内药物的积累，进而增加其耐药性。

3. 细菌主动药物外排机制，可将药物排出，导致药物在细菌体内达不到有效浓度，进而产生耐药。

4. 细菌生物被膜的形成，以保护细菌逃避宿主免疫和抗菌药物的杀伤作用，而游离于细菌外的药物对处于被膜中的细菌无效。

5. 由质粒介导，使细菌对本类药物产生耐药。

（一）分类和作用特点

1. 分类和作用特点按照药物的化学结构、抗菌活性以及合成的先后顺序，可将本类药物分为4代

第1代喹诺酮类：代表药物为萘啶酸（nalidixic acid），抗菌谱窄，仅对大肠埃希菌、痢疾杆菌和变形杆菌等少数几种菌有效，并且作用较弱，对铜绿假单胞菌、不动杆菌属、葡萄球菌属和其他革兰氏阳性球菌均无抗菌作用。口服吸收差，毒副作用较大，仅用于尿路感染，国内已不再使用。

第2代喹诺酮类：代表药物为吡哌酸（pipemidic acid），抗菌谱较第一代广，对大多数革兰氏阴性菌有效，对肠杆菌属、铜绿假单胞菌有较好的抗菌作用；口服易吸收，不良反应较萘啶酸少，因血中药物浓度低而尿中浓度高，仅用于尿路感染和肠道感染的治疗，现较少使用。

第3代喹诺酮类：代表药物为诺氟沙星（norfloxacin），1979年合成，该类药物在喹诺酮母核的主环6位上引入氟原子，因此第3代又统称为氟喹诺酮类（fluoroquinolones），是20世纪70年代末至20世纪90年代中期研制的，主要包括诺氟沙星、环丙沙星（ciprofloxacin）、氧氟沙星（ofloxacin）、左氧氟沙星（levofloxacin）、洛美沙星（lomefloxacin）、氟罗沙星（fleroxacin）、司氟沙星（sparfloxacin）等。此类药物抗菌谱更为广大，抗菌作用更强，较低浓度即显抗菌活性。可对抗耐药葡萄球菌等革兰氏阳性菌，对革兰氏阴性菌疗效更佳。口服吸收良好、血药浓度高、不良反应少等优点，是目前临床应用最广泛的喹诺酮类药物。

第4代喹诺酮类药物：是20世纪90年代以来新研制的氟喹诺酮类药物，已用于临床的有莫西沙星（moxifloxacin）、加替沙星（gatifloxacin）、吉米沙星（gemifloxacin）、司氟沙星和曲伐沙星（trovafloxacin）等。此类药物结构中除保持6位氟原子外，在5位或者8位引入氨基或甲基及甲氧基衍生物，增强了抗厌氧菌活性，在C_7位上的氮双环结构则加强了抗革兰氏阳性菌活性，并保持了原来抗革兰氏阴性菌的活性，这些药物对革兰氏阳性球菌与厌氧菌作用明显加强，抗革兰氏阴性杆菌作用与第三代相似，同时对衣原体、支原体、军团菌也有较强作用。

2. 体内过程 氟喹诺酮类药物口服吸收良好，用药后1～2h血药浓度达峰值，与富含Fe^{2+}、Ca^{2+}、Mg^{2+}的食物同服可降低药物的生物利用度。其血浆蛋白结合率较低，体内分布广，肺、肾、前列腺、尿液、胆汁、粪便中的药物浓度高于血药浓度，而脑脊液、骨组织和前列腺液中的药物浓度低于血药浓度；也可分布到泪腺、唾液腺、泌尿生殖系统和呼吸道黏膜。培氟沙星主要由肝脏代谢并通过胆汁排泄，氧氟沙星、左氧氟沙星、洛美沙星和加替沙星80%以上以原形药经肾脏排出。其他多数药物经肝和肾两种途径消除。

（二）典型不良反应和禁忌证

1. 不良反应

（1）胃肠道反应：常见胃部不适、消化不良、恶心、呕吐、腹痛、腹泻等症状。

（2）中枢神经系统毒性：少数人出现烦躁不安、焦虑、失眠、头痛，甚至诱发精神失常、癫痫等中枢兴奋症状。有精神病或癫痫病史者，合用茶碱或 NSAID 者易出现中枢毒性。

（3）光敏反应：表现为光照部皮肤出现瘙痒性红斑，甚至皮肤糜烂。一般停药后可恢复。光敏反应是由于药物在紫外线激发下氧化生成活性氧，激活皮肤成纤维细胞中的蛋白激酶 C 和酪氨酸激酶，引起皮肤炎症。

（4）软骨损害：动物实验证明此类药物对幼龄动物负重关节的软骨组织有损伤作用。临床研究发现儿童用药后可出现关节痛和关节水肿。

（5）其他不良反应：跟腱炎，肝、肾毒性，心脏毒性等。

2. 禁忌证 18 岁以下未成年患者避免使用本类药物；不宜用于有癫痫或其他中枢神经系统基础疾病的患者；禁用于喹诺酮过敏者、孕妇和哺乳妇女；肾功能减退患者应用本类药物时，需根据肾功能减退程度减量用药，以防发生由于药物在体内蓄积而引起的抽搐等中枢神经系统的严重不良反应；加替沙星可引起血糖波动，用药期间应注意密切观察；应严格限制本类药物作为外科围手术期预防用药。

（三）具有临床意义的药物相互作用

制酸剂和含钙、铝、镁等金属离子的药物可减少本类药物的吸收，应避免同用。依诺沙星、培氟沙星等与咖啡因、丙磺舒、茶碱类、华法林和环孢素同用可减少后述几种药物的清除，使其血药浓度升高，应避免同用。

（四）用药监护

1. 关注跟腱炎和肌腱断裂。

2. 规避光毒性。服用期间避免暴露在阳光或人工紫外线光源下，或采用遮光措施；可选择晚间服药；口服抗过敏药、维生素 B_2 和维生素 C。

3. 警惕心脏毒性。可引起心电图 Q-T 间期延长和室性心律失常。

4. 监测血糖。发生血糖异常后，均应首先停药；用药前先进食避免空腹，可预防低血糖。

三、常用药品的临床应用

（一）第三代喹诺酮类药物

1. 诺氟沙星 又名氟哌酸，是第一个应用于临床的氟喹诺酮类药物，具有广谱抗菌作用，尤其对需氧革兰氏阴性杆菌抗菌活性强，对肠杆菌科细菌中的大部分菌属，如阴沟肠杆菌、产气肠杆菌和柠檬酸杆菌属等肠杆菌属、大肠埃希菌、克雷伯菌属、变形杆菌属、沙门菌属、志贺菌属、弧菌属、耶尔森菌属等具有良好的抗菌作用。对多重耐药菌有抗菌活性。对青霉素耐药的淋病奈瑟球菌、流感嗜血杆菌和卡他莫拉菌有良好抗菌作用。对厌氧菌抗菌作用差。临床主要用于敏感菌所致的尿路感染、淋病、前列腺炎、胃肠道感染和伤寒及其他沙门菌感染。也可外用治疗皮肤和眼部的感染。口服生物利用度仅为 35%～45%，消除 $t_{1/2}$ 为 3～4h，体内分布广，吸收后约 30 %以原形药经肾排泄。口服剂量每次 0.4g，2 次/天。静脉滴注每次 200mg，2～3 次/天。

2. 环丙沙星 又名环丙氟哌酸，抗菌谱与诺氟沙星相似，抗菌活性高于大多数氟喹诺酮类药物。对大肠埃希菌、志贺菌属、铜绿假单胞菌、流感嗜血杆菌、淋病奈瑟球菌、耐药金黄色葡萄球菌、链球菌、军团菌等均具有抗菌作用。对厌氧菌的抗菌作用差。对氨基糖苷类、第 3 代头孢菌素类耐药的菌株仍有抗菌活性。临床用于敏感菌引起的呼吸道、泌尿生殖道、消化道、骨与关节、皮肤软组织感染。可诱发跟腱炎和跟腱断裂，老年人和运动员慎用。口服吸收快，生物利用度约为

70%，体内分布广泛。血药浓度低，必要时可静脉滴注以提高血药浓度。血浆蛋白结合率为 20%～40%，消除 $t_{1/2}$ 约为 4h。口服剂量每次 0.5g，1～2 次/天。静脉滴注每次 100～200mg，2 次/天。

3. 氧氟沙星 又名氟嗪酸，抗菌活性强，对革兰氏阳性菌包括耐甲氧西林金黄色葡萄球菌和革兰氏阴性菌包括铜绿假单胞菌均有较强作用。对结核分枝杆菌、沙眼衣原体、支原体和部分厌氧菌有效。临床用于敏感菌引起的呼吸道、消化道、泌尿生殖道、胆道、皮肤软组织和盆腔感染等；还可作为二线抗结核药物与其他抗结核病药合用。偶可引起转氨酶升高，可诱发跟腱炎和跟腱断裂。肾功能减退或老年患者应减量。口服吸收迅速而完全，生物利用度可达 89%，体内分布广泛，尤其在脑脊液和尿液中能达到较高血药浓度。消除 $t_{1/2}$ 为 5～7h，体内代谢少，80%以上以原形药由尿液排泄，尿液中药物浓度居各种氟喹诺酮类药物之首。口服剂量每次 0.3g，2 次/天。静脉滴注每次 200mg，2～3 次/天。

4. 左氧氟沙星 又名左旋氧氟沙星，是氧氟沙星的左旋体。抗菌活性是氧氟沙星的 2 倍。除对革兰氏阳性菌和革兰氏阴性菌具有较强抗菌作用外，对支原体、衣原体、结核分枝杆菌、军团菌及厌氧菌具有较强的杀灭作用。临床用于治疗敏感菌引起的各种急慢性感染、难治性感染。不良反应在第三代喹诺酮类药物中最低。口服生物利用度接近 100%，消除 $t_{1/2}$ 为 5～7h，85%的药物以原形药由尿液排泄。口服剂量每次 0.1g，3 次/天。

5. 洛美沙星 又名罗氟酸，抗菌谱广，对革兰氏阴性菌、耐甲氧西林金黄色葡萄球菌、链球菌、肠球菌、表皮葡萄球菌的抗菌活性与氧氟沙星相似，对大多数厌氧菌的抗菌活性低于氧氟沙星。临床主要用于敏感菌引起的呼吸道、消化道、泌尿道、皮肤和软组织等感染。主要不良反应是光敏反应和跟腱炎。口服吸收好，生物利用度接近 98%，药物 70%以上以原形药由尿液排泄，消除 $t_{1/2}$ 达 7h 以上。口服剂量每次 0.2g，2～3 次/天。

（二）第四代喹诺酮类药物

1. 莫西沙星 抗菌谱广，对金黄色葡萄球菌、肠球菌、厌氧菌、结核分枝杆菌、衣原体、支原体和军团菌具有很强的抗菌活性。临床用于敏感菌所致的急性鼻窦炎、慢性支气管炎急性发作、社区获得性肺炎，也可用于泌尿生殖道和皮肤软组织感染。不良反应发生率较低，常见胃肠道反应。口服吸收良好，生物利用度约 90%，消除 $t_{1/2}$ 为 12～15h。主要在肝脏和肾脏代谢。口服剂量每次 0.2～0.4g，1 次/天。

2. 加替沙星 是 8-甲氧氟喹诺酮类外消旋化合物，对革兰氏阳性菌、革兰氏阴性菌、衣原体、支原体、结核分枝杆菌和厌氧菌等都有强大的杀菌作用。临床主要用于慢性支气管炎急性发作、急性鼻窦炎、社区获得性肺炎、单纯性和复杂性尿路感染、急性肾盂肾炎、淋球菌性尿道炎、直肠感染和宫颈炎等。不良反应发生率低，几乎没有光敏反应。因可致血糖紊乱和心脏毒性，已退出美国市场。口服易吸收且不受食物影响，生物利用度为 96%，广泛分布到组织和体液中，主要以原形药经肾排泄。口服剂量每次 0.4g，1 次/天。

3. 曲伐沙星 母环氮 1 位上引入了 2, 4-二氟苯基，7 位上取代基为 3-氨基吡咯烷基，明显增强了对革兰氏阳性球菌和厌氧菌的抗菌活性，是喹诺酮类抗菌药物中对耐青霉素或耐青霉素肺炎球菌具有很高活性的药物之一。临床使用后会出现肝炎症状、转氨酶升高等不良反应，因而使用受到一定限制。临床使用该药物进行治疗时，应密切观察不良反应，一旦出现肝损害症状须立即停止使用。

（三）呼吸喹诺酮类

左氧氟沙星、加替沙星、莫西沙星、吉米沙星等药物明显增强了对肺炎链球菌等呼吸道感染常见病原菌的抗菌活性，同时对肺炎支原体、肺炎衣原体等非典型病原体也有良好的抗菌活性，故被称为“呼吸喹诺酮类”。

第二节　磺胺类抗菌药物及甲氧苄啶

【案例 46-3】

患者，男，29 岁，主因头痛、发热 2 天入院，患者 2 天前自觉感冒，出现发热，体温最高 39℃，伴头痛、呕吐，头痛呈全颅憋胀样，呕吐呈喷射性。皮肤黏膜可见瘀点、瘀斑，脑膜刺激强阳性，白细胞升高 $1500 \times 10^6/L$，蛋白增高，诊断为流行性脑脊髓膜炎。

问题：流行性脑脊髓膜炎应该首选什么药物进行治疗？

一、磺胺类药物

【药物研究简史】　相关内容请扫描本书二维码进行阅读。

【概述】　磺胺类药物属于人工合成抗菌药物，是最早用于治疗全身细菌性感染的药物。磺胺类药物的基本结构为对氨基苯磺酰胺（图 46-2），磺酰胺基上的氢可被不同基团取代，形成效价高、毒性低、抗菌谱广的磺胺药。对位游离氨基是其活性基团，如果被取代必须在体内水解游离出氨基才能发挥作用。目前在临床常用的药物主要有磺胺嘧啶、磺胺甲噁唑及其复方制剂，复方制剂抗菌谱扩大，抗菌作用增强。由于该类药物对某些感染性疾病如流行性脑脊髓膜炎、鼠疫等疗效显著，性质稳定，在临床上仍是很重要的一类化疗药物。

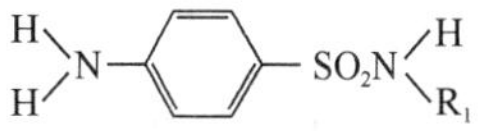

图 46-2　磺胺类药物基本结构图

【药理作用】　磺胺类药物是广谱抑菌药，对革兰氏阳性菌和革兰氏阴性菌均有作用，对革兰氏阳性菌如溶血性链球菌、肺炎链球菌高度敏感，葡萄球菌较敏感，对革兰氏阴性菌如脑膜炎奈瑟菌、淋病奈瑟球菌及流感嗜血杆菌高度敏感；对大肠埃希菌、伤寒杆菌、鼠疫杆菌及变形杆菌较敏感，对放线菌、沙眼衣原体和原虫有较好的抑制作用，对病毒、螺旋体和立克次体无效。

【作用机制】　磺胺类药物主要通过干扰叶酸的代谢发挥作用。磺胺类的结构与细菌合成叶酸所必需的原料对氨基苯甲酸（PABA）的结构非常相似，可以与对氨基苯甲酸竞争二氢蝶酸合酶，使二氢叶酸的合成受阻，从而抑制细菌的生长繁殖（图 46-3）。人体可以从食物中摄取二氢叶酸，因此不受磺胺类药物的影响。凡是需要自身合成二氢叶酸的微生物，对磺胺类药物都敏感。

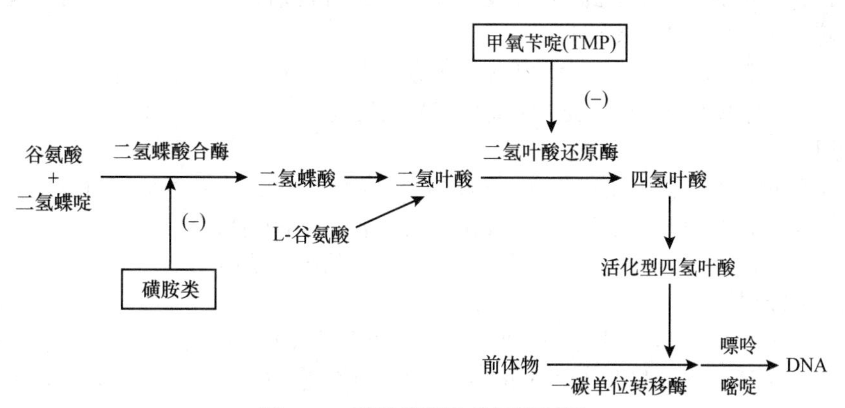

图 46-3　磺胺类药物作用机制图

由于 PABA 与二氢蝶酸合酶的亲和力远大于磺胺类药物，因此磺胺类药物使用时必须有足够的剂量；脓液和坏死组织中含有大量的 PABA，能使磺胺类药物的作用减弱；PABA 的衍生物如普鲁卡因等能与磺胺类药物竞争二氢蝶酸合酶，应避免同时使用。

【耐药性】　本类药物单用易产生耐药性，同类药物间有交叉耐药现象。产生耐药的原因可能是：①细菌产生过量的 PABA，使磺胺类药物的作用减弱；②细菌改变代谢途径，原来的敏感菌不再自身合成叶酸，而是直接利用周围环境中的叶酸；③细菌细胞膜的通透性降低，使进入菌体内的药物减少。

【分类及作用特点】 磺胺类药物根据其吸收及临床应用等情况分为以下几类（表46-1）。该类药物中治疗全身感染的磺胺类药口服易吸收，吸收后分布广泛，可进入各种组织和体液，能透过胎盘屏障进入胎儿体内，亦能透过血脑屏障，主要在肝内代谢为乙酰化产物，经肾脏排出。口服难吸收的药物主要经粪便排出。

表46-1 磺胺类药物的分类及特点

<table>
<tr><th colspan="2">分类</th><th>代表药物</th><th>蛋白结合率（%）</th><th>渗入脑脊液（%）</th><th>乙酰化率（%）</th><th>$t_{1/2}$（h）</th><th>每日给药（次）</th></tr>
<tr><td rowspan="4">治疗全身感染的磺胺类药（口服易吸收类）</td><td>短效类（$t_{1/2}$<10h）</td><td>磺胺异噁唑（sulfafurazole，SIZ）</td><td>35</td><td>30～50</td><td>28～30</td><td>6</td><td>4</td></tr>
<tr><td rowspan="2">中效类（$t_{1/2}$为10～24h）</td><td>磺胺甲噁唑（sulfamethoxazole，SMZ）</td><td>68</td><td>30～50</td><td>48</td><td>11</td><td>2</td></tr>
<tr><td>磺胺嘧啶（sulfadiazine，SD）</td><td>45</td><td>40～80</td><td>15～40</td><td>17</td><td>1～2</td></tr>
<tr><td>长效类（$t_{1/2}$>24h）</td><td>磺胺多辛（sulfadoxine，SDM）</td><td>>90</td><td>10～15</td><td>12～15</td><td>40</td><td>1</td></tr>
<tr><td colspan="2">用于肠道感染的磺胺类药</td><td>柳氮磺吡啶（sulfasalazine，SASP）</td><td colspan="5">口服吸收少，主要在肠道发挥作用</td></tr>
<tr><td colspan="2">局部外用药</td><td>磺胺米隆（sulfamylon，SML）
磺胺嘧啶银（sulfadiazine silver，SD-Ag）
磺胺醋酰（sulfacetamide，SA）</td><td colspan="5">主要外用，局部发挥作用，SML、SD-Ag抗菌谱广，对铜绿假单胞菌有效，用于烧伤和创面感染。SA穿透力强，主要用于眼科感染</td></tr>
</table>

【不良反应】 该类药物不良反应较严重，因而在临床限制了其使用。常见的有以下几种。

1. 泌尿系统损害 磺胺类药物及其乙酰化代谢产物在酸性尿液中溶解度低，容易析出结晶，造成肾小管损害，形成结晶尿、管型尿、血尿甚至无尿的现象。为减少对泌尿系统的损害，在用药期间应注意多饮水或同服等量的$NaHCO_3$碱化尿液，减少结晶尿的形成。

2. 造血系统损害 长期用药可抑制骨髓造血功能，引起白细胞减少，少数患者可引起粒细胞减少、血小板减少和再生障碍性贫血等，葡萄糖-6-磷酸脱氢酶缺乏的患者用药后可引起急性溶血性贫血。

3. 过敏反应 可引起皮疹、药热等，较轻微，一般停药后可自行消失。偶可引起剥脱性皮炎和多形性红斑，虽罕见，但后果严重。

4. 其他 可引起恶心、呕吐、食欲不振，少数患者会出现头晕、头痛、嗜睡等神经系统症状，可引起肝损害，也可发生周围神经炎。可能引起光敏反应。

【禁忌证】

1. 磺胺类药物可引起新生儿核黄疸，因磺胺类药物可与胆红素竞争血浆清蛋白，使游离胆红素升高，游离胆红素进入脑内致核黄疸，故新生儿、早产儿不宜使用。

2. 孕妇和哺乳期妇女不宜使用。对磺胺类药物过敏的患者禁用。

【药物相互作用】

1. 与$NaHCO_3$等碱性药物合用，可增加磺胺类药物及其代谢产物在尿中的溶解度，使排泄增多。

2. 对氨基苯甲酸会与磺胺类产生竞争拮抗作用，不宜合用，也不宜与对氨基苯甲酸的衍生物如普鲁卡因、苯佐卡因、丁卡因等合用。

3. 与口服抗凝药、保泰松、甲氨蝶呤、口服降血糖药合用时，需调整上述药物的剂量，因磺胺类药物会通过竞争血浆蛋白使上述药物的作用增强或毒性增加。磺胺类药物可能降低苯妥英钠的代谢，使后者的血药浓度增加，而致毒性增加。

4. 与光敏感药物合用时可能增加光敏反应的发生率，与肝毒性药物合用时可能增加肝毒性的发生率。

【用药监护】

1. 服用磺胺类药物期间，应注意多饮水，用药 1 周以上应定期检查尿液情况，一旦出现结晶尿应立即停药。为避免泌尿系统的损害，可同服等量碳酸氢钠碱化尿液，以增加磺胺类药物及其乙酰化物在尿中的溶解度。

2. 用药期间应定期检查血象，防止造血系统功能损害；如出现喉痛、乏力、发热等造血系统反应，须及时停药并处理。

3. 用药期间应定期检查肝肾功能。

4. 磺胺类药物可抑制 B 族维生素在肠内的合成，用药 1 周以上者应适当补充维生素 B。

5. 用药期间不宜从事高空作业和驾驶。

【常用药品介绍】

磺胺嘧啶

磺胺嘧啶是广谱抑菌剂，有较强的抗菌作用，可用于溶血性链球菌、肺炎球菌、脑膜炎奈瑟菌、淋病奈瑟球菌引起的感染，对金黄色葡萄球菌有效，但金黄色葡萄球菌容易产生耐药性。抗菌机制主要是通过抑制二氢蝶酸合酶，使叶酸的合成受阻而抑制细菌的生长繁殖。

适应证

1. 用于流行性脑脊髓膜炎预防和治疗，磺胺嘧啶能通过血脑屏障进入脑脊液，在脑脊液中的浓度可达血药浓度的 70%，故是本病的首选药。

2. 用于敏感的流感嗜血杆菌、肺炎链球菌和其他链球菌所致的中耳炎及皮肤软组织、泌尿系统、呼吸系统等感染，可与甲氧苄啶合用。

3. 与链霉素合用治疗鼠疫；与乙胺嘧啶合用治疗弓形虫病；可作为对氯喹耐药的恶性疟疾的辅助用药；可用于沙眼衣原体所致的感染。

磺胺嘧啶的药物注意事项、用法用量等信息请扫描本书二维码进行阅读。

磺胺甲噁唑

磺胺甲噁唑又称新诺明，属于广谱抗菌药物，抗菌谱与磺胺嘧啶相似，但抗菌作用强。对大多数革兰氏阳性菌和革兰氏阴性菌均有作用，与甲氧苄啶合用，抗菌作用显著增强，是目前磺胺类药中应用最多的品种。

适应证如下：

1. 用于大肠埃希菌、克雷伯菌、肠杆菌属、变形杆菌等敏感菌所致的尿路感染及产肠毒素的大肠埃希菌所致的旅行性腹泻。

2. 用于敏感的志贺菌所致的肠道感染。

3. 用于溶血性链球菌、流感嗜血杆菌所致的 2 岁以上小儿急性中耳炎。

4. 用于溶血性链球菌、流感嗜血杆菌所引起的成人慢性支气管炎急性发作。

5. 可作为肺孢子菌肺炎的首选药，也用于肺孢子菌肺炎的预防。

磺胺甲噁唑的注意事项、用法用量等内容请扫描本书二维码进行阅读。

柳氮磺吡啶，口服难吸收，在肠道内分解成磺胺吡啶和 5-氨基水杨酸，磺胺吡啶有弱的抗菌作用，5-氨基水杨酸有抗炎、免疫作用。主要用于溃疡性结肠炎、节段性肠炎，也可用于强直性脊柱炎和类风湿关节炎的治疗。

磺胺米隆，又名甲磺灭脓。抗菌谱广，对多种革兰氏阴性菌和革兰氏阳性菌有效，对铜绿假单胞菌作用较强，局部用于烧伤和创面感染。抗菌作用不受脓液和坏死组织中对氨基苯甲酸的影响，能够迅速渗入创面和焦痂中，并且能够促进创面的愈合。局部用于预防及治疗Ⅱ、Ⅲ度烧伤及创面感染。

磺胺嘧啶银，抗菌谱广，对铜绿假单胞菌的作用强于磺胺米隆，银盐有收敛的作用，可用于烧伤及创面感染，抗菌作用不受脓液和坏死组织的影响，适用于烧伤及创面感染。

磺胺醋酰，又称 N-（4-氨基苯磺酰基）乙酰胺，其钠盐呈中性，几乎没有刺激性。其穿透力强，临床适用于眼科感染性疾病的治疗，适用于角膜炎、结膜炎、沙眼及其他敏感菌引起的眼部感染。

二、甲氧苄啶

甲氧苄啶（trimethoprim，TMP），又称磺胺增效剂，可增强磺胺类药物的抗菌作用。临床常与 SMZ 或 SD 组成复方制剂，抗菌活性可提高数倍至数十倍，甚至呈现杀菌作用。TMP 与 SMZ 按照 1 : 5 做成的复方制剂称为复方新诺明，与 SD 做成的复方制剂称为复方磺胺嘧啶。复方制剂可用于治疗呼吸系统、泌尿系统、肠道、皮肤、软组织感染。

【药理作用】 甲氧苄啶抗菌谱与 SMZ 相似但较强，对革兰氏阳性菌和革兰氏阴性菌具有广泛的抑制作用，如大肠埃希菌、奇异变形杆菌、肺炎克雷伯菌和某些肠杆菌属、葡萄球菌等。此外，对疟原虫及某些真菌，如酵母菌等也有一定作用，对铜绿假单胞菌、脑膜炎奈瑟菌、产碱杆菌属无抗菌作用。

【作用机制】 抗菌机制为可逆地抑制二氢叶酸还原酶，使二氢叶酸还原为四氢叶酸的过程受阻，影响四氢叶酸的形成，从而影响微生物 DNA、RNA 及蛋白质的合成，使其生长繁殖受到抑制。如与 SMZ 合用，可对细菌的四氢叶酸合成形成双重阻断作用，达到更好的抗菌效果。TMP 单用容易产生耐药性，与磺胺类药合用可使耐药菌株减少。

【体内过程】 甲氧苄啶口服易吸收，分布广泛，可到达全身各种组织和体液，可通过血脑屏障，脑脊液中的浓度较高，脑膜有炎症时透入增加，也可通过胎盘屏障和进入乳汁。TMP 的 $t_{1/2}$ 约 16h，与 SMZ 相近，故可以做成复方制剂。大部分以原形药通过肾脏排泄。

【适应证】 甲氧苄啶单独可用于敏感菌所致的急性单纯性尿路感染和细菌性前列腺炎。甲氧苄啶与磺胺甲噁唑或磺胺嘧啶联合应用，可用于治疗敏感菌所致的败血症、脑膜炎、中耳炎、伤寒和细菌性痢疾等。

【不良反应】 大剂量或长期应用可引起粒细胞减少、巨幼红细胞贫血等。过敏反应：可引起皮肤瘙痒、皮疹，偶见多形性红斑。常见的不良反应有恶心、呕吐、皮疹等，有致畸作用。偶见无菌性脑膜炎，有头痛、恶心等表现。

【禁忌证】 妊娠期和哺乳期妇女禁用；婴幼儿、严重肝肾功能障碍者、骨髓造血功能不全者禁用，对本品过敏者禁用。

甲氧苄啶的药物相互作用、用药监护、注意事项、用法用量等信息请扫描本书二维码进行阅读。

第三节　硝基呋喃类和硝基咪唑类抗菌药物

【案例 46-4】

患者，女，30 岁，因间断性上腹胀痛 2 年就诊。实验室检查：^{13}C 尿素呼吸试验阳性；快速尿素酶试验阳性。胃镜检查：胃底部有一黏膜缺损，略呈圆形，直径 1.5～1.7cm，底部平坦，边缘整齐，覆盖有较厚白苔，周围黏膜明显充血、水肿。活检显示黏膜急性炎症，大量炎症细胞浸润，未见癌细胞。诊断：胃溃疡。给予奥美拉唑肠溶片，20mg/次，1 次/日，服用 2 周；枸橼酸铋钾颗粒剂 120mg/次，4 次/日，服用 2 周；呋喃唑酮 100mg/次，3 次/日，服用 1 周。

问题：

1. 对该患者的治疗为什么要选择呋喃唑酮？
2. 呋喃唑酮的抗菌谱和抗菌机制是什么？
3. 有哪些抗菌药物可替代呋喃唑酮用于该患者的治疗？

一、硝基呋喃类抗菌药物

自 Dodd 和 Stillman 于 1944 年首先发现 5-硝基呋喃化合物的抗菌作用以来，5-硝基-2-取代呋喃衍生物已发展为一类重要的抗感染药物，对革兰氏阴性菌及革兰氏阳性菌均有良好的杀菌及抑菌效果，某些品种也能抗真菌，杀死原虫、滴虫、血吸虫或丝虫等。该类药物主要作用于微生物的酶系统，通过抑制乙酰辅酶 A，干扰微生物糖类代谢，产生抑菌或杀菌作用。但从 20 世纪 60 年代起，就陆续发现硝基呋喃类化合物具有强弱不一的诱变性，根据侧链取代基团和体内代谢途径、代谢速度的不同，其诱变力也不同。同时也证实其中部分诱变力强的化合物（2 位上有噻唑环的 5-硝基呋喃）可在实验动物中产生致癌和致畸作用。

呋喃妥因

呋喃妥因（nitrofurantoin），又称呋喃坦啶（furadantin）。依据药物浓度的不同，可对多数革兰氏阳性菌和革兰氏阴性菌产生抑菌或杀菌作用。抗菌机制主要是敏感菌体内的硝基呋喃还原酶可将药物还原为活性产物，从而损伤菌体内的核糖体蛋白质、DNA、线粒体呼吸及丙酮酸代谢等。口服吸收快而完全，在血中被快速灭活，$t_{1/2}$ 约为 30min，血药浓度低，不能用于全身感染。40%～50%药物以原形药迅速由肾脏排泄，故在肾脏和尿液中药物浓度较高，因此临床上常用于敏感菌（大肠埃希菌、肠球菌、葡萄球菌等）所致的泌尿系统感染（肾盂肾炎、膀胱炎、前列腺炎和尿道炎等）。酸化尿液时可增强其抗菌作用。丙磺舒和磺吡酮可抑制呋喃妥因由肾小管的分泌，导致呋喃妥因血药浓度增高、半衰期延长、尿药浓度降低，疗效减弱。

常见不良反应有恶心、呕吐、食欲不振、腹胀和腹泻，也可发生皮疹、药热等过敏反应。大剂量或长时间应用可引起眩晕、嗜睡、头痛，甚至周围神经炎。个别患者可出现急性肺炎或慢性间质性肺炎、肺纤维化，该类反应与药物剂量无关，表现为严重的干咳、呼吸困难、心肺功能衰竭。葡萄糖-6-磷酸脱氢酶缺乏者可引起溶血性贫血。故应避免和神经毒性药物、溶血药物合用。

呋喃唑酮

呋喃唑酮（furazolidone，痢特灵）对常见革兰氏阳性菌和阴性菌均有抑制作用，机制为干扰细菌氧化还原酶而阻断细菌的正常代谢。此外，在一定浓度下对阴道毛滴虫、贾第鞭毛虫、丝虫也有杀虫作用。口服难以吸收，主要在肠道发挥作用。临床用于治疗肠炎、细菌性痢疾、霍乱等肠道感染性疾病；也用于幽门螺杆菌引起的消化性溃疡，主要与其抗幽门螺杆菌、抑制胃酸分泌和保护胃黏膜有关。栓剂可用于治疗阴道滴虫病。常见不良反应有恶心、呕吐和腹泻等。

由于在口服呋喃唑酮期间饮酒，可造成双硫仑样反应，表现为皮肤潮红、瘙痒、发热、头痛、烦躁、恶心、呕吐、血压升高、心动过速、胸闷等，故服药期间和停药后 5 天内，禁止饮酒。因此，可适用于酒精依赖的戒断治疗，即厌恶疗法。

二、硝基咪唑类抗菌药物

【案例 46-5】

患者，女，26 岁，因右下腹疼痛伴低热、头痛、食欲不振 3 天就诊。半个月前曾行人工流产术。查体：T 36.9℃，P 78 次/分，BP 120/70mmHg，R 20 次/分；腹平软，麦氏点无压痛、无反跳痛；余查体均正常。妇科检查：阴道充血，并有大量分泌物；宫颈充血、水肿、举痛明显；宫体稍大，有压痛；右侧附件压痛明显，并触及包块；左侧附件有轻微压痛，未触及包块。B 超提示右侧附件有炎性包块，壁厚，内见液性暗区，包块约 5cm×6cm。诊断：急性盆腔炎。给予注射用青霉素（皮试阴性）800 万 U/次，2 次/日，静脉滴注；甲硝唑 0.5g/次，2 次/日，静脉滴注。连续应用 7～10 日。

问题：

1. 给予该患者甲硝唑的目的是什么？
2. 为什么将青霉素与甲硝唑联合使用？
3. 甲硝唑的药理作用和临床应用有哪些？其同类药物有哪些？

甲硝唑为1957 年第一个开始研发的5-硝基咪唑类药物，并于1963 年由FDA 首次批准上市。硝基咪唑类（nitroimidazole）药物具有抗厌氧菌谱广、杀菌作用强、价格低、疗效好等优点，可通过破坏DNA 链或抑制DNA 合成，导致原虫和厌氧菌死亡，常联合其他抗菌药物用于各个系统的厌氧菌与需氧菌混合感染。但硝基杂环类化合物具有细胞诱变性、动物致癌毒性，故妊娠期及哺乳期妇女禁用。

该类药物结构的共同特点是咪唑环上有硝基取代，根据咪唑环上取代基的种类和位置的不同而分为不同的硝基咪唑类药物。目前国内外已上市的硝基咪唑类药物品种较多，剂型多样，主要有第一代：甲硝唑（metronidazole）；第二代：替硝唑（tinidazole）、奥硝唑（ornidazole）、塞克硝唑（secnidazole）；第三代：为我国自主研发的Ⅰ类新药左奥硝唑（levornidazole）和吗啉硝唑（morinidazole）。

甲　硝　唑

甲硝唑对革兰氏阴性厌氧菌（梭杆菌属、普雷沃菌属及卟啉单胞菌属）和革兰氏阳性厌氧菌（消化链球菌、产气荚膜菌及难辨梭状芽孢杆菌等）均表现出很强的抗菌活性。但对需氧菌和兼性厌氧菌无作用。对贾第鞭毛虫、滴虫和阿米巴滋养体也具有很强的杀死作用。目前主要用于治疗幽门螺杆菌感染、阿米巴病、贾第鞭毛虫病、滴虫性阴道炎和细菌性阴道炎、克罗恩病，以及口腔、腹腔、盆腔、中枢的厌氧菌感染等。此外，也用于耐药菌难辨梭状芽孢杆菌引起的假膜性肠炎。口服吸收良好，体内分布广，可进入唾液、乳汁、肝脓肿的脓液及脑脊液中。经肝脏代谢，代谢产物与原形药由肾脏排出。其为CYP2C9 抑制剂，可使华法林或苯妥英钠的清除率降低，提高两者的血药浓度，增强其药理效应甚至发生中毒。不良反应较轻，主要有胃肠道反应、过敏反应、神经系统反应、白细胞减少等。因抑制乙醛脱氢酶活性，故用药期间及停药1 周内，禁酒及含酒精的饮料。有活动性中枢神经系统疾病和血液病者禁用。

治疗厌氧菌感染，每日0.6～1.2g，分3 次口服，7～10 日为一疗程。

替　硝　唑

替硝唑对原虫及厌氧菌有较高活性。对脆弱拟杆菌等拟杆菌属、梭杆菌属、梭菌属、消化球菌、消化链球菌、韦荣球菌属及加德纳菌等具抗菌活性，2～4mg/L 的浓度可抑制大多数厌氧菌；微需氧菌、幽门螺杆菌对其敏感；对阴道滴虫的最小抑菌浓度与甲硝唑相仿，其代谢物对加德纳菌的活性较替硝唑强。本品的作用机制尚未完全阐明，厌氧菌的硝基还原酶在敏感菌株的能量代谢中起重要作用。本品的硝基被还原成氨基，从而作用于细菌的DNA 代谢过程，促使细菌死亡。耐药菌往往缺乏硝基还原酶而对本品耐药。本品抗阿米巴原虫的机制为抑制其氧化还原，使原虫的氮链发生断裂，从而杀死原虫。与甲硝唑相比，替硝唑对敏感病原体具有更强的抗菌活性（较甲硝唑强2～4 倍）及安全耐受性，且吸收快，血药浓度较高，持续时间较长，$t_{1/2}$为12～14h，组织分布广，应用方便，不良反应较少而轻微，可作为甲硝唑的替代品。

临床用于各种厌氧菌感染，如败血症、骨髓炎、腹腔感染、盆腔感染、肺支气管感染、肺炎、鼻窦炎、皮肤蜂窝织炎、牙周感染及术后伤口感染；用于结直肠手术、妇产科手术及口腔手术等的术前预防用药；用于肠道及肠道外阿米巴病、阴道滴虫病、贾第虫病、加德纳菌阴道炎等的治疗；也可作为甲硝唑的替代药用于幽门螺杆菌所致的胃窦炎及消化性溃疡的治疗。

不良反应少见而轻微，主要为恶心、呕吐、上腹痛、食欲下降及口腔金属味，可有头痛、眩晕、皮肤瘙痒、皮疹、便秘及全身不适。此外还可有中性粒细胞减少、双硫仑样反应及黑尿。高剂量时也可引起癫痫发作和周围神经病变。

替硝唑注意事项、药物相互作用、用法与用量的相关内容请扫描本书二维码进行阅读。

奥硝唑与其他硝基咪唑类药物相比，对乙醛脱氢酶无抑制作用。对甲硝唑耐药的菌株具有很好的活性，不良反应较甲硝唑少，$t_{1/2}$ 为 14h。

展　望

相关内容请扫描本书二维码进行阅读。

（周　茹）

第四十七章 其他抗菌药物

第一节 噁唑烷酮类抗菌药

【案例 47-1】

一患者，男，32 岁，咽痛发热 5 天，头痛、咳嗽 3 天，入院前一天症状加重且伴寒战。入院后胸部 X 线检查显示：双肺纹理增粗，右上肺可见片状阴影。诊断为右肺炎症，给予头孢菌素类药物治疗 2 天症状无明显改善，痰培养药敏试验显示仅对万古霉素和利奈唑胺敏感，对头孢等临床常用药物均不敏感。综上，诊断为耐甲氧西林金黄色葡萄球菌（MRSA）感染肺炎，治疗方案为：静脉给予利奈唑胺 600mg，每 12 小时给药 1 次，给药 3 天后头痛咳嗽明显好转，体温回落至正常，治疗 10 天后复查，肺炎痊愈。

问题：

1. 利奈唑胺为何可用于 MRSA 感染的治疗？
2. 除利奈唑胺外，还有哪些药物可用于 MRSA 感染的治疗？

案例 47-1 分析讨论：

相关内容请扫描本书二维码进行阅读。

噁唑烷酮类抗菌药物（oxazolidinone antibacterial）在化学结构上均有一噁唑烷二酮母核，其作用机制与现有抗菌药物不同，是一类新型的全合成抗菌药物。该类药物对革兰氏阳性球菌，特别是多重耐药的革兰氏阳性球菌，具有较强的抗菌活性，与其他药物不存在交叉耐药现象。

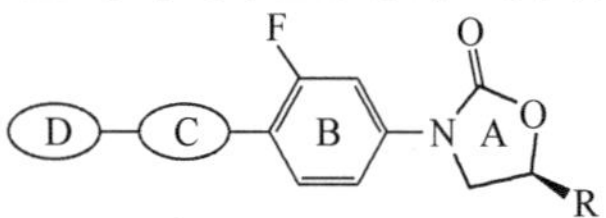

图 47-1 噁唑烷酮类药结构通式

其药物研究简史请扫描本书二维码进行阅读。

唑烷酮类药物的抗菌共性：噁唑烷酮类（oxazolidinone）抗菌药物是一类合成的抗菌药物，从化学结构上具有共同的噁唑烷二酮母核（图 47-1）。

（一）药理作用

1. 抗菌机制 本类药物可结合于核糖体 50S 亚基上的肽基转移酶中心（PTC）的 A 位，妨碍其与 fMet-tRNA 结合，阻止 70S 起始复合物，抑制细菌蛋白合成。由于其结合位置与氯霉素、林可霉素接近，因此药效存在拮抗。

2. 抗菌谱

（1）革兰氏阳性球菌：对金黄色葡萄球菌、β-溶血性链球菌、表皮葡萄球菌、肠球菌等的敏感性较强，军团菌属有效；对红霉素和（或）青霉素耐药的菌株，其抗菌活性与其对敏感株的抗菌活性相似；对耐万古霉素的肠球菌有效。

（2）革兰氏阴性菌：对大多数革兰氏阴性菌缺乏有效的抗菌活性，新近开发的同类化合物（PNU-171933、PNU-172576 中引入氰化吡唑等基团）在对革兰氏阳性菌具有强大抗菌活性的同时，对革兰氏阴性菌也具有较强的抗菌活性，对流感嗜血杆菌及卡他莫拉菌有效。

（3）对部分厌氧菌有抗菌活性：如脆弱拟杆菌、梭状芽孢杆菌属、消化链球菌属等抗菌活性与克林霉素、甲硝唑作用相近。

（二）耐药性

由于噁唑烷酮类抗菌药物有全新的结构和独特的作用机制，与其他抗菌药物相比，细菌对噁唑烷酮类药物产生耐药的发生率较低。目前公认的本类药物耐药机制如下。

1. 与核糖体无关的耐药机制 这类细菌在体外对本类药物有强烈的敏感性，其耐药性的产生推测与细菌对本类药物的膜通透性下降或产生主动泵出系统有关。

2. 与核糖体有关的耐药机制 细菌通过改变抗菌药物所要进攻PTC区域产生耐药，这些突变主要发生在基因编码的23sRNA上。

利奈唑胺

利奈唑胺（linezolid）是本类药物中的第一个批准用于临床使用的药物，化学名为（S）-N-（（3-（3-氟-4-（4-吗啉基）苯基）-2-氧代-5-噁唑烷基）甲基）乙酰胺。

【体内过程】 口服吸收迅速，生物利用度几乎达100%，给药途径由静脉给药转向口服给药时，无须调整剂量。血浆蛋白结合率约为31%，给药后1～2h达血药峰值，在体内各组织分布广泛，表观分布容积值为40～50L。以一室模型（单指数方式）清除，$t_{1/2}$约为5h，大部分在肝脏中代谢，其代谢不通过细胞色素氧化酶，代谢产物为氨基乙氧基乙酸代谢物和羟乙基氨基乙酸代谢物，约1/3以原形药从尿中排出。在肾功能不全患者体内，原形药经肾的排泄不发生改变，为时间依赖型抗菌药物。

【药理作用】 利奈唑胺为含氟的噁唑烷酮类广谱抗菌药物，与核蛋白体50S亚基的23S rRNA结合（肽转移中心A位点），阻止70S核蛋白体复合物的形成，抑制蛋白的合成，与其他抗菌药物无交叉耐药性。

【临床应用】 主要用于敏感菌及耐药菌的感染，如耐药的葡萄球菌、肠球菌和链球菌等革兰氏阳性菌引起的严重感染；结核分枝杆菌及多种耐药性的肠道球菌（包括耐万古霉素肠球菌）、MRSA、PRSP（包括多重耐药肺炎链球菌）等引起的感染；其他耐药菌株如耐万古霉素的屎肠球菌引起的感染、耐甲氧西林或多药耐药的肺炎链球菌（Multi-drug Resistance Streptococcus Pneumoniae，MDRSP ）引起的肺炎均可用本类药物治疗。本类药物用于长期治疗耐万古霉素肠球菌感染时较少出现耐药性。

【不良反应】 不良反应较少，耐受性良好，可见胃肠道症状，用药超过一个月可引起假膜性肠炎，偶见头痛、皮疹及肝酶的升高等；可能会引起可逆性骨髓抑制，如红细胞、白细胞或血小板减少，用药超过两周宜进行血常规检查。

用药注意、制剂及用法用量请扫描本书二维码进行阅读。

磷酸泰地唑胺/特地唑胺

磷酸泰地唑胺/特地唑胺（sivextro）为torezolid的磷酸盐（TR-701），2014年6月获美国FDA批准上市，是第一个获得FDA批准的二代噁唑烷酮类抗生素，主要用于以下致病菌引起的急性细菌性皮肤和皮肤结构感染（ABSSSI）：金黄色葡萄球菌（包括MRSA和MSSA）、化脓性链球菌、无乳链球菌、咽峡炎链球菌和粪肠球菌。

康替唑胺

康替唑胺（contezolid）于2021年6月获国家药品监督管理局批准上市，是我国拥有自主知识产权的一类新药，其分子采用“三氟非共面”的独特分子结构，口服给药时，食物可促进吸收；体内分布广泛，肾功能不全患者、轻中度肝功能不全患者无须调整剂量；安全性和耐受性良好，比利奈唑胺更少发生骨髓抑制毒性；通过含黄素单加氧酶5（FMO5）独特途径代谢，不经单胺氧化酶或者细胞色素P450酶代谢，药物相互作用可能性较小。可用于敏感的金黄色葡萄球菌（甲氧西林敏感和耐药的菌株）、化脓性链球菌或无乳链球菌引起的复杂性皮肤和软组织感染。

第二节 夫西地酸

夫西地酸（fusidate）别名褐霉素钠、梭链孢酸钠，虽然其空间结构与甾体类激素不同，但平面结构与甾体类激素相似，因此也有称为甾酸霉素。

【体内过程】 口服及静脉注射吸收好，亲脂性强，对组织及体液有极强穿透力，组织分布广泛，在血管分布少的组织，如滑液、死骨片、烧伤痂、脑脓肿和眼内均可达有效治疗浓度。$t_{1/2}$ 约为 10h，在肝脏代谢，其代谢产物主要由胆汁排出。

【药理作用】

1. 抗菌作用机制 干扰延长因子 G 阻断易位，阻碍蛋白肽链的延长，抑制细菌蛋白合成而产生抗菌作用，大剂量可产生杀菌效果。由于抗菌靶点独特，其他抗菌药物无交叉耐药性。

2. 抗菌谱 为窄谱抗菌药物，对革兰氏阳性菌及多种厌氧菌有强大抗菌作用。高度敏感：葡萄球菌，包括对青霉素、甲氧西林及其他抗生素耐药的菌群；非常敏感：梭状芽孢菌属、棒状杆菌等革兰氏阳性菌；敏感：多种革兰氏阳性厌氧菌、百日咳杆菌、大部分脆弱拟杆菌和奈瑟球菌；中度敏感：肠球菌、链球菌、分枝杆菌、嗜肺军团菌、奴卡菌。

3. 抗炎作用 可抑制白细胞的趋化作用，抑制 IL-1、IL-2、IL-6、TNF 的分泌，并可消除细菌及毒素所致的组织水肿、渗出等炎症反应。

【临床应用】 用于敏感菌，尤其是葡萄球菌（包括 MRSA 和 MRSE）所致的各种感染，包括败血症、肺炎、脑膜炎、心内膜炎，以及骨关节等部位及烧伤感染等。对耐其他抗生素的菌株尤为适宜，并可与耐青霉素酶的青霉素、头孢菌素类、红霉素、氨基糖苷类、林可霉素、利福平和万古霉素联合使用，获得相加或协同作用的效果。

【不良反应】 主要有胃肠不适，包括恶心、上腹痛、呕吐、厌食、消化不良和腹泻等，可出现肝酶水平升高及黄疸，停药后可自行恢复，禁用于肝功能不全者。局部皮肤黏膜用药可致过敏症状，静脉注射常见静脉痉挛和血栓性静脉炎；使用磷酸盐-枸橼酸盐缓冲液溶解药物，注射后可致低钙血症。

用药注意、制剂及用法用量请扫描本书二维码进行阅读。

第三节 磷 霉 素

【案例 47-2】

患者，女，62 岁，因双侧髋臼退行性变继发性骨关节炎，伴慢性尿路感染入院。入院后行双侧髋人工关节置换术，手术时间超过 4h。患者有青霉素、喹诺酮、麻醉药等药物过敏史，入院后曾给予头孢曲松，静脉滴注给药 5～6 滴时患者出现快速过敏反应：喉头麻木，呼吸紧迫，即刻停药并对症处理后缓解。术后抗生素改为克林霉素 0.45g 并联用磷霉素钠 5.28g（相当磷霉素 4g），1 次/12h 静脉滴注，术后停药 4 天患者体温正常，手术切口Ⅰ期愈合，而后痊愈出院。

问题：

1. 本案例中，患者术后给予抗菌药物的治疗依据是什么？
2. 为何选择克林霉素和磷霉素联合用药治疗？

案例 47-2 分析讨论：

相关内容请扫描本书二维码进行阅读。

磷霉素（phosphonomycin fosfomycin）是一种抗生素，分子式 $C_3H_7O_4P$。它最初从弗氏链霉菌（streptomyces fradiae）中分离，对革兰氏阳性菌和革兰氏阴性菌有效。与其他抗生素间不存在交叉耐药性。

【体内过程】　磷霉素进入血液后不与血浆蛋白结合，进入体内后组织分布广，表观分布容积为22L/kg，可透过血脑屏障，炎症时脑脊液浓度可达同时期血药浓度的 50%以上，可进入胸腹腔、支气管分泌物和房水。$t_{1/2}$为 1.5～2.0h。口服后约各有 1/3 自尿、粪中排泄。老年人的药物动力学数据与年轻人相仿，故老年人用药无须调整剂量。

【药理作用】

1. 抗菌机制　与磷酸烯醇式丙酮酸-二磷酸尿嘧啶-N-乙酰葡糖胺转移酶（EP 转移酶）相结合，阻碍细菌细胞壁合成的第一步反应，从而起杀菌作用。

肽聚糖（粘肽）是细菌细胞壁的重要成分，在其合成初期，磷酸烯醇丙酮酸可在 EP 转移酶作用下，参与合成尿苷二磷酸-N-乙酰氨基葡萄糖烯醇丙酮酸。磷霉素与磷酸烯醇丙酮酸的分子结构相似，在其 C2 位上可与 EP 转移酶的特定氨基酸序列中的半胱氨酸发生不可逆结合而形成 C-S 键，使该酶活性受抑制，妨碍细菌细胞壁合成。

磷霉素与 β-内酰胺类、氨基糖苷类等抗生素合用常呈协同作用，且无交叉耐药，并可减少或延迟细菌耐药性的产生。

2. 抗菌谱　抗菌谱广，对葡萄球菌属、大肠埃希菌、沙雷菌属和志贺菌属等均有较高抗菌活性，对含有 NDM-1 泛耐药基因的肠杆菌科细菌（超级细菌）感染有效。对铜绿假单胞菌、变形杆菌属、产气杆菌、肺炎杆菌、链球菌和部分厌氧菌也有一定抗菌作用，但较青霉素类和头孢菌素类活性弱。

3. 免疫调节作用　磷霉素可抑制嗜酸性粒细胞与炎症细胞的趋化作用，抑制由于抗 IgE 抗体引起的嗜碱性粒细胞的组胺释放与脱颗粒反应，可产生抗炎和抗过敏作用。

【临床应用】　口服适用于敏感菌所致的皮肤软组织感染、尿路感染和肠道感染，注射适用于敏感菌所致的呼吸道感染、败血症、腹膜炎、脑膜炎、骨髓炎等。治疗剂量需较大，常需与其他抗生素如 β-内酰胺类或氨基糖苷类合用。磷霉素也可与万古霉素等合用治疗耐甲氧西林金黄色葡萄球菌（MRSA）感染。

临床用药调查研究表明，磷霉素钠用于肠道感染总有效率为 100%，尿路感染治愈率为 85.71%，对慢性阻塞性肺疾病下呼吸道感染的有效率为 80%，与头孢曲松疗效无显著差异性，预防术后感染总有效率为 92.9%，疗效与头孢替坦相似。对败血症、骨髓炎和脑膜炎的有效率分别为 85%、80%和 94%，患者均能很好耐受，无肝、肾等脏器毒性反应发生。

【不良反应】　不良反应发生率为 10%～17%，但一般症状轻，不影响继续用药，可表现为轻度恶心、食欲不振、中上腹不适、稀便或轻度腹泻等。偶可发生皮疹、嗜酸性粒细胞增多、谷丙转氨酶升高等，大剂量使用时宜监测肝功能。静脉用药可引起血栓性静脉炎。

用药注意、制剂及用法用量请扫描本书二维码进行阅读。

第四节　小　檗　碱

【案例 47-3】

慢性顽固性胃炎，是临床上较常见的一种多发性消化系统疾病，主要指的是患者的慢性胃部炎症长期得不到根治而导致发展成顽固性的慢性胃炎。某女性患者，43 岁，3 年前因反复上腹痛、食欲缺乏在当地医院就诊，服用“胃药”后症状有所缓解，而后立即停药，3 年来上述症状反复发作，因近 3 天又出现上述症状就诊，门诊经内镜检查提示为慢性糜烂性胃炎，采用硫糖铝（1.0g/片，3 次/日）联合盐酸小檗碱片（0.4g/次，3 次/日），连续用药 1 个月，患者的腹痛、食欲缺乏等临床症状完全消失，内镜检查结果均恢复正常。

问题：

本案例中，小檗碱治疗慢性顽固性胃炎的机制是什么？

案例 47-3 分析讨论：

相关内容请扫描本书二维码进行阅读。

小檗碱（berberine）别名黄连素、小蘗碱、小檗碱，英文别名 berberine sulphate，它存在于小檗科等四个科十个属的许多植物中，其中中医常用黄连、黄柏、三颗针及十大功劳等作清热解毒药物，其中主要有效成分即为小檗碱。

【体内过程】 口服吸收差，肌内注射给药达不到有效血药浓度，静脉注射后主要分布于心、骨、肺、肝组织中。血药浓度维持及组织滞留的时间短，可被迅速代谢为碳酸盐类物质。

【药理作用】

1. 抗菌作用 抑制细菌的核酸和蛋白质代谢等多种途径，低浓度时抑菌，高浓度时杀菌。抗菌谱：抗菌谱广，体外对多种革兰氏阳性（溶血性链球菌、金黄色葡萄球菌、霍乱弧菌、脑膜炎球菌）及阴性菌（志贺痢疾杆菌、伤寒杆菌、白喉杆菌等）有抑菌作用，对流感病毒、阿米巴原虫、钩端螺旋体、某些皮肤真菌也有一定抑制作用。但溶血性链球菌、金黄色葡萄球菌、痢疾杆菌等极易对本药耐药。与青霉素、链霉素等并无交叉耐药性。

2. 抗炎解热与免疫调节作用 具有保泰松样的抗炎、解热作用，可增强白细胞及网状内皮系统的吞噬作用，调节免疫。

3. 消化系统 对胃肠平滑肌有双向调节作用，低浓度可兴奋平滑肌，高浓度有解痉作用。可减轻胃肠道水肿及炎症，保护胃黏膜，并促进胆汁形成和结合胆红素的排泄。

4. 心血管系统 ①降压作用：研究表明这一作用与抑制血管运动中枢、直接扩张血管，拮抗肾上腺素、抑制升压反射等有关。②兴奋心脏，增加冠脉流量，并显著提高心脏耐缺氧能力，显著降低正常的和衰竭的心肌耗氧量，减轻心肌梗死的范围和程度。③拮抗肾上腺素引起的心律失常。

5. 其他 能显著抑制血小板聚集；抑制肝脏糖异生和促进葡萄糖酵解，降低血总胆固醇和甘油三酯；还可产生镇静、镇痛等中枢抑制作用及抗肿瘤作用等。

【临床应用】

1. 用于敏感菌引起的急性感染：对急慢性细菌性痢疾效果最好，对敏感菌引起的眼结膜炎、化脓性中耳炎有效，也可用于结核病。

2. 用于各种消化道的慢性炎症，如慢性胃肠炎、慢性肝炎、慢性胆囊炎、慢性胰腺炎；与其他药物联合用于幽门螺杆菌感染。

3. 心血管系统，可用于高血压及心肌炎或冠心病引起的心动过速、期前收缩、T 波改变。

4. 治疗神经症、更年期综合征之心悸、失眠、烦躁、胸闷、内热等症。

5. 其他，可用于高甘油三酯血症、糖尿病及各种免疫性疾病（如红斑狼疮、干燥综合征、白塞综合征、溃疡性结肠炎、免疫性肝病等）的治疗。

【不良反应】 口服不良反应较少，偶有恶心、呕吐、皮疹和药热，少数人有轻度腹痛或胃部不适，便秘或腹泻，停药后即消失。静脉注射或滴注可引起血管扩张、血压下降、心脏抑制等反应，严重时发生阿-斯综合征，甚至死亡。中国已淘汰盐酸小檗碱的各种注射剂。

注意事项、制剂及用法用量请扫描本书二维码进行阅读。

（赵宇红）

第四十八章 抗结核分枝杆菌药

【案例 48-1】

患者，男，28 岁，因结核病复发，连续咳嗽、咯血 3 天入院。既往 19 岁时曾患“右侧上叶原发性肺结核”，因家庭困难，断断续续吃“草药”两年余，未行正规抗结核治疗。2022 年夏，入院前一周，患者淋雨后开始出现发热、头痛、乏力、咳嗽、胸痛等症状，3 天前咳嗽加重，气急胸闷、胸痛加重，并开始间断性咯血。入院查体：体温 38.5℃，右肺呼吸音减弱。经 X 线检查，诊断为“浸润性肺结核”。入院口服异烟肼、利福平、吡嗪酰胺，肌内注射链霉素，以 2SHRZ/7HR 方案治疗（“2SHRZ”指的是强化治疗阶段，即在治疗的前两个月，患者每天会接受链霉素、异烟肼、利福平和吡嗪酰胺的联合治疗。“7HR”则代表继续治疗阶段，即在接下来的 7 个月中，患者每天会接受异烟肼和利福平的联合治疗）。2 个月后复查，症状明显好转，X 线检查：右上肺阴影显著缩小，约 2.1cm×2.6cm。继续服药巩固治疗，3 个月后复查，症状明显好转，X 线检查：右下肺阴影缩小至 1.1cm×1.3cm，病情稳定，带药出院，继续坚持服异烟肼、利福平进行 4 个月的巩固期治疗，效果良好。到目前，经出院后跟踪随访未见复发。

问题：

1. 异烟肼、利福平、吡嗪酰胺和链霉素治疗肺结核的药理学基础分别是什么？
2. 2SHRZ/7HR 方案联合用药治疗肺结核的优点有哪些？

第一节 抗结核病药

一、概　　述

结核病（tuberculosis）是在机体免疫力低下时，由结核分枝杆菌（Mycobacterium tuberculosis，Mtb）引发的慢性传染病，可累及全身多个器官，尤以肺脏受累最为常见。患者常有低热、乏力、消瘦等全身症状和咳嗽、咯血等呼吸系统表现。该病呈世界范围流行，造成数亿人死亡，因防治难、死亡率高而一度被人们称为“白色瘟疫”。20 世纪 40 年代后，随着链霉素、异烟肼、利福平等抗结核药物的相继问世，结核病得到了有效的控制，治愈率曾高达 95%。但近年来，由于某些结核病高发地区贫困问题严重，不规范治疗造成的耐多药结核病（multidrug resistant tuberculosis，MDR-TB）、广泛耐药结核病（extensive drug resistant tuberculosis，XDR-TB）患者增多，流动人口增多，艾滋病呈全球范围流行等因素的影响，使结核分枝杆菌、鸟-胞内分枝杆菌引起的感染再度增多。1993 年，世界卫生组织宣布“全球结核病紧急状态”，并在 1995 年确定每年 3 月 24 日为“世界防治结核病日（World Tuberculosis Day）”。全球结核病的发病率和死亡率悄然回升，而新的有效或高效抗结核药物研发又相对滞后，使得结核病的防治再度出现新的挑战。

世界卫生组织发布《2022 年全球结核病报告》，据估算，2021 年全世界有新发结核患者 1060 万例，发病率为 134/10 万，TB/HIV 双重感染为 70.3 万。死亡人数为 141.3 万，死亡率为 17/10 万。我国 2021 年估算的结核病新发患者数为 78.0 万，发病率为 55/10 万。我国的 HIV 阴性结核病死亡数估算为 3 万，结核病死亡率约为 2.1/10 万。全球结核病流行的严重程度差异较大，30 个结核病高负担国家占全球所有估算发病病例的 87%，我国估算结核病发病数排第 3 位，仅次于印度尼西亚（96.9 万）和印度（295 万）。随着流动人口中结核病防治、耐多药结核病防治、结核分枝杆菌/HIV 病毒双重感染防治等问题提出的新挑战，使得结核病防治形势仍然严峻。

目前，对结核病的治疗，除少数可行外科手术治疗外，主要还是用抗结核病药物进行治疗。WHO 将已有的抗结核药分为五类（表 48-1），除抗菌作用强、临床常用的一线口服药物异烟肼（isoniazid，INH，H）、利福平（rifampicin，RFP，R）、吡嗪酰胺（pyrazinamide，PZA，Z）、乙胺丁醇（ethambutol，EMB 或 EB，E）外，还包括多种注射用药，如链霉素（streptomycin，SM，S）、卡那霉素（kanamycin，KM）、阿米卡星（amikacin，AMK，A）等；多种口服抑菌药，如乙硫异烟胺（ethionamide，1314Th，ETH）/丙硫异烟胺（protionamie，1321Th，PTH）、环丝氨酸（cycloserine，CS）、对氨基水杨酸（para-aminosalicylate，PAS，P）、氨硫脲（thiosemicarbazone，TB1）等；以及一些疗效尚待进一步肯定的抗结核药物，如氟喹诺酮类（FQ）、阿莫西林-克拉维酸复合剂（amoxicillin-clavulanated complexing agent）、克拉霉素（clarithromycin）、利奈唑酮（linezolid）等。在制定结核病的化疗方案时，可根据这些药物的不同性能来联合选用，特别是对耐多药结核病的治疗，化疗方案中常至少包含 4 种疗效肯定或基本肯定的药物。

近年新开发的结核分枝杆菌疫苗主要有 DNA 疫苗（DNA vaccine）、结核蛋白亚单位疫苗（tuberculoprotein subunit vaccine）、新的重组 BCG 疫苗（recombinant BCG vaccine，rBCG）、营养缺陷的分枝杆菌疫苗（auxotrophic mycobacterium tuberculosis vaccine）、无毒力的分枝杆菌疫苗（avirulent mycobacterium tuberculosis vaccine）等。其中结核蛋白亚单位疫苗主要有培养滤液蛋白（culture filtrate protein，CFP）混合物疫苗、单一蛋白亚单位疫苗、复合蛋白亚单位疫苗、嵌合蛋白亚单位疫苗及抗原表位亚单位疫苗。其中，用于耐多药结核病的无毒力疫苗株 NCTCI11659 特别引人注意，与现代短程化疗方案相结合，可大大降低治疗失败率及治疗期间的死亡率，且更适于合并 HIV 感染的患者及原发耐药的患者。目前该疫苗是否会整合至宿主基因组内，是否会导致自身免疫性疾病，尚待进一步研究。另外，研究者们发现在结核分枝杆菌感染人群中仅 1/10 发病，提示个体差异可能与结核病易感性有关，人类 NRAMP1 基因多态性与结核病的感染有明显的相关性。

抗结核病药物的发现及研究简史相关内容请扫描本书二维码进行阅读。

二、结核分枝杆菌及抗结核药物的药理作用

（一）结核分枝杆菌及其致病机制

1. 结核分枝杆菌 属于放线菌目、分枝杆菌科、分枝杆菌属，有人型、牛型、鸟型、鼠型等种类，前两型是人类结核病的主要致病菌。典型的结核分枝杆菌细长、稍弯曲、两端呈圆形。由于不易染色，着色后可抵抗酸性乙醇脱色，故又称抗酸杆菌（acid-fast bacillus）。结核分枝杆菌对外界的抵抗力较强，耐干燥，在干痰中可存活 6～8 个月，在阴湿处能生存 5 个月以上，对热、紫外线、乙醇较敏感，在阳光下暴晒 1～2h 或经紫外线照射 10min 即可死亡，煮沸 1min 或湿热 65～70℃ 10～15min 可死亡。另外，5%～12%甲酚皂接触 2～12h、75%乙醇接触 2min 亦可使其灭活。

结核分枝杆菌菌体成分复杂，主要有类脂质、蛋白质和多糖类。类脂质占总量的 50%～60%，与结核病的组织坏死、干酪液化、空洞形成及结核变态反应等有关。由于菌体细胞壁富含脂质，很多药物不易穿透，给治疗带来障碍。菌体的蛋白质是结核菌素的主要成分，诱发皮肤变态反应。多糖类与血清反应等免疫应答有关。病灶中的结核分枝杆菌按生长速度可分为 4 种菌群。A 群：代谢旺盛，不断繁殖，致病力强，传染性大，易被抗结核药所杀灭。B 群：在吞噬细胞的酸性环境中，生长受到抑制，代谢缓慢。C 群：半休眠菌，偶尔能突然迅速生长繁殖，只对少数药物敏感。D 群：全休眠菌，逐渐被吞噬细胞所消灭，一般耐药，可引起久治不愈。B、C 菌群为顽固菌，是日后复发根源。由于结核分枝杆菌生长缓慢，甚至处于对药物不敏感的休眠状态，而且常生长在药物不易

到达的特殊环境中（如巨噬细胞内，结核纤维化、干酪样或厚壁空洞病灶内），致使结核分枝杆菌感染对药物的治疗反应缓慢，往往需要长期治疗。

2. 结核分枝杆菌的致病机制

（1）易感人群：自然抵抗力降低是结核病易感的重要因素，自然抵抗力主要由巨噬细胞介导，并受遗传、环境等因素影响，营养不良、慢性疾病（如糖尿病、癌症等）、使用免疫抑制剂、居住拥挤等通过影响自然抵抗力，可导致对结核病易感。婴幼儿、老年人的自然抵抗力也较低。使用损害细胞免疫机制的药物，能增加对结核病的易感性和发病机会。

（2）致病机制：结核分枝杆菌感染后是否发病，取决于肺泡内巨噬细胞固有的吞噬杀菌能力和入侵的结核分枝杆菌的数量和毒力。经吞噬细胞处理的结核分枝杆菌特异性抗原传递给 T 淋巴细胞使其致敏，机体可产生两种形式的免疫反应，即细胞介导免疫（cell mediated immunity，CMI）和迟发型超敏反应（delayed type hypersensitivity，DTH），对结核病的发病、演变及转归起着决定性作用。

1）细胞介导免疫：主要是以 T 细胞为主的细胞免疫。机体再次接触结核分枝杆菌或其代谢产物（如结核菌素）时，致敏的 $CD4^+$ T 淋巴细胞再次被激活，产生并释放氧化酶和多种细胞因子，如 IL-2、IL-6、INF-γ 等，与 TNF-α 共同作用，杀灭病灶中的结核分枝杆菌，使巨噬细胞积聚在细菌周围，吞噬并杀灭细菌，使病变局限化，表现为接触后 1～2 天发生局部炎症和坏死，为结核菌素试验阳性。其他表现还有多发性关节炎、皮肤结节性红斑（ENL）等。

2）迟发型超敏反应：是机体再次感染结核分枝杆菌后对细菌及其产物产生的一种超常免疫反应。1890 年 Koch 给未受过感染的豚鼠注入一定量的结核分枝杆菌，10～14 天后，注射局部出现红肿、溃疡并经久不愈，同时结核分枝杆菌大量繁殖，并沿淋巴及血液循环向全身播散，甚至造成死亡。但用同量结核分枝杆菌注入 3～6 周前已受少量结核分枝杆菌感染的豚鼠体内，情况就很不相同。2～3 天后局部出现剧烈反应，组织红肿、溃疡、坏死，但不久可以愈合，无淋巴结肿大和全身播散，也不死亡。这种机体不同状态对结核分枝杆菌感染的不同反应的现象称为 Koch 现象。前者表示初次感染，机体获得了细胞免疫；后者为再次感染，机体发生了迟发型超敏反应，局部反应剧烈，但因机体获得了免疫力，所以病灶趋于局限。Koch 现象可解释原发性结核和继发性结核的不同发病机制。

当人体抵抗力占优势或在有效抗结核药物作用下，渗出性病变可以完全吸收而不留痕迹，或表现为纤维组织增生，形成条索状瘢痕；干酪样病变可固缩脱水、钙盐沉着，形成大小不等的钙化灶。当人体免疫力处于劣势时，病变容易恶化，可引起渗出、坏死、空洞，病变可直接累及邻近组织，也可经支气管或循淋巴道及血道进行播散，导致结核病的发生、发展。

（二）抗结核分枝杆菌药物的作用机制

常用的一线药物大多都可透入细胞内，对细胞内外的结核分枝杆菌起作用，如异烟肼、利福平、吡嗪酰胺、乙胺丁醇、环丝氨酸等。有些药物则仅少量进入细胞内，主要在细胞外发挥抗菌作用，如链霉素。异烟肼、利福平、吡嗪酰胺、链霉素的药物浓度都可达到最小抑菌浓度值的 10 倍，可对结核分枝杆菌起杀菌作用；其余抗结核药物则大多只起抑菌作用。

抗结核药物同其他抗菌药物一样，主要针对细菌本身及其生长繁殖过程进行抑制和杀灭，多数药物通过抑制结核分枝杆菌的生物合成起抗结核作用。分枝菌酸为分枝杆菌细胞壁的重要组成成分，异烟肼可抑制分枝菌酸的生物合成。有的药物可影响 DNA 或 RNA 的生物合成，如喹诺酮类药物通过抑制 DNA 回旋酶 A 亚单位的切割及封口活性，阻碍细菌 DNA 合成；利福平与结核分枝杆菌的 RNA 多聚酶 β 亚单位相结合，抑制细菌 RNA 合成的起始阶段。有些药物则主要影响蛋白质的合成，如氨基糖苷类药物链霉素、卡那霉素、阿米卡星，可与细菌核糖体相结合，干扰细菌蛋白质合成的起始阶段，也可引起 mRNA 错译，导致无功能蛋白质的产生或翻译过早终止。

（三）抗结核分枝杆菌药物的分类

1. 根据药物的作用机制分类 ①影响细菌细胞壁合成的药物，如环丝氨酸、乙硫异烟胺；②干扰结核分枝杆菌代谢的药物，如对氨基水杨酸；③抑制 RNA 合成药，如利福平；④抑制结核分枝杆菌蛋白合成药，如链霉素、卷曲霉素和紫霉素；⑤多种作用机制共存或机制未完全阐明的药物，如异烟肼、乙胺丁醇。

2. 根据临床用药情况分类 目前，对结核病的治疗，除少数可行外科手术治疗外，主要还是用抗结核药物进行治疗，合理的药物治疗是控制疾病发展、复发及抑制结核分枝杆菌耐药产生的关键。2014 年，WHO 出版了《耐药结核病规划管理指南伙伴手册》，对抗结核药物进行了重新分类，分为五组（表 48-1），其中第三组的氟喹诺酮类和第二组注射用药的抗结核药物是治疗耐药结核分枝杆菌的关键药物。

表 48-1 抗结核药物分类

药物组别		药物名称
第一组	一线抗结核药物	异烟肼、利福平、吡嗪酰胺、乙胺丁醇
第二组	注射用药	链霉素、卡那霉素、阿米卡星、卷曲霉素、紫霉素
第三组	氟喹诺酮类	左氧氟沙星、莫西沙星、加替沙星
第四组	口服抑菌药	乙硫异烟胺/丙硫异烟胺、环丝氨酸、特立齐酮、对氨基水杨酸
第五组	疗效尚未肯定的药物	贝达喹啉、德拉马尼、氯法齐明、阿莫西林-克拉维酸复合剂、克拉霉素、利奈唑酮、氨硫脲

第一组药物主要是 WHO 推荐的抗菌作用强、临床常用的一线口服抗结核药物，如异烟肼、利福平、吡嗪酰胺、乙胺丁醇，而利福布汀与利福喷丁（rifapentine，RFT）具有相似的抗结核活性，主要用于合用蛋白酶抑制剂药物的患者，利福喷丁用于潜伏性结核感染的治疗。第一组药物是目前结核病治疗的主要药物，在无耐药的情况下均应选用此类药物。第二组为注射用抗结核药物，如链霉素、卡那霉素、阿米卡星等，建议非耐药的 MDR-TB 患者都应使用第二组注射类药物。第三组为氟喹诺酮类药品，加替沙星可引起严重的糖尿病或血糖代谢紊乱，故更倾向于选择左氧氟沙星、莫西沙星。第四组为口服抑菌二线抗结核药物，如乙硫异烟胺、丙硫异烟胺、环丝氨酸、对氨基水杨酸，环丝氨酸和对氨基水杨酸推荐用于治疗 MDR-TB，均与其他抗结核药物无交叉耐药。对氨基水杨酸与乙硫异烟胺（或丙硫异烟胺）合用时会出现比较明显的胃肠道反应，所以除非很有必要的情况下才合用。第五组为疗效不确切的抗结核药物，是未被 WHO 推荐为治疗 MDR-TB 的常规药品。除贝达喹啉（Bdq）和德拉马尼（Dlm）外，其他抗结核药物都没有经注册用于结核病治疗，但是目前有大量实验室和临床数据支持用于治疗 MDR-TB。在制定结核病的化疗方案时，可根据这些药物的不同性能来联合选用，特别是对耐多药结核病的治疗，化疗方案中常至少包含 4 种疗效肯定或基本肯定的药物。

由于抗结核病药物治疗周期长，易发生耐药，临床多首选上述一线药物采用三联或四联的治疗方案进行治疗，如目前标准三联治疗采用利福平、异烟肼和吡嗪酰胺，国际标准四联方案采用异烟肼、利福平、乙胺丁醇、吡嗪酰胺。在治疗失败或者耐药的情况下，还可选用其他抗结核药物给予再次治疗。

（四）抗结核药的典型不良反应和用药监护

1. 典型不良反应

（1）肝脏毒性：肝功能损害是抗结核药物治疗时最常见的不良反应，异烟肼、利福平、吡嗪酰胺、对氨基水杨酸钠均可引起肝损害，主要表现为血转氨酶升高，利福平还可引起胆汁潴留出现黄疸，并引起严重肝损害。老年、营养不良、嗜酒、慢乙酰化型、乙肝病毒携带者及既往有肝病史者，易出现肝损害。抗结核病治疗期间，应至少每月一次复查肝功能，肝损害多发生于用药后2～3个月内。发现转氨酶明显升高或伴黄疸，应立即停药。

（2）神经毒性：可见于异烟肼、乙胺丁醇、链霉素、卡那霉素。其中，异烟肼可造成维生素B_6利用障碍，用量过大引起周围神经炎。乙胺丁醇可引起球后视神经炎，早期表现为视物模糊、红绿色盲，一般为可逆性，严重者可丧失视觉。链霉素、卡那霉素、阿米卡星均可影响内耳神经，造成前庭功能障碍甚至引起耳聋。

（3）胃肠道反应：常见于口服利福平、吡嗪酰胺、对氨基水杨酸钠等药物时，表现为胃肠不适、恶心、呕吐、食欲减退，甚至腹泻。

（4）过敏反应：可表现为皮疹、剥脱性皮炎、血小板减少性紫癜、流感样综合征、腹部综合征（腹绞痛、恶心、厌食）、皮肤水肿、过敏性休克等。

2. 用药监护　结核病的特点是病程长、易复发、易耐药，许多患者都需接受多次治疗。因此，需首先了解患者的抗结核病用药史，并结合患者的病灶部位、病情严重程度确定合理的化疗方案。选择药物时，应以体外药敏试验为指导，并注意药物之间的交叉耐药性，还应结合患者的经济状况、耐受性、药物潜在不良反应、药品供应等情况合理选择药物。WHO 提出现代结核病控制策略（directly observed treatment short-course，简称 DOTS 策略），即在医务人员直视下短程化学疗法。DOTS 的推行，使肺结核病人规律用药率提高到95%以上，治疗成功率增至90%以上，DOTS 策略是当今最有效的结核病干预措施。1998 年提出的 DOTS-Plus 策略更是对其有效的补充，后者更关注二线药物的使用和个体化治疗。2005 年，我国 DOTS 策略覆盖率就已达到 100%。

在结核病化学治疗方案执行过程中，应该始终遵循“早期、联合、规律、足量和全程督导用药”的治疗原则。强调早期用药是由于早期病变以炎症细胞浸润、渗出为主，吞噬细胞活跃，病灶局部血液循环无明显障碍，有利于药物到达病灶内；同时早期病灶内结核分枝杆菌生长繁殖旺盛，对药物敏感，药物较易发挥抑菌、杀菌作用。联合用药可增强疗效、缩短疗程、延缓耐药性的产生。临床多采用二联、三联或四联的治疗方案，一般在选用异烟肼、利福平的基础上加用其他药物。强调规律用药是因结核分枝杆菌分裂周期长、增殖缓慢、容易发生变异，较难抑制或杀灭。在治疗中必须强调规律服药，以避免病变的迁延、耐药菌株的出现以及疾病的复发。同时还应做到药品用量要足够，医生对病人的治疗要高度负责，全程督导。

目前结核病治疗多采用6～9个月的短程疗法，患者易接受，容易坚持，不良反应相对少而轻。对于初次患结核病的强化治疗，多选用利福平和异烟肼联合；如果病情严重（如结核性脑膜炎、肾结核等），则多采用包括利福平、异烟肼的三联、四联用药。目前国际防痨和肺部疾病联合会推荐标准6个月方案（2HRZ/4HR），即最初两个月强化治疗，每日给予异烟肼、利福平与吡嗪酰胺，以后4个月巩固治疗，每日给予异烟肼和利福平。对异烟肼耐药患者，在上述二联与三联的基础上分别增加链霉素和（或）乙胺丁醇（如2HRZ/4HRE方案）。另外，对营养不良、免疫功能低下的患者，也可将疗程延长至12个月。

三、常用的抗结核一线药物

异　烟　肼

异烟肼又名雷米封（rimifon），是异烟酸（吡啶-4-羧酸）的肼类衍生物，性质稳定，易溶于水。具有抗结核分枝杆菌作用强、口服方便、毒性小、价格便宜等优点，是目前最常用的抗结核药物之一。

【体内过程】　异烟肼口服易吸收，1～2h 后血药浓度达高峰，强化期、重症或不能口服用药的患者也可采用静脉滴注给药。异烟肼分布广泛，穿透力强，能够到达全身各组织器官及体液，并可透过细胞膜进入细胞内起效。在关节腔、脑脊液、胸腔积液、腹水及纤维化或干酪样结核病灶中均有较高浓度。主经肝脏代谢，肾脏排泄。75%～95%的异烟肼经肝内乙酰转移酶水解，生成无活性代谢产物乙酰异烟肼和异烟酸，经尿液排出。根据异烟肼乙酰化的个体差异，可将服药者分为快代谢型和慢代谢型，快代谢型 $t_{1/2}$ 为 0.5～1.6h，慢代谢型 $t_{1/2}$ 为 2～5h。慢代谢者服药后起效快、血药浓度高、半衰期长、尿中游离异烟肼也较多。每日服药，两型服药者异烟肼的疗效和毒性无明显差异，但若采用间歇给药，该药对快代谢者的疗效较差，而慢代谢者的不良反应较多。

【抗菌作用及机制】 异烟肼对结核分枝杆菌有高度选择性，抗菌力强，对繁殖期细菌有杀菌作用，对静止期细菌表现为抑菌作用。对细胞内外结核分枝杆菌均有强大的杀灭作用，可渗入到纤维化或干酪样的结核病灶中杀菌。单独用药易产生耐药，但与其他抗结核药无交叉耐药性，故临床多采用联合用药，以增强疗效，延缓耐药性的产生。

异烟肼抗菌作用机制尚未完全阐明，可能的机制有：①异烟肼可被分枝杆菌的过氧化氢-过氧化酶（catalase-peroxidase）激活后，与菌体的β-酮酰基-酰基载体蛋白合酶（β-ketoacyl-acyl carrier protein synthase）以共价键形式结合，形成复合物，而抑制该酶的活性，进而抑制分枝菌酸（mycolic acid）的生物合成，使菌体丧失细胞壁的耐酸性和完整性，造成菌体细胞组分丢失而杀菌。由于分枝菌酸是分枝杆菌细胞壁所特有的，故异烟肼对分枝杆菌具有高度选择性，而对其他细菌、病毒几无作用。另外，该药也可通过抑制菌体膜磷脂的合成，造成细菌细胞膜通透性增加、疏水性降低，菌体肿胀死亡。②异烟肼可被氧化成异烟酸，进而形成烟酰胺腺嘌呤二核苷酸（NAD）的同系物，干扰酶活性，进而杀灭或抑制结核分枝杆菌的生长。③异烟肼可使 NAD 降解，进而影响 DNA 的合成。

【临床应用及适应证】 异烟肼仍属抗结核病治疗的一线用药，除预防和早期、轻症结核病的治疗可单独用药外，为提高疗效、延缓耐药性的出现，该药常与其他抗结核药物联合应用，适用于各种类型、全身各部位结核病的治疗，如急性粟粒型肺结核、浸润性肺结核、结核性脑膜炎、胸膜炎、腹膜炎、泌尿系统结核等，以及其他分枝杆菌感染。单用适用于各型结核病的预防：①新近确诊为结核病患者的家庭成员或密切接触者；②结核菌素纯蛋白衍生物试验强阳性的同时胸部 X 射线检查符合非进行性结核病，痰菌阴性，过去未接受过正规抗结核治疗者；③正在接受免疫抑制剂或长期激素治疗者，某些血液病或网状内皮系统疾病（如白血病、霍奇金病）、糖尿病、尿毒症、硅肺或胃切除术等患者，其结核菌素纯蛋白衍生物试验呈阳性反应者；④35 岁以下结核菌素纯蛋白衍生物试验阳性的患者；⑤已知或疑为 HIV 感染者，其结核菌素纯蛋白衍生物试验呈阳性反应者，或与活动性肺结核患者有密切接触者。

【不良反应】 治疗量时不良反应少而轻，发生率约为 5.4%，毒性反应发生率为 1.7%。不良反应的发生大多与使用剂量过大有关。患者可出现胃肠道反应、皮疹、发热。严重的不良反应主要是神经系统毒性，主要表现为周围神经炎和中枢神经系统毒性，这可能与异烟肼和维生素 B_6 结构相似，二者出现竞争性抑制，致使维生素 B_6 利用障碍，排泄增多，机体出现维生素 B_6 缺乏有关。服药者发生周围神经炎时，主要表现为手脚麻木、震颤，严重时可出现肌肉萎缩。服药过量可产生中枢神经系统毒性症状，可能与维生素 B_6 缺乏，致使中枢抑制性神经递质 γ-氨基丁酸生成减少有关，患者主要表现为失眠、兴奋、精神异常等，甚至出现惊厥、中毒性脑病或中毒性精神病。精神病患者和癫痫患者禁用。服用维生素 B_6 可治疗和预防神经系统毒性反应的发生。另可见肝脏毒性，多发生于快代谢型和 35 岁以上患者，表现为转氨酶升高或出现黄疸。与利福平、吡嗪酰胺、乙硫异烟胺等药物合用时，肝毒性明显增加。用药时应定期检查肝功能，肝功能不佳患者慎用。

【用法与用量】 口服：①成人，用于预防，单剂量 0.3g 顿服。用于治疗，成人与其他抗结核药合用，一日口服 5mg/kg，最高 0.3g；或一日 15mg/kg，最高 900mg，一周服用 2～3 次。②儿童，用于预防，一日 10mg/kg，最高 0.3g 顿服。用于治疗，一日 10～20mg/kg，最高 0.3g 顿服。用于某些严重结核病（如结核性脑膜炎），一日可高达 30mg/kg（最高 500mg），但要注意肝功能损害和周围神经炎的发生。

肌内注射、静脉注射或静脉滴注：极少肌内注射。一般在强化期或对于重症或不能口服用药的患者可用静脉滴注的方法，应用 0.9%氯化钠或 5%葡萄糖注射液稀释后使用。①成人用量一日 0.3～0.4g，或 5～10mg/kg；用于急性粟粒型肺结核或结核性脑膜炎患者，一日 10～15mg/kg，最高 0.9g。

用于间歇疗法时，一次 0.6～0.8g，一周应用 2～3 次。②儿童一日 10～15mg/kg，最高 0.3g。

局部用药：①雾化吸入，一次 0.1～0.2g，一日 2 次；②局部注射（胸膜腔、腹腔或椎管内），一次 50～200mg。

利 福 平

利福平，又称甲哌利福霉素（rifamycinoid antibiotics），是利福霉素的半合成衍生物，橘红色结晶粉末，易溶于氯仿，需避光保存。具有高效低毒、口服方便等优点，是目前最有效的抗结核药物之一。

【体内过程】 口服吸收迅速且完全，服药后 1.5～4h 血药浓度达峰值，$t_{1/2}$ 3～5h，多次给药 $t_{1/2}$ 可缩短为 2～3h。进食后服药可使药物的吸收减少 30%，故应空腹服用。吸收后广泛分布于全身各组织器官和体液中，穿透力强，能在菌体细胞内、结核空洞、胸腔积液、腹水、脑脊液、痰液中达到有效治疗浓度。可透过胎盘进入胎儿体内，孕妇禁用。主要经肝脏代谢，生成去乙酰基利福平，该代谢产物仍具抗菌活性，是利福平的 1/10～1/8，同时毒性也降低。去乙酰基利福平可进一步水解，生成无活性的 3-甲酰衍生物。利福平原形药主经胆汁排泄，可形成肝肠循环，其去乙酰活性代谢物则无肠肝循环。60%～65%的药物经粪便排出，6%～15%的药物以原形药、活性代谢物、无活性代谢物等多种形式经尿排出，其余可经泪腺、汗腺、乳汁等排出。因此患者粪便、尿液、泪液、痰液和汗液等均可呈现橘红色，应用药前予以提示。利福平重复给药可诱导肝药酶，加速自身和其他药物代谢。肝功能损害时，血药浓度升高，$t_{1/2}$ 也相应延长，故肝功能不良者慎用。

【抗菌作用及机制】 利福平为广谱抗菌药物，对多种病原微生物均有抗菌活性。该药对结核分枝杆菌和部分非结核分枝杆菌、麻风分枝杆菌等在宿主细胞内外均有明显的杀菌作用，对细胞内、外代谢旺盛和偶尔繁殖的 B、C 菌群均有杀灭作用。对革兰氏阳性菌有强大的抗菌作用，包括葡萄球菌产酶株及甲氧西林耐药株、肺炎链球菌、其他链球菌属、肠球菌属、李斯特菌属、炭疽杆菌、产气荚膜杆菌、白喉杆菌、厌氧球菌等。对革兰氏阴性菌如脑膜炎奈瑟菌、流感嗜血杆菌、淋病奈瑟球菌、铜绿假单胞菌、大肠埃希菌、变形杆菌、痢疾志贺菌等亦具有高度抗菌活性。高浓度时，对军团菌、沙眼衣原体、鹦鹉热衣原体也具有抑制作用。本品单独用于结核病治疗时，易产生耐药性，且与其他利福霉素类抗生素间有交叉耐药，故临床常与其他抗结核药物联合应用。

利福平的抗菌作用机制是通过与细菌依赖 DNA 的 RNA 多聚酶（DNA-dependent RNA polymerase，DDRP）的 β 亚单位发生特异性结合，抑制该酶的活性，阻碍 mRNA 合成，而产生杀菌作用。利福平对革兰氏阳性菌和革兰氏阴性菌的 DDRP 都有较强的抑制作用，但对人和动物细胞的 DDRP 则几乎无影响。

【临床应用和适应证】 由于单独使用利福平易产生耐药，故该药多与其他药物联合使用。利福平常与其他抗结核药联合用于各种结核病的初治与复治，包括结核性脑膜炎、重症患者的治疗；利福平还与其他药物联合用于麻风分枝杆菌、非结核分枝杆菌感染的治疗；与万古霉素联合用于甲氧西林耐药葡萄球菌所致严重感染的治疗。另可用于无症状脑膜炎奈瑟菌带菌者，以消除鼻咽部脑膜炎奈瑟菌；但不适用于脑膜炎奈瑟菌感染的治疗。

【不良反应】 不良反应发生率低于 4%。以胃肠道反应最为多见，有 1.7%～4.0%的患者口服后可出现厌食、恶心、呕吐、上腹部不适、腹泻等症状，患者多可耐受，一般不影响继续用药。肝毒性是其较严重的不良反应，发生率约 1%。患者可出现无症状的血清转氨酶一过性升高，在疗程中可自行恢复，少数患者还可出现肝大和黄疸，多见于老年人、酗酒者、营养不良和肝功能异常者。大剂量间歇疗法时，患者还可出现变态反应，如皮疹、药热、血小板和白细胞减少等，偶可出现“流感样症候群”，表现为畏寒、发热、寒战、头昏、头痛、嗜睡及肌肉酸痛等，发生频率与用药剂量、间歇时间明显相关。对本品或利福霉素类抗菌药物过敏者禁用。

【用法与用量】 口服：①成人，用于抗结核治疗，一日 0.45～0.6g，空腹顿服，一日不超过

1.2g。脑膜炎奈瑟菌带菌者，5mg/kg，每隔12小时给予1次，连续2日。②儿童，用于抗结核治疗，1个月以上者一日10～20mg/kg，空腹顿服，一日量不超过0.6g。脑膜炎奈瑟菌带菌者，1个月以上者一日10mg/kg，每隔12小时给予1次，连服4次。③老年患者，按一日10mg/kg，空腹顿服。

静脉滴注：以无菌操作法用5%葡萄糖或0.9%氯化钠注射液500ml稀释本品后静脉滴注，建议滴注时间超过2～3h。

【药物相互作用】 利福平与其他药物合用时，可作为肝药酶诱导剂，加速其他药物的消除，降低其他药物的疗效，故合用时需注意调整其他药物的用药剂量。这些药物主要有洋地黄类、奎尼丁、普萘洛尔、维拉帕米、环孢素、氨茶碱、茶碱、氯霉素、咪唑类、氯贝丁酯、肾上腺皮质激素、普罗帕酮、甲氧苄啶、香豆素类、口服避孕药、甲苯磺丁脲等。

利福平可造成动物畸胎，故孕妇和肝功能不良者慎用。

乙胺丁醇

乙胺丁醇，1961年Wilkinson首先报道该药的抗结核作用。乙胺丁醇是人工合成的乙二胺衍生物，水溶性好。用于结核病治疗抗菌力强，不良反应少，属一线抗结核病药物。口服易吸收，分布广泛，不易透过血脑屏障。75%的药物以原形药经肾脏排泄，肾功能障碍时可发生蓄积中毒。

乙胺丁醇对细胞内、外结核分枝杆菌均有较强的杀灭作用，在中性环境时作用最强，对异烟肼或链霉素耐药的结核分枝杆菌仍然有效。抗菌机制可能与其抑制与结核分枝杆菌细胞壁合成相关的阿拉伯糖基转移酶（arabinosyl transferase）有关。由于单独应用易产生耐药性，临床主要与利福平或异烟肼等合用治疗各种类型的结核病，基本取代对氨基水杨酸。

口服常用量不良反应发生率低于2%，可见胃肠道反应、皮疹、血小板减少症及高尿酸血症等。视神经炎是其最严重的毒性反应，多发生在患者用药2～6个月内，发生前多有流泪、眼睑瘙痒、畏光等先兆症状。继而患者可发生轴型、轴旁型视神经炎或视网膜炎等视神经损害，出现视力下降、视野缩小，红绿色盲或分辨能力减退，出现中央及周围盲点等症状。发生率与每日剂量大小成正比，与疗程长短关系不大，及时停药，症状可在数周至数月后自行恢复，必要时可应用大剂量维生素B_1和血管扩张药对症治疗。用药期间应定期检查视力和视野。

吡嗪酰胺

吡嗪酰胺，1952年由Kirchner等证实其有抑制结核分枝杆菌生长的作用。吡嗪酰胺是人工合成的烟酰胺的吡嗪衍生物，化学结构和异烟肼、乙硫异烟胺相似。口服易吸收，分布广泛，能渗入细胞内，也能进入脑脊液，脑脊液中的药物浓度与血药浓度相近。

吡嗪酰胺对人型结核分枝杆菌有杀菌作用，对牛型结核分枝杆菌和非结核分枝杆菌抗菌作用弱，对其他细菌几乎无作用。吡嗪酰胺经酰胺酶作用脱去酰胺基，转化为吡嗪酸而发挥抗菌作用，并且抗菌活性受环境酸碱度影响，在酸性环境中，杀菌作用强，在中性、碱性环境中几乎无抑菌作用。对处于酸性环境中缓慢生长的吞噬细胞内的结核分枝杆菌是目前最佳杀菌药物。

临床多用于低剂量、短疗程联合用药方案中，与异烟肼、利福平有明显协同作用。另可用于对异烟肼、链霉素、对氨基水杨酸耐药或不能耐受其他抗结核药的复治患者。

结核分枝杆菌对吡嗪酰胺易产生耐药，但与其他抗结核药无交叉耐药现象。低剂量、短程疗法时，不良反应少而轻；大剂量、长疗程应用可有肝损害，患者出现转氨酶升高、黄疸，应定期检查肝功能。此外，因其抑制尿酸盐排泄，还可引起高尿酸血症和诱发痛风。

四、其他常用药物

由于抗结核病治疗周期长，易发生耐药，临床多首选上述一线药物采用三联或四联的治疗方案进行治疗，如目前标准三联治疗采用利福平、异烟肼和吡嗪酰胺，国际标准四联方案采用异烟肼、利福平、乙胺丁醇、吡嗪酰胺。在治疗失败或者耐药的情况下，还可选用其他抗结核药物给予再次治疗。除上述一线药物外，较常用的药物还有链霉素、利福喷丁（rifapentine，RFT）、乙硫异烟胺、对氨基水杨酸、氟喹诺酮类、大环内酯类（macrolides）、阿米卡星、环丝霉素、卷曲霉素（capreomycin，CPM，C）和紫霉素（viomycin，VM，V）等，这些药物的抗结核作用特点、临床应用、主要不良反应参见表48-2。

表48-2　其他常用抗结核药物作用比较

药名	抗结核作用特点	临床应用	主要不良反应
链霉素	注射用药，繁殖期抑菌药，不易透过细胞膜和血脑屏障，作用弱于异烟肼和利福平。单独应用易产生耐药，毒性大	与其他药物联合用于各种严重的或危及生命的结核病，如结核性脑膜炎、血行播散型肺结核和重要器官的结核感染	肾毒性和耳毒性
利福喷丁	抗菌谱、抗菌机制同利福平，抗结核分枝杆菌作用是利福平的2～10倍。$t_{1/2}$长，为30h	同利福平，可用于对其他抗结核药物不能耐受者。适合短程间歇化疗，可每周给药1次	同利福平，并较其少而轻
乙硫异烟胺	抑菌药，与异烟肼结构相似，作用弱于异烟肼，与异烟肼无交叉耐药。脑脊液中可达较高浓度	多与其他药物联合应用，用于对异烟肼耐药患者	强烈的胃肠道反应、神经症状、肝损害
对氨基水杨酸	窄谱抑菌药，仅对胞外结核分枝杆菌有抑菌作用	已逐渐被利福平、乙胺丁醇取代。主要用于耐药、复发患者的治疗及不能耐受其他抗结核药物时换药使用	不良反应多，最常见胃肠道反应、过敏反应，另可造成多种血液系统疾病
氟喹诺酮类	抗菌谱广，对结核分枝杆菌活性强，组织渗透性强，分布广泛，能进入细胞内，杀灭巨噬细胞内的耐多药结核分枝杆菌。与其他抗结核药物无交叉耐药	与其他药物合用于耐多药结核病（MDR-TB）的治疗	不良反应少而轻，主要有胃肠道反应、头痛、头晕、光敏反应等
大环内酯类	口服易吸收，组织穿透性好，组织细胞内药物浓度高，抗结核分枝杆菌作用最强的是罗红霉素	克拉霉素、阿奇霉素主要用于非结核分枝杆菌病或结核分枝杆菌/艾滋病双重感染的治疗	不良反应少而轻，偶见皮疹、头痛
阿米卡星	注射用药，高效杀菌药，对鸟分枝杆菌也有很好的活性	用于对其他药物耐药或不能耐受其他抗结核病药物的患者	耳毒性
环丝霉素	作用弱于异烟肼、利福平	用于耐药结核病患者	胃肠反应、头痛、眩晕、嗜睡、震颤
卷曲霉素	注射用药，抑菌药，与卡那霉素、紫霉素存在不完全交叉耐药	用于复治耐药结核病患者	肾损害、损害第8对脑神经，可出现前庭功能损害，而听觉损害较少
紫霉素	注射用药，作用近似卷曲霉素，并与之有交叉耐药性	适用于异烟肼、链霉素无效的结核病	过敏反应、耳毒性、肾毒性

五、新型复方制剂

抗结核治疗大多为联合治疗，服药依从性差是结核治疗失败的重要原因之一。为了提高患者的依从性和增加药物的杀菌效果，WHO推荐使用抗结核药物固定剂量复方制剂（fixed-dose combination，FDC）进行抗结核治疗。国内外研制出多种抗结核药物的复方制剂，如帕司烟肼（pasiniazide）、卫肺宁、卫肺特、异福胶囊、乙胺吡嗪利福异烟片Ⅱ等。复方制剂有杀菌剂与抑菌剂、杀菌剂与增效剂等多种形式，一般是两药复合，也有三联、四联的复方制剂。尽管FDC服用方便、抗菌活性增强，但也存在不利于个体化治疗，不利于识别何种药物引起的不良反应，不利于调整剂量等缺点。

帕司烟肼

帕司烟肼，又名力克肺疾（pasiniazide），力排肺疾（Dipasic），对氨基水杨酸异烟肼，是众多复方制剂中最为成功的一个品种，它以特殊方法将异烟肼（INH）与对氨基水杨酸（PAS）分子化学结合。本质是异烟肼的对氨基水杨酸盐，是一个独立的合成药品，并非简单地将异烟肼和对氨基水杨酸的物理混合。该药物对结核分枝杆菌有高度选择性，对细胞内外结核分枝杆菌均有杀灭作用。

目前认为，其抗结核效果是基于分子中所含的异烟肼，其作用机制可能是异烟肼分子结合了对氨基水杨酸分子后形成了一个更大的分子团，从而有效地阻止、延缓了异烟肼的乙酰化速度，提高了异烟肼的有效血药浓度。

动物实验结果显示，对氨基水杨酸异烟肼较同剂量异烟肼的抗菌力高 5 倍，亦明显高于以物理方式混合的异烟肼加对氨基水杨酸，并且具有毒性低，不良反应少；服用方便，患者易接受；能延迟发生结核分枝杆菌对异烟肼耐药性等优点。我国在 20 世纪 50 年代即有生产和运用，国内生产的这类制剂如力克肺疾、结核清、百生肼、力康结核片和力排肺疾等。

该类药物可用于各型肺结核及其他结核，如结核性脑膜炎、呼吸道和消化道结核、皮肤、骨骼和关节结核、生殖泌尿道结核等，并且可用于耐药结核病和轻型儿童结核病的治疗。

卫肺特和卫肺宁

卫肺特（rifater，H+R+Z）和卫肺宁（rifinah，H+R）将多种杀菌性抗结核药物进行单纯的物理性混合，在增强抗结核分枝杆菌活性的同时，提高患者的依从性，具有杀菌力强、服用方便等优点。

另外，我国还生产出板式组合包装药，也已得到广泛应用，如异烟肼/利福平/吡嗪酰胺/乙胺丁醇板式组合包装药、异烟肼/利福平板式组合包装药、异烟肼/利福平/乙胺丁醇等板式组合包装药等。此种包装是按照一定的化疗方案，把几种抗结核药物，根据不同剂量的要求，组合包装成板式药，每次服用 1 板，以满足一定剂量、多种抗结核药物联合服用的需要。

六、结核病化学治疗的原则

【案例 48-2】

患者，男，32 岁，因结核病加重，连续咳嗽、咯血 2 天入院。既往 2000 年曾患“右侧上叶原发性肺结核”，间断服药，未行正规抗结核治疗；2002 年冬，病情加重，经 X 线检查，某市结核病防治所诊断为“浸润性肺结核”，并入院口服异烟肼、利福平等药物正规治疗 4 个月，病情稳定后，带药出院继续服药治疗，但患者服药只坚持了 4 个多月，因“自己感觉好了”而中断治疗；2007 年因结核病复发又在某省结核病医院行正规治疗 6 个月，但效果不佳，带药出院，继续服药近一年。本次入院前一周，患者开始出现食欲减退、盗汗、乏力、咳嗽、胸闷、胸痛，3 天前咳嗽加重，气急胸闷、胸痛加重，并开始间断性咯血。入院查体：体温 38℃，气管右移，右侧胸廓塌陷，肋间隙变窄，叩诊浊音，右肺呼吸音减弱。CT 检查提示：右肺有结核空洞形成。药敏试验显示对异烟肼、利福平耐药。入院后，严格采用 DOTS-Plus 策略，对其进行个体化治疗，参考 WHO 推荐 MDR-TB 个体化治疗方案，应用 3FZEPtA/18FZE 方案，即强化期 3 个月使用左氧氟沙星（F）、吡嗪酰胺（Z）、乙胺丁醇（E）、丙硫异烟胺（Pt）、阿米卡星（A），继续期 18 个月使用左氧氟沙星（F）、吡嗪酰胺（Z）、乙胺丁醇（E）。患者痰菌转阴，空洞闭合，取得了较好的治疗效果。

入院诊断：①右肺纤维空洞型肺结核；②耐多药肺结核。

问题：

1. 对异烟肼、利福平耐药的耐多药肺结核应该如何选药，可供选择的二线药物有哪些？
2. 联合化疗的优点是什么？
3. 该患者发展为耐多药肺结核的原因是什么？

上述患者由于最初未能坚持巩固期治疗，造成结核病复发，继而又出现结核分枝杆菌耐药，致使治疗困难加大、病情恶化。结核病的特点是病程长、易复发、易耐药，许多患者都需接受多次治疗。因此，需首先了解患者的抗结核病用药史，并结合患者的病灶部位、病情严重程度确定合理的化疗方案。选择药物时，应以体外药敏试验为指导，并注意药物之间的交叉耐药性，还应结合患者的经济状况、耐受性、药物潜在不良反应、药品供应等情况合理选择药物。

关于结核病的治疗，WHO 提出 DOTS 策略，即在医务人员直视下短程化学疗法。该策略主要有 5 项要素：①政府对国家控制结核规划的政治承诺；②通过痰涂片检查发现传染性肺结核是诊断患者的主要手段；③在直接观察督导下，给予患者免费、标准短程化疗方案的治疗；④定期不间断地供应抗结核药品；⑤建立和维持一个结核病登记、报告和评价的监控系统。DOTS 的推行，使肺结核患者规律用药率由原来的 40%提高到 95%以上，治疗成功率由原来的 50%左右增至 90%以上，DOTS 策略是当今最有效的结核病干预措施。此外，WHO 于 1998 年提出“DOTS-Plus”策略，这是对 DOTS 策略的有效补充，它更关注二线抗结核药物的使用和个体化的治疗方案。2005 年，我国 DOTS 策略覆盖率就已达到 100%。

在结核病化学治疗方案执行过程中，应该始终遵循早期、联合、规律、足量和全程督导用药的治疗原则。

1. 早期用药　由于早期病变以炎症细胞浸润、渗出为主，吞噬细胞活跃，病灶局部血液循环无明显障碍，有利于药物到达病灶内；同时早期病灶内结核分枝杆菌生长繁殖旺盛，对药物敏感，药物较易发挥抑菌、杀菌作用。

2. 联合用药　可增强疗效、缩短疗程、延缓耐药性的产生。临床多采用二联、三联或四联的治疗方案，一般在选用异烟肼、利福平的基础上加用其他药物。

3. 规律用药　结核分枝杆菌分裂周期长、增殖缓慢、容易发生变异，较难抑制或杀灭。在治疗中必须强调规律服药，以避免病变的迁延、耐药菌株的出现及疾病的复发。

4. 足量和全程督导用药　足量：药品用量要足够；全程督导：医生对病人的治疗全程要高度负责。

目前结核病治疗多采用 6～9 个月的短程疗法，患者易接受，容易坚持，不良反应相对少而轻。对于初次患结核病的强化治疗，多选用利福平和异烟肼联合；如果病情严重（如结核性脑膜炎、肾结核等），则多采用包括利福平、异烟肼的三联、四联用药。目前国际防痨和肺部疾病联合会推荐标准 6 个月方案（2HRZ/4HR），即最初两个月强化治疗，每日给予异烟肼、利福平与吡嗪酰胺，以后 4 个月巩固治疗，每日给予异烟肼和利福平。对异烟肼耐药患者，在上述二联与三联的基础上分别增加链霉素和（或）乙胺丁醇（如 2HRZ/4HRE 方案）。

另外，对营养不良、免疫功能低下的患者，也可将疗程延长至 12 个月。

七、抗结核药物的研究进展

结核分枝杆菌的耐药问题是目前抗结核治疗面临的最大困难，迫切需要通过深入了解目前抗结核药物的作用机制、病菌繁殖的分子机制及耐药机制等，指导开发出对能侵入宿主免疫系统的持留菌和耐多种一线抗结核药物的耐药菌更加有效的新型药物。近年来，研发抗结核药物主要通过筛选天然物、化学修饰现有抗结核药物、设计合成新药等途径实现，并且发现了一些抗结核治疗的新作用靶点，但多数还处于临床前期试验阶段，尚待进一步研究。具体新型抗结核药物及其特点相关内容请扫描本书二维码进行阅读。

第二节 抗麻风病药

一、概 述

麻风病又称汉森病（Hensen disease），是由麻风分枝杆菌引起的慢性传染病，主要侵犯人体皮肤和神经系统，可引起皮肤、神经、四肢和眼的进行性或永久性损害。患者主要表现为皮疹和神经粗大。根据患者体内的菌量，可将其分为多菌型和少菌型。

1981 年，WHO 推荐使用三种对麻风分枝杆菌有效药物的联合化疗方案（multidrug therapy，MDT），通过各国政府的共同努力，目前该病的患病率已降至 1/10 万以下，达到基本消灭。但由于麻风病潜伏期长，发病症状不明显等原因，全球每年仍有 50 万左右的新发病例。加之耐药、复发、尚无预防接种方法等问题，麻风病的防治工作仍任重道远。每年 1 月的最后一个星期日被定为“世界防治麻风病日”。

二、常 用 药 物

目前可用于麻风病治疗的药物主要有氨苯砜（dapsone，DDS）、利福平、氯法齐明（clofazimine，B663）、氧氟沙星、米诺环素（minocycline，MINO）、克拉霉素和沙利度胺（thalidomide，反应停）等。其中，利福平是对麻风分枝杆菌最有效的杀菌性药物，在 MDT 方案中发挥关键性作用。

氨 苯 砜

氨苯砜属砜类化合物，在 20 世纪 70 年代之前是治疗麻风病的首选药物。由于耐药问题严重，现在常与其他药物联合应用。

【体内过程】 口服吸收迅速而且完全，$t_{1/2}$ 为 20～30h，有效抑菌浓度可持续 10 天左右。分布广泛，可在皮肤、肌组织、肝脏、肾脏等部位形成高浓度，停药 3 周后仍可检测到药物。主经肝脏代谢，肾脏排泄。部分药物可经胆汁排泄，形成肝肠循环，故消除缓慢，易发生蓄积，宜周期性作短暂停药，避免蓄积中毒。

【抗菌作用】 对麻风分枝杆菌有较强的直接抑制作用，但对革兰氏阳性菌和革兰氏阴性菌无抗菌活性。抗菌作用机制与磺胺类药物相似，作用于细菌的二氢叶酸合成酶，干扰叶酸的合成。如长期单用，麻风分枝杆菌易对其产生耐药。

【临床应用】 与其他药物联合用于麻风病的治疗，患者服用 3～6 个月后，症状即可改善，黏膜病变好转，皮肤及神经损害逐渐恢复，瘤型麻风病患者细菌消失则需要较长时间，多需终身服药。

【不良反应】 患者可出现贫血，偶可引起急性溶血性贫血。也可出现胃肠刺激症状、头痛、失眠、中毒性精神病及变态反应等。另外，服药 5～6 周后，患者可出现药疹，严重时可伴有高热、淋巴结肿大、蛋白尿，甚至出现剥脱性皮炎、肝细胞坏死性黄疸，又称为“氨苯砜综合征”。治疗早期或增量过快，患者可发生“麻风反应”，多见于瘤型麻风病患者，即麻风原有症状加剧，另可出现结节性红斑、神经痛、虹膜睫状体炎等。可能是机体对菌体裂解产生的磷脂类颗粒的变态反应，可用沙利度胺防治。

氯 法 齐 明

氯法齐明，一种亚胺基吩嗪染料，对麻风分枝杆菌有弱的杀菌作用，对麻风反应时结节性红斑的形成有预防和治疗作用。口服吸收后迅速分布于机体各种组织，组织药物浓度高于血药浓度；但释放入血速度缓慢，$t_{1/2}$ 长达 2 个月。不良反应主要有胃肠道反应、皮肤色素沉着。

沙 利 度 胺

沙利度胺（又称反应停），是一种合成性谷氨酸衍生物，最初作为镇静剂使用，1998 年，美国 FDA 正式批准其用于麻风病、皮肤结节性红斑的治疗。该药对麻风分枝杆菌没有直接作用，但能快速缓解麻风反应时的皮肤结节性红斑，改善发热、痛性皮肤小结、血管炎和末梢神经炎等的临床症状，还能改善皮肤结节性红斑伴发的视神经炎、虹膜睫状体炎的临床症状，是对抗麻风反应的首选药物。目前研究表明，该药还具有免疫调节、抑制炎症及抗血管新生等多种药理作用，可用于艾滋病、移植物抗宿主病、类风湿关节炎、克罗恩病及多发性骨髓瘤、顽固性骨髓瘤、肾癌、胶质细胞瘤、转移性黑色素瘤等多种肿瘤的治疗。

沙利度胺最早由德国 Chemie Gruenenthal 公司开发，1957 年在西德上市，作为镇静类处方药，广泛应用于失眠及妊娠反应的治疗。由于该药可以控制妊娠早期的精神紧张、恶心、呕吐，并且有镇静催眠的作用，故又被叫作“反应停”。当时的宣传者声称，该药动物实验无致死量，安全无毒，是孕妇的理想选择。于是，“反应停”被大量生产、销售，月销售量曾过吨。但在 1961 年，澳大利亚悉尼市皇冠大街妇产医院的威廉・麦克布雷德（William McBride）医生发现，经他治疗的患儿的“海豹肢畸形”与他们的母亲在怀孕期间服用沙利度胺这种止吐药物有关。后被证实确实如此，于是“反应停”被紧急召回，然而，此时已经有多达 1.2 万名婴儿因母亲服用沙利度胺而导致出生缺陷。“反应停事件”曾使全世界震惊，成为药物发展历史中不可磨灭的记忆。

从此，沙利度胺似乎从世间消失了，但 1965 年，以色列皮肤学家 Jacob Sheskin 将沙利度胺用于皮肤结节性红斑的治疗，意外发现沙利度胺可以有效减轻麻风病患者的皮肤症状，并将自己的发现公之于众。从此，人们又开始重新关注该药物，对其进行了广泛的临床研究。1998 年，FDA 首次批准 Celgene 公司的沙利度胺用于麻风病的治疗。但实际上，该药还经常被用来治疗多发性骨髓瘤。2006 年 5 月，美国 FDA 正式批准 Celgene 公司的沙利度胺用于新诊断的多发性骨髓瘤患者的治疗，使其适应证进一步扩大。它也成为首个经 FDA 批准用于治疗新诊断为多发性骨髓瘤患者的药物。

近年来，研究发现沙利度胺作为抗血管生成剂和免疫调节剂，还可用于多种难治疾病的治疗，如结核、红斑狼疮、恶性血液病、类风湿关节炎、艾滋病导致的极度虚弱和卡波西肉瘤、骨髓移植时发生的移植物抗宿主病、皮肤黏膜病、顽固性口腔黏膜溃疡病等。人们开始重新、更全面地认识沙利度胺。

三、麻风病的联合化疗方案及临床治疗进展

麻风病的治疗应遵循早期、及时、足量、规律、全程的原则，为了减少耐药性的产生，可联合应用多种有效药物。目前该病的患病率已降至 1/10 万以下，达到基本消灭。由于麻风病潜伏期长，发病症状不明显等原因，全球每年仍有 50 万左右的新发病例。1981 年，WHO 推荐使用 3 种对麻风分枝杆菌有效药物的联合化疗方案（MDT），即指对多菌型麻风病患者，采用利福平、氨苯砜和氯法齐明 3 种药物联合治疗 24 个月；对少菌型麻风病患者采用利福平、氨苯砜两种药物联合治疗 6 个月。MDT 方案能高效、快速杀菌，且不良反应少、复发率低（<1%/年），仍然是目前麻风病的主要治疗手段。现在已发现有利福平耐药菌株，少数患者对于利福平治疗不够耐受，因此开发不含有利福平的新治疗方案需求比较迫切，开发更短程的、全程监服的联合治疗方案是今后的研究方向。加之耐药、复发、尚无预防接种方法等问题，麻风病的防治工作仍任重道远。每年 1 月的最后一个星期日被定为“世界防治麻风病日”。

（李　炜）

第四十九章 抗真菌药

【案例 49-1】

患者，男，69 岁，因“左手腕桡侧糜烂 2 月余，发热、乏力十余天”入院。2 个月前因左手腕桡侧“腱鞘囊肿”行外科手术切除，术后创口糜烂，每日外科换药，间断使用“头孢噻肟钠、头孢呋辛、青霉素”等药物治疗，创口仍经久不愈，每日创面有大量渗液。十余天前患者无明显诱因出现发热，最高体温 38.7℃，静脉输注“头孢曲松钠、加替沙星”等 1 周，无明显疗效。且因患者病情加重，故入院治疗。

病史：1 年前，患者因发现大量“蛋白尿”被诊断为“肾病综合征”，长期不规律应用“泼尼松、来氟米特”等药物治疗。入院后创面分泌物细菌培养（–），念珠菌（+）；血培养细菌（–），念珠菌（+）。肾功能正常。诊断为皮肤念珠菌感染并发败血症。经以氟康唑静脉滴注首剂 0.4 g，以后一次 0.2 g，一日 1 次，治疗 4 周后病情痊愈。

问题：

1. 氟康唑的药理学作用是什么？
2. 除氟康唑外，治疗本患者还可选择哪些抗真菌药物？

真菌为真核微生物，结构与细菌不同，具有由甲壳质和多糖组成的坚固细胞壁和由麦角固醇组成的细胞膜，其生长不被抗细菌药物抑制。因此，抗细菌药物对真菌感染治疗效果差，真菌感染只能用抗真菌药物进行治疗。真菌感染可分为浅部真菌感染和深部真菌感染两类。浅部真菌感染常由各种癣菌引起，主要侵犯皮肤、毛发、指（趾）甲和黏膜等部位，引起体癣、头癣、指（趾）甲癣及足癣等。深部真菌感染主要由白念珠菌、隐球菌等引起，多侵犯深部组织和内脏器官，在一定条件下可播散引起全身感染，其诊断较难，发病率虽低但危害性大。近年来由于广谱抗生素、糖皮质激素、抗肿瘤药物和器官移植中免疫抑制剂的应用及艾滋病流行，使深部真菌感染的发生率日趋增加。根据药物化学结构的不同，可将常用抗真菌药分为以下几类。

【分类和作用特点】

1. 多烯类 两性霉素 B（amphotericin B）、制霉菌素（nystatin）等；此类抗生素与真菌细胞膜上的甾醇结合，损伤膜的通透性，导致真菌内钾离子、核苷酸、氨基酸等外漏，破坏真菌的正常代谢而发挥抗菌作用。多烯类抗生素临床上用于治疗深部真菌引起的严重内脏或全身感染。但毒性较大，以肾性毒性常见，应用时应注意不良反应。

2. 唑类 其抗真菌作用机制为选择性抑制真菌甾醇 14α-去甲基化酶，使细胞膜麦角固醇合成受阻，细胞膜通透性发生改变，同时使 14α-甲基甾醇在真菌细胞内堆积而损伤真菌的一些酶如 ATP 酶及电子转运有关的酶，从而抑制真菌生长。按其化学结构分为：①咪唑类，如酮康唑（ketoconazole）、咪康唑（miconazole）、克霉唑（clotrimazole）、益康唑（econazole）等；此类药物因毒性大，临床上主要局部用药治疗浅部真菌感染。②三唑类，如氟康唑（fluconazole）、伊曲康唑（itraconazole）、伏立康唑（voriconazole）等；与咪唑类比较，三唑类对人的毒性作用较小。此类药物临床上应用广泛，可全身给药用于治疗浅部和深部真菌感染。

3. 嘧啶类 氟胞嘧啶（flucytosine）；作用机制为氟胞嘧啶在真菌内，可转化为活性产物 5-氟尿嘧啶，替代尿嘧啶参与真菌的核酸代谢，干扰真菌 DNA 和 RNA 的合成。临床上主要用于深部真菌感染的治疗。不宜单用，常与两性霉素 B 合用。

4. 烯丙胺类 特比萘芬（terbinafine）；其抗菌机制为抑制真菌角鲨烯环氧化酶而抑制真菌麦角固醇的合成，从而抑制真菌的生长。临床主要用于治疗皮肤癣菌引起的浅表真菌感染。

5. 其他类 卡泊芬净（caspofungin）、米卡芬净（micafungin）、灰黄霉素（griseofulvin）；卡泊芬净和米卡芬净均为半合成脂肽类化合物，通过非竞争性抑制 1, 3-β-葡聚糖合成酶活性而抑制真菌细胞壁合成，导致真菌细胞壁的完整性被破坏，使真菌细胞内渗透压不稳定，最终导致真菌细胞溶解死亡。主要用于治疗由曲霉菌和念珠菌引起的深部真菌感染。灰黄霉素通过干扰真菌 DNA 合成，抑制真菌的生长。临床主要用于治疗皮肤癣菌感染。但本药不易透过皮肤角质层，故外用无效。

抗真菌药物研究简史请扫描本书二维码进行阅读。

第一节 多烯类抗真菌药

两性霉素 B

两性霉素 B 又名庐山霉素（fungilin），是从链丝菌培养液中提取的，为多烯类抗生素。两性霉素 B 抗菌谱广，几乎对所有真菌均有抗菌作用。对本药敏感的真菌有白念珠菌、新型隐球菌、皮炎芽生菌、组织胞浆菌属、球孢子菌属、孢子丝菌属等。

【作用机制】 两性霉素 B 与真菌细胞膜上的重要成分麦角固醇结合，损伤细胞膜通透性，致细胞膜的屏障作用产生障碍，细胞内重要物质如钾离子、核苷酸和氨基酸等外漏，破坏细胞的正常代谢而抑制其生长。本药损伤真菌细胞膜，使其他药物更易进入真菌细胞内，因此本药与其他一些抗真菌药（如氟胞嘧啶和唑类抗真菌药）合用可出现协同作用。细菌细胞膜上无类固醇，故对细菌无效。人体内的肾小管细胞和红细胞的膜上有类固醇，故两性霉素 B 易引起肾损伤和红细胞膜损伤。

【体内过程】 两性霉素 B 口服和肌内注射难吸收，且局部刺激性大，临床常采用缓慢静脉滴注给药。血浆蛋白结合率为 91%～95%。肝、脾药物浓度较高，肺、肾次之。脑脊液内药物浓度为血药浓度的 2%～3%，故真菌性脑膜炎时须鞘内注射。本药主要在肝代谢，代谢物及约 5%的原形药从尿中排出，体内消除缓慢，血浆 $t_{1/2}$ 约为 24h。本药不易被透析所清除。

【临床应用】 两性霉素 B 适用于下列真菌感染的治疗：隐球菌病、北美芽生菌病、播散性念珠菌病、球孢子菌病、组织胞浆菌病，由毛霉菌、酒曲菌属、犁头霉属、内孢霉属和蛙粪霉属等所致的毛霉菌病，由申克孢子丝菌引起的孢子丝菌病，由烟曲菌所致的曲菌病等。由于两性霉素 B 的明显毒性，故该药主要用于诊断已确立的深部真菌感染（如获培养或组织学检查阳性则更佳），且病情危重呈进行性发展者。对临床真菌感染征象不明显，仅皮肤或血清试验阳性的患者不宜选用。

两性霉素 B 静脉滴注给药用于真菌性肺炎、心内膜炎、尿路感染等；鞘内注射用于真菌性脑膜炎，本药是目前治疗深部真菌感染的首选药；局部可用于治疗指甲、皮肤黏膜等浅部真菌感染。由于静脉用药毒性较大，在临床上两性霉素 B 也常用作导入疗法，即开始用本药治疗，接着用其他抗真菌药如唑类继续治疗慢性真菌感染或防止复发。

【不良反应】

1. 静脉滴注过程中或静脉滴注后数小时发生寒战、高热、严重头痛、恶心和呕吐，有时还可出现血压下降、眩晕等。

2. 几乎所有患者均可出现不同程度的肾功能损害，尿中可出现红细胞、白细胞、蛋白和管型，血尿素氮及肌酐升高，肌酐清除率降低，也可引起肾小管性酸中毒。应定期进行肾功能检查。

3. 由于大量钾离子排出所致的低钾血症。应高度重视，及时补钾。

4. 血液系统毒性反应，可发生正常红细胞性贫血，血小板减少也偶可发生。

5. 肝毒性较为少见，由该品所致的肝细胞坏死、急性肝衰竭亦有发生。

6. 心血管系统反应，静脉滴注过快时可引起心室颤动或心搏骤停。该品所引起的电解质紊乱亦可导致心律失常的发生。两性霉素 B 刺激性大，注射部位可发生血栓性静脉炎。

7. 神经系统毒性，鞘内注射该品可引起严重头痛、发热、呕吐、颈项强直、下肢疼痛、尿潴留等，严重者可致下肢截瘫。

8. 偶有过敏性休克、皮疹等发生。

9. 尚有白细胞下降、贫血、血压下降或升高、复视、周围神经炎等反应。可有局部刺激，重者有发热、寒战、头痛、乏力、恶心、呕吐、食欲缺乏。

用药监护、用法用量等内容请扫描本书二维码进行阅读。

制霉菌素

制霉菌素为多烯类抗生素，其抗真菌作用和作用机制与两性霉素 B 相似，但毒性更大，不作注射用。对念珠菌、隐球菌等真菌和阴道滴虫有抑制作用。对念珠菌的抗菌作用较强。口服后胃肠道吸收很少，对全身真菌感染无治疗作用。临床上局部用于治疗皮肤、口腔等浅表部位的念珠菌感染和阴道滴虫病；口服也可用于治疗胃肠道真菌感染。口服后可发生恶心、呕吐、腹泻等不良反应。局部应用可引起皮炎。

第二节　唑类抗真菌药

唑类抗真菌药按其化学结构分为咪唑类和三唑类。咪唑类包括酮康唑、咪康唑、克霉唑等，其中酮康唑和咪康唑可用于全身或皮下真菌感染，克霉唑因口服吸收差和不良反应多而仅限于局部用药。三唑类包括氟康唑和伊曲康唑、伏立康唑等，可作为治疗深部真菌感染首选药。唑类抗真菌药作用机制相同，为选择性抑制真菌甾醇 14α-去甲基化酶（一种细胞色素 P450 酶），使细胞膜麦角固醇合成受阻，细胞膜通透性发生改变，同时使 14α-甲基甾醇在真菌细胞内堆积而损伤真菌的一些酶如 ATP 酶及与电子转运有关的酶，从而抑制真菌生长。与咪唑类比较，三唑类在体内代谢较慢；对真菌细胞色素 P450 酶的选择性较咪唑类高，因此对人的毒性作用较小，疗效较好。

酮康唑

酮康唑为广谱抗真菌药，对多种浅部和深部真菌均有抗菌作用。由于存在严重肝毒性，其口服制剂在临床已禁止使用。临床用于多种浅部真菌感染，如皮肤真菌感染、指甲癣、阴道白念珠菌病、胃肠霉菌感染等。

咪康唑

咪康唑为广谱抗真菌药。口服吸收差，血浆蛋白结合率为 90%，在肝脏代谢灭活，$t_{1/2}$ 为 20～24h。主要局部应用治疗阴道、皮肤或指甲的真菌感染，特别是皮肤癣菌病和皮肤念珠菌病。口服治疗肠道念珠菌感染。较少静脉给药治疗全身真菌感染。全身用药不良反应较多，可引起恶心、呕吐、腹泻、头晕、皮疹、贫血、血小板减少等；静脉注射可引起畏寒、发热、心律不齐、血栓性静脉炎等。

克霉唑

克霉唑为广谱抗真菌药，对浅表真菌及某些深部真菌均有抗菌作用。口服吸收差，不良反应多，治疗深部真菌感染效果差，因此本药主要局部用药治疗浅部真菌和皮肤黏膜的念珠菌感染。

益康唑

益康唑对白念珠菌、球孢子菌、新型隐球菌、荚膜组织胞浆菌、皮炎芽生菌及癣菌等真菌有抗菌作用。主要局部用药治疗皮肤念珠菌病、体癣、股癣、足癣和花斑癣。

氟康唑

氟康唑抗菌谱与酮康唑相似，对念珠菌、新型隐球菌、小孢子菌属和毛癣菌属等有抑制作用。

体外抗真菌作用不及酮康唑，但体内抗真菌作用比酮康唑强 10～20 倍。口服吸收迅速而完全，生物利用度达 90%。血浆蛋白结合率低，仅为 11%，穿透力强，体内分布广泛。其最大特点是对正常和炎症脑膜具有强大穿透能力，脑脊液中药物浓度可达血药浓度的 50%以上。极少在肝脏代谢，90%以上的药物以原形药经尿排出体外，$t_{1/2}$ 为 25～30h，肾功能不良者明显延长。

氟康唑临床主要用于全身性或局部念珠菌、隐球菌等真菌感染；体癣、手癣、足癣、花斑癣、头癣、指（趾）甲癣等皮肤真菌感染；预防易感人群（如接受化疗或放疗患者或艾滋病患者）真菌感染。如本章案例，对一位皮肤念珠菌感染合并败血症患者，经用氟康唑治疗 4 周，病情即可痊愈。

氟康唑的不良反应发生率低，患者耐受良好，常见不良反应有恶心、腹痛、腹泻、头晕、头痛等。氟康唑可显著增高香豆素类抗凝药、利福平、氨茶碱、环孢霉素、磺酰脲类药物、苯妥英钠等药物的血药浓度。

用药监护、用法用量等内容请扫描本书二维码进行阅读。

伊曲康唑

伊曲康唑为广谱抗真菌药，在目前唑类药物中抗真菌作用最强。对大部分浅部和深部真菌均有抗菌活性。本药对皮肤癣菌（毛癣菌、小孢子菌、絮状表皮癣菌）、酵母菌（新型隐球菌、念珠菌、糠秕马拉色菌）、曲霉菌、组织胞浆菌、巴西副球孢子菌、某些镰刀菌、分枝孢子菌、皮炎芽生菌等具有高度抗菌活性。伊曲康唑脂溶性高，口服吸收好。原形药和其代谢物的血浆蛋白结合率大于 99%，不易进入脑脊液。单次给药后 $t_{1/2}$ 为 15～20h。药物可分布到大多数组织，在组织中浓度为血药浓度的 2～5 倍。

伊曲康唑用于治疗浅部真菌感染如手足癣、体癣、股癣、甲癣、花斑癣、真菌性结膜炎和口腔、阴道念珠菌感染和深部真菌感染如系统性念珠菌病、曲霉菌病、隐球菌脑膜炎、组织胞浆菌病、芽生菌病、球孢子菌病和副球孢子菌病等。其不良反应较轻，多数用药者耐受良好。常见的不良反应有恶心、呕吐、厌食等消化道症状，也可出现头痛、头晕、皮肤瘙痒、药疹等。大鼠实验表明本药有致畸作用，孕妇禁用。对肝药酶的影响较小，对人类固醇代谢几乎无影响，药物相互作用与酮康唑相类似，但较轻。

用药监护、用法用量等内容请扫描本书二维码进行阅读。

伏立康唑

伏立康唑是一种广谱的三唑类抗真菌药，体外试验表明伏立康唑具有广谱抗真菌作用。伏立康唑对念珠菌属（包括耐氟康唑的克柔念珠菌、光滑念珠菌和白念珠菌耐药株）具有抗菌作用，对所有检测的曲霉属真菌有杀菌作用。此外，伏立康唑在体外对其他致病性真菌亦有杀菌作用，包括对现有抗真菌药敏感性较低的菌属，如足放线菌属和镰刀菌属。

伏立康唑口服吸收迅速而完全，给药后 1～2h 达血药峰浓度，绝对生物利用度约为 96%。本品在组织中广泛分布。血浆蛋白结合率约为 58%。主要通过肝脏代谢，仅有少于 2%的药物以原形药经尿排出。

伏立康唑临床用于治疗侵袭性肺曲霉病；对氟康唑耐药的念珠菌引起的严重侵袭性感染（包括克柔念珠菌）；由足放线菌属和镰刀菌属引起的严重感染。主要用于治疗免疫缺陷患者中进行性的、可能威胁生命的感染。

伏立康唑的常见不良反应有视觉障碍、发热、皮疹、恶心、呕吐、腹泻、头痛、败血症、周围性水肿、腹痛及呼吸功能紊乱等。与治疗有关的、导致停药的最常见不良事件包括肝功能试验值增高、皮疹和视觉障碍。本品禁止与特非那定、阿司咪唑、西沙必利、匹莫齐特、奎尼丁、利福平、卡马西平和苯巴比妥合用。

用药监护、用法用量等内容请扫描本书二维码进行阅读。

第三节 嘧啶类抗真菌药

氟胞嘧啶

氟胞嘧啶又称5-氟胞嘧啶，是人工合成的广谱抗真菌药。

【药理作用】 对隐球菌属、念珠菌属和球拟酵母菌具有较高抗菌活性；对着色真菌、少数曲霉菌属有一定抗菌活性；对其他真菌的抗菌作用均差。

本药通过真菌的胞嘧啶渗透酶被摄入真菌内，在胞嘧啶脱氨酶作用下去氨基转化为活性产物5-氟尿嘧啶。5-氟尿嘧啶结构与尿嘧啶相似，替代尿嘧啶参与真菌的核酸代谢，从而干扰DNA和RNA的合成。真菌对本药（尤其单用时）易产生耐药性。体内外实验均证实本药和两性霉素B合用可产生协同作用，可能与两性霉素B损伤细胞膜使本药更易进入真菌细胞内有关；本药和唑类抗真菌药合用也可产生协同作用。由于哺乳动物的细胞内缺乏胞嘧啶脱氨酶，不能将氟胞嘧啶转变为氟尿嘧啶，故本药选择性作用于真菌而对人体细胞代谢影响较小。

【体内过程】 口服吸收好，生物利用度为82%。蛋白结合率低，跨膜穿透力强，体内分布广泛，易透过血脑屏障。约80%以原形药从尿中排出。$t_{1/2}$为3～6h，肾功能不全者可明显延长。本药可经血液透析排出体外。

【临床应用】 主要用于念珠菌、隐球菌和其他敏感真菌所引起的肺部感染、尿路感染、败血症、心内膜炎等的治疗。其疗效不如两性霉素B，临床上不宜单独使用，常与两性霉素B合用。

【不良反应及注意事项】

1. 可引起恶心、呕吐、腹泻、腹痛等胃肠道反应。
2. 皮疹、嗜酸性粒细胞增多等变态反应。
3. 转氨酶升高、黄疸等肝毒性反应。
4. 白细胞、血小板减少，偶可发生骨髓抑制。

用药监护、用法用量等内容请扫描本书二维码进行阅读。

第四节 烯丙胺类抗真菌药

特比萘芬

特比萘芬对浅部真菌如曲霉菌、镰孢菌和其他丝状真菌有良好的抑菌活性。体外抗皮肤真菌活性比酮康唑和伊曲康唑强。其抗菌机制为抑制真菌角鲨烯环氧化酶而抑制真菌麦角固醇的合成，使真菌细胞膜的屏障功能产生障碍；此外，角鲨烯环氧化酶受抑制，甾醇角鲨烯在真菌细胞内浓集，从而对真菌产生毒性作用。

特比萘芬口服易吸收，由于存在首过消除效应，生物利用度为40%。血浆蛋白结合率高达99%，广泛分布于皮肤、指甲和脂肪，在甲板和角质层内浓度较高。在肝脏代谢，70%代谢物由尿液排出，其余由粪便排出。初始$t_{1/2}$约为12h，达稳态血药浓度时其$t_{1/2}$大大延长，可达200h以上。

特比萘芬主要用于治疗皮肤癣菌引起的甲癣、体癣、手癣、足癣等浅表真菌感染，效果优于伊曲康唑。治疗甲癣优于灰黄霉素，连续用药12周，治愈率可达90%。可外用也可口服。本药对酵母菌和白念珠菌引起的癣病无效。特比萘芬不良反应发生率低，主要有胃肠道反应和头痛。

用药监护、用法用量等内容请扫描本书二维码进行阅读。

第五节 其他类抗真菌药

卡泊芬净

葡萄糖多聚物1, 3-β-葡聚糖是许多真菌细胞壁的主要成分，可维持细胞壁结构完整，使药物不易渗入。1, 3-β-葡聚糖合成酶可催化真菌细胞壁中多聚葡聚糖的合成，卡泊芬净是一种半合成脂肽类化合物，通过非竞争性抑制 1, 3-β-葡聚糖合成酶活性而抑制真菌细胞壁合成，导致真菌细胞壁的完整性被破坏，使真菌细胞内渗透压不稳定，最终导致真菌细胞溶解死亡。由于哺乳动物细胞缺乏 1, 3-β-葡聚糖合成酶，故该类化合物对真菌细胞具有较高的特异性，能迅速杀灭真菌，而对人体正常细胞影响不大。

卡泊芬净对真菌曲霉菌属和念珠菌属有良好的抗真菌活性。由于新型隐球菌不含 1, 3-β-葡聚糖合成酶，故对其天然耐药。卡泊芬净对镰孢霉属、根霉属、丝孢酵母属等作用差。卡泊芬净经 1h 静脉输注给药后，血药浓度的下降呈多相性趋势，输注后立即出现一个短暂的 α 相，之后是一个 $t_{1/2}$ 为 9～11h 的 β 相，此外，还会出现一个 $t_{1/2}$ 达 40～50h 的 γ 相。蛋白结合率高，约为 97%。主要在肝脏内代谢为非活性产物从肠道和尿液排泄，对肝脏细胞色素 P450 酶系统无影响。

卡泊芬净主要用于治疗念珠菌血症和其他念珠菌感染，如腹内脓肿、腹膜炎、胸膜腔感染等；感染侵袭性肺曲霉菌的患者；粒细胞减少发热患者经验治疗。主要不良反应有发热、恶心、呕吐、皮肤潮红及静脉炎等。

用药监护、用法用量等内容请扫描本书二维码进行阅读。

米卡芬净

米卡芬净药理作用与卡泊芬净相似，也是一种半合成脂肽类化合物，通过非竞争性抑制真菌细胞壁的必需成分 1, 3-β-葡聚糖的合成，而产生杀菌作用。对深部真菌感染的主要致病真菌曲霉菌属和念珠菌属有广谱抗真菌活性。在体外试验中，对耐氟康唑或伊曲康唑的念珠菌属有良好的抗菌活性。

米卡芬净口服大约只有 3%被吸收，因此只能静脉给药。血浆蛋白结合率大于 99%，该药经肝脏代谢，不被细胞色素酶系统代谢，多以无活性形式从胆汁和尿液排泄，仅小于 1%以原形药从尿液中排出，$t_{1/2}$ 约为 14h。本药在脑脊液中浓度低。

米卡芬净主要用于治疗由曲霉菌和念珠菌引起的真菌血症、呼吸道真菌病和胃肠道真菌病等。主要不良反应有头痛、关节痛、失眠、皮疹、静脉炎、转氨酶升高等。

用药监护、用法用量等内容请扫描本书二维码进行阅读。

灰黄霉素

灰黄霉素化学结构与核酸的主要组分鸟嘌呤相似，可竞争性抑制鸟嘌呤代谢进入 DNA 分子中，干扰真菌 DNA 合成，并能与真菌微管蛋白结合而抑制真菌的有丝分裂。本药对各种皮肤癣菌如小孢子癣菌、毛癣菌、表皮癣菌均有抑制作用，对深部真菌无效。其口服易吸收，吸收量与颗粒大小有关，油脂食物可促进其吸收。吸收后体内分布广泛，皮肤、脂肪、毛发、指甲等组织的药物含量较高。主要在肝脏代谢，并以失活代谢产物从尿中排出，$t_{1/2}$ 约为 24h。

灰黄霉素主要用于治疗敏感真菌所致的头癣、体癣、股癣、甲癣等，对头癣疗效较好，对指（趾）甲角质癣的疗效较差。治疗癣菌皮肤感染一般需用药数周至数月，待病变组织完全脱落后，新组织生出后才不易复发。本药不易透过皮肤角质层，故外用无效。目前灰黄霉素的临床用途多被伊曲康唑或特比萘芬所取代。其不良反应以神经系统头痛较为常见，少数患者可出现上腹不适、恶心或腹泻等消化系统症状，一般较轻。约 3%患者可发生皮疹，偶可发生血管神经性水肿、持续性荨麻疹、剥脱性皮炎等过敏反应，以及白细胞减少、转氨酶升高等。

第六节 抗真菌药物的研究进展

相关内容请扫描本书二维码进行阅读。

（徐道华）

第五十章 抗病毒药物

【案例 50-1】

某科研人员建立了一个无细胞的逆转录酶抑制剂高通量筛选方法，希望从大量的天然和合成的化合物中筛选出新的HIV逆转录酶抑制剂。这个方法的反应体系包括HIV逆转录酶、一段RNA模板、一段DNA引物及4种脱氧核糖核酸。为了验证这个筛选方法的正确性，他用HIV逆转录酶抑制剂齐多夫定作为阳性对照药物，用HIV蛋白酶抑制剂奈非那韦作为阴性对照药物。最后他发现，奈非那韦不能抑制HIV逆转录酶的活性，但齐多夫定也不能抑制HIV逆转录酶活性，他百思不得其解。你能解释一下原因吗？

问题：

1. 为什么齐多夫定在无细胞体系中不能抑制逆转录酶活性？
2. 该科研人员应该选用什么样的药物作为阳性对照药物？
3. 简述核苷类抗病毒药物在体内的活化途径。

【案例 50-2】

纽约Aaron Diamond艾滋病研究中心报道他们发现了一名HIV超级耐药和快速进展的病例。该病例为40岁的成年男性，有同性恋史。该病例被认为在近期感染了一种能耐受多种抗HIV药物的病毒株，在4～20个月内就进展到艾滋病。分离该病人的HIV病毒后进行耐药性检测，发现该病毒对所有HIV蛋白酶抑制剂和非核苷类逆转录酶抑制剂奈韦拉平都耐药，而基因序列测定表明该病毒对所有核苷类逆转录酶抑制剂也均耐药，仅对HIV进入抑制剂恩夫韦特和非核苷类逆转录酶抑制剂依非韦伦两种抗HIV药物敏感。

问题：

1. 常规的三联高效抗逆转录病毒疗法能否有效控制该患者病情？
2. 该患者可以使用哪些抗HIV药物进行抗病毒治疗？
3. 耐多种药物HIV病毒株的出现对人类健康有什么影响？

第一节 概 述

抗病毒药物研究开始于20世纪50年代，1959年发现碘苷对某些DNA病毒有抑制作用，1961年临床上使用碘苷局部治疗疱疹性角膜炎获得成功，自此碘苷（疱疹净）作为第一个抗病毒药物揭开了抗病毒药物研发的序幕。碘苷由于毒副作用较大，其临床应用受到了限制。

阿昔洛韦的问世，抗病毒药物才真正发展起来。英国Burroughs Wellcome 公司在1974年发明了阿昔洛韦，1977年开始进行临床试验，1981年世界上首次上市，是第一个特异性抗疱疹类病毒的药物。该药能有效地抑制疱疹病毒的复制，治疗作用比碘苷强10倍，但对未感染的细胞无毒性作用，安全性极大增强，自其上市以来一直是治疗疱疹病毒感染的首选药物。

自20世纪80年代以来，艾滋病等慢性病毒性传染病在全球的广泛传播，促进了抗HIV药物的研制，极大地推动了抗病毒药物的发展。齐多夫定是第一个抗艾滋病药物。该化合物最早在1964年被合成出来，原本希望能研发成抗肿瘤药物，但在证明对小鼠肿瘤无效后被放弃。1985年，美国国家癌症研究所（NCI）的科学家在对现有药物进行抗HIV活性筛选时发现齐多夫定具有显著的抗 HIV 作用。还有英国的 Burroughs Wellcome 公司，与美国 NCI 一起，将齐多夫定研发成第一个抗艾滋病药物，并于 1987 年 3 月 20 日被美国 FDA 批准上市。

齐多夫定属于 HIV 逆转录酶抑制剂，人们希望开发新作用机制的抗艾滋病药物。恩夫韦特则是第一个作用于病毒进入阶段的抗病毒药物，也是一个特异性的抗艾滋病药物。20 世纪 90 年代初期，美国纽约血液中心和杜克大学的科学家发现，衍生于病毒包膜蛋白 gp41 的多肽具有很强的抗 HIV 作用。随后，美国 Trimeris 公司将其中一个多肽 T-20 作为抗 HIV 药物进行研发，在 Roche 公司的进一步参与下，于 2003 年 3 月将其作为第一个 HIV 进入抑制剂类抗艾滋病药物上市，通用名为恩夫韦特。恩夫韦特研发的成功，开创了病毒进入抑制剂作为抗病毒药物的新时代，也表明衍生于病毒自身蛋白的多肽可能采用“以其人之道还治其人之身”的方式抑制病毒的感染。

一、病毒简介

病毒为核酸颗粒，是一类比较原始的、有生命特征的、能够自我复制和严格在细胞内寄生的非细胞生物。病毒结构极为简单，多数缺乏酶系统，只能依赖宿主细胞复制其核酸和蛋白质，然后装配成病毒颗粒而增殖。病毒感染能引起多种疾病，严重危害人类的健康和生命。据不完全统计，约 75%流行性传染病是由病毒感染引起的。迄今，全世界已发现的病毒超过 3600 种，而且新的病毒还在不断被发现，其中使人类致病的病毒有 1200 多种，严重危害人类健康的病毒性疾病有流感、艾滋病、脊髓灰质炎、乙型脑炎、病毒性肝炎、麻疹、非典型病原体肺炎、天花、狂犬病等。

病毒最令人感叹的是它能以其微小之躯引起如此复杂的生物学后果。比如，乙肝病毒的基因组只有 3.2kb，仅编码 4 个基因，是已知人类致病病毒中最简单的病毒。但就是如此简单的遗传信息，导致乙肝病毒（HBV）成为最具杀伤力的病原之一。每年约有 100 万人死于乙肝病毒相关的肝脏疾病。而人类免疫缺陷病毒（HIV）的基因组也只有 9.3kb，不到人类基因组的 1/30 万，却在发现后的 25 年里导致 2000 余万人死亡，目前仍有 3690 万感染者，难逃最终死于 HIV 相关疾病的命运。新冠感染暴发之后 3 年内造成全球超过 6 亿人感染，死亡病例超过 650 万，引发了前所未有的大流行。由于新冠病毒易突变且传播迅速，抗病毒药物的研发仍面临巨大挑战。

病毒要生存，必须解决 3 个问题。第一个问题是其如何在感染细胞后进行自身的复制。病毒自身不携带核糖体等合成蛋白的原件，也缺乏复制所需的核苷酸等原材料，因此，病毒必须依靠宿主细胞实现其基因组的复制和病毒蛋白的合成。第二个问题是如何实现病毒在个体间的传播。如果病毒不能找到某种途径传播到其他个体之中，那么随着个体的死亡，这些病毒最终也将消亡。因此，病毒通常易于感染较大的器官，如呼吸道和肝脏等。由于大的器官拥有大量的细胞，病毒在间接和直接杀死或损伤许多宿主细胞后，不至于引起对机体的严重损伤。第三个问题是病毒如何逃避宿主的防御和攻击。病毒在进化过程中形成了一套策略来抵抗宿主的抗病毒作用，保证其有足够的时间在宿主体内复制并传播至新的宿主。

大多数病毒会在宿主体内引起一定形式的疾病，这是病毒为了解决上述复制、传播和逃逸 3 个问题时采取的策略所造成的结果。因此，发展抗病毒药物来治疗病毒性疾病，也需要着眼于病毒的复制、传播和逃逸 3 个方面。

二、抗病毒药物的作用机制和分类

对病毒性疾病的治疗至今仍缺乏特异性强的药物，临床上常用的药物主要有如下几类：抑制病毒复制的抗病毒药物；增强机体免疫功能的免疫调节剂；针对临床症状的止咳、镇痛、解热和消炎等治疗药；防止继发感染的抗感染药；预防病毒感染的疫苗及阻断病毒传播的消毒药等。本章只介绍前面两类，重点介绍抗病毒药物。

抗病毒药物的作用在于抑制病毒的复制，使宿主免疫系统抵御病毒侵袭，修复被破坏的组织，或者缓和病情使之不出现临床症状。至今，某些病毒性疾病，如脊髓灰质炎和狂犬病，还没有抗病毒治疗药物，只能靠疫苗预防，一旦错过防疫期，后果十分严重。

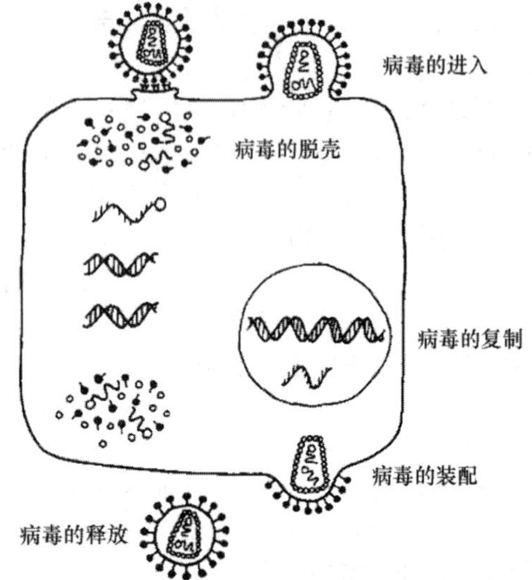

图 50-1　病毒的生活周期与药物作用靶点

相比于抗菌药物，抗病毒药物的发展相对缓慢。随着细菌性感染的有效控制，病毒性感染的发病突显出来，尤其是 HIV、HBV、丙型肝炎病毒（HCV）等慢性感染病毒的出现以及 SARS、新冠感染等突发性病毒传染病的暴发，对抗病毒药物的研究开发提出了紧迫的要求，因此抗病毒药物的研究成为当前的研究热点，近年来不断有新的抗病毒药物被批准用于临床。

抗病毒药物的作用机制是对病毒感染过程中某些病毒特有的步骤进行干扰。根据病毒的生活周期（life cycle），抗病毒药物作用的靶点可以分为五大类，即病毒的进入、病毒的脱壳、病毒的复制、病毒颗粒的装配及病毒的释放（图 50-1）。相应地，抗病毒药物也可以根据其作用机制分为以下五类。

1. 阻断病毒的进入　药物可以与病毒竞争细胞膜表面的受体，阻止病毒吸附于细胞表面，使其不能侵入细胞内，如抗 HIV 的 CCR5 辅助受体拮抗剂马拉韦罗（maraviroc）；此外，药物也可以与病毒进入相关的蛋白结合，改变其构象，使病毒不能进入靶细胞，如抗 HIV 的多肽药物恩夫韦肽（enfuvirtide）。

2. 阻止病毒的脱壳　譬如金刚烷胺（amantadine）和金刚乙胺（rimantadine），可通过抑制流感病毒脱壳时所需的蛋白 M2 的活性，用于甲型流感病毒的治疗和预防。

3. 抑制病毒的复制　虽然病毒依赖细胞机器进行复制，但与细胞 DNA 复制还是有所差异的。正是这些病毒基因组复制的特性，成为抗病毒药物良好的药物作用靶点。譬如阿昔洛韦（aciclovir）能选择性地抑制病毒 DNA 的复制，而阿糖腺苷（vidarabine）通过抑制病毒 DNA 聚合酶，阻碍 DNA 的合成。

4. 抑制病毒颗粒的装配　在 HIV 病毒颗粒的装配过程中，需要病毒编码的蛋白酶来切割大片段的 Gag-Pol 前体蛋白，产生相应的病毒结构蛋白和蛋白酶。由于该蛋白酶是病毒特有的，所以以该蛋白酶为靶点的抗 HIV 药物，如茚地那韦（indinavir），就是典型的蛋白酶抑制剂。这一类药物也是目前市场上仅见到的以病毒装配为靶点的抗病毒药物。

5. 病毒释放的抑制剂　流感病毒从感染的细胞表面释放时，病毒包膜上的血凝素结合在它们将要逃离的细胞受体上，从而局限在感染细胞的表面。流感病毒基因组编码的神经氨酸酶，能够嵌入细胞膜，水解与血凝素蛋白结合的唾液酸残基，使病毒释放。奥司他韦就是这样的流感病毒释放抑制剂，作用于病毒的神经氨酸酶。

除按上述作用机制分类之外，抗病毒药物还可以按病毒种类来分，分为广谱抗病毒药物、抗 RNA 病毒药物和抗 DNA 病毒药物。

三、常用的抗病毒药物的化学结构

常用的抗病毒药物有阿昔洛韦、阿糖腺苷、拉米夫定、喷昔洛韦、碘苷、利巴韦林等，其化学结构见图 50-2。

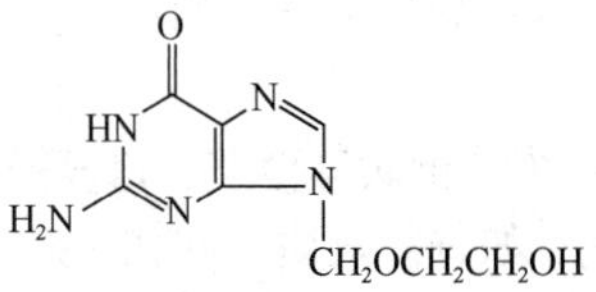

阿昔洛韦 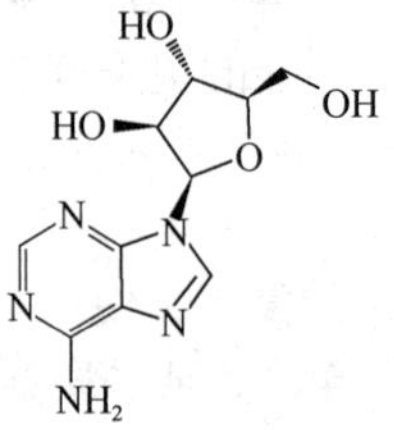　　阿糖腺苷 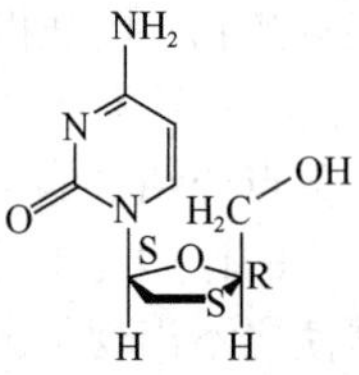　　拉米夫定

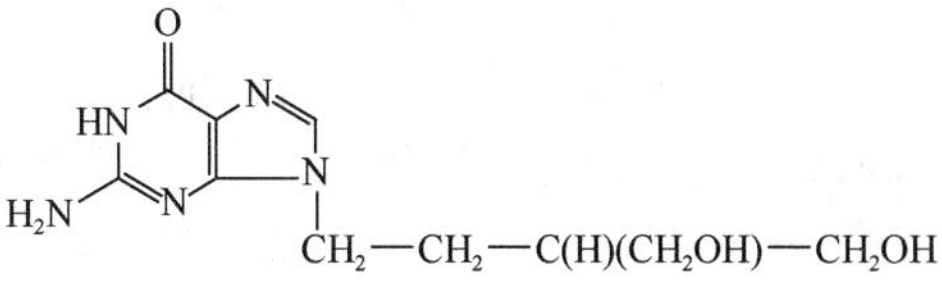

喷昔洛韦

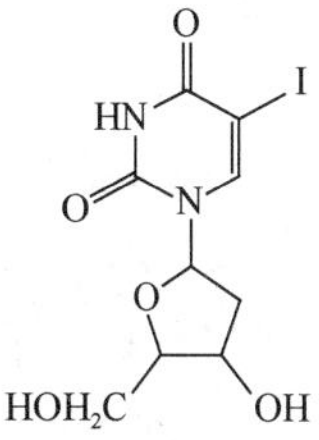

碘苷

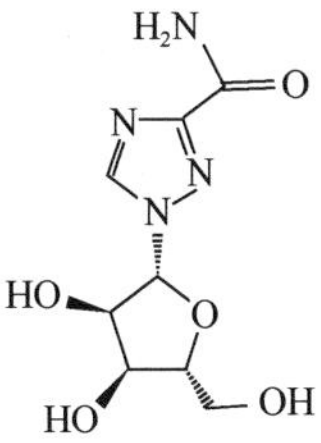

利巴韦林

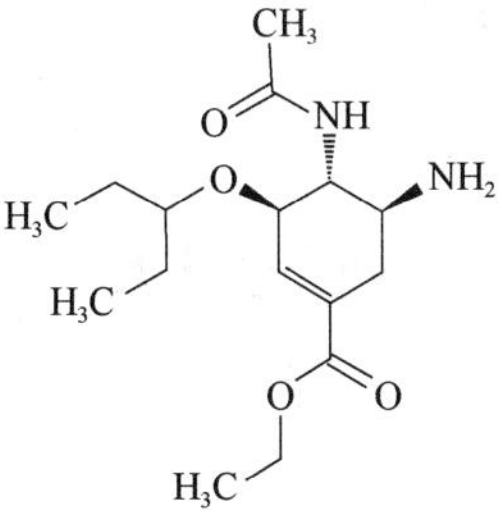

奥司他韦

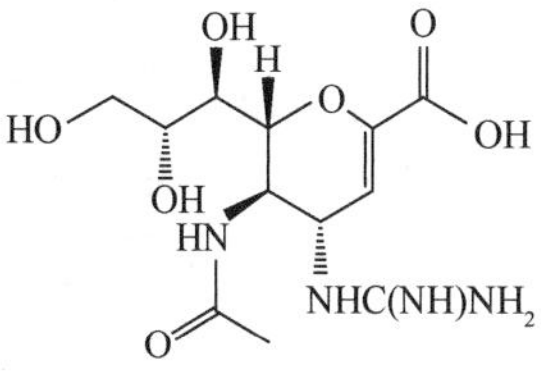

扎那米韦

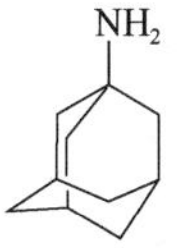

金刚烷胺

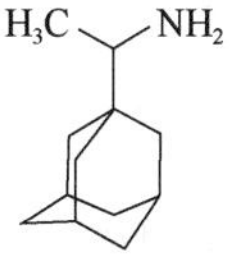

金刚乙胺

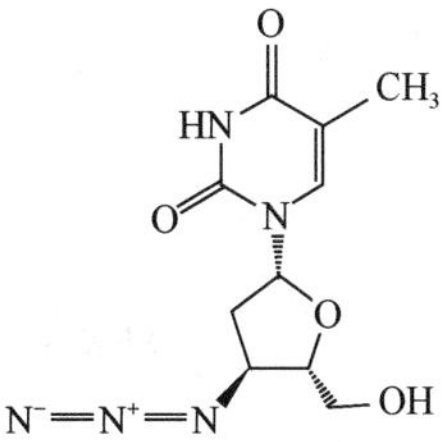

齐多夫定

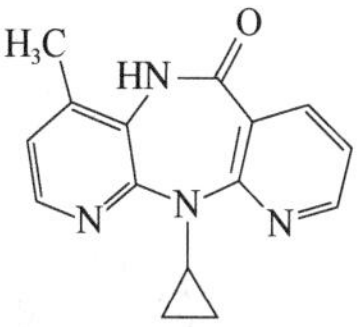

奈韦拉平

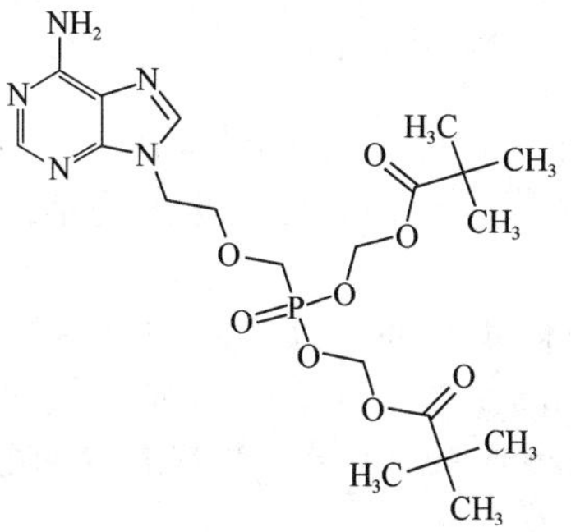

阿德福韦二吡呋酯

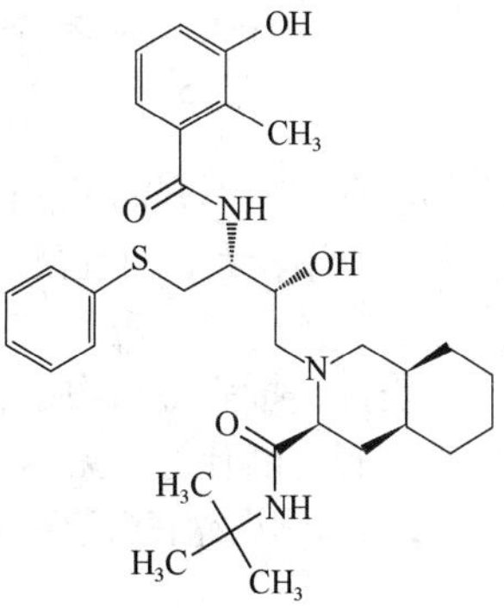

奈非那韦

图 50-2　抗病毒药物的化学结构

第二节　广谱抗病毒药物

人体的细胞膜和细菌的细胞壁具有不同的组成和结构，因此，青霉素类的抗生素，能够阻断细菌细胞壁的合成，在不损伤人体细胞的情况下杀死大部分细菌。而病毒必须依赖人体细胞的合成机制才能实现自身的复制，因此，要研究一种既可以杀死病毒，又不损伤人体细胞的抗病毒药物是非常困难的事情，更何况不同的病毒解决其生存面临的三大问题的方式多种多样，只有少数病毒具有相同的方式和特点。因此，广谱的抗病毒药物只能是针对病毒生存共同的过程，譬如根据病毒复制所需的碱基结构，设计一些类似嘌呤或嘧啶的核苷药物，或者是针对宿主对病毒的防御机制，发展一些通用的生物制剂。这些广谱的抗病毒药物，同样会影响机体的正常生理功能，因此其引起的不良反应必须加以重视。

一、嘌呤或嘧啶核苷类似药物

许多抗病毒药物是一些结构与核苷（如鸟嘌呤和 2-脱氧胸腺嘧啶）类似的人工合成化合物，它们通过干扰病毒核酸的合成而起到抗病毒作用。当这些核苷类似药物进入细胞后，它们能像核苷一样在宿主细胞质内某些激酶的作用下发生磷酸化，变成核苷酸类似物。三磷酸核苷类似物是这一类药物的最终活性形式，它们能作为逆转录酶等病毒聚合酶的竞争性底物（图 50-3）。在核酸合成过程中，如果三磷酸核苷类似物掺入了正在延伸的核酸链，核酸的合成就终止了。就像我们在核酸测序中使用的双脱氧方法一样，具有核苷酸类似物的结构能够阻止核酸链接受下一个核苷酸。

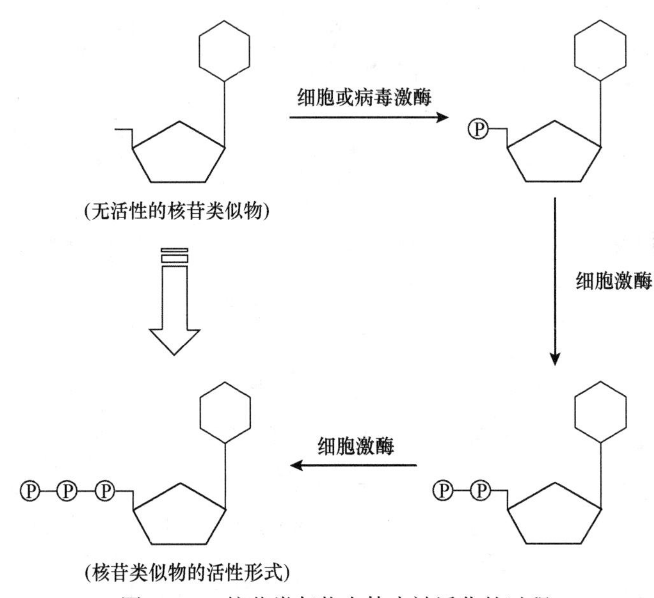

图 50-3　核苷类似物在体内被活化的过程

由于任何病毒的生存都离不开病毒核酸的复制，因此，核苷类似物可以作为广谱抗病毒药物。但是，这一类药物毒副作用较大，而且极易产生耐药，导致药物失去抗病毒活性，甚至出现多药耐药和交叉耐药的现象。

最常使用的核苷类广谱抗病毒药物是利巴韦林，其他还包括大部分抗疱疹病毒药物，如阿昔洛韦、伐昔洛韦、阿糖腺苷、碘苷等（见本章第三节）；主要用于抗 HIV 的核苷类逆转录酶抑制药物（见本章第四节）；主要用于治疗慢性病毒性肝炎的拉米夫定、泛昔洛韦和喷昔洛韦等药物（见本章第三节）。

利巴韦林

利巴韦林（ribavirin）又名病毒唑，是人工合成的鸟嘌呤类似物，为广谱抗病毒药物，对多种 RNA 病毒和 DNA 病毒均有抑制作用。对呼吸道合胞病毒、流行性出血热病毒、甲型肝炎病毒、麻疹病毒、乙型脑炎病毒、腺病毒、带状疱疹病毒和各种流感病毒均有抑制作用，最小抗病毒浓度为 0.05～2.5μg/ml。本药在细胞内发生磷酸化而转变成活性形式，其中三磷酸利巴韦林占 80%。利巴韦林的抗病毒机制尚未完全明了，至少有 5 种假说，包括抑制 RNA 的合成和 mRNA 的加帽，说明利巴韦林的作用方式不止一种。

不同用药途径、不同剂型、不同剂量、不同给药间隔，利巴韦林的药物代谢动力学各参数有很大差异。血药浓度可选 0.2（气雾剂吸入）～17.6μg/ml（静脉注射）。表观分布容积约为 10L/kg。单次和多次给药稳态血药浓度的血浆 $t_{1/2}$ 分别为 30～40h 和 200～300h。

利巴韦林剂型多，临床应用广泛，主要用于：①口服剂型用于甲型肝炎、单纯疱疹、麻疹，呼吸道病毒感染；②气雾剂喷雾用于呼吸道病毒引起的鼻炎、咽炎等；③感染早期静脉滴注可用于流感、副流感引起的病毒性肺炎、小儿腺病毒性肺炎、拉沙热和病毒性出血热等；④滴鼻剂用于治疗甲型流感、乙型流感；⑤乳膏剂可用于治疗带状疱疹和生殖器疱疹；⑥滴眼剂治疗流行性结膜炎、单纯疱疹病毒角膜炎，与干扰素合用，用于治疗 HCV 感染等。

利巴韦林的不良反应有腹泻、乏力、白细胞减少、可逆性贫血等。动物实验表明本药有致畸作用，孕妇忌用。

二、生 物 制 剂

干 扰 素

干扰素（interferon，IFN）为一类由哺乳动物细胞合成的可诱导型蛋白质，具有抗病毒、免疫调节和抗增生的作用。干扰素有 3 种（干扰素 α、干扰素 β、干扰素 γ），分别由人体白细胞、成纤维细胞及致敏淋巴细胞产生。干扰素为广谱抗病毒药物，对病毒的进入、脱壳、复制、装配和释放都能产生抑制作用。对不同的病毒，干扰素的主要作用环节有所不同。不同病毒对干扰素的敏感性也有较大的差异。干扰素与细胞膜上的特异性受体结合，进而影响相关基团的表达，通过抗病毒作用和免疫调节作用抵抗病毒的感染。

目前临床上使用的均为基因工程干扰素，血源性干扰素已经不再使用。主要用于多种病毒感染性疾病的治疗，如慢性肝炎、疱疹性角膜炎、带状疱疹等，另外还广泛用于抗肿瘤。干扰素 α 是国际公认的治疗慢性肝炎的抗病毒药物，干扰素 α-2a、干扰素 α-2b 常用于治疗慢性乙肝和丙型肝炎。干扰素 α 注射剂和利巴韦林口服剂联用，在很长的一段时间里是治疗丙型肝炎的标准疗法。

干扰素给药后在体内迅速达峰浓度，然后快速下降，药物半衰期较短，一般为 2～4h。目前多家公司开发了聚乙二醇修饰的长效干扰素。聚乙二醇附着物呈长毛状，它能使干扰素代谢时间延长而达到较长的半衰期。

干扰素的不良反应比较普遍，包括发热、疲乏、头痛和肌痛。多次注射可引起不适、乏力。

胸 腺 素

胸腺素（thymosin）是人工合成的 28 肽化合物，为胸腺素第 5 组分。其抗病毒的机制目前认为是通过促进 T 细胞成熟，使 T 细胞及 NK 细胞在被各种抗原或有丝裂原激活后产生各种 IL-2 及干扰素 α、干扰素 γ 等多种淋巴因子，提高机体免疫力。临床应用于慢性肝炎、艾滋病、其他病毒性感染和肿瘤的治疗或辅助治疗。

第三节　抗 DNA 病毒药物

一、抗疱疹病毒药物

疱疹病毒分为单纯疱疹病毒（HSV）和水痘-带状疱疹病毒（VZV），1 型 HSV 主要导致口唇疱疹，2 型 HSV 主要导致生殖器疱疹。目前抗疱疹病毒药物主要是核苷类药物，这类化合物经过病毒胸苷激酶磷酸化成三磷酸化合物与脱氧尿苷三磷酸竞争，从而抑制病毒 DNA 的合成。

最早用于疱疹病毒感染的抗病毒药是碘苷（又名疱疹净），治疗单纯疱疹病毒引起的疱疹性角膜炎，但因全身应用毒性大，仅限于局部使用。

阿昔洛韦是治疗疱疹病毒感染的首选药，广泛用于治疗疱疹性角膜炎、生殖器疱疹、全身带状疱疹及疱疹性脑炎，但长期使用可出现耐药性。与阿昔洛韦结构类似的药物还有喷昔洛韦（penciclovir）、更昔洛韦（ganciclovir）和泛昔洛韦（famciclovir）。其中泛昔洛韦治疗急性带状疱疹，毒性小，与阿昔洛韦、伐昔洛韦相比，起效快，持续时间长。

阿 昔 洛 韦

阿昔洛韦，又名无环鸟苷，是人工合成的鸟苷类似物，抗病毒谱较窄，为抗 DNA 病毒药物，对 RNA 病毒无效。对 1 型单纯性疱疹病毒和 2 型单纯性疱疹病毒作用最强，对带状疱疹病毒作用较弱。体外试验表明，0.02～2.2μg/ml 对单纯性疱疹病毒有效；0.8～4.4μg/ml 对带状疱疹病毒有效；50μg/ml 对哺乳类细胞的生长一般无影响。

阿昔洛韦经过三步磷酸化形成三磷酸无环鸟苷。首先，阿昔洛韦在疱疹病毒专有的胸苷激酶作用下进入被感染细胞，并转化为一磷酸型；然后分别由宿主细胞的一磷酸鸟苷激酶和磷酸酶转化为二磷酸型和三磷酸型。

三磷酸无环鸟苷从两个方面干扰 DNA 合成：①与三磷酸脱氧鸟苷（dGTP）竞争病毒 DNA 多聚酶，抑制病毒 DNA 复制；②掺入病毒 DNA 链，使 DNA 链延长终止（chain termination），生成无功能 DNA。由于阿昔洛韦的初始活化需要疱疹病毒专有的胸苷激酶，而疱疹病毒胸苷激酶与阿昔洛韦的亲和力比哺乳类细胞胸苷激酶的亲和力大 200 倍，因而三磷酸阿昔洛韦仅在疱疹病毒感染的宿主细胞内浓集（在感染细胞内比正常细胞高 40～100 倍），表现出对感染细胞有选择性，成为第一个具有选择性的抗病毒药物，开创了抗病毒药物的新纪元。

疱疹病毒对阿昔洛韦易产生耐药性，其机制可能与疱疹病毒胸苷激酶、DNA 多聚酶的基因发生突变有关。临床上一旦发生耐药，应及时更换药物。

阿昔洛韦口服吸收少，生物利用度为 10%～30%。口服 200mg 后血浆峰值浓度平均为 0.4～0.8μg/ml。60%～90%以原形药从尿液排出。血浆 $t_{1/2}$ 平均为 2.5h；无尿患者的血浆 $t_{1/2}$ 可达 20 h，全身体液分布广泛，大多组织和体液中药物浓度可达血浆药物浓度的 50%～100%。

阿昔洛韦临床上主要用于单纯疱疹病毒引起的生殖器感染、皮肤黏膜感染、角膜炎及疱疹病毒性脑炎和带状疱疹。不良反应较少，局部使用可引起黏膜刺激和短暂的灼痛感，口服偶见胃肠道反应、药疹、头痛等。近年有使用后发生急性肾衰竭的报道。临床研究未发现本药有致癌作用。β-内酰胺类抗微生物药和丙磺舒可增高阿昔洛韦的血药浓度。

伐 昔 洛 韦

伐昔洛韦（valaciclovir）是阿昔洛韦的前药，是与 L-缬氨酸形成的酯，口服吸收后转化为阿昔洛韦，能改善阿昔洛韦口服给药吸收不良的缺点，生物利用度提高 3～5 倍，用量少、起效快、毒性小，可以提高患者的依从性。现已成功取代阿昔洛韦成为治疗带状疱疹和生殖疱疹的一线用药。肾功能障碍的患者在服用此药时需调节剂量。

阿 糖 腺 苷

阿糖腺苷为人工合成的嘌呤类衍生物，在细胞内转变为具有活性的三磷酸阿糖腺苷，抑制病毒的 DNA 多聚酶而干扰 DNA 合成。临床静脉滴注用于治疗单纯疱疹病毒性脑炎，局部外用可治疗疱疹病毒性角膜炎。该药物的静脉滴注剂型，现在大多已被阿昔洛韦静脉滴注液所取代。

阿糖腺苷的不良反应有眩晕、恶心，呕吐、腹泻、腹痛，偶见骨髓抑制，白细胞和血小板较少等。有致畸作用，孕妇忌用。

二、抗眼部病毒感染药物

眼部病毒感染是眼科的常见病。常见的眼部病毒感染包括腺病毒所致的流行性角膜结膜炎、微小核糖核酸病毒所致的传染性极强的急性出血性结膜炎、单纯性疱疹病毒可致结膜炎和角膜炎、巨细胞病毒可致巨细胞病毒性视网膜炎。病毒的合并感染，比如巨细胞病毒和 HIV 共感染、巨细胞病毒与 HCV 共感染都可加重眼部的并发症。鉴于眼部结构的脆弱性，眼部感染所致的炎症可严重影响视力，眼部损伤是不可逆的，如不及时控制，会导致失明。因此，治疗眼部感染的目标是控制感染，保护眼组织及其功能。

与脑部组织类似，由于存在血眼屏障，眼组织的有效保护机制与高度敏感性使大部分药物的使用受到限制。在全身给药的情况下，药物在眼前段达到治疗浓度时，机体的其他部位浓度往往已到引起中毒的剂量。因此，眼部感染药物以局部应用为主。由于角膜是药物吸收的主要屏障，其中角膜上皮层是水溶性药物的透过屏障，基质层是脂溶性药物的透过屏障。角膜亲脂层与亲水层交替存在的结构，决定了抗病毒药物要透过角膜应具有适宜的亲脂亲水性。

抗眼部病毒感染药物，临床选择多为更昔洛韦、利巴韦林及阿昔洛韦。更昔洛韦具有广谱高效、局部用药安全等特点，适用于单纯疱疹病毒性角膜炎等疾病，是抗病毒性眼炎的一线药物。应用羟苄唑（hydrobenzole）治疗病毒性结膜炎，应用阿昔洛韦、更昔洛韦进行全身治疗（或玻璃体腔内注射）来治疗急性视网膜坏死综合征（表 50-1）。

表 50-1　常见眼部抗病毒感染药物

药物	常见制剂	适应证	注意事项	禁忌证
利巴韦林	滴眼液、眼膏	用于单纯疱疹病毒性角膜炎	（1）严重贫血、肝功能不全者慎用 （2）哺乳期妇女应用时应暂停授乳 （3）若长期大量使用本品可能会产生与全身用药相似的不良反应，如肝功能和血象的异常 （4）本品不宜用于其他病毒性眼病	孕妇禁用
阿昔洛韦	滴眼液、眼膏	用于单纯疱疹性角膜炎	（1）滴眼液中如有结晶或粉末状物析出，温热溶解后使用 （2）偶见眼部轻微的刺激症状	孕妇禁用
更昔洛韦	滴眼液、眼膏、眼用凝胶	用于单纯疱疹性角膜炎	（1）儿童慎用 （2）孕妇及哺乳期妇女慎用 （3）精神病患者及神经中毒症状者慎用	（1）对本品过敏者禁用 （2）严重中性粒细胞减少或严重血小板减少者禁用
羟苄唑	滴眼液	急性流行性出血性结膜炎	（1）本品需防止阳光直射 （2）滴眼后可有轻度的刺激性	对本品过敏者禁用

三、抗乙肝病毒药物

肝炎病毒感染是当今国际公认的治疗学难题， 在肝炎病毒中的乙肝病毒（HBV）、丙型肝炎病毒（HCV）和丁型肝炎病毒（HDV）在急性感染后有 80%以上会转为慢性，其中 20%若持续感染有可能发展成肝硬化，其中的 1%～5%转为肝癌。

HBV 为嗜肝病毒。全世界超过 3 亿人受到 HBV 感染，其中一部分患上慢性肝炎，进而发展成肝硬化，甚至肝癌。

国外对病毒性肝炎治疗药物的研制侧重于开发抗肝炎病毒药。20 世纪 80 年代曾进行试验的阿糖腺苷、阿昔洛韦、齐多夫定因疗效不佳，毒性反应大，在国外已不再用于治疗乙肝。十余年各大型企业利用肝癌细胞株、肝炎病毒转染细胞株和转基因小鼠肝炎动物模型，遴选抗乙肝病毒药，成功开发了多种核苷类抗乙肝药物，如拉米夫定（lamivudine）、阿德福韦酯（adefovir）、泛昔洛韦、喷昔洛韦、恩替卡韦（entecavir）、替诺福韦（tenofovir）和特比夫定（telbivudine）等。

目前临床上治疗乙肝的药物，除生物制剂干扰素外，均为核苷类药物。它们以核苷为基本构架，通过碱基或戊糖环的改变而产生一系列新的核苷类似物。这些抗 HBV 药物多数来自 HIV 逆转录酶抑制剂类抗艾滋病药物和 DNA 聚合酶抑制剂类抗疱疹病毒药物。

拉米夫定

拉米夫定是一种胞嘧啶核苷类似物，最初是作为抗 HIV 药物获得批准的。由于可明显抑制 HBV 的 DNA 复制，后来其适应证扩大到慢性乙肝。拉米夫定经过被动扩散进入细胞内，在细胞内酶的作用下转化为三磷酸型，进而竞争性抑制 HBV DNA 多聚酶（具有逆转录酶活性），并引起 DNA

链延长反应终止，使 HBV 的 DNA 下降。

拉米夫定口服吸收快，成人口服吸收率为 80%，给药后 0.5～1.5h 达血浆峰值浓度，口服 100mg 的血浆峰值浓度可达 1.5μg/ml。本药体内分布广泛，约 70%的药物以原形药经尿排出，血浆 $t_{1/2}$ 约为 9h，提示一次用药细胞内有效浓度可维持近 1 天。

拉米夫定是第一个口服有效的乙肝治疗药物，主要用于干扰素无效的患者，使用后转氨酶等生化指标趋于正常，肝脏组织学有所好转，对慢性乙肝、失代偿性乙肝导致的肝硬化、肝移植后乙肝复发有预防治疗作用。有效率可达 60%左右，而安慰剂对照组有效率约为 30%。用于治疗乙肝的片剂（每片 100mg）与抗 HIV 感染的片剂（每片 150mg）不同，100mg/d 可能是乙肝最佳的治疗剂量。耐受性良好，口服给药不良反应的发生率很低，以恶心、呕吐、腹泻及疲劳等较常见。但停药易复发，需长期服用，且容易诱导耐药病毒株的产生。

阿德福韦酯

阿德福韦酯（adefovir）由 Gilead Sciences 公司开发，具有抗 HBV 活性（包括拉米夫定耐药的 HBV），但口服生物利用度低，过敏反应严重。阿德福韦酯是阿德福韦的衍生物，可以作为前药，在体内迅速转化为阿德福韦，因而其生物利用度高于阿德福韦。阿德福韦酯具有广谱抗病毒活性，用于治疗拉米夫定耐药的慢性乙肝。

泛昔洛韦和喷昔洛韦

泛昔洛韦和喷昔洛韦均为人工合成的无环鸟苷类似物。泛昔洛韦是喷昔洛韦的前体药物。它们主要用于治疗疱疹病毒感染，但体外试验的研究也表明，它们有一定抗 HBV 作用。这些药物最后是否会成为抗 HBV 药物，还需要看它们在临床研究中显示的疗效及与现有药物对比的优越性。

第四节 抗 RNA 病毒药物

一、抗艾滋病病毒药物

人类免疫缺陷病毒（HIV）是引起艾滋病的病原体。自从 1981 年夏天人类发现了艾滋病并在 1983 年分离出 HIV 以来，抗 HIV 药物相继出现。第一个抗 HIV 药物是 1987 年批准上市的齐多夫定，目前临床批准的抗艾滋病药物已经有 29 种，绝大部分针对病毒编码的两种酶，即逆转录酶和蛋白酶。尽管有这么多的抗 HIV 药物，但它们仍然不能清除 HIV，只能抑制病毒的复制，将病毒载量降低，一定程度上恢复患者的免疫功能，延长患者的生命。

（一）HIV 逆转录酶抑制剂

逆转录酶是 HIV 从 RNA 逆转录为 DNA 过程中起主要作用的酶，逆转录酶抑制剂可作为逆转录酶的底物或竞争性抑制剂而阻止病毒的复制。

1. 核苷类 HIV 逆转录酶抑制剂 核苷类似物为最早发现的 HIV 逆转录酶抑制剂，该类药物在细胞内被磷酸化形成 5′-三磷酸的活性代谢产物，与 5′-三磷酸核苷竞争，通过逆转录酶整合入病毒 DNA，引发病毒 RNA 链提前终止，从而抑制 HIV 的复制。目前上市的主要有齐多夫定（zindovudine）、去羟肌苷（didanosine）、扎西他滨（zalcitabine）、司他夫定（stavudine）、拉米夫定、阿巴卡韦（abacavir）等，另外还有一些复方制剂，如由齐多夫定（300 mg）与拉米夫定（150 mg）组成的复方片剂双汰芝（combivir）。

核苷类 HIV 逆转录酶抑制剂存在不良反应，还会引起一些罕见的症状，如肝脏脂肪变性和致死性酸中毒综合征。

齐 多 夫 定

齐多夫定（azidothymidine，AZT）又称叠氮胸苷，为胸苷类似物。对多种逆转录病毒有抑制作用。齐多夫定进入宿主细胞内，在宿主细胞胸苷激酶的作用下生成三磷酸齐多夫定。三磷酸齐多夫定能够竞争性地抑制三磷酸胸苷掺入病毒 DNA 链，终止 DNA 链延长。因此齐多夫定抑制 HIV 逆转录过程，使病毒复制受阻而产生抗病毒作用。齐多夫定在细胞内抑制 HIV-1 和 HIV-2 复制的 IC_{50}（抑制 50%病毒的药物浓度）分别为 0.013μg/ml 和 0.015μg/ml。对人骨髓细胞和人淋巴细胞生长的 CC_{50}（导致 50%细胞死亡的药物浓度）分别为 0.5μg/ml 和 5μg/ml；对其他人体细胞生长的 CC_{50} 大多超过 50μg/ml，选择指数较高。

齐多夫定的口服吸收率为 65%。成人口服 200mg，血药峰值浓度为 0.63～1.47μg/ml，达峰时间为 0.5～1.5h。体内分布广泛，表观分布容积为 1.66 L/kg。齐多夫定主要在肝脏代谢，约 18%的原形药物经尿排出，血浆 $t_{1/2}$ 约为 1h。三磷酸齐多夫定在细胞内的 $t_{1/2}$ 为 3h。

齐多夫定为治疗 HIV 感染的一线药物，可减轻或缓解艾滋病相关症状，减缓疾病进展，延长艾滋病患者生存期。为增强疗效，防止或延缓耐药性产生，临床上需与其他抗 HIV 药合用。由于有些患者感染的是对齐多夫定耐药的 HIV 病毒株，因此在治疗初期就不能使用齐多夫定。

齐多夫定可引起骨髓抑制，表现为白细胞减少、贫血等，其发生率与用药剂量和疗程有关，多发生在连续用药 6～8 周。本药还有一定骨骼肌和心肌毒性，表现为肌痛、肌无力、心电图异常，停药可恢复。其他不良反应有恶心、头痛、发热、疲乏等。因此，使用本药时应定期查血常规和心电图。

2. 非核苷类 HIV 逆转录酶抑制剂　也能抑制 HIV 逆转录酶的活性，但作用机制与核苷类 HIV 逆转录酶抑制剂不同。这一类药物化学结构多样，能与 HIV 逆转录酶活性中心附近的氨基酸残基结合并使酶失活。大多数的非核苷类 HIV 逆转录酶抑制剂是肝线粒体 P450 酶不同程度的诱导剂、底物或者抑制剂。已经上市的品种主要有奈韦拉平（nevirapine）、地拉韦定、依非韦伦（efavirenz）等， 这类药物相互间的交叉耐药很普遍，可引起皮疹。

奈韦拉平

奈韦拉平能特异性抑制 HIV-1 逆转录酶，对 HIV-2 逆转录酶和动物细胞 DNA 聚合酶无抑制作用。体外抑制 HIV-1 复制的 IC_{50} 为 0.002～0.27μg/ml。极易产生耐药毒株，但与齐多夫定无交叉耐药现象。

口服吸收率大于 90%，血药浓度在 4h 达峰值。表观分布容积为 1.21L/kg。经肝代谢， 代谢物主要经肾排出，单次和多次给药的 $t_{1/2}$ 分别 45h 和 25～30h。可诱导肝线粒体 P450 酶。

奈韦拉平对核苷类敏感性或耐药性病毒均有效，能降低 HIV 母婴间传播。该药常与其他抗逆转录病毒药物合用于治疗 HIV-1 感染的成人和儿童患者。一项研究表明，用奈韦拉平、齐多夫定和双脱氧肌苷三药合用治疗 HIV-1 成年患者，52%的患者血浆 HIV-1 RNA 可低于 400 个拷贝/ml。

奈韦拉平的不良反应最常见的有药疹（高达 40%以上）、发热、疲劳、头痛、失眠、恶心、肝脏转氨酶水平增高等。

依非韦伦

依非韦伦为每天一次口服给药，因为其 $t_{1/2}$ 大约为 50h。该药物与血浆白蛋白能达到 99%的结合。该药物在肝脏中被代谢失活。

（二）HIV 蛋白酶抑制剂

HIV 蛋白酶抑制剂通过抑制蛋白酶对 Gag 和 Gag-Pol 蛋白的水解过程，从而干扰病毒的装配过程，继而使感染细胞释放出未成熟的不具传染性的病毒粒子，达到抑制病毒复制的目的。由于其蛋白酶不是宿主蛋白酶，因而更适合作为抗 HIV 药物的靶点。已上市的 HIV 蛋白酶抑制剂类抗艾滋病药物有沙奎那韦（saquinavir）、利托那韦（ritonavir）、茚地那韦（indinavir）、奈非那韦（nelfinavir）、安泼那韦（amprenavir）等。

此类药物具有一些共同的特点，主要有：①选择性抑制 HIV 蛋白酶。除安泼那韦对 HIV-1 和 HIV-2 蛋白酶均有抑制作用外，其他蛋白酶抑制剂均选择性抑制 HIV-1 蛋白酶，但对人体细胞蛋白酶的亲和力很弱；②对 HIV-1 病毒复制均有很强的抑制作用，单药治疗 4～12 周可使患者血浆 HIV-1 的 RNA 水平下降 2～3 个数量级；③本类药物干扰病毒复制的晚期，与核苷类逆转录酶抑制剂合用可产生协同作用，因此通常与逆转录酶抑制剂联合使用；④病毒易产生耐药性，但比非核苷类逆转录酶抑制剂慢；⑤均被细胞色素 P450 代谢，可使很多药物的血药浓度明显增高或降低，引起明显而复杂的药物相互作用；⑥会引起身体脂肪重新分布，出现水牛背、躯干肥胖、面部和外周萎缩等症状。其他的不良反应包括胰岛素抵抗、恶心、呕吐、腹泻和感觉异常等。

利托那韦

利托那韦是肽模拟化合物，它模拟 Gag 和 Gag-Pol 蛋白水解位点的氨基酸序列，使其结果与 HIV 蛋白酶的底物结合位点契合，导致出芽的病毒颗粒减少，或者使出芽的病毒颗粒由于其包裹的是未经过加工的 Gag 和 Gag-Pol 蛋白而丧失感染性。临床上通常是将利托那韦作为 CYP3A 酶的抑制剂，与另一个蛋白酶抑制剂洛匹那韦（lopinavir）组成固定配方的复方制剂。利托那韦可以抑制 CYP3A 介导的洛匹那韦代谢，从而提高血浆中洛匹那韦的药物浓度。

（三）HIV 进入抑制剂

2003 年 FDA 批准了一种新作用机制的抗艾滋病新药恩夫韦特上市，2007 年又批准了马拉维若上市。其余的抗艾滋病药物，包括逆转录酶抑制剂和蛋白酶抑制剂，以及 2007 年底批准的整合酶抑制剂拉替拉韦（raltegravir），均是在靶细胞内起作用，阻止病毒在细胞内的复制过程。而马拉维若和恩夫韦特则是通过阻止 HIV 与受体结合或阻止其与细胞膜的融合，抑制 HIV 的感染，达到抗病毒的效果。这一类药物，称为 HIV 进入抑制剂。

恩夫韦特

恩夫韦特为多肽药物（又名 T-20），由 36 个氨基酸组成，其序列来源于 HIV 包膜上的跨膜蛋白 gp41，是 gp41 膜外区 C 端重复序列上的一段多肽。与逆转录酶抑制剂和蛋白酶抑制剂不同，恩夫韦特的作用机制主要是抑制病毒进入人体的免疫细胞，干扰病毒包膜与靶细胞膜之间的融合，从而抑制 HIV 的感染。恩夫韦特是第一个被批准的 HIV 进入抑制剂。当 HIV 对各种逆转录酶抑制剂和蛋白酶抑制剂都耐药时，该药物仍能达到抑制 HIV 的作用，为艾滋病的治疗提供了一道新的生命防线。

恩夫韦特能特异性地抑制 HIV-1，对 HIV-2 没有抑制活性。该药物与逆转录酶抑制剂和蛋白酶抑制剂合用有相加或协同的抗 HIV 作用。恩夫韦特也能诱导耐药病毒株的产生，病毒的耐药位点主要位于 gp41 的 36～38 残基。

恩夫韦特为 90mg 皮下注射，一日两次。单剂注射后 C_{max} 可达 4.6μg/ml，$t_{1/2}$ 为 3.8h。最常见的不良反应为局部注射产生的局部反应，其他不良反应还包括腹泻、恶心、疲乏、周围神经病变、食欲下降等。应用 T-20 的患者患细菌性肺炎的发生率较对照组高，需密切关注肺炎症状、体征和有关危险因素。阻碍恩夫韦特广泛使用的是其每年高达 2 万美元的药物费用，因为多肽药物的合成成本十分高昂。

马拉维若

马拉维若为趋化因子受体 CCR5 的拮抗剂。由于 HIV 进入靶细胞的过程需要 CCR5 或者 CXCR4 作为辅助受体，因此，拮抗 CCR5 的功能可以抑制 HIV 进入靶细胞，从而阻止 HIV 的感染。马拉维若是辉瑞公司 2007 年 8 月上市的国际上第一个辅助受体拮抗剂类抗 HIV 药物，也是第一个上市的小分子 HIV 进入抑制剂。该药物可以作为艾滋病治疗的二线药物，用于那些对常规高效抗逆转录病毒治疗（highly active anti-retroviral therapy，HAART）耐药的病人的抗 HIV 治疗。其缺点在于仅对使用 CCR5 作为辅助受体的病毒有效，对使用 CXCR4 辅助受体的病毒无效，因此，在使用该药物进行治疗时，需要先检测患者体内病毒的辅助受体使用情况，以避免使用无效和由该药物导致的肝脏毒性等不良反应的发生。

（四）高活性抗逆转录病毒联合疗法

联合 3 种或 4 种药物（通常包含一种蛋白酶抑制剂）的 HAART 已成为治疗 HIV 感染的标准方法，可以使 HIV 感染患者的死亡率和发病率明显减低。HAART 通常被称为“鸡尾酒疗法”（cocktail therapy）。药物之间的相互作用及合理搭配使 HAART 的效果比单一用药有优势。三联 HIV 治疗药物已上市，第一个含有 3 种抗 HIV 药物的产品 trizivir，生产厂家 GSK 公司已在国内推出，商品名为三协唯。该产品每片含有逆转录酶抑制剂阿巴卡韦 300mg、拉米夫定 150mg、齐多夫定 300mg，每日服用 2 次，每次 1 片。近几年，FDA 批准了多种新型 HAART 疗法上市，也为 HIV 患者提供了多种选择（表 50-2）。

表 50-2　FDA 批准的抗艾滋病复方制剂

	药物	组成	上市时间	特点
二联	双汰芝（combivir）	齐多夫定 300mg+拉米夫定 150mg	1997 年 9 月	适用于 HIV 感染的成人和 12 岁以上儿童。能显著减低疾病进展的危险性和死亡率
	克力芝（kaletra）	洛匹那韦 100mg+利托那韦 25mg	2000 年 9 月	利托那韦增强洛匹那韦的疗效，又能避免过早产生耐药性
	Prezcobix	达芦那韦 800mg+考比司他 150mg	2015 年 1 月	消除了服用蛋白酶抑制剂时需要再服药效增强剂的必要性，减轻长期每天服用多种药物的负担，使服药更方便
	Evotaz	阿扎那韦 300mg+ 考比司他 150mg	2015 年 1 月	同 Prezcobix
三联	三协唯（trizivir）	阿巴卡韦 300mg+齐多夫定 300mg+拉米夫定 150mg	2000 年 11 月	单独或与其他抗逆转录病毒药联合使用治疗 HIV 感染。体重＜40kg 者，不推荐使用
	阿曲派拉（atripla）	恩曲他滨 200mg+依非韦伦 600mg+替诺福韦酯 300mg	2006 年 7 月	首个每日仅需用药一次，早期抗 HIV-1 疗效较好
	卡普来拉（complera）	恩曲他滨 200mg+利匹韦林 25mg+替诺福韦酯 300mg	2011 年 8 月	安全性较好，HIV-1 感染患者的病毒应答率为 82%～84%
四联	Stribild	艾维雷韦 150mg+恩曲他滨 200mg+富马酸替诺福韦酯（TDF）300mg+考比司他 150mg	2012 年 8 月	对 HIV 抑制率为 83%～90%，与药物相关的中枢神经系统副作用的发生率更低
	Genvoya	艾维雷韦 150mg+恩曲他滨 200mg+考比司他 50mg+替诺福韦艾拉酚胺（TAF）10mg	2015 年 11 月	TAF 是一种全新的实验性核苷逆转录酶抑制剂，剂量低于 TDF 的 1/10，发挥高效抗病毒的同时，使药物比 Stribild 能更好地保护肾功能，减少患者骨折风险。日服一次的单一片剂，用于初治 HIV-1 成年患者

如果以患者的免疫状态考察无症状个体接受治疗的时机，当 $CD4^+$的 T 细胞低于 350/mm^3时即可开始治疗。如果根据患者的病毒载量（血浆中的 HIV RNA 水平）来考察，当无症状个体的病毒载量＞30 000 拷贝/ml（分支 DNA 试验）或＞55 000 拷贝/ml（逆转录聚合酶链反应）即可开始治疗。

二、抗流感病毒药物

目前已经知道的流感病毒有甲、乙、丙型，流行的主要是甲型和乙型，现在使用的抗流感病毒药物主要有两类，即 M2 蛋白抑制剂与神经氨酸酶抑制剂。其中神经氨酸酶抑制剂比 M2 蛋白抑制剂的抗病毒谱广，耐药性少，早期治疗可降低疾病的严重性及延续时间，加速功能的恢复。

（一）M2 蛋白抑制剂

金刚烷胺和金刚乙胺

金刚烷胺和金刚乙胺这两个药物是欧美等国一直以来认可的抗流行性感冒药，主要是通过抑制甲型流感病毒的 M2 蛋白的离子通道来抑制病毒复制。只对甲型流感病毒有抑制作用且疗效相似。乙型流感病毒因为不携带 M2 蛋白，不能用这两种药物进行治疗。

该类药是使用方便的口服药，但易产生耐药性，现在已经很少被推荐使用。使用后会出现眩晕、失眠等不良反应。

（二）神经氨酸酶抑制剂

神经氨酸酶（唾液酸酶）是呼吸道病毒复制的关键酶，能水解唾液酸和细胞表面蛋白之间的化学键，从而使流感病毒从感染细胞中释放，并在呼吸道传播。已经开发并用于临床的神经氨酸酶抑制剂有扎那米韦与奥司他韦。

扎 那 米 韦

扎那米韦（zanamivir）为治疗甲、乙型流感病毒的药物，1999 年被美国 FDA 批准上市。体外实验表明，扎那米韦对金刚烷胺和金刚乙胺耐药的病毒仍有抑制作用。其抗病毒机制为抑制病毒神经氨酸酶的活性，使病毒难以从感染细胞释放出来，从而阻止病毒在呼吸道扩散。本药对甲型流感病毒和乙型流感病毒的神经氨酸酶有很强的选择性抑制作用，在 0.2～3ng/ml 即可竞争性抑制该酶，在高于此浓度 10^6 倍时才可影响其他病原体和哺乳类细胞的该酶，因而具有较高的选择性。

扎那米韦口服吸收率低（约 5%），故口服无效。临床一般采用鼻内给药或干粉吸入给药。干粉吸入滞留在口咽部和下呼吸道的量分别约为 80%和 15%。吸入给药的吸收率小于 20%。吸入 10mg 后血浆药物浓度为 35～100ng/ml。约 90%的代谢物从尿中排出体外。吸入和静脉注射的 $t_{1/2}$ 分别为 2.5～5h 和 1.7h。

扎那米韦用于流感的治疗和预防，越早使用疗效越好。早期治疗可降低疾病的严重性，使流感感染病程缩短 1～3 天，并可使下呼吸道并发症发生的危险性降低 40%。

患者对扎那米韦局部使用的耐受性良好。曾有报道扎那米韦可引起哮喘、支气管痉挛。患有哮喘或气道慢性阻塞性肺疾病的患者可出现肺功能状态恶化。临床未发现本药有致突变、致畸和致癌的作用。

奥 司 他 韦

奥司他韦（oseltamivir）由 Gilead Sciences 公司研制，瑞士 Hoffmann-la Roche 公司于 1999 年 10 月上市，为口服制剂，用于甲型、乙型流感的治疗，能缩短病程，疗效与扎那米韦相似。现又被开发成为磷酸酯形式，并已成为治疗和预防甲型、乙型流感病毒最方便和有效的药物，也是世界各国应对可能的 H5N1 禽流感大流行的储备药物。

三、抗丙型肝炎病毒药物

丙型肝炎病毒（HCV）是引起急性与慢性肝脏疾病的主要病因。目前全球约有 2 亿人感染 HCV，其中 80%患者会最终发展成为慢性肝炎甚至肝硬化、肝癌。目前尚无疫苗预防 HCV 感染，近年来直接抗病毒药物（direct antiviral age，DAA）不断更新发展，干扰素联合利巴韦林联合治疗已经不再是最佳临床治疗方案。

与干扰素治疗相比，小分子直接抗病毒药物的副作用更小，治疗效果更好，且疗程也相对较短。依据不同的作用靶点，丙型肝炎的直接抗病毒药物包括 NS3/4A 蛋白酶抑制剂艾尔巴韦、格卡瑞韦、阿舒瑞韦、伏西瑞韦；NS5A 抑制剂维帕他韦、来迪派韦、达拉他韦、哌仑他韦；NS5B 聚合酶抑制剂索磷布韦、达塞布韦。

慢性 HCV 感染的抗病毒治疗已经进入直接抗病毒药物的泛基因型时代，在已知主要基因型HCV 感染者中能达到 90%以上的持续病毒学应答（sustained virologic response，SVR），并且在多个不同临床特点的人群中方案统一，药物相互作用较少。但是对于少数未经过 DAA 临床试验，或者已有的临床试验未获得 90%以上 SVR 的基因亚型和耐药相关替代突变的感染者，仍需要规范的临床试验来确定合适的基因型特异性治疗方案。

格卡瑞韦/哌仑他韦

格卡瑞韦/哌仑他韦是由艾伯维生物制药（AbbVie）研制而成，由固定剂量的 2 种抗病毒制剂组成，即格卡瑞韦 100mg 和哌仑他韦 40mg，3 片，1 次/日。格卡瑞韦能够有效抑制 NS3/4A 蛋白酶活性，同时哌仑他韦则是 NS5A 聚合酶抑制剂，联合应用可以有效抑制丙型肝炎病毒在体内的复制，适用于治疗慢性 HCV 基因型 1、2、3、4、5 或 6 感染而无肝硬化或代偿性肝硬化的成人和儿童患者。伴有中度或重度肝损害或有任何肝失代偿史的患者禁用，且 HCV / HBV 合并感染的患者可能引发 HBV 的再激活。

索 磷 布 韦

索磷布韦是第一个抗丙型肝炎病毒的核苷类聚合酶抑制剂，由吉利德（Gilead）公司研发，作为治疗丙型肝炎的口服抗病毒药物，属于 NS5B 聚合酶抑制剂。药物能与丙型肝炎病毒复制所需要的聚合酶竞争性结合，终止病毒的延伸，从而起到抗病毒的作用，适用于 HCV 基因型 1、2、4、5 或 6 的 HCV 单一感染和 HCV/HIV-1 合并感染，也常与 NS5A 抑制剂如维帕他韦和 NS3/4A 蛋白酶抑制剂伏西瑞韦联合用药。

每片复合片剂含索磷布韦 400mg 及维帕他韦 100mg，1 片，1 次/日，治疗基因 1～6 型初治或者聚乙二醇干扰素 α 联合利巴韦林或索磷布韦（PRS）经治患者，无肝硬化或代偿期肝硬化疗程 12 周。

达诺瑞韦/利托纳韦

利托那韦对 HIV 有抑制活性，对 HIV-1 和 HIV-2 天冬氨酸蛋白酶有抑制作用，可阻止 HIV 蛋白酶，该酶影响病毒的终末形成。因其对细胞色素 P450 系同工酶 CYP3A 具有强力抑制作用，也被用于与 NS3/4A 蛋白酶抑制剂达诺瑞韦联用以治疗基因 1b 型非肝硬化患者。

达诺瑞韦 100mg，1 片，2 次/日，加上利托那韦 100mg，1 片，2 次/日，联合聚乙二醇干扰素 α 180μg，皮下注射，1 次/周，以及 RBV，每日总剂量为 1000mg（体质量＜75kg）或者 1200mg（体质量≥75kg），分 2～3 次口服，治疗基因 1b 型非肝硬化患者，疗程 12 周。

四、抗新型冠状病毒（SARS-CoV-2）药物

新型冠状病毒肺炎（corona virus disease 2019，COVID-19），简称“新冠感染”，是指 2019 新型冠状病毒感染导致的肺炎。感染者以发热、干咳、乏力等为主要表现，少数患者伴有鼻塞、流涕、腹泻等上呼吸道和消化道症状。重症病例多在 1 周后出现呼吸困难，严重者快速进展为急性呼吸窘迫综合征、脓毒症休克、难以纠正的代谢性酸中毒和出凝血功能障碍及多器官功能衰竭等。

疫情期间，首先要根据新冠感染患者病情确定隔离管理和治疗场所，轻型病例实行集中隔离管理，相关集中隔离场所不能同时隔离入境人员、密切接触者等人群。普通型、重型、危重型病例和有重型高危因素的病例应在定点医院集中治疗，其中重型、危重型病例应当尽早收入 ICU 治疗。根据感染者分型不同需要选择不同治疗方案，包括一般治疗、抗病毒治疗和免疫治疗等。目前针对新冠感染患者临床治疗的抗病毒药物主要有奈玛特韦/利托那韦片、安巴韦单抗/罗米司韦单抗、COVID-19 人免疫球蛋白及康复者恢复期血浆，对于重型、危重型病例需要联用糖皮质激素和 IL-6 抑制剂进行免疫治疗。

一些抗新冠病毒的小分子药物也开始被批准用于新冠感染的临床治疗，如靶向新冠病毒

3CLpro 的奈玛特韦/利托那韦，作用于新冠病毒 RNA 依赖性 RNA 聚合酶（RdRp）的阿兹夫定和莫诺拉韦。此外，一些蛋白激酶抑制剂也被开发作为新冠感染治疗药物，如 FDA 紧急授权的酪氨酸蛋白激酶 JAK1/2 抑制剂巴瑞替尼（baricitinib）与瑞德西韦联用治疗新冠感染重症患者。未来也将会有更多抗新冠病毒口服小分子药物上市以提供更多治疗手段。

奈玛特韦/利托那韦片

奈玛特韦/利托那韦片是辉瑞公司研发的口服新冠感染治疗新药，其由 150mg 奈玛特韦和 100mg 利托那韦组成。核心抗病毒成分奈玛特韦是严重急性呼吸综合征冠状病毒 2（SARS-CoV-2）3CL 蛋白酶抑制剂，与低剂量利托那韦合用有助于减缓奈玛特韦的分解代谢，在体内保持较高浓度。用于治疗成人伴有进展为重症高风险因素的轻至中度新冠感染患者，如伴有高龄、慢性肾脏疾病、糖尿病、心血管疾病、慢性肺病等重症高风险因素的患者。

静脉注射奈玛特韦在大鼠和猴体内后 $t_{1/2}$ 分别为 5h 和＜1h。

在大鼠体内口服生物利用度为 34%～50%，在猴体内由于胃肠道的 P450 酶首关代谢导致低生物利用度为 8.5%，奈玛特韦代谢主要受细胞色素 P4503A4（CYP3A4）影响，与 CYP3A4 酶抑制剂利托那韦联用能延缓奈玛特韦代谢清除。

安巴韦单抗/罗米司韦单抗

安巴韦单抗/罗米司韦单抗由清华大学、深圳市第三人民医院和腾盛博药合作研发，是中国首个全自主研发的新冠病毒中和抗体联合治疗药物，安巴韦单抗注射液和罗米司韦单抗注射液联合用于治疗轻型和普通型且伴有进展为重型（包括住院或死亡）高风险因素的成人及青少年新型冠状病毒感染（COVID-19）患者。

长效安巴韦单抗和罗米司韦单抗联合疗法使临床进展高风险的新冠门诊患者住院和死亡风险降低 80%，无论早期即开始接受治疗（症状出现后 5 天内）还是晚期才开始接受治疗（症状出现后 6～10 天内）的患者，住院率和死亡率均显著降低，为新冠患者提供了更长的治疗窗口期。

COVID-19 人免疫球蛋白和康复者恢复期血浆

静脉注射 COVID-19 人免疫球蛋白是以新冠感染康复者恢复期血浆或经新冠疫苗免疫的健康人血浆为原料，经过蛋白分离纯化，以及病毒灭活及去除方法制备而成的含有高效价 SARS-COV-2 中和抗体的新冠感染特异性人免疫球蛋白，其药物机制与康复者恢复期血浆一致，但后者纯度更高，工艺更复杂，应用更广泛，起效更快。

静脉注射 COVID-19 人免疫球蛋白和康复者恢复期血浆可在病程早期用于有高危因素、病毒载量较高、病情进展较快的患者：COVID-19 人免疫球蛋白使用剂量为轻型 100mg/kg，普通型 200mg/kg，重型 400mg/kg，静脉输注，根据患者病情改善情况，次日可再次输注，总次数不超过 5 次。康复者恢复期血浆输注剂量为 200～500ml（4～5ml/kg），可根据患者个体情况及病毒载量等决定是否再次输注。

巴瑞替尼/瑞德西韦

巴瑞替尼（Baricitinib）是由礼来制药和 INCYTE 共同开发的口服选择性 JAK1/2 抑制剂，原用于中重度活动性类风湿关节炎的治疗，但是在临床治疗中发现，其对严重或危重症的新冠患者有良好的疗效。瑞德西韦是作用于 RdRp 的广谱抗病毒药物，作为 FDA 批准的第一种新冠治疗药物，瑞德西韦可以缩短患者的康复时间。巴瑞替尼联合瑞德西韦治疗在缩短恢复时间和加速改善临床状态方面优于单独使用瑞德西韦，并且该组合较少引起严重不良反应。

阿 兹 夫 定

阿兹夫定是一种艾滋病毒逆转录酶（RT）抑制剂，被发现可以抗新冠病毒后，2020 年 4 月便被国家药监局批准开展抗新冠病毒Ⅲ期临床试验。2021 年 7 月，作为抗 HIV 药物的阿兹夫定获批上市，是全球首个双靶点抗艾滋病创新药。

阿兹夫定作为一种抑制 RdRp 的核苷类似物，能特异性作用于新冠病毒 RdRp，从而抑制病毒复制，其药物靶向性强且长效，可以显著缩短中度的新冠感染患者症状改善时间，提高临床症状改善的患者比例，达到临床优效结果。用于治疗普通型新冠感染成年患者，空腹整片吞服，每次 5mg，每日 1 次，疗程最多不超过 14 天。

莫诺匹拉韦

莫诺匹拉韦为核苷抑制剂，是一种前体药物，体内可代谢为核苷类似物 N-羟基胞苷（NHC），经磷酸化后形成活性形式-N-羟基胞苷三磷酸（NHC-TP），NHC-TP 通过诱导病毒错误突变发挥抗病毒作用。适用于 18 岁以上新冠病毒检测阳性的住院或重症风险较高的轻至中度新冠感染患者，在非重症新冠感染患者中，莫诺匹拉韦可能减少住院和症状缓解的时间，并可能降低死亡率。成人推荐剂量为一次 800mg，口服，一日 2 次，在新冠病毒检测阳性且出现症状开始用药，持续给药 5 天。

值得注意的是，莫诺匹拉韦同样可以引起人基因组 DNA 的突变，NHC 可以在细胞内转化为脱氧形式的 NHC（deoxy-NHC），成为 DNA 合成的底物从而被掺入基因组 DNA 中，虽然人类基因组 DNA 合成有纠错能力，但是这种潜在的致突变活性不可忽视。

第五节　抗病毒药物的研究进展

抗病毒药物虽然仍然比抗生素要少得多，但现在临床上使用的抗病毒药物也有 60 余种了，其中大多数是核苷类似物。核苷类似物虽然具有一定的广谱性，但容易诱导耐药病毒的产生，交叉耐药现象也很普遍，此外不良反应较多，有些还有一定的毒性。目前核苷类药物仍是抗病毒药物研发的重要方向，但主要是集中在研发不易产生耐药且毒性小的药物。譬如，新上市的抗 HBV 药物阿德福韦酯，其产生耐药性的时间就比拉米夫定要长得多。

抗病毒药物的研究更多的是要强调高效、特异。药效高，用药量少，不良反应少。特异性强，表明药物具有选择性，仅针对病原体，不影响机体正常的生理功能。为了达到抗病毒药物的高效性和特异性，研发的热点是针对病毒生活周期，寻找有效的靶点来筛选，尤其是一些新的药物靶点。譬如抗艾滋病药物，制药业目前投入巨资去研究 HIV 进入抑制剂、整合酶抑制剂、病毒成熟抑制剂等作用于新靶点的新机制药物。由于抗病毒药物多是联合用药，联合使用不同作用机制的抗病毒药物，通常具有相加或协同的效果，可以减少单一药物的用量，降低毒副作用。更重要的是，联合用药可以延缓病毒耐药株的产生。在病毒生活周期的多个环节同时给药，病毒很难发生有效突变而对抗病毒药物产生耐药。

目前抗病毒药物的研究热点是发展治疗慢性病毒性疾病的药物，如 HIV、HBV、HCV 等，尤其是 HCV，由于欧美国家感染人数多，且多与 HIV 共感染，近年来抗 HCV 药物的研究进展非常迅速，多个特异性抗 HCV 药物，如蛋白酶抑制剂艾尔巴韦、格卡瑞韦，聚合酶抑制剂索磷布韦、达塞布韦被 FDA 批准上市。

抗病毒药物研究还须重点关注的对象是新发的病毒性传染病，如 2002～2003 年流行的 SARS 冠状病毒，2015 年在西非流行的埃博拉病毒，曾引起一阵研发抗 SARS 和抗埃博拉病毒药物的高潮，以及 2019 年开始流行的新冠感染，尽管已经提出多种临床治疗方案，但是目前仍然没有特异性药物能够有效应对其突变株。抗流感药物也仍然是制药业研发的重点之一，尤其是抗 H5N1、H7N9 禽流感的药物，因为现有的抗流感药物，如金刚烷胺、金刚乙胺、奥司他韦、扎那米韦等，很多病毒株都已经产生耐药。

此外，病毒容易发生潜伏感染，尤其是 HIV，能通过与宿主细胞基因组发生整合而潜伏下来，成为潜伏病毒库，在存在活化因素的情况下，又能被激活而大量复制。清除整合在宿主细胞上的

HIV 前病毒，实现艾滋病的治愈，是当前艾滋病治疗研究领域最富挑战的科学问题之一。目前有关艾滋病治愈的研究，普遍认为采用“shock and kill”这种类似“引蛇出洞”的方法，即研发潜伏病毒激活剂，诱导潜伏感染靶细胞活化并复制 HIV 子代病毒，再联合“鸡尾酒疗法”，杀灭子代病毒和感染的靶细胞，从而逐步清除 HIV 潜伏感染库，最终实现艾滋病的治愈。

在细菌性传染病得到较好控制的当今时代，病毒性疾病的防治成为公众健康的重要问题，相信抗病毒药物的研究会迎来一个崭新的发展阶段。

（刘叔文）

第五十一章　抗寄生虫药

寄生虫病（parasitic disease）是指寄生虫侵入并寄居于宿主体内引起的宿主疾病。寄生虫病可分为原虫病和蠕虫病，原虫病包括疟疾、阿米巴病和滴虫病等，蠕虫病包括血吸虫病、丝虫病和肠寄生虫病等。抗寄生虫药（antiparasitic drug）是能选择性地杀灭、抑制或排出寄生虫，用于预防和治疗寄生虫病的药物。目前药物治疗仍是减少寄生虫感染及传播的重要手段。

第一节　抗　疟　药

【案例 51-1】

患者，男，23 岁，因发热伴头痛、腹泻 3 日入院。3 日前出现寒战、高热、出汗退热伴头痛、咽痛、双下肢痛，腹泻每日 3～4 次，为稀水样变，呕吐 2 次，自服感冒药、止泻药无效。既往曾有过疟疾病史。查体：体温 39.8℃，血压 95/55mmHg，心率 118 次/分，急性病容，神差，无力，痛苦表情，心肺无异常，肝脾未及，肝肾区无叩痛。实验室检查：间日疟原虫阳性。诊断：间日疟。口服氯喹、伯氨喹，症状和血液中疟原虫消失后出院。出院后随访未见复发。

问题：

1. 氯喹、伯氨喹治疗疟疾的药理学基础分别是什么？
2. 良性疟为何要联合应用氯喹和伯氨喹？

疟疾（malaria）是由疟原虫引起的雌性按蚊叮咬传播的寄生虫性传染病。临床以间歇性寒战、高热、继之大汗后缓解为特点。间日疟、卵形疟常复发，恶性疟发病急且症状严重，可短时期内引起贫血和多器官损害，是造成死亡的主要原因。抗疟药（antimalarial drugs）是防治疟疾的重要手段。

【药物研究简史】　请扫描本书二维码进行阅读。

一、疟原虫生活史及抗疟药作用环节

寄生于人体的疟原虫有间日疟原虫、恶性疟原虫、三日疟原虫和卵形疟原虫，分别引起间日疟、恶性疟、三日疟和卵形疟。间日疟和三日疟属良性疟。中国以间日疟最常见，恶性疟次之，三日疟较少，但恶性疟病情较严重，甚至危及生命。

疟原虫的生活史可分为雌性按蚊体内的有性生殖阶段和人体内的无性生殖阶段（图 51-1）。抗疟药是用于预防和治疗疟疾的药物，是防治疟疾的重要手段。现有抗疟药中尚无一种能对疟原虫生活史的各个环节都有作用。因此，必须了解各种抗疟药对疟原虫生活史不同环节的作用，以便根据不同目的正确选择药物。

疟原虫在人体内无性生殖阶段可分为红细胞外期和红细胞内期。

1. 红细胞外期　雌性按蚊叮咬人时，将其唾液中的子孢子注入人体血液中，随即侵入肝细胞发育、繁殖，形成大量裂殖体。此期无临床症状，为疟疾的潜伏期。间日疟原虫的子孢子在遗传学上存在速发型和迟发型两种亚型。两种亚型的子孢子同时进入肝实质细胞后，速发型子孢子在较短时期内发育、繁殖成裂殖体，此过程持续 5～16 天，称为短潜伏期。迟发型子孢子则经过一段时间的休眠期后才发育、繁殖成裂殖体，休眠时间可达数月至数年，称为长潜伏期。迟发型子孢子是疟

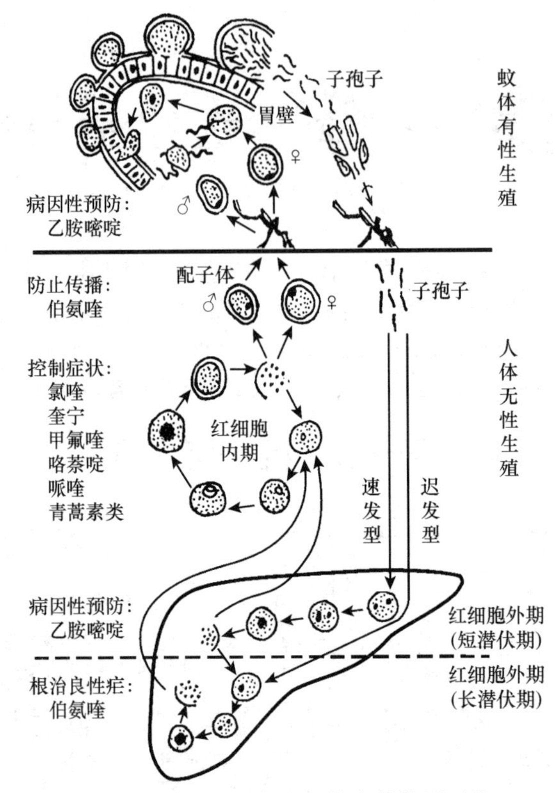

图 51-1 疟原虫生活史及抗疟药作用环节

疾复发的根源。恶性疟和三日疟不存在迟发型子孢子，故无复发。乙胺嘧啶对红细胞外期速发型子孢子发育、繁殖而成的裂殖体有杀灭作用，用于病因性预防。伯氨喹对红细胞外期迟发型子孢子（休眠子）有杀灭作用，可阻止间日疟复发。

2. 红细胞内期 肝细胞内形成的裂殖体破裂，释放大量裂殖子进入血液，侵入红细胞，经滋养体发育成裂殖体，并破坏红细胞，释放大量裂殖子及其代谢产物，以及红细胞破坏产生的大量变性蛋白，刺激机体，引起寒战、高热等症状。从红细胞所释放的裂殖子可再侵入其他红细胞，如此反复循环，引起临床症状反复发作。作用于此期的药物有氯喹、奎宁、青蒿素，这些药物能有效杀灭红细胞内期的裂殖体，从而控制临床症状和预防性抑制临床症状发作。

疟原虫在雌性按蚊体内的有性生殖阶段：红细胞内疟原虫不断裂体增殖，经数个周期后，细胞内裂殖子部分发育成雌、雄配子体。按蚊在吸食患者血液时，雌、雄配子体随血液进入蚊体，两者结合成合子，进一步发育成子孢子，移行至唾液腺内，成为疟疾的传播根源。伯氨喹能杀灭配子体，乙胺嘧啶能抑制配子体在蚊体内发育，有控制疟疾传播的作用。

二、抗疟药的分类和作用特点

1. 主要用于控制症状的药物 代表药为氯喹、奎宁、甲氟喹、青蒿素等，均能杀灭红细胞内期的裂殖体，控制临床症状和预防性抑制临床症状发作。

2. 主要用于控制复发和传播的药物 代表药为伯氨喹，能杀灭肝脏中迟发型子孢子（休眠子），控制间日疟的复发；亦能杀灭配子体，有效控制疟疾传播。

3. 主要用于病因性预防的药物 代表药为乙胺嘧啶，对红细胞外期速发型子孢子发育、繁殖而成的裂殖体有杀灭作用，用于病因性预防。

三、常用抗疟药

（一）主要用于控制症状的抗疟药

最早用于控制症状的抗疟药是奎宁。现在临床常用的控制症状的抗疟药是氯喹。青蒿素是我国自行研制的控制症状的抗疟药。奎宁不良反应多而严重。青蒿素有效作用维持时间短，主要用于耐氯喹或耐多药的恶性疟的治疗。

氯　喹

氯喹（chloroquine）是人工合成的4-氨基喹啉类衍生物。

【体内过程】 口服吸收快而完全，血药浓度达峰时间为3～5h，血浆消除半衰期数日至数周，并随用药剂量增大而延长。抗酸药可干扰其吸收。血浆蛋白结合率为55%。广泛分布于全身组织，在肝脏、脾脏、肾脏、肺组织中的浓度常达血浆浓度的200～700倍，红细胞内的浓度比血浆浓度高10～20倍，而被疟原虫入侵的红细胞又比正常红细胞高出25倍。药物大部分在肝脏代谢，原形药及其代谢产物主要从尿中排出，酸化尿液可促进其排泄。

【药理作用和临床应用】

1. 抗疟作用 起效快、疗效高、作用持久。对红细胞内期裂殖体有杀灭作用，能迅速有效地控制临床发作，通常用药后24～48h内临床症状消退，48～72h血中疟原虫消失。在红细胞内尤其是被疟原虫入侵的红细胞内的浓集特点，有利于杀灭疟原虫。大量分布于内脏组织，停药后缓慢释放入血，加之在体内代谢与排泄缓慢，因而作用持久，也能预防性抑制疟疾症状发作，在进入疫区前一周和离开疫区后4周期间，每周服药一次即可。对间日疟和三日疟的配子体也有效，有利于防止良性疟传播。但对恶性疟的配子体无效。对红细胞外期疟原虫无效，不能用于病因性预防，也不能根治良性疟。

抗疟机制可能如下：①疟原虫生长发育所需的氨基酸主要来自宿主红细胞的血红蛋白。疟原虫摄取血红蛋白，在酸性食物泡内被蛋白酶分解，释放出氨基酸供虫体利用。氯喹为弱碱性药物，升高食物泡内pH，影响蛋白酶的活性，从而降低疟原虫利用血红蛋白的能力。②疟原虫在消化血红蛋白时释放血红素（高铁原卟啉Ⅸ），后者具有膜溶解作用。正常时，疟原虫血红素聚合酶催化血红素转变为无害的疟色素。氯喹能抑制该酶活性，可致血红素堆积，从而使疟原虫细胞膜溶解破裂而死亡。血红素对喹啉类（氯喹、奎宁、甲氟喹）有很高的亲和性，形成血红素-喹啉复合物，血红素-喹啉复合物能掺入血红素聚合链，进一步干扰血红素非酶聚合反应，导致血红素在疟原虫体内堆积，从而杀灭疟原虫。③氯喹可插入疟原虫DNA双螺旋结构中，形成稳固的DNA-氯喹复合物，影响DNA复制和RNA转录，从而抑制疟原虫的生长繁殖。

敏感恶性疟原虫体内氯喹浓度高，而耐药恶性疟原虫体内氯喹浓度低。疟原虫对氯喹耐药的机制可能与药物从虫体排出增多或浓集能力降低有关。

2. 抗肠道外阿米巴病作用 能杀灭阿米巴滋养体。在肝脏中的浓度高，可用于治疗阿米巴肝脓肿，详见本章第二节。

3. 免疫抑制作用 大剂量氯喹能抑制免疫反应，偶尔用于治疗类风湿关节炎、系统性红斑狼疮等。但对后者的疗效尚无定论，而且用量大，易引起毒性反应。

【典型不良反应和禁忌证】 氯喹用于治疗疟疾时，不良反应较少，常见的不良反应有头痛、头晕、胃肠道反应、耳鸣、烦躁、皮肤瘙痒等，停药后可消失。长期大剂量应用时角膜浸润，表现为视物模糊，少数影响视网膜者，可引起视力障碍；大剂量或快速静脉给药时，可致低血压、心功能受抑、心电图异常、心搏骤停等，给药剂量大于5g可致死，心脏病患者禁用；有致畸作用，孕妇禁用。

药物相互作用、用药监护、用法用量、常用剂型与规格请扫描本书二维码进行阅读。

奎 宁

奎宁（quinine）为奎尼丁的左旋体。

【体内过程】 口服吸收迅速，血药浓度达峰时间约 3h，血浆蛋白结合率约 70%，$t_{1/2}$ 约 8.5h。主要在肝脏中被氧化分解而失效，其代谢物及原形药均经肾脏快速排泄，无蓄积性。在严重疟疾患者血中α-糖蛋白水平增高，奎宁与蛋白结合率增加，消除减慢，可延长半衰期。

【药理作用和临床应用】 抗疟作用及机制与氯喹相似，但疗效不及氯喹。由于奎宁控制临床症状较氯喹作用弱，且毒性较大，故一般疟疾症状控制不作首选。主要用于耐氯喹或耐多药的恶性疟，尤其是脑型疟，危急病例静脉滴注给予负荷剂量，之后口服维持血药浓度。除抗疟作用外，奎宁还可减弱心肌收缩力、减慢传导、延长不应期、兴奋子宫平滑肌、抑制中枢神经系统，并有微弱的解热镇痛作用。

【典型不良反应和禁忌证】

1. 金鸡纳反应 奎宁及从金鸡纳树皮中提取的其他生物碱，治疗剂量时可引起一系列不良反应，称为金鸡纳反应（cinchonism），表现为耳鸣、头痛、恶心、呕吐、腹痛、腹泻、视力和听力减退等，多见于重复给药时，停药可恢复，个别患者对奎宁具有高敏性，小剂量单用即可出现上述反应。

2. 心血管反应 用药过量或滴注速度过快时可致严重低血压和致死性心律失常。

3. 特异质反应 少数恶性疟患者尤其是葡萄糖-6-磷酸脱氢酶缺乏者，应用很小剂量也能引起急性溶血，发生寒战、高热、血红蛋白尿（黑尿）和急性肾衰竭，甚至死亡。某些过敏患者可出现皮疹、瘙痒、哮喘等。

4. 其他 刺激胰岛β细胞，可引起高胰岛素血症和低血糖；对妊娠子宫有兴奋作用。

对本药过敏者、心肌病患者、葡萄糖-6-磷酸脱氢酶缺乏者、重症肌无力患者、孕妇禁用。

药物相互作用、用药监护、用法用量、常用剂型与规格请扫描本书二维码进行阅读。

甲 氟 喹

甲氟喹（mefloquine）是人工合成的4-喹啉-甲醇衍生物，口服吸收好，存在肠肝循环，血药浓度呈双相，约 17h 达峰。在体内分布广，血浆蛋白结合率约为 98%，主要经粪便排泄，少量原形药从尿排泄，消除慢，$t_{1/2}$ 约 20 天。能有效杀灭红细胞内期裂殖体，特别是对成熟滋养体和裂殖体有强效杀灭作用。对红细胞外期疟原虫和配子体无效。主要用于耐氯喹或耐多药的恶性疟，与长效磺胺和乙胺嘧啶合用可增强疗效、延缓耐药性的发生。用于症状抑制性预防疟疾，每 2 周用药一次。常见恶心、呕吐、腹痛、腹泻、焦虑、眩晕等不良反应，呈剂量相关性。半数患者可出现中枢神经系统反应，如眩晕、头痛、共济失调、视力或听力紊乱等，通常较轻微，与血药浓度高低无关，停药可恢复。有神经精神病史者禁用。动物可致畸、影响发育，孕妇、2 岁以下儿童禁用。

咯 萘 啶

咯萘啶（pyronaridine）是苯并萘啶的衍生物，为我国研制的一种抗疟药。对红细胞内期疟原虫有杀灭作用，对耐氯喹恶性疟也有效。可用于治疗各种类型的疟疾，包括脑型疟患者。作用机制与破坏疟原虫复合膜及摄食小泡结构有关。治疗剂量时不良反应轻微、少见，表现为食欲减退、恶心、头痛、头晕、皮疹和精神兴奋等。一般病例可口服给药，脑型或危重患者采用缓慢静脉滴注。

哌 喹

哌喹（piperaquine）的抗疟作用及作用机制与氯喹相似，能杀灭各种疟原虫红细胞内期的裂殖体，作用缓慢而持久。哌喹与氯喹两药间无交叉耐药性，用于耐氯喹和耐多药恶性疟的治疗。不良反应较少，偶见头痛、胃肠不适。严重肝、肾、心脏病者禁用。

青 蒿 素

青蒿素（artemisinin）是从黄花蒿中提取的倍半萜内酯过氧化物，具有高效、速效、低毒的抗疟特点。青蒿素是我国以中医药学家屠呦呦为代表的科技工作者根据“青蒿截疟”的记载而发掘出的新型抗疟药。屠呦呦也因在青蒿素发现中的重要作用，于2015年获诺贝尔生理学或医学奖。

【体内过程】 口服、肌内注射及肛门给药均吸收快，口服1h后血药浓度达高峰，分布广泛，肝脏、肠及肾组织中分布较多。本品为脂溶性，易透过血脑屏障。在体内代谢很快，排泄也快，$t_{1/2}$为4～11h。主要经肠道和肾脏排泄，24h可排出84%。

【药理作用和临床应用】 能快速、有效地杀灭各种红细胞内期疟原虫裂殖体中环行体和早期滋养体，因而可迅速控制临床症状，48h内疟原虫从血中消失。对红细胞外期无效。抗疟作用机制尚未完全阐明，可能是血红素或二价铁催化青蒿素形成的自由基干扰疟原虫表膜和线粒体结构，导致疟原虫死亡。因有效血药浓度维持时间短，主要用于耐氯喹的恶性疟，包括脑型疟的抢救。杀灭疟原虫不彻底，复发率高达30%，与伯氨喹合用，可使复发率降至10%。WHO认为，青蒿素联合疗法是目前治疗疟疾最有效的手段，也是抵抗疟疾耐药性效果最好的药物。

【典型不良反应和禁忌证】 不良反应少见，少数患者出现轻度恶心、呕吐、腹泻等，偶有血清转氨酶轻度升高；罕见一过性心脏传导阻滞、白细胞减少和短暂发热。动物实验发现有胚胎毒性，孕妇慎用。

用法用量、常用剂型与规格请扫描本书二维码进行阅读。

青蒿素衍生物

蒿甲醚（artemether）和蒿乙醚（arteether）是青蒿素的脂溶性衍生物，而青蒿琥酯（artesunate）是青蒿素的水溶性衍生物，后者可经口、静脉、肌肉、直肠等多种途径给药。青蒿素衍生物抗疟作用及作用机制同青蒿素，能杀灭红细胞内期的裂殖体，具有速效、高效、低毒等特点，可用于耐氯喹恶性疟的治疗及危重病例的抢救。

双氢青蒿素（dihydroartemisinin）是上述青蒿素及其衍生物的活性代谢产物，现已开发为抗疟药。治疗有效率为100%，复发率约为2%。不良反应少，少数病例出现皮疹、一过性的网织红细胞下降。

本 芴 醇

本芴醇（benflumetol）是中国研制的抗疟药。口服吸收慢，血药浓度达峰时间为4～5h，组织分布广泛，$t_{1/2}$为24～72h。能杀灭疟原虫红细胞内期的裂殖体，对氯喹耐药或多药耐药的恶性疟治愈率可达95%，但对原发性红细胞外期和配子体无效。无明显不良反应，少数患者可出现心电图Q-T间期一过性轻度延长，心肌病和肾病患者慎用。

（二）主要用于控制复发和传播的药物

伯 氨 喹

伯氨喹（primaquine）是人工合成的8-氨基喹啉类衍生物，是2018年前唯一用于根治间日疟和卵形疟的药物。

【体内过程】 口服吸收完全，血药浓度达峰时间为1～3h，$t_{1/2}$为3～8h，广泛分布于组织，肝脏中浓度较高。大部分在肝脏代谢为6-羟基衍生物，小部分以原形药从尿排泄。

【药理作用和临床应用】 对间日疟和卵形疟红细胞外期迟发型子孢子（休眠子）有较强的杀灭作用，能根治间日疟和卵形疟；能杀灭各种疟原虫的配子体，阻止疟疾传播。对红细胞内期疟原虫无效，不能控制疟疾临床症状的发作。抗疟原虫作用机制可能通过损伤线粒体及代谢产物产生的自由基阻碍疟原虫电子传递而发挥作用。

【典型不良反应和禁忌证】 毒性较大，治疗量即可引起头晕、恶心、呕吐、腹痛等，停药后可恢复。偶见轻度贫血、发绀、白细胞增多等。大剂量（60～240mg/d）时上述症状加重，多数患者可致高铁血红蛋白血症。少数特异质者在小剂量时也可发生急性溶血性贫血和高铁血红蛋白血症，是因特异质者红细胞内缺乏葡萄糖-6-磷酸脱氢酶（G-6-PD）。G-6-PD 通过还原型辅酶Ⅱ（NADPH）的递氢作用，使红细胞内氧化型谷胱甘肽（GSSG）还原为还原型谷胱甘肽（GSH）。GSH 能保护红细胞膜、血红蛋白和红细胞内某些含巯基的酶，免受伯氨喹氧化代谢产物所致的损害。缺乏 G-6-PD 的患者，NADPH 缺乏，影响红细胞内的 GSSG 转变为 GSH，红细胞保护作用减弱，易受伯氨喹代谢产物氧化而发生溶血；另外，因 NADPH 减少，伯氨喹氧化代谢产生的高铁血红蛋白不能还原为血红蛋白，引起高铁血红蛋白血症。孕妇、G-6-PD 缺乏者、系统性红斑狼疮患者、类风湿关节炎患者禁用。

用药监护、用法用量、常用剂型与规格请扫描本书二维码进行阅读。

他非诺喹

他非诺喹（tafenoquine）与伯氨喹的化学结构相似，同为 8-氨基喹啉类药物。$t_{1/2}$ 约 15 天。2018 年 7 月被 FDA 批准了单剂量他非诺喹用于正在接受抗疟药治疗急性间日疟原虫感染的 16 岁及以上疟疾患者，以根治（预防复发）由间日疟原虫导致的疟疾。他非诺喹单剂 300mg 口服，联合氯喹 3 天口服；伯氨喹 15mg 每日一次连服 14 天，联合氯喹 3 天口服，两种方案 6 个月预防间日疟复发的效果相当。

他非诺喹跟伯氨喹存在类似的不良反应，最重要的就是 G-6-PD 缺乏导致的溶血性贫血。其他不良反应包括胃肠道不适（如腹泻、恶心、呕吐）、中枢系统反应（头痛、头晕）、精神症状（最常见的是嗜睡、多梦和焦虑，亦有发现出现抑郁和自杀倾向者）、贫血、背痛等，罕见不良反应包括过敏。禁忌证包括 G-6-PD 缺乏患者、有精神疾病的患者和已知过敏者。孕妇和哺乳期妇女不推荐使用。

（三）主要用于病因性预防的抗疟药

乙胺嘧啶

乙胺嘧啶（pyrimethamine）是目前用于病因性预防的首选抗疟药。

【体内过程】 口服吸收慢而完全，4～6h 血药浓度达峰，主要分布于肾脏、肺、肝脏、脾脏等。消除缓慢，血浆 $t_{1/2}$ 为 80～95h，服药一次有效血药浓度可维持约 2 周。代谢物从尿排泄，原形药可经乳汁分泌。

【药理作用和临床应用】 能杀灭各种疟原虫红细胞外期速发型子孢子发育、繁殖而成的裂殖体，用于病因性预防。其作用持久，服药一次，可维持 1 周以上。对红细胞内期疟原虫仅能抑制未成熟的裂殖体，对已发育成熟的裂殖体则无效，常需在用药后第二个无性增殖期才能发挥作用，故控制临床症状起效缓慢。不能直接杀灭配子体，但含药血液随配子体被按蚊吸食后，能阻止疟原虫在蚊体内的发育，起阻断传播作用。

乙胺嘧啶为二氢叶酸还原酶抑制药，阻止二氢叶酸转变为四氢叶酸，阻碍核酸的合成，从而抑制疟原虫的繁殖。

【典型不良反应和禁忌证】 治疗剂量毒性小，偶可致皮疹、血细胞减少。长期大剂量服用可能干扰人体叶酸代谢，引起大细胞性贫血，及时停药或用甲酰四氢叶酸治疗可恢复。过量急性中毒表现为恶心、呕吐、发热、发绀、惊厥，甚至死亡。严重肝肾功能损害者慎用。动物实验发现有致畸作用，孕妇禁用。

用药监护、用法用量、常用剂型与规格请扫描本书二维码进行阅读。

磺胺类与砜类

磺胺类与砜类能与二氢蝶酸合酶分子镶合性结合，抑制二氢蝶酸合酶的活性，从而阻止疟原虫合成二氢叶酸，主要用于耐氯喹的恶性疟，单用时疗效差，仅能抑制红细胞内期疟原虫，对红细胞外期无效。与二氢叶酸还原酶抑制剂乙胺嘧啶合用，在叶酸代谢的两个环节上起双重阻抑作用，可增强疗效，并能延缓耐药性的发生。常用药物为磺胺多辛和氨苯砜。

四、抗疟药的合理应用

抗疟药的使用应遵循安全、有效、合理和规范的原则。根据流行地区的疟原虫虫种及其对抗疟药的敏感性和患者的临床表现，合理选择药物，严格掌握剂量、疗程和给药途径，以保证疗效和延缓耐药性的产生。

1. 抗疟药的选择　①控制症状：对氯喹敏感疟原虫选用氯喹；②脑型疟：可用青蒿素类、二盐酸奎宁注射给药以提高脑内药物浓度；③耐氯喹的恶性疟：选用青蒿素类、奎宁、甲氟喹；④休止期：乙胺嘧啶和伯氨喹合用；⑤预防用药：乙胺嘧啶预防发作和阻止传播，氯喹能预防性抑制症状发作。

2. 联合用药　氯喹与伯氨喹合用于发作期的治疗，既控制症状，又防止复发和传播。乙胺嘧啶与伯氨喹合用于休止期患者，可防止复发。不同作用机制的药物联合应用，可增强疗效，减少耐药性的发生，如乙胺嘧啶与磺胺可协同阻止叶酸合成；对耐氯喹的恶性疟使用青蒿素与甲氟喹或咯萘啶联合治疗。青蒿素与氯喹或乙胺嘧啶合用则表现为拮抗作用。

五、耐药性及疟疾防治的新进展

相关内容请扫描本书二维码进行阅读。

第二节　抗阿米巴病药及抗滴虫病药

一、抗阿米巴病药

【案例 51-2】

患者，男，18 岁。因发热 2 日，腹泻果酱样大便 1 日入院。2 日前进食不洁食物后出现畏寒、发热，体温高达 39℃，无咳嗽、心慌、胸闷。次日腹泻果酱样大便 10 余次，伴里急后重感，自服感冒药、止泻药（具体不详）无效。既往身体健康，无类似发病史。查体：体温 39.7℃，心率 110 次/分，呼吸 22 次/分，血压 110/70mmHg。神清，精神差，轻度脱水貌，皮肤、黏膜未见出血点及瘀斑，皮肤、巩膜无黄染，双肺正常。腹平软，下腹压痛，无反跳痛，肝脾肋下均未触及，肠鸣音活跃。实验室检查：血红蛋白 143g/L，红细胞 5.05×10^{12}/L，白细胞 3.0×10^{9}/L，中性粒细胞 0.701，淋巴细胞 0.283，血小板 173×10^{9}/L；粪检：酱红色稀便，白细胞（+），红细胞（+++），发现阿米巴滋养体。诊断：急性阿米巴痢疾。入院口服甲硝唑、二氯尼特，症状消失后出院。出院后随访未见复发。

问题：

1. 甲硝唑、二氯尼特治疗阿米巴病的药理学基础分别是什么？
2. 急性阿米巴痢疾患者为何要联合使用甲硝唑和二氯尼特？

【药物研发简史】　请扫描本书二维码进行阅读。

（一）阿米巴原虫生活史及抗阿米巴病药作用环节

阿米巴病是由溶组织内阿米巴原虫所引起的。溶组织内阿米巴存在包囊和滋养体两个发育时期（图 51-2）。滋养体为致病因子，侵入肠壁引起痢疾症状，也可随肠壁血液或淋巴迁移至肠外组织（肝、肺、脑等）引起肠外阿米巴病；包囊是其传播的根源，在宿主环境不适时，滋养体转变为包囊，随粪便排出体外。根据感染部位的不同分为肠内感染和肠外感染。肠内感染可表现为急、慢性阿米巴痢疾，肠外感染则以阿米巴肝脓肿常见。现有的抗阿米巴病药物（antiamebic drug）主要作用于滋养体，而对包囊无直接作用。

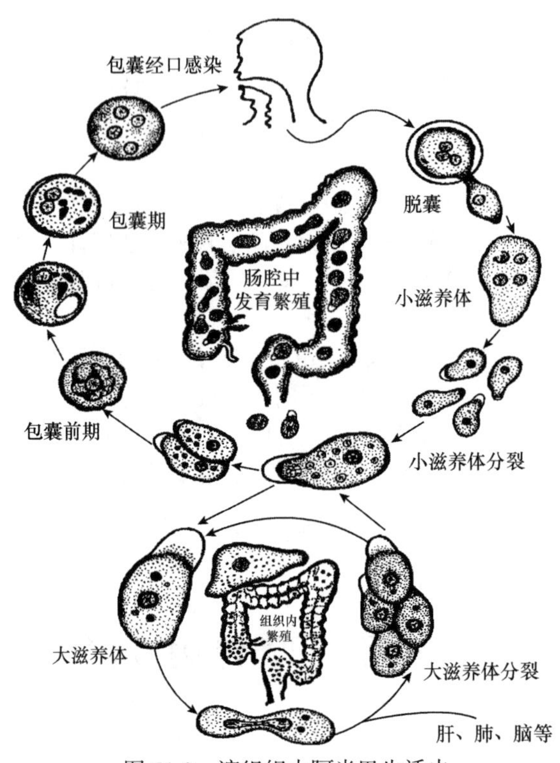

图 51-2　溶组织内阿米巴生活史

（二）常用药物

作用于肠内、外阿米巴病的药物

该类药物对肠内、肠外阿米巴滋养体有强大杀灭作用，因此可用于肠内外阿米巴病的治疗，但由于在肠腔内的药物浓度低，对肠腔内阿米巴滋养体无效，为了根治阿米巴病，须合用作用于肠内阿米巴病的药物。依米丁和去氢依米丁曾是治疗肠内外阿米巴病的主要药物，由于毒副作用大，现已被临床限制使用。甲硝唑是目前治疗肠内外阿米巴病的首选药物。

甲　硝　唑

甲硝唑为人工合成的 5-硝基咪唑类化合物。

【体内过程】 口服吸收迅速，血药浓度达峰时间为 1～3h，生物利用度 95%以上，血浆蛋白结合率为 20%。广泛分布于全身组织和体液，包括阴道分泌物、精液、唾液和乳汁；可透过胎盘和血脑屏障，脑脊液中药物也可达有效浓度。$t_{1/2}$ 为 8～10h，有效血药浓度可维持 12h。主要在肝脏代谢，代谢物与原形药经肾脏排泄，亦可经乳汁排泄。

【药理作用和临床应用】

1. 抗阿米巴作用 对肠内外阿米巴滋养体有强大杀灭作用，治疗重症急性阿米巴痢疾与肠外阿米巴感染效果显著，对轻症阿米巴痢疾也有效。甲硝唑对无症状排包囊者疗效差，可能是肠道药物浓度较低之故。因此，为了降低复发率，根治阿米巴病，需合用肠腔内抗阿米巴病药。甲硝唑能被阿米巴原虫吸收，在铁氧化还原蛋白（ferredoxin）的作用下生成细胞毒性还原产物，后者作用于阿米巴原虫细胞中大分子物质（DNA、蛋白质或膜结构），抑制 DNA 合成，促进 DNA 降解，从而干扰原虫的生长、繁殖，最终导致原虫死亡。

2. 抗厌氧菌作用　本品的硝基，在无氧环境中还原成氨基而显示抗厌氧菌作用，对需氧菌或兼性需氧菌则无效。对下列厌氧菌有较好的抗菌作用：①拟杆菌属，包括脆弱拟杆菌；②梭形杆菌属；③梭状芽孢杆菌属，包括破伤风杆菌；④部分真杆菌；⑤消化球菌和消化链球菌等。用于革兰氏阳性或革兰氏阴性厌氧球菌和杆菌引起的产后盆腔炎、败血症和骨髓炎等的治疗，也可与抗菌药物合用防治妇科手术、胃肠外科手术时厌氧菌感染。对口腔、盆腔和腹腔内厌氧菌感染及由此引起的败血症和气性坏疽等，也有良好的防治作用。

3. 抗滴虫作用　详见本节“抗滴虫药”。

4. 抗贾第鞭毛虫作用　蓝氏贾第鞭毛虫（*Giardia lamblia* Stile，亦称 *G. intestinalis* 或 *G. duodenalis*）是一种呈全球性分布的寄生性肠道原虫，主要寄生于人和某些哺乳动物的小肠，引起以腹泻和消化不良为主要症状的蓝氏贾第鞭毛虫病（简称贾第虫病）。甲硝唑是目前治疗贾第鞭毛虫病最有效的药物，治愈率达 90%。

【典型不良反应和禁忌证】　常见的不良反应有头痛、恶心、呕吐、口干、口中有金属味感等。偶有腹痛、腹泻。少数患者出现荨麻疹、红斑、瘙痒、白细胞减少等。极少数患者出现头昏、眩晕、惊厥、共济失调和肢体感觉异常等神经系统症状，一旦出现，应立即停药。

甲硝唑可干扰乙醇的氧化过程，引起体内乙醛蓄积，服药期间饮酒可致乙醛中毒，表现为恶心、呕吐、腹痛、腹泻甚至头痛，故用药期间应禁酒。急性中枢神经系统疾病者禁用。肝、肾疾病者应酌情减量。动物实验证明，长期大剂量使用有致癌作用，对细菌有致突变作用。

对本药或其他咪唑类药物过敏者、活动性中枢神经疾病者、血液病患者、妊娠早期、哺乳期妇女禁用。

药物相互作用、用药监护、用法用量和常用剂型与规格等内容，请扫描本书二维码进行阅读。

同类药物还有替硝唑、奥硝唑、尼莫唑（nimorazole）和塞克硝唑，药理作用与甲硝唑相似，但半衰期和有效血药浓度维持时间较长，疗效优于甲硝唑，且不良反应相对较少。

依米丁和去氢依米丁的有关内容，请扫描本书二维码进行阅读。

作用于肠内阿米巴病的药物

二氯尼特（diloxanide furoate）为二氯乙酰胺类衍生物，通常用其糠酸酯，是目前最有效的肃清包囊药。口服吸收迅速，1h 血药浓度达高峰，分布全身。本药可直接杀灭阿米巴小滋养体，从而间接肃清包囊，对包囊无直接杀灭作用。单用对无症状的排包囊者有效，也可用于治疗慢性阿米巴痢疾。对急性阿米巴痢疾疗效差，与甲硝唑合用，可防止复发。对肠外阿米巴病无效。不良反应轻，偶有恶心、呕吐和皮疹等。大剂量时可致流产，但无致畸作用。

卤化喹啉类药物的有关内容，请扫描本书二维码进行阅读。

巴龙霉素（hydroxymycin，paromomycin）为氨基糖苷类抗生素，口服吸收少，肠道浓度高。巴龙霉素抑制蛋白质合成，直接杀灭阿米巴滋养体；间接作用为抑制肠内阿米巴共生菌，影响阿米巴生存与繁殖。临床用于治疗急性阿米巴痢疾。

作用于肠腔外阿米巴病的药物

氯喹（chloroquine）对阿米巴滋养体亦有杀灭作用。口服吸收迅速完全，肝中药物浓度远高于血浆药物浓度，而肠壁的分布量很少。对肠内阿米巴病无效，用于治疗肠外阿米巴病，仅用于甲硝唑无效的阿米巴肝脓肿，应与肠内抗阿米巴病药合用，以防复发。

阿米巴病的用药原则

1. 无症状排包囊者　首选二氯尼特，次选巴龙霉素。

2. 轻中度阿米巴痢疾　甲硝唑加二氯尼特或巴龙霉素。

3. 急性阿米巴痢疾　甲硝唑加二氯尼特，病重不能口服者可静脉滴注甲硝唑，甲硝唑禁用者可用依米丁治疗。

4. 肠外阿米巴病 阿米巴肝脓肿、脑阿米巴病或其他肠外阿米巴病首选甲硝唑加二氯尼特。

二、抗 滴 虫 药

阴道毛滴虫（trichomonas vaginalis）是寄生在人体阴道和泌尿道的鞭毛虫，主要引起滴虫性阴道炎、尿道炎和前列腺炎，是以性传播为主的一种传染病，性伴侣应同时治疗，以保证疗效。抗滴虫药（antitrichomonals）用于治疗阴道毛滴虫所引起的阴道炎、尿道炎和前列腺炎。

甲硝唑是治疗滴虫病最有效的药物。口服剂量即可杀死精液及尿液中阴道毛滴虫，但不影响阴道内正常菌群的生长，对感染阴道毛滴虫的男女患者均有较高的治愈率，也可口服其同类药物如替硝唑、尼莫唑、奥硝唑等。

乙酰胂胺（acetarsol）为五价砷剂，能直接杀灭滴虫。局部用药刺激性较大，可使阴道分泌物增多，且五价砷在体内有蓄积，故目前已较少应用。偶遇耐甲硝唑株滴虫感染时，可考虑改用乙酰胂胺局部给药。

第三节 抗血吸虫病药和抗丝虫病药

一、抗血吸虫病药

【案例 51-3】

患者，男，64 岁，因腹部不适，腹泻、食欲不振、消瘦 2 月余入院。既往曾于南方生活 3 年余。查体：肝脏触诊较硬，肋下可触及，脾脏未触及明显肿大。实验室检查：谷丙转氨酶略增高，血清血吸虫抗体阳性，血清环卵沉淀试验阳性，血吸虫间接红细胞凝集试验反应 1∶13，粪便检查找到血吸虫卵。CT 检查：肝脏表面略呈波浪状，肝脏比例欠协调，右叶略增大，肝内见线状及树枝状钙化影，其条纹僵直，粗细不等，CT 值高低不等，为 70～230 HU。肝实质内见多个结节状低密度灶，大小为 0.5～1.0cm，其中心可见圆形等密度影，胆表、胰腺未见异常，胆管、胰管未见扩张，脾略增大，密度均匀。诊断：血吸虫肝病。入院口服吡喹酮，之后粪便检查血吸虫虫卵转阴。

问题：

吡喹酮治疗血吸虫病的药理学基础是什么？与酒石酸锑钾比较，吡喹酮的特点是什么？

【血吸虫病和抗血吸虫药发现史】 请扫描本书二维码进行阅读。

吡 喹 酮

吡喹酮（praziquantel，pyquiton）是人工合成的吡嗪异喹啉衍生物，属于广谱抗吸虫药和驱绦虫药。

【体内过程】 口服吸收迅速，1～2h 达血药峰浓度。首过消除明显，生物利用度低。血浆蛋白结合率约 80%，主要分布于肝脏和脾脏，可通过血脑屏障，在脑脊液中浓度可达到血浆浓度的 15%～20%。主要在肝内羟化而失活，代谢产物主要经肾脏和胆汁排出，24h 内排出用药量的 90%，以原形药经肾脏排泄者不超过用药量的 2%。消除 $t_{1/2}$ 健康人为 0.8～1.5h，晚期血吸虫病患者则明显增长。

【药理作用与作用机制】 对各种血吸虫的成虫有显著的杀灭作用，对童虫也有作用，但较弱。对其他吸虫如华支睾吸虫、姜片吸虫、肺吸虫有显著杀灭作用，对各种绦虫感染和其幼虫引起的囊尾蚴病（囊虫病）、棘球蚴病（包虫病）都有不同程度的疗效。在体外实验中，吡喹酮能为血吸虫迅速摄取。在最低有效浓度（0.2～1.0μg/ml）时，可使虫体兴奋、收缩和痉挛。略高浓度时，则可使血吸虫体被形成空泡和破溃，粒细胞和吞噬细胞浸润，终致虫体死亡。整体实验结果表明，用药后数分钟内，肠系膜静脉内 95%的血吸虫向肝转移，并在肝内死亡。吡喹酮的上述作用可能与其增加体被对 Ca^{2+}的通透性，干扰虫体内 Ca^{2+}平衡有密切关系。除去培养液中的 Ca^{2+}或加入 Mg^{2+}，则可取消上述作用。由于虫体发生痉挛性麻痹，使其不能附着于血管壁，被血流冲入肝，即出现肝移。在肝内由于失去完整体被的保护，更易被吞噬细胞所消灭。吡喹酮损伤虫体表膜也可引起一系列生化变化，如谷胱甘肽 S-转移酶、碱性磷酸酶活性降低，抑制葡萄糖的摄取、转运等。吡喹酮的作用有高度选择性，对哺乳动物细胞膜则无上述作用。

【临床应用】 治疗各型血吸虫病，适用于慢性、急性、晚期及有合并症的血吸虫病患者。也可用于肝脏华支睾吸虫病、肠吸虫病（如姜片虫病、异形吸虫病、横川后殖吸虫病等）、肺吸虫病等。

【典型不良反应和禁忌证】 不良反应少且短暂。口服后可出现腹部不适、腹痛、腹泻、头痛、眩晕、嗜睡等。偶见发热、瘙痒、荨麻疹、关节痛、肌痛等，与虫体杀死后释放异体蛋白有关。少数出现心电图异常。未发现该药有致突变、致畸和致癌作用，但大剂量应用时会致大鼠流产率增高，孕妇禁用。

用药监护、用法用量、常用剂型与规格等内容，请扫描本书二维码进行阅读。

硝硫氰胺

硝硫氰胺（amoscanate）为二苯胺异硫氰酯类化合物，对血吸虫成虫有杀灭作用，麻醉虫体吸盘和体肌，给药后第 2 日可见虫体全部肝移。可干扰虫体三羧酸循环，致虫体缺乏能量供应，在肝内逐渐死亡。对童虫作用较成虫为弱，较大剂量才能阻止其发育为成虫。对成熟虫卵无抑制或杀灭作用。适用于各型血吸虫病包括脑型血吸虫病。口服吸收快，2h 后血药浓度达峰值，在组织中分布广泛。主要由胃肠道排出，24h 粪中排出量为摄入量的 65.6%。尿中排出量甚微，主要为葡萄糖醛酸结合物。

不良反应以神经系统和消化系统反应为主，反应轻重与剂量、疗程、年龄、性别有关。神经系统反应为头昏、头痛、记忆力减退、共济失调等，一般出现于治疗开始的第 2～3 日，持续 3～7 天消失，一般不影响治疗。其次为消化系统反应，有 30%～50%患者出现氨基转移酶升高，8%～12%患者可出现黄疸，一般出现于治疗后 7～15 天，肝活检提示肝内淤胆。此外，尚有发热、皮疹等不良反应。

蒿甲醚和青蒿琥酯

蒿甲醚和青蒿琥酯对血吸虫童虫，特别是对 5～21 天虫龄的童虫有明显杀灭作用。在雌虫产卵前将其杀死，可保护宿主免受虫卵所致免疫反应损伤。可用于预防和早期治疗血吸虫病。

二、抗丝虫病药

目前已知寄生在人体的丝虫共 8 种，曾在我国流行的主要是斑氏丝虫（*Wuchereria bancrofti*）和马来丝虫（Brugia malayi）两种，前者主要由库蚊传播；后者由中华按蚊传播。两者生活史基本相似，主要寄生于淋巴系统，早期表现为淋巴管炎和淋巴结炎，晚期出现淋巴管阻塞症状。2006 年，中国宣布已经消除丝虫病。2007 年 5 月 9 日，WHO 审核认可中国为全球第一个宣布消除丝虫病的国家。乙胺嗪（diethylcarbamazine）为 20 世纪 40 年代发现的有效抗丝虫病药，兼有杀微丝蚴和成虫的作用，为目前最常用的药物。20 世纪 70 年代我国研制的呋喃嘧酮（furapyrimidone），其治疗斑氏丝虫病的疗效优于乙胺嗪，治疗马来丝虫病的疗效与乙胺嗪相似，可引起变态反应，大剂量可引起肝脏毒性。20 世纪 90 年代伊维菌素（ivermectin）用于治疗人盘尾丝虫病，对斑氏丝虫病也有一定疗效。

乙胺嗪、伊维菌素和呋喃嘧酮的有关内容，请扫描本书二维码进行阅读。

第四节 抗肠蠕虫药

【案例 51-4】

患者，男，67 岁。因反复腹泻 2 年，眼睑水肿 10 日入院。患者无明显诱因，于 2 年前开始腹泻，每日 5～6 次，呈黄色稀便，量少。自服小檗碱，症状有缓解。10 日前发现眼睑水肿，晨起明显。既往患肺结核，已治愈。查体：慢性病容，两肺呼吸音粗糙，腹软，肝、脾未触及，腹水征阳性，双下肢凹陷性水肿。胸部 X 线片：左上胸膜增厚。腹部 CT：肝大，胆囊结石。肺部 CT：双上肺陈旧性肺结核，左上胸膜广泛增厚、粘连及钙化。尿常规：蛋白质++ +，红细胞 2～3/HP，白细胞 1～2/HP，24h 尿蛋白定量 4.01g。复查大便及痰培养，均发现粪类圆线虫幼虫。诊断：粪类圆线虫病。口服甲苯哒唑，治愈后出院。

问题：

患者选用甲苯哒唑的药理学基础是什么？除甲苯哒唑外，还可选用哪些药物进行治疗？

肠道蠕虫分为肠道线虫和绦虫两大类，肠道线虫包括蛔虫、蛲虫、钩虫和鞭虫等。抗肠蠕虫药（anti-helminthiasis drugs）是驱除或杀灭肠道蠕虫类药物。不同蠕虫对不同药物的敏感性不同，因此必须针对不同的蠕虫感染正确选药。近几年来，高效、低毒、广谱抗肠蠕虫药不断问世，使多数肠蠕虫病得到有效治疗和控制。

一、常 用 药 物

甲苯咪唑（mebendazole）是苯并咪唑类衍生物，为广谱驱肠虫药，对蛔虫、钩虫、蛲虫、鞭虫、绦虫和粪类圆线虫等肠道蠕虫均有效。影响虫体多种生化代谢途径，与虫体微管蛋白结合抑制微管聚集，抑制虫体对葡萄糖的摄取，导致糖原耗竭；抑制虫体线粒体延胡索酸还原酶系统，减少 ATP 生成，抑制虫体生存及繁殖而死亡；还对虫卵及幼虫有杀灭和发育抑制作用。用于治疗上述肠蠕虫单独感染或混合感染，显效缓慢，给药后数日才能将虫排尽。口服吸收少，首过消除明显，无明显不良反应。驱虫后由于大量虫体排出可引起短暂的腹痛和腹泻。大剂量偶见过敏反应、粒细胞减少、脱发等。动物实验有胚胎毒性和致畸作用，故孕妇禁用。

阿苯达唑（albendazole，丙硫咪唑）为甲苯达唑的同类物，是高效、低毒的广谱驱肠虫药。能杀灭多种肠道线虫、绦虫和吸虫的成虫及虫卵，其抗虫机制同甲苯达唑，用于多种线虫混合感染。口服吸收后血药浓度比甲苯达唑高出 100 倍，肝脏、肺等组织中均能达到相当高的浓度，并能进入棘球蚴囊内。因此，对肠道外寄生虫病，如棘球蚴病、囊尾蚴病、旋毛虫病，以及华支睾吸虫病、肺吸虫病等也有较好疗效，为甲苯达唑所不及。对脑囊尾蚴病治疗作用缓和，比吡喹酮较少引起颅内压升高和癫痫发作等强烈反应。短期治疗胃肠道蠕虫病不良反应很少，偶有腹痛、腹泻、恶心、头痛、头晕等。少数患者可出现血清氨基转移酶升高，停药后可恢复正常，严重肝功能不全者慎用。动物实验有胚胎毒性和致畸作用，孕妇禁用。

哌嗪（piperazine）为常用驱蛔虫药，临床常用其枸橼酸盐称驱蛔灵。对蛔虫、蛲虫具有较强的驱虫作用，对钩虫、鞭虫作用不明显。其抗虫作用机制是通过改变虫体肌细胞膜对离子的通透性，引起膜超极化，阻断神经肌肉接头处的正常传导，导致虫体弛缓性麻痹，虫体随粪便排出体外；也能抑制琥珀酸合成，干扰虫体糖代谢，使肌肉收缩的能量供应受阻。主要用于驱除肠道蛔虫，治疗蛔虫所致的不完全性肠梗阻和早期胆道蛔虫。对蛲虫病有一定疗效，但用药时间长，现少用。不良反应轻，大剂量应用时可出现恶心、呕吐、腹泻、上腹部不适等，甚至可见神经症状如嗜睡、眩晕、眼球震颤、共济失调、肌肉痉挛等。动物实验有致畸作用，孕妇禁用。有肝肾功能不良和神经系统疾病者禁用。

噻嘧啶（pyrantel）为人工合成四氢嘧啶衍生物，为广谱抗肠蠕虫药，临床上常用其枸橼酸盐。抑制虫体胆碱酯酶，使神经肌肉接头处乙酰胆碱堆积，神经肌肉兴奋性增强，肌张力增高，随后虫体痉挛性麻痹，不能附壁而排出体外。对钩虫、绦虫、蛲虫、蛔虫等均有抑制作用，用于蛔虫、钩虫、蛲虫单独或混合感染。治疗剂量时毒性低，偶有发热、头痛、皮疹和腹部不适。少数患者出现血清氨基转移酶升高，故肝功能不全者慎用。孕妇及 2 岁以下儿童禁用。因与哌嗪有拮抗作用，不宜合用。

左旋咪唑（levamisole，驱钩蛔）为四咪唑的左旋异构体。对多种线虫有杀灭作用，其中对蛔虫的作用较强。其作用机制为抑制虫体琥珀酸脱氢酶活性，使延胡索酸不能还原为琥珀酸，从而影响虫体肌肉无氧代谢，减少能量生成，使虫体肌肉麻痹，失去附着能力而排出体外。用于治疗蛔虫、钩虫、蛲虫感染，对丝虫病和囊尾蚴病也有一定疗效。治疗剂量偶有恶心、呕吐、腹痛、头晕等。大剂量或多次用药，个别病例会出现粒细胞减少、肝功能减退等。妊娠早期、肝肾功能不全者禁用。

恩波吡维铵（pyrvinium embonate，扑蛲灵）为氰胺染料，口服不吸收，胃肠道药物浓度高，为蛲虫单一感染首选药。抗虫作用机制为选择性干扰虫体呼吸酶系统，抑制虫体需氧代谢，减少能量生成，导致虫体逐渐衰弱和死亡。不良反应少，仅见恶心、呕吐、腹痛、腹泻等。服药后粪便呈红色，需事先告知患者。

氯硝柳胺（niclosamide，灭绦灵）为水杨酰胺类衍生物。原为杀钉螺药，对血吸虫尾蚴和毛蚴也有杀灭作用，用于血吸虫病的预防。而后发现对牛肉绦虫、猪肉绦虫、鱼绦虫、阔节裂头绦虫和短膜壳绦虫感染都有良好疗效，尤以对牛肉绦虫的疗效为佳。主要抑制绦虫线粒体内 ADP 的无氧磷酸化，阻碍产能过程，也抑制葡萄糖摄取，从而杀死其头节和近端节片。对虫卵无效，死亡节片易被肠腔内蛋白酶消化分解，释放出虫卵，有致囊尾蚴病的危险，故在服用氯硝柳胺前先服镇吐药，服用本品 2h 后再服用硫酸镁导泻，促进虫卵排泄。不良反应少，仅见胃肠不适、腹痛、头晕、乏力、皮肤瘙痒等。

吡喹酮为广谱抗吸虫药和驱绦虫药，不仅对多种吸虫有强大的杀灭作用（见本章第三节），对绦虫感染和猪囊尾蚴病也有良好效果。本药是治疗各种绦虫病的首选药。治疗脑型囊尾蚴病时，杀虫作用迅速，可因虫体死亡后的炎症反应引起脑水肿、颅内压升高，宜同时使用脱水药和糖皮质激素以防意外。

二、抗肠蠕虫药的合理选用

抗肠蠕虫药的合理选用除根据药品的疗效、安全性外，还宜考虑药品的价格、来源，以及病情特点等因素。常用抗肠蠕虫药的选用可参考表 51-1。

表 51-1　肠蠕虫病的药物治疗

	首选药物	次选药物
蛔虫感染	甲苯咪唑、阿苯达唑	噻嘧啶、哌嗪、左旋咪唑
蛲虫感染	甲苯咪唑、阿苯达唑	噻嘧啶、哌嗪、恩波吡维铵
钩虫感染	甲苯咪唑、阿苯达唑	噻嘧啶
鞭虫感染	甲苯咪唑	
绦虫感染	吡喹酮	氯硝柳胺
猪囊尾蚴病	吡喹酮、阿苯达唑	
棘球蚴病	阿苯达唑	吡喹酮、甲苯咪唑

（胡长平）

第五十二章 皮肤疾病用药及消毒防腐药

【案例 52-1】

患者，男，23 岁，因全身皮肤瘙痒 1 个月就诊，瘙痒夜间明显。体检发现手、胸部出现红色小丘疹，皮肤皱褶嫩薄处，如指缝等出现粒米样丘疹，镜检疥螨虫卵阳性，诊断为疥疮。用克罗米通软膏颈部以下涂遍全身。治疗 3 天后症状缓解。

问题：克罗米通的用药要注意哪些方面？该病人还可以用什么药物进行治疗？

【案例 52-2】

患者，女，25 岁，颜面泛油起疹反复发作半年，加重 1 个月。体检发现前额、面颊、下颌部白头粉刺，白头粉刺可挑挤出黄色豆腐渣样物质，毛囊口处红色炎症丘疹，顶端有小脓疱，周围有炎性红晕，诊断为寻常痤疮。口服异维 A 酸软胶囊，治疗 2 周后症状明显缓解。

问题：痤疮的治疗要注意哪些方面？什么情况下病人需要进行系统治疗？

【案例 52-3】

患者，女，38 岁，产后会阴伤口长有肉芽，已行摘除手术，术后口服阿莫西林并用 0.02% 高锰酸钾溶液坐浴，水温 30℃左右，每次持续 20min，每天 1 次。坐浴 1 周后伤口愈合，但出现外阴红肿。

问题：

1. 引起外阴红肿的原因是什么？
2. 应用高锰酸钾溶液应注意什么？

第一节 皮肤疾病用药概述

皮肤是人体最大的器官之一，覆盖全身体表，皮肤病是严重影响人民健康的常见病、多发病之一，如痤疮、真菌病、皮肤细菌感染等。我国应用中药治疗皮肤病历史悠久，早在公元前 14 世纪，甲骨文就记载了关于皮肤病方面的内容，记载了疥、疕（头疮）、疮、疣、蛇咬伤等皮肤病的诊疗方法。《神农本草经》中收载了有关治疗皮肤病药物 100 多种。在国外 Widmann 1497 年首先用汞剂治疗梅毒取得了很好的疗效。1945 年抗组胺药苯海拉明的首次合成；1952 年皮质类固醇药物在皮肤科的临床应用;20 世纪 70 年代维 A 酸类药物的应用可以说是皮肤科治疗史的三个里程碑。1990 年新一代激光技术的产生，脉冲激光和染料激光问世，使皮肤病的治疗进入一个新的阶段。对遗传性皮肤病进行基因突变的研究和皮肤病的基因治疗将使皮肤病的治疗获得长足的进展。

皮肤病主要有感染性皮肤病、免疫反应或免疫相关性皮肤病、自身免疫性疾病、良性及恶性皮肤肿瘤、代谢性皮肤病、遗传性皮肤病、物理性皮肤病、皮肤附属器疾病等。皮肤病的发病率虽然很高，多比较轻，常不影响健康，但少数病情较重者可能危及生命。由于皮肤位于体表，药物可直接作用于病变部位，因此局部用药是皮肤病常用的治疗手段，必要时系统用药进行治疗。物理治疗也是皮肤病常用的治疗方法。常用的物理疗法有电疗法、光疗法、微波疗法、冷冻疗法、激光疗法、水疗法，此外，还有放射疗法和手术等治疗方法。

皮肤病的药物治疗可分为系统用药及局部用药两大类。系统用药如抗菌药物、抗组胺药、免疫抑制剂等将在有关章节介绍。局部用药主要包括抗感染药物、杀虫药、收敛药、止痒药、局部麻醉药、角质溶解药、角质促成药、消毒防腐药及皮肤清洁药、糖皮质激素制剂等。本章主要介绍皮肤寄生虫感染治疗药、痤疮治疗药、皮肤真菌感染治疗药、外用糖皮质激素、消毒防腐药方面的内容。

第二节　皮肤寄生虫感染治疗药

许多寄生虫可引起皮肤损害，其中较为常见者有原虫、蠕虫和昆虫三类。它们寄生在人体内或自然界中，以不同方式引起皮肤损害。皮肤寄生虫感染中常见的有疥疮和虱病等。

疥疮（scabies）是疥螨引起的一种皮肤病，疥螨为表皮内寄生虫，离开人体后可存活 2～3 天。患者出现微小的粉红色丘疹并有剧烈瘙痒。人与人之间通过接触传染：身体接触、握手；接触被污染的衣物、被褥等可造成间接传染，很容易通过接触从一个人传染给另一个人，常常全家受到传染。疥螨也可以通过衣物、床上用品和其他共同物品传播。疥疮的特征是剧痒，通常在夜间加剧。发现疥疮后需要及时治疗，一般可以使用硫磺软膏、林旦软膏、克罗米通乳膏全身涂抹，特别是皮肤皱褶部位，如手指间和足趾间，腋、腹股沟、阴肛部，女性乳下、男性阴囊及阴茎，还有远端甲下均需涂药。对患者用过的衣物要消毒，洗净后用沸水或热水煮烫 15min 左右，充分暴晒。在治疗中一定要注意卫生，避免交叉感染。有时林旦软膏治疗后，可用皮质类固醇霜剂治疗几天减轻瘙痒，直到疥螨消灭。

升　华　硫

升华硫（sublimed sulfur）是硫黄中的一种，是由硫黄升华后凝固得来的。

升华硫与皮肤及组织分泌物接触后，生成硫化氢、五硫磺酸等多硫化合物，具有杀菌、杀疥螨和去脂作用。高浓度有角化促成和角质溶解作用。

【临床应用】　可用于疥疮、痤疮、脂溢性皮炎、酒渣鼻、单纯糠疹、亚急性和慢性湿疹、神经性皮炎、银屑病、头癣、体癣、手足癣等。

1. 疥疮　用 5%～10%升华硫软膏或霜剂外搽皮肤，每晚 1 次，连续 3 天，此期间不洗澡，不更衣，3 天后洗澡、更衣。换下的衣服及床单等均应煮沸消毒。需要时 3 天后重复第二疗程。5%的升华硫适用于儿童及孕妇，10%的升华硫适用于成人。

2. 其他适应证　病损处外涂 5%～10%软膏或霜剂，每天 1～2 次。

【不良反应】　轻度刺激症状如灼热感、瘙痒等，还可引起接触性皮炎。

本品与肥皂或其他清洁剂、含有脱屑药的制剂（如间苯二酚、过氧苯甲酸、水杨酸、维 A 酸）、含酒精的制剂（如修面后搽洗剂、芳香化妆品、修面霜或洗剂）、具有强烈干燥作用的化妆品、异维 A 酸等共用，可过度刺激皮肤或增加干燥的作用。与汞制剂共用可引起化学反应，释放有臭味的硫化氢，对皮肤有刺激性，且能使皮肤变黑。应避免接触眼睛。婴儿全身外搽时，浓度不宜大于 5%。

林　旦　乳　膏

林旦（lindane，丙体 666）又称丙体六氯苯，是杀灭疥虫的有效药物，亦有杀灭虱和虱卵的作用。

【作用机制】　与疥虫和虱体体表直接接触后，透过体壁进入体腔和血液，引起神经系统麻痹而致死。

【临床应用】　疥疮和阴虱病。治疗疥疮时自颈部以下将药均匀擦全身，无皮疹处亦需擦到。成人一次不超过 30g，儿童及孕妇禁用。擦药后 24h 洗澡，同时更换衣被和床单，换下的衣服及床单等均应煮沸消毒。首次治疗 1 周后，如未痊愈，可进行第 2 次治疗。

【不良反应】　可有局部刺激症状，数日后可消退；擦药后偶有头晕，1～2 天后消失。长期大量使用后，经皮肤吸收，可对中枢神经系统产生较大的毒性作用，如诱发癫痫发作等。少数患者可出现荨麻疹。对本品过敏及有癫痫病史者禁用。

【应用注意】 擦药前勿用热水和肥皂洗澡，以免增加吸收；避免眼和黏膜与药物接触；使用中若出现过敏症状或中枢神经系统产生不良反应，应立即停药。药品不应与碱性物质或铁器接触。此外，密切接触者应同时进行治疗；儿童、孕妇、哺乳期妇女禁用。精神病患者尽量不用。

克罗米通乳膏

克罗米通乳膏（crotamiton cream），又名优力肤、优乐散、优力斯。本品经昆虫体表、呼吸器进入虫体内，作用于疥虫的神经系统，使疥虫麻痹而死亡。此外尚有轻微的局部麻醉作用而可止痒，适用于治疗疥疮及皮肤瘙痒。本品用于疥疮时，治疗前洗澡、擦干，将本品从颈以下涂搽全身皮肤，特别是褶皱处、手足、指趾间、腋下和腹股沟，8～10h后洗去，每天用1次，连续用3天，3天后将药物洗去穿上干净衣服，更换床单。必要时7～10天后可重复治疗一次。本品用于止痒时，局部涂于患处，每日3次。本品可引起接触性皮炎，偶见过敏反应。性炎症性、糜烂或渗出性皮损处禁用。对本品过敏者禁用，过敏体质者慎用。

此外，还有5%萘酚（naphthol）乳剂、0.1%苄氯菊酯（permethrin）、5%二氯苯醚菊酯（permethrin）等都是可靠的灭疥药物，按常规方法用药。疥疮炎性结节不易消退，可局部注射泼尼松龙混悬液，或作液氮冷冻治疗。

第三节　痤疮治疗药

痤疮（acne）是毛囊皮脂腺单位的一种慢性炎症性皮肤病，是青春发育期由于雄激素增多，致皮脂腺毛囊管壁角化，并堵塞毛孔造成皮脂排出不畅，从而引起毛囊皮脂腺的炎症反应，同时与痤疮丙酸杆菌感染有关。痤疮可分为寻常痤疮、聚合性痤疮、高雄激素痤疮、暴发性痤疮几种。临床表现以好发于面部的粉刺、丘疹、脓疱、结节等多形性皮损为特点。根据青少年发病，皮损分布于颜面和胸背部，主要表现为白头、黑头粉刺、炎性丘疹、脓疱等多形性皮损等特点，临床易于诊断，通常无须做其他检查。治疗方法的选择主要取决于痤疮的严重程度，轻度到中度痤疮一般采用局部治疗。中度到重度痤疮患者，除局部用药外，可配合系统治疗。系统用药主要包括抗菌药物类，如口服抗菌药物（四环素、红霉素、米诺环素等）；抗雄性激素类，如女性患者可口服激素如孕酮和炔雌醇等；维A酸类，如结节及囊肿性痤疮患者可在皮肤科医师指导下口服异维A酸等治疗，此外，还有糖皮质激素、维生素类、锌制剂及中药等。本节主要介绍治疗痤疮的常用药，尤其是外用药。

一、非抗生素类抗菌药物

过氧化苯甲酰凝胶

过氧化苯甲酰（benzoyl peroxide）是一种人工合成的氧化剂，治疗寻常痤疮是外用其水性凝胶，过氧化苯甲酰凝胶（benzoyl peroxide water base gel），商品名为班赛，碧宁；本品具有杀菌作用，属角质溶解剂类。主要成分为过氧化苯甲酰，浓度分别是2.5%、5%和10%；过氧化苯甲酰凝胶外用于皮肤后，能缓慢释放出新生态氧，是一种广谱的抗菌药物，尤其对厌氧菌杀菌作用强，可杀灭痤疮丙酸杆菌，并有使皮肤干燥和脱屑作用。作用机制是外用透皮进入毛囊后被半胱氨酸分解转化为苯甲酸和游离氧，使痤疮丙酸杆菌菌体蛋白氧化而被灭活。有抑制皮脂腺分泌的作用，有溶解角质和抗角化的作用，但是弱于维A酸类药物。临床主要用于治疗寻常痤疮。应用时洗净患处，轻轻揩干，取适量本品涂于患处，每日1～2次。外用不良反应可有过敏反应，可引起接触性皮炎，皮肤烧灼感、瘙痒、发红、肿胀、皮肤干燥、脱屑等。应注意避免接触眼睛和其他黏膜（如口、鼻等），当用药部位有烧灼感、红肿等刺激反应时应停药，并将局部药物洗净；不宜用在有毛发的部位，以免漂白毛发，避免用药部位过度日晒；孕妇、哺乳期妇女慎用。

二、抗 角 化 药

抗角化药主要是维 A 酸类药，维 A 酸类药物是一类天然存在的或人工合成的具有维生素 A 活性的视黄醇衍生物。它在正常上皮细胞的增殖和分化中起着重要的作用，对正常上皮的形成、发育及维持起着不可替代的作用。目前人工合成维 A 酸类药物已达 2500 余种，被广泛用于治疗各种角化异常性皮肤病、光老化性皮肤病及多种皮肤肿瘤。

【化学结构及分类】 维 A 酸类基本化学结构一般均由环己烯环（亲脂基）、多烯侧链（烯键）和极性终末基团（羧酸基）三部分组成。目前共有三代的产品：第一代维 A 酸类药物（非芳香族维 A 酸）：维 A 酸（tretinoin）、异维 A 酸（isotertinoin）、维胺酯（viaminati）；第二代维 A 酸类药物（单芳香族维 A 酸）：阿维 A 酯（etretinate，tigason）、阿维 A（acitretin）；第三代维 A 酸类药物（多芳香族维 A 酸）：芳香维 A 酸（arotinoid）、芳香维 A 酸乙酯（arotinoid ethylester）、甲磺基芳香维 A 酸（arotinoid methylsulfone）、他扎罗汀（tazarotene）、阿达帕林（adapalene）。

【药理作用】

1. 维 A 酸类药物参与调控表皮细胞增殖、分化、凋亡，并能调节角质形成细胞的增殖、分化，促进细胞凋亡。
2. 维 A 酸类具有局部抗炎作用，可以抑制花生四烯酸及其代谢物产生。
3. 抑制皮脂腺的分泌，延长细胞成熟过程。
4. 对细胞免疫和体液免疫均有调节作用，促进抗体的产生，并抑制淋巴细胞增殖。
5. 通过抑制鸟氨酸脱羧酶活性发挥抗增生、抗肿瘤作用。
6. 通过抑制酪氨酸酶活性抗黑色素作用，减少黑色素颗粒形成和传递。
7. 抑制胶原纤维酶活性发挥抗衰老作用等。

【作用机制】 维 A 酸类生物学效应较为复杂，原因主要是维 A 酸受体的多样性。维 A 酸类的受体分为两类，RAR 和 RXR 类，RAR 和 RXR 又分别包括 α、β、γ 三种亚型。维 A 酸类药物的作用是通过胞质中存在的维 A 酸相关细胞结合蛋白（CRABPs）和细胞核中一系列维 A 酸核受体介导的。药物进入皮肤后被 CRABPs 摄取转运至核内，然后与 RAR 和（或）RXR 结合，继而与 DNA 片段上的反应元件结合，引起基因转录，从而导致表皮和真皮结构与功能的改变。

【临床应用】 三代维 A 酸类药物的作用不尽相同，因此临床适应证也不一样。第一代维 A 酸类药物主要用于痤疮、银屑病、鱼鳞病等。第二代维 A 酸类药物主要用于毛囊角化病（Darrier 病）、毛发红糠疹、脓包型银屑病、红皮病型银屑病、鱼鳞病等。第三代维 A 酸类药物主要用于银屑病、鱼鳞病、Darrier 病、角化棘皮瘤、鳞状细胞癌、T 淋巴细胞癌、扁平苔藓等。

【不良反应】 口服维 A 酸类药物最严重的不良反应为致畸作用和胚胎毒性。局部外用主要有皮肤黏膜刺激症状，过敏体质的患者容易发生。

维 A 酸

维 A 酸（tretinoin，vitamin A acid，retinoids），维 A 酸又称维甲酸、维生素 A 酸、维生素甲酸、视黄酸，也称全反式维 A 酸，是维生素 A 在体内的代谢产物。

【体内过程】 口服后在小肠吸收，在肝内代谢，并从胆汁排出，部分形成肝肠循环。其透皮吸收后进入真皮的量较少。

【药理作用】 维 A 酸与骨的生长有关，具有促进上皮细胞增生、分化等代谢作用，以及抗增殖、角质溶解作用。表皮角质形成细胞、黑色素细胞及真皮成纤维细胞都是维 A 酸作用重要的靶细胞。维 A 酸可以调节表皮细胞的有丝分裂和细胞更新，使病变皮肤的增生和分化恢复正常，促进毛囊上皮更新。当皮肤发生生理性老化或受药物、紫外线辐射及创伤伤害时，维 A 酸可纠正或预防有害因素对真皮结缔组织生化成分及形态结构引起的异常，刺激皮肤细胞外基质蛋白合成，在真皮上部加速形成新的结缔组织带，并可提高伤口部位的张力强度。此外，维 A 酸有减少黑色素形成，对白细胞趋化有抑制活性，从而起到抗炎作用，还有免疫调节作用。

【临床应用】 可抑制粉刺形成并溶解，加速其排出，所以疗效肯定。但是系统用药不良反应较严重，限制了其用于痤疮的治疗。随着更好的替代药异维 A 酸的广泛使用，目前该药已很少用于系统治疗，多用于局部治疗。主要用于寻常痤疮。每晚用温水清洁皮肤后涂药 1 次。

【不良反应】 内服出现能引起皮肤黏膜干燥、脱屑，还可引起头痛、头晕及肌肉关节疼痛等。外用可引起局部红斑、脱皮、灼痛等刺激症状，与剂量有关。有致畸作用，孕妇忌服。可引起肝、肾损害，肝肾功能不良者慎用。

【注意事项】 湿疹、晒伤、急性和亚急性皮炎、酒渣鼻患者不宜使用。远离眼部，不宜使用于皮肤皱褶部位。用药期间勿用其他可导致皮肤刺激及破损的药物、化妆品或清洁剂，以免加重皮肤反应、导致药物吸收增加及引起系统不良反应。日光可加重维 A 酸对皮肤的刺激导致维 A 酸分解，动物实验提示维 A 酸可增强紫外线致癌能力，因此本品最宜在晚间及睡前应用，治疗过程应避免日晒，或采用遮光措施。本品不宜大面积应用，日用量不应超过 20g。育龄妇女使用时须避孕。

阿达帕林

阿达帕林（adapalene）是一种维 A 酸类化合物，属视黄醇化合物，化学结构稳定，在空气和光照下不易分解。阿达帕林同维 A 酸一样与特异的维 A 酸核受体结合，但不和蛋白结合的细胞质受体相结合，主要是通过调节毛囊上皮细胞的分化，减少微粉刺的形成。同时体内、体外试验表明，阿达帕林的抗炎作用强于其他维 A 酸类药物。

【体内过程】 阿达帕林的透皮吸收率很低，外用后主要保留在皮肤表面，少部分进入表皮和真皮，进入表皮的量比真皮多。透过角质层后主要分布于表皮和病变毛囊，可渗透入毛囊皮脂腺深达 50～400μm。主要通过胆汁排泄。

【药理作用】 阿达帕林可调节表皮细胞分化、抑制毛囊口角质形成细胞增生和角化、抑制皮脂腺细胞增生、溶解粉刺，与维 A 酸细胞核受体有较高的亲和力，有强大抗炎作用，可抑制外周血液中多形白细胞的化学趋化，并抑制花生四烯酸转化为白三烯。

【临床应用】 本品适用于以粉刺、丘疹和脓疱为主要表现的寻常痤疮的皮肤治疗，亦可用于治疗面部、胸和背部的痤疮。对轻中度痤疮有显著疗效。

【不良反应】 与其他维 A 酸类药物相比，刺激性小，不良反应低。外用会发生皮肤刺激反应如红斑、烧灼感，与药物起效有关。多出现于用药 1～2 周内，减少用药次数或暂时停药可以减轻。

【注意事项】 本药只能外用，不能口服。如果有强烈的过敏反应出现，应立即停止使用本品；增加局部用量，或过量涂用药物，不能增加疗效或加快起效，反而会引起皮肤红斑、脱屑和其他不适；有创伤（切口或磨破处）、晒伤的皮肤或湿疹皮炎部位不能使用本品。

异维 A 酸

维 A 酸的异构体，属于维 A 酸类药物，是皮肤科常用的内服药。

【体内过程】 异维 A 酸口服后迅速由肠道吸收，首过效应明显，生物利用度约为 25%，在肝脏或肠壁代谢，以原形及代谢产物由肾脏和胆汁排出。

【药理作用】 异维 A 酸可缩小皮脂腺，抑制皮脂腺活性，减少皮脂分泌，以及减轻上皮细胞分化和减少毛囊中痤疮丙酸杆菌。能抑制胶原酶的形成具有抗炎活性；抑制表皮黑色素形成。对严重的结节状痤疮有高效，由于使用异维 A 酸后有明显的不良反应，故应该在其他常规治疗（包括系统性抗菌药物治疗）无效时才能考虑。

【临床应用】 异维 A 酸适用于重度痤疮（结节囊肿性痤疮，即直径≥5mm 的炎性损害，结节可能化脓或出血），亦可用于毛发红糠疹。不与食物同服可显著降低药物吸收，所以应与食物同服。停药后短期内仍可持续改善症状，故如需第二个疗程治疗，则两疗程之间应间隔 8 周以上。

【不良反应】 异维 A 酸的大部分不良反应与维生素 A 过量的症状相似（主要为皮肤黏膜干

燥）。致畸性为异维 A 酸最严重的不良反应。在妊娠期，特别是在前 3 个月摄食异维 A 酸可引起严重的胚胎异常，包括中枢神经系统、胸腺、心脏和颅面异常，自然流产率为 20%～30%，因此育龄期女性患者中仅适用于不准备或不能妊娠者，服药后至少 1 个月应采取有效的避孕措施。皮肤黏膜表现为异维 A 酸最常见的不良反应，包括唇炎、皮肤黏膜干燥、鼻出血、干眼、红斑疹、皮炎瘙痒、痤疮加重和皮肤脆性增加等。病人可有恶心、呕吐或腹痛，肝炎、急性食管炎和急性胰腺炎等消化系统的不良反应。约 20%的病人可发生肌痛和肌强直，骨痛在治疗期间较常见，关节痛也可发生。长期应用也可以引起骨质疏松、骨骺闭锁、骨生长迟缓及骨膜与肌腱钙化等，故凡是儿童与少年长期使用时每 6～12 个月应做 X 线检查腰部与长骨。有结膜炎、睑结膜炎和干眼症状等表现。药物有神经精神系统损害，头痛为最主要的表现，偶可发生癫痫、抑郁。呼吸系统不良反应主要表现为支气管痉挛、哮喘、气胸、肺肉芽肿和间质纤维化。治疗期间可出现血清甘油三酯升高、高密度脂蛋白（HDL）降低、血清胆固醇、碱性磷酸酶、谷丙转氨酶、谷草转氨酶升高。部分病人出现血沉增快，也可发生红细胞和白细胞减少等。空腹血糖升高、肌酸磷酸激酶升高、血尿酸增高。

【注意事项】

1. 糖尿病、肥胖症、酒精摄入增加及脂代谢异常或家族性脂代谢异常患者慎用。

2. 育龄期妇女在服药前、服药期间、停药后应做妊娠试验，以排除妊娠。女性患者在治疗期间和治疗后做好避孕，直至治疗结束后 3 个月。

3. 治疗后 1 个月及之后每 3 个月应定期进行血糖、血脂、肝功能和肌酸磷酸激酶的检查。

4. 治疗期间及治疗后 1 个月应避免献血。

5. 若出现抑郁、躁动、精神异常或攻击性行为的情况，患者应立即停药。

6. 本药应避免与四环素类药物同时服用，如患者出现假性脑瘤（良性颅内压增高）的症状，如视神经盘水肿、头痛、恶心、呕吐及视物模糊，应立即停药，并进行视神经检查。此外，本品可减少皮脂排泄量，口服 3 个月后可减少 90%，因此可见全身皮肤干燥和瘙痒，面部及黏膜皱裂，特别是口唇、眼和鼻孔，并伴有轻度鼻出血。少数患者出现皮疹、暂时的脱发、手掌和脚底脱屑、皮肤发脆、容易破裂。

第四节　皮肤真菌感染治疗药

真菌性皮肤病为皮肤科常见疾病之一。皮肤真菌感染可分为浅部及深部两大类。浅部真菌病主要包括皮肤癣菌病如头癣、手癣、足癣、甲癣、体癣、股癣及念珠菌病等，临床很常见。深部真菌病主要是皮下真菌病如孢子丝菌病、着色芽生菌病等，较为少见。绝大多数局限性的浅表真菌感染均可采用外用抗真菌制剂治疗，但对于顽固、泛发或有免疫功能缺陷的患者，须选用系统抗真菌药物治疗。浅部皮肤真菌感染可采用酸性药如水杨酸、苯甲酸、十一烯酸和冰醋酸等，这些药物兼有角质溶解和抑真菌作用，临床治疗效果好，但刺激性较大。近年来研制的一些抗真菌药如酮康唑、益康唑和克霉唑等，具有抗菌谱广、刺激性小等优点而被广泛应用。

制霉菌素

【药理作用】　多烯类抗生素，作用机制为与真菌细胞膜上的甾醇相结合，导致细胞膜通透性的改变，以致重要细胞内容物漏失而发挥抗真菌作用。对念珠菌、隐球菌等真菌和阴道滴虫有抑制作用。对念珠菌的抗菌作用较强。

【临床应用】　局部用于治疗皮肤、口腔等浅表部位的念珠菌感染和阴道滴虫病；口服也可用于治疗胃肠道真菌感染。

【不良反应及注意事项】　局部应用可引起皮炎。用药部位如有烧灼感、红肿等情况应停药。孕妇及哺乳期妇女慎用。

酮康唑

【药理作用】 广谱抗真菌药，对皮肤癣菌如毛发癣菌属、表皮癣菌属、小孢子菌属及酵母菌如念珠菌等具有抑制作用。局部外用几乎不经皮肤吸收。

【临床应用】 多种浅部真菌感染，如手癣、足癣、体癣、股癣、花斑癣及皮肤念珠菌病。

【不良反应及注意事项】 可引起皮肤过敏。用药部位如有烧灼感、红肿等情况应停药。

克霉唑

广谱抗真菌药，对浅表真菌及某些深部真菌均有抗菌作用。本药主要局部用药治疗手癣、足癣、体癣、股癣、花斑癣、头癣及念珠菌性甲沟炎和念珠菌性外阴阴道炎。

益康唑

广谱抗真菌药，对白念珠菌、球孢子菌、新型隐球菌、荚膜组织胞浆菌、皮炎芽生菌及癣菌等真菌有抗菌作用。主要局部用药治疗皮肤念珠菌病、体癣、股癣、足癣和花斑癣。

咪康唑

广谱抗真菌药，主要局部应用治疗由皮肤癣菌、酵母菌及其他真菌引起的皮肤、指（趾）甲感染，如体股癣、手足癣、花斑癣、头癣、须癣、甲癣；皮肤、指（趾）甲念珠菌病；口角炎、外耳炎。由酵母菌（如念珠菌等）和革兰氏阳性菌引起的阴道感染和继发感染。

特比萘芬

【药理作用】 对浅部真菌如曲霉菌、镰孢菌和其他丝状真菌有良好的抑菌活性。体外抗皮肤真菌活性比酮康唑和伊曲康唑强。其抗菌机制为抑制真菌角鲨烯环氧化酶而抑制真菌麦角固醇的合成，导致真菌细胞膜的屏障功能障碍；此外，角鲨烯环氧化酶受抑，甾醇角鲨烯在真菌细胞内浓集，而对真菌产生毒性作用。

【临床应用】 皮肤癣菌引起的甲癣、体癣、手癣、足癣等浅表真菌感染，效果优于伊曲康唑。治疗甲癣优于灰黄霉素，连续用药 12 周，治愈率可达 90%。可外用也可口服。本药对酵母菌和白念珠菌引起的癣病无效。

【不良反应及注意事项】 不良反应发生率低，主要有胃肠道反应和头痛。用药期间注意肝功能异常。

联苯苄唑

【药理作用】 咪唑类抗真菌剂，具有广谱抗真菌作用，对皮肤真菌、酵母菌、霉菌及其他真菌，如秕糠状鳞斑霉菌、微小棒状杆菌有效。其抗真菌活性主要是由抑制真菌细胞膜麦角固醇的生物合成。此外，其还有一定的抗炎作用。本药能很好地透过被感染的皮肤，作用迅速并持续时间长，维持时间超过 48h。

【临床应用】 各种皮肤真菌病，如手、足癣，体、股癣，花斑癣。

【不良反应及注意事项】 偶见过敏反应。个别患者局部发生瘙痒、灼热感、红斑等反应。应避免接触眼睛和其他黏膜（如口、鼻等）。用药部位如有烧灼感、红肿等情况应停药，并将局部药物洗净。对本品过敏者禁用，过敏体质者慎用。

环吡酮胺

【药理作用】 吡啶酮类广谱抗真菌药，主要通过改变真菌细胞膜的完整性，引起细胞内物质外流，并阻断蛋白质前体物质的摄取，导致真菌细胞死亡，对皮肤癣菌、酵母菌、霉菌等具有较强的抑菌和杀菌作用，渗透性强。对各种放线菌、革兰氏阳性菌和革兰氏阴性菌及支原体、衣原体、毛滴虫等也有一定抑制作用。

【临床应用】 手癣、足癣、体癣、股癣、甲癣及花斑癣，亦可用于皮肤和外阴阴道念珠菌感染及甲真菌病。

【不良反应及注意事项】 偶见局部发红、瘙痒，一般停药后可自行消失。对本品过敏者禁用。避免接触眼睛，不得内服。涂药部位如有灼烧感、瘙痒、红肿等，应停止用药，并冲洗干净。

第五节　外用糖皮质激素

一、概　　述

糖皮质激素类药物的发现、开发与应用是医学史上的一个划时代事件。1948 年，内服糖皮质激素应用于临床，1952 年外用糖皮质激素应用于皮肤病的治疗。外用药疗法是皮肤病治疗中最常用的疗法，因糖皮质激素具有抗炎、免疫抑制、抗增生等功效，故常外用于治疗皮炎湿疹类皮肤病、红斑鳞屑性皮肤病、自身免疫性皮肤病及其他皮肤病。

二、药理作用和不良反应

（一）药理作用

其药理作用主要有四个方面：抗炎作用、抗增生作用、免疫抑制和血管收缩作用。糖皮质激素的抗炎作用主要是抑制花生四烯酸代谢产物的产生，从而抑制前列腺素及白三烯等炎症介质的产生。糖皮质激素的其他抗炎作用还表现在诱导血管紧张素转化酶产生，降解缓激肽以减轻血管扩张和疼痛，减少炎症细胞的浸润和炎症介质的释放，减轻组织水肿和炎症损伤。糖皮质激素能够抑制成纤维细胞增殖，抑制胶原合成，可以治疗以增生为主的慢性炎症，防止瘢痕形成，但也可以导致正常皮肤发生萎缩。研究表明，糖皮质激素能引起皮肤中肥大细胞功能耗竭，并减少皮肤中朗格汉斯细胞的数量；其在体外可以抑制中性粒细胞的趋化。另外，对一些细胞因子如 IL-1、IL-8、TNF-α、粒细胞-巨噬细胞集落刺激因子等有直接抑制作用，外用糖皮质激素可以引起真皮浅层血管收缩，减轻皮肤红斑。

（二）典型不良反应

1. 萎缩性改变　表现为皮肤萎缩、萎缩纹、皮肤易损伤、皮肤脆性增加、紫癜、星状自发性假瘢痕、毛细血管扩张和溃疡等。皮肤萎缩是外用激素最常见的不良反应。强效或超强效激素、封包疗法、较薄的皮肤、婴幼儿和老年病人是激素性萎缩的高风险因素。面部、手背和间擦部位较敏感，易发生皮肤萎缩。

2. 感染　采用封包疗法、间擦部位用软膏制剂及有毛部位用强效激素易引起毛囊炎、疖和脓疱，外用激素还可导致原皮肤感染（细菌或真菌）加重或扩散、婴儿臀部肉芽肿、不典型感染（癣）和继发感染。

3. 系统性不良反应　如果严重炎症性疾病和儿童（尤其 2 岁以下）大面积或采用封包疗法使用强效或超强效激素容易发生系统吸收，导致系统性不良反应的发生，包括皮质醇增多症、股骨头无菌性坏死、抑制生长和高血糖、高血压、低血钙和外周性水肿等。

三、常用药品

醋酸氢化可的松（hydrocortisone acetate）乳膏

【临床应用】　过敏性、非感染性皮肤病和一些炎症性疾病，如皮炎、湿疹等。

【注意事项】　不宜长期、大面积使用；用药 1 周后症状未能缓解，应向医生咨询；涂布部位如有烧灼感、瘙痒、红肿等，应停止用药。

丁酸氢化可的松（hydrocortisone butyrate）乳膏、软膏

【临床应用】　接触性皮炎、特应性皮炎、脂溢性皮炎及非感染性炎症性皮肤病等。

【注意事项】 婴儿及儿童勿长期、大面积使用或采用封包治疗；妊娠及哺乳期妇女慎用；避免接触眼睛。

地塞米松（dexamethasone）乳膏、软膏

【临床应用】 非感染性、炎症性及瘙痒性皮肤病。

【注意事项】 不宜长期、大面积使用；面部、皮肤褶皱部位连续使用不应超过 2 周；用药部位如有烧灼感、红肿等应立即停药；妊娠及哺乳期妇女慎用；避免接触到眼睛。

醋酸曲安奈德（triamcinolone acetonide acetate）乳膏、霜剂

【临床应用】 接触性皮炎、神经性皮炎、湿疹、银屑病等；局部注射可用于瘢痕、肥厚性瘢痕、腱鞘炎、滑囊炎及肩周炎等的治疗。

【注意事项】 不宜长期、大面积使用；慎用于面部、腋下、腹股沟等皮肤细嫩部位；妊娠及哺乳期妇女慎用；儿童及婴儿不宜使用；不可用于眼部；有化脓性感染和真菌感染时须同时使用抗感染药物。

糠酸莫米松（mometasone furoate）乳膏、凝胶

【临床应用】 接触性皮炎、特应性皮炎、湿疹、神经性皮炎及银屑病等瘙痒性及非感染性皮肤病。

【注意事项】 儿童应尽量减少用量；有感染时须同时使用抗感染药物；不可用于眼部；哺乳妇女慎用。

卤米松（halometasone）乳膏、霜剂

【临床应用】 非感染性皮肤病。

【注意事项】 慎用于面部、腋下、腹股沟等皮肤细嫩部位；儿童应尽量减少用量；有感染时须同时使用抗感染药物；不可用于眼部；哺乳妇女慎用；慎用于面部、腋下、腹股沟等皮肤细嫩部位。

第六节 消毒防腐药

一、概 述

消毒防腐药（disinfectants and antiseptics）是具有杀灭或抑制病原微生物生长繁殖的一类药物。消毒药（disinfectants）是指能杀灭病原微生物的化学药物，主要用于环境、厩舍、动物排泄物、用具和手术器械等非生物表面的消毒。防腐药（antiseptics）是指能抑制病原微生物生长繁殖的化学药物，主要用于抑制生物体表（皮肤、黏膜和创面等）微生物感染，也用于食品及生物制品等的防腐。消毒药和防腐药是根据药物的用途和特性来分类的，两者之间并无严格的界限，故统称为消毒防腐药。药物的作用和浓度有关，低浓度的消毒药仅能抑菌，而高浓度的防腐药也能杀菌。由于有些防腐药用于非生物体表时不起作用，而有些消毒药会损伤活组织，因而两者不应替换使用，绝大部分消毒防腐药只能使病原微生物的数量减少到公共卫生标准所允许的限量范围内，而不能达到完全灭菌，实践中也不需要杀死与传染病无关的腐生细菌。它们与抗菌药物不同，消毒防腐药抗菌范围广，没有严格的抗菌谱，在杀灭或抑制病原体的浓度下，往往也能损害人体，通常不作全身用药，主要用于体表（皮肤、黏膜、伤口等）、器械、排泄物和周围环境的消毒，或黏膜、创面、腔道的冲洗。

1. 消毒防腐药的药理作用及作用机制 消毒防腐药可通过不同的作用机制达到对病原微生物的抑制和杀灭作用，包括以下几点。

（1）使病原微生物的蛋白质凝固成胶状，使其生长繁殖停止而达到抑菌（防腐）或杀菌（消毒）

的目的，如醇类、醛类、酚类、酸类、重金属类等。

（2）与病原体的酶系统结合，影响菌体代谢。干扰细菌的酶系统，破坏细菌的正常代谢，如氧化剂、卤化物、染料等。

（3）降低细菌表面张力，增加菌体细胞膜的通透性，导致细胞的内容物大量流失，使菌体破裂溶解，如表面活性剂类、氯己定等。

2. 消毒防腐药的分类

（1）根据使用对象的不同进行分类：第一类主要用于医疗环境和用具的消毒药，主要有酚类、醛类、碱类、酸类、卤素类、过氧化物类。如石炭酸、甲酚皂溶液（来苏儿）、克辽林（臭药水）、升汞（氯化汞）、甲醛溶液（福尔马林）、氢氧化钠、生石灰（氧化钙）、漂白粉（含氯石灰）、过氧乙酸（过醋酸）等。

第二类为主要用于皮肤和黏膜的消毒防腐药，主要有醇类、表面活性剂、碘与碘化物、有机酸类、过氧化物类、染料类，如乙醇、碘酊、松馏油、水杨酸、硼酸、苯扎溴铵、消毒净、氯己定等。

第三类为主要用于创伤的消毒防腐药，如过氧化氢溶液、高锰酸钾、甲紫、依沙吖啶等。

（2）根据药物结构进行分类：根据药物结构可以分为酚类、醛类、酸类、碱类、醇类、卤素类、表面活性剂类、过氧化物类、染料类和重金属类。

二、常用消毒防腐药介绍

（一）酚类

酚类包括纯酚及其含有卤素和烷基的替代物，为表面活性物质，作用特点主要是损害菌体细胞膜，使蛋白变性，抑制细菌脱氢酶和氧化酶。对多数无芽孢的繁殖性细菌和真菌有杀灭作用，对芽孢、病毒作用不强，可用于消毒排泄物，用于环境及用具消毒。该类性质稳定，不与卤素类、碱类、过氧化物类合用。主要药物有苯酚、煤酚皂溶液（saponated cresol solution）和煤焦油皂溶液（coal tar saponatus）等。

苯酚，又名酚（phenol）、石炭酸（carbolic acid），苯酚为一种原浆毒（能使人体大部分器官发生细胞变性的一类有毒物质或毒素），能使细菌细胞的原生质蛋白发生凝固或变性，故可杀死细菌。约0.2%浓度即有杀菌作用，大于1%能杀死一般细菌，1.3%溶液可杀死真菌。苯酚稀溶液可使人体感觉神经末梢麻痹，产生局部麻醉作用，可止痒。苯酚在水中少量离解为阴离子与阳离子，但一般认为其消毒作用主要依靠非电离分子，与解离度无关。临床上酚软膏（2%）用于皮科防腐止痒，酚甘油（2%）用于中耳炎。苯酚易从皮肤黏膜及创面吸收，故不宜大面积长期使用。一般用于体表消毒的水溶液浓度不应超过2%。苯酚对组织的穿透力极强，仅在小面积皮肤上使用，高浓度（10%以上水溶液有腐蚀性）外用可引起皮肤组织损伤，甚至坏死。用于体表皮肤的水溶液，浓度不宜超过2%，不用封包疗法。

（二）醛类

该类特点是易挥发，又称挥发性烷化剂，可发生烷基化反应，使菌体蛋白变性，酶和核酸功能发生改变。对芽孢、真菌、结核分枝杆菌、病毒均有杀灭作用。主要药物有甲醛溶液、聚甲醛、戊二醛等。

甲醛溶液，又名蚁醛溶液、福尔马林，是一种强有力的挥发性广谱杀菌剂，能与菌体蛋白质中氨基酸结合，使其变性而发挥作用。对细菌、真菌和许多病毒均有效。对细菌芽孢和抗酸杆菌作用缓慢。与蛋白质结合后可减低其对微生物的活力。增加温度可加速其杀芽孢的功能，在相对湿度75%时，甲醛气体对微生物的作用最显著。本品外涂能使皮肤硬化、粗糙并发白，产生局部麻醉作用。少量被皮肤和黏膜吸收。在组织液特别是肝和红细胞中迅速代谢成甲酸，然后转化为二氧化碳和水排出体外，或以甲酸盐从肾排泄。临床可用于足疣、多汗症、棘球蚴病、龋齿等，也可用于器械房屋等消毒、病理标本防腐保存。

戊二醛（glutaric dialdehyde）是广谱、强效、速效、低毒的灭菌剂。对革兰氏阳性菌和革兰氏阴性菌均具有杀菌作用，能杀灭耐酸菌，对芽孢、抗酸杆菌、真菌和病毒也有效。以 pH 7.5～8.5 的水溶液效力最强，作用是甲醛的 10～20 倍。将本品的 2%水溶液 pH 调整到 7.5～8.5，可用于内窥镜、体温计、橡胶或塑料制品和其他不能加热消毒的器械消毒。5%～10%溶液可用于治疗寻常疣。10%溶液治疗多汗症和甲癣。对皮肤和黏膜的刺激性比甲醛溶液小。1%溶液治疗体癣，每日 2 次；10%～25%溶液外涂治疗甲癣，每日 1～2 次，治疗前先以刀片将原甲削平再用药；10%溶液治疗多汗症，每日外涂 2 次；2%水溶液 pH 调整到 7.5 用于内窥镜等消毒，浸泡 10h 可灭菌。戊二醛可引起接触性皮炎。本品蒸汽对鼻、眼和呼吸道有刺激性，可引起咳嗽、吞咽困难、喉头痉挛、气管炎和肺炎，反复吸入可引发哮喘。

（三）酸类

酸类包括有机酸、无机酸。无机酸为原浆毒，具有强烈的刺激和腐蚀作用，使用的无机酸有硫酸、盐酸等，有强大的杀菌和杀芽孢作用。2mol/L 硫酸用于消毒排泄物，2%盐酸添加 15%食盐并加温用于皮张（污染炭疽芽孢杆菌）消毒。有机酸常用的有乳酸或醋酸，用于熏蒸或喷雾消毒。

苯甲酸（benzoic acid），又名安息香酸（benzoic acid），具有消毒防腐和对抗真菌的作用，本身具有氢离子而产生杀菌作用。在酸碱度低时效果较好。pH 为 3.5 时，0.125%的浓度在 1h 内可杀灭葡萄球菌。在碱性条件下作用较弱。外用对浅部真菌有抗菌活性。0.05%～0.1%浓度对药品和食品有防腐作用，能抑制细菌和真菌生长，也兼有水杨酸的角质溶解作用，常与后者合并使用，比例为 2∶1，即 6%～12%苯甲酸和 3%～6%水杨酸一起使用。苯甲酸可用于浅部真菌感染如体癣及手足癣，也可作药品和食品的防腐剂。苯甲酸口服可引起哮喘、荨麻疹和血管神经性水肿等变态反应。较大剂量口服可引起水杨酸样反应。外用可致接触性皮炎。在微酸性中比在碱性环境中有效，故需注意其 pH，同时注意掌握合适的浓度。

复方苯甲酸制剂（compound preparction of benzoic acid）每支 10g，有浓、淡两种，分别含苯甲酸 1.2g 和水杨酸 0.6g，或苯甲酸 0.6g 和水杨酸 0.3g，外用，用于浅表性真菌感染，如体股癣、手足癣、表皮癣、慢性皮炎等，外用，涂敷患部，一日 1～2 次。置于密闭、遮光处贮存，忌与铁器接触。

水杨酸（salicylic acid），又名柳酸，外用对微生物有抗菌性，其防腐强度与酚相似，作为防腐剂则限制使用。水杨酸的局部作用为角质溶解，作为角质软化剂使用，可因制剂浓度不同而药理作用各异，1%～3%有角化促成和止痒作用；5%～10%具有角质溶解作用，可使角质层中连接鳞细胞间黏合质溶解，从而使角质松开而脱屑，亦可产生抗真菌作用：因去除角质层后并抑制真菌生长，同时能帮助其他抗真菌药物的穿透。本品还可抑制细菌生长。25%浓度具有腐蚀作用，可脱除肥厚的胼胝。临床用于皮脂溢出、脂溢性皮炎、浅部真菌病、疣、鸡眼、胼胝及局部角质增生。可引起接触性皮炎，大面积使用吸收后，可出现水杨酸全身中毒症状，如头晕、神志模糊、精神错乱、呼吸急促、持续性耳鸣、头痛。

鞣酸（tannic acid），又名鞣质，单宁，单宁酸（tannic acid）。具有沉淀蛋白作用，还有收敛作用，能使皮肤变硬，保护黏膜、制止过分分泌、止血，能减少局部疼痛，减少受伤处的组织液渗出，并有防止细菌感染的作用。临床用于烫伤、褥疮、湿疹、痔疮及新生儿尿布疹等。大面积应用时，药物由创面被吸收而发生中毒，对肝脏有剧烈的毒性，严重时造成肝坏死，并加深创面，延缓愈合，故不宜大面积或长期使用。本品与蛋白质有配伍禁忌，忌与铁器接触。

十一烯酸（undecylenic acid，undecenoic acid；undecap）和十一烯酸锌复方制剂（compound prepareti on of zinc undecylenate），两者均具有抗真菌作用，对毛发癣菌、表皮癣菌、小孢子菌、念珠菌属均有抑制和杀灭作用。在高浓度、长时间作用下效果亦好，此外，锌盐对创面具有收敛作用，可以缩短伤口的愈合时间。临床用于治疗头癣、股癣、足癣等皮肤真菌感染及真菌性阴道炎。对脚癣的疗效最好。局部外用可引起接触性皮炎。

（四）碱类

常用的有烧碱（94%以上的氢氧化钠）、生石灰、石灰乳。对细菌、病毒的杀灭作用强，高浓度杀死芽孢。作用强度取决于解离的 OH^-浓度，在 pH>9 时可杀灭病毒、细菌和芽孢。对铝制品、纤维织物有损坏作用。用于厩舍的地面、饲槽、车船等的消毒。一般清洗栏舍、饲槽时，可用碱水淋湿浸泡后再冲洗，尚可加入人车进出的大水池、畜舍门口的消毒池中。因其腐蚀性强，须空栏使用。

（五）醇类

乙醇 （ethyl alcohol），又名酒精（ethanol），是常用的消毒防腐药，能作用于菌体使其蛋白变性而杀死。40%～60%（ml/ml）浓度对葡萄球菌最有效，但比 70%（ml/ml）浓度要缓慢，70%（ml/ml）浓度杀菌效果最强，在 2min 内能将皮肤表面 90%细菌杀死。过高浓度可使菌体表面蛋白凝固，从而阻碍乙醇向内渗透而影响杀菌作用。对芽孢无效。乙醇涂擦皮肤能扩张局部血管，增强血液循环，由于乙醇能挥发，有助热量散发，稀释的乙醇涂擦皮肤，可降低体温。用于皮肤及器械消毒，用于发热病人，对长期卧床患者涂擦皮肤可防止褥疮发生。

（六）卤素类

卤素类具有强大杀菌作用，破坏菌体或改变细胞膜的通透性，抑制酶的活性。卤素和易释放卤素的化合物具有强大的杀菌力，氯最强。对菌体原浆蛋白有高度亲和力，可使菌体蛋白卤化（氯化），改变膜通透性，还可氧化巯基酶。

1. 含氯消毒剂 含氯石灰 （chlorinated lime）：又名漂白粉，氯石灰（calcium chlorinate，bleaching powder），是目前应用广泛的含氯消毒剂。其主要成分为次氯酸钙、氧化钙和氢氧化钙的混合物，将本品加入水中，即生成具有杀菌能力的次氯酸和次氯酸离子。次氯酸具有强和快的杀菌作用，次氯酸离子的杀菌作用较弱。通过氧化和抑制细菌的巯基酶，使细菌的生长和繁殖受到阻碍而发挥其杀菌作用。用于消毒饮水及排泄物。

次氯酸钠：为强氧化剂，有较强的漂白作用，对金属器械有一定的腐蚀作用。次氯酸钠发生器电解氯化钠溶液（食盐水），快速生成次氯酸钠消毒原液，含有效氯 1%～5%。这种方法弥补了由于含氯消毒液随时间推移，杀菌作用逐渐下降及氯气泄漏易造成中毒等不足，保留了含氯消毒液的优点。

二氧化氯（超氯）：是国际上公认的新一代广谱强力消毒剂，杀菌能力是氯气的 3～5 倍；可应用于畜禽活体、饮水、鲜活饲料消毒保鲜、栏舍空气、地面、设施等环境消毒、除臭；本品使用安全、方便，消杀除臭作用强，单位面积使用价格低。

二氯异氰脲酸钠（优氯净）：杀菌谱广、作用受有机物影响小，可杀灭细菌繁殖体、芽孢、病毒、真菌孢子；用于水、食品加工场地及器具、车辆、厩舍、蚕室、鱼塘的消毒。

氯胺-T（chloramine-T ）：又名氯亚明，为外用广谱杀菌能力的消毒剂，含有效氯 24%～25%，对细菌、病毒、真菌、芽孢均有杀灭作用。其作用原理是溶液产生次氯酸放出氯，有缓慢而持久的杀菌作用，可溶解坏死组织。其作用温和持久，对黏膜无刺激性，消毒效果佳，常用于伤口与溃疡面冲洗消毒；广泛用于医药企业的无菌室消毒及医疗器械的消毒灭菌；且适用于饮水食具、食品，各种器具、水果蔬菜养殖业消毒，创面、黏膜冲洗；也曾用于瓦斯毒气的消毒等。本品水溶液稳定性较差，故宜现配现用，时间过久，会降低杀菌作用。

2. 含碘消毒剂 碘与碘化物有强大的杀菌作用，能杀死细菌、芽孢、霉菌、病毒、原虫。碘与碘化物的水溶液或醇溶液用于皮肤消毒或创面消毒。忌与重金属配伍。主要药物有碘、碘酊（碘酒）和碘甘油、聚维酮碘。

碘（lodine）：能引起蛋白质变性（形成碘化蛋白质）而具有极强的杀菌力，能杀死细菌、霉菌、芽孢和病毒。其稀溶液对组织的毒性小，浓溶液有刺激性和腐蚀性。本品忌与氨溶液、碱性物质、重金属盐类、生物碱、挥发油、甲紫等混合应用。本品通常配成 2%～5%碘溶液作注射部位及术部皮肤、手指、器械的消毒及创伤的防腐等。高浓度的碘溶液（10%～20%）对慢性腰部劳损、腰鞘炎、关节炎、骨膜炎等有消炎作用，也可用作化脓创口的消毒。

碘酊（碘酒）和碘甘油：碘酊用作皮肤消毒，可减少表面80%菌群，并能杀灭铜绿假单胞菌，是一线皮肤消毒药物。碘甘油局部用于口腔黏膜、咽喉及齿龈感染；复方碘溶液作咽喉涂剂治疗咽喉炎和滤泡性扁桃体炎；外用于小疖肿，擦伤和小创伤消毒。外用碘溶液可发生接触性皮炎，罕见过敏反应。小儿和青年发生痤疮加剧或甲状腺肿，吸入碘蒸气对黏膜有刺激。服用过量碘可产生急性中毒症状。

碘对皮肤黏膜有强烈的刺激作用，浓度过高可引起皮肤发疱及皮炎。用碘酊消毒皮肤后常需用乙醇进行脱碘。

聚维酮碘（povidone iodine）：又名吡咯烷酮碘、聚烯吡酮碘、皮维碘、碘附、强力碘、易速净，是表面活性剂聚乙烯吡咯烷酮与碘的复合物，其中有80%～90%的结合碘可解聚成游离碘而发挥杀菌效力，可直接使病原体内的蛋白质变性、沉淀，以致病原体细胞死亡，从而达到高效消毒杀菌的目的。其特点是杀菌力强，毒性低，且为广谱杀菌剂，对金黄色葡萄球菌、淋球菌、铜绿假单胞菌、梅毒螺旋体、乙肝病毒、艾滋病病毒、阴道毛滴虫等都有较强的杀灭作用。对细菌、病毒、真菌、芽孢、滴虫都有作用，在15ppm的浓度下，1min能杀死各种细菌的繁殖体，杀死真菌需1.5h，对芽孢则需更长时间；在150ppm的浓度下，10min即能破坏乙肝表面抗原，是广谱、高效、低毒的消毒液，疗效不受血液、血浆、脓液、肥皂等的影响，对皮肤、黏膜无刺激性，涂布于皮肤或污染衣服后，不用酒精脱碘，用自来水清洗即可除去。主要用于皮肤消毒、烧烫伤及擦伤伤口的消毒和黏膜感染、术后伤口感染、皮肤感染及褥疮的治疗，也可用于金属医疗器械、餐具的消毒。

（七）表面活性剂类

表面活性剂是一类带有亲水基与疏水基的化合物，它可降低水的表面张力，促进液体的渗透、增溶，使物体表面的油脂乳化，乳化后的油垢易除去，故能去垢，有洗净作用。这类药物能吸附于细菌细胞的表面，引起细胞壁损伤，灭活细胞内氧化酶等酶活性，发挥杀菌消毒作用。表面活性剂可以分为3种类型。第一类是阳离子表面活性剂，又称作季铵盐类化合物，溶于水时，与其疏水基相连的亲水基是阳离子，能杀死革兰氏阳性菌与革兰氏阴性菌，显效快，但洗净作用较差。该类化合物对皮肤和黏膜无刺激性，对器械无腐蚀性，常用的有苯扎溴铵、度米芬等。第二类为阴离子和非离子表面活性剂，具有良好的洗净作用，但杀菌作用较差。阴离子表面活性剂溶于水时，与其疏水基相连的亲水基是阴离子，只有轻度抑菌作用，如十二烷基苯磺酸钠等。非离子表面活性剂溶于水中不电离，无离子产生，有一定抑菌作用，如吐温等化合物。第三类为两性离子表面活性剂，溶于水后，因其具备疏水基和亲水基，使其同时具有阴、阳两类离子性质，因此既具有阴离子化合物的洗净性能，又具有阳离子化合物的良好杀菌作用。由于细菌常带负电荷，故阳离子表面活性剂的杀菌作用更强。实际当中也常用季铵盐类阳离子表面活性剂作为消毒剂，尤其季铵盐类，可杀灭大多数种类的细菌、真菌及部分病毒，但不能杀死芽孢、结核分枝杆菌和铜绿假单胞菌。表面活性剂对革兰氏阳性菌作用强，杀菌迅速、刺激性小、毒性低、不腐蚀金属橡胶；杀菌效果受有机物影响大。

苯扎溴铵（benzalkonium bromide），又名新洁尔灭，为阳离子表面活性剂类广谱杀菌剂，能改变细菌胞浆膜通透性，使菌体胞浆物质外渗，阻碍其代谢而起杀灭作用，对革兰氏阳性菌作用较强，对铜绿假单胞菌、抗酸杆菌和细菌、芽孢无效，能与蛋白迅速结合，遇有脓血、棉花、纤维素和有机物存在，作用显著降低。临床常用于黏膜和伤口消毒。

度米芬（domiphen bromide），又名杜美芬、杜灭芬、消毒灵、消毒宁（boadosal；domiphen），为阳离子表面活性剂，是广谱杀菌剂，易吸附于菌体表面，改变细菌胞浆膜的通透性，扰乱其新陈代谢，从而产生抗菌作用。本品对芽孢、抗酸杆菌、病毒效果不显著；在中性和弱碱性溶液中效果最佳；在酸性溶液中显著降低。临床用于皮肤消毒，小伤口感染，咽喉炎，扁桃体炎。

氯己定（chlorhexidine），又名洗必泰，双氯苯双胍己烷（hibitane），对某些葡萄球菌、变异链球菌、唾液链球菌、白念球菌、大肠埃希菌和厌氧丙酸菌高度敏感，对嗜血链球菌中等敏感，对变形杆菌属、假单胞菌属、克雷伯杆菌属和革兰氏阴性菌低度敏感。本品因带阳性电荷，口腔含漱时吸附在带阴性电荷的齿、斑块和口腔黏膜表面，随后吸附的药物从这些部位弥散，逐渐释放，产生持续的抑菌作用，直至 24h 后在唾液中浓度减低。本品吸附在细菌脑浆膜的渗透屏障，使细胞内容物漏出，低浓度抑制细菌，高浓度杀灭细菌。

（八）过氧化物类

与有机物相遇时释放出新生态氧，使菌体内活性基团氧化而杀菌。主要药物为过氧化氢（双氧水）和高锰酸钾。

过氧乙酸（peracetic acid），为强氧化剂，遇有机物放出新生态氧而起氧化作用，作为消毒杀菌药，能杀死细菌、芽孢、真菌和病毒。过氧乙酸能分解为乙酸、水和氧，这些产物对动物无害，可以长期使用。

过氧化氢溶液（hydrogen peroxide），又名双氧水（hydrogen dioxide），日常消毒的是医用双氧水，医用双氧水可杀灭肠道致病菌、化脓性球菌、致病酵母菌，一般用于物体表面消毒。双氧水为强氧化剂，具有消毒、防腐、除臭及清洁作用，用于清洗创面、溃疡、脓窦、耳内脓液；涂搽治疗面部褐斑（肝斑）；在换药时用以去痂皮和去除黏附在伤口上的敷料（可减轻疼痛）；稀释至 1%浓度用于扁桃体炎、口腔炎、白喉等的含漱。

高浓度过氧化氢有强烈的腐蚀性。吸入该品蒸气或雾对呼吸道有强烈刺激性。眼直接接触液体可致不可逆损伤甚至失明。口服中毒出现腹痛、胸口痛、呼吸困难、呕吐、一时性运动和感觉障碍、体温升高等。个别病例出现视力障碍、癫痫样痉挛、轻瘫。

本品不得口服，应置于儿童不易触及处；对金属有腐蚀作用，慎用；避免与碱性及还原性物质混合，避光、避热，置于常温下保存。医用的有效期一般为 24 个月。医用双氧水浓度等于或低于 3%，擦拭到创伤面，会有灼烧感、表面被氧化成白色并冒气泡，用清水清洗一下就可以了，过 3～5min 就会恢复原来的肤色。

高锰酸钾（potassium permanganate）又名灰锰氧、过锰酸钾、PP 粉（potassium permanganate, P.P.Powder），为强氧化剂，遇有机物即放出新生态氧而有杀灭细菌作用，杀菌力极强，但极易为有机物所减弱，故作用表浅而不持久。高锰酸钾在发生氧化作用的同时，还原生成二氧化锰，后者与蛋白质结合而形成蛋白盐类复合物，此复合物和高锰离子都具有收敛作用。常用作消毒剂、除臭剂、水质净化剂。

（九）染料类

甲紫（methyl violet），又名龙胆紫、结晶紫，属于三苯甲烷类染料消毒剂，与微生物酶系统发生氢离子的竞争性对抗，使酶成为无活性的氧化状态，从而发挥杀菌作用。主要对革兰氏阳性菌如葡萄球菌、白喉杆菌，以及铜绿假单胞菌、白念珠菌、表皮癣菌有杀灭作用，对其他革兰氏阴性菌和抗酸菌几乎无作用。外用于皮肤和黏膜的化脓性感染，白念珠菌引起的口腔炎，也用于烫伤、烧伤等。

依沙吖啶（ethacridine），又名雷佛奴尔、利凡诺、雷凡诺尔。本品为外用杀菌防腐剂，对革兰氏阳性细菌及少数革兰氏阴性菌有较强的杀灭作用，对球菌尤其是链球菌的抗菌作用较强。用于各种创伤，渗出、糜烂的感染性皮肤病及伤口冲洗。本品刺激性小，一般治疗浓度对组织无损害。

（刘钰瑜）

第五十三章 抗恶性肿瘤药

【案例 53-1】

患者，男，65 岁，患肝胆管细胞癌，术后 1 年复查 CT 示肝脏多发占位（肝转移），给予抗癌药物联合化疗：羟喜树碱（HCPT）5mg，第 3、5、7、9、11、13 天给药；同时口服环磷酰胺（CTX），顺铂（DDP）60mg 腹腔热灌注化疗，第 1、8、15 天给药。第 4 周期调整为 HCPT 20mg 腹腔灌注+口服亚叶酸钙（CF）。治疗后复查 CT 见肝内病变明显缩小。停止化疗 3 个月后复查 CT 可见肝内占位重新出现。

问题：

1. 患者所用的羟喜树碱、顺铂、环磷酰胺属于哪一类抗肿瘤药物，抗肿瘤的机制是什么？
2. 抗肿瘤治疗中顺铂、羟喜树碱等药物为什么采取间歇给药？
3. 病例中抗肿瘤药物有哪些不良反应？

恶性肿瘤又称癌症（cancer），是严重威胁人类健康的常见病、多发病、慢性病。目前治疗恶性肿瘤的主要方法是化学治疗（简称化疗）、外科手术治疗和放射治疗，肿瘤的化学治疗即肿瘤的药物治疗已有 70 余年的历史，1942 年人类历史上首次使用氮芥治疗非霍奇金淋巴瘤，从此化疗成为治疗肿瘤的重要手段。1948 年应用抗叶酸药治疗儿童急性淋巴细胞白血病（ALL），1958 年第一次使用甲氨蝶呤治疗实体瘤，1965 年出现联合化疗（MOPP）治疗儿童 ALL 并实现长期有效，1972 年开始使用化疗药物防止肿瘤术后复发或转移，1978 年采用顺铂（cisplatin）治疗宫颈癌，1992 年紫杉醇成为受到广泛重视的抗肿瘤新药。20 世纪 90 年代开始解读与癌症发生和发展相关的细胞信号转导通路，并取得重大突破，进一步出现了激素类药物和靶向治疗药物，1997 年出现了以 CD20 为靶标的单克隆抗体药利妥昔单抗（美罗华，rituxan），治疗非霍奇金淋巴瘤成为靶向药物治疗的开端。

传统的细胞毒性抗肿瘤药物（antineoplastic drugs）在肿瘤的综合治疗（combined modality therapy）中占有极为重要的地位，部分恶性肿瘤如绒毛膜上皮癌、恶性淋巴瘤等可通过化疗得到治愈。但占恶性肿瘤 90%以上的实体瘤的治疗仍未能达到满意的疗效。肿瘤化疗的两大障碍是药物的毒性和耐药性，细胞毒类抗肿瘤药物由于对肿瘤细胞的选择性低，在杀伤肿瘤细胞的同时，对正常的组织细胞产生不同程度的毒性，毒性反应成为肿瘤化疗时药物用量受限的关键因素。此外，化疗过程中肿瘤细胞对药物耐药性是肿瘤化疗失败的重要原因，也是肿瘤化疗急需要解决的问题。

近年来，随着分子生物学和肿瘤药理学的理论及生物技术的不断发展，抗肿瘤药物正从传统的细胞毒作用向针对分子靶点的多环节方向发展，生物反应调节药（biological response modifier，BRM）、单克隆抗体、细胞分化诱导剂、细胞凋亡诱导剂、抗肿瘤侵袭及转移药、新生血管生成抑制剂、肿瘤耐药性逆转药及肿瘤基因治疗药物成为目前的研究热点，并不断有新的药物进入临床试验及上市。

第一节 抗恶性肿瘤药的药理学作用机制

一、肿瘤的细胞生物学及抗肿瘤药物的作用部位

所有的肿瘤细胞都有一个共同特点，即与细胞增殖有关的基因被开启或激活，而与细胞分化有

关的基因被关闭或抑制，从而表现为不受机体约束的无限增殖状态。从细胞生物学角度来看，诱导肿瘤细胞分化、抑制肿瘤细胞增殖、促进肿瘤细胞凋亡的药物均可发挥抗肿瘤作用。

（一）肿瘤细胞的增殖动力学

肿瘤组织主要由增殖细胞群、非增殖细胞（G_0）群和无增殖能力细胞群组成。前者可不断按指数分裂增殖，且对抗恶性肿瘤药敏感，这部分细胞所占肿瘤细胞群的比例称为生长因子（growth factor，GF）。增长迅速的肿瘤（如急性白血病等）GF 值较大，接近 1，对药物最敏感，药物的疗效也好；增长慢的肿瘤（如多数实体瘤）GF 值较小，通常在 0.01～0.5，对药物敏感性低，化疗疗效差。此外，同一种肿瘤在早期，它的 GF 值较大，药物的疗效也好。

增殖细胞群的细胞增殖周期是从一次细胞分裂结束到下一次细胞分裂结束，一个增殖周期先后经历 M 期（有丝分裂期）、G_1 期（DNA 合成前期）、S 期（DNA 合成期）、G_2 期（DNA 合成后期），又称细胞周期。其中最重要的是 S 期和 M 期，G_1 期和 G_2 期则分别为 S 期和 M 期准备条件，除 M 期的中、后期外，各期均需核糖核酸和蛋白质的合成。抗肿瘤药物通过影响细胞周期的生化过程或细胞周期调控对不同周期或时相的肿瘤细胞产生细胞毒作用，并延缓细胞周期的时相过渡。但由于细胞周期不同时相所需前体及酶不同，因而各期癌细胞对各类药物的敏感性也不同。

非增殖细胞群中主要是静止期细胞（G_0），它们有增殖能力而暂时不进行分裂，当某些因素使增殖细胞群大量死亡时，G_0 期细胞即可进入增殖周期而成为肿瘤复发的根源。G_0 期对药物的敏感性低，是肿瘤化疗的主要障碍。

无增殖能力细胞很少，在治疗上无意义。

（二）抗肿瘤药物的作用部位

根据抗肿瘤药物对各周期或时相肿瘤细胞的敏感性不同，可以将药物分为两大类：细胞周期非特异性药物和细胞周期特异性药物（图 53-1）。

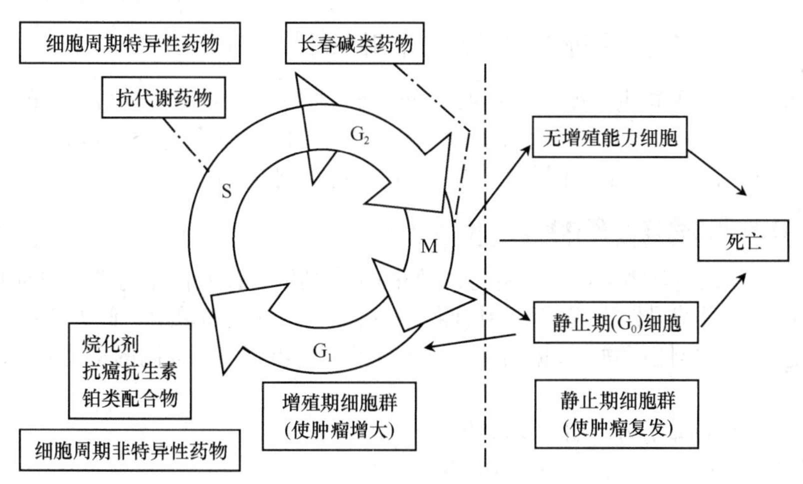

图 53-1　细胞增殖周期和药物作用示意图

1. 细胞周期非特异性药物（cell cycle non-specific agents）　主要杀灭处于增殖周期中各期细胞，甚至包括 G_0 期细胞。如直接破坏 DNA 结构及影响其复制或转录功能的烷化剂、抗肿瘤抗生素及铂类配合物等药物。此类药物对恶性肿瘤的作用往往较强，能迅速杀死肿瘤细胞，其杀伤作用呈剂量依赖性，在机体能耐受的药物毒性限度内，作用随剂量的增加而成倍增加。但这类药物对肿瘤的选择性不同，其中氮芥和丝裂霉素选择性低，它们对小鼠的骨髓造血干细胞和淋巴瘤细胞的量-效曲线都呈指数性变化，且杀伤两类细胞的曲线斜率接近；大多数烷化剂及抗癌抗生素的选择性

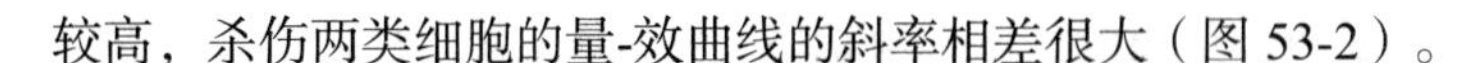

较高，杀伤两类细胞的量-效曲线的斜率相差很大（图 53-2）。

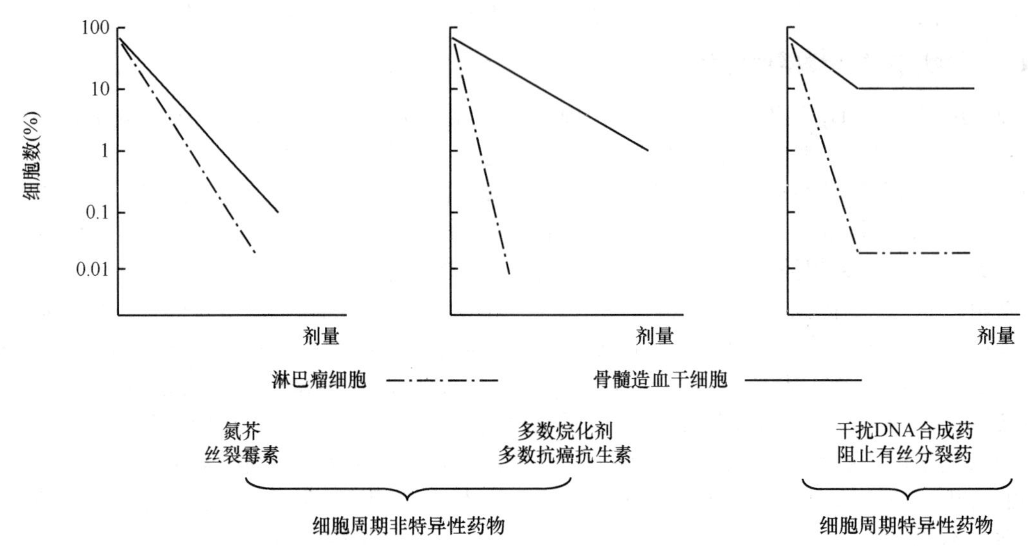

图 53-2 各类抗恶性肿瘤药杀灭小鼠骨髓造血干细胞及淋巴瘤细胞的量-效曲线

通过比较小鼠骨髓造血干细胞和淋巴瘤细胞的量-效曲线，来反映不同的抗肿瘤药物对机体的损伤程度及抗肿瘤作用的选择性。两者量-效曲线斜率相差大，说明药物的选择性高，对机体的损伤较小

2. 细胞周期特异性药物（cell cycle specific agents） 仅对增殖周期中某一期有较强的作用，而对 G_0 期细胞不敏感。如抑制核酸合成的抗代谢药对 S 期作用明显；而影响纺锤丝形成的长春碱则对 M 期敏感。此类药物对肿瘤细胞的作用往往较弱，其杀伤作用呈现时间依赖性，需要一定时间才能发挥作用。对骨髓造血干细胞及淋巴瘤细胞的量-效曲线也随剂量的增大而下降，达到一定剂量时即向水平方向转折，成为一个坪，即再增加剂量，也不再有更多的细胞被杀伤。

二、抗肿瘤药物的作用机制及药物分类

抗恶性肿瘤药的主要作用是杀伤癌细胞，阻止其分裂繁殖。目前研究比较深入的主要是对生物大分子的作用。临床抗肿瘤药物主要根据其对生物大分子的作用进行分类，他们通过作用于核酸、蛋白质等生物大分子合成过程的不同环节，从而抑制肿瘤细胞生长（图 53-3）。

（一）影响核酸生物合成的药物

影响核酸生物合成的药物又称抗代谢药，它们的化学结构和核酸代谢的必需物质如叶酸、嘌呤、嘧啶等相似，可以通过特异性干扰核酸的代谢，阻止细胞的分裂和繁殖，此类药物主要作用于 S 期细胞，属细胞周期特异性药物。根据药物主要干扰的生化步骤和所抑制的靶酶的不同，又进一步分以下五类。

1. 二氢叶酸还原酶抑制药，如甲氨蝶呤等。
2. 胸苷酸合成酶抑制药，如 5-氟尿嘧啶等。
3. 嘌呤核苷酸互变抑制药，如 6-巯基嘌呤等。
4. 核苷酸还原酶抑制药，如羟基脲等。
5. DNA 多聚酶抑制药，如阿糖胞苷等。

（二）影响 DNA 结构与功能的药物

药物可通过破坏 DNA 结构和抑制拓扑异构酶活性，影响 DNA 的结构和功能。根据其作用的机制不同又进一步分以下几类。

1. DNA 交联剂 氮芥、环磷酰胺、塞替派等。

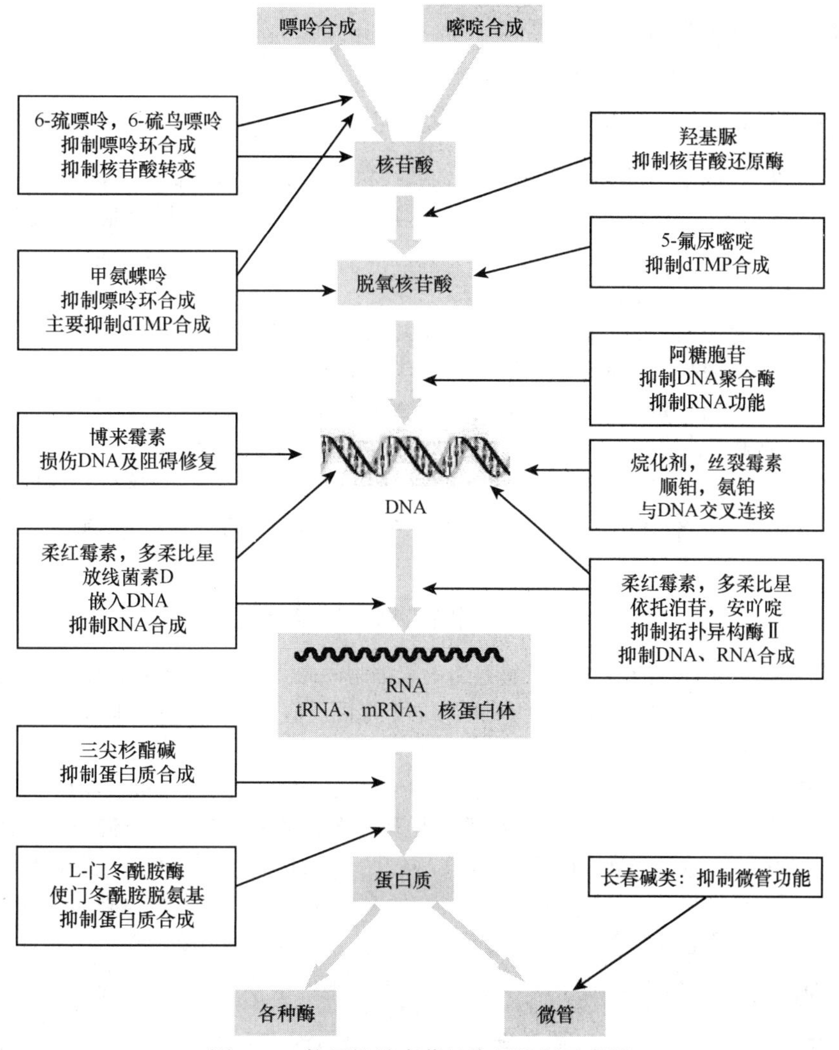

图 53-3　抗恶性肿瘤药的作用机制示意图

2. 破坏 DNA 的铂类　顺铂。

3. 破坏 DNA 的抗生素　丝裂霉素、博来霉素。

4. 拓扑异构酶抑制药　喜树碱类、鬼臼毒素衍生物。

（三）干扰蛋白质合成与功能的药物

药物可干扰微管蛋白聚合功能、干扰蛋白体的功能和影响氨基酸供应，从而抑制蛋白质的合成和功能。

1. 微管蛋白活性抑制药，如长春碱类、紫杉醇碱等。
2. 干扰核蛋白体功能的药物，如三尖杉生物碱类。
3. 影响氨基酸供应的药物，如 L-门冬酰胺酶。

（四）嵌入 DNA 干扰转录过程的药物

药物可嵌入 DNA 碱基对之间，干扰转录过程，阻止 mRNA 的合成，属 DNA 嵌入剂，如放线菌素 D、多柔比星、柔红霉素等抗癌抗生素。

（五）影响体内激素平衡的药物

常用的有肾上腺皮质激素、雄激素、雌激素等。

（六）其他新型的抗肿瘤药物

随着对肿瘤发病机制、细胞分化增殖和凋亡调控机制认识的不断深入，新型的抗肿瘤靶向药物不断出现，这些药物实际上超出了传统的直接细胞毒类抗肿瘤药物。作用机制更多地针对肿瘤细胞生长的生物学过程。

1. 抗肿瘤侵袭转移剂，如抗整合素肽等。
2. 多药耐药的逆转剂，如钙通道阻滞剂维拉帕米、钙调蛋白抑制剂氯丙嗪等。
3. 新生血管生成抑制剂，如沙利度胺、贝伐珠单抗等。
4. 生物反应调节剂，如干扰素、白介素、维 A 酸等。

这些新型抗肿瘤药物通过影响某些与增殖相关的受体；干扰影响细胞内信号转导和细胞周期调控；抑制端粒酶及影响机体的免疫功能等机制发挥抗肿瘤作用。此外，细胞分化诱导剂、细胞凋亡诱导剂、抗肿瘤侵袭及转移药、新生血管生成抑制剂、肿瘤耐药性逆转药等也是目前抗肿瘤药物发展的新亮点。

三、抗恶性肿瘤药物的毒副作用

目前临床使用的抗肿瘤药物对肿瘤细胞和正常细胞尚缺乏理想的选择作用，即药物在杀伤肿瘤细胞的同时，对某些正常组织也有一定程度的损害，毒性反应成为化疗时使用剂量受到限制的关键因素，同时也影响了患者的生命质量。

抗肿瘤药物的毒性反应可分为近期毒性反应和远期毒性反应。近期毒性反应又分为共有毒性反应和特有毒性反应，一般出现较早，大多发生于增殖迅速的组织，如骨髓、消化道和毛囊等；远期毒性反应常发生于大量长期用药后，可累及心、肝、肾等重要器官，主要见于长期生存的患者，包括第二原发恶性肿瘤、不育和致畸等。在所有临床用药中，抗恶性肿瘤药物的毒性最大，且不同的药物毒副作用也不同。

（一）近期毒性反应

1. 共有毒性反应 传统的抗肿瘤药物主要通过干扰 DNA、RNA 及蛋白质等大分子物质的结构或功能发挥抗肿瘤作用，因此，抗肿瘤的同时可能会对机体生长迅速的组织如骨髓、毛发及消化道黏膜等组织的生物大分子的结构和功能产生影响，从而导致相关不良反应。

（1）骨髓抑制：是肿瘤化疗的最大障碍之一。大多数抗恶性肿瘤药物会表现出不同程度的骨髓抑制；主要是引起白细胞和血小板减少。按其程度不同可分为 3 种：有严重骨髓抑制的药物，如氮芥（HN_2）、环磷酰胺（CTX）、卡莫司汀（BCNU）、5-氟尿嘧啶（5-FU）、丝裂霉素（MMC）、甲氨蝶呤（MTX）、塞替派（TSPA）、多柔比星（ADM）等。有中度骨髓抑制的药物，如顺铂（DDP）等；几乎没有骨髓抑制的药物，如博来霉素（BLM）、L-门冬酰胺酶（ASP）、长春新碱（VCR）及激素类药物等。

（2）消化道反应：恶心和呕吐是抗肿瘤药物最常见的反应。除药物直接刺激胃肠道外，也可作用于延髓呕吐中枢以及刺激催吐化学感受器引起呕吐。注药后即可开始，可持续 1 周左右，比较易引起这种反应的药物有顺铂、环磷酰胺、卡莫司汀、5-氟尿嘧啶等。纠正呕吐可使用甲氧氯普胺，辅助地塞米松、地西泮，但效果不够理想。近年来出现的 5-HT_3 受体阻断药枢复宁（又名昂丹司琼）等强镇吐剂效果较好。

（3）脱发：人体除 10%～15%的生发细胞处于静止状态外，其他大部分都处于活跃生长状态，因此，多数抗肿瘤药物能引起不同程度的脱发。

2. 特有毒性反应

（1）心脏毒性：心脏毒性最严重的药物是蒽环类抗肿瘤药物，这类药物的代表是多柔比星、柔红霉素，可引起心肌退行性病变和心肌间质水肿，目前认为其产生损伤的主要机制是蒽环类抗肿瘤药物在体内代谢的过程中产生了大量的 H_2O_2，而心脏中过氧化氢酶等代谢酶的含量有限，从而导致羟基自由基的增加，可严重破坏心肌细胞的线粒体、内质网及核酸，引起心肌损伤。

（2）呼吸系统毒性：大剂量长期应用博来霉素和白消安可引起肺纤维化。

（3）肝脏毒性：部分抗肿瘤药物如甲氨蝶呤、羟基脲、环磷酰胺、鬼臼毒素类可引起肝脏损害。

（4）肾和膀胱毒性：大剂量的环磷酰胺可引起出血性膀胱炎，可能与大量代谢物丙烯醛经泌尿道排泄有关。顺铂由肾小管分泌，可损害近曲小管和远曲小管。

（5）神经毒性：长春新碱最易引起周围神经病变。顺铂、甲氨蝶呤、氟尿嘧啶、紫杉醇也可引起一些神经毒性。

（6）过敏反应：虽在抗肿瘤药物中过敏反应少见，但仍有少数药物可出现，主要是一些多肽类化合物或蛋白质类的抗肿瘤药如 L-门冬酰胺酶、博来霉素、紫杉醇，过敏反应与赋形剂聚氧乙烯蓖麻油有关。需要重视的是严重的过敏性休克，偶有致死者，后果十分严重。

（二）远期毒性反应

随着肿瘤化疗的疗效提高，长期生存患者越来越多，远期毒性更加受到重视。

1. 二次原发恶性肿瘤　很多抗肿瘤药物特别是烷化剂具有致突变和致癌性，部分具有免疫抑制作用，在化疗并获得长期生存的患者中，部分会发生可能与化疗相关的二次原发恶性肿瘤。

2. 不育和畸胎　很多抗肿瘤药可能影响生殖细胞的产生和内分泌功能，导致不育和致畸。男性生殖细胞的数量明显减少导致男性不育，女性患者可产生永久性卵巢功能障碍和闭经，孕妇可引起流产或畸胎。

远期不良后果取决于肿瘤患者的治疗效果及生存年限。

此外，有些药物还可出现局部刺激反应，这主要是由药物化学成分决定的。此类药物有多柔比星、长春新碱、顺铂、氮芥、长春碱酰胺（VDS）等。这些药物刺激性强，禁忌做皮下注射及肌内注射，静脉注射严防外漏。还有一些药物可引起小脑性共济失调、高尿酸血症、皮肤色素沉着等。

第二节　传统的抗恶性肿瘤药

一、抗代谢药

本类药物的化学结构大多与细胞生长繁殖所必需的代谢产物如叶酸、嘌呤、嘧啶等相似，可以与有关代谢物质发生特异性拮抗作用，通过特异性干扰核酸代谢，主要影响 DNA 生物合成，阻止癌细胞的分裂繁殖，故称抗代谢药。这类药物属于细胞周期特异性药物，主要作用于 S 期。根据药物主要干扰的生化步骤或所抑制的靶酶的不同，可进一步分为：①二氢叶酸还原酶抑制剂如甲氨蝶呤等；②嘧啶核苷酸合成酶抑制剂如 5-氟尿嘧啶等；③嘌呤核苷酸合成酶抑制剂如 6-巯嘌呤等；④核苷酸还原酶抑制剂如羟基脲等；⑤DNA 多聚酶抑制剂如阿糖胞苷等。常用抗代谢药及机体正常代谢类似物的化学结构（图 53-4）。

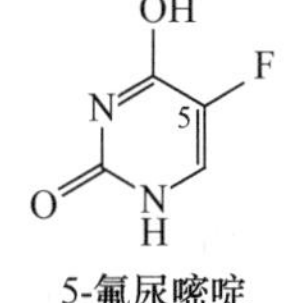

5-氟尿嘧啶

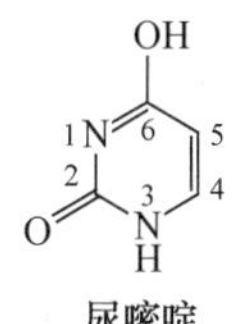

尿嘧啶

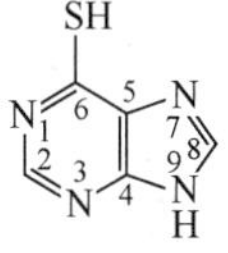

6-巯嘌呤

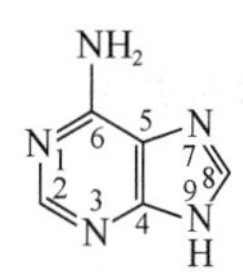

腺嘌呤

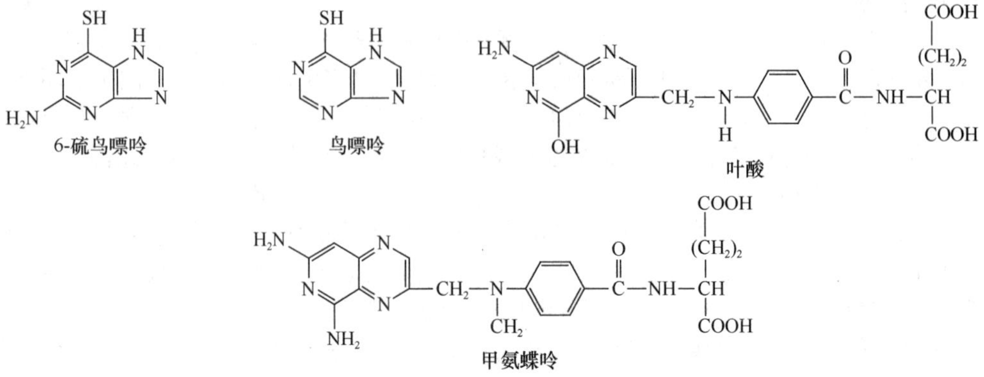

6-巯鸟嘌呤　　鸟嘌呤　　叶酸

甲氨蝶呤

图 53-4　常见抗代谢药物及机体正常代谢类似物的化学结构

（一）抗代谢药物的作用机制

抗代谢药分别作用于 DNA 合成过程的不同环节发挥抗肿瘤作用，如图 53-5。

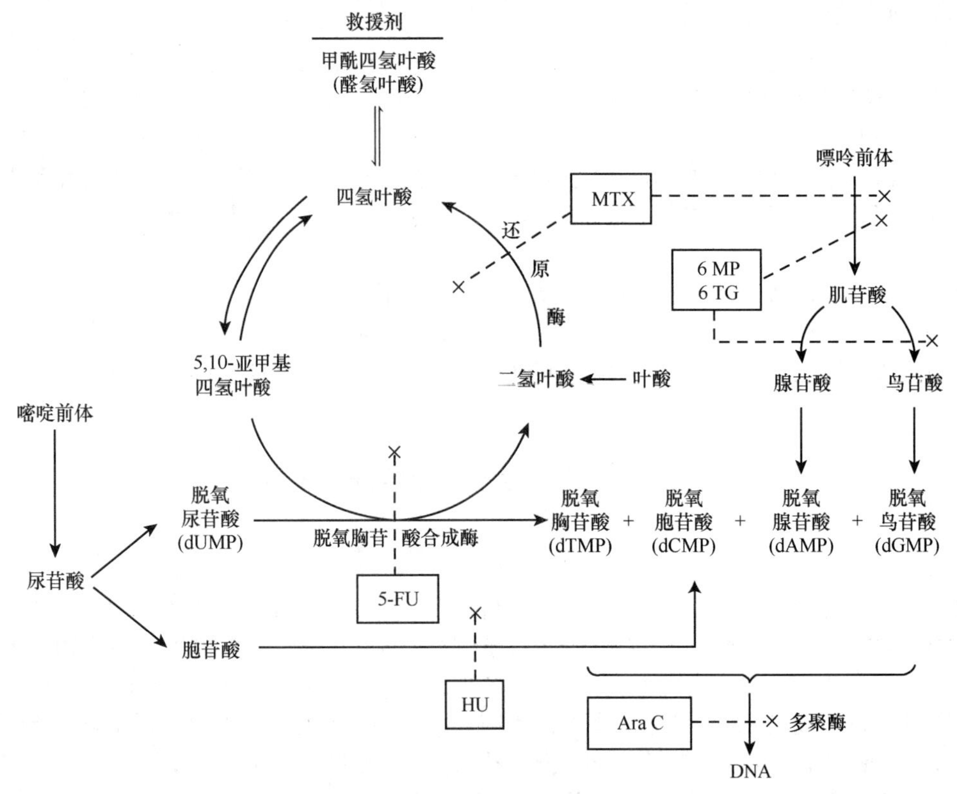

图 53-5　几种药物阻断 DNA 合成的作用环节

MTX：甲氨蝶呤；5-FU：5-氟尿嘧啶；HU：羟基脲；Ara C：阿糖胞苷；6MP：6-巯嘌呤；6TG：6-巯鸟嘌呤

（二）常用抗代谢药物

5-氟尿嘧啶

5-氟尿嘧啶（5-fluorouracil，5-FU）是尿嘧啶 5 位的氢被氟取代的衍生物，是抗嘧啶药。

【药理作用及作用机制】　5-氟尿嘧啶在细胞内转变为 5-氟尿嘧啶脱氧核苷酸（5F-dUMP）发挥作用。主要抑制脱氧胸苷酸合成酶，阻止脱氧尿苷酸（dUMP）甲基化为脱氧胸苷酸（dTMP），从而影响 DNA 合成，为 S 期特异性药物。此外，5-氟尿嘧啶在体内转化为 5-氟尿嘧啶核苷（5-FUR）后，也能掺入 RNA 中干扰蛋白质合成，故对其他各期细胞也有作用。

【体内过程】　口服吸收不规则，一般静脉给药。吸收后分布于全身体液，肝脏和肿瘤组织中浓度较高，易进入脑脊液。主要由肝脏代谢灭活，变为 CO_2 和尿素，分别从呼气和尿排出，$t_{1/2}$ 为 10～20min。

【临床应用】　对消化系统癌如食管癌、胃癌、肠癌、胰腺癌、肝癌及乳腺癌疗效较好；对宫颈癌、卵巢癌、绒毛膜上皮癌、膀胱癌、头颈部肿瘤也有效。

【不良反应】　主要为胃肠道反应，重者出现血性腹泻、骨髓抑制、脱发、共济失调等。因局部刺激可致静脉炎和动脉内膜炎。偶见肝肾功能损害。

6-巯基嘌呤

6-巯基嘌呤（6-mercaptopurine，6-MP）是腺嘌呤 6 位上的—NH_2 被—SH 所取代的衍生物，为抗嘌呤药。

【药理作用及作用机制】　本药在体内先经酶的催化变成硫代肌苷酸，它阻止肌苷酸转变为腺核苷酸和鸟核苷酸，干扰嘌呤代谢，阻碍核酸合成，对 S 期细胞作用最为显著，对 G_1 期有延缓作用，也对其他期细胞有效。肿瘤细胞对 6-巯基嘌呤可产生耐药性，主要是因为耐药细胞中的 6-巯基嘌呤不易转变成硫代肌苷酸，或即使产生也能迅速被降解。

【体内过程】　口服吸收良好。静脉注射后迅速分布到各组织，在肝内经黄嘌呤氧化酶催化为无效的硫尿酸（6-thiouric acid）与原形药物一起由尿排泄。静脉注射的 $t_{1/2}$ 约为 90min。抗痛风药别嘌呤醇对黄嘌呤氧化酶抑制作用较强，故可干扰 6-MP 变为硫尿酸，因而既增强了 6-MP 的抗肿瘤作用，也增加其毒性，合用时应注意减量。

【临床应用】　对儿童淋巴细胞性白血病疗效较好，因起效慢，多作维持用药。大剂量对绒毛膜上皮癌亦有较好疗效。

【不良反应】　常见的不良反应为骨髓抑制和胃肠道反应，少数人可出现黄疸和肝障碍。偶见高尿酸血症。其他常用的抗代谢药的药理作用、临床应用、不良反应等见表 53-1。

表 53-1　几种常用的抗代谢药物的作用比较

药物	体内过程	药理作用	临床应用	不良反应
甲氨蝶呤（methotrexate，MTX）	口服吸收良好，血浆蛋白结合率为 50%，不易通过血脑屏障，原形药经尿液排出，$t_{1/2}$ 为 2h	化学结构和叶酸相似，是抗叶酸药。抑制二氢叶酸还原酶，作用强大而持久，使脱氧尿苷酸不能转变成脱氧胸苷酸，阻止 DNA 合成，主要作用于 S 期	用于儿童急性淋巴细胞白血病和绒毛膜上皮癌；鞘内注射可用于中枢神经系统白血病的预防和缓解症状；大剂量应用对成骨肉瘤也有效	口腔炎、胃炎、腹泻、便血等消化道反应；白细胞、血小板，甚至全血细胞减少等骨髓抑制；长期应用可致肝肾损害
6-硫鸟嘌呤（6-thioguanine，6-TG）	口服易吸收，40%在 24h 内以代谢产物形式从尿排出，极少量以原形药排出，$t_{1/2}$ 为 80min	与 6-MP 相似，在体内转变为硫鸟嘌呤苷酸（6-TGRP）才显活性。本品转变成脱氧鸟嘌呤核苷酸，掺入 DNA 干扰 DNA 合成，属 S 期特异性药物	用于各型急性白血病，特别是对产生抗药性的白血病病例有效；与阿糖胞苷联用对缓解急性粒细胞白血病或单核细胞性白血病疗效好	骨髓抑制；胃肠道反应，但较 6-MP 轻

续表

药物	体内过程	药理作用	临床应用	不良反应
羟基脲（hydroxycarbamide，HU）	口服易吸收，2h 血浓度达峰值，6h 消失。能透过红细胞膜和血脑屏障。主要经肾排泄	抑制核苷酸还原酶，抑制胞苷酸转变为脱氧胞苷酸，从而抑制 DNA 合成。属于 S 期特异性药物	主要治疗慢性粒细胞白血病，也用于急变者。对转移性黑色素瘤有缓解作用。可作同步化药物（使瘤细胞集中于 G_1 期）提高放化疗敏感性	骨髓抑制；轻度消化道反应，肾功能不良者慎用，可致畸胎
阿糖胞苷（cytarabine，Ara C）	口服易破坏，iv 在肝脏被胞苷酸脱氨酶脱氨成无活性的阿糖尿苷，$t_{1/2}$ 为 5～15min，故需静脉滴注或皮下注射，可通过血脑屏障，鞘内注射维持时间长，$t_{1/2}$ 为 2～11h	在体内经脱氧胞苷激酶催化成二磷酸胞苷或三磷酸胞苷，进而抑制 DNA 多聚酶的活性而影响 DNA 合成；也可掺入 DNA 中干扰其复制，使细胞死亡。属于 S 期特异性药物	成人急性粒细胞白血病或单核细胞白血病的有效药物，对实体瘤疗效不好	骨髓抑制导致白细胞及血小板减少；久用可致胃肠道反应；血栓性静脉炎、肝功能损害

二、影响 DNA 结构及功能的药物

影响 DNA 结构及功能的药物可分别通过破坏 DNA 结构或抑制拓扑异构酶活性，影响 DNA 结构和功能。包括：①DNA 交联剂，如氮芥、环磷酰胺和塞替派等烷化剂；②破坏 DNA 的铂类配合物，如顺铂；③破坏 DNA 的抗生素，如丝裂霉素和博来霉素；④拓扑异构酶抑制剂，如喜树碱类和鬼臼毒素衍生物。本类药物的化学结构见图 53-6。

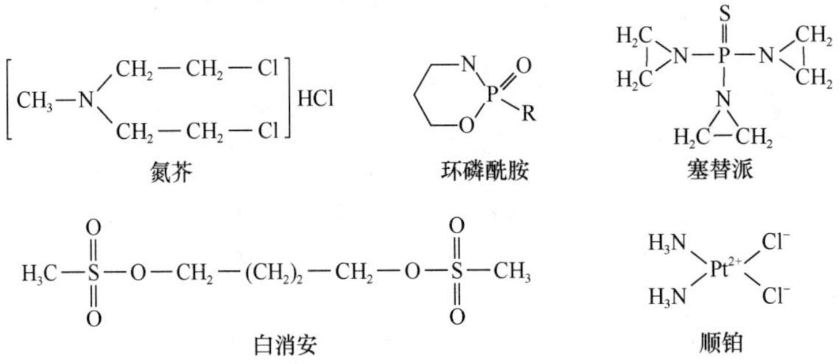

氮芥　环磷酰胺　塞替派

白消安　顺铂

图 53-6　影响 DNA 结构及功能的抗癌药物的化学结构

烷化剂（alkylating agent）是一类高度活泼的化合物。它们具有一个或两个烷基，分别为单功能或双功能烷化剂，所含烷基能与细胞的 DNA、RNA 或蛋白质中亲核基团起烷化作用，常可形成交叉联结或引起脱嘌呤，使 DNA 链断裂，在下一次复制时，又可以使碱基配对错码，造成 DNA 结构和功能的损害，严重时可致细胞死亡。属于细胞周期非特异性药物。目前常用的烷化剂有以下几种：氮芥类如氮芥、环磷酰胺等，乙烯亚胺类如塞替派，亚硝脲类如卡莫司汀，甲烷磺酸酯类如白消安。

环 磷 酰 胺

环磷酰胺（cyclophosphamide，cytoxan，CTX）为氮芥与磷酰胺基结合而成的化合物。

【药理作用】　环磷酰胺在体外无活性，在体内经肝细胞色素 P450 氧化、裂环生成中间产物

醛磷酰胺，经血液循环转运到肿瘤细胞内，分解出有强大作用的磷酰胺氮芥（phosphamide mustard），才与 DNA 发生烷化，形成交叉联结，影响 DNA 功能，抑制肿瘤细胞的生长繁殖。

【体内过程】 口服吸收良好。服药 1h 血中药物达峰浓度，17%～31%的药物以原形药由粪便排出，用药量的 30%以活性型由尿排出，对肾和膀胱有一定的刺激性。静脉注射 6～8mg/kg 后，血浆 $t_{1/2}$ 约为 6.5h，血浆蛋白结合率为 56%。本药在肝及肝癌组织中分布较多。

【临床应用】 环磷酰胺抗瘤谱较广，对恶性淋巴瘤疗效显著。对多发性骨髓瘤、急性淋巴细胞白血病、肺癌、卵巢癌、乳腺癌、神经母细胞瘤和睾丸癌等均有一定疗效。

【不良反应】 环磷酰胺口服或注射局部刺激性较氮芥轻；恶心、呕吐等胃肠道反应也较轻，但静脉注射大剂量时仍可出现，脱发的发生率较其他烷化剂高 30%～50%；骨髓抑制作用主要表现为白细胞和粒细胞减少；膀胱刺激作用可致血尿、蛋白尿，甚至引起血性膀胱炎，可能与大剂量代谢产物丙烯醛经尿液排出有关。

其他影响 DNA 结构和功能的抗癌药物的体内过程、作用、应用及不良反应见表 53-2。

表 53-2　几种影响 DNA 结构和功能的抗癌药物的作用比较

药物	药理作用	临床应用	不良反应
氮芥（chlormethine，nitrogen mustard，HN_2）	属烷化剂。iv 给药局部刺激性强，选择性低。作用迅速而短暂	用于纵隔压迫症状明显的恶性淋巴瘤的化学治疗；区域动脉内给药或半身化疗治疗头颈部肿瘤	骨髓抑制作用较持久；恶心、呕吐、脱发、耳鸣、听力丧失、眩晕、黄疸、月经失调、不育等
塞替派（thiophosphoramide，TSPA）	属乙烯亚胺类烷化剂。结构中含 3 个乙撑亚胺基，被活化后起烷化作用。可 iv、im 或腔内注射	用于乳腺癌、卵巢癌、肝癌、膀胱癌、恶性黑色素瘤	骨髓抑制，引起白细胞减少和血小板减少，但弱于氮芥；局部刺激性小
马利兰，白消安（myleran，busulfan，BUS）	属磺酸酯类烷化剂。口服和注射给药后，在体内解离后起烷化作用	对慢性粒细胞白血病疗效显著	骨髓抑制致粒细胞血小板减少；胃肠道反应轻；久用或大剂量可致肺纤维化、皮肤色素沉着、高尿酸血症、闭经、睾丸萎缩
卡莫司汀，卡氮芥（carmustine，BCNU）	为亚硝脲类烷化剂。可以烷化 DNA、RNA、蛋白质	用于原发性或颅内转移脑瘤，对恶性淋巴瘤、骨髓瘤等有一定疗效	骨髓抑制；胃肠道反应、肺部毒性等
顺铂，顺氯胺铂（cisplatin，DDP）	属铂类配合物。进入机体后解离出氯，然后与 DNA 链上的碱基形成交叉连接，破坏 DNA 的结构和功能	抗瘤谱广，对乏氧肿瘤细胞有效。对头颈部鳞状细胞癌、卵巢癌、膀胱癌、前列腺癌、淋巴肉瘤、肺癌有效	消化道反应、骨髓抑制、周围神经炎、耳毒性；大剂量或连续应用可致严重而持久的肾毒性
卡铂，碳铂（carboplatin，CBP）	第二代铂类配合物，作用机制同顺铂。抗恶性肿瘤活性较强	用于小细胞肺癌、头颈部鳞状细胞癌、卵巢癌、睾丸肿瘤等	毒性低，主要为骨髓抑制
丝裂霉素，自力霉素（mitomycin C，MMC）	属抗生素类。结构中乙撑亚胺及氨甲酰酯基团，具有烷化作用，与 DNA 双链交叉联结，可抑制 DNA 复制或使其断裂	用于胃癌、肺癌、乳腺癌、慢性粒细胞白血病、恶性淋巴瘤等	明显而持久的骨髓抑制；消化道反应；偶见心、肝、肾毒性及间质性肺炎；局部刺激性大
博来霉素（bleomycin，BLM）	属多种糖肽类复合抗生素。能与铜、铁络合，使氧分子转变成氧自由基，使 DNA 单链断裂，阻止 DNA 复制，干扰细胞分裂繁殖。G_2 期细胞作用较强	用于头、颈、口腔、食管、阴茎、外阴、宫颈的鳞状上皮癌；也可用于淋巴瘤的联合治疗	最严重的是间质性肺炎或肺纤维化等非毒性；也可出现发热、脱发等

除上述表中列出影响DNA结构和功能的抗肿瘤药物外，近年来从我国特有的植物中提取出喜树碱和鬼臼毒素，通过不断的实验及结构改造，现这两类药物在抗肿瘤方面已取得明显的效果。

喜树碱类

羟喜树碱（hydroxycamptothecine）是从我国内地特有的蓝果树科植物喜树（*Camptotheca acuminata*）的皮、果实中提取得到的一类色氨酸-萜烯生物碱类抗癌药物。通过抑制拓扑异构酶Ⅰ而发挥细胞毒作用，使DNA不能复制，造成不可逆的DNA链破坏，从而导致细胞死亡。它对治疗多种恶性肿瘤具有显著疗效，适用于原发性肝癌、胃癌、膀胱癌、直肠癌、头颈部上皮癌、白血病等恶性肿瘤。不良反应有恶心、呕吐等胃肠道反应；白细胞下降，脱发、心电图改变及泌尿道刺激症状。对本品过敏者禁用。药物过量可引起严重骨髓抑制，脏器功能损害。

伊立替康（irinotecan）是喜树碱的半合成衍生物，喜树碱可特异性地与拓扑异构酶Ⅰ结合，后者诱导可逆性单链断裂，从而使DNA双链结构解旋；伊立替康及其活性代谢物SN-38可与拓扑异构酶Ⅰ-DNA复合物结合，从而阻止断裂单链的再连接。现有研究提示，伊立替康的细胞毒作用归因于DNA合成过程中，复制酶与拓扑异构酶Ⅰ-DNA-伊立替康（或SN-38）三联复合物相互作用，从而引起DNA双链断裂。哺乳动物细胞不能有效地修复这种DNA双链断裂。临床用于成人转移性大肠癌的治疗，对于经5-氟尿嘧啶化疗失败的患者，本品可作为二线治疗。同时，伊立替康应用于胃癌、食管癌、广泛期小细胞肺癌的多种临床试验正在进行，就已得出的阶段性观察结果来看，有很好的临床应用前景，值得密切关注。本品不良反应较多，应在有经验的肿瘤专科医生指导下使用。

鬼臼毒素类

鬼臼毒素（podophyllotoxin）是植物西藏鬼臼的有效成分，经改造半合成又得依托泊苷（etoposid，vepesid，又称鬼臼乙叉苷、足草乙苷、VP16）和替尼泊苷（teniposide，又称鬼臼噻吩苷、特尼泊苷、VM-26）两种半合成衍生物。鬼臼毒素能与微管蛋白相结合，抑制微管聚合，从而破坏纺锤丝的形成。但VP16和VM-26则不同，主要抑制拓扑异构酶Ⅱ活性，从而干扰DNA结构和功能，因此，有些教材将其归为影响DNA结构和功能的药物。此类药物属周期非特异性药物，主要作用于S期和G_2期细胞。

依托泊苷（etoposid）临床主要用于小细胞肺癌，有效率从40%增至85%，完全缓解率为14%～34%。治疗小细胞肺癌，口服疗效较静脉注射为好。对急性白血病、恶性淋巴瘤、睾丸肿瘤、膀胱癌、前列腺癌、胃癌、绒毛膜上皮癌、卵巢癌、恶性葡萄胎等也有效。不良反应主要是骨髓抑制及消化道反应等。

三、嵌入DNA干扰转录过程的药物

嵌入DNA干扰转录过程的药物可嵌入DNA碱基对之间，干扰转录过程，阻止mRNA的合成，属于DNA嵌入剂，本类药物主要指大多数的抗癌抗生素，如放线菌素D、蒽环类抗生素（柔红霉素、多柔比星）、光神霉素等。此类药物的作用及特点见表53-3。

表53-3 干扰DNA转录过程的抗癌药物的作用及特点

药物	药理作用	临床应用	不良反应
放线菌素D，更生霉素（dactinomycin，DACT）	多肽类抗恶性肿瘤抗生素。能嵌入到DNA双螺旋中相邻的鸟嘌呤和胞嘧啶碱基之间，阻碍RNA多聚酶的功能，阻止RNA特别是mRNA的合成。属周期非特异性药物，但对G_1期作用较强，且可阻止G_1期向S期转变	抗瘤谱窄，对恶性葡萄胎、绒毛膜上皮癌、霍奇金病和恶性淋巴瘤、肾母细胞瘤、骨骼肌肉瘤及神经母细胞瘤疗效较好；与放疗联合应用，可提高肿瘤对放疗的敏感性	消化道反应：恶心、呕吐、口腔炎等；骨髓抑制：血小板减少，甚至全血细胞减少；少数病人出现脱发、皮炎和畸胎等

续表

药物	药理作用	临床应用	不良反应
柔红霉素，柔毛霉素，红比霉素，正定霉素（daunorubicin，DNR）	与DNA形成复合物，抑制DNA、RNA合成，特别是抑制mRNA合成	用于对常用抗肿瘤药耐药的急性淋巴细胞白血病或粒细胞白血病，但缓解期短	骨髓抑制、消化道反应和心脏毒性
多柔比星，阿霉素（doxorubicin，ADM）	为蒽环类抗生素，嵌入DNA碱基对之间，结合到DNA上，阻止RNA转录，抑制DNA合成，也能阻止DNA复制，属周期非特异性药物，但S期细胞对它特别敏感	抗瘤谱广，疗效高。主要用于对常用抗肿瘤药耐药的急性淋巴细胞白血病或粒细胞白血病、恶性淋巴瘤、乳腺癌、卵巢癌、小细胞肺癌、胃癌、肝癌、膀胱癌等	最严重的不良反应是引起心肌退行性病变和心肌间质水肿；骨髓抑制、消化道反应、皮肤色素沉着、脱发等
光神霉素（mithramycin，MTH）	与DNA结合部位是鸟嘌呤对，抑制依赖DNA的RNA聚合酶，干扰RNA合成	对各种肿瘤引起的高钙血症疗效好，对脑胶质细胞瘤、脑转移性癌、恶性黑色素瘤、鼻咽癌、乳腺癌、胃肠道肿瘤等有效	胃肠道刺激、骨髓抑制、局部刺激；少数头痛、乏力、烦躁等

多柔比星

多柔比星（doxorubicin），又称阿霉素、14-羟基柔红霉素、阿得里亚霉素等，该药是一种抗肿瘤抗生素，可抑制RNA和DNA的合成，对RNA的抑制作用最强，抗瘤谱较广，对多种肿瘤均有作用，属周期非特异性药物，对各种生长周期的肿瘤细胞都有杀灭作用。主要适用于急性白血病，对急性淋巴细胞白血病及粒细胞白血病均有效，一般作为二线药物，即在首选药物耐药时可考虑应用此药。恶性淋巴瘤，可作为交替使用的首选药物。乳腺癌、肉瘤、肺癌、膀胱癌等其他各种癌症都有一定疗效，多与其他抗癌药联合使用。主要的毒性反应：白细胞和血小板减少，60%～80%的病人可发生；100%的病人有不同程度的毛发脱落，停药后可以恢复生长；心脏毒性，表现为心律失常，ST-T改变，多出现在停药后的1～6个月，以及早应用维生素B_6和辅酶Q10可减低其对心脏的毒性；恶心、食欲减退；药物溢出血管外可引起组织溃疡及坏死。另外，用药后尿液可出现红色。

柔红霉素

柔红霉素（daunorubicin），别名红保霉素、红比霉素、红卫霉素、柔毛霉素、正定霉素。为第一代蒽环类抗肿瘤抗生素。其作用机制酷似多柔比星。作为一种周期非特异性化疗药，柔红霉素的抗瘤谱远较多柔比星为窄，对实体瘤疗效大不如多柔比星和表柔比星。临床主要用于各种类型的急性白血病（包括粒细胞白血病、淋巴细胞性白血病和单核细胞性白血病以及粒-单核细胞白血病）、红白血病、慢性粒细胞白血病、恶性淋巴瘤，也可用于神经母细胞病、尤因肉瘤和肾母细胞瘤等。不良反应较多，必须在医师指导下使用，用药期间应严密监测血象、肝功能及心电图变化，异常时应减量或停药。

四、干扰蛋白质合成及功能的药物

本类药物主要是抗癌生物碱类，药物可干扰微管蛋白聚合功能、干扰核蛋白体的功能或影响氨基酸供应，从而抑制蛋白质合成与功能。包括：①微管蛋白活性抑制剂，如长春碱类和紫杉醇类等；②干扰核蛋白体功能的药物，如三尖杉生物碱类；③影响氨基酸供应的药物，如L-门冬酰胺酶。此类药物的体内过程、药理作用、临床应用及不良反应见表53-4。

长春新碱

长春新碱（vincristine，oncovin，VCR）是夹竹桃科植物长春花中提取出的生物碱，抗肿瘤作用靶点是微管，主要抑制微管蛋白的聚合而影响纺锤体微管的形成，使有丝分裂停止于中期，还可干扰蛋白质代谢及抑制RNA多聚酶的活力，并抑制细胞膜类脂质的合成和氨基酸在细胞膜上的转运。临床用于急性白血病，尤其是儿童急性白血病，对急性淋巴细胞白血病疗效显著。对生殖细胞肿瘤、小细胞肺癌、尤因肉瘤、肾母细胞瘤、神经母细胞瘤、乳腺癌、慢性淋巴细胞白血病、消化道癌、黑色素瘤及多发性骨髓瘤等也有效。不良反应主要是神经系统毒性，可引起外周神经症状，如手指、神经毒性等，与药物累积量有关。足趾麻木、腱反射迟钝或消失，外周神经炎。腹痛、便秘，麻痹性肠梗阻偶见。运动神经、感觉神经和脑神经也可受到破坏，并产生相应症状。还有骨髓抑制和消化道反应，脱发，偶见血压的改变等。

表 53-4 影响蛋白质合成药物的作用比较

药物	药理作用	临床应用	不良反应
长春碱类： 长春碱（vinblastine，VLB） 长春新碱（vincristine，VCR） 长春地辛（vindesine，VDS） 长春瑞滨（vinorelbine，NVB）	与微管蛋白结合，抑制微管聚合，使微管装配和纺锤丝的形成受阻，细胞有丝分裂停于中期，属M期特异性药物。此类药物还可干扰蛋白质合成和RNA多聚酶，对G_1期细胞也有作用	长春碱用于治疗急性白血病、恶性淋巴瘤及绒毛膜上皮癌；长春新碱治疗儿童急性淋巴细胞白血病疗效好，常与泼尼松合用作诱导缓解药；长春地辛主要治疗肺癌、恶性淋巴瘤、乳腺癌、食管癌、黑色素瘤、白血病等；长春瑞滨主要治疗肺癌、乳腺癌、卵巢癌和淋巴瘤等	骨髓抑制、神经毒性、消化道反应、脱发及注射局部刺激等。长春新碱外周神经系统毒性较大
紫杉醇类： 紫杉醇（paclitaxel，taxol） 多西他赛（taxotere，docetaxel）	促进微管聚合，抑制微管解聚，使纺锤体失去正常功能，细胞有丝分裂停止	对卵巢癌和乳腺癌有独特的疗效；对肺癌、食管癌、大肠癌、黑色素瘤、头颈部癌、淋巴瘤、脑癌有一定疗效	紫杉醇可致骨髓抑制、神经毒性、心脏毒性和过敏反应；多西他赛不良反应相对较少
三尖杉生物碱类： 三尖杉酯碱（harringtonine） 高三尖杉酯碱（homo harringtonine）	可抑制蛋白质合成的起始阶段，并使核蛋白体分解，阻止肽链的进一步延伸和合成，但对mRNA或tRNA与核蛋白体的结合无抑制作用。属细胞周期非特异性药物，对S期细胞敏感	急性粒细胞白血病疗效较好，也可用于急性单核细胞白血病及慢性粒细胞白血病、恶性淋巴瘤的治疗	骨髓抑制、消化道反应、脱发等，偶有心脏毒性
L-门冬酰胺酶（L-asparaginase）	某些肿瘤细胞自己不能合成L-门冬酰胺，而L-门冬酰胺酶则可水解L-门冬酰胺致肿瘤细胞缺乏L-门冬酰胺供应，生长受抑制	急性淋巴细胞白血病	消化道反应，过敏反应

多 西 他 赛

多西他赛（docetaxel）又名泰索帝，多西紫杉醇，多西紫杉，为紫杉醇类抗肿瘤药，通过干扰细胞有丝分裂和分裂间期细胞功能所必需的微管网络而起抗肿瘤作用。多西他赛可与游离的微管蛋白结合，促进微管蛋白装配成稳定的微管，同时抑制其解聚，导致丧失了正常功能的微管束的产生和微管的固定，从而抑制细胞的有丝分裂。多西他赛与微管的结合不改变原丝的数目，这一点与目前临床应用的大多数纺锤体毒性药物不同。主要治疗晚期乳腺癌、卵巢癌、非小细胞肺癌，对头颈部癌、小细胞肺癌、胃癌、胰腺癌、黑色素瘤等也有一定疗效。主要不良反应为骨髓抑制和过敏反应，必须在有癌症化疗药物应用经验的医生指导下使用。由于可能发生较严重的过敏反应，应具备相应的急救设施，注射期间建议密切监测主要功能性指标。

五、影响体内激素平衡的药物

很早人们就认识到，乳腺癌、前列腺癌、甲状腺癌、宫颈癌、卵巢肿瘤及睾丸肿瘤等均与相应的激素水平失调有关。因此，应用某些激素或其拮抗药，它们通过作用于下丘脑-垂体-靶腺轴，或直接对抗体内激素的作用，以改变失调激素作用状态，从而抑制某些肿瘤的生长。

他莫昔芬

他莫昔芬（tamoxifen），别名它莫芬、三苯甲胺、他莫西芬，为雌激素的部分激动剂，具有雌激素样作用，但强度仅为雌二醇的1/2。能促使阴道上皮角化和子宫重量增加，并能防止受精卵着床，延迟排卵。他莫昔芬与雌二醇竞争雌激素受体，这种药物受体复合物可转位入细胞核内，阻止染色体基因活化，从而抑制肿瘤细胞生长。临床适用于治疗晚期乳腺癌和卵巢癌。不良反应有胃肠道反应，如食欲减退、恶心、呕吐、腹泻；还有抗雌激素作用，如面部潮红、月经失调、闭经、阴道出血等。有头痛、眩晕、抑郁等神经精神症状，还有视力障碍、骨髓抑制、皮疹、脱发、体重增加、肝功能异常等。禁用于妊娠期妇女。应用前应对血栓栓塞增加风险进行评估，用药前检查有视力障碍、肝肾功能不全者慎用。

托瑞米芬

托瑞米芬（toremifene），商品名为法乐通，是一种非类固醇类三苯乙烯衍生物，托瑞米芬与雌激素竞争性地与乳腺癌细胞质内雌激素受体相结合，阻止雌激素诱导的癌细胞DNA的合成及增殖。托瑞米芬的抗乳腺癌作用主要是抗雌激素作用，还可能有其他抗癌机制（改变肿瘤基因表达、分泌生长因子、诱导细胞凋亡及影响细胞动力学周期）。临床适用于治疗绝经前后妇女雌激素、孕激素受体阳性或不详的转移性乳腺癌。常见的不良反应为面部潮红、多汗、子宫出血、白带、疲劳、恶心、皮疹、瘙痒、头晕及抑郁，主要由托瑞米芬的激素样作用所致。其他不良反应还有深静脉栓塞及肺栓塞、转氨酶升高、黄疸、高钙血症等。由于托瑞米芬的部分类雌激素作用，子宫内膜增厚可能在治疗期间发生，子宫内膜的改变包括增生、息肉及肿瘤的风险增加。治疗前进行妇科检查，严谨检查是否已患有子宫内膜异常，之后应每年复查一次妇科检查。

氟他胺

氟他胺（flutamide）为非甾体类抗雄激素药物，其代谢产物小羟基氟他胺是其主要活性形式，能在靶组织内与雄激素受体结合，阻断二氢睾丸素（雄激素的活性形式）与雄激素受体结合，抑制靶组织摄取睾丸素，从而起到抗雄激素作用。但此作用可反馈性地引起卵泡刺激素和黄体生成素释放增加，使睾酮的血浆浓度上升。当本品与促性腺激素释放激素（GnRH）如亮丙瑞林（leuprolide）一起使用时，可完全阻断雄激素而且防止代偿性增加。适用于前列腺癌，对初治及复治患者都可有效。不良反应有男性乳房女性化，乳房触痛，有时伴有乳头溢液，如减少剂量或停药则可消失；少数患者可有腹泻、恶心、呕吐、食欲增加、失眠和疲劳；罕见性欲减低、一过性肝功能异常及精子计数减少。本品对心血管的潜在性影响比己烯雌酚小。对本品过敏者禁用。需长期服用本品时应定期检查肝功能和精子计数，如发生异常，应减量或停药，一般可恢复正常。本品可增加睾酮和雌二醇的血浆浓度，可能发生体液潴留。本品可单独应用，也可与促黄体素释放素激动剂、化疗药物联合应用。对良性前列腺增生也有一定的疗效。

严格来讲，该类药物不属于化疗药物，应为内分泌治疗药物，虽然没有细胞毒类抗肿瘤药的骨髓抑制作用，但由于激素作用广泛，使用不当也会造成其他不良反应。目前临床常用激素类药物的作用特点见表53-5。

表 53-5　临床常用激素类药物的作用特点

药物	作用特点
糖皮质激素类药物： 泼尼松（prednisone） 泼尼松龙（prednisolone）	1. 作用于淋巴组织，诱导淋巴细胞溶解 2. 急性淋巴细胞白血病及恶性淋巴瘤的疗效好，作用快，但不持久，易耐药 3. 可降低慢性淋巴细胞性白血病淋巴细胞的数目，减少血液系统并发症的发病率或使其缓解

续表

药物	作用特点
	4. 常与其他抗肿瘤药物合用，治疗霍奇金淋巴瘤及非霍奇金淋巴瘤 5. 仅在其他恶性肿瘤引起发热不退、毒血症状明显时，可少量短期应用以改善症状
雌激素类： 己烯雌酚（diethylstilbestrol）	1. 作用于垂体和下丘脑，减少脑垂体促间质细胞激素（ICSH）分泌，使睾丸间质和肾上腺皮质的雄激素分泌减少；或直接对抗雄激素对前列腺癌组织生长发育的作用 2. 对前列腺癌有效 3. 也可治疗绝经期乳腺癌，机制不清
雄激素类： 二甲基睾酮（methyltestosterone） 丙酸睾酮（testosterone） 氟羟甲睾酮（fluoxymesterone）	1. 抑制垂体前叶分泌促卵泡激素，使卵巢分泌雌激素减少；直接对抗雌激素 2. 对晚期乳腺癌，尤其是骨转移者疗效较好
甲羟孕酮酯，甲羟孕酮（MPA） （medroxyprogesterone acetate）	1. 为合成黄体酮衍生物，似天然黄体酮 2. 用于肾癌、乳腺癌、子宫内膜癌，并可改善一般状况
他莫昔芬，三苯氧胺 （tamoxifen）	1. 合成的抗雌激素药物，是雌激素受体的部分激动剂，雌激素样作用仅为雌二醇的 1/2 2. 主要用于乳腺癌等雌激素依赖性肿瘤的生长，受体阳性患者好
戈舍瑞林（goserelin）	1. 促黄体生成素释放素激动剂，可使垂体促黄体生成素合成减少，使男性血清睾酮和女性血清雌二醇下降 2. 主要适用于激素治疗的前列腺癌、绝经前期和绝经期乳腺癌 3. 可缓解子宫内膜异位症疼痛并减少子宫内膜损伤

第三节　发展中的抗恶性肿瘤药

相关内容请扫描本书二维码进行阅读。

（张丹参）

第五十四章 靶向抗肿瘤药及放疗与化疗止吐药

第一节 靶向抗肿瘤药

【案例 54-1】

患者，女，63 岁，经组织或细胞病理确诊为$Ⅲ_b$～Ⅳ期非小细胞肺癌患者，曾接受过一周期以上的化疗，KPS 评分大于 60 分，基因检测提示表皮生长因子受体（EGFR）21 外显子基因突变，采用吉非替尼 250mg/d，持续口服，病情获得缓解。

问题：

1. 吉非替尼在本病例治疗中发挥了什么样的药理学作用？
2. 有哪些靶向抗肿瘤药可用于 EGFR 突变肺癌的治疗？

一、概　　述

目前，传统的细胞毒类抗肿瘤药抗瘤谱广、反应性高，仍然在抗肿瘤治疗中占主导地位，但这类药物对肿瘤细胞缺乏足够的选择性，在发挥抗肿瘤作用的同时，对细胞增殖周期缩短、更新快的正常组织细胞（如骨髓、骨肠道、毛囊等组织）也产生不同程度的损伤作用，导致严重的毒副作用，如骨髓造血抑制、胃肠道黏膜损伤、脱发等，严重影响患者的生存质量甚至导致患者被迫停药；另外肿瘤细胞对细胞毒类药物易产生耐药性而导致治疗失败。这些不足以成为限制细胞毒类抗肿瘤药用于肿瘤药物治疗的关键因素。

为提高肿瘤治疗中对肿瘤细胞的选择性，近 30 年来，抗肿瘤药已从传统的细胞毒性作用向靶向治疗的方向发展。从抗肿瘤药物靶向治疗的角度来看，对靶向有不同层次的理解：第一层次是靶向器官水平，即把药物定向输入到肿瘤部位，如临床上采用的介入治疗就是将抗肿瘤药物直接注入肿瘤发生的器官以治疗肿瘤，为被动靶向治疗；第二层次是靶向细胞，利用肿瘤细胞摄取或代谢等生物学上的特点，将药物定位到肿瘤细胞上，如利用肿瘤细胞抗原特性的差异，制备单克隆抗体与毒素、核素或抗癌物的偶联物，定向聚集在肿瘤细胞上进行杀伤；第三层次是靶向关键分子，即通过利用肿瘤细胞与正常细胞之间分子生物学上的差异（包括基因、酶、信号转导等不同生物学特性），选择性地抑制肿瘤细胞的生长增殖，促进细胞死亡。本章重点讲述第三层次的肿瘤分子靶向药物（molecular targeting drug）。

随着肿瘤分子生物学的发展及生物技术产业的不断推动和支持，人们对肿瘤的探索也不断深入，越来越多的肿瘤特异性分子靶点已为人们所认识，抗肿瘤药已从传统的细胞毒作用向肿瘤分子靶点调控的方向发展。与常用的传统细胞毒类抗肿瘤药相比，肿瘤分子靶向药物针对恶性肿瘤发生、发展的关键靶点进行干预，具有高选择性和高治疗指数的特点，弥补了传统细胞毒类药物毒副作用大和容易产生耐药性的缺陷，在肿瘤治疗中表现出较佳疗效，是目前抗肿瘤药物领域的研究热点。研究表明，肿瘤分子靶向药物与细胞毒类药物联合应用能显示更好的疗效，目前已成为细胞毒抗肿瘤药的重要补充。FDA 批准的 19 个抗肿瘤单抗及 26 个抗肿瘤激酶抑制剂请扫描本书二维码进行阅读。

已经有多个分子靶向药物用于临床抗肿瘤治疗，例如，表皮生长因子受体酪氨酸激酶（EGFR-TK）抑制剂吉非替尼主要用于治疗肺癌，利妥昔单抗主要用于治疗非霍奇金淋巴瘤，信号转导抑制剂曲妥珠单抗用于治疗乳腺癌，甲磺酸伊马替尼用于治疗慢性粒细胞白血病和胃肠道间质瘤等。按化学结构可将分子靶向药物分为单克隆抗体类和小分子化合物类。

二、单克隆抗体类

（一）作用于细胞膜分化相关抗原的单克隆抗体

利妥昔单抗

利妥昔单抗（rituximab），又名美罗华（rituxan），为首个临床应用的分子靶向药物。

【药理作用】 利妥昔单抗是一种能特异性与CD20抗原结合的人鼠嵌合型单克隆抗体。CD20抗原位于前B淋巴细胞和成熟B淋巴细胞的表面，但在造血干细胞、原B细胞、正常血细胞或其他正常组织中不表达，而95%以上的B淋巴细胞型非霍奇金淋巴瘤表达CD20。利妥昔单抗可与CD20特异性结合导致B细胞溶解，从而抑制B细胞增殖，诱导成熟B细胞凋亡。

【临床应用】 主要用于复发或耐药的滤泡性中央型淋巴瘤（国际工作分类B、C和D亚型的B细胞非霍奇金淋巴瘤）；先前未经治疗的CD20阳性Ⅲ～Ⅳ期滤泡性非霍奇金淋巴瘤；CD20阳性弥漫大B细胞性非霍奇金淋巴瘤应与标准CHOP化疗（环磷酰胺、多柔比星、长春新碱、泼尼松）8个周期联合治疗。

【不良反应及注意事项】 主要不良反应有腹痛、背痛、胸痛、颈痛、腹胀等全身症状；还有高血压、心动过缓、心动过速、直立性低血压、心律失常等心血管系统反应；腹泻、消化不良、厌食症等消化系统反应。鼠蛋白过敏的患者禁用；循环中有大量恶性肿瘤细胞（＞25 000/ml）或高肿瘤负荷（病灶＞10cm）者，发生严重的细胞因子释放综合征或肿瘤溶解综合征的风险较高，慎用；有心脏病史的患者（如心绞痛、心房扑动和心房颤动等心律失常或心力衰竭）在利妥昔单抗滴注过程中应严密监护。

替伊莫单抗

替伊莫单抗（ibritumomab，ZEVALIN，泽娃灵），为携带放射性同位素 90Y（钇）的鼠源性抗CD20单克隆抗体。该药结合了单克隆抗体的靶向性和放射性同位素的放射治疗作用，通过单克隆抗体对肿瘤细胞的靶向作用将同位素90Y富集在肿瘤部位，通过放射源周围5mm范围内的β射线杀灭肿瘤细胞，适用于复发或难治性B细胞非霍奇金淋巴瘤的治疗。主要不良反应有血细胞减少、疲乏、恶心、腹痛、咳嗽、腹泻等。

阿仑珠单抗

阿仑珠单抗（alemtuzumab），又名坎帕斯（campath），是一种靶向CD52抗原的人源化、非结合型抗体。CD52分布于造血系统的淋巴细胞、单核细胞、嗜酸性粒细胞和单核细胞分化的树突状细胞等，研究表明很多淋巴系细胞恶性肿瘤和一些急性髓系白血病细胞不同程度地表达CD52抗原，例如92%～100%的毛细胞白血病细胞表达CD52。阿仑珠单抗与带CD52的靶细胞结合后，通过宿主效应因子的补体依赖性细胞溶解、抗体依赖性细胞毒性和细胞凋亡等机制导致细胞死亡。临床用于治疗对烷化剂和氟达拉滨耐药的进展期慢性淋巴细胞白血病。主要不良反应有寒战、发热、恶心、呕吐、感染、失眠等。

（二）作用于表皮生长因子受体的单克隆抗体

曲妥珠单抗

曲妥珠单抗（trastuzumab），又名赫赛汀（herceptin），为重组人单克隆抗体，选择性地结合表皮生长因子受体HER-2的细胞外区域，干扰其自身磷酸化，阻断HER-2介导信号传递，下调

HER-2 基因的表达，并加速 HER-2 蛋白受体的内化和降解，下调血管内皮生长因子和其他血管生长因子的活性，恢复 E-钙黏着蛋白表达水平，遏制肿瘤转移，同时通过细胞毒作用增强免疫细胞攻击和杀伤肿瘤靶细胞的能力。临床用于转移性乳腺癌或乳腺癌的辅助治疗：①转移性乳腺癌，单用或者与紫杉醇类联合治疗 HER-2 高表达的转移性乳腺癌；②乳腺癌的辅助治疗，单用于接受了手术、含蒽环类抗生素辅助化疗和放疗后的 HER-2 过度表达乳腺癌的辅助治疗。不良反应主要有胸痛、腹泻、肌肉痛、水肿、呼吸困难、心肌收缩力减弱等，骨髓抑制和肝损害较少发生。因葡萄糖溶液可使蛋白聚集，不能使用 5%的葡萄糖溶液配置该药；不可与其他药混合或稀释。

西妥昔单抗

西妥昔单抗（cetuximab），又名爱必妥，属人/鼠嵌合型 IgG1 单克隆抗体，可与表皮生长因子受体 HER-1（ErbB1，EGFR）特异性结合，抑制受体的功能，从而抑制肿瘤的生长和转移。临床上单用或与伊立替康（irinotecan）联用，用于 EGFR 过度表达的、以伊立替康为基础化疗方案的耐药转移性直肠癌的治疗，亦可用于治疗头颈部鳞状细胞癌。主要不良反应为头痛、结膜炎、呼吸系统反应、胃肠道反应、皮肤反应、输液反应及过敏反应等。西妥昔单抗能透过胎盘屏障、可通过乳汁分泌，故孕妇、哺乳期妇女慎用。

尼妥珠单抗

尼妥珠单抗（nimotuzumab），又名泰欣生，是我国首个用于治疗恶性肿瘤的功能性单抗药物，能竞争性结合 EGFR，阻断 EGFR 介导的下游信号转导通路，从而抑制肿瘤细胞增殖、诱导分化、促进细胞凋亡、抑制肿瘤血管生成、增强放化疗疗效。临床用于与放疗联合治疗 EGFR 阳性表达的Ⅲ/Ⅳ期鼻咽癌。主要不良反应有轻度发热、血压下降、恶心、头晕、皮疹等。

（三）作用于血管内皮细胞生长因子的单克隆抗体

贝伐珠单抗（bevacizumab）属重组人源化免疫球蛋白 G1（IgG1）单克隆抗体，是美国第一个获批上市的抑制肿瘤血管生成的药物。VEGF 通过与组织上皮细胞中表达的 VEGFR-1 和 VEGFR-2 结合，激活细胞内的信号转导途径，导致血管内皮细胞增殖及肿瘤血管系统的新生。贝伐珠单抗可选择性地与 VEGF 结合，阻碍 VEGF 与其位于肿瘤血管内皮细胞上的受体结合，抑制肿瘤血管生成，从而抑制肿瘤生长与转移。临床主要于与含氟尿嘧啶方案联用治疗转移性结直肠癌，与卡铂和紫杉醇联用治疗转移性非鳞状细胞非小细胞肺癌，与干扰素 α 联合治疗转移性肾癌、进展期恶性胶质瘤。不良反应主要有胃肠道穿孔、出血、动脉血栓栓塞、高血压、心肌梗死、脑梗死、蛋白尿及阻碍伤口愈合等。

（四）程序性死亡受体 1（PD-1）抑制剂

PD-1 是一类表达在 T 细胞和前体 B 细胞表面的免疫球蛋白超家族受体，作为负性免疫调节因子，在肿瘤细胞的免疫逃逸过程中发挥重要作用。活化后的 T 细胞表达 PD-1，与抗原递呈细胞或肿瘤细胞上的配体 PD-L1 结合后，使 T 细胞功能降低，多数肿瘤细胞即通过这种机制逃避免疫细胞的攻击。目前靶向 PD-1 或其配体 PD-L1 的单克隆抗体类药物的研发是肿瘤治疗领域的研究热点。

2015 年，FDA 批准了纳武单抗（nivolumab，商品名 Opdivo），用于治疗那些在以铂类为基础的化疗过程中或化疗后病情进展的转移性鳞状非小细胞肺癌患者。2014 年 11 月 FDA 加速批准了 Nivolumab 用于治疗对其他药物没有应答的不可切除的或转移性黑色素瘤患者。

三、小分子化合物类

（一）单靶点的抗肿瘤小分子化合物

伊马替尼、达沙替尼和尼罗替尼

伊马替尼（imatinib）、达沙替尼（dasatinib）和尼罗替尼（nilotinib）为特异性酪氨酸激酶 Bcr-Abl

抑制剂。慢性粒细胞白血病患者存在 Bcr-Abl 融合基因，其蛋白产物为持续激活的 Bcr-Abl 酪氨酸激酶，引起细胞异常增殖。该类药物与 Abl 酪氨酸激酶 ATP 位点结合，抑制激酶活性，阻止 Bcr-Abl 阳性细胞的增殖并诱导其凋亡。伊马替尼 2001 年通过 FDA 批准，开创了通过抑制肿瘤细胞增殖的信号转导通路达到抗肿瘤效果的新途径。此外，伊马替尼对 c-Kit 受体酪氨酸激酶的抑制作用亦用于临床治疗胃肠道间质瘤。不良反应多为轻中度，如消化道症状、液体潴留、肌肉骨骼疼痛及头痛乏力等；较为严重的不良反应主要为血液系统毒性和肝脏损伤。

吉非替尼和厄洛替尼

吉非替尼（gefitinib）和厄洛替尼（erlotinib）为 ErbB1/EGFR 酪氨酸激酶抑制剂，可与受体细胞内激酶结构域结合，竞争酶的底物 ATP，阻断 EGFR 的激酶活性及其下游信号通路，从而妨碍肿瘤的生长、转移和血管生成，促进细胞凋亡。

吉非替尼是第一个用于靶向治疗晚期非小细胞肺癌（NSCLC）患者的药物，适合治疗既往接受过化疗或不适于化疗的局部晚期或转移性 NSCLC，开启了基于生物标志物个体化治疗的新时代。最常见的不良反应为腹泻、皮疹、瘙痒、皮肤干燥和痤疮，一般见于服药后 1 个月内；还可能发生异常睫毛生长、间质性肺病、胰腺炎等。

厄洛替尼单用适用于既往接受过至少一个化疗方案失败后的局部晚期或转移的 NSCLC。单药厄洛替尼可用于那些在接受以铂类药物为基础的一线化疗并完成四个周期后，疾病状态保持稳定的局部晚期或转移性非小细胞肺癌（NSCLC）患者的维持治疗；与含铂化疗方案合用（卡铂+紫杉醇；或者吉西他滨+顺铂）可作为局部晚期或转移的 NSCLC 患者一线治疗。常见的不良反应为皮疹和腹泻；在与其他药物联合化疗时可出现乏力、皮疹、恶心、食欲不振和腹泻。

坦罗莫司和依维莫司

坦罗莫司（temsirolimus）和依维莫司（everolimus）为丝氨酸/苏氨酸蛋白激酶 mTOR 小分子抑制剂，阻断 PI3K-Akt-mTOR 信号通路和其他由 mTOR 介导的信号转导过程，抑制细胞周期进程和新生血管形成，促进细胞凋亡。临床用于晚期肾细胞癌的治疗。坦罗莫司严重的不良反应包括超敏反应、高血糖/葡萄糖耐受不良、肝受损、感染、间质性肺疾病、高血脂、肠穿孔、肾衰竭、颅内出血等，其他可见黏膜炎、恶心、水肿和厌食。依维莫司不良反应主要包括非感染性肺炎、感染、口腔溃疡、肾衰竭。

硼 替 佐 米

硼替佐米（bortezomib）是一种二肽硼酸盐，属可逆性蛋白酶体抑制剂，可选择性地与蛋白酶活性位点的苏氨酸结合，抑制蛋白酶体 26S 亚单位的糜蛋白酶和（或）胰蛋白酶活性。26S 蛋白酶体是一种大的蛋白质复合体，可降解泛蛋白。泛蛋白酶体通道在调节特定蛋白质在细胞内的浓度方面发挥着关键作用，这对于维持细胞内环境的稳定性至关重要。研究表明，硼替佐米能特异性抑制肿瘤细胞蛋白酶体 26S 亚基的活性，明显减少核因子-κB（NF-κB）的抑制因子（IκB）的降解，IκB 与 NF-κB 结合后能有效抑制 NF-κB 的活性，减少 IL-6 等骨髓瘤细胞生长因子的分泌和黏附因子的表达，最终导致肿瘤细胞凋亡。临床用于多发性骨髓瘤和套细胞淋巴瘤的治疗。乏力、腹泻、恶心、呕吐、发热、血小板减少等为其主要不良反应。

（二）多靶点的抗肿瘤小分子化合物

舒 尼 替 尼

舒尼替尼（sunitinib）为 VEGFR-1、VEGFR-2、VEGFR-3 和血小板衍生生长因子受体细胞内酪氨酸激酶结构域的 ATP 结合部位竞争性阻断剂，为抗肿瘤血管生成药物，亦可抑制 c-Kit、RET、CSF-1R 等其他酪氨酸激酶。临床用于治疗晚期肾癌、胃肠道间质瘤和晚期胰腺癌。不良反应有疲乏、发热、腹泻、恶心、黏膜炎、高血压、皮疹等。

索拉非尼

索拉非尼（sorafenib）为 VEGFR-1、VEGFR-2、VEGFR-3 阻断剂，亦可抑制血小板衍生生长因子受体、Raf、Flt3 和 c-Kit 介导的信号转导，抑制肿瘤血管的形成，间接抑制肿瘤细胞的生长。临床用于治疗肝癌和肾癌。常见的不良反应有心肌缺血梗死、出血、高血压、胃肠道穿孔、伤口愈合并发症、皮疹和手足皮肤反应等。

帕唑帕尼

帕唑帕尼（pazopanib，vetrient）为 VEGFR-1、VEGFR-2、VEGFR-3、PDGFR-α/β 和 c-Kit 激酶抑制剂，具有抑制肿瘤血管生成的活性。临床用于治疗晚期肾癌和既往接受化疗的晚期软组织肉瘤患者。不良反应有腹泻、高血压、毛发颜色变化（脱色素）、恶心、厌食和呕吐等。

凡德他尼

凡德他尼（vandetanib，zactima）是一种合成的苯胺喹唑啉化合物，为口服 TKI、EGFR、VEGFR 和 RET 的小分子酪氨酸激酶抑制剂，还可选择性抑制其他酪氨酸激酶及丝氨酸/苏氨酸激酶，可用于治疗不能切除，局部晚期或转移的有症状或进展的髓样甲状腺癌。不良反应有腹泻、皮疹、痤疮、恶心、高血压、头痛、上呼吸道感染等。

拉帕替尼

拉帕替尼（lapatinib，tykerb）为小分子靶向双重酪氨酸激酶抑制剂，治疗剂量可同时阻断 ErbB1/EGFR 和 ErbB2/HER-2 的酪氨酸激酶活性，通过阻断 EGFR 和 HER-2 的同质及异质二聚体，下调信号转导而抑制肿瘤增殖和转移。临床用于联合卡培他滨治疗 ErbB2 过度表达，且既往接受过包括蒽环类、紫杉醇、曲妥珠单抗治疗的晚期或转移性乳腺癌。不良反应有胃肠道反应、皮肤干燥、皮疹、背痛、呼吸困难及失眠等。

（三）其他

重组人血管内皮抑制素

重组人血管内皮抑制素（rh-endostatin，endostar）为我国研发的内源性肿瘤血管生成抑制剂——血管内皮抑素的基因工程药物，通过抑制肿瘤血管内皮细胞增殖和迁移而抑制肿瘤血管的生成，阻断肿瘤细胞的营养供给，达到抑制肿瘤增殖或转移的目的，克服了肿瘤化疗过程中产生的耐药性。联合化疗可使非小细胞肺癌患者生存率提高一倍。主要不良反应有心脏毒性、消化系统不良反应和皮疹等。

维 A 酸

维 A 酸（tretinoin），又名维 A 酸，是维生素 A 的代谢中间体，包括全反式维 A 酸（all-trans retinoic acid，ATRA）、13-顺式维 A 酸和 9-顺式维 A 酸。维 A 酸维细胞分化诱导剂，ATRA 能够调变和降解在急性早幼粒细胞白血病中起关键作用的 PML-RARα 融合蛋白的维 A 酸受体结构域，重新启动髓系细胞的分化基因调控网络，诱导白血病细胞分化成熟继而凋亡。与亚砷酸或化疗药物联合用药可获得较好疗效。

亚砷酸

亚砷酸（arsenious acid，三氧化二砷）通过降解 PML-RARα 融合蛋白、下调 bcl-2 基因表达选择性诱导白血病细胞凋亡。染色体易位是急性早幼粒细胞白血病（APL）的重要细胞遗传学特征，导致 APL 基因 PML 和维 A 酸受体 α 基因 RARα 融合，表达 PML-RARα 蛋白，该蛋白的过度表达可抑制细胞的分化、凋亡，是 APL 发病的主要机制。亚砷酸通过调节细胞内 PML-RARα 的水平，使细胞又重回程序化死亡的正常轨道。亚砷酸治疗 APL 效果良好，且不引起出血和骨髓抑制，尤其适用于对维 A 酸耐药的难治型 APL 患者。亚砷酸联合应用维 A 酸可以使 90%的 APL 患者达到 5 年生存期，且未见明显长期毒性作用，使 APL 成为基本可以治愈的急性髓细胞性白血病。

四、靶向抗肿瘤药研究进展

相关内容请扫描本书二维码进行阅读。

第二节 放疗与化疗止吐药

【案例 54-2】

患者，女，50 岁，于 2015 年 12 月发现左乳包块，彩超示左乳实性占位（大小约 3.6 cm×1.3cm）。于 2016 年 1 月 18 日行左乳包块活检，结果：（左乳包块）浸润性导管癌，Ⅱ级。免疫组化示：雌激素受体（ER）80%（+），孕激素受体（PR）50%（+），原癌基因人类表皮生长因子 2（HER-2）（1+），P53（+），细胞增殖核蛋白（Ki67）（+）约 20%，细胞角蛋白（CK5/6）（−）。于 2016 年 1 月 22 日行左侧乳腺癌改良根治术，术后病检示：（左乳）手术残腔旁乳腺组织见浸润性导管癌，乳头及基底均未见癌细胞累及，腋窝淋巴结 16 枚中 13 枚见癌转移（LN13/16）。术后予 EC 方案——表柔比星（EPI）120mg+环磷酰胺（CTX）720mg 化疗 3 个疗程。入院查体：体温（T）36.6℃，脉搏（P）76 次/分，呼吸（R）20 次/分，血压（BP）90/60mmHg，疼痛数字评分（NRS）0 分，神志清楚，营养中等，全身皮肤及巩膜无黄染，浅表淋巴结未及肿大。左乳缺如，胸部呈术后改变，可见约 20cm 长术痕，愈合好；右乳未触及肿块，心肺腹查体无异常，双下肢无水肿。入院后完善检查无化疗禁忌，遂行第 4 个疗程 EC 方案化疗，化疗当日出现恶心、呕吐，给予昂丹司琼注射液 8mg，静脉滴注，每 8 小时一次，呕吐严重时给予地塞米松针 12mg 静脉推注或肌内注射，次日患者恶心、呕吐缓解。停止化疗后以昂丹司琼片 8 mg，口服，每 8 小时一次 ，连用 5 日。

问题：

1. 该患者化疗后为什么会产生严重呕吐？临床护理应注意哪些方面？
2. 应用昂丹司琼后，为什么呕吐的症状能够缓解？其作用机制是什么？
3. 除 5-HT$_3$ 受体阻断药外，还有哪些药物可作为放疗和化疗的止吐药？其药理学机制是什么？

止吐药（antiemetics）属于抗呕吐反射药，在其他章节各有表述。而放疗与化疗止吐药特指拮抗肿瘤放疗、化疗所致恶心呕吐的药物。

许多抗肿瘤治疗过程，包括化疗、止痛治疗、靶向药物治疗、放疗等，都可能引起患者的恶心呕吐。恶心呕吐会对患者的治疗和生活质量产生消极作用，降低肿瘤患者治疗的依从性；增加患者对放化疗的恐惧感，甚至会使抗肿瘤治疗中断。75%以上的化疗患者均会出现不同程度的恶心呕吐。

恶心呕吐的机制到目前为止尚未完全清楚。目前的观点是：①延髓第四脑室的催吐化学感受区（chemoreceptor trigger zone，CTZ）受到体液化学刺激，传递冲动至呕吐中枢引发呕吐；②前庭、咽部、胃肠道、纵隔和高级皮层中枢的刺激兴奋了呕吐中枢而产生呕吐；③呕吐相关的神经递质与相应受体结合发挥作用，如 5-羟色胺（5-HT）结合 5-HT$_3$受体，P 物质（substance P，SP）选择性作用于速激肽受体 NK-1（neurokinin-1），多巴胺结合多巴胺受体；④前列腺素的合成可促进中枢系统 5-HT$_3$ 的生成，增加大脑后极催吐反应而致吐。

根据抗肿瘤药物的催吐性质分为高度催吐危险（又称重度致吐，致呕率＞90%）、中度催吐危险（致呕率 30%～90%）、低度催吐危险（致呕率 10%～30%）、轻微催吐危险（致呕率＜10%）。

按照发生时间，通常将放化疗相关性恶心呕吐分为急性、延迟性、预期性、暴发性及难治性五类。急性恶心呕吐是指化疗后 24h 内发生者，一般发生在给药数分钟至数小时，并在给药后 5～6h 达高峰，但多在 24h 内缓解；延迟性（又称迟发性）恶心呕吐是指 24h 以后发生者，常见于顺铂、卡铂、环磷酰胺和多柔比星化疗时，可持续数天；预期性恶心呕吐是指在前一次化疗时经历了难以控制的化疗所致恶心呕吐之后，在下一次化疗开始之前即发生的恶心呕吐，是一种条件反射，主要由精神、心理因素等引起；暴发性呕吐是指进行了预防处理但仍出现的呕吐，并需要进行“解救性治疗”；难治性呕吐是指在以往的化疗周期中使用预防性和（和）解救性止吐治疗失败，而在接下来的化疗周期中仍然出现呕吐。

合理防治放化疗引起的恶心呕吐是确保抗肿瘤治疗的重要环节。目前放疗与化疗止吐药可根据作用的部位、神经递质及其受体不同而分为 5-羟色胺受体 3 亚型（5-HT_3）受体阻断药、糖皮质激素类（glucocorticoids）、NK-1 受体阻断药、多巴胺受体阻断药（dopamine receptor blockers）、精神类药物（antipsychotics）、吩噻嗪类（phenothiazines）等（表 54-1）。本节重点介绍 5-HT_3受体阻断药和 NK-1 受体阻断药代表药物。糖皮质激素类和多巴胺受体阻断药等作为一般了解，详情参见相关章节。

表 54-1　放疗与化疗止吐药的分类及作用特点

分类	代表药物	作用特点
5-HT_3受体阻断药	昂丹司琼（ondansetron）、格拉司琼（granisetron）、多拉司琼（dolasetron）、托烷司琼（tropisetron）、帕洛诺司琼（palonosetron）、雷莫司琼（ramosetron）、阿扎司琼（azasetron）、阿洛司琼（alosetron）	与 5-HT 结构相似，可选择性抑制 5-HT_3受体，用药安全性高
糖皮质激素类	地塞米松	长效糖皮质激素，预防急性呕吐的有效药物和延迟性呕吐的基本用药。联合用药效果好
NK-1 受体阻断药	阿瑞匹坦（aprepitant）、福沙匹坦（fosaprepitant）	与大脑中的 NK-1 受体高选择性结合，拮抗 P 物质
多巴胺受体阻断药	甲氧氯普胺（metoclopramide，又名胃复安，灭吐灵）	抑制中枢催吐化学感受区（CTZ）的多巴胺受体
精神类药物	氟哌啶醇（haloperidol）、奥氮平（olanzapine）、劳拉西泮（lorazepam，氯羟安定）、阿普唑仑（alprazolam）	抑制中枢神经
吩噻嗪类	氯丙嗪(chloropromazine)、苯海拉明(diphenhydramine)、异丙嗪（promethazine）	抗中枢多巴胺受体（氯丙嗪）、抗组胺药（苯海拉明、异丙嗪）

一、5-HT_3受体阻断药

5-HT_3受体阻断药化学结构多与 5-HT 的结构相似，可高强度、高选择性拮抗 5-HT_3，从而发挥放化疗恶心呕吐的防治作用。

5-HT 是一种神经递质，其受体分为 3 个亚型，5-HT_1、5-HT_2、5-HT_3。5-HT_3受体阻断药拮抗中枢化学感受区及外周迷走神经末梢的 5-HT_3受体，阻断胃肠道嗜铬细胞释放的 5-HT 与 5-HT_3受体的结合，从而抑制迷走传入神经兴奋的产生与传导，产生止吐作用。对 5-HT_1、5-HT_2及 NK 受体等均无作用，无锥体外系反应、过度镇静等不良反应。这类化合物的共同特征是都有吲哚甲酰胺或其电子等排体吲哚甲酸酯的结构；连接的脂杂环大都较复杂，通常为托品烷或类似的含氮双环（图 54-1）。

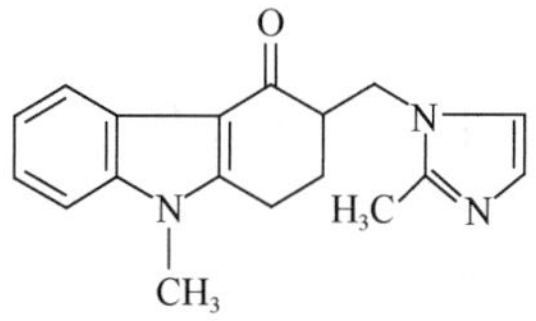

昂丹司琼 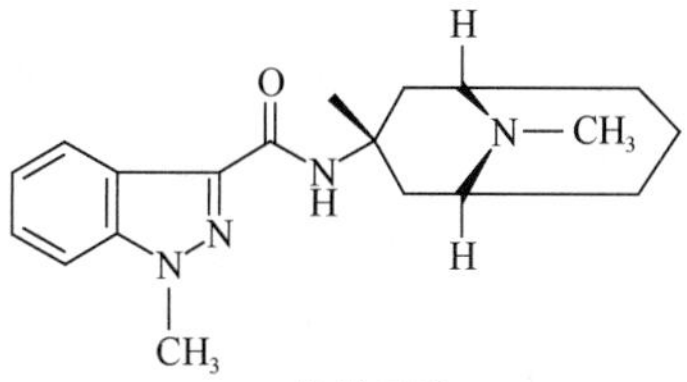　　格拉司琼

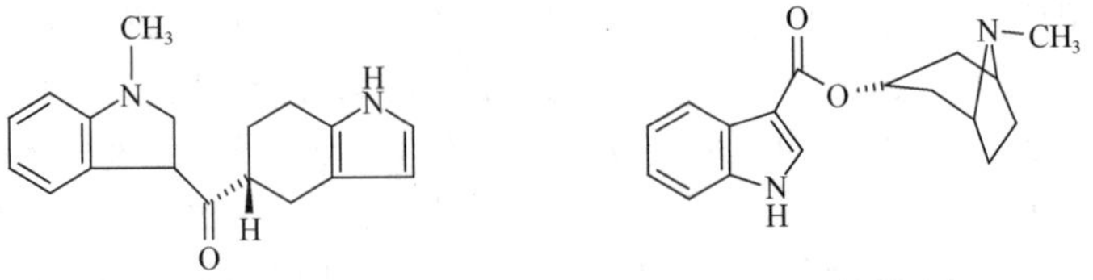

雷莫司琼　　托烷司琼

图 54-1　5-HT_3受体阻断药的化学结构

昂 丹 司 琼

昂丹司琼（ondansetron）对 5-HT_3受体具有高度选择性拮抗作用，能抑制由化疗和放疗引起的恶心呕吐，可同时作用于中枢神经和周围神经。用于化疗和放射治疗引起的恶心呕吐，以及预防和治疗手术后的恶心呕吐。对于晕动病引起的恶心与呕吐几乎无效。化疗和放疗可引起小肠的嗜铬细胞释放 5-HT_3，并通过 5-HT_3受体引起迷走传入神经兴奋从而导致呕吐反射，而昂丹司琼可阻断这一反射发生。昂丹司琼亦能抑制因阿片诱导的恶心，其作用机制尚不清楚。

【体内过程】　口服或静脉给药体内情况大致相同。血浆蛋白结合率为 75%。其消除半衰期约为 3h。药物代谢产物 75%经肾排泄，25%经肝脏排泄。

【适应证】　用于细胞毒性药物化疗和放射治疗引起的恶心呕吐；预防和治疗手术后的恶心呕吐。

【用法用量】

1. 细胞毒性药物化疗和放疗引起的恶心呕吐

（1）成人及老年患者：①对于高度催吐的化疗药引起的呕吐，化疗前 15min，化疗后 4h、8h 各静脉注射昂丹司琼 8mg，停止化疗以后每 8～12 小时口服昂丹司琼片 8mg，连用 5 日。②对催吐程度不太强的化疗药引起的呕吐，化疗前 15min 静脉注射昂丹司琼 8mg，以后每 8～12 小时口服昂丹司琼片 8mg，连用 5 日。③对于放疗引起的呕吐，首剂于放疗前 1～2h 口服片剂 8mg，疗程视放疗疗程而定。④对于高剂量顺铂，可于化疗前静脉加注 20mg 地塞米松注射液，以加强昂丹司琼对高度催吐化疗引起呕吐的疗效。

65 岁以上患者的用药疗效及对药物耐受性与成人相当，无须调整剂量、用药次数或用药途径。

（2）儿童：化疗前静脉注射以 5mg/m^2（体表面积）的剂量。12h 后再口服给药，连续 5 日。

2. 预防和治疗手术后的恶心呕吐

（1）成人及老年患者：对于预防手术后的恶心呕吐，应在诱导麻醉的同时肌内注射或缓慢静脉注射昂丹司琼 4mg，对于已出现的术后恶心呕吐，可肌内注射或缓慢静脉注射 4mg。

（2）儿童：为预防接受全身麻醉手术的儿童患者出现术后恶心呕吐，应在诱导麻醉前、期间或之后缓慢静脉注射 0.1mg/kg 昂丹司琼或最大剂量 4mg。对于儿童患者已出现的术后恶心呕吐，可用昂丹司琼 0.1mg/kg 或最大剂量 4mg，缓慢静脉注射。

【不良反应】　可有头痛、腹部不适、便秘、口干、皮疹、偶见支气管哮喘或过敏反应、短暂性无症状转氨酶增高。上述反应轻微，无须特殊处理。偶见运动失调，癫痫发作，胸痛、心律不齐、低血压及心动过缓等。

【禁忌证】　胃肠梗阻者、对本品过敏者禁用。

格 拉 司 琼

格拉司琼（granisetron）又称格雷司琼，是一种高选择性的 5-HT_3受体阻断药，对因放疗、化疗及手术引起的恶心、呕吐具有良好的预防和治疗作用。格拉司琼通过拮抗中枢化学感受区及外周迷走神经末梢的 5-HT_3受体，从而抑制恶心、呕吐的发生。本品选择性高，无锥体外系反应、过度镇静等副作用，适用于细胞毒性药物防治化疗和放疗引起的恶心与呕吐。常见不良反应为头痛、倦怠、发热、便秘，偶有短暂性无症状肝脏转氨酶增加。上述反应轻微，一般无须特殊处理。胃肠道梗阻者、对本品过敏者禁用。

托烷司琼

托烷司琼（tropisetron）作用机制同昂丹司琼，为外周和中枢 5-HT_3 受体高选择性抑制剂，用于治疗化疗、放疗引起的呕吐。其代谢与司巴丁/异喹胍相关（CYP2D6），代谢正常者消除半衰期为 7～10h，慢代谢者可能延长至 45h。在剂量超过 10mg，每日 2 次的多日给药期间，参与代谢的肝药酶系统代谢能力可达饱和，可造成托烷司琼血浓度呈剂量依赖性增高。对本药过敏者禁用。若单用疗效不佳，可不用增加药物剂量，同时合用地塞米松。

雷莫司琼

雷莫司琼（ramosetron）作用与机制同昂丹司琼。于健康成人连续给药时，未见蓄积作用；孕妇或计划受孕的妇女只有在判断治疗方面的有益性大于危险性时方可给药；本药可分泌到乳汁中，对哺乳期妇女用药时应停止哺乳；老年患者应慎重给药。本品与甘露醇注射液、布美他尼注射液、呋塞米注射液等可发生配伍反应，不能混合使用。但向含有呋喃苯胺酸 20mg 的呋塞米注射液中加入 200ml 生理盐水与本药混合时可以使用。对本品有过敏史者禁用。

二、糖皮质激素类

地塞米松的药理作用包括抗炎、抗过敏。在抗肿瘤药理作用方面：①能通过减少前列腺素的合成而减少中枢 5-HT_3 的生成，还可刺激机体产生糖皮质激素抗体，调节呕吐反射中枢神经元兴奋度而降低呕吐反射的应激性，达到止吐目的。②与 5-HT_3 及 NK-1 受体阻断药合用，可增强预防高度致吐性化疗的急性呕吐的作用。

此外，如果化疗方案或化疗预处理方案已包含皮质类固醇，应考虑不用地塞米松或调整剂量，与 NK-1 受体阻断药联用也需减量（见 NK-1 受体阻断药阿瑞匹坦）。对于用地塞米松有严重不良反应风险的患者，长期使用应慎重考虑。

三、NK-1 受体阻断药

P 物质是中枢神经系统中研究最多的神经递质之一，通过选择性作用于神经激肽受体 NK-1（neurokinin-1）而发挥作用，与呕吐、抑郁、疼痛和哮喘等多种炎症免疫反应相关。NK-1 受体阻断药为选择性高亲和性 P 物质/ NK-1 受体阻断药，对 5-HT_3、多巴胺和皮质激素受体几乎无亲和力。本品可通过血脑屏障，与大脑中 NK-1 受体结合。与 5-HT_3 受体抑制剂及地塞米松合用后可进一步增强对急性及迟发性恶心、呕吐的临床疗效。

阿瑞匹坦

阿瑞匹坦（aprepitant）为美国 FDA 于 2003 年批准上市的第一个 NK-1 受体阻断药，通过与中枢及外周神经系统 NK-1 受体结合而阻断 P 物质的作用，用于高致吐性抗癌化疗药物所致的急性和迟发性恶心呕吐。以口服胶囊给药。阿瑞匹坦主要在体内主要经 CYP3A4 代谢，少量通过 CYP1A2 和 CYP2C19 代谢。阿瑞匹坦是 CYP3A4 的抑制剂，凡是经 CYP3A4 代谢的药物，应谨慎联用阿瑞匹坦。例如，地塞米松是 CYP3A4 的底物，两药合用时，地塞米松需减量；与丁酰苯类精神病药匹莫齐特（pimozide）、抗组胺药特非那定、阿司咪唑及促胃肠道动力药西沙必利合用时，可能导致上述药物血浆浓度升高，从而引起严重，甚至致命的不良反应，应提高警惕。对本品过敏者禁用。

四、其 他 类

甲氧氯普胺（metoclopramide）为多巴胺受体阻断药，作用于延髓第四脑室的 CTZ 及外周多巴胺受体，提高 CTZ 的感受阈值而发挥止吐作用，大剂量时可阻断 5-HT_3 受体。典型不良反应为昏睡、烦躁不安、疲乏、倦怠、腹泻及锥体外系反应等。对普鲁卡因或普鲁卡因胺过敏者、癫痫患者、胃肠道出血者、机械性肠梗阻或肠穿孔、嗜铬细胞瘤患者、乳腺癌患者禁用。

五、放疗与化疗止吐药临床应用原则

相关内容请扫描本书二维码进行阅读。

六、放疗与化疗止吐药的研究进展

相关内容请扫描本书二维码进行阅读。

（李　飞）

第五十五章 影响免疫功能的药物及生物制品

【案例 55-1】

患者，男，42 岁，因“反复口腔溃疡、脱发 3 个月”入院。检查结果显示，血常规白细胞、红细胞降低，直接抗人球蛋白试验呈阳性；24h 尿蛋白定量为 0.25g；抗核抗体 ANA（均质型）为＞1∶1000，抗双链 DNA（dsDNA）抗体阳性，dsDNA 定量：1696U/m，抗核小体抗体阳性，补体 C3、C4 降低。诊断为系统性红斑狼疮、自身免疫性溶血性贫血。给予甲泼尼龙 48mg qd 及环孢素 50mg bid 治疗。

问题：病案中为什么给予甲泼尼龙（肾上腺糖皮质激素类药）、环孢素治疗？治疗过程中需要观察药物哪些副作用？

【案例 55-2】

患者，男，54 岁，因为“反复双手关节肿痛 6 年余，再发半月余”住院，外院诊断类风湿关节炎，但治疗情况不详。入院后查抗环瓜氨酸肽抗体 795U/ml（升高），类风湿因子 6854U/ml（升高），ESR 19mm/h；予甲氨蝶呤、塞来昔布治疗。

问题：该患者用甲氨蝶呤的作用是什么？甲氨蝶呤可能的副作用是什么？治疗过程中需要检测哪些指标？

免疫系统由参与免疫反应的免疫器官（如胸腺、脾脏、淋巴结、骨髓及扁桃体）、细胞（如淋巴细胞及浆细胞等）和免疫分子（如抗体和补体等）组成。免疫系统接受抗原刺激后，发生一系列变化而发挥生物学效应的过程称为免疫应答（immune response）。免疫应答可分为三期，即感应期（启动阶段）、增殖分化期（诱导阶段）和效应期（效应阶段）。感应期是巨噬细胞和免疫活性细胞处理和识别抗原阶段；增殖分化期是淋巴细胞被抗原激活，然后分化增殖并产生免疫活性物质阶段；效应期是活化 T 细胞或抗体与相应的靶细胞或抗原接触，产生细胞免疫和体液免疫效应的阶段（图 55-1）。

正常的免疫应答在抗感染、抗肿瘤及排斥异体物质方面具有重要的作用。免疫系统中任何环节的功能障碍都会导致免疫病理反应：①超敏反应（hypersensitivity）由于免疫应答异常的结果引起异常增高的免疫反应，可导致机体生理功能障碍和组织损伤；②自身免疫疾病（autoimmune diseases，AD）是指机体对自身组织成分产生抗体或致敏小淋巴细胞，造成自身组织的损伤，如系统性红斑狼疮（systemic lupus erythematosus）、1 型糖尿病（type 1 diabetes）、类风湿关节炎（rheumatoid arthritis）、多发性硬化（multiple sclerosis）等；③免疫缺陷病（immunodeficiency disease）是指机体免疫系统结构或功能障碍所致的疾病，主要表现为免疫功能低下，包括先天性免疫缺陷病和获得性免疫缺陷病，前者如免疫系统遗传基因异常，后者如人类免疫缺陷病毒（human immunodeficiency virus，HIV）感染引起的艾滋病，免疫功能低下者容易罹患实体瘤、血液肿瘤或感染性疾病；④免疫增殖病（immunoproliferative disease）是指由于产生免疫球蛋白的细胞异常增殖，导致免疫球蛋白异常增多所致的一些疾病，如多发性骨髓瘤、霍奇金淋巴瘤和传染性单核细胞增多症等；⑤对移植器官的排斥反应（rejection）由免疫系统介导，是进行器官移植的重要障碍。

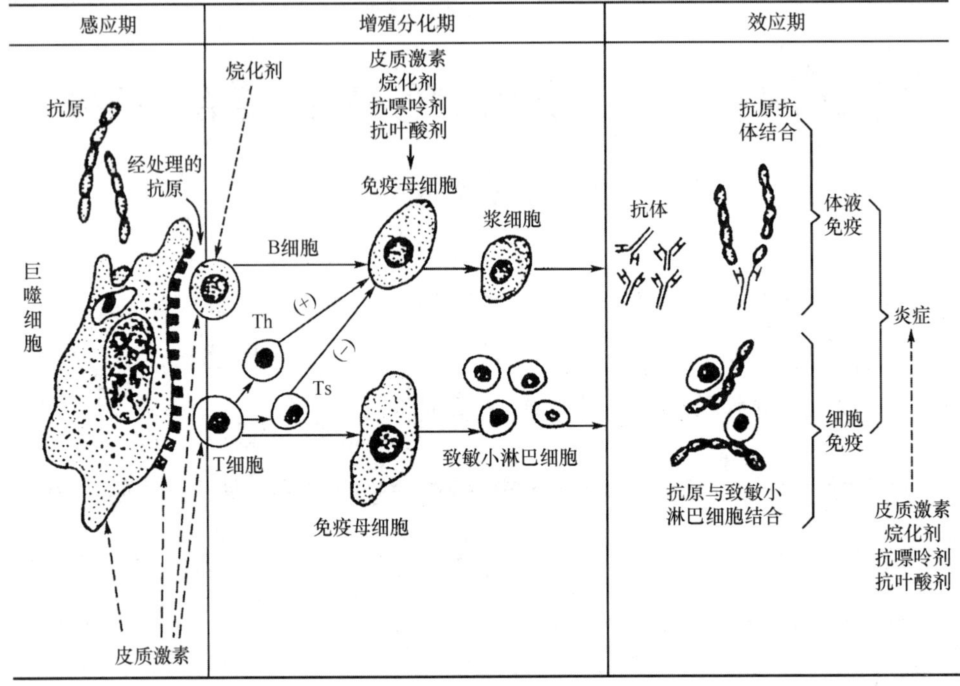

图 55-1　免疫反应的基本过程和药物的作用环节

Th：辅助性 T 细胞（helper T cell）；Ts：抑制性 T 细胞（suppressor T cell）

影响免疫功能的药物主要用于防治免疫功能异常所致的疾病，可分为免疫抑制剂（immunosuppressants）和免疫增强剂（immunopotentiator）两类。

第一节　免疫抑制剂

免疫抑制剂是一类对机体免疫功能具有抑制作用的生物制剂或非生物制剂，临床主要用于治疗自身免疫性疾病和器官移植的排斥反应。

临床常用的免疫抑制剂主要分为五类：①肾上腺皮质激素，如泼尼松、甲泼尼龙等；②钙调磷酸酶抑制剂（神经钙蛋白抑制剂），如环孢素、他克莫司、西罗莫司等；③抗增殖与抗代谢药，如硫唑嘌呤、环磷酰胺等；④抗体类，包括单克隆抗体和多克隆抗体，如抗淋巴细胞球蛋白、莫罗单抗-CO_3等；⑤中药有效成分，如雷公藤总苷等。

免疫抑制剂的共同特点：①选择性差，多数免疫抑制剂能抑制病理免疫反应，也能抑制正常免疫反应；②对初次免疫应答反应抑制较强，对再次免疫应答的抑制较弱；③不同类型的免疫病理反应对免疫抑制剂的敏感性不同，如Ⅰ型超敏反应对细胞毒类药物不敏感；④不同类型的免疫抑制剂的作用发生在病理免疫反应的不同阶段，选择最佳时期给药可获得最佳免疫抑制作用。如硫唑嘌呤在抗原刺激后 24～48h 给药疗效最好，而糖皮质激素则在抗原刺激前 24～48h 给药疗效最好。此外，多数免疫抑制剂有非特异性抗炎作用。

免疫抑制剂虽然在治疗器官移植排斥反应和严重的自身免疫性疾病疗效确切，但是由于长期用药引起严重的免疫抑制，从而显著地增加了罹患感染和肿瘤的风险，尤其是钙调磷酸酶抑制剂和肾上腺皮质激素的毒副作用明显，其临床应用受到限制。针对活化 T 细胞制备抗体作为一种重要的辅助性治疗措施，为选择性地作用于特异性免疫细胞提供了可能性，也促进了特异性免疫治疗的发展。

一、肾上腺皮质激素

肾上腺皮质激素主要是糖皮质激素，如泼尼松（prednisone）、泼尼松龙（prednisolone）和地塞米松等，作用广泛而复杂，本章主要介绍其免疫抑制作用相关内容。

【药理作用】　糖皮质激素作用于免疫反应的各期。可抑制免疫应答感应期巨噬细胞吞噬和处理抗原的能力；在增殖分化期抑制 T 细胞增殖及 T 细胞依赖性免疫功能；在效应期抑制 IL-1、IL-2、IL-6、INF-γ、TNF-α 等多种细胞因子生成，减轻效应期的免疫炎症反应。糖皮质激素还可抑制单核巨噬细胞花生四烯酸释放及代谢产物前列腺素等的合成；抑制内皮细胞释放白细胞黏附分子和细胞间黏附分子；抑制嗜碱性细胞释放组胺；抑制淋巴细胞释放各种淋巴因子。

【临床应用】　主要治疗器官移植排斥反应和自身免疫性疾病。

作为免疫抑制剂应用糖皮质激素，往往所需剂量大、疗程长，容易引起糖尿病、消化性溃疡、类库欣综合征及并发感染等不良反应。

二、钙调磷酸酶抑制剂

目前临床最有效的免疫抑制剂是钙调磷酸酶（calcineurin，神经钙蛋白）抑制剂，代表药物为环孢素（cyclosporin）和他克莫司（tacrolimus）。两者的化学结构不同，作用的靶位不同，但都可抑制神经钙蛋白，减少活化 T 细胞核内因子（nuclear factor of activated T cells，NFAT）向细胞核转运，抑制 NFAT 对 IL-2 等许多细胞因子基因产生的诱导作用，抑制 T 细胞生长与分化。

环　孢　素

环孢素（cyclosporin），又称环孢素 A（cyclosporin A，CsA），CsA 是真菌代谢产物中分离出的由 11 个氨基酸组成的中性环状多肽。1972 年发现其有免疫抑制作用，用于防治排斥反应获得满意疗效。1980 年化学全合成成功，是目前最受重视的免疫抑制剂之一，本药溶于橄榄油中可肌内注射。环孢素作为一种选择性免疫抑制剂，它的应用极大提高了肾移植的成功率，是器官移植免疫抑制药物发展史上的一个里程碑。

【药理作用】　环孢素进入淋巴细胞与环孢素结合蛋白结合，抑制钙调蛋白磷酸酶活性，抑制 Th 细胞活化及相关基因表达。环孢素可选择性抑制 Th 细胞，而有利于 Ts 的增殖，降低 Th/Ts 的比值，同时间接通过干扰素（IFN-γ）抑制 NK 细胞的细胞毒作用，而对非特异性免疫反应的影响较小。环孢素还可增加转化生长因子 β（TGF-β）的表达，TGF-β 可抑制 IL-2 诱导引起的 T 细胞增殖，也能抑制抗原特异的细胞毒 T 细胞的产生。

【临床应用】　环孢素主要用于器官移植后排斥反应和自身免疫性疾病。

1. 器官移植　环孢素是多种器官移植排斥反应的首选药。主要用于肾、肝、心、肺、胰腺、皮肤、角膜和骨髓等组织器官移植手术，常单独应用或与小剂量糖皮质激素合用。

2. 自身免疫性疾病　环孢素用于其他药物无效的难治性自身免疫性疾病，如系统性红斑狼疮、类风湿关节炎、银屑病、皮肌炎等。

3. 其他　环孢素还可治疗血吸虫病。环孢素眼科制剂用于治疗严重的干眼综合征。

【不良反应】　发生率高，其严重程度与剂量、用药时间、血药浓度有关，但多可逆。

1. 肾毒性　是该药最常见的不良反应，发生率为 70%以上，急性、慢性肾毒性均可出现。与氨基糖苷类抗生素合用可加重肾毒性。用药时要注意控制剂量，监测肾功能，若血清肌酐水平超过用药前 30%时，应减量或停药。

2. 肝损害　多见于用药早期，表现为高胆红素血症，转氨酶、乳酸脱氢酶、碱性磷酸酶升高等一过性肝损害。此外，还可引起厌食、恶心、腹泻等。

3. 诱发肿瘤　有报道用该药后，患者肿瘤的发生率高达一般人的 30 倍，以淋巴瘤和皮肤瘤多见。

4. 继发性感染　长期用药可引起病毒感染、真菌感染、肺孢子虫病，病死率高。

5. 其他　可引起嗜睡、多毛症、牙龈增生、过敏反应、胃肠道反应及神经系统症状等。

他克莫司

他克莫司（tacrolimus，FK506）是一种由链霉菌属放线菌中分离得到的强效免疫抑制剂，较环孢素作用强 10～100 倍，化学结构属 23 元大环内酯类抗生素。

【药理作用】

1. 抑制淋巴细胞增殖 他克莫司能抑制不同刺激所致的淋巴细胞增殖，包括伴刀豆球蛋白 A、T 细胞受体的单克隆抗体、CD3 复合体或其他细胞表面受体诱导的淋巴细胞增殖，但对 IL-2 刺激而引起的淋巴细胞的增殖无抑制作用。

2. 抑制 Ca^{2+}依赖性 T 淋巴细胞和 B 淋巴细胞的活化。

3. 抑制 T 淋巴细胞依赖的 B 淋巴细胞产生抗体的能力。

【临床应用】

1. 器官移植 他克莫司对肝脏有较强的亲和力，并可促进肝细胞的再生和修复，用于肝脏移植病例疗效显著，可降低急性排斥反应的发生率和再移植率，减少糖皮质激素的用量。

他克莫司也可用于肾脏移植及骨髓移植等，特别对其他免疫抑制药耐药者可选用。与环孢素相比，在减少急性排斥反应的发生率、增加移植物存活时间和延长患者生存期方面均具有较大优越性。

2. 自身免疫性疾病 类风湿关节炎、肾病综合征、系统性红斑狼疮等。

3. 皮肤科疾病 他克莫司软膏可局部外用，用于治疗不典型性皮炎和银屑病。

【不良反应】 同环孢素相似。肾毒性和神经毒性的发生率更高，多毛症发生率较低，也可引起胃肠道反应及代谢异常，糖尿病患者慎用。

三、抗增殖与抗代谢药

抗增殖和抗代谢药是一类重要的免疫抑制剂，主要包括硫唑嘌呤、甲氨蝶呤、环磷酰胺、吗替麦考酚酯。

硫唑嘌呤

硫唑嘌呤（azathioprine，Aza）系巯嘌呤的咪唑衍生物，在体内分解为巯嘌呤而起作用。

【药理作用】 抑制嘌呤核苷酸合成，进而抑制细胞 DNA、RNA 及蛋白质的合成，发挥抑制 T、B 淋巴细胞及 NK 细胞增殖的作用，因此，能同时抑制细胞免疫和体液免疫反应。

【临床应用】 主要用于器官移植时排斥反应，多与糖皮质激素并用，或加用抗淋巴细胞球蛋白（ALG），疗效较好。也用于治疗类风湿关节炎、系统性红斑狼疮、自身免疫性溶血性贫血、特发性血小板减少性紫癜、活动性慢性肝炎、溃疡性结肠炎、重症肌无力、硬皮病等自身免疫性疾病；对慢性肾炎及肾病综合征，疗效不及环磷酰胺。

【不良反应】 其不良反应较多且严重，大剂量或久用可引起严重的骨髓抑制，还可致中毒性肝炎、胰腺炎、脱发、黏膜溃疡、肺水肿、视网膜出血，引起胃肠道功能紊乱，导致机体感染或致畸，一般不作为首选药，通常在单用糖皮质激素不能控制时采用。

吗替麦考酚酯

吗替麦考酚酯（mycophenolate mofetil，MMF，Rs-61443）又称麦考酚酸酯，在体内转化为霉酚酸（mycophenolic acid，MPA）的 2-乙基酯类衍生物，具有独特的免疫抑制作用和较高的安全性，自 1995 年 5 月美国 FDA 批准开始用于肾移植。

【药理作用】 MMF 是前药，口服后在体内迅速水解为活性代谢产物 MPA，而发挥免疫抑制作用。MPA 可选择性可逆性地抑制次黄嘌呤核苷酸脱氢酶（IMPDH），抑制 T 淋巴细胞、B 淋巴细胞增殖及抗体形成。

MMF 的作用特点：①能明显抑制淋巴细胞 DNA 合成，抑制体外 T、B 淋巴细胞对抗原刺激的反应及混合淋巴细胞反应。②能防止并逆转排斥反应中的体液免疫效应。③能抑制 EB 病毒诱导的B淋巴细胞增殖，降低淋巴瘤的发病率。治疗量的MMF还可快速抑制单核巨噬细胞的增殖，减轻炎症反应，且作用可逆。④MMF可抑制血管平滑肌细胞和系膜细胞增殖，这对缓解肾小球疾病有意义，是MMF的独特作用之一。

【临床应用】 临床主要用于肾脏和其他器官的移植，能显著减少排斥反应的发生。

【不良反应】 其常见的不良反应包括恶心、呕吐、腹痛、腹泻等胃肠道反应，较少发生骨髓抑制、肝肾毒性。

四、抗 体 制 剂

抗淋巴细胞球蛋白

抗淋巴细胞球蛋白（antilymphocyte globulin，ALG）采用人淋巴细胞或培养淋巴细胞免疫动物（马、羊、兔等），获得抗淋巴细胞血清（ALS），经提纯得ALG。目前临床应用的主要是马ALG和兔ALG两种，其中兔ALG不良反应较少较轻。

【药理作用】 ALG是一种细胞毒抗体，选择性与T淋巴细胞结合，在补体的参与下，特异性地破坏外周血淋巴细胞，或封闭淋巴细胞表面受体，使其失去抗原识别能力。其特点是：ALG分子大，不进入组织，仅作用于循环中的淋巴细胞；对T淋巴细胞的作用强；主要抑制初次免疫应答，对再次免疫应答的作用弱。

【临床应用】 用于预防器官移植排斥反应，与硫唑嘌呤、泼尼松合用可提高脏器移植的成功率。骨髓移植时，供者和受者在手术前均给予ALG，有防治移植物抗宿主反应的作用。ALG还可用于白血病、多发性硬化、肾小球肾炎、系统性红斑狼疮、类风湿关节炎、溃疡性结肠炎、重症肌无力等。

【不良反应】 静脉滴注可见短期高热、寒战，偶伴关节痛、低血压、心率增快、呼吸困难等，ALG可致过敏、注射局部疼痛、红疹及末梢血栓性静脉炎。

莫罗单抗-CD3

莫罗单抗-CD3（muromonab-CD3）是采用杂交技术制备的具有专一特异性的单克隆抗体，是鼠IgG2免疫球蛋白。

【药理作用】 可特异性结合T细胞膜表面CD3抗原，阻止CD3参与的信号转导，抑制T细胞活化、细胞因子释放，产生免疫抑制和抗排斥反应。

【临床应用】 莫罗单抗-CD3可注射给药用于防止肝、肾、心移植时的排斥反应，特别是急性排斥反应，亦可用于骨髓移植前从供体骨髓中清除T细胞。

【不良反应】 偶可引起严重的超敏反应，主要表现是寒战、发热、呕吐、呼吸困难。

利妥昔单抗

利妥昔单抗（B细胞表面CD20分子单抗）是一种嵌合鼠/人的单克隆抗体。

【药理作用】 该抗体与前B、成熟B淋巴细胞膜的CD20抗原特异性结合，并引发B细胞溶解。

【临床应用】 适用于治疗非霍奇金淋巴瘤、慢性淋巴细胞白血病和自身免疫性疾病。

【不良反应】 主要表现为与输液相关的不良反应，腹泻、消化不良及心脏、神经系统不良反应等。

虽然新的免疫抑制剂不断问世，但对于需要终身服药的自身免疫性疾病，可选择的药物尚需进一步扩充。因此，开发选择性高的免疫抑制剂，并充分利用药物间的协同作用，发挥最佳疗效，减少不良反应，将是未来研发的主要发展趋势。

相关扩充内容见电子版扩充材料请扫描本书二维码进行阅读。

第二节　免疫增强剂

免疫增强剂又称免疫刺激剂（immunostimulants），是指单独或者同时与抗原使用时能增强机体免疫应答的药物，主要用于免疫缺陷病、慢性感染性疾病，也常作为肿瘤的辅助治疗药物。近年来，疾病治疗的重点已经由直接杀伤外源性病原体转向调整生物机体自身功能，因而免疫增强剂在医学的应用中引起广泛的关注。免疫增强剂按其来源分五类：①微生物来源的药物，如卡介苗；②人或动物免疫系统产物，如胸腺素、转移因子、干扰素、白介素等；③化学合成药物，如左旋咪唑等；④真菌多糖类，如香菇多糖等；⑤其他，中药有效成分如人参、黄芪等，植物血凝素（PHA）、伴刀豆球蛋白 A 及人胎盘脂多糖等。

一、微生物来源的药物

卡介苗

卡介苗（bacillus calmette-guerin vaccine，BCG），是牛结核分枝杆菌的减毒活菌苗。

【药理作用】 卡介苗为非特异性免疫增强剂，具有免疫佐剂作用，能增强与其合用的抗原的免疫原性，加速诱导免疫应答反应，提高细胞免疫和体液免疫水平；能增强巨噬细胞的吞噬功能，促进 IL-1 产生，促进 T 细胞增殖，能增强抗体依赖性淋巴细胞介导的细胞毒性。动物实验证明，BCG 可阻止自发、诱发或移植肿瘤的生长，使部分肿瘤消退。

【临床应用】 除用于结核病外，主要用于多种肿瘤的辅助治疗，如黑色素瘤、白血病、肺癌等。近年来，也用于膀胱癌术后灌洗，预防肿瘤复发。

【不良反应】 注射局部可见红肿、硬结和溃疡及过敏反应，瘤内注射偶见引起过敏性休克致死的情况。剂量大可降低免疫功能，甚至促进肿瘤的生长。

二、化学合成药物

左旋咪唑

左旋咪唑（levamisole，LMS）是一种口服有效的提高细胞免疫功能的药物，属于合成噻唑类化合物的衍生物。

【药理作用】 左旋咪唑对正常机体的抗体形成无影响，但当机体免疫功能低下时，则能促进抗体形成，可使被抑制的细胞免疫功能恢复正常，增强植物血凝素（PHA）诱导淋巴细胞的增殖反应，还能增加巨噬细胞和中性多形核粒细胞的趋化与吞噬功能，增强杀菌作用，这一作用可能与其提高淋巴细胞内 cAMP 水平、降低 cAMP 水平有关。

【临床应用】 主要用于免疫低下患者恢复免疫功能，增强机体的抗病能力；可改善自身免疫性疾病如类风湿关节炎等的免疫异常症状，可降低类风湿因子滴度及免疫复合物的水平；辅助抗癌药物治疗多种肿瘤，可延长缓解期，降低复发率。

【不良反应】 主要不良反应有消化道、神经系统反应，如恶心、呕吐、头晕、失眠等。偶可致粒细胞减少、肝功能异常。

三、人或动物免疫系统产物

干扰素

干扰素（IFN）是由免疫系统产生的细胞因子，是一组可诱导分泌的糖蛋白，主要包括 IFN-α、IFN-β、IFN-γ。IFN 对酸、碱、热有较强的抵抗力，但易被蛋白酶破坏，IFN 具有高度种属特异性，现已采用 DNA 重组技术生产重组人干扰素。

【药理作用】 干扰素有抗病毒、抗肿瘤和免疫调节作用。IFN-α、IFN-β 的抗病毒作用强于 IFN-γ，IFN-γ 有免疫调节作用，可活化巨噬细胞，表达组织相容性抗原，介导局部炎症反应。IFN 与目标细胞表面的受体结合，激活细胞内抗病毒蛋白基因，导致多种抗病毒蛋白的合成；也可切断病毒 mRNA，抑制蛋白质合成，发挥抗病毒作用；它也可以调节抗体生成，增加或激活单核巨噬细胞的功能，增加特异性细胞毒性作用和 NK 细胞的杀伤作用。IFN 小剂量增强细胞免疫和体液免疫，大剂量则有抑制作用；IFN 可通过抗增殖作用抑制肿瘤细胞的生长，又可通过免疫调节发挥抗肿瘤作用。

【临床应用】　干扰素是广谱抗病毒药物，临床用于病毒感染性疾病，如对感冒、腺病毒性角膜炎、带状疱疹和慢性乙肝有预防作用；对某些肿瘤有效，如成骨肉瘤疗效好，对多发性骨髓瘤、乳腺癌、肝癌、肺癌及各种白血病也有一定的临床辅助疗效，可改善患者的血象和全身症状。

【不良反应】　主要有发热、流感样症状、神经系统症状（嗜睡、神经紊乱）、皮疹、肝损害；大剂量可致血细胞（主要指白细胞）和血小板减少。

IL-2 等其他的免疫增强剂的作用特点见表 55-1。

表 55-1　其他常用免疫增强剂的作用特点

药物	作用特点
白介素-2（IL-2）	1. IL-2 具有广泛的免疫增强和免疫调节作用。诱导 Th、Tc 细胞增殖，激活 B 细胞产生抗体，活化巨噬细胞，诱导干扰素，增强自然杀伤细胞（NK 细胞）和淋巴因子活化的杀伤细胞（LAK 细胞）活性 2. 抗肿瘤作用，治疗恶性黑色素瘤、肾细胞癌、霍奇金淋巴瘤等；合用抗艾滋病药治疗艾滋病 3. 全身不良反应如发热、寒战；胃肠道反应如恶心、呕吐等；皮肤弥漫性红斑；神经精神症状如幻觉、妄想、定向错误；此外，尚有心肺反应、肾脏反应及血液系统反应等
转移因子（transfer factor，TF）	1. 为正常人白细胞提取的一种多核苷酸和低分子量多肽，可将供体的细胞免疫信息转移给受体，使其获得供体的特异性和非特异性细胞免疫功能，对细胞免疫有双向调节作用，对体液免疫无影响 2. 用于原发性细胞免疫缺陷和继发性细胞免疫缺陷、难治性病毒和真菌感染以及肿瘤的辅助治疗 3. 不良反应少，少数患者可出现皮疹，注射部位产生疼痛
胸腺素	1. 是一组由胸腺分离的免疫活性肽，少数已提纯，现已可采用基因工程生物合成，可诱导 T 细胞分化成熟，并可调节 T 细胞的多种功能 2. 临床用于治疗胸腺依赖性免疫缺陷疾病（包括艾滋病）、肿瘤及某些自身免疫性疾病和病毒感染 3. 少数出现过敏反应
异丙肌苷（isoprinosine）	1. 诱导 T 淋巴细胞分化成熟，增强细胞免疫功能，增加 T 细胞依赖性抗原的抗体生成，增强单核巨噬细胞和 NK 细胞的活性，促进 IL-1、IL-2 和干扰素的产生，但对 B 细胞无直接作用，兼有抗病毒作用 2. 主要用于病毒性疾病的治疗，如急性病毒性脑炎、带状疱疹；与放疗、化疗或 IFN 联用辅助治疗肿瘤；可迅速缓解类风湿关节炎的临床症状，改善艾滋病患者的免疫功能 3. 不良反应小，安全范围大
免疫核糖核酸（immunogenic RNA，IRNA）	1. 动物经抗原免疫后从其免疫活性细胞，如脾细胞、淋巴细胞中提取的核糖核酸，作用类似转录因子，可传递对某抗原的特异免疫活力，使未致敏的淋巴细胞活化，传递细胞免疫和体液免疫 2. 主要用于恶性肿瘤的辅助治疗，适用于流行性乙型脑炎和病毒性肝炎的治疗

此外，一些细菌和真菌，尤其是食用菌如香菇、灵芝等的多糖成分，有明显的非特异免疫调节作用，可以促进淋巴细胞的分裂、增殖并产生多种细胞因子。从中药中提取的多糖，如黄芪多糖、枸杞子多糖、刺五加多糖等发现具有增加抗体产生，促进细胞因子的分泌，明显提高机体的细胞免疫和体液免疫功能的作用。许多药用植物，如人参、枸杞子、蜂胶、党参、冬虫夏草、灵芝等都有明显的免疫调节作用。此外，植物血凝素（PHA）、伴刀豆球蛋白 A 及人胎盘脂多糖等也具有明显的免疫调节作用。

中草药为新药研发的重要对象，作为免疫增强剂或免疫调节剂，中草药具有独特的优势，其卓越的双向调节功能和较小的毒副作用已得到世界医学界的普遍认可，纳米硒、纳米脂质体、纳米中药的研制开发已取得了较理想的结果。

（董淑英）

第五十六章 调节水、电解质和酸碱平衡药物

【案例 56-1】

患者，男，32 岁，2 天后因四肢软弱无力，抬头困难，眩晕，恶心，呕吐，腹胀，全身乏力，症状加重而入院。体温 37.9℃，脉搏 86 次/分，呼吸 16 次/分，血压 15.96/9.31 kPa（1kPa=7.5mmHg），神清，精神差，言语流利，头颅查体无异常。但四肢软弱无力，两膝腱反射消失。血$[K^+]$1.7 mmol/L，血 pH 7.5，尿酸性。入院后立即行血常规、血电解质及床边心电图检查，同时给予复方氯化钠注射液、KCl 20 ml 静脉滴注并口服 KCl 13 g，次日使用 20% 枸橼酸钾 90 ml 分 3 次口服，症状逐渐缓解，而后恢复正常。

问题：该患者为什么要使用复方氯化钠注射液、KCl 及枸橼酸钾治疗？

案例 56-1 分析讨论：

相关内容请扫描本书二维码进行阅读。

第一节 调节水、电解质平衡的药物

水是正常生命活动必不可少的物质，也是机体中含量最多的物质，具有促进新陈代谢、调节体温、润滑等作用，与蛋白质、糖胺聚糖和磷脂等结合，发挥复杂的生理功能。机体的电解质分为有机电解质（如蛋白质）和无机电解质（即无机盐）两部分。无机盐的主要金属阳离子为 Na^+、K^+、Ca^{2+}和 Mg^{2+}，主要阴离子则为 Cl^-、HCO_3^-、HPO_4^{2-}等。电解质的主要功能为：①维持体液的渗透压和酸碱平衡；②维持神经、肌肉、心肌细胞的静息电位，参与其动作电位的形成；③参与新陈代谢等生理活动。

水、电解质代谢紊乱在临床上十分常见。多种疾病在其发生、发展过程中常出现水、电解质紊乱，出现相应的临床表现，若得不到及时的纠正，水、电解质代谢紊乱本身又可使全身各器官系统特别是心血管系统、神经系统的生理功能和机体的物质代谢发生相应的障碍，严重时常可导致死亡，必须及时予以纠正。对于摄入不足的患者，若经过营养风险筛查不需要营养支持，合理、安全、简便的水、电解质补充及酸碱失衡纠正是最基本的治疗方法。

氯 化 钠

【药理作用】 氯化钠是人所不可缺少的成分。成人体内所含钠离子的总量约为 60g，其中 80% 存在于细胞外液，即在血浆和细胞间液中。氯离子也主要存在于细胞外液。钠离子和氯离子的生理功能主要有：①维持细胞外液的渗透压；②参与体内酸碱平衡的调节；③氯离子在体内参与胃酸的生成。此外，氯化钠在维持神经和肌肉的正常兴奋性方面也有作用。氯化钠属于电解质补充剂，可口服补充，也可注射补充，多与其他电解质组成复方制剂应用于临床。

氯化钠注射液（sodium chloride injection），为无色的澄明液体，味微咸。静脉滴注，用量视病情需要而定。氯化钠静脉注射后直接进入血液循环，在体内广泛分布，但主要存在于细胞外液。钠离子、氯离子均可被肾小球滤过，并部分被肾小管重吸收。由肾脏随尿排泄，仅少部分从汗排出。心、肾功能不全者慎用。

【临床应用】 用于各种原因所致的失水，包括低渗性失水、等渗性失水和高渗性失水；糖尿病非酮症高渗性昏迷，应用等渗或低渗氯化钠可纠正失水和高渗状态；低氯性代谢性碱中毒等。

注意事项、用法用量请扫描本书二维码进行阅读。

氯 化 钾

【药理作用】 氯化钾（potassium chloride）是一种电解质补充药物。钾是细胞内的主要阳离子，是维持细胞内渗透压的重要成分。在细胞内浓度为150～160mmol/L，在细胞外液浓度较低，仅为3.5～5.0mmol/L。机体主要依靠细胞膜上的Na^+、K^+及ATP酶来维持细胞内外的K^+、Na^+浓度差。正常的细胞内外钾离子浓度及浓度差与细胞的某些功能有着密切的关系，钾参与酸碱平衡的调节，糖、蛋白质的合成以及二磷酸腺苷转化为三磷酸腺苷，同时，钾还参与神经及其支配器官间、神经元间的兴奋过程及神经末梢递质（乙酰胆碱）的形成；心脏内钾的含量可影响其活动，低钾时心脏兴奋性增高，临床血钾过低的患者以心律失常为主；钾是维持骨骼肌正常张力所必需的离子。钾离子不足则表现为肌无力，抽搐。氯化钾口服后可迅速被胃肠道吸收。钾90%从肾脏排泄，10%随粪便排出。

【临床应用】 临床常用于防治各种原因引起的低钾血症，如进食不足、呕吐、严重腹泻、应用排钾性利尿药、低钾性家族周期性瘫痪、长期应用糖皮质激素和补充高渗葡萄糖等。当患者存在失钾情况，尤其是如果发生低钾血症对患者危害较大时（如使用洋地黄药物的患者），需预防性补充钾盐，还可用于治疗洋地黄中毒引起的频发性、多源性期前收缩或快速型心律失常。

【不良反应】 静脉滴注浓度较高，速度较快或静脉较细时，易刺激静脉内膜引起疼痛；滴注速度较快或原有肾功能损害时，应注意发生高钾血症。一旦出现高钾血症，应紧急处理。氯化钾口服时偶见胃肠道刺激症状，如恶心、呕吐、咽部不适、胸痛（食管刺激）、腹痛、腹泻，甚至消化性溃疡及出血，在空腹、剂量较大及原有胃肠道疾病者更易发生。

注意事项、用法用量请扫描本书二维码进行阅读。

枸 橼 酸 钾

枸橼酸钾（potassium citrate）为口服补钾剂，药理作用与氯化钾相似，主要用于低钾血症伴高氯血症及肾小管性酸中毒。口服可有异味感及胃肠道刺激症状。过量或原有肾功能损害时易发生高钾血症。

注意事项、用法用量请扫描本书二维码进行阅读。

门冬氨酸钾镁

门冬氨酸钾镁（potassium magnesium aspartate）主要由无水门冬氨酸钾（$C_4H_6NO_4K$）和无水门冬氨酸镁（$C_8H_{12}N_2O_8Mg$）组成。剂型包括片剂、口服液、注射液。门冬氨酸（aspartic acid，Asp）又称天冬氨酸，是草酰乙酸前体，在三羧酸循环、鸟氨酸循环及核苷酸合成中都起重要作用。它对细胞亲和力很强，可作为载体使钾离子、镁离子易于进入胞质和线粒体内，提高细胞内钾和镁的浓度以维持神经组织、心肌、平滑肌等细胞的正常兴奋性和内环境的稳定。临床适用于低钾血症，低钾及洋地黄中毒引起的心律失常，心肌炎后遗症，慢性心功能不全，急、慢性肝炎的辅助治疗。

【不良反应】 滴注速度太快可引起高钾血症和高镁血症，还可出现恶心、呕吐、面部潮红、胸闷、血压下降，偶见血管刺激性疼痛。极少数可出现心率减慢，减慢滴速或停药后即可恢复。大剂量应用可能引起腹泻。高血钾、高血镁、严重肾功能障碍及三度房室传导阻滞患者禁用，心源性休克（血压低于90mmHg）患者禁用。

注意事项、用法用量请扫描本书二维码进行阅读。

氯 化 钙

氯化钙（calcium chloride）为无机化合物，一种由氯元素和钙元素构成的盐，为典型的离子型卤化物。钙离子可以维持神经肌肉的正常兴奋性，促进神经末梢分泌乙酰胆碱，血清钙降低时可出现神经肌肉兴奋性升高而发生抽搐，血钙过高则兴奋性降低，出现软弱无力等。钙离子能改善细胞膜的通透性，增加毛细管的致密性，使渗出减少，起抗过敏作用。钙离子还能促进骨骼与牙齿的钙化形成，高浓度钙与镁离子间存在竞争性拮抗作用，可用于镁中毒的解救；此外，钙离子可与氟化物生成不溶性氟化钙，用于氟中毒的解救。

氯化钙口服后约 1/3 在肠道吸收，吸收随年龄增加而减少；当机体存在钙缺乏或饮食中钙含量低及在妊娠期、哺乳期时，钙吸收量增高。甲状旁腺素、降钙素、维生素 D 的活性代谢物维持血钙含量的稳定性。血浆中约 45%钙与血浆蛋白结合。约 80%的钙从粪便排出（主要为未吸收钙），约 20%自肾脏排泄，肾排泄量与肾功能及骨钙含量有关。

注意事项请扫描本书二维码进行阅读。

复方氯化钠注射液

复方氯化钠注射液（compound sodium chloride injection）是由氯化钠、氯化钾和氯化钙组成的复方制剂，每 100ml 含氯化钠 850mg、氯化钾 30mg 和氯化钙 33mg。复方氯化钠是一种体液补充及调节水和电解质平衡的药物。临床上可用于治疗各种原因所致的失水（低渗性失水、等渗性失水和高渗性失水）、糖尿病非酮症高渗性昏迷（应用等渗或低渗氯化钠来纠正失水和高渗状态）、低氯性代谢性碱中毒。

注意事项请扫描本书二维码进行阅读。

口服补液盐

口服补液盐（oral rehydration salts）是 WHO 2006 年公布配方，主要由氯化钠 2.6g、氯化钾 1.5g、枸橼酸钠 2.9g、无水葡萄糖 13.5g 组成。口服补液盐中的钠离子与葡萄糖相互依赖促进相互间的吸收是因为它们有共同的载体。这一载体先与钠结合，再与葡萄糖结合。载体中如无钠，葡萄糖则不能被吸收，如无葡萄糖，钠可被吸收但不充分，只有两者同时具备，吸收才可达到顶峰，并在吸收钠和葡萄糖的同时带进水。腹泻脱水病人在口服这类含葡萄糖的电解质液体后，能保持水、钠及其他电解质的平衡，同时病人的粪便排泄速度显著减慢。这与服用不含葡萄糖的电解质液体的效果明显不同。口服补液盐通过恢复机体必需的循环容量、碱和钾等，以消除腹泻的代谢性影响，有利于患者恢复体力和进行病因学治疗。对严重腹泻伴有休克不能进食的患者在静脉补液后，口服补液盐可作为维持治疗。

注意事项请扫描本书二维码进行阅读。

复方电解质注射液

复方电解质注射液（multiple electrolytes injection）每 1000ml 含氯化钠 5.26g、葡萄糖酸钠 5.02g、醋酸钠 3.68g、氯化钾 0.37g、氯化镁 0.30g。复方电解质注射液的 pH 为 7.4，是水、电解质的补充源和碱化剂。其葡萄糖酸根和乙酸根在体内经氧化后最终代谢为二氧化碳和水。复方电解质注射液可调节体液平衡，同时可补充部分的电解质及能量。

注意事项请扫描本书二维码进行阅读。

第二节 调节酸碱平衡药

【案例 56-2】

患者，女，46 岁，患糖尿病 10 余年，因昏迷状态入院。体格检查：血压 90/40mmHg，脉搏 101 次/分，呼吸深大，28 次/分。实验室检查：生化检验：血糖 17.1mmol/L，β-羟丁酸 1.0mmol/L，尿素 8.0mmol/L，K^+ 5.6mmol/L，Na^+ 160mmol/L，Cl^- 104mmol/L；pH 7.03，$PaCO_2$

30mmHg，AB 9.9mmol/L，SB 10.9mmol/L，BE –18.0mmol/L；尿：酮体（+++），糖（+++），酸性。辅助检查：心电图出现传导阻滞。

问题：

1. 该患者发生了何种酸碱失衡？原因和机制是什么？
2. 该患者随后的处理原则是什么？

案例 56-2 分析讨论：

相关内容请扫描本书二维码进行阅读。

正常人体液的 pH 只能在一个很小的范围内发生变化。人体能通过体液的缓冲系统，以及肺的呼吸和肾的调节作用，使血液内 H^+浓度仅在小的范围内变动，保持血液的 pH 在 7.35～7.45。各种原因引起的呼吸和代谢障碍，都可以使人上述平衡遭到破坏。

由于体液 CO_2 或 HCO_3^-浓度的改变都可引起体内酸碱平衡的破坏，前者的发生与呼吸有关，故称为呼吸性酸/碱中毒；后者与代谢有关，称为代谢性酸/碱中毒。此时，除了解和治疗病因外，尚需及时根据酸或碱的失衡情况应用药物进行纠正。

碳酸氢钠盐

碳酸氢钠（sodium bicarbonate）又名重碳酸钠，重曹，小苏打，为弱碱性化合物，口服后能迅速中和胃酸，但维持时间较短。碳酸氢钠在体内可解离成 Na^+和 HCO_3^-，HCO_3^-可接受体液中过剩的 H^+生成 H_2CO_3，此外，碳酸氢钠可直接提高血中二氧化碳结合力，并使血浆内碳酸氢盐浓度升高，中和氢离子，纠正酸中毒和碱化尿液。静脉给药后，其优点为补碱迅速，血中碳酸氢根离子与氢离子结合成碳酸，再分解为水和二氧化碳，后者经肺呼出，如酸碱平衡者则以原形药自尿排出。

【药理作用】　中和胃酸分泌：口服用于胃酸过多引起的症状。

急性轻度至中度代谢性酸中毒：静脉滴注常用于减少代谢性酸中毒的危险性，预防和治疗包括严重肾衰竭、糖尿病、休克、循环衰竭、体外循环、心搏骤停及严重乳酸积聚等所导致的酸中毒。

碱化尿液，促进药物或代谢物的排出：减少肾小管对药物的重吸收，在药物中毒促进排泄，如巴比妥类、水杨酸或甲醇中毒；增加物质在尿液的溶解度，减少尿酸结晶及急性溶血时血红蛋白在肾小管内沉积。

【临床应用】　适用于胃酸过多、消化不良及碱化尿液等；静脉给药用于酸中毒。

【不良反应】

（1）大量静脉给药可出现心律失常或肌痉挛性疼痛，或异常疲乏无力，出现低钾血症。

（2）肾功能不全患者用量偏大时，可出现精神症状，肌肉疼痛或抽搐，口内异味，呼吸缓慢等。

（3）长期应用可出现尿频、尿急、头痛、食欲不振及恶心呕吐等碱中毒症状。

（4）可有呃逆、胃胀，较少见的有胃痉挛、口渴（细胞外钠浓度过高时引起细胞脱水）。

注意事项、用法用量请扫描本书二维码进行阅读。

乳　酸　钠

乳酸钠（sodium lactate injection）溶液属于酸碱平衡调节药，主要用于纠正代谢性酸中毒，腹膜透析液中缓冲剂、高钾血症伴严重心律失常 QRS 波增宽等病症。

人体在正常情况下血液中含有少量乳酸，主要由肌肉、皮肤、脑及细胞等组织中的葡萄糖或糖原酵解生成。乳酸生成后或再被转化为糖原或丙酮酸，或进入三羧酸循环被分解为水及二氧化碳。因此，乳酸钠的终末代谢产物为碳酸氢钠，可用于纠正代谢性酸中毒。高钾血症伴酸中毒时，乳酸钠可纠正酸中毒并使钾离子自血及细胞外液进入细胞内。乳酸降解的主要脏器为肝及肾脏，当体内乳酸代谢失常或发生障碍时，疗效不佳；此外，乳酸钠的作用不如碳酸氢钠迅速。

【不良反应】　①有低钙血症者（如尿毒症），在纠正酸中毒后易出现手足发麻、疼痛、搐搦、呼吸困难等症状，由血清钙离子浓度降低所致；②可见心率加速、胸闷、气急等肺水肿、心力衰竭表现等；③ 血压升高；④体重增加、水肿；⑤逾量时出现碱中毒；⑥ 血钾浓度下降，有时出现低钾血症表现。

注意事项请扫描本书二维码进行阅读。

常用酸碱平衡调节药物药理作用比较见表 56-1。

表 56-1 常用酸碱平衡调节药物药理作用比较

	乳酸钠林格注射液	氨丁三醇	氯化钠	氯化铵
主要成分	每 1000ml 中含乳酸钠 3.10g、氯化钠 6.00g、氯化钾 0.30g、氯化钙（$CaCl_2 \cdot 2H_2O$）0.2g	7.28%氨基丁三醇	10ml∶0.09g 氯化钠	500ml∶5g 氯化铵
药物作用机制	乳酸钠的终末代谢产物为碳酸氢钠，与 H^+结合，降低血 pH	与碳酸的氢离子结合形成碳酸氢盐。既能纠正代谢性酸中毒，亦能纠正呼吸性酸中毒。它能透入细胞内，故可在细胞内外同时起作用	血清钠占血浆阳离子的 92%，占总渗透压的 90%，血清钠量对血浆渗透压起决定性作用（正常血钠浓度为 135～145mmol/L）	补充氯离子可以促进 HCO_3^- 从肾脏排泄，氯化铵解离出的铵离子（NH_4^+）也可中和碱性物质
临床用途	代谢性酸中毒	急性代谢性和呼吸性酸中毒	低氯性代谢性碱中毒；糖尿病高渗性昏迷；各种原因所致失水及低钠血症	重度代谢性碱中毒；祛痰
不良反应	诱发水肿、高血压及心力衰竭，过量引起碱中毒	偶见刺激局部组织引起静脉痉挛和静脉炎，可引起呼吸抑制及低血糖症	无	过量引起高氯酸中毒；静脉滴注过快，易致中枢神经的毒性作用，呈现兴奋脊髓、延髓呼吸中枢和血管运动中枢作用，甚至产生强直性惊厥和呼吸骤停
注意事项	禁用于各种水肿、重度肝功能不全、严重肾衰竭少尿或无尿者	禁用于慢性呼吸性酸中毒及无尿者；肾功能不全者慎用	禁用于各种水肿、高血压、低钾血症及心肾功能不全者	严重肝、肾功能不全者禁用

（王桂香）

第五十七章　葡萄糖、果糖和氨基酸类营养药

【案例 57-1】

患者，男，65 岁，1 年前无明显原因出现胸闷、气短，双下肢水肿，加重伴胸骨后疼痛 1h。查体：神清，一般情况尚可，面色苍白，汗多，血压 120/80mmHg，心率 100 次/分，律齐，肺、腹（－），心电图示 V1～V5 ST 段明显抬高，弓背向上，且出现宽而深 Q 波。心肌酶谱偏高，空腹血糖 5.7 mmol/L。诊断：急性心肌梗死。在综合治疗的基础上静脉滴注极化液（普通胰岛素 10U 和 10%氯化钾 10ml 加入 10%葡萄糖液 500ml），1 次/日。第 8 日当极化液输入 200ml 左右时，患者突然大汗淋漓、烦躁、面色苍白、意识不清，脉搏 98 次/分。诊断为低血糖，立即停止极化液输入，吸氧，50g/L 葡萄糖静脉滴注，5 min 后患者清醒，呼吸平稳、心律及血压恢复正常。

问题：

1. 在极化液中，葡萄糖的主要作用是什么？
2. 用药第 8 天出现的症状是由什么原因引起的，此时给予葡萄糖的作用是什么？

案例 57-1 分析讨论：

相关内容请扫描本书二维码进行阅读。

第一节　葡萄糖类营养药

一、葡　萄　糖

葡萄糖（glucose）是一种单糖。分子式 $C_6H_{12}O_6$，又称右旋糖，为无色结晶或白色结晶性或颗粒性粉末，无臭，味甜。人体利用葡萄糖的能力为 6mg/（kg・min），是生物体内最为常见的能源物质。

【药理作用】

1. 提供能量　葡萄糖是人体重要营养成分和主要的热量来源之一，每克葡萄糖可产生 4kcal（16.7kJ）热能。5%～10%葡萄糖溶液为等渗液，可迅速被氧化成二氧化碳和水，用于补充水和糖分。

2. 维持和调节血浆渗透压　25%以上葡萄糖溶液为高渗液，静脉给予可提高血液渗透压，引起短暂渗透性利尿和组织脱水。

3. 辅助用药　常以胰岛素、氯化钾、10%葡萄糖液配成极化液注射，用于心肌梗死的辅助治疗，这是因为心肌细胞复极化过程中需要钠钾 ATP 酶提供钠-钾交换所需能量，胰岛素可促进葡萄糖进入细胞内氧化供能，恢复病变细胞膜的极化状态，保护缺血损伤的心肌、改善窦房和房室传导，防止心律失常。

【临床应用】

1. 低血糖和补充体能体液　5%～10%葡萄糖溶液可用于进食减少、不能进食或腹泻及剧烈呕吐等引起的低血糖症状；也可同时给予生理盐水，用于大量体液丢失者，以补充体液及钠的不足。

2.治疗脑水肿（脑出血、脑外伤）、颅内压增高、眼压升高和青光眼　采用 25%～50%高渗葡萄糖溶液静脉滴注或者快速注射，可迅速引起渗透性利尿和短暂组织脱水。静脉注射后 15min 起

效，维持1～2h，但可产生“反跳”现象。

3. 其他 配制的极化液常用于高钾血症，但给药过快时，大量葡萄糖进入细胞，也可诱发低血糖的出现。葡萄糖还可维持和调节腹膜透析液渗透压和注射液用药品的溶剂或稀释剂。

【不良反应及禁忌证】

1. 电解质紊乱 长期单纯补给葡萄糖或注射高浓度溶液时易出现低钾、低钠及低磷血症；1型糖尿病患者应用高浓度葡萄糖时偶见发生高钾血症。

2. 心功能障碍 心功能不全者补液过快可致心悸、心律失常，甚至急性左心衰竭。

3. 局部刺激 高浓度注射液外渗可致局部肿痛、静脉炎。

禁用于糖尿病酮症酸中毒未控制者、糖尿病非酮症高渗性昏迷者及葡萄糖-半乳糖吸收不良者（避免口服）。

注意事项、制剂及用法用量请扫描本书二维码进行阅读。

二、氨基葡萄糖

氨基葡萄糖（glucosamine）是葡萄糖的一个羟基被一个氨基取代的化合物，俗称氨基糖，简称氨糖，又名葡萄糖胺。氨基葡萄糖是人体内合成的一种重要营养素，它是关节软骨的天然组织成分，对软骨细胞的形成至关重要。随着年龄增长，氨基葡萄糖的含量会逐渐减少，这与关节软骨的退化和磨损有关。补充氨基葡萄糖有助于促进软骨细胞的生长、修复和维护，缓解和消除骨关节炎引起的肿痛，以及改善关节的活动功能。临床用于防治全身各部位的骨关节炎。不良反应少而轻，可见过敏反应，包括皮疹、瘙痒和皮肤红斑等，罕见轻度胃肠不适。

第二节 果糖类营养药

【案例57-2】

患者，男，49岁，间断胸闷，心悸1年，加重5天就诊。患者近一年来无明显诱因多次出现心前区闷痛，伴左背部疼痛，无放射性疼痛，持续2～3min后可缓解，于5天前无明显诱因上述症状再发，伴头痛恶心，有明显便意，持续约半小时后缓解，无胸痛背痛，无大汗呕吐，于当地医院就诊并收入院，测血压160/100mmHg，心电图大致正常，冠脉造影提示冠状血管前降支可见斑块，血管狭窄不小于50%，肝肾功能检查正常，诊断为高血压、冠状动脉粥样硬化心脏病（不稳定型心绞痛），给予降脂药物，抗心绞痛的药物治疗，并给予果糖二磷酸钠口服辅助治疗。

问题：

1. 在上述案例中，应用果糖二磷酸钠的依据是什么？
2. 如上述患者如有肾功能障碍，能否使用果糖二磷酸钠，为什么？

案例57-2分析讨论：

相关内容请扫描本书二维码进行阅读。

一、果 糖

果糖（fructose）是一种单糖，极易溶于水，和葡萄糖、半乳糖一起构成血糖的3种主要成分，血中果糖入肝后，在特异的1-磷酸果糖醛缩酶的作用下，可转变成葡萄糖并加入“Cori循环”（果糖在肝内被转化成葡萄糖→肝糖原→血糖→肌糖原→血乳酸→肝糖原）。这一循环有助于机体肝糖原和肌糖原的再合成，有助于堆积乳酸的消散和充分利用，是血糖正常水平维持的调控机制，其浓度的升高对葡萄糖浓度有一定的抑制作用（图57-1）。

但其与葡萄糖不同的是：首先，果糖比葡萄糖更易形成糖原，主要在肝脏经果糖激酶代谢，其代谢不经磷酸果糖激酶催化的限速反应，不受细胞能量状态（ATP浓度）的调控，可迅速转化为能量，也可快速生成丙酮酸、乳酸、脂肪；过量/过快输注果糖，易引起乳酸酸中毒、脂代谢异常。其次，果糖的磷酸化过程没有负反馈，可显著降低细胞内三磷酸腺苷（ATP）的水平，升高一磷酸腺苷的水平，并最终生成尿酸，血尿酸浓度可瞬时升高，因而痛风和高尿酸血症患者禁用。最后，果糖的代谢不依赖胰岛素，因而适用于糖尿病患者及应激性高血糖的手术患者的术后恢复。果糖注射液也适用于慢性肝病患者。

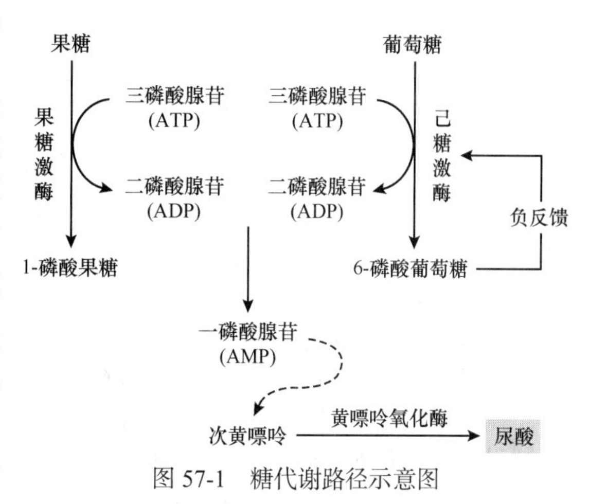

图57-1　糖代谢路径示意图

果糖注射液主要用作能量和体液的补充，在临床上特别适用于那些胰岛素抵抗或不宜使用葡萄糖的患者，以提供补液治疗。它在肝脏中通过果糖激酶代谢，快速转化为能量，有助于患者的水分和能量补充。常用的果糖制剂有果糖及果糖氯化钠注射液、甘油果糖及甘油果糖氯化钠注射液。

临床常用果糖制剂、用法用量请扫描本书二维码进行阅读。

二、果糖二磷酸钠

果糖二磷酸钠（fructose diphosphate sodium），别名1, 6-二磷酸果糖，是人体细胞代谢物，能调节葡萄糖代谢中多种酶系的活性，改善细胞缺氧缺血。

【体内过程】　静脉注射后，5min内血药浓度可达高峰，并向组织广泛分布，经水解为无机磷和果糖。$t_{1/2}$为10～15min。无机磷90%经肾排出，10%经肠道排出。

【药理作用】　果糖二磷酸钠可通过调节葡萄糖代谢中多种酶系的活性，增加细胞内ATP和磷酸肌酸的浓度，促进钾离子内流，有益于缺血缺氧状态下细胞的能量代谢和葡萄糖的利用，减轻细胞损伤。

1. 影响糖代谢　氧化时可绕过糖酵解的限速酶——磷酸果糖激酶，代谢速度较快。不依赖胰岛素调控，能在无胰岛素情况的下代谢成糖原。但用量过大可抑制糖异生，增加丙酮酸生成，进一步酵解生成乳酸，引起乳酸酸中毒。

2. 影响脂肪代谢　当果糖二磷酸钠摄入过量时，容易转化为合成脂肪所需的甘油部分，从而导致甘油三酯和低密度脂蛋白水平升高，增加心血管疾病的风险。

3. 保护细胞　药理剂量的果糖二磷酸钠的细胞保护作用可能与以下机制有关：①增加细胞内高能磷酸键和ATP的浓度，促进细胞对循环中钾的摄取，恢复细胞内的极化状态；②促进应激状态下细胞能量代谢和对葡萄糖的利用；③减少机械创伤引起的红细胞溶血，加强红细胞内高能基团的重建作用，保持细胞膜的韧性；④抑制化学刺激引起的氧自由基的产生和组胺释放。

【临床应用】　主要用于休克、缺血性心脏病、心力衰竭及心律失常等缺血缺氧性疾病的急救和辅助治疗，用于糖尿病患者、低耐糖症患者及各类外科手术和胃肠外营养患者的能量及体液补充。加速酒精代谢，可用于治疗酒精急性中毒。

【不良反应】

1. 大剂量和快速静脉滴注时可出现乳酸酸中毒，大量使用可影响脂肪代谢，增加心血管病风险，慎用于有酸中毒倾向、肾功能不全、代谢综合征及心血管病的高危人群。

2. 可能迫使嘌呤核苷酸类加速分解使血尿酸水平上升，增加痛风发作危险，禁用于遗传性果糖不耐受、痛风和高尿酸血症患者。

3. 肾功能不全、甲状旁腺功能障碍等情况下应用果糖二磷酸钠时，可因排泄障碍而使血磷急剧升高，引发高磷血症。

4. 偶见尿潜血、血红蛋白尿、血尿、高钠血症、低钾血症。

注意事项、制剂及用法用量请扫描本书二维码进行阅读。

三、转化糖注射液

转化糖注射液是由等量的葡萄糖与果糖混合制成的注射液。由于果糖不升高血糖，代谢快，可快速供能，而葡萄糖代谢速度慢，可持续供能，但会升高血糖，两者混合可取其优势。目前临床主要用作药物稀释剂，或用于非口服途径补充水分或能量的补液治疗，如糖尿病、烧创伤、术后及感染等胰岛素抵抗患者的能量补充、药物中毒、酒精中毒等。

其不良反应及注意事项同前述葡萄糖及果糖。

临床评价：临床配制资料不够完善，尽管含果糖制剂的 pH 及性质与葡萄糖注射液相似，但其配制仍需进一步临床证据支持，目前多数注射用药物说明书的可用溶媒中没有含果糖制剂，因此，含果糖制剂作为溶媒具体应用于某一药物时缺乏法律保护依据。

（赵宇红）

第三节　氨基酸类营养药

【案例 57-3】

出家到寺院做和尚的桑德尔，他由于多年长期素食，以吃蔬菜、谷物和豆类食物为主，身体出现了疲劳、虚弱、恶心、呕吐、缺乏食欲、头晕、脱发、贫血、记忆力减退等症状，经医院补充赖氨酸治疗 3 个月后上述症状逐渐减轻和消失。

问题：

1. 什么是必需氨基酸？常见的必需氨基酸有哪些？
2. 赖氨酸的生理功能是什么？

氨基酸是组成多肽链和蛋白质的基本结构单元，可分为蛋白质氨基酸（基本氨基酸）和非蛋白质氨基酸。构成蛋白质组分的氨基酸称为蛋白氨基酸，有 20 多种，其中又可按机体是否可以自行合成分为必需氨基酸（不可自行合成）和非必需氨基酸，当必需氨基酸损耗偏多或供应不足时，会导致组织器官代谢紊乱，极易引发一系列相关疾病。不参与蛋白质构成的氨基酸，称为非蛋白氨基酸。该类氨基酸种类繁多，主要是机体天然氨基酸的类似物或取代衍生物，还包括 β、γ、δ 氨基酸及 D-氨基酸。虽然非蛋白氨基酸含量极少，也不是构成机体组织器官的基础物质，但是随着近年来的深入研究，人们发现很多非蛋白氨基酸却有着独特的生物学功能。如参与激素、维生素、抗生素等物质的合成等，某些氨基酸还具有一定的抗癌、抗菌、抗结核、护肝、调节血压、促进能量代谢、调节免疫力、加速含氮化合物的解毒等作用。

一、单一氨基酸类药物

精　氨　酸

精氨酸（arginine）是一种 α-氨基酸，其 pI（氨基酸等电点）为 10.76。在哺乳动物，精氨酸为半必需或条件性必需的氨基酸，是精子蛋白的主要成分。

【药理作用】　精氨酸是鸟氨酸循环的中间代谢产物，可促使尿素的生成和排泄，可以降低血氨，纠正氨中毒，精氨酸还可促进胶原蛋白合成，有利于损伤组织的修复和愈合，它还可以促进肌肉代谢，减少肌肉脂肪。

【临床应用】 临床用于肝性脑病、高氨血症、肝脏功能障碍以及因其他原因引起血氨过高所致的精神症状，在术后患者、烧伤患者中使用可促进组织修复和伤口愈合；也可用于少精及精子活力不足等。

【不良反应】 常见过敏反应，注入过快可引起流涎、颜面或皮肤潮红、呕吐等；哮喘患者如果吸入还有可能加重哮喘；可引起升高血糖，如果正在服用控制血糖药物，慎用本品。

【禁忌证】 肾功能不全者慎用。无尿者、体内缺乏精氨酸酶者禁用。用药时应监测患者的酸碱状态。

赖　氨　酸

赖氨酸（lysine）是一种 α-氨基酸，是人体必需的碱性氨基酸。由于谷物食品中的赖氨酸含量甚低，且在加工过程中易被破坏而缺乏，故称为第一限制性氨基酸。赖氨酸是合成大脑神经再生细胞、核蛋白和血红蛋白等重要蛋白质的必需氨基酸，因此与人体免疫功能、中枢神经组织发育及功能维持有关。人体发育期如果赖氨酸缺乏，可引起疾病易感，甚至导致婴幼儿的智力发育障碍。成年后因缺乏赖氨酸可见疲劳、虚弱、恶心、呕吐、头晕、食欲不振、发育迟缓等症状，妇女则会出现停经、贫血等症状。赖氨酸具有如下生理功能和药理作用：

1. 提高中枢神经组织功能，提高智力，改善失眠，提高记忆力。
2. 增加食欲，促进胃蛋白酶的分泌，改善营养不良状况。
3. 有助于机体产生抗体、激素和酶，增强免疫力，维持机体正常生理功能。
4. 提高钙的吸收，促进骨骼生长，促进生长，改善儿童发育迟缓。
5. 参与结缔组织、微血管上皮细胞间质的形成，并保持正常的渗透性。
6. 降低血中甘油三酯水平，预防心脑血管疾病的产生。

赖氨酸也是目前应用最广泛的氨基酸之一，特别是对婴幼儿、孕妇的补充有很重要的意义。缺乏者可以在医生指导下采取赖氨酸营养补品，赖氨酸每日的建议摄入量是儿童每磅体重 10mg，成年人每天在 3000～9000mg。目前已经证明赖氨酸可通过免疫调节，缩短单纯疱疹病毒和带状疱疹病毒引起的疾病病程。

苏　氨　酸

苏氨酸（threonine）是 W.C.Rose 于 1935 年从纤维蛋白水解物中分离和鉴定出来的。1936 年，Meger 对它的空间结构进行了研究，因结构与苏糖相似，故将其命名为苏氨酸。苏氨酸有 4 种异构体，天然存在并且对机体有生理作用的是 L-苏氨酸。苏氨酸是机体内唯一不经过转氨基作用代谢的氨基酸，其代谢途径主要有 3 条：通过苏氨酸脱氢酶（TDH）代谢为丙酸和 α-氨基丁酸；通过苏氨酸脱水酶（TDG）代谢为氨基丙酸、甘氨酸、乙酰 COA；通过醛缩酶代谢为甘氨酸和乙醛。苏氨酸是一种第二限制性必需氨基酸，适量的摄入和利用有助于平衡各类氨基酸之间的利用不均衡。其主要生理功能和药理作用如下：

1. 平衡氨基酸，促进蛋白质合成。苏氨酸可转变为其他机体需要的非必需氨基酸，消除因赖氨酸过量造成的体重下降，减轻色氨酸或蛋氨酸过量引起的生长抑制。

2. 免疫调节作用，苏氨酸缺乏会抑制免疫球蛋白及 T 淋巴细胞和 B 淋巴细胞的产生，进而影响体液免疫和细胞免疫功能。

3. 调节脂肪代谢，它能促进磷脂合成和脂肪酸氧化。

4. 防止肝脏中脂肪的累积，可以防治脂肪肝。

蛋　氨　酸

蛋氨酸（methionine），也称甲硫氨酸，是含硫必需氨基酸，仅 L-甲硫氨酸才可被生物体利用，并与生物体内各种含硫化合物的代谢密切相关。在生物体内先从 ATP 接受腺苷酸变成 S-腺苷酰甲硫氨酸（活性甲硫氨酸）再进行甲基转移。失去甲基的同型半胱氨酸经胱硫醚变成半胱氨酸。当缺乏蛋氨酸时，会引起食欲减退、生长减缓或体重减轻、肾脏肿大和肝脏内铁堆积等现象，最后可导致肝坏死或肝纤维化。其主要生理功能和药理作用如下：

1. 参与胆碱的合成，参与由胆碱执行的抗脂肪肝作用，对由砷剂、巴比妥类药物、四氯化碳等有机物质引起的病毒性肝炎，蛋氨酸有治疗和保护肝功能作用。

2. 促进皮肤蛋白质和肌肉合成，有提高肌肉活力的功能。

3. 促进胰岛素的合成，调节血糖、血脂，以防高脂血症和动脉粥样硬化的发生。

2020 年版《中国药典》收载的其他单一氨基酸药物见表 57-1。

表 57-1　单一氨基酸药物

药品名称	药理作用	临床应用	结构式
丙氨酸（alanine）	加速葡萄糖的代谢利用，补充身体能量；促进钙盐溶解	有助于预防低血糖，恢复体力，也可预防肾结石	$CH_3—CH(^+NH_3)—COO^-$
丝氨酸（serine）	促进脂肪的新陈代谢及肌肉的生长，促进抗体产生	用于手术后、烧伤和免疫力低下的病人	$HOCH_2—CH(^+NH_3)COO^-$
甘氨酸（glycine）	生成非必需氨基酸的氮源，是许多非必需氨基酸的合成原料	用于辅助治疗重症肌无力和进行性肌肉萎缩、胃酸过多、慢性肠炎、儿童高脯氨酸血症等疾病	$(^+NH_3)CH_2—COO^-$
色氨酸（tryptophan）	是神经递质 5-羟色胺的前体，并可促进烟酸及血红素的合成、抗体生成、哺乳期泌乳等作用	用于烟酸缺乏症（糙皮病）的治疗；调节精神节律、改善睡眠。促泌乳，提高免疫力	吲哚环(N—H)—$CH_2CH(^+NH_3)—COO^-$
胱氨酸（cystine）	可促进细胞氧化还原功能，维持肝脏功能，能中和多种毒素、促进细胞增生，增加白细胞和阻止病原菌生长等作用	用于各种脱发症；也用于痢疾、伤寒、流感等急性传染病、气喘、神经痛、湿疹及各种中毒疾病等	$HSCH_2—CH(^+NH_3)COO^-$
天冬氨酸（aspartic acid）	调节肝脏、大脑和神经的代谢功能，广泛用作氨解毒剂、肝功能促进剂、疲劳恢复剂、肝病辅助用药	DL-天冬氨酸钾镁盐（脉安定）可用于治疗心律失常、心动过速、心力衰竭、心肌梗死、心绞痛、肝炎和肝硬化等疾病	$HOOCCH_2CH(^+NH_3)COO^-$
组氨酸（histidine）	属于半必需氨基酸。组氨酸的咪唑基能与 Fe^{2+} 或其他金属离子形成配位化合物，促进铁的吸收。组氨酸能降低胃液酸度，减轻妊娠期呕吐及胃部灼热感，促进消化性溃疡愈合	用于消化性溃疡的辅助治疗；也可用于缺铁性贫血及心绞痛、主动脉炎、心功能不全等心血管系统疾病的辅助治疗	咪唑环(N—H)—$CH_2CH(^+NH_3)—COO^-$

二、复方氨基酸类药物

复方氨基酸制剂一般由多种氨基酸、糖、电解质、微量元素、维生素及 pH 调整剂等配制而成，从二次世界大战应用于临床开始，该类药物已由维持营养需要扩展到了临床治疗。根据病人不同的生理需求人们先后研制了营养型复方氨基酸、肝病用氨基酸、肾病用氨基酸、代血浆用氨基酸等多类复方氨基酸制剂。

复方氨基酸注射液（3AA）

【复方组成】 本品为复方制剂，由 3 种氨基酸配制而成。其组分为每 1000ml 含：

L-缬氨酸（$C_5H_{11}NO_2$）	12.6g
L-亮氨酸（$C_6H_{13}NO_2$）	16.5g
L-异亮氨酸（$C_6H_{13}NO_2$）	13.5g

【药理作用】

（1）缬氨酸、亮氨酸及异亮氨酸为支链氨基酸，进入体内后能纠正血浆中支链氨基酸和芳香氨基酸失衡，防止因脑内芳香氨基酸浓度过高引起的肝性脑病。

（2）能促进蛋白质合成和减少蛋白质分解，有利于肝细胞的再生和修复，并可改善低蛋白血症。

（3）直接在肌肉、脂肪、心、脑等组织代谢，产生能量供机体利用。

【临床应用】　用于各种原因引起的肝性脑病、重症肝炎及肝硬化、慢性活动性肝炎，亦可用于肝胆外科手术前后。

【不良反应】　输注过快可致心悸、恶心、呕吐、发热等反应，故滴速不宜过快。

【注意事项】

（1）详细检查药液，如有浑浊，切勿使用。输注时应一次用完，剩余药液切勿保存再用。

（2）使用本品时，应注意水和电解质平衡。

（3）重度食管静脉曲张患者使用本品时，应控制输注速度和用量，以防静脉压过高。

（4）患者有大量腹水、胸腔积液时，应避免输入量过多。

（5）本品输注过快，可引起恶心、呕吐等反应，应及时减低给药速度，滴注速度宜控制在每分钟不超过 40 滴。

（6）本品遇冷易析出结晶，宜微温溶解后再用。

复方氨基酸注射液（9AA）

【复方组成】　本品为复方制剂，由 9 种氨基酸配制而成的灭菌水溶液，其组分为每 1000ml 含：

成分	含量	成分	含量
L-组氨酸（$C_6H_9N_3O_2$）	2.5g	L-苏氨酸（$C_4H_9NO_3$）	4.0g
L-异亮氨酸（$C_6H_{13}NO_2$）	5.6g	L-色氨酸（$C_{11}H_{12}N_2O_2$）	2.0g
L-亮氨酸（$C_6H_{13}NO_2$）	8.8g	L-缬氨酸（$C_5H_{11}NO_2$）	6.4 g
L-赖氨酸醋酸盐（$C_6H_{14}N_2O_2 \cdot C_2H_4O_2$）	9.0g	L-半胱氨酸盐酸盐（$C_3H_7NO_2 \cdot HCl \cdot H_2O$）	0.1g
L-蛋氨酸（$C_{15}H_{11}NO_2S$）	8.8g	焦亚硫酸钠（$Na_2S_2O_5$）	1.0g
L-苯丙氨酸（$C_9H_{11}NO_2$）	8.8g		

【药理作用】　可补充体内必需氨基酸，使蛋白质合成显著增加而改善营养状况。慢性肾衰竭时，体内大多数必需氨基酸血浆浓度下降，而非必需氨基酸血浆浓度正常或升高。本品可使下降的必需氨基酸血浆浓度恢复。如同时供给足够能量，可加强同化作用，使蛋白无须作为能源被分解利用，不产生或极少产生氮的终末代谢产物，有利于减轻尿毒症症状，亦有降低血磷，纠正钙磷代谢紊乱作用。

【临床应用】　用于急、慢性肾功能不全患者的肠道外支持；大手术、外伤或脓毒血症引起的严重肾衰竭以及急、慢性肾衰竭。

【不良反应】　静脉滴注速度过快能引起恶心、呕吐、心悸、寒战等反应。应及时减慢给药速度（静脉滴注每分钟 15 滴为宜），老年人和危重患者尤要注意。

【注意事项】

（1）凡用本品的患者，均应低蛋白、高热量饮食。热量摄入应为每日 2000kcal 以上，如饮食摄入量达不到此时，应给予葡萄糖等补充，否则本品进入体内转变为热量，而不能合成蛋白。

（2）应严格控制给药速度，不超过每分钟 15 滴。

（3）使用过程中，应监测血糖、血清蛋白、肾功能、肝功能、电解质、二氧化碳结合力、血钙、血磷等，必要时检查血镁和血氨。如出现异常，应注意纠正。

（4）注意水平衡，防止血容量不足或过多。

（5）尿毒症病人宜在补充葡萄糖的同时给予少量胰岛素，糖尿病患者应给予适量胰岛素，以防出现高血糖。

（6）尿毒症性心包炎、尿毒症脑病、无尿、高钾血症等患者应首先采用透析治疗。

（7）使用本品前应详细检查药液有无浑浊，密封完好才能使用。若遇冷析出结晶，可置 50℃温水中溶解后再用。药液一经使用后，剩余药液切勿保存再用。

复方氨基酸注射液（18AA）

【复方组成】 本品为复方制剂，由 18 种氨基酸配制而成。其组分为每 1000ml 含：

成分	含量	成分	含量
L-脯氨酸	1.00g	L-丝氨酸	1.00g
L-丙氨酸	2.00g	L-异亮氨酸	3.52g
L-亮氨酸	4.90g	L-门冬氨酸	2.50g
L-酪氨酸	0.25g	L-谷氨酸	0.75g
L-苯丙氨酸	5.33g	L-精氨酸盐酸盐	5.00g
L-赖氨酸盐酸盐	4.30g	L-缬氨酸	3.60g
L-苏氨酸	2.50g	L-组氨酸盐酸盐	2.50g
L-色氨酸	0.90g	L-蛋氨酸	2.25g
L-胱氨酸	0.10g	甘氨酸	7.60g
山梨醇	50.00g	辅料：亚硫酸氢钠	0.50g

【药理作用】 复方氨基酸注射液（18AA）在能量供给充足的情况下，可进入组织细胞，参与蛋白质的合成代谢，获得正氮平衡，并生成酶类、激素、抗体、结构蛋白，促进组织愈合，恢复正常生理功能。

【临床应用】 可用于蛋白质摄入不足、吸收障碍等氨基酸不能满足机体代谢需要的患者，亦用于改善手术后病人的营养状况。

【不良反应】 本品可致疹样过敏反应，一旦发生应停止用药。偶有恶心、呕吐、胸闷、心悸、发冷、发热或头痛等。

【注意事项】 严重肝肾功能不全、严重尿毒症患者和对氨基酸有代谢障碍的患者禁用。严重酸中毒、充血性心力衰竭患者慎用。

三、氨基酸类药物研究进展

门冬氨酸鸟氨酸

门冬氨酸鸟氨酸（ornithine aspartate）于 20 世纪 60 年代研发于德国，门冬氨酸鸟氨酸在体内可提供尿素和谷氨酰胺合成的底物。谷氨酰胺是氨的解毒产物，同时也是氨的储存及运输形式。在生理和病理条件下，尿素的合成及谷氨酰胺的合成会受到鸟氨酸、门冬氨酸和其他二羧基化合物的影响。鸟氨酸几乎涉及尿素循环的活化和氨的解毒的全过程。在此过程中形成精氨酸，继而分离出尿素形成鸟氨酸。门冬氨酸参与肝细胞内核酸的合成，以利于被损伤的肝细胞的修复。另外，由于门冬氨酸对肝细胞内三羧酸循环代谢过程的间接促进作用，促进了肝细胞内的能量合成，有利于损伤肝细胞的修复，加快肝功能的恢复。

在临床上最早用于解酒与肝性脑病的治疗。随着临床应用经验的积累，门冬氨酸鸟氨酸在肝脏疾病的治疗中得到了更加广泛的应用，对肝性脑病、药物性肝损伤、脂肪肝、各类慢性肝炎等疾病的辅助治疗均取得了确切的疗效，得到了临床医师的广泛认可。

甘氨酰谷氨酰胺

甘氨酰-Gln（glycyl glutamine）是 Gln 的临床制剂，目前市售氨基酸制剂中都不含有 Gln，主要是因其具有不稳定性，遇热会分解产生氨和焦谷氨酸等物质。而将 Gln 进行化学修饰形成二肽，即可克服此缺点，经静脉注射，在二肽酶作用下迅速分解释放出 Gln，既提高了生物利用度，又无积累作用，还能弱化肠黏膜通透性在肠外营养后的升高，减少感染并发症。

近年来，Gln 在肠外营养中的应用受到人们的普遍重视，因为它在代谢中有许多重要的生理功能，是人体内含量最多的非必需氨基酸，可为体内合成嘌呤、嘧啶及核苷酸提供氮的前体，是许多重要代谢反应中的底物和调节物质。在各种创伤（包括意外伤、手术伤及辐射伤）、感染等应激条件下，血液中和细胞内的 Gln 浓度降低，一些重要细胞功能如蛋白质合成、细胞吞噬作用和淋巴细胞增殖，都必须依赖充足的 Gln；Gln 是肠黏膜细胞能量供应的主要物质，因此 Gln 被看作是条件性必需氨基酸。

在肠外营养液中加入 Gln，可改善体内的氮平衡，促进肠道黏膜和胰腺的生长，对防止肠黏膜萎缩、维持其完整性，防止肠道细菌易位和肝脂肪变性以及骨骼肌蛋白合成均起着重要作用。

丙氨酰谷氨酰胺

丙氨酰谷氨酰胺（alanyl glutamine）为肠外营养的一个组成部分，N(2)-L-丙氨酰-L-谷氨酰胺可在体内分解为谷氨酰胺和丙氨酸，其特性可经由肠外营养输液补充谷氨酰胺。N(2)-L-丙氨酰-L-谷氨酰胺输注后在体内迅速分解为谷氨酰胺和丙氨酸，其人体 $t_{1/2}$ 为 2.4～3.8min（晚期肾功能不全病人为 4.2min），血浆清除率为 1.6～2.7L/min。各自储存在身体的相应部位并随机体的需要进行代谢。对可能出现体内谷氨酰胺的耗减的病症，可应用本品进行肠外营养支持。

临床用于肠外营养，为接受肠外营养的患者提供谷氨酰胺和丙氨酸。

其他临床常用的复方氨基酸制剂见表 57-2。

表 57-2　国内外常用复方氨基酸制剂

分类	药物品名
平衡型（成人）	复方氨基酸注射液（18AA、18AA-Ⅰ、18AA-Ⅱ、18AA-Ⅲ、18AA-Ⅳ、18AA-Ⅴ）、复方氨基酸（15）双肽（2）注射液、氨基酸葡萄糖注射液
平衡型（小儿）	小儿复方氨基酸注射液（18AA、18AA-Ⅰ、18AA-Ⅲ）
肝病适用型	复方氨基酸注射液（3AA、6AA、20AA）、六合氨基酸颗粒
肾病适用型	复方氨基酸注射液（9AA、18AA-N）、复方氨基酸颗粒（9AA）
创伤应急型	复方氨基酸注射液（14AA、15AA、17AA、17AA-Ⅰ、17AA-H、18-B）、复方氨基酸口服液（14AA）、复方氨基酸颗粒剂（14AA）
血容量补充型	低分子右旋糖酐氨基酸注射液
肿瘤适用型	田参氨基酸胶囊
通用型	复方氨基酸（8AA）维生素（11）胶囊

（臧林泉）

第五十八章 维 生 素

【案例 58-1】

患者，男，37 岁，因劳累后呼吸困难十余天入院。既往有酗酒史 18 年，近一年，患者每天饮用高度白酒 500ml 以上，进食量少。入院后查体，双下肢明显水肿，黄疸，唇和甲床轻微发绀。手剧烈震颤且四肢腱反射减弱。心脏超声示心脏扩大。腹部超声示大量腹水。心电图示窦性心动过速。胸部 X 线检查显示心脏扩大，左侧胸膜腔有积液。

治疗：给予维生素 B_1（10mg/6h）静脉滴注，48h 后症状明显改善。嘱患者要恢复正常饮食，并继续给予上述治疗。30 天后，肺水肿、呼吸困难和心脏扩大消失，心排出量、心率、血压等心脏指标均恢复正常。

问题：

1. 请为该患者做出诊断，他患病的原因是什么？
2. 结合该患者的临床表现，试述维生素 B_1 缺乏在临床对心血管系统会造成哪些不利影响？

案例 58-1 分析讨论：

相关内容请扫描本书二维码进行阅读。

【案例 58-2】

患儿，男，7 个月，查体健康。人工喂养，每日配方奶量 800ml，已添加米粉、蛋黄等辅食。平时患儿易激惹、睡眠不安、多汗。

查体：发育营养中等，方颅，头发稀疏，有枕秃，尚未出牙，前囟 2cm×2cm 大小，平坦，胸廓可见肋软骨沟。心肺听诊正常。其余查体无异常发现。骨碱性磷酸酶检查结果为 260U/L，血生化检查血磷 1.3mmol/L，血钙 2.15mmol/L（正常范围 2.25～2.75mmol/L），骨强度测试结果为骨强度严重不足。

诊断：维生素 D 缺乏性佝偻病（活动期）。

治疗：给予一次性肌内注射维生素 D 30 万 U，间隔 3 个月后再给予预防量，每日 400U，并嘱其多晒太阳，直至 2 岁。同时给予钙剂每次 0.5g，每日 2～3 次。

问题：结合本案例简述维生素 D 的药理作用及其活性形式是什么？

案例 58-2 分析讨论：

相关内容请扫描本书二维码进行阅读。

第一节 概 述

维生素（vitamin）是一类人体维持正常生理功能和健康所必需，自身合成量不足，需从食物中获得的微量、小分子有机物质，在人类生长、代谢、发育过程中发挥着重要的作用。维生素不参与构成人体细胞，也不提供能量，而是以多酶或辅酶的形式直接参与机体的新陈代谢和重要的生化反应。如果严重缺乏维生素，将导致代谢障碍，引起特殊的缺失综合征。

维生素的概念是由 1906 年艾克曼提出一种抗多发性神经炎因子衍生的，随后更多的维生素不断被阐明，直到 1948 年维生素 B_{12} 有效形式的分离。对于目前已知维生素鉴定过程的完成，人们仅用了 42 年时间。而且，这些维生素的发现、发展过程有 11 次获得诺贝尔奖的经历。这些发现大多是数以百计的人们根据知识的增长和学科的分支进行回顾性观察研究的结果。这些分支学科源自对自然世界的观察和对饮食及健康关系的认识。随着维生素的发现，营养学也从大量观察活动发展到越来越依赖假设的实验验证，即从经验到科学，可以说维生素的发现史或许最确切地描绘了营养学发展为一门科学的过程。

一、维生素缺乏及其临床表现

维生素缺乏症(hypovitaminosis)是指由于特定维生素缺乏引起的各种生理、生化等改变和(或)形态学的改变、机体功能的损伤及引起其他明显损伤的临床体征。维生素缺乏与缺乏症有所区别，是引起上述变化的基本原因。通常所规定的人体对维生素需求量的标准即为避免因维生素缺乏而患病的维生素的量。

由于某些原因，如人体摄入不足、吸收能力下降、需求量增加(婴幼儿、妊娠及哺乳期妇女)、分解代谢增强，或长期、大量应用广谱抗生素及缓泻药等，均可造成维生素缺乏症。维生素缺乏会引起机体多器官、多系统的改变，如血管、骨骼和皮肤的病变，肌功能、胃肠功能、神经功能和视觉功能紊乱，甚至出现心理和情绪的紊乱。我们不仅要关注由特定维生素缺乏所引起的疾病，如坏血病、脚气病、糙皮病等，更要关注那些维生素缺乏时的临床表现和症状，这些对疾病的预防和诊治更有意义，常见器官系统的改变与维生素缺乏的关系参见表 58-1。

表 58-1 维生素缺乏引起临床表现概况

分类	食欲	生长	皮肤	肌肉	胃肠	骨骼	血液	神经	生育	视觉
水溶性维生素										
维生素C	减退	减慢	水肿	骨骼肌萎缩			出血	压痛		
维生素 B_1	减退	减慢	唇干裂	心肌病、心律失常、心力衰竭	炎症	畸形	贫血	周围神经变性、角弓反张		
维生素 B_2	减退	减慢	口腔炎	虚弱	炎症	龋齿	贫血	麻痹、共济失调	男性不育、女性产卵少	畏光症、血管分布减少、晶状体后纤维素增生
维生素 B_6	减退	减慢		虚弱				麻痹、抽搐	女性产卵少	
烟酸	减退	减慢	皮炎、舌炎		腹泻	骨短粗	贫血	共济失调、痴呆		
叶酸		减慢					贫血			
泛酸		减慢	鳞状皮炎	虚弱				异常步态、麻痹		
生物素	减退	减慢	皮炎			骨短粗				
维生素 B_{12}		减慢			腹泻		贫血	周围神经病变		
脂溶性维生素										
维生素A	减退	减慢	鳞状皮炎	虚弱无力		骨膜生长过度		颅内高压、共济失调	精子能动性低	夜盲症、眼干燥症、角化病
维生素D	减退	减慢		虚弱无力		佝偻病骨软化		手足抽搐、共济失调	精子能动性低	
维生素E	减退	减慢		肌病			贫血	脑病、神经轴突营养失调；神经元蜡样质脂褐质沉积症		白内障、晶状体后纤维素增生

二、维生素的分类

根据溶解度的不同，可将维生素分为脂溶性维生素和水溶性维生素两大类。脂溶性维生素（lipid-soluble vitamin）易溶于脂肪和大多数有机溶剂，不溶于水，其吸收过程复杂，并与脂肪吸收平行。常用的脂溶性维生素有维生素 A、维生素 D、维生素 E 和维生素 K 等。水溶性维生素（water-soluble vitamin）易溶于水，大多是辅酶的组成部分，通过辅酶而发挥作用，以维持人体的正常代谢和生理功能。常用的水溶性维生素主要是维生素 B、C 两族，包括维生素 B_1、B_2、B_6、B_{12}，烟酸，维生素 C，叶酸，泛酸等。临床上主要用来防治维生素缺乏症和某些疾病的辅助治疗。

除维生素 D 可在人体内合成外，大部分维生素在人体内不能合成或合成量不足，需从食物中摄取，每日摄入微量的维生素即可满足人体需求，如维生素 A、维生素 K、维生素 C、烟酸、维生素 B_6、泛酸、维生素 B_{12} 等，可作为辅酶参与生化反应，维生素 E 和维生素 C 还具有生物抗氧化剂的作用，维生素 A 和维生素 D 具有激素的作用，维生素 A 还和视力有密切关系。

维生素的发现、诺贝尔奖获得者、分类列表及用药监护可扫描本书二维码进行阅读。

第二节　水溶性维生素

水溶性维生素（water-soluble vitamin）是能在水中溶解的一组维生素，常是辅酶或辅基的组成部分，包括维生素 B_1、B_2、B_6、B_{12}，烟酸，烟酰胺，维生素 C，叶酸，泛酸等。水溶性维生素溶于肠道的极性环境，能被其表面直接吸收。水溶性维生素可在血浆中直接转运，或通过血浆中的蛋白载体转运。其中，维生素 C、烟酸、维生素 B_6、维生素 B_{12}、泛酸、叶酸等通过被动转运吸收，其他水溶性维生素可借助特定载体逆浓度梯度转运。人体对水溶性维生素的储量不大，当组织储存饱和后，多余的维生素可迅速自尿液中排出。

临床常用的水溶性维生素

维生素 B_1

维生素 B_1（vitamin B_1，Vit B_1）又称硫胺素，是由嘧啶环和噻唑环通过亚甲基结合而成的一种 B 族维生素，广泛存在于种子外皮（如米糠、麦麸）、黄豆、酵母、蛋黄、牛奶、番茄、瘦肉等食物中，已能由人工合成。维生素 B_1 为白色晶体或结晶性粉末，味苦，露置在空气中，易吸收水分。在酸性溶液中很稳定，在碱性溶液中易受热不稳定，易分解变质。还原性物质亚硫酸盐、二氧化硫等能使维生素 B_1 失活。容易被氧化产生脱氢硫胺素，后者经紫外线照射时呈现蓝色荧光，故应遮光、凉处保存，不宜久贮。

维生素 B_1 被人体吸收后，主要在肝及脑组织中经硫胺素焦磷酸激酶催化生成焦磷酸硫胺素（thiamine pyrophosphate，TPP），后者是 α-酮酸氧化脱羧酶的辅酶。维生素 B_1 口服吸收有限，肌内注射吸收快而完全，体内过剩的维生素 B_1 几乎不会贮藏于体内，可随尿排出体外，因此需要每天补充。供给不足时往往会导致维生素 B_1 缺乏症。

【生理功能】

1. 参与糖代谢　维生素 B_1 参与糖代谢中丙酮酸、α-酮戊二酸的氧化脱羧反应，是人体能量代谢尤其是糖代谢所必需的。人体对维生素 B_1 的需要量通常与摄取的热量有关，当人体的能量主要来源于糖类时，维生素 B_1 的需要量最大。

2. 维持神经系统的功能　维生素 B_1 在神经传导中起一定作用，可促进合成乙酰胆碱时所需的乙酰辅酶 A 的生成。另外，维生素 B_1 可适度抑制胆碱酯酶对乙酰胆碱的水解作用，使乙酰胆碱水平保持在正常范围。当维生素 B_1 缺乏时，胆碱酯酶活性增高，加速乙酰胆碱的水解，造成后者缺乏，影响神经传导，使其支配的效应器尤其是胃肠道、腺体受到影响，造成胃肠蠕动缓慢、腹胀、消化腺分泌减少，食欲减退。所以在膳食中合理补充维生素 B_1 有增进食欲的作用。成人每天需摄入 2mg。

【临床应用与适应证】 正常人群中可出现许多轻度的维生素 B_1 缺乏，容易被忽视，主要症状包括食欲不振、肌肉软弱无力、肢体疼痛和感觉异常，易浮肿、血压下降和体温降低。通过仔细研究患者的饮食情况及测定红细胞转酮醇酶的活性便可明确诊断。

当维生素 B_1 明显缺乏时，由于 TPP 的减少，可造成糖代谢的障碍，引起神经组织的供能减少，进而产生神经组织功能和结构上的异常；维生素 B_1 缺乏还会造成磷酸戊糖途径代谢障碍，影响磷脂类的合成，使周围和中枢神经组织出现脱髓鞘和轴索变性样改变。

随着维生素 B_1 缺乏程度的不同，患者依次可出现神经系统反应（干性脚气病）、心血管系统反应（湿性脚气病）、韦尼克脑病及多发性神经炎精神病。

临床主要用于维生素 B_1 缺乏所致的脚气病或韦尼克脑病的治疗；亦可用于维生素 B_1 缺乏引起的周围神经炎、消化不良等的辅助治疗；用于遗传性酶缺陷病，如亚急性坏死性脑脊髓病、支链氨基酸病，也用于全胃肠道外营养及营养不良的补充。

【不良反应】 每日摄入 50～500mg 的情况下，未见不良反应。大剂量静脉注射时，可能发生过敏反应，表现为头痛、吞咽困难、瘙痒、面部水肿、喘鸣、红斑、支气管哮喘、荨麻疹、接触性皮炎或过敏性休克。在注射前，取维生素 B_1 注射液用注射用水 10 倍稀释后取 0.1ml 做皮肤敏感试验，以防过敏反应，且不宜静脉注射。如果出现过敏反应，可用肾上腺素治疗。大剂量用药时，可干扰测定血清氨茶碱浓度，测定尿酸浓度可呈假性增高，尿胆原可产生假阳性。

药物相互作用、用法用量请扫描本书二维码进行阅读。

维生素 B_2

维生素 B_2（vitamin B_2，Vit B_2）又称核黄素，在人体内以黄素单核苷酸（flavin mononucleotide，FMN）和黄素腺嘌呤二核苷酸（flavin adenine dinucleotide，FAD）形式存在，是体内黄素酶类脱氢酶的辅酶。维生素 B_2 微溶于水，在中性或酸性溶液中性质稳定，在碱性溶液中加热可被破坏。膳食中的大部分维生素 B_2 也是以 FMN 和 FAD 辅酶形式及蛋白质结合存在，进入体内，在胃酸的作用下，与蛋白质分离，在上消化道转变为游离型维生素 B_2，在小肠上部被吸收。但体内储存很有限，需每天从膳食中补充 1.2～1.5mg。因此，摄入不足、酗酒或长期服用某些药物如治疗精神病的马来酸乙酰丙嗪、丙米嗪，抗癌药多柔比星，抗疟药米帕林等，会抑制维生素 B_2 转化为活性辅酶形式，均可引发维生素 B_2 缺乏症。

【生理功能】 维生素 B_2 是机体中一些重要的氧化还原酶如琥珀酸脱氢酶、黄嘌呤氧化酶及脂酰 CoA 脱氢酶等的辅基。维生素 B_2 在人体内以 FMN 和 FAD 两种活性形式广泛参与细胞氧化还原反应，起到递氢的作用，促进脂肪、糖、氨基酸的代谢和能量代谢。

【临床应用与适应证】 临床主要用于防治维生素 B_2 缺乏症，如口角炎、唇干裂、舌炎、阴囊炎、角膜血管化、结膜炎、脂溢性皮炎等。

体内缺乏维生素 B_2 时，人体的生物氧化过程受到影响，正常的代谢发生障碍，即可出现典型的维生素 B_2 缺乏症状，如咽喉炎和口角炎、舌炎、唇炎（红色剥脱唇）、面部脂溢性皮炎，躯干和四肢出现皮炎，亦会出现贫血和神经系统症状。有些患者有明显的角膜血管增生和白内障形成、阴囊炎、阴道炎等。但舌炎、皮炎并非维生素 B_2 缺乏所特有症状，其他维生素缺乏也有此样体征。

【不良反应】 维生素 B_2 在肾功能正常时几乎不产生毒性，但大量服用时可使尿液呈黄色。偶见过敏反应，罕见引起类甲状腺功能亢进症。

【药物相互作用】 吩噻嗪类抗精神病药、三环类抗抑郁药、丙磺舒可使人体对维生素 B_2 的需求量增加。甲状腺素、促胃肠动力药甲氧氯普胺可减少维生素 B_2 的吸收。

用法用量请扫描本书二维码进行阅读。

维生素 B_6

维生素 B_6（vitamin B_6，Vit B_6）包括吡哆醇、吡哆醛及吡哆胺，磷酸吡哆醛和磷酸吡哆胺是其活化形式，两者可相互转化。维生素 B_6 为无色晶体，易溶于水及乙醇，在酸性溶液中稳定，遇光或碱性环境易破坏。吡哆醇耐热，吡哆醛和吡哆胺不耐高温。维生素 B_6 在酵母菌、肝脏、谷粒、肉、鱼、蛋、豆类及花生中含量较多。

【生理功能】

1. 磷酸吡哆醛是多种酶的辅酶。

（1）维生素 B_6 在红细胞内转化为磷酸吡哆醛，后者作为人体不可缺乏的辅酶，可参与氨基酸、碳水化合物及脂肪的正常代谢。

（2）此外，维生素 B_6 还参与色氨酸将烟酸转化为 5-羟色胺的反应，并可刺激白细胞生长。

（3）磷酸吡哆醛是血红素合成时的关键酶 δ-氨基-γ-酮戊酸合成酶的辅酶，是形成血红蛋白所需要的物质，维生素 B_6 缺乏时血红素合成受阻。

（4）维生素 B_6 是催化同型半胱氨酸分解代谢酶的辅酶，维生素 B_6 缺乏时，同型半胱氨酸增高。

2. 磷酸吡多醛可终止类固醇激素的作用。

【临床应用与适应证】 临床主要用于维生素 B_6 缺乏的预防和治疗，用于防治药物如青霉胺、异烟肼、环丝氨酸等中毒或这些药物引起的维生素 B_6 缺乏、脂溢性皮炎、口唇干裂，也可用于妊娠呕吐及肿瘤放化疗所致的呕吐，新生儿遗传性维生素 B_6 依赖综合征，精神焦虑，遗传性小细胞低色素性贫血和血清铁增高。

【不良反应】 长期大量服用维生素 B_6 可引起严重的周围神经炎、神经感觉异常、进行性步态不稳，甚至手足麻木、手脚不灵活；注射时偶见头痛、便秘、嗜睡；罕见有过敏反应；妊娠期妇女接受大量的维生素 B_6 后，可致新生儿产生维生素 B_6 依赖综合征，但哺乳期妇女摄入正常剂量对婴儿几乎无影响。本品可使尿胆原试验呈假阳性。不宜服用大量维生素 B_6 治疗某些疗效未经证实的疾病。

药物相互作用、用法用量请扫描本书二维码进行阅读。

烟　酸

烟酸（nicotinic acid）也称维生素 B_3、维生素 PP、尼克酸、抗癞皮病因子。人体内还有其衍生物烟酰胺（尼克酰胺）。烟酸在人体内转化为烟酰胺，烟酸、烟酰胺均溶于水及酒精，二者性质比较稳定，酸、碱、氧、光或加热条件下不易被破坏，耐热，能升华。

【生理功能】 烟酸在人体内转化为烟酰胺，在体内以辅酶Ⅰ（烟酰胺腺嘌呤二核苷酸，NAD^+）和辅酶Ⅱ（烟酰胺腺嘌呤二核苷酸磷酸，$NADP^+$）两种活性形式存在，参与体内脂质代谢、组织呼吸的氧化过程和磷酸戊糖途径代谢过程。烟酸还可降低辅酶 A 的利用水平，通过抑制极低密度脂蛋白（VLDL）的合成而影响血浆胆固醇的合成，大剂量还可降低血清胆固醇及甘油三酯的浓度，且有扩张周围血管的作用。

【临床应用与适应证】

1. 防治糙皮病 烟酸与烟酰胺缺乏时的症状相同，可影响细胞的正常呼吸和代谢而发生糙皮病。糙皮病的临床表现以皮肤、胃肠道和中枢神经系统为主，患者可有皮炎、舌炎、腹泻及烦躁、失眠等症状。

2. 调节血脂 当烟酸用量超过作为维生素作用的剂量时，具有明显的调节血脂作用；可抑制极低密度脂蛋白分泌，减少低密度脂蛋白生成和升高高密度脂蛋白；可用于高密度脂蛋白降低、载脂蛋白 A 升高和混合型血脂异常者。

3. 扩张血管 烟酸还有较强的扩张周围血管的作用，临床用于治疗头痛、偏头痛、耳鸣、内耳眩晕症等。

【不良反应】 烟酸具有强烈的扩张血管作用，开始服用或剂量增大后可致恶心、呕吐、腹泻、发热、瘙痒、皮肤干燥、面部潮红等；大剂量可引起血糖升高、尿酸增加、肝功能异常。为缓解由前列腺素介导的这一效应，可应用小剂量的缓释制剂，或服药前 30min 合用阿司匹林 300mg，或每日服用一次布洛芬 200mg。服用烟酸的患者，大约 20%会发生高尿酸血症，有时甚至可发展为痛风，如出现血尿酸水平升高、痛风性关节炎时应立即停药；严重痛风者禁用。

叶 酸

叶酸（folic acid）也称维生素 B_9，由蝶啶、对氨基苯甲酸和 L-谷氨酸组成，又称蝶酰谷氨酸，它也是 B 族维生素的一种。叶酸富含于新鲜的水果、蔬菜、肝、酵母中。食物中的叶酸若经长时间烹煮，可损失 50%～90%。叶酸主要在十二指肠及近端空肠部位吸收。人体内叶酸储存量为 5～20mg。叶酸主要经尿和粪便排出体外，每日排出量为 2～5μg。

【生理功能】 四氢叶酸作为体内生化反应中一碳单位转移酶系的辅酶，对蛋白质、核酸的合成及各种氨基酸的代谢有重要作用。参与血红蛋白及甲基化合物如肾上腺素、胆碱、肌酸等的合成；参与嘌呤和胸腺嘧啶的合成，进一步合成核酸和蛋白质；参与氨基酸代谢，在甘氨酸与丝氨酸、苯丙氨酸与酪氨酸、组氨酸和谷氨酸、同型半胱氨酸与蛋氨酸之间的相互转化过程中充当一碳单位的载体。此外，叶酸还是含铁血红蛋白的组分。

【临床应用与适应证】

1. 叶酸是骨髓红细胞成熟和分裂所必需的物质，临床用于治疗巨幼红细胞贫血、血小板减少症。

2. 育龄妇女应适量补充叶酸，预防胎儿脊柱裂和神经管畸形的发生。

3. 此外，同型半胱氨酸（homocysteine，Hcy）水平升高与高血压和妊娠期高血压疾病的发病机制密切相关，补充叶酸和维生素 B_{12} 能使 Hcy 下降超过 20%，进而使发生脑卒中风险显著下降。因此，对于伴 Hcy 升高的高血压患者，控制血压的同时应考虑降低 Hcy 水平，可在降压的同时补充叶酸 400～800μg/d 和维生素 B_{12} 500μg/d。

【不良反应】 一般超出成人最低需要量 20 倍之内不会引起中毒，超出的叶酸均可从尿中排出。

维生素 C

维生素 C（vitamin C，Vit C）又称 L-抗坏血酸，为酸性己糖衍生物，是烯醇式己糖酸内酯，有 L-型和 D-型两种异构体，只有 L-型具有生理功能，还原型和氧化型都有生理活性，还原型抗坏血酸是主要存在形式。人类和其他灵长类、豚鼠等动物体内不能合成维生素 C，必须通过新鲜水果、蔬菜或其他食物获取，是人体的必需营养素。豆芽含有丰富的维生素 C。

【生理功能】 在生物体内，维生素 C 是高效抗氧化剂，用来减轻抗坏血酸过氧化物酶（ascorbate peroxidase）基底的氧化应力（oxidative stress），保护身体免受自由基的损伤。维生素 C 还是一种辅酶，参与许多重要的生物合成过程，如抗体、胶原的形成，组织修复，苯丙氨酸、酪氨酸、叶酸的代谢，脂肪、蛋白质的合成等。维生素 C 还可减少毛细血管的通透性，降低毛细血管脆性，增加血管弹性，刺激骨髓造血，促进红细胞的生长。维生素 C 可促进抗体生成，增强机体的免疫力。维生素 C 还具有抗组胺作用。维生素 C 能使难以吸收的三价铁还原为易于吸收的二价铁，从而促进铁的吸收。此外，还能使亚铁络合酶的巯基处于活性状态，以便有效地发挥作用。

【临床应用与适应证】

1. 防治维生素 C 缺乏症 长期缺乏维生素 C 会使羟脯氨酸和赖氨酸的羟化过程受限，胶原蛋白合成受阻，而引起坏血病（scurvy）。临床上典型的早期表现为疲劳、倦怠，牙龈肿胀、出血，皮肤瘀点、瘀斑，伤口愈合缓慢等，严重时可出现全身广泛出血、内脏出血而危及生命。目前大规模的维生素 C 缺乏已少见，但在婴幼儿和老年人中仍有发生。

2. 铁相关疾病 维生素 C 可促进去铁胺对铁的螯合，使铁的排出加速；也可与铁络合，形成易于吸收的二价铁盐，提高铁的吸收率，故可用于慢性铁中毒、特发性高铁血红蛋白血症的治疗，也是缺铁性贫血的重要辅助药物。

3. 重金属解毒 维生素C可提升混合功能氧化酶的活性，促进有机物或毒物羟化，增强药物或毒物的解毒（羟化）过程。补充维生素C，可缓解铅、汞、镉等重金属对机体的毒害作用。

4. 辅助用药 维生素C可用于牙龈出血，也可用于创伤愈合期，各种急、慢性传染病及紫癜等的辅助治疗。接受慢性血液透析的患者，创伤、感染、手术后的患者及营养不良者对维生素C的需求量增加，也应适当补充。

【不良反应】 维生素C偶见腹泻、皮肤红亮、头痛、尿频、恶心、呕吐、胃部不适、胃痉挛、尿频等反应。静脉滴注速度过快可引起头晕、晕厥。长期大量（2g/d以上）应用可引起泌尿系统尿酸盐结石、半胱氨酸盐结石或草酸盐结石。

注意事项、药物相互作用、用法用量请扫描本书二维码进行阅读。

第三节　脂溶性维生素

脂溶性维生素（lipid-soluble vitamin）是由长的碳氢链或稠环组成的聚戊二烯化合物，包括维生素A、D、E和K，它们都含有环结构和长脂肪族烃链，溶于脂肪或有机溶剂（如苯、乙醚等），但都不溶于水。有些脂溶性维生素不用进行化学修饰即可被生物体利用，未利用的主要储存于肝脏，经胃肠道排泄。脂溶性维生素代谢很慢，摄入过多可产生毒性效应。

在食物中，脂溶性维生素大多与脂类共同存在，它们在肠道吸收时也与脂类的吸收密切相关，所以，可使脂肪吸收不良的情况（如胆汁酸缺乏、胰腺功能不全、梗阻性黄疸、局限性肠炎、乳糜泻、热带口炎性腹泻等）皆可造成相应的脂溶性维生素缺乏。

临床常用的脂溶性维生素

维生素A

维生素A（vitamin A，Vit A）是脂溶性的醇类物质，有多种分子形式。其中维生素A_1主要存在于动物肝脏、血液和眼球的视网膜中，又称视黄醇；维生素A_2主要在淡水鱼中存在。维生素A是构成视紫红质的组成成分，视紫红质是由视蛋白和11顺-视黄醛组成，与暗视觉有关。

维生素A口服后极易吸收，主要储存在肝脏。几乎全部在体内被代谢，β-胡萝卜素是维生素A的前体，在动物肠黏膜内可转化为活化的维生素A。主要经由尿、粪便排泄，少量可经乳汁排泄。

【生理功能】 维生素A在体内具有多种重要的生理功能，对视觉功能、上皮组织的生长和分化、骨骼的生长、正常生殖、胚胎发育等都有重要影响，还对各种细胞膜具有膜稳定、调节膜通透性作用。维生素A的功能是通过不同的分子形式实现的，视黄醛主要影响视觉，视黄醇主要对生殖过程起作用，而视黄酸或其代谢产物则影响其他功能。

1. 维持正常视觉功能 眼的光感受器是视网膜中的杆状细胞和锥状细胞。这两种细胞都存在感光色素，即感弱光的视紫红质和感强光的视紫蓝质。视紫红质与视紫蓝质都是由视蛋白与视黄醛所构成的。由视网膜中视黄酯水解酶，将视黄酯转变为反式视黄醇，经氧化和异构化，形成11顺-视黄醛，再与视蛋白重新结合为视紫红质，恢复对弱光的敏感性，此过程称为暗适应（dark adaptation）。由肝脏释放的视黄醇与视黄醇结合蛋白（RBP）结合，在血浆中再与前白蛋白结合，运送至视网膜，参与视网膜的光化学反应，若维生素A充足，则视紫红质的再生快而完全，故暗适应恢复时间短；若维生素A不足，则视紫红质再生慢而不完全，故暗适应恢复时间延长，严重时可产生夜盲症（night blindness）。

2. 维护上皮组织细胞的健康和促进免疫球蛋白的合成 维生素A可参与糖蛋白的合成，这对于上皮的正常形成、发育与维持十分重要。当维生素A不足或缺乏时，会导致糖蛋白合成中间体异常、低分子量多糖与脂质的堆积，从而引起上皮基底层的增生和变厚，细胞分裂加速，张力原纤维合成增加，同时表面层的细胞出现变扁、不规则及干燥等变化。鼻、咽、喉和其他呼吸道、胃肠和泌尿生殖系统内膜角质化，削弱了防止细菌侵袭的天然屏障（结构），而易于感染。在儿童，极易合并发生呼吸道感染及腹泻。有的肾结石也与泌尿道角质化有关。另外，免疫球蛋白也是一种糖蛋白，维生素 A 能促进该蛋白的合成，对于机体免疫功能有重要影响，缺乏时，机体细胞免疫力下降。

3. 维持骨骼正常生长发育 维生素 A 促进蛋白质的生物合成和骨细胞的分化。当其缺乏时，成骨细胞与破骨细胞间平衡被破坏，或由于成骨活动增强而使骨质过度增殖，或使已形成的骨质不吸收。孕妇如果缺乏维生素 A 时会直接影响胎儿发育，甚至发生死胎。

4. 促进生长与生殖 维生素 A 有助于细胞增殖与生长。动物缺乏维生素 A 时，明显出现生长停滞，可能与动物食欲降低及蛋白利用率下降有关。维生素 A 缺乏时，影响雄性动物精索上皮产生精母细胞，雌性阴道上皮周期变化，也影响胎盘上皮，使胚胎形成受阻。维生素 A 缺乏还引起诸如催化黄体酮前体形成所需要的酶的活性降低，使肾上腺、生殖腺及胎盘中类固醇的产生减少，可能是影响生殖功能的原因。

5. 抑制肿瘤生长 临床试验表明视黄酸类物质有延缓或阻止癌前病变，防止化学致癌的作用，特别是对于上皮组织肿瘤，临床上用维生素 A 作辅助治疗已取得较好效果。近年有大量报道，β-胡萝卜素具有抗氧化作用，是机体一种有效捕获活性氧的抗氧化剂，对于防止脂质过氧化，预防心血管疾病、肿瘤及延缓衰老均有重要意义。

6. 营养增补剂 维生素 A 可促进正常的生长发育，在化妆品中添加，可作为营养成分添加剂，防止皮肤粗糙，减少皮脂溢出而使皮肤有弹性，同时淡化斑点，柔润肌肤。也可辅助用于粉刺、脓包、疖疮、皮肤表面溃疡等的治疗。

【临床应用与适应证】 用于防治维生素 A 缺乏症，如角膜软化症、干眼症、夜盲症、皮肤角质粗糙等，角膜软化症是由于维生素 A 缺乏，高度营养障碍造成的早期角膜、结膜上皮干燥、变质，晚期出现角膜基质细胞坏死、破溃。多见于 3 岁以下儿童，常为双眼受累。夜盲症则是在夜间或光线昏暗的环境下视物不清，行动困难。可根据病因不同，将其分为暂时性夜盲、获得性夜盲、先天性夜盲。此外，对烫伤、冻伤和溃疡也有疗效。

【不良反应】 过度摄入维生素 A 可引起头痛、恶心、腹泻、肝脾大等。急性中毒时，可见异常激动、嗜睡、复视、颅内压增高等症状。长期、大量服用可引起慢性中毒，出现全身不适、发热、疲乏、软弱、颅内压增高、夜尿增多、毛发干枯或脱落、皮肤干燥或瘙痒、齿龈出血、唇干裂、体重减轻、四肢疼痛、贫血、眼球突出、剧烈头痛等现象。另外，慢性肾功能减退者、老年人、婴幼儿对大量维生素 A 较敏感，应慎用。妊娠期妇女对维生素 A 需要量较多，但一日不宜超过 6000U。长期或大量服用，应监测暗适应能力、眼震颤、血浆胡萝卜素及维生素 A 含量。

注意事项、用法用量请扫描本书二维码进行阅读。

维生素 D

维生素 D（vitamin D，Vit D）被称为“阳光维生素”，是一种存在于体内的类固醇激素，维生素 D 家族成员中最重要的是维生素 D_2（麦角钙化醇，Vit D_2）和维生素 D_3（胆钙化醇，Vit D_3）。维生素 D 均为不同的维生素 D 原经紫外线照射后的衍生物。植物不含维生素 D，但维生素 D 原在动、植物体内都存在。体内的维生素 D_3 主要由皮肤中从胆固醇生成的 7-脱氢胆固醇经日光中的紫外线照射转化而来，即内源性维生素 D_3；也可从肝脏、蛋类、乳类、鱼肝油等食物中摄取，即外源性维生素 D_3。

【生理功能】 1, 25-$(OH)_2$-D_3 可维持机体中钙、磷的内环境稳态，能促进小肠对钙的吸收，促进肾小管重吸收钙和磷，维持及调节血浆钙、磷正常浓度。一般认为，只有当钙与磷酸盐的血浆浓度适宜时，才呈现骨形成的正常速率。维生素 D 和甲状旁腺激素以及降血钙素协同作用来平衡血液中钙离子和磷的含量，特别是增强人体对钙离子的吸收能力。如果骨骼中缺乏维生素 D，则会引起佝偻病和软骨病。参与其他作用则必须代谢成其他形式，其中以 1, 25-$(OH)_2$-D_3 的形式反应时间最短，单位效率最高。

【临床应用与适应证】

1. 防治佝偻病或骨软化症 维生素 D_3 主要用于防治佝偻病或骨软化症。维生素 D 缺乏时人体吸收钙、磷的能力下降，钙、磷不能在骨组织内沉积，成骨作用受阻，会导致儿童佝偻病和成年人的骨软化症。佝偻病多发于婴幼儿，主要表现为神经精神症状和骨骼的变化。神经精神症状上表现为多汗、夜惊、易激惹。骨骼的变化与年龄、生长速率及维生素 D 缺乏的程度等因素有关，可出现颅骨软化、肋骨串珠等。骨软化症多发生于成人，多见于妊娠多产的妇女及体弱多病的老人。最常见的症状是骨痛、关节疼痛、肌无力、肌肉萎缩和骨压痛，还可有失眠、紧张及痢疾、腹泻等症状。这与骨质疏松症不同，该病骨骼的异常在于包含过量未钙化的基质，而骨骼的显著畸形多见于疾病的晚期阶段。

2. 其他作用

（1）维生素 D_3 还可用于因吸收不良或慢性肝脏疾病所致的维生素 D 缺乏、甲状旁腺功能不全引起的低钙血症。维生素 D 还被用于降低结肠癌、乳腺癌和前列腺癌的发生概率，对免疫系统也有增强作用。

（2）越来越多的研究表明维生素 D 还可调节肾素-血管紧张素-醛固酮系统、抑制炎症反应、促进胰岛素的生成，以及血管平滑肌细胞和心肌细胞的增殖等，并通过以上多条途径参与动脉粥样硬化的形成过程。

（3）可用于治疗肾性骨病，即由于肾功能不全缺少 1α -羟化酶，体内不能合成 $1,25\text{-}(OH)_2\text{-}D_3$，必须从体外摄取，还可用于治疗由于遗传因素导致的难治型抗维生素 D 佝偻病，甲状旁腺素缺少症导致的维生素 D_3 代谢障碍等。

【不良反应】 短时间超量摄入维生素 D，可致急性高钙血症，引起严重中毒反应。长期、大量服用维生素 D 可引起慢性中毒，出现低热、烦躁、惊厥、厌食、体重下降、肝脏大、肾脏损害、骨硬化等。故大剂量使用时，应定期随访和监测血钙水平，有恶心、呕吐时也应及时监测血钙水平。高磷血症及肾功能不全者慎用。

体内过程、药物相互作用、用法用量请扫描本书二维码进行阅读。

维生素 E

维生素 E（vitamin E，Vit E）是最主要的抗氧化剂之一，包括生育酚（tocopherol）和三烯生育酚（tocotrienol）两类。维生素 E 溶于脂肪和乙醇等有机溶剂中，对氧敏感，不溶于水，对热、酸稳定，对碱不稳定。

【生理功能】 人体对维生素 E 的需要量与膳食中不饱和脂肪酸含量呈正相关，当脂肪吸收不良时，维生素 E 的吸收也会受到影响。维生素 E 对所有细胞的正常新陈代谢都有重要作用，因此如果缺乏会影响多种器官系统的功能。另外，体内脂质过氧化反应被认为是机体细胞老化、动脉粥样硬化、乙醇诱导的肝损伤和氧化毒性反应等重要的形成机制和损伤性反应，维生素 E 具有生物抗氧化和抗脂质过氧化损伤的作用，能够与其他生物抗氧化剂协同，稳定多聚不饱和脂肪酸，从而减少脂质过氧化所造成的损伤。最近研究报道，维生素 E 还有调节基因表达和信号转导的功能。维生素 E 还能促进血红素的合成。

【临床应用与适应证】

1. 用于先兆流产和习惯性流产 维生素 E 能促进性激素分泌，使男性精子活力和数量增加，进而促进生殖力，人类尚未发现因维生素 E 缺乏引起的不孕症；也可使女性雌激素水平增高，提高生育能力，预防流产。维生素 E 缺乏时会出现睾丸萎缩和上皮细胞变性，孕育异常。临床常用于治疗先兆流产和习惯性流产。

2. 其他作用

（1）维生素 E 对 T 淋巴细胞、红细胞具有保护作用，可对抗氧自由基、抑制血小板聚集，从而降低心肌梗死和脑卒中发生的危险性，因此可用于进行性肌营养不良，心、脑血管疾病的辅助治疗。

（2）维生素 E 可抑制眼球晶状体内的过氧化反应，促使末梢血管扩张，改善血液循环，用于预防近视眼的发生和发展。酯化形式的维生素 E 还能消除由紫外线、空气污染等外界因素造成的过多的氧自由基，起到延缓光老化、预防晒伤和抑制日晒红斑生成等作用。另外，还可用于烧伤、冻伤、毛细血管出血、更年期综合征等的辅助治疗。

【不良反应】　大量服用维生素 E （400～800mg/d）可引起视物模糊、乳腺肿大、类流感样综合征、胃痉挛、疲乏、软弱。长期超量服用（＞800mg/d），对维生素缺乏者可引起出血倾向，改变内分泌代谢（甲状腺、垂体和肾上腺），改变免疫功能，影响性功能。由于大剂量维生素 E 还可引起血小板聚集和血栓形成、血压升高，所以可能造成血栓性静脉炎或肺栓塞等，应引起注意。

注意事项、用法用量请扫描本书二维码进行阅读。

维生素 K

维生素 K（vitamin K，Vit K）又称凝血维生素，是 2-甲基-1, 4-萘醌的衍生物。其中，维生素 K_1、K_2 是天然存在的，维生素 K_1 为黄色油状物，主要存在于深绿色蔬菜和植物油中；维生素 K_2 为黄色晶体，可从腐败鱼肉中获得。二者均不溶于水，能溶于醚等有机溶剂。维生素 K_3、K_4 是人工合成的，属水溶性维生素。维生素 K 化学性质都较稳定，能耐酸、耐热，正常烹调中损失很少，但对光敏感，易被碱和紫外线分解。

【生理功能】　维生素 K 是 γ-谷氨酰羧化酶的辅酶，是肝脏合成凝血因子的必需物质，参与凝血因子Ⅱ、Ⅶ、Ⅸ、Ⅹ以及抗凝血因子蛋白 C 和蛋白 S 的活化。维生素 K 对骨代谢具有重要作用，如减少骨动脉钙化。维生素 K 广泛存在于果蔬和食物中，同时可由肠道菌群合成并被吸收利用，健康人对维生素 K 的需要量低而膳食中含量比较多，因此，一般情况下不会出现维生素 K 缺乏。但新生儿有可能出现维生素 K 缺乏。

【临床应用与适应证】

1. 临床上主要用于防治因维生素 K 缺乏所导致的继发性出血。缺乏维生素 K 会使上述凝血因子合成障碍，影响凝血过程而引起出血，多见于吸收不良综合征和其他胃肠疾病，如囊性纤维化、口炎性腹泻、慢性腹泻、溃疡性结肠炎、节段性小肠炎、短肠综合征、胆道梗阻、胰腺功能不全、阻塞性黄疸、胆瘘、广泛肠切除所致肠吸收不良等。

2. 可用于早产儿、新生儿低凝血酶原血症，香豆素类（华法林）或水杨酸类过量及其他原因所致凝血酶原过低等引起的出血；还可用于预防内出血及痔疮、减少生理期大量出血、促进血液正常凝固等。

3. 长期大量应用广谱抗菌药物，可致肠道菌群改变，造成维生素 B 和维生素 K 合成受阻，也会使维生素 K 缺乏，易引起出血，给予维生素 K 可达到止血作用。

4. 维生素 K_2 尚具有镇痛作用，镇痛作用机制可能与阿片受体和内源性阿片样物质介导有关。

【不良反应】　常见呕吐，偶见味觉异常、出汗、支气管痉挛、心动过速、低血压、过敏。一般宜选肌内注射，若需静脉注射时速度应缓慢（4～5 mg/min），静脉注射速度过快，可出现面部潮红、出汗、胸闷、血压下降，甚至虚脱等。较大剂量可致新生儿、早产儿溶血性贫血、高胆红素血症及黄疸。对红细胞葡萄糖-6-磷酸脱氢酶缺乏症者可诱发急性溶血性贫血。服用超过药理剂量的维生素 K_2 能导致新生儿溶血性贫血、高胆红素血症和肝中毒，在成人则可诱发心脏病和肺病。

第四节　维生素 D 的研究进展

相关内容请扫描本书二维码进行阅读。

（李卫萍）

第五十九章 系统生物学与药物发现（代结语）

【案例 59-1】

李某，女，27 岁，受孕 27 周后被检测发现患有乳腺癌，该乳腺癌属于表皮生长因子受体（EGFR）HER2/neu 过表达性乳腺癌，并在肝脏中发现较多转移灶，即开始每周服用 2mg/kg 曲妥珠单抗，并同时使用干扰细胞有丝分裂的长春瑞滨（vinorelbine）联合治疗，治疗 5 周后肝脏疼痛缓解，肿瘤体积缩小，并于受孕 34 周后顺利产下一健康男婴。研究显示 EGFR 的信号转导途径与肿瘤的发生、发展密切相关，而 EGFR 高表达的肿瘤细胞侵袭性强、易转移、疗效差，患者预后不好。曲妥珠单抗是 EGFR HER2/neu 的人源化单克隆抗体，由 Genentech 公司和 Roche 药厂采用分子生物学技术联合研究用于治疗某些 HER2 阳性的转移性乳腺癌，它的发现是利用系统生物学理论的成功范例，已成为近年"药物发现"的新思路。

问题：

1. 何为系统生物学？
2. 如何将系统生物学应用于药物发现，它和传统的药物研发方法有什么差异？

2003 年人类基因组计划的告成，第一次揭示了人类的生命密码，同时也带来了海量的序列信息，大规模的基因和基因产物的功能有待揭示，庞大的基因表达谱有待测绘。人类基因组的测序推动生命科学步入了功能基因组时代，生物工程技术的发展又极大地促进了分子水平上实验数据的积累，对生命现象本质的认识和整体的了解及诠释已成为 21 世纪生命科学的核心议题，注重单个分子或蛋白的研究已不适应现代生物学的发展。在这种背景下，高度整合的交叉性大学科——系统生物学便应运而生，它将成为 21 世纪的主流生物学方法。

2000 年 1 月美国生物学家 Leory Hood 博士在美国西雅图建立了世界上第一个系统生物学研究所，系统生物学就引起了相关领域的关注。2002 年 3 月，美国《科学》周刊登载了系统生物学专辑；2003 年 9 月 23 日，美国哈佛大学医学院成立了世界上第一个系统生物学系；随后系统生物学的研究工作便在世界各地开展。

系统生物学在新药发现领域显示了其重要的作用：缩短药物发现的进程；推动靶点的发现与确认；加速标志物的发现，有利于疾病的诊断和跟踪临床疗效，最终确立个性化用药方案；更易于评价药物的毒副作用，做到用药安全化。而基于结构的柔性分子对接和虚拟配体筛选技术是依据系统生物学理论发现药物的一个重要的手段，它能从虚拟化合物库中筛选出可能的先导化合物，并找到这些小分子与靶蛋白结合的可能位点。但是，计算机方法常会产生太多的噪声，因此生物学方法如高通量药物筛选和高内涵药物筛选具有更多的优点。从系统生物学的观点来看，高通量筛选最好选择细胞水平的靶点。一个成功的范例是通过建立 EGFR 的网络模型结合高效的筛选技术，由 Genentech 公司和 Roche 药厂找到了表皮生长因子受体抑制剂曲妥珠单抗，而 AstraZeneca 公司则找到了表皮生长因子受体酪氨酸激酶抑制剂吉非替尼（ZD1839）。这两个产品先后成功上市成为抗肿瘤的新药。

第一节　系统生物学的定义、优势和目标

（一）系统生物学的定义

系统生物学是建立在海量的实验数据上，致力于研究和认识生命体网络结构，并进行模拟使之可以预测和调控的科学。根据 Hood 博士的定义，系统生物学是研究一个生物系统中所有组成成分（基因、mRNA、蛋白质等）的构成，以及在特定条件下这些组分间的相互关系，并通过计算生物学建立数学模型来定量描述和预测生物功能、表型和行为的学科。由此可见，系统生物学是整合性很强大的科学，它不仅需要对生物学实验数据进行整合，而且需要生物学、物理学、化学、计算科学和分析科学等学科间的整合。

（二）系统生物学的优势

揭示生命的核心与本质是生命科学家的梦想，生物体具有不同一般的复杂性，它并不是蛋白质的简单组合。它有种类繁多的基因，产生出功能各异的蛋白质，即便是基因同源的蛋白质，经过不同的加工、修饰、组合，又可变换出更多的数量庞大的功能蛋白，这些蛋白质参与名目繁多的生化反应，在时空上衍生出千丝万缕的联系，因而作用庞杂。若只专注于单个分子或蛋白质，而不关注它们之间的网络结构和动力学特点，则可能永远不能解释生命是如何进行的。

面对这样的复杂性，系统性研究将大有作为。不论生命行为多么复杂，其最终目标无非是新陈代谢、趋利避害甚至形成新功能来适应外界环境。为了达成这个目标，系统中的各个部分选择性地和非线性地相互作用以形成各种层次，而各层次间又形成错综复杂的联系。经过长期的进化，这些联系和通路遵照最节能、最简洁的原则形成了网络系统，这与自然界的基本规则是类似的。找到生命系统运作的目的、规律，便能够从整体上理解、把握它。而深入认识这些网络结构，才能够有效地寻找治疗疾病的药物靶点和发展新药，并预测药物的不良反应。

（三）系统生物学研究的目标

系统生物学的建立，将会对生物学带来 3 个方面的影响，也是系统生物学的目标所在：

1. 在系统水平和系统动力学水平上研究生物系统（动物、植物和微生物），而不只是停留在结构水平上。

2. 在系统水平上增进对病理和功能障碍的理解，以便控制从细胞到整个机体的状态，从而发现疾病潜在的治疗靶点。

3. 促进系统水平上生物技术领域的发展，使之能够帮助设计出具有理想属性的生物系统，而这些属性是自然界不存在的。

第二节　系统生物学的研究内容和研究方法

日本科学家 Hiroaki Kitano 发表在美国《科学》周刊上的关于系统生物学的综述中，对系统生物学的研究内容作了全面的概括，它包括系统结构、系统动力学、控制方法和设计方法。目前的工作主要集中在前两个方面。

（一）大量的信息积累

以往的分子生物学所积累的基因、蛋白质等的信息是整个系统构成中散落的点，系统生物学的任务之一就是将这些点交错串联起来形成信息流动的网络。它包括基因相互作用、生化途径的网络，以及这些相互作用对细胞内和多细胞结构的调节机制。对系统中各分子成分的辨识和信号转导途径的整合离不开大量的实验数据及强有力的技术手段支持。

组学研究的各种结果和数据是获取信息的主要来源，同时也是处理复杂信息的重要研究手段。

自人类基因组计划即将完成之时，2002年美国国立卫生研究院牵头启动了人类基因组“单体型图”计划、表观基因组学、转录组学、蛋白质组学、代谢组学、相互作用组学、表型组学。

面对庞杂的实验数据，其收集、存储和整理工作变得尤为必要。计算系统生物学提供了很多的优势，比如它提供一种高容量的文献检索，它可以形成建立环境化学和人类疾病之间潜在联系的假说的基础。这通过实验是很难建立的，但计算系统生物学可以让它变为可能，因为在计算系统生物学的综合性数据库中包含人类蛋白质-蛋白质相互作用和蛋白质-疾病相互关联的信息网络。此外，世界上已建立了许多搜索引擎和网络数据库，以供科研工作者检索利用，如疾病相关数据库包括人类孟德尔遗传在线（online mendelian inheritance in man，OMIM）、癌症基因数据库（cancer genome anatomy project，CGAP）、癌症体细胞突变目录（catalogue of somatic mutations in cancer，COSMIC）、肿瘤基因组图谱（the cancer genome atlas，TCGA）等；基因和蛋白表达数据库包括基因表达数据库（gene expression omnibus database，GEO）和人类蛋白质参考数据库（human protein reference database，HPRD）等；富集分析数据库包括注释、可视化和集成发现数据库（database for annotation，visualization，and integrated discovery，DAVID）、京都基因和基因组百科全书（Kyoto encyclopedia of genes and genomes，KEGG）、基因富集分析（gene set enrichment analysis，GSEA）等。

除大量的数据库外，软件基础资源也在飞速发展，目前世界上已有许多工作平台及模型资源库供科学家利用，如可视化平台 The Osprey Network Visualization System、可视化蛋白质相互作用网络分析软件 Cytoscape、已知和预测蛋白质间相互作用分析软件 STRING，以及多尺度生物网络数据挖掘的可视化分析工具 Proteolens 等。

（二）系统动力学研究与仿真建模

系统动力学是指一个系统在不同条件下如何随时间运转的方式和特征。了解了系统的网络结构，便能够系统地研究网络的动态特征。Hiroaki Kitano 曾说过，系统生物学的研究应集中在由系统结构的相互作用产生的动力学的性质。以汽车为例，如果说系统结构是零部件及其齿轮啮合等的相互作用，那么系统动力学便是汽车运行起来时的速度、燃油的消耗等变化。这样构建模型便成了行之有效的研究方法，例如在分析蛋白质受某环境干扰后的变化，如果我们只能测量前后两个稳态的数据，而建模后便能看到中间的动态变化过程。

建立模型时，首先应明确模仿对象的目的和范围，然后深入了解模仿对象的动力学特性。这需要以定量数据作为基础，包括速率方程、稳态常数、浓度等相关参数。目前，可以通过代谢分析、敏感性分析、相图等动力分析方法，以及分歧分析来获取这些数据。获得稳态速率常数是非常重要的。将动力模拟器与分析工具相关联，并跟踪系统在多维空间状态时随时间的变化，便可以提供动态行为的详细图示。

建模的基本工作流程包括4个阶段：①提出假设，构造初步系统模型；②系统干涉研究对象，获得所需数据；③根据数据修订模型；④根据修订后的模型提出新的假设。如此重复第二步和第三步，最终得到理想的模型，使其理论预测能够反映出生物系统的真实性。

目前关于生物系统仿真建模的研究也取得了不少的成果，譬如牛津大学 Kohl 教授等介绍了心脏中兴奋波的去极化波阵面在解剖学水平上扩展的模型，Smith 等介绍了心脏收缩、舒张时变形心肌的血流量模型（图 59-1 请扫描本书二维码进行阅读）。还有许多人开始研究器官模型在临床上的应用，比如凯斯西储大学的 C. H. Luo 和 Yoram Rudy 正在尝试利用心脏模型为充血性心力衰竭的病人寻求基因治疗措施。

（三）控制方法和设计方法

这两个方法是系统生物学的最终要求，它们与前两个环节环环相扣，并逐渐深入。系统控制的方法重点在于对细胞状态的控制，细胞如何抵御外来干扰而将自身故障降到最低，系统生物学工作者们希望从这个研究过程中发现潜在的治疗靶点。系统设计的方法则是指在模型研究中发现生物系统的特性而得到一定的设计原则和模拟基础，以尽量减少建模时的盲目和重复。研究设计方法的最终目的是修改和重建生物系统，使之具有我们所需要的而在自然状态下不存在的性质。

在 Hood 创建的第一个系统生物学研究所（Institute for Systems Biology，ISB）的网站首页上写着 ISB 的使命：通过生物和医学研究，创造并使用系统理论方法来解决复杂的生物系统，从而在与现代重大疾病（如癌症、艾滋病和糖尿病）的斗争中作出贡献。这要求我们对生物系统的研究不能仅停留在认识和复制上，而要在一定程度上控制它甚至创造新的系统，以满足现代医学等科学的需要。系统状态的控制方法是更抽象的规律，具有诸如稳健性等的特征。若理清了决定系统稳健性的各种模块及它们之间的联系、通路，当外界干扰如药物等进入系统时，便可预见系统是如何处理此药物，进而可能发现新的治疗靶点。理解系统的控制机制也能帮助找到提高药效和降低副作用的办法，甚至使个体化用药成为可能。

虽然目前在控制方法和设计方法的方面研究得较少，但在不久的将来，当对系统的结构和系统动力学的研究有一定基础后，这两个方面的研究将成为有价值的热门课题。

第三节　系统生物学在医学和药物研究方面的应用

系统生物学中高通量数据的快速积累和复杂的计算建模方法为理解复杂疾病、预测疾病基因、筛选疾病生物标志物和开发疾病治疗等方面提供了新的途径，也发挥着越来越重要的作用。对于新药的发现和开发，系统生物学则可缩短药物发现的进程，具体表现在以下的几个方面。

（一）缩短药物发现的进程

传统的药物发现模式是以特定分子靶点为导向的一种垂直式研究，即以个别基因和蛋白质为研究对象，采用多种手段研究其生物学性质。首先在基因水平上筛选出特定的基因靶点，再通过基因突变、基因敲除等技术手段，研究基因的功能。然后在基因研究的基础上，研究蛋白质的结构，确定蛋白质的功能和蛋白质间的相互作用，进而建立起一条调节通路。这种研究模式不但耗时长，投入巨大，而且这种将分子靶点孤立起来的研究模式没有坚实的细胞内生化理论为依托，很难对靶点的功能建立起全面的认识，这种模式下筛选出的新药，虽然在体外研究中效果显著，但进入临床试验后往往效果不佳，因为药物动力学或者毒副作用的问题被迫退回，这就造成了严重的时间和金钱上的浪费。

系统生物学可以将经典分子学的垂直型研究和组学的水平型研究整合起来，成为一种“三维”的研究。整体性研究是系统生物学的一个最重要的特征。系统生物学可以将细胞内基因、mRNA、蛋白质、代谢物的信息整合到一起并建立模型。这对分析靶点的生物学功能起着重要的作用，因为细胞行使功能的关键不应是一个个孤立的组成成分，而是组成部分的相互作用和各部分之间的关系。系统生物学相对于其他实验方法的一个巨大优势体现在其强大的预测能力上，通过已得实验信息对模型的不断修正、优化，使模型能够尽可能反映生物系统的真实性。这些模型可以快速鉴别药物的作用和机制，帮助预测药物对靶点以外的系统的副作用，以及在人体中的代谢情况和毒副作用，在药物研发早期阶段有效整合人体生物学和病理生理学知识，这样可以使筛选出的药物在人体中能更有效地发挥作用且副作用最小，增加临床试验的成功率，从而提高药物研发效率，缩短药物发现的进程。

（二）促进靶点的发现与确认

基于分子靶点的筛选模式，最初用于提高药物的特异性和选择具有药物作用的产品，这些研究的成功都是基于已知的药物靶点，在新药物靶点发现方面具有明显的不足。90 年代人类基因组计划的成功宣告了基因到药物（gene to drug）这一新模式的到来，不少人认为这将为药物的研究工作带来飞跃式的发展，大量新的药物靶点将会被发现。然而从近 20 年的研究进展来看，这种以单一靶点为导向，没有坚实生化理论为依托的研究模式，其最终的结果是令人失望的。目前这种模式存在的最大问题是：①现在的研究工作多是以鼠为试验对象，基于鼠基因试验的成功并不一定预示人体试验的成功。即使筛选的靶点证实在人体中发挥作用，靶点的生物学活性并不能代表药物的生物学效用，因为从药物到靶点之间存在着异常复杂的生物学联系。②这种特定靶点的筛选模式进展极其缓慢，一次只能筛选一个靶点，为新药的研发工作带来了瓶颈。

基因组学、转录组学、蛋白质组学等大型学科的发展，孕育了系统生物学。反之，系统生物学的诞生又能将其整合，达到整体大于部分之和的效果，充分发挥各个组学的优势，进一步提升后基因时代的生命科学研究能力。系统生物学整合了组学的海量信息，这样就可以建立全面的基因与疾病之间的因果关系，基因到药物的简单模式将逐步被生物到药物（biology to drug）的模式所取代。药物靶点的选择将不仅局限于单一的基因或蛋白质，当前普遍认同的“单一药物，单一靶点，一个独立适应证”的观念将遭到严重的挑战。人们的科研思路将会变得更加宽阔，靶分子的组合或者某些与疾病相关的信息通路都将被作为潜在的药物靶点。

利用系统生物学发现和确认靶点的一般步骤包括：①利用系统生物学整合的海量信息建立模型，并通过对比、观察找出特定疾病条件下细胞内的信息改变，确立候选的靶点；②利用相关的生物分子功能研究结果改进、优化模型，全面地认识靶点的生物学功能；③针对候选药物对靶标的作用，设计一系列小分子化合物，对分子、细胞和整体动物水平进行药理研究，验证靶标的有效性并预测其毒副作用。

（三）加速标志物的发现，以利于疾病的诊断和跟踪临床疗效，最终确立个体化给药方案

合适的标志物对于疾病的诊断和药物的疗效评价具有非常重要的意义。一些简单的标志物，如高血压患者的血压、糖尿病患者的血糖浓度和高脂血症的血脂水平已经具有明确的意义。然而目前对于大多数疾病来说，还缺乏明确标准，这就给疾病的诊断和药物疗效的评估带来不便，导致评估的耗时长、费用高，还需要大量的病例样本。系统生物学可以通过建立模型，全面、系统地对比疾病状态和正常状态下细胞信息（基因、mRNA、蛋白质等）的改变，发现特异性好、准确性高的标志物。随着研究的深入，与临床评价越来越吻合的标志物将会被一一发现，再利用模型分析药物治疗后的标志物的变化，可以实现在少数病例分析中快速、满意地评价临床效果。利用液相色谱质谱联用技术，Sabatine 和 Gerszten 等确认了几种运动引起的心肌缺血的标志物，这些标志物涵盖了三羧酸循环中常见的 23 种代谢物中的 6 种，而这 6 种代谢物显示出很高的准确性。

由于个体差异的存在，不同个体对于同一药物的反应是不同的，现如今对于特定疾病的标准化治疗往往不能发挥药物的最大功用，甚至产生毒副作用。因而个体化的给药方案一直是最理想的治疗手段，针对不同病人个性化医疗必将成为未来医学的发展方向。系统生物学使生命科学由描述式的科学转变为定量描述和预测的科学。系统生物学可以通过分析病人基因多态性图谱和蛋白质组表达模式，预测患者对药物的应答，包括毒副作用和疗效，并且通过分析患者体内多种标志物的表达水平，准确判断病人所处的疾病状态，通过单独或者联合用药进行个体化治疗。这样可以大大提高治疗效率，防止无效、过度用药的发生，减轻患者的负担，同时可以将药物的副作用降到最低，减少不良反应的发生。

（四）评价药物的毒副作用——系统毒理学

临床失败或上市后撤回的药物大多是由于毒副作用引起的。为了降低研发成本、提高研发效率，以及减少人体试验中的风险，早期的毒理学研究在药物研发中显得尤为重要。系统生物学的广泛应用和巨大前景已经渐渐催生了分支学科——系统毒理学（systems toxicology）。系统毒理学的基本策略同样是利用系统生物学的方法，整合大量与毒副作用相关的信息建立模型，利用高通量的组学分析方法在代谢物水平上寻找合适的毒性标志物，在系统语境下全面了解化合物的毒理学性质，并

利用建立的模型预测化合物的毒副作用,这样才有助于在全面考虑的基础上对后续的研发工作做出选择，提高新药研发的成功率。

他克林（tacrine）是第一个获批用于治疗阿尔茨海默病的中枢作用胆碱酯酶抑制剂。但其在药代动力学和未知病因的肝毒性方面表现出显著的个体差异：约 50%的患者谷丙转氨酶升高；肝活检证实，一些患者出现黄疸和（或）肝细胞坏死。Yip 及其同事综合运用了药代动力学、毒理学、代谢组学、基因组学和宏基因组学来阐明他克林肝毒性的分子机制，揭示了他克林引起的肝损伤与肠道细菌（乳酸杆菌、拟杆菌和肠杆菌科）的增加有关，这 3 种细菌菌株具有去葡萄糖醛酸化能力，可减缓他克林的消除，增加他克林的血浆浓度，从而增强他克林的肝毒性。证实了肠道微生物群会影响药物代谢，进而影响药物疗效和毒性，为个性化医疗计划提供了见解。

GeneGo 公司开发的系统 ADME/Tox 技术平台 Meta-Drug 整合了信号通路为中心的数据库、各种组学为基础的模型和配体为基础的定量构效关系（quantitative structure-activity relationship，QSAR）模型，能综合来自毒理基因组和代谢组的各种预测结果并获得交叉验证，有望为药物研发早期阶段评价候选化合物的代谢与毒理特性提供有力支持。

（五）系统生物学和中医药研究

系统生物学的兴起使中医研究者眼前一亮，以往认为西医与中医没有结合点的想法渐渐动摇，中医理论的“整体观”、“动态观”、“辨证观”与系统生物学的研究思路不谋而合，它们都摒弃了 20 世纪西方的“还原论”研究方法。中医的基础理论甚至可以用系统生物学的思路来向世界作出解释，而中医的思想又在一定程度上可以作为认识系统内部规律的指导。但中医是建立在几千年的临床经验上总结抽象出来的理论，它缺乏对系统内部各复杂层次上的认识，属于“暗箱操作”；系统生物学则旨在将生物系统变为“白箱”，清楚地将其内部成分和动力学特征展示出来。因此中医的研究若借鉴系统生物学等现代生命科学的研究思路,则有助于在分子层次破译和认识中医理论方面取得突破性进展，这必将把中医药的研究再次推向科学发展的前沿，成为中医药现代化最重要的研究方向之一。

基于生物信息学、系统生物学和药理学的快速发展，网络药理学已成为药物作用机制研究和药物开发的新途径。近年来，各种相关数据库和工具为中药网络药理学研究提供了重要支持。常用的中药网络药理学研究数据库包括中药有效成分靶点数据库（Herbal Ingredients' Targets Database，HIT）、中药系统药理学数据库与分析平台（Traditional Chinese Medicine Systems Pharmacology Database and Analysis Platform，TCMSP）、中医药综合数据库（Traditional Chinese Medicines Integrated Database，TCMID）等。基于这些生物数据库和临床试验结果，可以从系统生物学的角度分析“中药-化合物-蛋白质/基因-疾病”的相互作用网络并阐明中药对疾病的作用。

第四节　展　　望

现代研究已充分认识到心血管疾病、肿瘤、代谢性疾病等重大疾病的发生发展是一个复杂的过程，往往与某些基因、蛋白、通路等发生异常有关，而传统的药物发现涉及在非常昂贵和漫长的过程中对化合物进行基于细胞或以单一靶标为中心的筛选，很难发挥出最佳的作用。相比之下，随着系统生物学的不断发展，各种复杂病理模型的建立不仅可以促进人类疾病研究，而且有利于药物设计、药物组合和药物再利用。通过对系统生物学的研究，开发出了许多通过调节生物途径而不是单个靶标来发挥作用的药物。

系统生物学同样给中医药的发展带来了广阔的前景。与西药的单一化合物具有特定的靶点和明确的作用方式相比,中药化学成分的复杂性、方剂配伍和治疗功能的多样性是中药研究的一大难题，导致中药的药理机制研究进展缓慢，阻碍了其在世界范围内的应用和推广，成为中药现代化待解决的关键科学问题之一。随着组学技术的飞速发展，系统生物学被广泛并越来越多地应用于中药的药效物质基础、作用靶点和机制的研究。我国拥有海量的中医药应用的临床信息和实验数据，因此我们应借助自身的优势，利用系统生物学先进的技术，大力发展中医药事业，实现传统中医药的现代化和国际化。

尽管系统生物学仍然处于早期阶段并面临诸多挑战，但它无疑将为未来的疾病预测、预防、个性化和系统化的医疗带来全新的变革，成为促进人类健康事业发展的领军学科之一，它将勾画出一幅盛况空前的生命蓝图。

（铁　璐）